Lippincott®
Illustrated Reviews
Microbiología

Lippincott®
Illustrated Reviews
Microbiología
4.ª edición

Cynthia Nau Cornelissen, PhD
Department of Microbiology and Immunology
School of Medicine
Virginia Commonwealth University
Richmond, Virginia

Marcia Metzgar Hobbs, PhD
Departments of Medicine and Microbiology & Immunology
School of Medicine
University of North Carolina at Chapel Hill
Chapel Hill, North Carolina

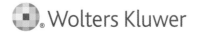. Wolters Kluwer

Philadelphia • Baltimore • New York • London
Buenos Aires • Hong Kong • Sydney • Tokyo

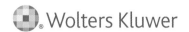

Av. Carrilet, 3, 9.ª planta, Edificio D - Ciutat de la Justícia
08902 L'Hospitalet de Llobregat, Barcelona (España)
Tel.: 93 344 47 18   Fax: 93 344 47 16   e-mail: consultas@wolterskluwer.com

Revisión científica
Marco Antonio Becerril Flores
Doctor en Ciencias Biomédicas. Profesor Investigador, Instituto de Ciencias de la Salud, Universidad Autónoma del Estado de Hidalgo, México

Gloria María González González
Doctora en Ciencias. Jefe del Departamento de Microbiología, Facultad de Medicina, Universidad Autónoma de Nuevo León, México

Julián Esteban Muñoz Henao
Doctor en Microbiología. Profesor Principal, Escuela de Medicina y Ciencias de la Salud, Universidad del Rosario, Colombia

Orlando Joel Quiros Caballero
Médico especialista en Medicina Interna, Hospital Regional Rafael Hernández, Panamá

Lucía Jeannete Zurita Salinas
Maestra en Microbiología Clínica. Profesora e Investigadora de la Facultad de Medicina, Pontificia Universidad Católica de Ecuador. Jefa del Servicio de Microbiología y Tuberculosis, Hospital Vozandes, Quito, Ecuador

Traducción
Verónica García Cuevas
Traductora profesional por la Universidad Jaume I, España

Gustavo Mezzano
Médico cirujano por la Universidad de Buenas Aires, Argentina

Dirección editorial: Carlos Mendoza
Editora de desarrollo: Núria Llavina
Gerente de mercadotecnia: Simon Kears
Cuidado de la edición: Doctores de Palabras
Diseño de portada: Jesús Esteban Mendoza
Impresión: R.R. Donnelley Shenzhen / Impreso en China

In memoriam

Richard A. Harvey, PhD

1936-2017 (1997).

Cocreador y director de la serie Lippincott® Illustrated Reviews, en colaboración con Pamela C. Champe, PhD (1945-2008).

Ilustrador y coautor de los primeros libros de la serie: *Biochemistry, Pharmacology* y *Microbiology and Immunology.*

Reconocimientos

Cynthia Nau Cornelissen agradece a su esposo, Christopher, y a sus hijos, Jeremy y Emily, por su apoyo y aliento durante este esfuerzo.

Los directores y el personal de producción de Wolters Kluwer fueron una fuente constante de estímulo y disciplina.

Características clínicas distintivas

Síntesis de las bacterias y sus enfermedades

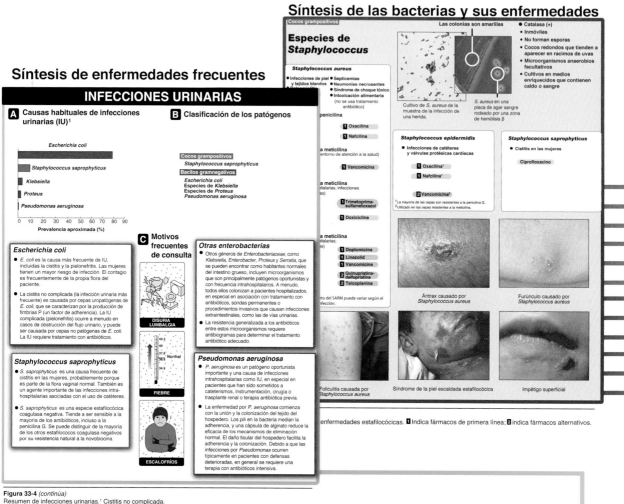

Cocos grampositivos

Especies de *Staphylococcus*

Las colonias son amarillas

- Catalasa (+)
- Inmóviles
- No forman esporas
- Cocos redondos que tienden a aparecer en racimos de uvas
- Microorganismos anaerobios facultativos
- Cultivos en medios enriquecidos que contienen caldo o sangre

Staphylococcus aureus

- Infecciones de piel y tejidos blandos
- Septicemias
- Neumonías necrosantes
- Síndrome de choque tóxico
- Intoxicación alimentaria (no se usa tratamiento antibiótico)

penicilina
- 1 Oxacilina
- 1 Nafcilina

a meticilina
(entorno de atención a la salud)
- 1 Vancomicina

a meticilina
(talarias; infecciones as)
- 1 Trimetoprima-sulfametoxazol
- 1 Doxiciclina

a meticilina
(talarias: as)
- 2 Doptomicina
- 1 Linezolid
- 1 Vancomicina
- 2 Quinupristina-dalfopristina
- 2 Teicoplanina

Cultivo de *S. aureus* de la muestra de la infección de una herida.

S. aureus en una placa de agar sangre rodeado por una zona de hemólisis β

Staphylococcus epidermidis

- Infecciones de catéteres y válvulas protésicas cardíacas
- 1 Oxacilina[1]
- 1 Nafcilina[1]
- 2 Vancomicina[1]

[1] La mayoría de las cepas son resistentes a la penicilina G.
[2] Utilizado en las cepas resistentes a la meticilina.

Staphylococcus saprophyticus

- Cistitis en las mujeres
- Ciprofloxacino

to del SARM puede variar según el fección.

Ántrax causado por *Staphylococcus aureus*

Furúnculo causado por *Staphylococcus aureus*

Foliculitis causada por *Staphylococcus aureus*

Síndrome de la piel escaldada estafilocócica

Impétigo superficial

enfermedades estafilocócicas. **1** Indica fármacos de primera línea; **2** indica fármacos alternativos.

Síntesis de enfermedades frecuentes

INFECCIONES URINARIAS

A Causas habituales de infecciones urinarias (IU)[1]

- *Escherichia coli*
- *Staphylococcus saprophyticus*
- *Klebsiella*
- *Proteus*
- *Pseudomonas aeruginosa*

0 10 20 30 40 50 60 70 80 90
Prevalencia aproximada (%)

B Clasificación de los patógenos

Cocos grampositivos
Staphylococcus saprophyticus

Bacilos gramnegativos
Escherichia coli
Especies de *Klebsiella*
Especies de *Proteus*
Pseudomonas aeruginosa

Escherichia coli

- *E. coli* es la causa más frecuente de IU, incluidas la cistitis y la pielonefritis. Las mujeres tienen un mayor riesgo de infección. El contagio es frecuentemente de la propia flora del paciente.
- La cistitis no complicada (la infección urinaria más frecuente) es causada por cepas uropatógenas de *E. coli*, que se caracterizan por la producción de fimbrias P (un factor de adherencia). La IU complicada (pielonefritis) ocurre a menudo en casos de obstrucción del flujo urinario, y puede ser causada por cepas no patógenas de *E. coli*. La IU requiere tratamiento con antibióticos.

Staphylococcus saprophyticus

- *S. saprophyticus* es una causa frecuente de cistitis en las mujeres, probablemente porque es parte de la flora vaginal normal. También es un agente importante de las infecciones intra-hospitalarias asociadas con el uso de catéteres.
- *S. saprophyticus* es una especie estafilocócica coagulasa negativa. Tiende a ser sensible a la mayoría de los antibióticos, incluso a la penicilina G. Se puede distinguir de la mayoría de los otros estafilococos coagulasa negativos por su resistencia natural a la novobiocina.

C Motivos frecuentes de consulta

DISURIA
LUMBALGIA

42.2
40
37.8 Normal
36.8
34.9

FIEBRE

ESCALOFRÍOS

Otras enterobacterias

- Otros géneros de *Enterobacteriaceae*, como *Klebsiella*, *Enterobacter*, *Proteus* y *Serratia*, que se pueden encontrar como habitantes normales del intestino grueso, incluyen microorganismos que son principalmente patógenos oportunistas y con frecuencia intrahospitalarios. A menudo, todos ellos colonizan a pacientes hospitalizados, en especial en asociación con tratamiento con antibióticos, sondas permanentes o procedimientos invasivos que causan infecciones extraintestinales, como las de vías urinarias.
- La resistencia generalizada a los antibióticos entre estos microorganismos requiere antibiogramas para determinar el tratamiento antibiótico adecuado.

Pseudomonas aeruginosa

- *P. aeruginosa* es un patógeno oportunista importante y una causa de infecciones intrahospitalarias como IU, en especial en pacientes que han sido sometidos a cateterismos, instrumentación, cirugía o trasplante renal o terapia antibiótica previa.
- La enfermedad por *P. aeruginosa* comienza con la unión y la colonización del tejido del hospedero. Los pili en la bacteria median la adherencia, y una cápsula de alginato reduce la eficacia de los mecanismos de eliminación normal. El daño tisular del hospedero facilita la adherencia y la colonización. Debido a que las infecciones por *Pseudomonas* ocurren típicamente en pacientes con defensas deterioradas, en general se requiere una terapia con antibióticos intensiva.

Figura 33-4 *(continúa)*
Resumen de infecciones urinarias.[1] Cistitis no complicada.

Estudios de caso ilustrados

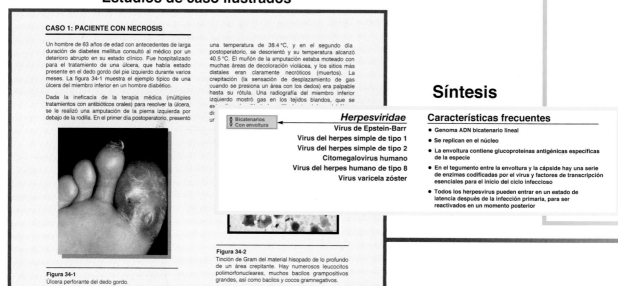

CASO 1: PACIENTE CON NECROSIS

Un hombre de 63 años de edad con antecedentes de larga duración de diabetes mellitus consultó al médico por un deterioro abrupto en su estado clínico. Fue hospitalizado para el tratamiento de una úlcera, que había estado presente en el dedo gordo del pie izquierdo durante varios meses. La figura 34-1 muestra el ejemplo típico de una úlcera del miembro inferior en un hombre diabético.

Dada la ineficacia de la terapia médica (múltiples tratamientos con antibióticos orales) para resolver la úlcera, se le realizó una amputación de la pierna izquierda por debajo de la rodilla. En el primer día postoperatorio, presentó

una temperatura de 38.4 °C, y en el segundo día postoperatorio, se desorientó y su temperatura alcanzó 40.5 °C. El muñón de la amputación estaba moteado con muchas áreas de decoloración violácea, y los sitios más distales eran claramente necróticos (muertos). La crepitación (la sensación de desplazamiento de gas cuando se presiona un área con los dedos) era palpable hasta su rótula. Una radiografía del miembro inferior izquierdo mostró gas en los tejidos blandos, que se e...

Síntesis

Herpesviridae

Bicatenarios
Con envoltura

Virus de Epstein-Barr
Virus del herpes simple de tipo 1
Virus del herpes simple de tipo 2
Citomegalovirus humano
Virus del herpes humano de tipo 8
Virus varicela zóster

Características frecuentes

- Genoma ADN bicatenario lineal
- Se replican en el núcleo
- La envoltura contiene glucoproteínas antigénicas específicas de la especie
- En el tegumento entre la envoltura y la cápside hay una serie de enzimas codificadas por el virus y factores de transcripción esenciales para el inicio del ciclo infeccioso
- Todos los herpesvirus pueden entrar en un estado de latencia después de la infección primaria, para ser reactivados en un momento posterior

Figura 34-2
Tinción de Gram del material hisopado de lo profundo de un área crepitante. Hay numerosos leucocitos polimorfonucleares, muchos bacilos grampositivos grandes, así como bacilos y cocos gramnegativos.

Figura 34-1
Úlcera perforante del dedo gordo.

Contenido

Introducción a la microbiología

1

I. PERSPECTIVA GENERAL

Los microorganismos forman parte de todo ecosistema y coexisten en estrecha relación con el resto de los seres vivos multicelulares. Miles de millones de microbios colonizan el cuerpo humano sano como pasajeros benignos (microbiota normal; *véase* p. 7) o participan en sus funciones corporales. Algunas bacterias, por ejemplo, ayudan a degradar los contenidos intestinales. El tema principal de este libro es el papel de los microorganismos (bacterias, hongos, protozoos, helmintos y virus) en la aparición y diseminación de enfermedades humanas. El pequeño número de especies microbianas con capacidad para dañar al ser humano, ya sea mediante la producción de compuestos tóxicos o por infección directa, reciben el nombre de *microorganismos patógenos*.

La mayoría de las enfermedades infecciosas inician por *colonización* (establecimiento y proliferación de patógenos en la piel o las membranas mucosas), como se observa en la figura 1-1. Algunas excepciones importantes son las enfermedades desencadenadas por microbios que ingresan directamente al torrente sanguíneo o los órganos internos. La colonización microbiana puede culminar con 1) la eliminación del microorganismo sin afectación para el hospedero, 2) una infección, en la que los microbios se multiplican y obligan al hospedero a lanzar una respuesta inmunitaria o de otro tipo, o 3) un estado de portador transitorio o prolongado. Las enfermedades infecciosas aparecen cuando el patógeno lesiona los tejidos del hospedero o afecta su funcionamiento.

II. MICROORGANISMOS PATÓGENOS PROCARIOTAS

En general, los organismos celulares se clasifican en procariotas (sin núcleo) y eucariotas (con núcleo). Los microorganismos procariotas se dividen en dos grandes grupos: las eubacterias, en donde se encuentran todas las bacterias de importancia médica, y las arqueobacterias, una serie de organismos con características evolutivas particulares. Dentro de los microorganismos eucariotas se hallan los hongos, los protozoos y los helmintos, así como los seres humanos. Existen importantes diferencias entre las características estructurales de las células de los organismos procariotas y eucariotas, como se muestra en la figura 1-2.

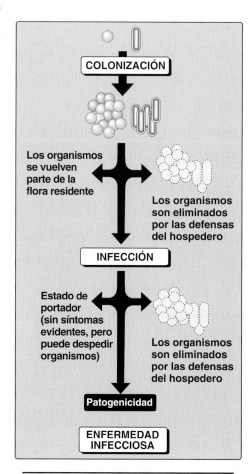

Figura 1-1

Algunas consecuencias de la exposición a microorganismos.

CARACTERÍSTICA	CÉLULAS PROCARIOTAS	CÉLULAS EUCARIOTAS
Cromosoma	Generalmente único, circular[a]	Múltiples, generalmente lineales
Núcleo	Sin envoltura nuclear ni nucléolos	Unido a membrana, nucléolos presentes
Organelos unidos a membrana	Ausentes	Presentes (algunos ejemplos incluyen la mitocondria y el retículo endoplasmático)
Pared celular	Generalmente presente, con peptidoglucano	Presente en células vegetales, sin peptidoglucano
Membrana celular	En su mayoría, carece de esteroles	Esteroles e hidratos de carbono presentes
Ribosoma	70S	80S (70S en organelos)
Tamaño promedio	0.1-5.0 µm de diámetro	10-100 µm de diámetro

Figura 1-2
Comparación entre las células procariotas y eucariotas.
[a] El genoma de algunas bacterias está formado por más de una molécula circular. Las bacterias del género *Vibrio*, por ejemplo, poseen dos cromosomas circulares. Las bacterias del género *Borrelia* tienen cromosomas lineales y una gran gama de plásmidos de distintos tamaños.

A. Bacterias típicas

La forma de la mayoría de las bacterias se describe como cilíndrica (bastón), esférica o espiral. Las células procariotas son más pequeñas que las eucariotas (fig. 1-3). Casi todas las bacterias, excepto las del género *Mycoplasma*, poseen una pared celular rígida que rodea la membrana celular y determina la forma del organismo. La pared celular también se emplea para clasificar a las bacterias en grampositivas o gramnegativas (*véase* p. 20). Afuera de la pared celular puede haber flagelos, fimbrias o una cápsula. Las bacterias suelen dividirse por fisión binaria. No obstante, muchas intercambian información genética transportada en plásmidos (pequeños segmentos génicos especializados que pueden autorreplicarse). Esta información incluye las proteínas necesarias para el desarrollo y la expresión de la resistencia a los antibióticos. En la unidad II se describe la estructura, la genética y el metabolismo bacterianos, junto con una gran variedad de enfermedades humanas causadas por estos microorganismos.

B. Bacterias atípicas

Dentro del grupo de las bacterias atípicas se encuentran organismos de los géneros *Mycoplasma*, *Chlamydia* y *Rickettsia*, que si bien son procariotas, carecen de importantes capacidades metabólicas o componentes estructurales característicos. Ello las separa del grupo de las bacterias típicas.

III. HONGOS

Los hongos son organismos no fotosintéticos, eucariotas y, por lo general, saprobios. Algunos son filamentosos y se conocen con el nombre de *moho*; otros (p. ej., levaduras) son unicelulares (*véase* p. 209). Su reproducción puede ser asexual, sexual o ambas; todos los hongos producen esporas. Los hongos patógenos suelen causar enfermedades, que van desde infecciones cutáneas (micosis superficiales) hasta infecciones sistémicas graves (micosis profundas).

IV. PROTOZOOS

Los protozoos son organismos eucariotas, unicelulares, no fotosintéticos que poseen distintas formas y tamaños. Muchos son independientes; otros se encuentran entre los parásitos con mayor relevancia clínica para los humanos. Los miembros de este grupo infectan todos los tejidos y órganos importantes del cuerpo humano. Puede tratarse de parásitos intracelulares o extracelulares, y estos últimos se alojan en la sangre, el aparato genitourinario o el intestino. En general, se transmiten por la ingesta de un parásito en etapa infecciosa o por la picadura de un insecto. Los protozoos causan distintas enfermedades, que se abordan en el capítulo 21, p. 223.

V. HELMINTOS

Los helmintos son grupos de gusanos que viven como parásitos. Son multicelulares, eucariotas y poseen una organización corporal compleja. Se dividen en tres grupos principales: tenias (cestodos), duelas (trematodos) y ascárides (nematodos). Los helmintos son parásitos que ingieren o absorben los contenidos digestivos o los líquidos y tejidos corporales para nutrirse. Estos parásitos pueden hallarse en casi cualquier órgano del cuerpo humano.

VI. VIRUS

Los virus son parásitos intracelulares estrictos que carecen de estructura celular. Se trata, más bien, de una o varias moléculas de ácido desoxirribonucleico (ADN) o ácido ribonucleico (ARN), nunca ambos, rodeadas por una cubierta de proteínas. También pueden poseer envolturas originadas a partir de la membrana plasmática de la célula hospedera de la que se desprenden. Si bien tienen la información genética necesaria para dirigir su proceso de replicación, los virus necesitan las estructuras celulares y la maquinaria enzimática del hospedero para consumar su reproducción. Después de una infección vírica, el destino de la célula hospedera es variable, y va desde la lisis rápida con brote de una vasta progenie de viriones hasta la liberación gradual y prolongada de partículas víricas.

VII. ORGANIZACIÓN DE LOS MICROORGANISMOS

Hemos adoptado dos formatos gráficos con códigos de colores: 1) organización jerárquica expandida y 2) listas de bacterias y virus de relevancia clínica.

A. Organización jerárquica

La organización jerárquica recuerda a un árbol genealógico. En las figuras 1-4 y 1-5, las bacterias y los virus se han dividido en grupos con base en las características de los microorganismos correspondientes.

B. Listas de virus y bacterias importantes

Los cuadros jerárquicos descritos anteriormente son informativos y útiles como herramientas de estudio. Sin embargo, a veces pueden abrumar al lector debido a la abundancia de información dispuesta de modo saturado. Es por ello que se ha incorporado un segundo formato más sencillo con códigos de colores. Se trata de listas que incluyen los grupos de bacterias y virus de relevancia clínica. Por ejemplo, las bacterias se clasifican en ocho grupos con base en la tinción de Gram, su morfología y sus características bioquímicas o de otro tipo. El noveno rubro de la lista, titulado "Otros", se utiliza para representar cualquier organismo excluido de alguna de las ocho categorías restantes (fig. 1-6). De manera similar, los microorganismos patógenos víricos se clasifican en siete grupos con base en la naturaleza de su genoma, la simetría de su organización y la presencia o ausencia de una envoltura lipídica (fig. 1-7).

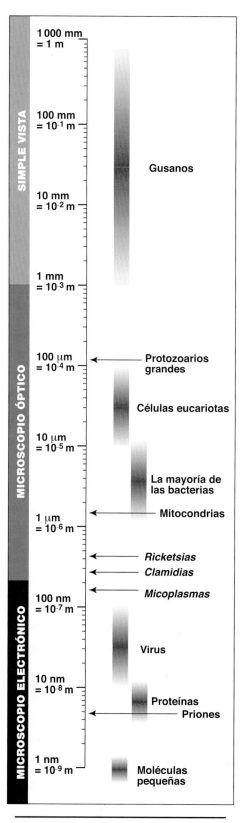

Figura 1-3

Tamaño relativo de los organismos y sus moléculas.

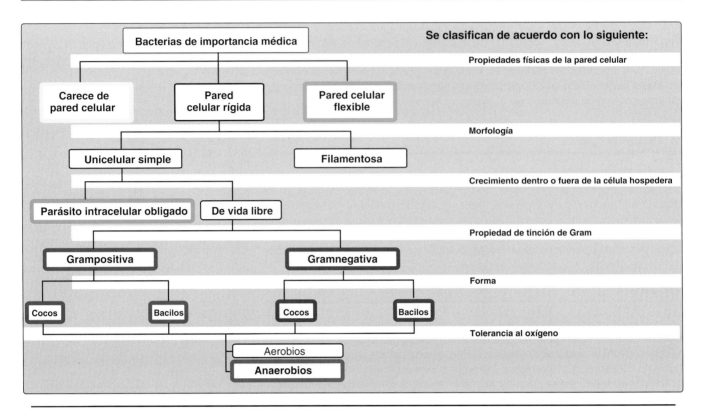

Figura 1-4
Organización jerárquica de las bacterias de relevancia clínica con base en seis características distintivas.

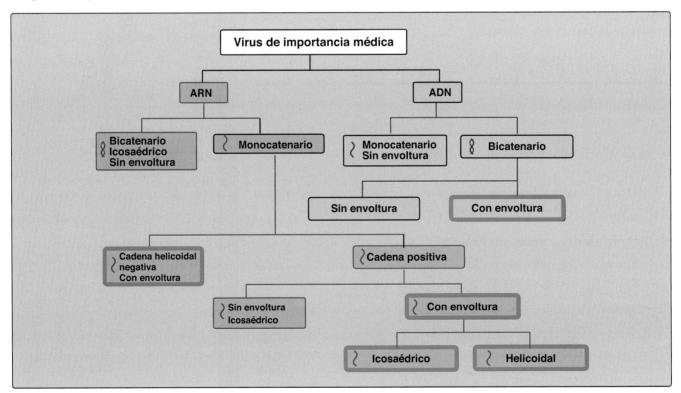

Figura 1-5
Clasificación de familias víricas de relevancia médica.

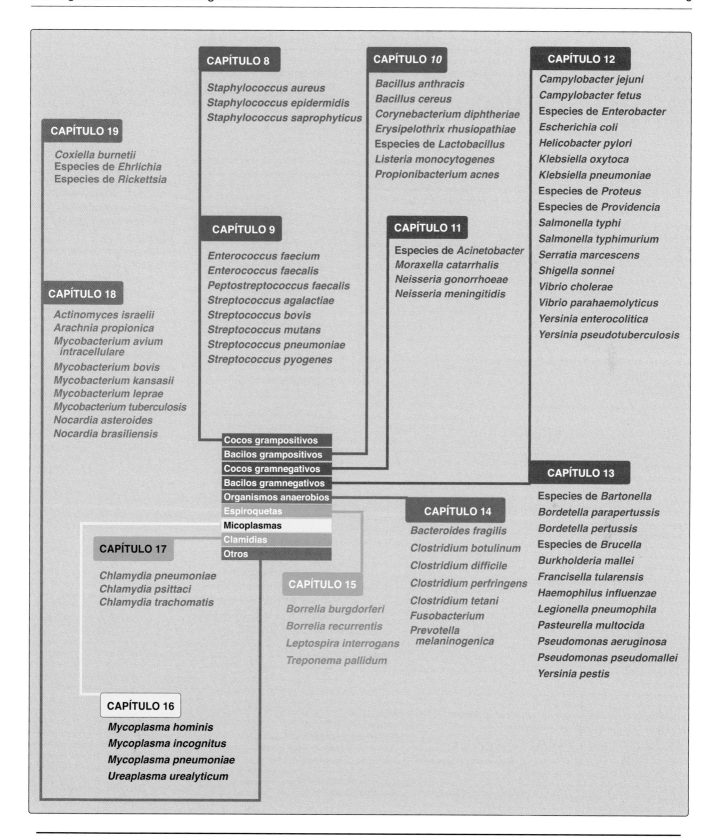

Figura 1-6
Bacterias de relevancia clínica incluidas en este libro y organizadas en grupos similares con base en su morfología, bioquímica o propiedades de tinción.

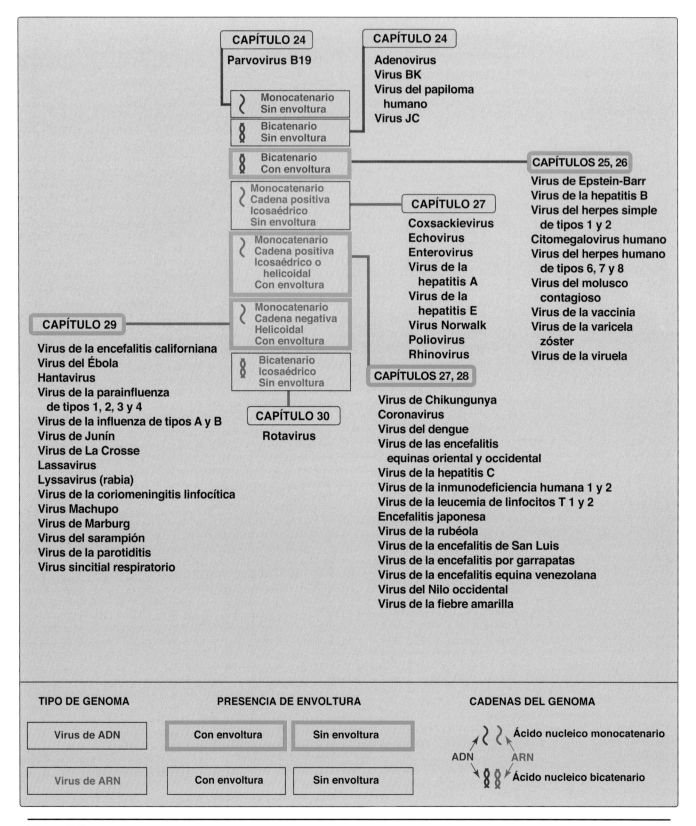

Figura 1-7

Virus de relevancia médica incluidos en esta obra. Están organizados en grupos similares con base en la naturaleza del genoma y la presencia o ausencia de envoltura lipídica.

Microbiota normal

2

I. PERSPECTIVA GENERAL

Numerosos microorganismos distintos (la mayoría bacterias, pero también hongos y otros microbios) habitan de manera continua el cuerpo humano. En las circunstancias normales de un individuo sano, estos seres vivos son esenciales y no se consideran patógenos. Con frecuencia, reciben el nombre de *microbiota normal* o *parásitos comensales*, término que significa, literalmente, "organismos que cenan juntos". Salvo por algunos invasores ocasionales y transitorios, los aparatos, sistemas y órganos internos como el bazo, el páncreas, el hígado, la vejiga urinaria, el sistema nervioso central y la sangre, en general, se consideran estériles.

II. EL MICROBIOMA HUMANO

El microbioma humano está formado por el número total de microbios que habitan, en toda su diversidad, el cuerpo humano. En el pasado, el cultivo de organismos a partir de tejidos y muestras clínicas era el estándar de referencia para la identificación de la microbiota normal y las bacterias patógenas. Sin embargo, gracias al advenimiento de los métodos de detección molecular basados en la secuenciación del ADN (*véase* p. 28), hoy se sabe que la población bacteriana del cuerpo humano es mucho mayor y más diversa de lo que se creía. A diferencia de los métodos microbiológicos clásicos, las técnicas de detección molecular pueden emplearse incluso sin conocer al organismo en cuestión ni poseer herramientas para cultivarlo. De este modo, los métodos moleculares permiten detectar especies de cultivo difícil o imposible. El microbioma humano es difícil de definir aun empleando estas avanzadas técnicas moleculares debido a que las especies microbianas presentes varían en una misma persona y entre individuos, lo que puede atribuirse a diferencias fisiológicas, nutricionales, de edad y de ubicación geográfica. A pesar de estas limitaciones, estar al tanto de la distribución y los tipos dominantes de microbiota residente es útil, ya que esta información aporta un panorama general sobre las infecciones que pueden producirse como resultado de una lesión en regiones corporales específicas.

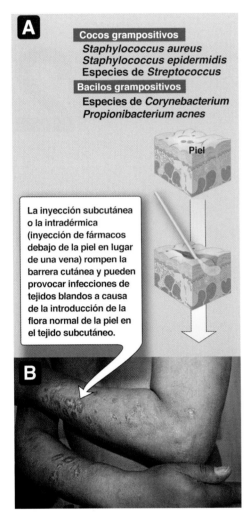

Figura 2-1
A. Ejemplos de bacterias que habitan en la piel. **B.** Brazo de un individuo que se administra drogas mediante inyección subcutánea.

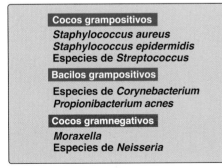

Figura 2-2
Ejemplos de bacterias que habitan en la conjuntiva (nota: las lágrimas, que contienen una enzima antimicrobiana denominada *lisozima*, ayudan a limitar la población de bacterias en la conjuntiva).

III. DISTRIBUCIÓN DE LA MICROBIOTA NORMAL EN EL CUERPO

Las regiones corporales que con mayor frecuencia albergan microbiota son, como cabría esperar, aquellas que entran en contacto con el mundo exterior: piel, ojos, boca, tubo digestivo, vías respiratorias y aparato genitourinario.

A. Piel

Cualquier bacteria en el ambiente inmediato de la piel puede encontrarse en su superficie. Sin embargo, esta flora temporal muere o desaparece mediante el lavado. Por otro lado, la piel soporta una población bacteriana permanente (microbiota residente), que se aloja en varias capas cutáneas (fig. 2-1). La microbiota residente se regenera incluso después de restregar la piel vigorosamente. Según distintos estudios sobre el microbioma, las poblaciones microbianas de la piel varían de modo drástico, lo cual depende de las condiciones exactas del microambiente. Esto incluye el grado de humectación y las secreciones oleosas.

1. **Estimación del microbioma cutáneo mediante técnicas clásicas de cultivo.** La especie bacteriana *Staphylococcus epidermidis* y otros estafilococos de reacción negativa a la coagulasa (*véase* p. 77) que habitan en las capas externas de la piel constituyen el 90% de los microorganismos aerobios cutáneos. Los microorganismos anaerobios, como la bacteria *Propionibacterium acnes*, viven en capas de piel más profundas, folículos pilosos y glándulas sebáceas y sudoríparas. Los habitantes de la piel suelen ser inofensivos; no obstante, *S. epidermidis* puede adherirse a catéteres y dispositivos médicos plásticos que penetran la piel. Al colonizar estas estructuras, las bacterias causan graves infecciones en el torrente sanguíneo.

2. **Estimación del microbioma cutáneo mediante técnicas de secuenciación molecular.** La cantidad estimada de especies bacterianas que se hallan en la piel ha cambiado radicalmente gracias al uso de la técnica de secuenciación génica del ARN ribosómico (ARNr) 16S (*véase* p. 28). Este método permite identificar especies bacterianas en muestras de piel directamente a partir de su material genético. Con base en los resultados obtenidos mediante técnicas de cultivo, alguna vez se creyó que *S. epidermidis* y *Staphylococcus aureus* eran las especies bacterianas dominantes de la microbiota cutánea habitual. Sin embargo, los análisis de ADN han revelado que, si bien son abundantes, estas bacterias solo forman el 5% de la microbiota cutánea. Al parecer, la piel es un hábitat rico y diverso para gran cantidad de bacterias.

B. Ojos

La conjuntiva del ojo alberga colonias de *S. epidermidis*, en primer lugar, y de *S. aureus*, corinebacterias aerobias (difteroides) y *Streptococcus pneumoniae*, en segundo lugar. Otros microorganismos típicos de la piel también se alojan en el ojo, pero con menor frecuencia (fig. 2-2). Las lágrimas, que contienen una enzima antimicrobiana denominada *lisozima*, ayudan a limitar la población de bacterias en la conjuntiva.

C. Boca y nariz

Numerosos microorganismos tanto aerobios como anaerobios se concentran en la boca y la nariz (fig. 2-3). Entre los más frecuentes, se encuentran las bacterias difteroides (especies aerobias del género *Corynebacterium*), *S. aureus* y *S. epidermidis*. Los dientes y el tejido gingival circundante albergan sus propias colonias particulares de bacterias, como *Streptococcus mutans* (nota: en algunas ocasiones, después de una intervención odontológica, *S. mutans* ingresa en el torrente sanguíneo y coloniza las válvulas cardíacas lesionadas o sus prótesis, lo que produce una enfermedad potencialmente mortal denominada *endocarditis infecciosa*). Algunas bacterias residentes de la nasofaringe también causan enfermedades. Por ejemplo, *S. pneumoniae*, que habita en la nasofaringe de gran cantidad de personas sanas, puede provocar neumonía bacteriana aguda, especialmente en adultos mayores e individuos con menor resistencia frente a las infecciones (nota: la neumonía suele venir precedida por una infección vírica de vías respiratorias medias o altas, lo que predispone al individuo a una infección del parénquima pulmonar ocasionada por *S. pneumoniae*).

D. Intestino

En el estómago del adulto, la densidad de microorganismos es relativamente baja (10^3-10^5 por gramo de contenido) por la presencia de enzimas gástricas y un pH ácido. La densidad de microbios se eleva a lo largo del tubo digestivo: en el íleon, la cifra alcanza 10^8-10^{10} bacterias por gramo de contenido, mientras que en el intestino grueso llega a haber hasta 10^{11} bacterias por gramo de contenido. Alrededor del 20% de la materia fecal se compone de numerosas especies diferentes de bacterias, y más del 99% de ellas son anaerobias (fig. 2-4). Las bacterias del género *Bacteroides* constituyen un porcentaje significativo de la microbiota del intestino grueso. *Escherichia coli*, un microorganismo facultativo, forma menos del 0.1% de la población total de bacterias en el intestino.

E. Aparato genitourinario

En la mujer adulta, la vagina conserva un pH bajo gracias a la presencia de las bacterias del género *Lactobacillus*, que forman parte importante de la microbiota vaginal normal. Si la población de *Lactobacillus* disminuye en la vagina (p. ej., tratamiento con antibióticos), el pH se eleva, lo que propicia la proliferación de microorganismos potencialmente patógenos. El hongo levaduriforme *Candida albicans* (*véase* p. 219), que en condiciones normales forma pequeñas colonias en la vagina, la boca y el intestino delgado, es un buen ejemplo de este crecimiento excesivo. Poseer una población estable de *Lactobacillus* como medio de protección también es importante para prevenir una enfermedad frecuente denominada *vaginosis bacteriana* (VB). La VB es, en esencia, un síndrome de disbiosis, que se produce cuando los lactobacilos son sustituidos por bacterias patógenas más dañinas, como *Gardnerella vaginalis*. En el riñón y la vejiga, la orina es estéril. No obstante, al llegar a la porción inferior del conducto uretral, puede contaminarse con los microorganismos que habitan en la capa externa de la piel y el perineo (fig. 2-5).

IV. FUNCIONES FAVORABLES DE LA MICROBIOTA NORMAL

La microbiota normal proporciona importantes beneficios al hospedero. Para empezar, la probabilidad de que microorganismos patógenos invasores logren apropiarse de nutrientes y sitios de adhesión disminuye gracias al importante número de bacterias en el recto y la boca de una persona sana. En segundo lugar, algunas bacterias del intestino producen sustancias antimicrobianas que, si bien resultan inofensivas, sirven para ahuyentar a posibles bacterias invasoras con poca resistencia. En tercer lugar, las colonias de bacterias en el recién nacido son un estímulo importante para el desarrollo del sistema inmunitario.

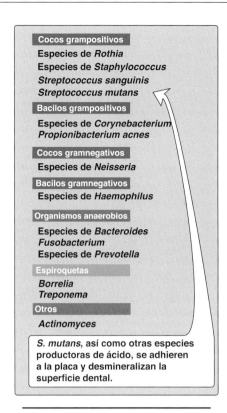

Cocos grampositivos
Especies de *Rothia*
Especies de *Staphylococcus*
Streptococcus sanguinis
Streptococcus mutans
Bacilos grampositivos
Especies de *Corynebacterium*
Propionibacterium acnes
Cocos gramnegativos
Especies de *Neisseria*
Bacilos gramnegativos
Especies de *Haemophilus*
Organismos anaerobios
Especies de *Bacteroides*
Fusobacterium
Especies de *Prevotella*
Espiroquetas
Borrelia
Treponema
Otros
Actinomyces

S. mutans, así como otras especies productoras de ácido, se adhieren a la placa y desmineralizan la superficie dental.

Figura 2-3
Ejemplos de bacterias que habitan en la boca.

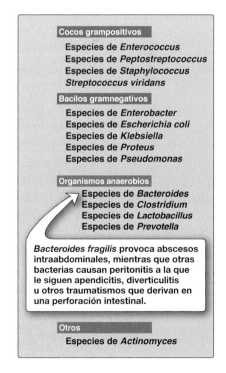

Cocos grampositivos
Especies de *Enterococcus*
Especies de *Peptostreptococcus*
Especies de *Staphylococcus*
Streptococcus viridans
Bacilos gramnegativos
Especies de *Enterobacter*
Especies de *Escherichia coli*
Especies de *Klebsiella*
Especies de *Proteus*
Especies de *Pseudomonas*
Organismos anaerobios
Especies de *Bacteroides*
Especies de *Clostridium*
Especies de *Lactobacillus*
Especies de *Prevotella*

Bacteroides fragilis provoca abscesos intraabdominales, mientras que otras bacterias causan peritonitis a la que le siguen apendicitis, diverticulitis u otros traumatismos que derivan en una perforación intestinal.

Otros
Especies de *Actinomyces*

Figura 2-4
Ejemplos de bacterias que habitan en el tubo digestivo.

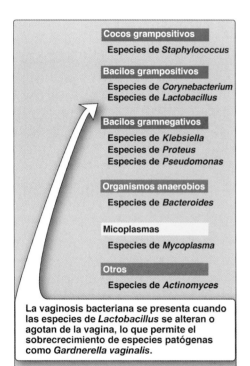

La vaginosis bacteriana se presenta cuando las especies de *Lactobacillus* se alteran o agotan de la vagina, lo que permite el sobrecrecimiento de especies patógenas como *Gardnerella vaginalis*.

Figura 2-5
Ejemplos de bacterias que habitan en la vagina.

Preguntas de estudio

Seleccione la respuesta correcta.

2.1 La función principal de los lactobacilos en la vagina de la mujer adulta es:

A. Preservar la alcalinidad del ambiente
B. Preservar la acidez del ambiente
C. Producir una capa protectora de moco
D. Incrementar la fecundidad
E. Mantener la regularidad del ciclo menstrual

2.2 Un paciente se presenta con colitis grave asociada con la proliferación de *Clostridium difficile* en el recto. La causa más probable de esta enfermedad es:

A. Intoxicación alimentaria por toxina botulínica
B. Úlcera estomacal
C. Sistema inmunitario deprimido
D. Tratamiento con antibióticos
E. Obstrucción mecánica del intestino grueso

2.3 ¿Qué parte del cuerpo humano aloja el mayor número de bacterias?

A. Piel
B. Ojos
C. Cavidad bucal
D. Intestino
E. Aparato genitourinario

El microbioma desempeña un papel importante en la educación del sistema inmunitario. En cuarto lugar, las bacterias intestinales aportan nutrientes importantes, como la vitamina K, y participan en la digestión y la absorción de los alimentos (nota: aunque la vitamina K puede obtenerse de fuentes alimenticias, las bacterias son un complemento importante cuando existen problemas para nutrirse de modo adecuado).

V. EFECTOS NOCIVOS DE LA MICROBIOTA NORMAL

La microbiota normal puede causar problemas clínicos de varias maneras: 1) Los organismos se desplazan de su ubicación habitual en el cuerpo humano y se asientan en un lugar atípico. Tómese como ejemplo la situación que se mencionó en la introducción: la incorporación de la bacteria *S. epidermidis*, típica de la piel, al torrente sanguíneo, donde puede colonizar catéteres y articulaciones artificiales. 2) Si las poblaciones del microbioma habitual disminuyen, los microorganismos patógenos potenciales pueden adquirir una ventaja competitiva. Por ejemplo, los antibióticos arrasan con la microbiota habitual del intestino, lo cual propicia la proliferación de *Clostridium difficile*, una bacteria resistente a los antibióticos que puede causar colitis grave. 3) Algunas bacterias del colon transforman alimentos inofensivos de consumo habitual en derivados cancerígenos. Se sabe, por ejemplo, que las sulfatasas bacterianas transforman el endulzante ciclamato en ciclohexamina, un compuesto asociado con el cáncer de vejiga. 4) En personas inmunodeprimidas, la microbiota normal puede proliferar y volverse patógena (nota: es necesario distinguir entre la formación de colonias de microbiota normal, pero potencialmente dañina, y el estado de portador, en el que un individuo sano [asintomático] es portador de un microorganismo patógeno real y lo transmite a otras personas que, entonces, se enferman; la fiebre tifoidea, por ejemplo, es una enfermedad que puede adquirirse de un portador [*véase* p. 118]).

Respuesta correcta = B. Los lactobacilos producen ácido que, a su vez, inhibe el crecimiento de bacterias y hongos con potencial patógeno. Ninguna de las otras respuestas puede atribuirse a los lactobacilos.

Respuesta correcta = D. Los antibióticos disminuyen la población de la microbiota intestinal, lo cual propicia el crecimiento de patógenos que, en condiciones normales, se hallarían en pequeñas cantidades. Ninguna de las otras respuestas explica la proliferación de *Clostridium difficile*.

Respuesta correcta = D. El intestino aloja hasta 10^{11} bacterias por gramo de contenido en el intestino grueso. Ningún otro lugar alberga tantos microorganismos.

Patogenicidad de los microorganismos

3

I. PERSPECTIVA GENERAL

Un *microorganismo patógeno* es aquel que posee la capacidad de causar enfermedad. Algunos microorganismos son patógenos sin lugar a dudas, y otros (la mayoría) no. En ocasiones, estos agentes invaden el cuerpo de un individuo sin producir síntomas obvios o identificables. Para reconocer este tipo de infecciones asintomáticas, por lo general es necesario detectar la presencia del microbio o de los anticuerpos contra este en el cuerpo del paciente. Ciertas infecciones se encuentran en *estado latente*, lo cual implica que el microorganismo está inactivo, pero puede reactivarse y volver a causar síntomas. Además, algunos microorganismos patógenos causan enfermedades solo bajo ciertas condiciones (p. ej., cuando logran ingresar en un órgano, aparato o sistema corporal estéril o cuando el hospedero está inmunodeprimido). En la figura 3-1 se resumen algunos de los términos utilizados para describir distintas infecciones.

II. PATOGENIA BACTERIANA

Aunque los mecanismos específicos de los procesos infecciosos varían de un microbio a otro, los métodos que las bacterias utilizan para causar enfermedad pueden dividirse en etapas generales (fig. 3-2). La patogenicidad de un microorganismo depende de su capacidad para concluir estas fases. Los términos *virulencia* y *patogenicidad* suelen emplearse de modo intercambiable. Sin embargo, la virulencia se refiere al número de organismos necesarios para enfermar al 50% de los hospederos (DI_{50}, donde D = dosis e I = infecciosa) o para producir la muerte del 50% de los modelos animales de prueba (DL_{50}, donde L = letal). El número de microorganismos requeridos para desencadenar una enfermedad varía mucho entre bacterias patógenas. Por ejemplo, basta con que menos de 100 bacterias del género *Shigella* infecten el tubo digestivo para provocar diarrea; en cambio, la dosis infecciosa de *Salmonella* es de ~100 000 (esta cifra puede variar con base en la composición del alimento contaminado). La dosis infecciosa de una bacteria también depende de sus factores de virulencia. Tanto la dosis como la virulencia del microorganismo infeccioso influyen en la probabilidad de que se produzca la enfermedad. En este sentido, la intensidad de la respuesta inmunitaria lanzada por el hospedero también es importante.

A. Factores de virulencia

Se entiende por *factores de virulencia* a las características que potencian la patogenicidad de una bacteria. Se trata de propiedades que

Asintomática
- Una infección sin síntomas detectables.
- Ejemplo: gonorrea asintomática.

Latente
- Una infección con el potencial de hacerse activa en algún momento.
- Ejemplos: *Treponema pallidum* (sífilis) y *Mycobacterium tuberculosis* (tuberculosis).

Oportunista
- Una infección debida a organismos que habitualmente no causan enfermedad, a menos que las defensas del hospedero estén afectadas.
- Ejemplo: neumonía por *Pneumocystis* en pacientes con VIH.

Primaria
- Infección por un organismo que puede hacerse latente y, después, causar manifestaciones de enfermedad.
- Ejemplo: *Treponema pallidum* (sífilis).

Secundaria
- a) Reactivación de una infección latente o b) la segunda etapa de la infección.
- Ejemplos: a) *Mycobacterium tuberculosis* (tuberculosis), b) *Treponema pallidum* (sífilis).

Mixta
- Dos o más bacterias que infectan el mismo tejido.
- Ejemplo: la enfermedad pélvica inflamatoria puede comenzar como infección por *Neisseria gonorrhoeae* o *Chlamydia trachomatis*, pero otros microorganismos anaerobios tienen papeles importantes en la progresión de la enfermedad.

Piógena
- Infección que produce pus.
- Ejemplo: infecciones estafilocócicas o estreptocócicas.

Fulminante
- Infección que se presenta súbita e intensamente.
- Ejemplo: fascitis necrosante por *Streptococcus pyogenes*, también conocida como "bacteria devoradora de carne" (nota: la palabra *fulminante* se deriva de la palabra latina para relámpago, *fulmen*).

Figura 3-1
Términos para describir las infecciones.

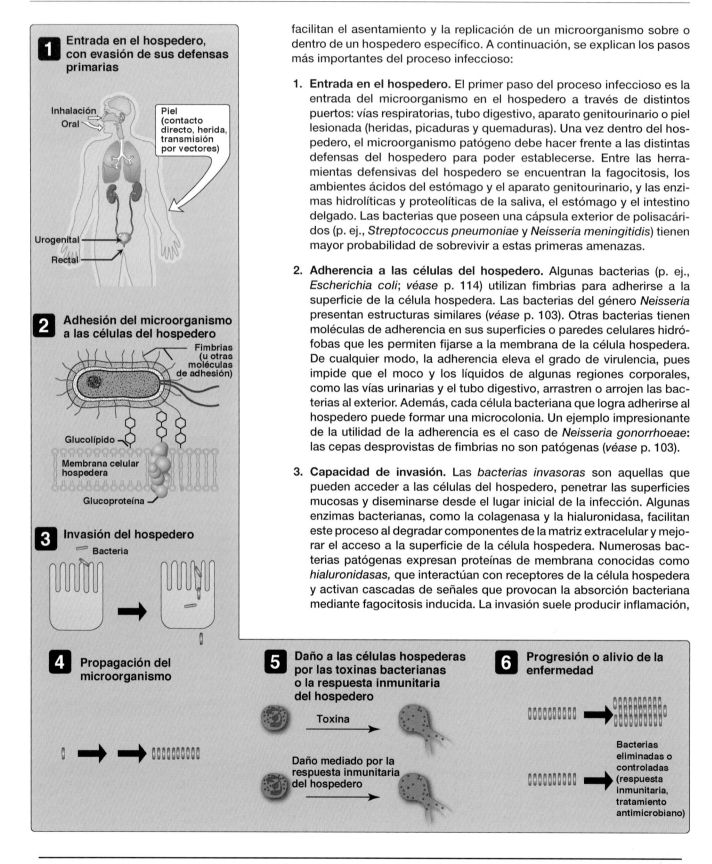

1 Entrada en el hospedero, con evasión de sus defensas primarias

Inhalación
Oral

Piel
(contacto directo, herida, transmisión por vectores)

Urogenital
Rectal

2 Adhesión del microorganismo a las células del hospedero

Fimbrias (u otras moléculas de adhesión)

Glucolípido
Membrana celular hospedera
Glucoproteína

3 Invasión del hospedero

Bacteria

4 Propagación del microorganismo

5 Daño a las células hospederas por las toxinas bacterianas o la respuesta inmunitaria del hospedero

Toxina

Daño mediado por la respuesta inmunitaria del hospedero

6 Progresión o alivio de la enfermedad

Bacterias eliminadas o controladas (respuesta inmunitaria, tratamiento antimicrobiano)

facilitan el asentamiento y la replicación de un microorganismo sobre o dentro de un hospedero específico. A continuación, se explican los pasos más importantes del proceso infeccioso:

1. **Entrada en el hospedero.** El primer paso del proceso infeccioso es la entrada del microorganismo en el hospedero a través de distintos puertos: vías respiratorias, tubo digestivo, aparato genitourinario o piel lesionada (heridas, picaduras y quemaduras). Una vez dentro del hospedero, el microorganismo patógeno debe hacer frente a las distintas defensas del hospedero para poder establecerse. Entre las herramientas defensivas del hospedero se encuentran la fagocitosis, los ambientes ácidos del estómago y el aparato genitourinario, y las enzimas hidrolíticas y proteolíticas de la saliva, el estómago y el intestino delgado. Las bacterias que poseen una cápsula exterior de polisacáridos (p. ej., *Streptococcus pneumoniae* y *Neisseria meningitidis*) tienen mayor probabilidad de sobrevivir a estas primeras amenazas.

2. **Adherencia a las células del hospedero.** Algunas bacterias (p. ej., *Escherichia coli*; *véase* p. 114) utilizan fimbrias para adherirse a la superficie de la célula hospedera. Las bacterias del género *Neisseria* presentan estructuras similares (*véase* p. 103). Otras bacterias tienen moléculas de adherencia en sus superficies o paredes celulares hidrófobas que les permiten fijarse a la membrana de la célula hospedera. De cualquier modo, la adherencia eleva el grado de virulencia, pues impide que el moco y los líquidos de algunas regiones corporales, como las vías urinarias y el tubo digestivo, arrastren o arrojen las bacterias al exterior. Además, cada célula bacteriana que logra adherirse al hospedero puede formar una microcolonia. Un ejemplo impresionante de la utilidad de la adherencia es el caso de *Neisseria gonorrhoeae*: las cepas desprovistas de fimbrias no son patógenas (*véase* p. 103).

3. **Capacidad de invasión.** Las *bacterias invasoras* son aquellas que pueden acceder a las células del hospedero, penetrar las superficies mucosas y diseminarse desde el lugar inicial de la infección. Algunas enzimas bacterianas, como la colagenasa y la hialuronidasa, facilitan este proceso al degradar componentes de la matriz extracelular y mejorar el acceso a la superficie de la célula hospedera. Numerosas bacterias patógenas expresan proteínas de membrana conocidas como *hialuronidasas,* que interactúan con receptores de la célula hospedera y activan cascadas de señales que provocan la absorción bacteriana mediante fagocitosis inducida. La invasión suele producir inflamación,

Figura 3-2
Mecanismo de un proceso infeccioso.

que puede ser piógena (con formación de pus) o granulomatosa (con lesiones inflamatorias nodulares); ello depende del microorganismo. La pus que acompaña la inflamación piógena contiene principalmente neutrófilos. En cambio, en una lesión granulomatosa puede haber fibroblastos, linfocitos y macrófagos.

4. **Captación de hierro.** El hierro es un nutriente esencial para casi todas las bacterias, pues ayuda a su crecimiento. Para obtenerlo, estos agentes producen compuestos denominados *sideróforos*. Estas sustancias atrapan el hierro de la célula hospedera mediante quelación. Posteriormente, el complejo sideróforo-hierro se une a receptores específicos en la superficie bacteriana. El hierro ingresa mediante transporte activo en la bacteria, donde se incorpora a componentes esenciales, como los citocromos. El género patógeno *Neisseria* es una excepción: no produce sideróforos y, en cambio, se sostiene con proteínas de unión al hierro que halla en el hospedero (p. ej., transferrina y lactoferrina). Para lograrlo, expresa receptores específicos que se unen a estas proteínas del hospedero y retiran el hierro a fin de internalizarlo.

5. **Factores de virulencia que inhiben la fagocitosis.** La cápsula que recubre la pared celular es la estructura antifagocítica más importante. Esta puede observarse en bacterias como *S. pneumoniae* y *N. meningitidis*. Las proteínas de la pared celular de algunos cocos grampositivos, como la proteína A de *Staphylococcus* y la proteína M de los estreptococos del grupo A, constituyen un segundo grupo de factores antifagocíticos.

6. **Toxinas bacterianas.** Algunas bacterias producen sustancias tóxicas de dos tipos principales para causar enfermedad al hospedero: exotoxinas y endotoxinas. Las exotoxinas son proteínas secretadas por bacterias grampositivas y gramnegativas. Las endotoxinas, en cambio, no son secreciones, sino componentes integrales de las paredes celulares de las bacterias gramnegativas; también se denominan *lipopolisacáridos* (LPS).

   a. **Exotoxinas.** Dentro de este apartado se encuentran algunas de las sustancias más tóxicas que se conocen. Según distintos estimados, basta con 1 µg de exotoxina tetánica para producir la muerte en un adulto. Las exotoxinas suelen tener dos componentes polipeptídicos (fig. 3-3): uno de ellos se encarga de fijar la proteína tóxica a la célula hospedera, y el otro produce el efecto nocivo. Se ha logrado identificar el objetivo exacto de varias de estas toxinas. La toxina diftérica, por ejemplo, es una enzima que bloquea la síntesis de proteínas. Para hacerlo, transfiere un grupo difosfato de adenosina-ribosilo al factor de elongación EF-2, de tal suerte que inhibe su acción (*véase* p. 94). Salvo por algunas notables excepciones (enterotoxina estafilocócica y toxina termoestable de *E. coli*), es posible inactivar la mayoría de las exotoxinas mediante calor moderado (60 °C). El tratamiento a base de diluciones de formaldehído destruye la actividad tóxica de la mayoría de las exotoxinas. Sin embargo, no afecta su capacidad antigénica. Las toxinas bacterianas que quedan inactivadas por la acción del formaldehído reciben el nombre de *toxoides* y se utilizan para preparar vacunas (*véase* p. 35). En muchos casos, la información para sintetizar estas proteínas (endotoxinas) se encuentra contenida en genes dentro de plásmidos o bacteriófagos moderados. Tómese como ejemplo la exotoxina diftérica, que es codificada por el gen *tox* de un bacteriófago moderado capaz de integrarse al genoma de *Corynebacterium diphtheriae*. Solo las cepas de *C. diphtheriae* portadoras de este bacteriófago son patógenas.

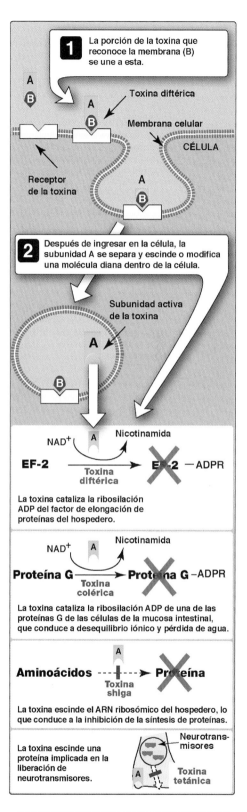

Figura 3-3

Acción de las exotoxinas. ADP, difosfato de adenosina; ADPR, difosfato de adenosina ribosa; NAD+, dinucleótido de nicotinamida y adenina.

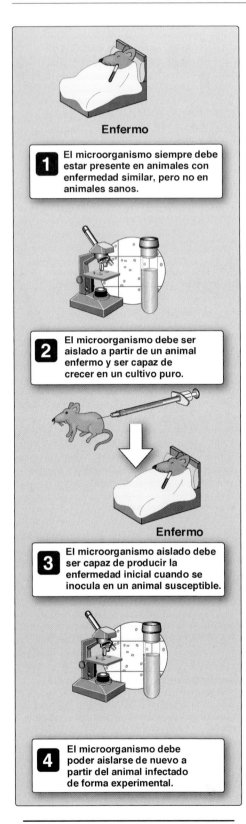

Enfermo

1 El microorganismo siempre debe estar presente en animales con enfermedad similar, pero no en animales sanos.

2 El microorganismo debe ser aislado a partir de un animal enfermo y ser capaz de crecer en un cultivo puro.

Enfermo

3 El microorganismo aislado debe ser capaz de producir la enfermedad inicial cuando se inocula en un animal susceptible.

4 El microorganismo debe poder aislarse de nuevo a partir del animal infectado de forma experimental.

Figura 3-4
Postulados de Koch.

b. **Endotoxinas.** Las endotoxinas, que también reciben el nombre de *LPS*, son componentes termoestables de la membrana exterior de las bacterias gramnegativas (y no de las grampositivas). Se incorporan a la circulación del hospedero durante el crecimiento bacteriano o después de la lisis de células bacterianas. Las endotoxinas están compuestas por una porción de polisacáridos (subunidades repetidas de azúcares [antígeno O] que sobresalen desde la superficie celular exterior), un polisacárido central (*core*) y una porción lipídica (lípido A) integrada a la capa exterior de la membrana. La fracción del lípido A es la responsable de la toxicidad de esta molécula. Los principales efectos fisiológicos de las endotoxinas o LPS son fiebre, choque, hipotensión y trombosis, que en conjunto reciben el nombre de *choque séptico*. Estos efectos son consecuencia indirecta de la intervención del macrófago, que libera citocinas, y de la activación del complemento y la cascada de la coagulación. La insuficiencia orgánica múltiple puede producir la muerte. Inicialmente, el empleo de antibióticos para eliminar a las bacterias causantes puede exacerbar los síntomas debido a que también estimula la liberación masiva de endotoxinas y su posterior incorporación a la circulación. Aunque las bacterias grampositivas no contienen LPS, el peptidoglucano y los ácidos teicoicos de la pared celular pueden desencadenar un choque similar al originado por las endotoxinas, pero no tan grave.

B. **Patogenia mediada por el hospedero**

La patogenia de numerosas infecciones bacterianas depende más de la respuesta del hospedero que de factores bacterianos. Enfermedades como la sepsis bacteriana gramnegativa, la tuberculosis y la lepra tuberculoide son ejemplos clásicos de patogenia mediada por la respuesta del hospedero. En estas infecciones, el daño tisular se produce cuando los linfocitos, los macrófagos y los leucocitos polimorfonucleares liberan citocinas en el sitio infectado o en el torrente sanguíneo. Con frecuencia, la respuesta es tan intensa que produce la destrucción de los tejidos del hospedero, lo que facilita la proliferación de las bacterias restantes.

C. **Variación de fase y de los antígenos de superficie**

Un microorganismo patógeno exitoso debe evitar que el sistema inmunitario del hospedero reconozca los antígenos de su superficie. Una importante estrategia evasiva de algunas bacterias es la modificación de estos antígenos, lo cual se lleva a cabo de distintos modos. Uno de los mecanismos, denominado *variación de fase*, se basa en la capacidad génica reversible que poseen algunas bacterias para inactivar y activar la expresión de genes que codifican antígenos de superficie. Un segundo mecanismo, conocido como *variación antigénica*, se basa en la modificación del gen que codifica un antígeno de superficie expresado, lo que puede lograrse mediante la recombinación genética con una de las muchas secuencias de ADN variables no expresadas. De esta manera, el antígeno de superficie expresado puede adoptar muchas estructuras antigénicas distintas (*véase* fig. 11-3).

D. **Identificación del microorganismo patógeno responsable de la enfermedad**

El hecho de aislar un tipo de microorganismo particular en una muestra de tejido infectado (p. ej., lesión cutánea necrótica) no constituye una prueba fehaciente de que ese microbio haya causado la infección. Es posible que el patógeno formara parte de la microbiota normal de la piel (*véase* p. 7) y que se encontrara cerca del sitio lesionado. También podría tratarse de un microorganismo patógeno oportunista que, sin ser residente natural de la piel, se desplazó a la lesión necrótica y produjo una infección secundaria (nota: un microorganismo patógeno oportunista no posee la capacidad de enfermar a un individuo sano e inmunocompetente y debe, entonces, infectar a personas con defensas bajas). Robert Koch, un microbiólogo alemán que vivió en el siglo xix, se percató de esta ironía y definió una serie de criterios (postulados de Koch) para confirmar la identidad del microbio causante de una enfermedad particular (fig. 3-4) (nota: aunque estos criterios han permitido establecer la etiología de casi todas las infecciones, no funcionan con microorganismos patógenos imposibles de cultivar *in vitro*).

E. Infecciones en poblaciones humanas

Algunas enfermedades bacterianas se transmiten de persona a persona. El cólera, por ejemplo, es muy contagioso debido a que el microorganismo causante, *Vibrio cholerae*, se propaga con gran facilidad; en cambio, el botulismo solo afecta a las personas que ingieren la exotoxina botulínica. Las enfermedades muy contagiosas, como el cólera, suelen presentarse en brotes epidémicos localizados; en los lugares afectados, la frecuencia de la enfermedad supera lo habitual. Cuando una epidemia es de escala mundial, recibe el nombre de *pandemia*. La pandemia de gripe de 1918, por ejemplo, se produjo porque la población humana jamás había estado expuesta a la cepa específica del virus de la influenza y, por lo tanto, carecía de inmunidad.

III. PATOGENIA VÍRICA

Los virus solo se replican al interior de células vivas. Por lo tanto, las primeras manifestaciones patogénicas de las infecciones víricas se observan a nivel celular. La exposición inicial a cierto tipo de virus produce síntomas observables de inicio rápido, lo que se conoce con el nombre de *infección aguda*. Existen otros virus que ocasionan infecciones de inicio leve o asintomático. En la mayoría de los casos, después de la infección inicial, el sistema inmunitario logra eliminar por completo los virus. No obstante, algunas infecciones víricas iniciales se vuelven persistentes o latentes.

A. Patogenia vírica a nivel celular

Las células responden de muy diferentes formas a las infecciones víricas; todo depende del tipo de célula y el virus. Son muchas las infecciones víricas que transcurren sin producir cambios morfológicos o funcionales evidentes en la célula. No obstante, cuando las hay, estas modificaciones detonan varias respuestas observables, que pueden superponerse (fig. 3-5).

1. **Muerte celular.** El virus puede producir directamente la muerte de la célula. En la mayoría de los casos, esto se debe a la inhibición del ADN y ARN celulares o de la síntesis de proteínas. Algunos virus poseen genes específicos que llevan a cabo esta función. Las células muertas o agonizantes liberan una progenie de virus que repiten el proceso de replicación. Los adenovirus (*véase* p. 258) y poliovirus (*véase* p. 292) son ejemplos de virus que ocasionan la muerte de las células hospederas.

2. **Transformación.** Algunos virus transforman células normales en células malignas. La transformación es lo contrario a la muerte celular por muchas razones: las células malignas crecen con mayor facilidad que

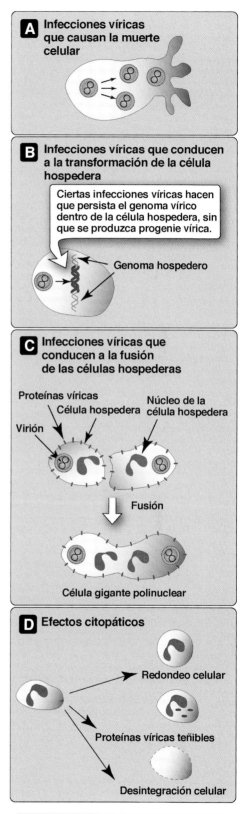

A Infecciones víricas que causan la muerte celular

B Infecciones víricas que conducen a la transformación de la célula hospedera

Ciertas infecciones víricas hacen que persista el genoma vírico dentro de la célula hospedera, sin que se produzca progenie vírica.

Genoma hospedero

C Infecciones víricas que conducen a la fusión de las células hospederas

Proteínas víricas
Célula hospedera
Núcleo de la célula hospedera
Virión

Fusión

Célula gigante polinuclear

D Efectos citopáticos

Redondeo celular

Proteínas víricas teñibles

Desintegración celular

Figura 3-5
Tipos de patogenia vírica a nivel celular.

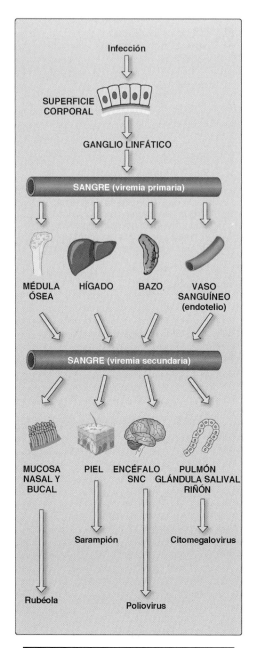

Figura 3-6
Ejemplos de diseminación de un virus
a sitios secundarios del cuerpo. SNC,
sistema nervioso central.

las células normales y su período de vida puede prolongarse de modo indefinido. La transformación es un proceso genético irreversible que sobreviene cuando el ADN vírico se integra al ADN del hospedero (*véase* p. 249).

3. **Fusión celular.** Algunos virus poseen la capacidad de estimular la fusión de las células que infectan, con lo cual se generan células gigantes multinucleares. El virus del herpes humano (*véase* p. 263) y el paramixovirus (*véase* p. 322) son ejemplos de patógenos con esta propiedad. Al parecer, las células infectadas adquieren la capacidad de fusionarse porque el virus produce cambios estructurales en la membrana plasmática del hospedero.

4. **Efecto citopático (ECP).** Es un término amplio que se utiliza para referirse a cualquier cambio visible en el aspecto de una célula infectada. Estos hospederos pueden adquirir forma redondeada, presentar placas de proteínas víricas identificables mediante tinción o desintegrarse. Algunos virus pueden identificarse con base en el patrón y la hora de aparición del efecto citopático en un cultivo celular o por el tipo de células afectadas.

B. Infecciones iniciales

Después de multiplicarse en el sitio primario de infección, los virus pueden permanecer ahí o moverse a otros lados. A veces, la infección es asintomática (sin síntomas observables). En otros casos, esta se manifiesta con los síntomas típicos, que suelen presentarse en dos momentos distintos: 1) al inicio en el sitio original (primario) de la infección (*síntomas iniciales*) y 2) en un momento posterior, después de la propagación del virus a sitios secundarios (*síntomas retardados*). Una persona afectada puede transmitir el virus antes de que se manifiesten los síntomas de infección generalizada; por lo tanto, resulta difícil contener la propagación de las enfermedades víricas.

1. **Vías de entrada y diseminación a lugares secundarios.** Los virus entran en el cuerpo humano por las mismas vías que las bacterias: piel, vías respiratorias, tubo digestivo y aparato genitourinario. Una vez dentro del hospedero, algunos virus permanecen en un área limitada y producen enfermedad solo en el sitio primario de infección. Otros virus se multiplican al interior de las células del sitio primario, producen síntomas y, entonces, invaden el sistema linfático y la sangre (nota: la presencia de virus en la sangre recibe el nombre de *viremia*). Los virus se propagan al resto del cuerpo por el torrente sanguíneo e infectan células de los sitios secundarios afines al tipo vírico en cuestión. Es así como se origina la enfermedad típicamente asociada con ese virus (fig. 3-6).

2. **Sitios secundarios de localización.** La naturaleza de los síntomas retardados y las características principales de la enfermedad resultante dependen, con frecuencia, del sitio secundario de infección. Por lo general, los virus tienen la capacidad de infectar tipos particulares de células y tejidos (*tropismo*). Esta especificidad suele deberse a la presencia de receptores específicos en la superficie de la célula hospedera, que los virus identifican con facilidad. Aunque cualquier tejido, aparato o sistema puede resultar afectado por una infección vírica, el feto en desarrollo es especialmente vulnerable a las infecciones secundarias. Los virus de la circulación materna infectan las células de la placenta, lo que facilita el ingreso en la circulación fetal y, en última instancia, en todos los tejidos del feto en desarrollo (fig. 3-7). Esto suele producir la muerte del feto o anomalías del

desarrollo. Las infecciones neonatales suelen originarse durante el parto, por el contacto del feto con secreciones genitales maternas infecciosas, o después del nacimiento, por la ingesta de leche materna infectada.

3. **Excreción vírica y modo de transmisión.** El modo de transmisión de una enfermedad vírica depende, en gran parte, del tipo de tejido responsable de producir la progenie del virus o del líquido corporal en el que desembocan estos patógenos. Ni los tejidos ni los líquidos pueden considerarse sitios secundarios de infección; de hecho, suelen ser sitios primarios, que resultan afectados antes de que aparezcan los síntomas. La piel, las vías respiratorias, el tubo digestivo y los líquidos corporales son escenarios frecuentes de la excreción vírica.

4. **Factores implicados en la resolución de una infección aguda.** En infecciones agudas típicas no complicadas, el virus desaparece por completo del hospedero en 2-3 semanas. El desenlace clínico suele estar en función del sistema inmunitario del paciente, que inicia respuestas mediadas por células o humorales. La importancia relativa de estas dos respuestas depende del virus y de la naturaleza de la enfermedad.

   a. **Respuestas mediadas por células.** La primera respuesta del sistema inmunitario frente a una infección vírica es la inflamación, que viene acompañada de la eliminación inespecífica de las células infectadas. Este proceso es llevado a cabo por los linfocitos citolíticos naturales (NK, *natural killer*). Con la intervención del interferón y otras citocinas, el hospedero empieza a matar a las células infectadas mucho antes de iniciar una respuesta inmunitaria específica contra el virus. La eliminación de las células enfermas continúa poco después mediante un proceso de citólisis, en el que participan linfocitos T citotóxicos capaces de reconocer péptidos víricos en la superficie celular. Este mecanismo es muy importante porque, al propiciar la muerte de las células antes de la excreción de la progenie vírica, se contiene la propagación de la enfermedad. Los determinantes antigénicos de la superficie celular reconocidos por los linfocitos T suelen derivarse de proteínas no estructurales o internas del virus. Esta respuesta complementa la inactivación del virus libre llevada a cabo por el anticuerpo humoral, que dirige su acción contra la cápside o las proteínas de la envoltura.

   b. **Respuesta humoral.** Aunque los anticuerpos circulantes suelen lanzar ataques contra cualquier proteína vírica, aquellos que reaccionan de manera específica con los epítopos en la superficie del virión e inactivan, así, la infectividad del virus, desempeñan un papel primordial en el combate de las infecciones. Este proceso recibe el nombre de *neutralización*. La respuesta humoral es de mucha utilidad en el control de enfermedades en fase virémica. No obstante, los anticuerpos secretores (p. ej., inmunoglobulina A) también desempeñan un papel de protección notable en las infecciones respiratorias o digestivas primarias. Los anticuerpos humorales también ayudan a matar células infectadas mediante dos mecanismos. El primero es la citotoxicidad dependiente de anticuerpos y mediada por células. En este, los linfocitos NK y otros leucocitos con receptores Fc se unen a las porciones Fc de los anticuerpos que han formado complejos con los antígenos víricos en la superficie de la célula infectada y la matan. El segundo mecanismo es la lisis mediada por complemento de las células infectadas a las que se ha unido un anticuerpo específico para el virus en cuestión.

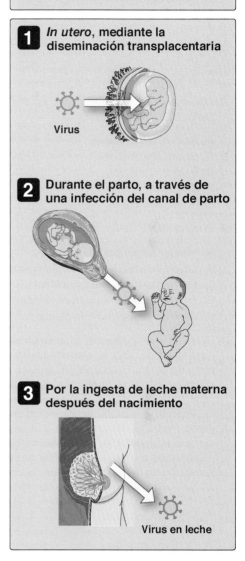

A Métodos de transmisión vírica vertical

Las madres infectadas pueden transmitir infecciones víricas a su descendencia mediante tres vías:

1 *In utero*, mediante la diseminación transplacentaria

Virus

2 Durante el parto, a través de una infección del canal de parto

3 Por la ingesta de leche materna después del nacimiento

Virus en leche

B Algunos virus que se transmiten de madre a lactante

Virus del herpes simple de tipo 1 y 2
Citomegalovirus humano
Virus de la inmunodeficiencia humana
Virus de la rubéola

Figura 3-7
Transmisión vertical (madre a hijo) de infecciones víricas.

Preguntas de estudio

Seleccione la respuesta correcta.

3.1 Las endotoxinas pertenecen a la clase de moléculas biológicas denominadas:

    A. Ácidos lipoteicoicos
    B. Lipopolisacáridos
    C. Ácidos nucleicos
    D. Proteínas
    E. Peptidoglucanos

> Respuesta correcta = B. Una *endotoxina* es un lipopolisa-cárido que forma parte integral de la membrana externa de las bacterias gramnegativas. Los peptidoglucanos, que se hallan tanto en las bacterias gramnegativas como en las grampositivas, pueden ser tóxicos, pero no son endotoxinas. Los ácidos lipoteicoicos también producen efectos tóxicos en el hospedero, pero no son endotoxinas.

3.2 Las exotoxinas pertenecen a la clase de moléculas biológicas denominadas:

    A. Ácidos lipoteicoicos
    B. Lipopolisacáridos
    C. Ácidos nucleicos
    D. Proteínas
    E. Peptidoglucanos

> Respuesta correcta = D. Las exotoxinas son proteínas tóxi-cas secretadas que, en muchos casos, tienen un sitio celular de acción bien definido.

3.3 El mecanismo de acción de la toxina diftérica es:

    A. Alterar la membrana celular
    B. Inhibir la síntesis de ácidos nucleicos
    C. Inhibir la síntesis de proteínas
    D. Interferir con la neurotransmisión
    E. Destruir el núcleo de la célula

> Respuesta correcta = C. La toxina diftérica inactiva el poli-péptido denominado *factor de elongación EF2*, con lo cual inhibe la síntesis de proteínas. La toxina tetánica interfiere con la neurotransmisión. Las citolisinas pueden alterar la integridad de la membrana de distintos tipos de células.

3.4 Una mujer de 48 años de edad se presenta en la sala de urgencias con dolor en el costado y la necesidad impe-riosa de orinar. El análisis microscópico de la muestra de orina revela la presencia de bacilos gramnegati-vos. Antes de instituir el tratamiento con antibióticos, la paciente desarrolla fiebre, escalofríos y delirios de modo repentino. Estos signos dan paso, en muy poco tiempo, a hipotensión e hiperventilación. Este cuadro sugiere que la paciente generó una respuesta ante la liberación de la siguiente sustancia bacteriana:

    A. Colagenasa
    B. Exotoxina
    C. Hialuronidasa
    D. Lipopolisacárido
    E. Peptidoglucano

> Respuesta correcta = D. Lo más probable es que la paciente se encuentre en estado de choque séptico. En dos tercios de los pacientes, las infecciones por bacterias gramnegativas, como *Escherichia coli*, *Klebsiella*, *Enterobacter*, *Proteus*, *Pseudomonas* y *Bacteroides*, producen choque séptico. La septicemia es más frecuente en las personas cuya resis-tencia se ha visto afectada debido a la presencia de otras enfermedades. Las bacterias gramnegativas liberan endo-toxinas o lipopolisacáridos (LPS) termoestables que forman parte de las membranas externas. Los principales efectos fisiológicos de la endotoxina o los LPS son fiebre, cho-que, hipotensión y trombosis, que en conjunto reciben el nombre de *choque séptico*. La insuficiencia orgánica múlti-ple puede producir la muerte. Las bacterias grampositivas liberan exotoxinas que pueden desencadenar un síndrome de choque similar al originado por las bacterias gramne-gativas; no obstante, la respuesta del hospedero en esos casos es de menor intensidad. Las bacterias grampositivas no poseen lipopolisacáridos ni endotoxinas.

Microbiología diagnóstica

4

I. PERSPECTIVA GENERAL

Para que un tratamiento antimicrobiano o de apoyo sea eficaz, es de vital importancia identificar al microorganismo responsable de la enfermedad infecciosa. De inicio, el abordaje se puede elegir empíricamente, con base en la epidemiología microbiológica de la infección y los síntomas del paciente. No obstante, para hacer el diagnóstico microbiológico definitivo, es necesario recurrir a una o más de las cinco técnicas básicas de laboratorio mencionadas a continuación, que orientarán al médico y le permitirán acotar de modo progresivo la búsqueda de posibles microbios causantes: 1) visualización microscópica directa del microorganismo, 2) cultivo e identificación del organismo, 3) detección de antígenos microbianos, 4) detección de ADN o ARN microbiano y 5) detección de las respuestas inflamatorias o inmunitarias que inicia el hospedero en presencia del microorganismo (fig. 4-1).

II. ANAMNESIS Y EXPLORACIÓN FÍSICA DEL PACIENTE

La anamnesis es el aspecto más importante de la evaluación del paciente. La presencia de tos, por ejemplo, suele ser signo de una infección de vías respiratorias, mientras que la disuria (dolor o dificultad al orinar) se relaciona con las infecciones en vías urinarias. Quienes visitan países en vías de desarrollo pueden adquirir enfermedades atribuibles a microorganismos exóticos: una persona que ha nadado en el río Nilo corre mayor riesgo de padecer esquistosomosis. La ocupación del paciente también provee pistas sobre la exposición a distintos microbios: la brucelosis es más frecuente en carniceros, y el carbunco, en agricultores. Asimismo, el médico puede tomar en cuenta la edad para orientarse en cuanto a la identidad del microorganismo patógeno. Por ejemplo, es poco probable que la presencia de cocos grampositivos en el líquido cefalorraquídeo (LCR) de un recién nacido se deba a una infección por *Streptococcus pneumoniae* (neumococo); la bacteria causante en ese caso suele ser *Streptococcus agalactiae* (grupo B). Este patógeno es sensible a la bencilpenicilina. Por otro lado, la presencia de cocos grampositivos en el LCR de un paciente de 40 años de edad seguramente se asocia con una infección por *S. pneumoniae*. Este organismo suele ser resistente a la bencilpenicilina; por lo tanto, será necesario indicar tratamiento con cefalosporinas de tercera generación (p. ej., cefotaxima o ceftriaxona) o vancomicina. El origen de la enfermedad en ocasiones puede deducirse a partir de la edad del paciente, y esta información puede utilizarse para elegir el tratamiento inicial. Por lo general, los datos obtenidos mediante la exploración física permiten confirmar la presencia y magnitud (localizada o diseminada) de una enfermedad. Por ejemplo, el eritema migratorio (una extensa lesión cutánea con bordes externos de color rojo brillante y una porción central parcialmente intacta; *véase* p. 166) es signo de

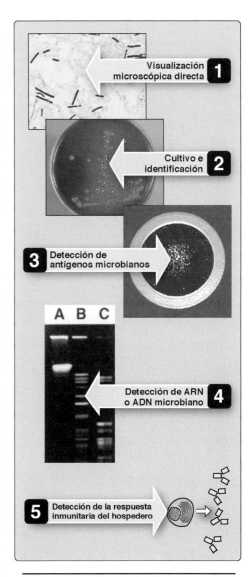

1 Visualización microscópica directa

2 Cultivo e identificación

3 Detección de antígenos microbianos

4 Detección de ARN o ADN microbiano

5 Detección de la respuesta inmunitaria del hospedero

Figura 4-1

Técnicas de laboratorio que permiten diagnosticar enfermedades microbianas.

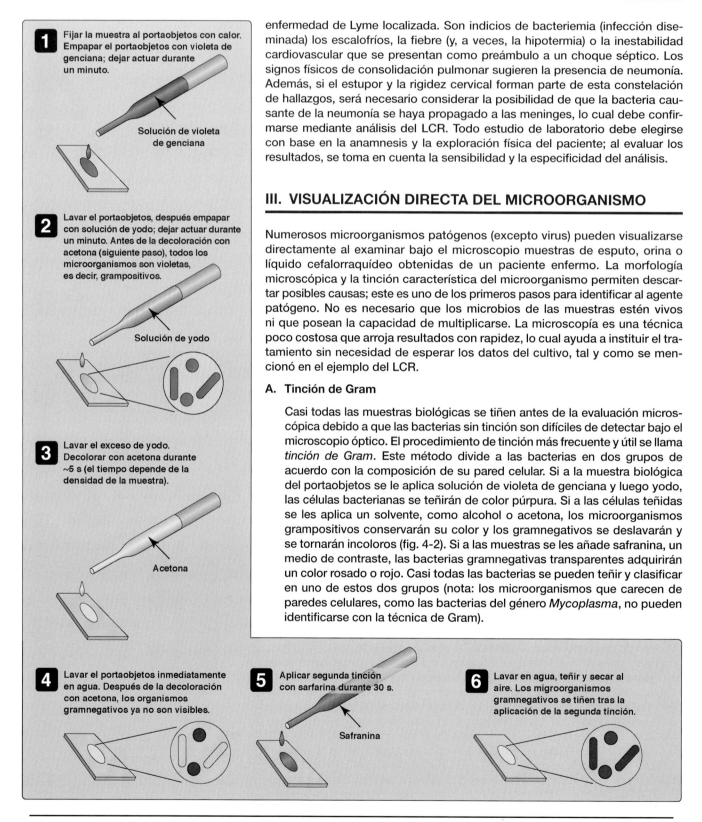

1 Fijar la muestra al portaobjetos con calor. Empapar el portaobjetos con violeta de genciana; dejar actuar durante un minuto.

Solución de violeta de genciana

2 Lavar el portaobjetos, después empapar con solución de yodo; dejar actuar durante un minuto. Antes de la decoloración con acetona (siguiente paso), todos los microorganismos son violetas, es decir, grampositivos.

Solución de yodo

3 Lavar el exceso de yodo. Decolorar con acetona durante ~5 s (el tiempo depende de la densidad de la muestra).

Acetona

4 Lavar el portaobjetos inmediatamente en agua. Después de la decoloración con acetona, los organismos gramnegativos ya no son visibles.

5 Aplicar segunda tinción con sarfarina durante 30 s.

Safranina

6 Lavar en agua, teñir y secar al aire. Los migroorganismos gramnegativos se tiñen tras la aplicación de la segunda tinción.

enfermedad de Lyme localizada. Son indicios de bacteriemia (infección diseminada) los escalofríos, la fiebre (y, a veces, la hipotermia) o la inestabilidad cardiovascular que se presentan como preámbulo a un choque séptico. Los signos físicos de consolidación pulmonar sugieren la presencia de neumonía. Además, si el estupor y la rigidez cervical forman parte de esta constelación de hallazgos, será necesario considerar la posibilidad de que la bacteria causante de la neumonía se haya propagado a las meninges, lo cual debe confirmarse mediante análisis del LCR. Todo estudio de laboratorio debe elegirse con base en la anamnesis y la exploración física del paciente; al evaluar los resultados, se toma en cuenta la sensibilidad y la especificidad del análisis.

III. VISUALIZACIÓN DIRECTA DEL MICROORGANISMO

Numerosos microorganismos patógenos (excepto virus) pueden visualizarse directamente al examinar bajo el microscopio muestras de esputo, orina o líquido cefalorraquídeo obtenidas de un paciente enfermo. La morfología microscópica y la tinción característica del microorganismo permiten descartar posibles causas; este es uno de los primeros pasos para identificar al agente patógeno. No es necesario que los microbios de las muestras estén vivos ni que posean la capacidad de multiplicarse. La microscopía es una técnica poco costosa que arroja resultados con rapidez, lo cual ayuda a instituir el tratamiento sin necesidad de esperar los datos del cultivo, tal y como se mencionó en el ejemplo del LCR.

A. Tinción de Gram

Casi todas las muestras biológicas se tiñen antes de la evaluación microscópica debido a que las bacterias sin tinción son difíciles de detectar bajo el microscopio óptico. El procedimiento de tinción más frecuente y útil se llama *tinción de Gram*. Este método divide a las bacterias en dos grupos de acuerdo con la composición de su pared celular. Si a la muestra biológica del portaobjetos se le aplica solución de violeta de genciana y luego yodo, las células bacterianas se teñirán de color púrpura. Si a las células teñidas se les aplica un solvente, como alcohol o acetona, los microorganismos grampositivos conservarán su color y los gramnegativos se deslavarán y se tornarán incoloros (fig. 4-2). Si a las muestras se les añade safranina, un medio de contraste, las bacterias gramnegativas transparentes adquirirán un color rosado o rojo. Casi todas las bacterias se pueden teñir y clasificar en uno de estos dos grupos (nota: los microorganismos que carecen de paredes celulares, como las bacterias del género *Mycoplasma*, no pueden identificarse con la técnica de Gram).

Figura 4-2
Pasos de la técnica de tinción de Gram.
Símbolos ● = violeta grampositivo
▬ = rosado o rojo gramnegativo
⬭ = incoloro

1. **Usos de la tinción de Gram.** Esta técnica es importante para la terapéutica porque las bacterias grampositivas y gramnegativas son sensibles a distintos antibióticos. Por lo tanto, sus resultados son útiles para elegir el tratamiento inicial, que continuará hasta que se identifique el microorganismo. Además, algunos diagnósticos se basan en la morfología de las bacterias teñidas. Por ejemplo, ante la presencia de diplococos gramnegativos intracelulares en muestras de pus uretral, los médicos suelen considerar el diagnóstico de gonorrea. En muestras biológicas cultivadas *in vitro*, el análisis adicional mediante tinción de Gram aporta información invaluable para la interpretación de los resultados del cultivo. A veces, la microscopía permite detectar patógenos en muestras que, según los resultados de los cultivos, son estériles. Esta discrepancia puede sugerir que las muestras contienen microbios de difícil cultivo (bacterias con requisitos nutricios complejos incapaces de crecer en los medios empleados), organismos frágiles, como los gonococos, o anaerobios, que no sobreviven durante el transporte. En estos casos, la visualización directa mediante la técnica de Gram puede ser la única herramienta para obtener pistas con respecto a la naturaleza, la variedad y el número relativo de microbios infecciosos.

2. **Limitaciones de la tinción de Gram.** Se necesita un número relativamente elevado de microorganismos. Para la tinción de Gram, la cifra supera los $> 10^4$ organismos/mL. Las muestras biológicas líquidas con pocos patógenos (p. ej., LCR) deben centrifugarse para concentrarlas. Después, el sedimento se tiñe y se analiza.

B. **Tinción para bacterias ácido alcohol resistentes**

Las técnicas de tinción como la de Ziehl-Neelsen (método clásico para bacterias ácido alcohol resistentes) se emplean para identificar microorganismos con material ceroso (ácidos micólicos) en la pared celular. La mayoría de las bacterias teñidas con carbolfucsina se decoloran al aplicar alcohol ácido. No obstante, las bacterias ácido alcohol resistentes retienen este colorante incluso después del lavado con una solución ácida. La bacteria ácido alcohol resistente de mayor relevancia clínica es *Mycobacterium tuberculosis*, que tiene un aspecto rosado y ligeramente curvo, con segmentos esféricos (fig. 4-3). La tinción para bacterias ácido alcohol resistentes suele utilizarse para analizar muestras biológicas de pacientes con posibles diagnósticos de infección por micobacterias.

C. **Preparación con tinta china**

Este es uno de los métodos de microscopía más sencillos. Sirve para detectar *Cryptococcus neoformans* en el LCR (fig. 4-4). La técnica consiste en mezclar una gota de LCR centrifugado con una gota de tinta china sobre un portaobjetos y debajo de un cubreobjetos. Los criptococos suelen identificarse por la presencia de grandes cápsulas transparentes que desplazan las partículas de tinta china.

D. **Preparación con hidróxido de potasio**

El hidróxido de potasio (KOH) disuelve las células hospederas y las bacterias, pero deja intactos a los hongos (fig. 4-5). Para confirmar la presencia de hongos en una gota de esputo o raspado cutáneo, se añade una solución de KOH al 10% a las muestras biológicas.

IV. CULTIVO DE BACTERIAS

Por lo general, los cultivos *in vitro* se utilizan en caso de posibles infecciones bacterianas o micóticas. Sin embargo, casi nunca se emplean para identificar helmintos ni protozoos. Muchos agentes patógenos son fáciles de cultivar. Por

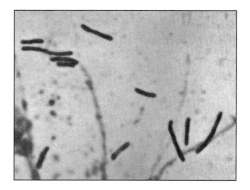

Figura 4-3
Mycobacterium tuberculosis con tinción para bacterias ácido alcohol resistentes.

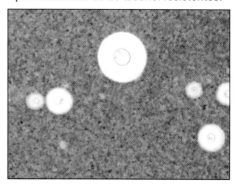

Figura 4-4
Preparación con tinta china de *Cryptococcus neoformans* en LCR. Las cápsulas transparentes que excluyen las partículas de tinta china revelan la presencia de estas levaduras.

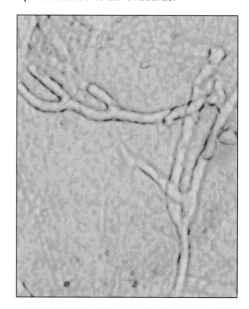

Figura 4-5
Hongos sin teñir en exudado de senos nasales. Se distinguen de otros elementos (como las células) mediante KOH.

ejemplo, para buscar estreptococos β-hemolíticos del grupo A, se toma una muestra de exudado faríngeo con un hisopo y, posteriormente, este se siembra en una placa con agar sangre para formar estrías. No obstante, existen microbios de muy lento crecimiento (p. ej., *M. tuberculosis*) o de difícil cultivo (p. ej., *Bartonella henselae*). Los microorganismos aislados en un cultivo se identifican con base en características como el tamaño, la forma y el color de la colonia, los resultados de la tinción de Gram, las reacciones hemolíticas en medios sólidos, el olor y las propiedades metabólicas. Además, de los cultivos puros pueden obtenerse muestras para hacer pruebas de sensibilidad (antibiograma). Para que un cultivo prospere, es necesario usar técnicas adecuadas durante la toma de muestra y el transporte; también debe seleccionarse un medio de cultivo apropiado, ya que algunos microorganismos requieren nutrientes especiales. Hay medios de cultivo selectivos que inhiben el crecimiento de ciertos microbios para facilitar la identificación de otros (*véase* p. 23).

A. Toma de muestras

Numerosos microorganismos son frágiles y deben llevarse al laboratorio sin demora. Por ejemplo, los gonococos son muy sensibles al calor y la falta de humedad. Las muestras deben cultivarse de modo oportuno; si esto no es posible, se utilizan medios adecuados durante el transporte para prolongar la viabilidad del organismo que se desee cultivar. Cuando hay indicios sobre la presencia de microorganismos anaerobios en la muestra biológica del paciente, esta debe protegerse de los efectos tóxicos del oxígeno.

B. Requisitos para el crecimiento

Todas las bacterias de importancia clínica son heterótrofas (necesitan carbono orgánico para crecer). Sus requisitos en cuanto a moléculas orgánicas pueden ser sencillos o complejos (nota: los microorganismos que pueden reducir el dióxido de carbono y que, por lo tanto, no necesitan compuestos orgánicos para crecer se denominan *autótrofos*). Casi todas las bacterias requieren *factores de crecimiento*, es decir, compuestos orgánicos que estimulan el crecimiento celular y que el organismo es incapaz de sintetizar (p. ej., vitaminas). Los *microorganismos de difícil cultivo* son aquellos que necesitan factores de crecimiento numerosos o muy específicos.

C. Demanda de oxígeno

Las bacterias pueden clasificarse por su capacidad para crecer en presencia o ausencia de oxígeno. Los microorganismos aerobios estrictos no sobreviven sin oxígeno y su única forma de producir energía es mediante reacciones de fosforilación oxidativa. Los microorganismos anaerobios estrictos producen energía a través de la fermentación o la respiración anaerobia y, por lo general, mueren en presencia de oxígeno. Los microorganismos anaerobios facultativos pueden crecer sin oxígeno, pero proliferan con mayor facilidad en presencia de este. Los microorganismos aerobios aerotolerantes cuentan con mecanismos para protegerse del oxígeno (y, por lo tanto, crecen con o sin él), y no necesitan de este elemento para su metabolismo. Por último, los microorganismos oligoaerófilos precisan oxígeno para su metabolismo, pero a concentraciones inferiores a las de la atmósfera; de lo contrario, no sobreviven. Los microorganismos oligoaerófilos habitan en lagos y suelos húmedos, donde la concentración de oxígeno les resulta aceptable.

D. Medios de cultivo

Existen tres estrategias generales para aislar bacterias patógenas; la elección del método adecuado depende de la naturaleza de la muestra biológica. El primer método consiste en utilizar medios de cultivo enriquecidos para promover el crecimiento no selectivo de cualquier bacteria presente.

En el segundo método, se emplean medios de cultivo selectivos que solo estimulan el crecimiento de especies bacterianas específicas en muestras con un gran número de bacterias (p. ej., heces, secreciones del aparato genital y esputo). El tercer método incorpora medios diferenciales, que permiten percibir las diferencias morfológicas entre colonias cuando se cultivan poblaciones bacterianas mixtas en un mismo medio sólido. Por ejemplo, las bacterias que fermentan la lactosa pueden identificarse visualmente en placas con agar de MacConkey, pues las colonias adquieren un color rojo o rosado debido a la producción de ácido. Las colonias bacterianas incapaces de fermentar la lactosa son incoloras. En la práctica, estas tres estrategias suelen combinarse para obtener el medio más útil y eficaz.

1. **Medios de cultivo enriquecidos.** Los medios de cultivo enriquecidos con sangre, extractos de levadura o infusiones de tejido cerebral o cardíaco son aptos para microorganismos de cultivo difícil. Por ejemplo, el agar sangre de carnero contiene fuentes de proteína, cloruro de sodio y 5% de sangre ovina y es idóneo para el crecimiento de casi todas las bacterias grampositivas y gramnegativas aisladas de fuentes humanas (*véase* p. 91). Sin embargo, *Haemophilus influenzae* y *Neisseria gonorrhoeae*, entre otros, son microbios de muy difícil cultivo; necesitan agar chocolate, que contiene eritrocitos lisados (*véase* p. 133). Gracias al lisado, se liberan nutrientes intracelulares, como hemoglobina, hemina (factor X) y dinucleótido de nicotinamida y adenina, necesarios para estos microorganismos. Los medios de cultivo enriquecidos son útiles para el cultivo de muestras biológicas que, en condiciones habituales, son estériles, como la sangre y el LCR. En esos casos, la presencia de cualquier microorganismo se constituye como prueba razonable de infección. La técnica de cultivo no da resultados cuando se selecciona un medio inadecuado o cuando las condiciones de incubación no estimulan el crecimiento bacteriano.

2. **Medios de cultivo selectivos.** El agar de Thayer-Martin es un medio de cultivo selectivo compuesto de agar chocolate y varios antibióticos que inhiben el crecimiento de bacterias *Neisseria* no patógenas y otras formas de microbiota; suele utilizarse para aislar gonococos.

3. **Medios de cultivo diferenciales.** El agar de MacConkey (fig. 4-6) contiene colorantes sensibles al pH que cambian de color cuando las colonias producen ácido por la fermentación. Este medio de cultivo contiene lactosa; por lo tanto, las bacterias fermentadoras de lactosa que pueden crecer en este medio adquieren un color rojo o rosado. De modo similar, las bacterias cultivadas en agar sangre de carnero cambian de aspecto con base en su capacidad para producir hemolisinas, sustancias que modifican el agar alrededor de las colonias. Estos principios permiten detectar diferencias fenotípicas entre las bacterias.

4. **Medios de cultivo tanto selectivos como diferenciales.** El medio de cultivo más utilizado en el laboratorio de microbiología clínica es el agar de MacConkey (*véase* p. 117), que estimula el crecimiento de casi todos los bacilos gramnegativos, en especial *Enterobacteriaceae*, e inhibe la proliferación de microbios grampositivos y algunas bacterias gramnegativas de difícil cultivo, como las especies *Haemophilus* y *Neisseria*. El agar de MacConkey también permite distinguir visualmente entre los microbios fermentadores de lactosa y los no fermentadores (*véase* fig. 4-6). Las muestras clínicas suelen colocarse en placas con agar sangre, agar chocolate o agar de MacConkey. Cuando hay crecimiento en los medios agar sangre y agar chocolate, pero no en el agar de MacConkey, sugiere que la muestra contiene microorganismos grampositivos o de difícil cultivo. En cambio, la mayoría de los bacilos gramnegativos forman colonias características en el agar de MacConkey. El agar sal

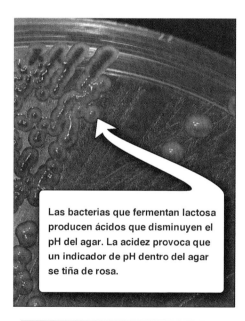

Las bacterias que fermentan lactosa producen ácidos que disminuyen el pH del agar. La acidez provoca que un indicador de pH dentro del agar se tiña de rosa.

Figura 4-6
Los bacilos gramnegativos fermentadores de lactosa producen colonias rosadas en el agar de MacConkey.

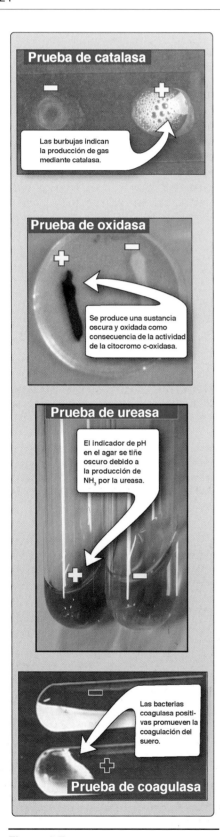

Figura 4-7
Pruebas utilizadas con frecuencia para la identificación de bacterias.

y manitol contiene altas concentraciones de sal, por lo que es selectivo para estafilococos grampositivos. Mientras que *Staphylococcus aureus* fermenta el manitol y produce colonias de color amarillo brillante, la especie *Staphylococcus* de reacción coagulasa negativa produce colonias rojas o rosadas. El agar entérico de Hektoen es otro medio selectivo que permite distinguir a los fermentadores de lactosa/sacarosa de los no fermentadores y a los productores de H₂S de los no productores. Suele utilizarse para cultivar las especies de *Salmonella* y *Shigella*. Al solicitar cultivos de muestras biológicas, los médicos deben informar al laboratorio sobre los posibles microorganismos patógenos, en especial si se trata de microbios poco frecuentes. Lo anterior permite al laboratorio incluir medios de cultivo selectivos que no se usan habitualmente o tomar previsiones y prolongar el período de cultivo si hay indicios sobre la presencia de microorganismos de lento crecimiento, como *Nocardia*.

V. IDENTIFICACIÓN DE BACTERIAS

El procedimiento convencional de identificación consiste en determinar las propiedades morfológicas y metabólicas de la bacteria desconocida y comparar los datos obtenidos con los de microbios conocidos. En la página 31 se abordan otros procedimientos de identificación por medio de métodos con base en ácidos nucleicos. Los métodos inmunológicos utilizados como herramienta diagnóstica se describen en la página 26. Cuando el cultivo bacteriano es el punto de partida para la identificación bioquímica, es esencial iniciar con un solo tipo de microorganismo obtenido de una sola colonia.

A. Pruebas con una sola enzima

Las bacterias producen una amplia gama de enzimas distintas. Algunas de estas participan en el metabolismo bacteriano y otras incrementan la capacidad de la bacteria para competir con sus pares o para causar una infección. Las pruebas con base en la presencia de una sola enzima bacteriana son sencillas, rápidas y, en general, fáciles de interpretar. Se pueden llevar a cabo con microorganismos ya cultivados y aportan datos de identificación preliminar.

1. **Prueba de catalasa.** La catalasa es una enzima que cataliza la degradación de peróxido de hidrógeno en agua y oxígeno molecular ($H_2O_2 \rightarrow H_2O + O_2$). Los organismos catalasa positivos producen burbujas cuando se exponen a una solución de peróxido de hidrógeno (fig. 4-7). Esta prueba es una herramienta clave para distinguir a un gran número de microbios grampositivos. Por ejemplo, los estafilococos son catalasa positivos, y los estreptococos y los enterococos, negativos. La producción de catalasa es un factor de virulencia importante, ya que el H_2O_2 posee propiedades antimicrobianas y su degradación reduce la capacidad de los neutrófilos de matar bacterias invasoras.

2. **Prueba de oxidasa.** El complejo enzimático citocromo c-oxidasa participa en el transporte de electrones y el metabolismo de nitratos de algunas bacterias. La enzima puede aceptar electrones de sustratos artificiales (como un derivado de la fenilendiamina), lo cual da lugar a un producto oscuro y oxidado (*véase* fig. 4-7). Esta prueba permite distinguir entre grupos de bacterias gramnegativas. *Pseudomonas aeruginosa* y las especies patógenas de *Neisseria*, por ejemplo, tienen una reacción de oxidasa positiva.

3. **Ureasa.** La enzima ureasa hidroliza la urea en amoníaco y dióxido de carbono ($NH_2CONH_2 + H_2O \rightarrow 2NH_3 + CO_2$). El amoníaco resultante puede detectarse con indicadores de pH que cambian de color

cuando se eleva la alcalinidad (*véase* fig. 4-7). La prueba sirve para identificar algunas especies de *Enterobacteriaceae*, *Corynebacterium urealyticum* y *Helicobacter pylori*.

4. **Prueba de coagulasa.** La coagulasa es una enzima que promueve la formación de coágulos cuando las bacterias se incuban con plasma (*véase* fig. 4-7). Esta prueba se utiliza para distinguir los estafilococos *S. aureus* (reacción de coagulasa positiva) de los estafilococos de reacción de coagulasa negativa.

B. Sistemas automatizados

El uso de sistemas automatizados para identificar bacterias patógenas cada vez es más habitual en los laboratorios de microbiología clínica. Por ejemplo, el sistema Vitek® (pequeñas tarjetas plásticas con treinta pocillos que contienen microlitros de varios medios de cultivo para pruebas bioquímicas) arroja un perfil bioquímico que permite identificar microorganismos (fig. 4-8). El inóculo obtenido de las muestras cultivadas se transfiere automáticamente a la tarjeta, y un fotómetro cuantifica de modo intermitente los cambios de color que se registran en la tarjeta como resultado de la actividad metabólica del organismo. Los datos se analizan, se guardan y se imprimen en una base de datos computarizada. Existen numerosas variantes comerciales de estos sistemas automatizados, y muchas se pueden utilizar para pruebas simultáneas de identificación y sensibilidad (antibiograma).

C. Pruebas basadas en la presencia de vías metabólicas

Estas pruebas, lejos de basarse en reacciones enzimáticas, determinan la presencia de vías metabólicas en las colonias aisladas. Entre los análisis más utilizados se encuentran los de oxidación y fermentación de distintos hidratos de carbono, la capacidad de degradar aminoácidos y el uso de sustratos específicos. Un popular sistema manual para la identificación de miembros de la familia *Enterobacteriaceae* y otras bacterias gramnegativas incorpora 20 microtubos que contienen sustratos para varias vías bioquímicas. Los sustratos de los microtubos se inoculan con las colonias bacterianas a identificar y, después de un período de incubación de 5 h, se interpreta el perfil metabólico del organismo con base en los cambios de colores de los microtubos. Estos cambios de color permiten determinar si la bacteria posee la capacidad para metabolizar un sustrato particular. Los resultados se comparan con una base de datos que contiene los resultados analíticos de bacterias conocidas (fig. 4-9). Luego se calcula la probabilidad de que las características del organismo de prueba coincidan con las de los microorganismos patógenos conocidos.

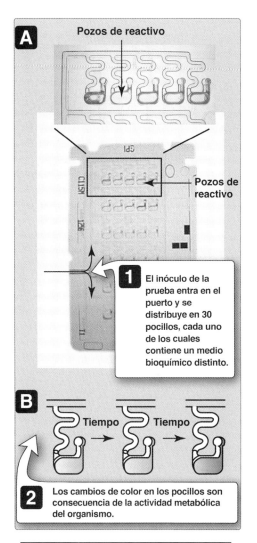

Pozos de reactivo

Pozos de reactivo

1 El inóculo de la prueba entra en el puerto y se distribuye en 30 pocillos, cada uno de los cuales contiene un medio bioquímico distinto.

2 Los cambios de color en los pocillos son consecuencia de la actividad metabólica del organismo.

Figura 4-8
A. Tarjeta analítica Vitek con pocillos.
B. El color del pocillo cambia con el transcurso del tiempo.

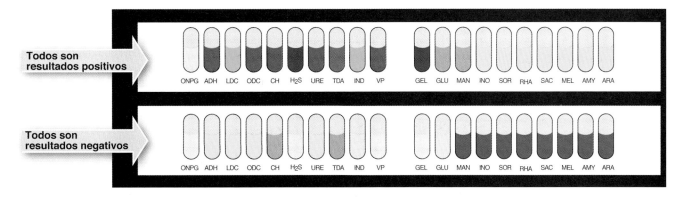

Todos son resultados positivos

Todos son resultados negativos

ONPG ADH LDC ODC CH H₂S URE TDA IND VP GEL GLU MAN INO SOR RHA SAC MEL AMY ARA

Figura 4-9
Sistema manual para la identificación bioquímica rápida de bacterias. Los diferentes colores de los pares de pocillos de arriba y abajo permiten establecer si la bacteria tiene la capacidad de utilizar cada sustrato.

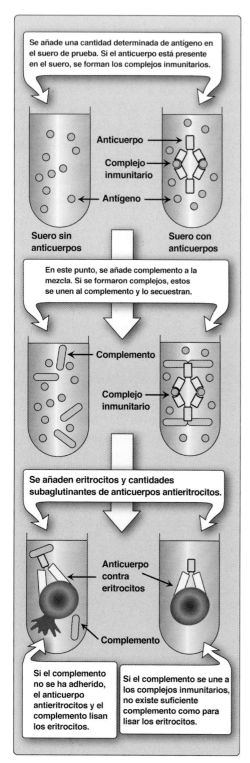

Figura 4-10
Fijación del complemento.

VI. DETECCIÓN INMUNOLÓGICA DE MICROORGANISMOS

Los métodos inmunológicos para el diagnóstico de enfermedades infecciosas aprovechan la especificidad de la unión antígeno-anticuerpo. Por ejemplo, distintos antígenos y anticuerpos conocidos se utilizan como herramientas de diagnóstico para identificar microorganismos. Además, las pruebas serológicas para detectar la respuesta inmunitaria del paciente frente a una infección o la presencia de antígenos para un microorganismo patógeno en las muestras biológicas suelen ser de utilidad. Los métodos inmunológicos sirven de mucho cuando el microorganismo infeccioso es difícil o imposible de aislar o cuando se necesita documentar una infección previa. La mayoría de los métodos para identificar la presencia de anticuerpos o antígenos en el suero u otro líquido corporal del paciente se basan en procedimientos de inmunoanálisis como los que se describen en este apartado.

A. Detección de antígenos microbianos con antisuero conocido

Estas herramientas de identificación suelen ser rápidas y de sensibilidad y especificidad favorables. No obstante, a diferencia de las técnicas de cultivo microbiano, los métodos inmunológicos no sirven para caracterizar detalladamente al microorganismo (p. ej., sensibilidad a antibióticos o patrones metabólicos característicos).

1. **Reacción de Neufeld.** Algunas bacterias con cápsulas pueden identificarse directamente en muestras biológicas mediante una reacción que ocurre cuando se les aplica suero con anticuerpos específicos (*véase* fig. 9-11). La reacción de hinchazón capsular o de Neufeld hace que la cápsula se vuelva más refringente y, por lo tanto, más visible; sin embargo, en realidad no se hincha. Este método puede utilizarse con todos los serotipos de *S. pneumoniae*, *H. influenzae* de tipo b y *Neisseria meningitidis* de los grupos A y C.

2. **Prueba de aglutinación en portaobjetos.** Algunos microorganismos, como las especies de *Salmonella* y *Shigella*, se detectan mediante reacciones de aglutinación en una suspensión de células bacterianas dispuestas sobre un portaobjetos. La aglutinación se produce al añadir a la suspensión un anticuerpo específico contra el antígeno microbiano, lo cual hace que las bacterias se entrecrucen.

B. Identificación de anticuerpos en suero

La presencia de anticuerpos contra antígenos microbianos en el suero de un paciente es signo de infección, presente o pasada, atribuible a un microorganismo patógeno específico. Al revisar la interpretación general de las respuestas de los anticuerpos deben seguirse estas reglas: 1) algunos anticuerpos no pueden detectarse en las primeras etapas de la infección, 2) la presencia de anticuerpos en el suero de un paciente no permite establecer si la infección es presente o pasada, y 3) la presencia de concentraciones elevadas de anticuerpos durante 10-14 días sí permite establecer si la infección es presente o pasada. Las técnicas de fijación del complemento y aglutinación pueden utilizarse para cuantificar anticuerpos antimicrobianos.

1. **Fijación del complemento.** Un método más antiguo, pero igualmente útil, para detectar anticuerpos séricos contra patógenos específicos se basa en la propiedad que tienen los anticuerpos de unirse al complemento (fig. 4-10). Primero, se incuba el suero del paciente con un antígeno específico para el presunto agente infeccioso; después, se añade el complemento. Si el suero del paciente contiene inmunoglobulina G (IgG) o M (IgM) contra el antígeno específico (signo

de infección presente o pasada), se forman complejos que captan el complemento añadido (antígeno-anticuerpo-complemento), fenómeno conocido como *fijación de complemento*. El siguiente paso es agregar eritrocitos ovinos indicadores cubiertos de anticuerpos (sensibilizados) a la solución. Si hay fijación de complemento (debido a la presencia de anticuerpos contra el antígeno añadido a la muestra del paciente), esta sustancia ya no podrá unirse a los complejos anticuerpo-eritrocito, dada su poca disponibilidad, y no habrá lisis celular. Si el complejo antígeno-anticuerpo inicial no capta el complemento (debido a la ausencia de anticuerpos contra el antígeno añadido a la muestra del paciente), esta sustancia se unirá a los complejos anticuerpo-eritrocito y la reacción lisará las células. Dado que los eritrocitos hemolizados liberan hemoglobina, la reacción puede medirse con un espectrofotómetro.

2. **Aglutinación directa.** La prueba de aglutinación bacteriana directa suele solicitarse cuando resulta difícil o peligroso cultivar al presunto patógeno en el laboratorio. Esta prueba determina la capacidad de los anticuerpos en el suero del paciente para aglutinar de manera directa microorganismos específicos muertos (pero intactos). Se utiliza para evaluar muestras de pacientes con sospecha de infección por *Brucella abortus* o *Francisella tularensis*, entre otros.

3. **Hemaglutinación directa.** Durante la evolución de distintas infecciones, suelen aparecer anticuerpos que se unen a los eritrocitos. La presencia de estos anticuerpos es un signo típico de la mononucleosis infecciosa causada por el virus de Epstein-Barr (*véase* p. 275). Utilizar eritrocitos naturales (sin cubierta) de origen humano o animal para producir reacciones de aglutinación en el suero de un paciente infectado con un microbio de ese tipo permite detectar anticuerpos contra los antígenos eritrocitarios. Los anticuerpos del paciente hacen que los eritrocitos se aglutinen. Se trata, pues, de una reacción de hemaglutinación directa. En el caso de algunas enfermedades, como la neumonía por *Mycoplasma pneumoniae*, es posible que se desarrollen autoanticuerpos que aglutinan eritrocitos a 4 °C, pero no a 37 °C. Esta prueba recibe el nombre de "crioaglutinina".

C. **Otras pruebas utilizadas para identificar antígenos o anticuerpos séricos**

1. **Inmunoanálisis de aglutinación en látex.** El látex y otras partículas pueden recubrirse con anticuerpos (para detección de antígenos) o con antígenos (para detección de anticuerpos). Cuando se añaden antígenos a microesferas de látex cubiertas de anticuerpos, se produce una reacción de aglutinación visible (fig. 4-11). Por ejemplo, estos métodos se emplean para determinar si una muestra de LCR contiene antígenos asociados con las variantes más habituales de meningitis bacteriana o micótica. Las microesferas de látex recubiertas de antígenos permiten detectar la presencia de anticuerpos en el suero del paciente. El inmunoanálisis de aglutinación en látex se utiliza con frecuencia para identificar estreptococos β-hemolíticos del grupo A.

2. **Análisis de inmunoadsorción enzimática.** El análisis de inmunoadsorción enzimática (ELISA, *enzyme-linked immunosorbent assay*) es una técnica diagnóstica en la que se recubren las paredes de un pocillo plástico de microtitulación con un anticuerpo específico para el antígeno de interés (fig. 4-12). El suero del paciente se incuba en el pocillo y, si hay antígeno en el suero, este se une al anticuerpo en las paredes del pocillo. Posteriormente, se lavan los pocillos y se añade un segundo anticuerpo, que también es específico para el antígeno, pero que reconoce epítopos distintos a los del primer anticuerpo. Después

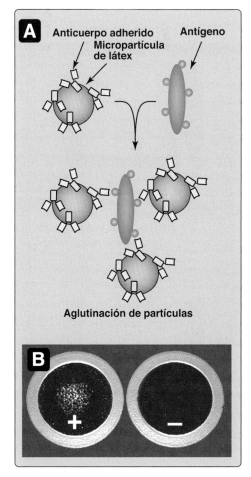

Figura 4-11
A. Representación esquemática de los antígenos que aglutinan las microesferas de látex recubiertas de anticuerpos.
B. Reacción de aglutinación.

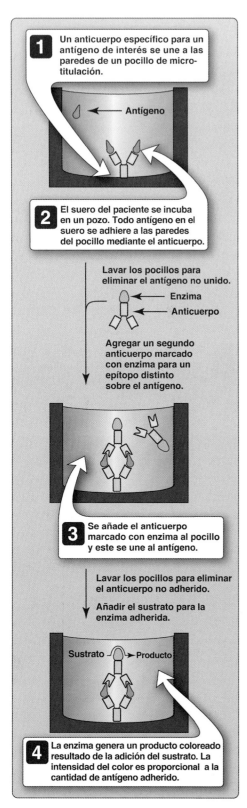

1 Un anticuerpo específico para un antígeno de interés se une a las paredes de un pocillo de microtitulación.

← Antígeno

2 El suero del paciente se incuba en un pozo. Todo antígeno en el suero se adhiere a las paredes del pocillo mediante el anticuerpo.

Lavar los pocillos para eliminar el antígeno no unido.

← Enzima
← Anticuerpo

Agregar un segundo anticuerpo marcado con enzima para un epítopo distinto sobre el antígeno.

3 Se añade el anticuerpo marcado con enzima al pocillo y este se une al antígeno.

Lavar los pocillos para eliminar el anticuerpo no adherido.

Añadir el sustrato para la enzima adherida.

Sustrato → Producto

4 La enzima genera un producto coloreado resultado de la adición del sustrato. La intensidad del color es proporcional a la cantidad de antígeno adherido.

Figura 4-12
Principios del análisis de inmunoadsorción enzimática (ELISA).

de la incubación, los pocillos se lavan de nuevo para retirar cualquier anticuerpo libre. El segundo anticuerpo es, en realidad, un conjugado que tiene una enzima; al contacto con su sustrato, esta da lugar a un producto coloreado, cuya intensidad es proporcional a la cantidad de antígeno adherido. La técnica de ELISA también puede utilizarse para detectar o cuantificar anticuerpos en el suero de un paciente. En esos casos, los pocillos se recubren con antígenos específicos para el anticuerpo de interés. El suero del paciente se deja en reposo para que reaccione con el antígeno del pocillo, la placa se lava y se le añade un anticuerpo secundario (que reconoce el anticuerpo primario) conjugado con una enzima que da lugar a un producto coloreado. Después de un lavado final, el pocillo se rellena con sustrato para la enzima conjugada y se mide la intensidad del color del producto.

3. **Pruebas de anticuerpos fluorescentes.** Es posible detectar directamente microorganismos en muestras biológicas mediante el empleo de anticuerpos específicos unidos a compuestos fluorescentes, como la fluoresceína. La técnica de inmunofluorescencia directa consiste en incubar una muestra de líquido corporal concentrado (p. ej., LCR o suero), raspado de tejido (p. ej., piel) o células de un cultivo tisular con anticuerpos marcados con fluoresceína y dirigidos a un patógeno específico. El anticuerpo marcado unido al microorganismo absorbe la luz ultravioleta y emite fluorescencia visible que puede detectarse con un microscopio de fluorescencia. En una variante de esta técnica, la inmunofluorescencia indirecta, se utilizan dos anticuerpos. El primero no está marcado (primario) y se une al antígeno microbiano específico de la muestra, como los que ya se han descrito. Posteriormente, la muestra biológica se tiñe con un anticuerpo fluorescente que reconoce al anticuerpo primario. La fluorescencia del microorganismo teñido se intensifica debido a que algunos anticuerpos marcados pueden unirse a los anticuerpos primarios.

VII. PRUEBAS CON ÁCIDOS NUCLEICOS

Los métodos más utilizados para la detección de ADN o ARN microbiano pueden dividirse en tres categorías: 1) hibridación directa (análisis sin amplificación), 2) métodos de amplificación con reacción en cadena de la polimerasa (PCR, *polymerase chain reaction*)[1] o una de sus variantes, y 3) micromatrices de ADN. Las pruebas con ácidos nucleicos han sustituido a las técnicas de cultivo como herramientas de diagnóstico de muchas enfermedades infecciosas debido a su alta sensibilidad y especificidad, y a que no requieren muestras obtenidas por métodos invasivos. No obstante, hasta que las pruebas de sensibilidad antimicrobiana con ácidos nucleicos estén disponibles a gran escala, las técnicas de cultivo seguirán ocupando un lugar importante, ya que tales pruebas suelen requerir organismos vivos.

A. Detección directa de microorganismos patógenos sin amplificación de la secuencia objetivo

Este método de detección altamente específico se basa en identificar el ADN del microorganismo patógeno en una muestra del paciente o, con mayor frecuencia, en microorganismos aislados en un cultivo. La estrategia básica consiste en detectar una secuencia relativamente corta de nucleóti-

 [1]*Véase* el capítulo 33 de la obra ***LIR. Bioquímica*** para mayor detalle sobre las técnicas utilizadas en biología molecular.

dos (secuencia objetivo) característica del patógeno de interés. Esto se hace mediante la técnica de hibridación, que consiste en emplear una *sonda*, es decir, un fragmento de ADN monocatenario (marcado, por lo general, con una molécula fluorescente), con una secuencia complementaria de bases (nota: en las bacterias, las secuencias de ADN que codifican las secuencias del ARN ribosómico [ARNr] 16S son dianas de uso frecuente, ya que cada organismo contiene varias copias de su gen ARNr 16S específico, lo que incrementa la sensibilidad del análisis). Cuando la sonda se une a la secuencia objetivo, la molécula marcada emite una señal detectable después de que la sonda libre se retira con un lavado. Una de las limitaciones del procedimiento estándar de hibridación directa con sonda es que se requieren 10^4 o más copias del ácido nucleico objetivo para su detección.

B. Amplificación de ácidos nucleicos con fines diagnósticos

Para contrarrestar la principal desventaja de la detección directa con sondas de ácidos nucleicos, la amplificación de ácidos nucleicos multiplica selectivamente fragmentos específicos (dianas) de ADN o ARN que se hallan en bajas concentraciones. Tanto el gen ADNr *16S* (que codifica el ARNr) como el ARNr 16S mismo se han vuelto marcadores útiles para la detección e identificación microbiana. Los genes del ADN ribosómico y el ARNr contienen áreas muy bien conservadas (que se utilizan como dianas para los cebadores [*primers*]) separadas por secuencias internas transcritas que contienen regiones variables específicas de la especie. Estas secuencias son como huellas digitales. La comparación de ciertas regiones del ARNr 16S con una base de datos de microorganismos conocidos permite identificar a los agentes de interés. Los virus se detectan con cebadores dirigidos a secuencias muy bien conservadas de ADN o ARN específicas del microorganismo patógeno. La amplificación y detección de genomas víricos son técnicas altamente sensibles y muy útiles cuando la carga vírica es demasiado baja para emplear técnicas de cultivo o cuando los resultados se necesitan con rapidez.

1. **Reacción en cadena de la polimerasa convencional.** En este método, la ADN polimerasa multiplica reiteradamente porciones de ADN (idealmente se trata de secuencias bien conservadas y específicas del microorganismo patógeno). En cada ciclo de multiplicación se duplica la cantidad de ADN de la muestra, es decir, se incrementa de modo exponencial con cada repetición. La secuencia de ADN amplificada puede analizarse mediante electroforesis en gel, Southern blot o detección directa de la secuencia.

2. **Reacción en cadena de la polimerasa en tiempo real.** Esta variante de PCR combina la amplificación de ácidos nucleicos con la detección fluorescente del producto multiplicado en el mismo sistema cerrado automatizado. La PCR en tiempo real limita el riesgo de contaminación y arroja un resultado (diagnóstico) rápido, en 30-40 min. Este método cuantitativo permite determinar la concentración de microorganismos patógenos en varias muestras.

3. **Otras técnicas de amplificación de ácidos nucleicos.** Debido a que el número de moléculas de ARNr en las células bacterianas es bastante mayor que el número de copias de ADNr en el genoma, muchas pruebas de amplificación de ácidos nucleicos están diseñadas para detectar el ARN microbiano (y no el ADN). Las técnicas moleculares que se utilizan en estas pruebas se basan en el uso de enzimas que primero convierten el ARN en ADN y posteriormente amplifican el ADN, tal y como sucede en la PCR de tiempo real (método tradicional). Son ejemplos de estos métodos la amplificación mediada por transcripción y la amplificación por desplazamiento de cadena.

MICROORGANISMO
Bacillus anthracis
Bordetella pertussis
Chlamydia trachomatis
Citomegalovirus
Enterovirus
Virus de Epstein-Barr
Virus de la hepatitis B
Virus de la hepatitis C
Virus del herpes simple
Virus de la inmunodeficiencia humana
Virus del papiloma humano
Staphylococcus aureus resistente a la meticilina
Mycobacterium tuberculosis
Neisseria gonorrhoeae
Coronavirus SARS
Enterococos resistentes a la vancomicina
Virus de la varicela zóster
Virus de la viruela
Virus del Nilo occidental

Figura 4-13
Sistemas comerciales de amplificación de ácidos nucleicos para el diagnóstico de enfermedades infecciosas. La tabla no incluye todos los microorganismos.

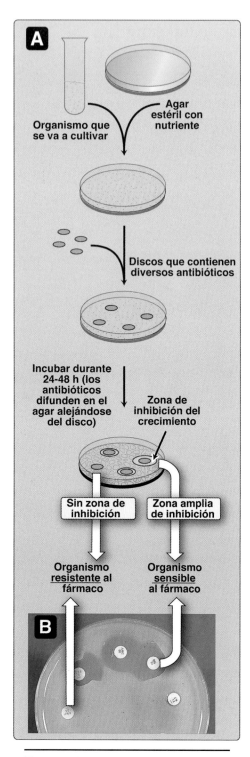

Figura 4-14
A. Esquema del método de difusión con discos para determinar la sensibilidad de las bacterias frente a antibióticos.
B. Placa de cultivo con discos impregnados de antibiótico.

4. **Ventajas que presentan las pruebas de amplificación de ácidos nucleicos (fig. 4-13).** Las pruebas de amplificación de ácidos nucleicos (NAAT, *nucleic acid amplification techniques*) tienen importantes ventajas sobre la detección directa con sondas de ácidos nucleicos: el primer método permite amplificar millones de veces secuencias diana específicas del ADN o ARN del microorganismo patógeno de interés sin tener que cultivarlo durante períodos prolongados. Las pruebas NAAT también permiten identificar microorganismos de lento o nulo crecimiento en cultivos, como las micobacterias, las bacterias anaerobias y los virus. Los métodos de amplificación de ácidos nucleicos son sensibles y específicos para el microorganismo de interés, y la administración previa de antibióticos no altera el resultado.

5. **Usos.** Las pruebas NAAT son relativamente rápidas y muy exactas. Son útiles sobre todo para detectar microorganismos que no pueden cultivarse *in vitro* por distintas razones, como la falta de técnicas sensibles. También permiten detectar microorganismos que requieren medios complejos, cultivos celulares o períodos prolongados de incubación.

6. **Limitaciones.** Una de las desventajas de las pruebas NAAT es que a veces arrojan falsos positivos debido a la reactividad cruzada de los cebadores con otros ácidos nucleicos de los microorganismos. Esta limitante resulta importante cuando la técnica se emplea como herramienta de diagnóstico en poblaciones con baja prevalencia de la infección. Además, estas pruebas a menudo son costosas y se requiere personal especializado y equipos de laboratorio complejos para su realización. Se encuentran en desarrollo pruebas más rápidas, sencillas y de diagnóstico inmediato que conserven la sensibilidad y la especificidad de los métodos disponibles en la actualidad.

C. Micromatrices de ADN

Aunque hoy en día las micromatrices se emplean de modo habitual para cuantificar la expresión génica, se trata de una técnica emergente en el laboratorio de microbiología diagnóstica. Las micromatrices ofrecen una ventaja sin precedentes: permiten detectar e identificar simultáneamente numerosos microorganismos patógenos en la misma muestra biológica. Por ejemplo, se ha desarrollado una micromatriz con oligonucleótidos dirigidos al gen de ARNr *16S* para detectar una serie de 40 bacterias características del intestino humano en muestras de heces.

1. **Micromatrices como herramienta diagnóstica.** Una micromatriz de ADN está compuesta por celdas microscópicas de oligonucleótidos de ADN inmovilizados, que contienen secuencias específicas, conocidas como *sondas*. Las sondas de la micromatriz se diseñan de tal manera que son complementarias con las secuencias génicas de interés en los presuntos patógenos. El ADN del microorganismo de la muestra biológica, denominado *objetivo*, se extrae y luego se multiplica y se marca mediante PCR y técnicas de fluorescencia. El ADN objetivo se deposita en la micromatriz para que entre en contacto con la sonda. Si la secuencia de bases del ADN del microorganismo (con marcador fluorescente) y de la sonda inmovilizada resultan complementarias, se unen (hibridación), lo cual incrementa la intensidad de la fluorescencia. Después de retirar las secuencias no específicas mediante un lavado, las cadenas fuertemente unidas por hibridación permanecerán así y se volverán fluorescentes. La intensidad de la fluorescencia en cada celda permite cuantificar la cantidad de ADN microbiano particular en una muestra. Correlacionar la fluorescencia con la identidad de la sonda permite detectar y cuantificar agentes patógenos específicos.

VIII. PRUEBAS DE SENSIBILIDAD (ANTIBIOGRAMA)

Después de cultivar un microorganismo patógeno, las pruebas de sensibilidad a antibióticos específicos orientan al especialista en cuanto a la elección del tratamiento antimicrobiano. Algunos microbios, como *Streptococcus pyogenes* y *N. meningitidis*, presentan patrones de sensibilidad predecibles frente a ciertos antibióticos. En cambio, los patrones de sensibilidad antibiótica de la mayoría de los bacilos gramnegativos, los enterococos y las especies estafilocócicas suelen ser impredecibles; por lo tanto, es preciso recurrir al cultivo y antibiograma para seleccionar los fármacos adecuados.

A. Método de difusión con discos

La herramienta cualitativa clásica para las pruebas de sensibilidad es el método de difusión con discos de Kirby Bauer, en el que discos con cantidades exactas de distintas sustancias antimicrobianas se colocan en placas de cultivo inoculadas con el microorganismo de prueba. Posteriormente, las placas se mantienen bajo vigilancia para detectar el crecimiento del organismo (resistencia al fármaco) o su inhibición (sensibilidad al fármaco; fig. 4-14). La concentración del antibiótico en el disco y su velocidad de difusión influyen en el tamaño de la zona de inhibición de crecimiento. El método de difusión con discos es útil cuando es necesario establecer si un patógeno es sensible a un antibiótico poco frecuente, no disponible en sistemas automatizados.

B. Concentración inhibitoria mínima

Esta prueba cuantitativa incorpora una técnica de dilución en la que distintos tubos con diluciones seriadas de antibiótico se inoculan con el organismo cuya sensibilidad se desea evaluar. Los tubos se incuban y, más tarde, se observan para determinar la concentración inhibitoria mínima (CIM) de antibiótico necesaria para evitar el crecimiento bacteriano (fig. 4-15) (nota: los análisis de CIM hoy en día son automatizados y se llevan a cabo al mismo tiempo que los procedimientos de identificación bioquímica). Para que el tratamiento antimicrobiano sea eficaz, la concentración de antibiótico en los líquidos corporales debe superar la CIM. Si los pacientes no responden al tratamiento antimicrobiano o recaen durante el ciclo terapéutico, será necesario llevar a cabo pruebas cuantitativas de sensibilidad. En algunos casos clínicos, debe determinarse la *concentración bactericida mínima*. Este término se refiere a la concentración mínima de antibiótico que, lejos de limitarse a inhibir el crecimiento, mata al 100% de las bacterias.

C. Métodos moleculares para caracterizar la resistencia antimicrobiana

Las estrategias de amplificación de ácidos nucleicos pueden utilizarse para identificar mutaciones génicas que confieren a los portadores resistencia frente a ciertos fármacos antimicrobianos. La ventaja de este abordaje es que no requiere cultivos de microorganismos en el laboratorio; solo se necesita ADN genómico de un organismo resistente. Durante la prueba, los ácidos nucleicos pueden multiplicarse con cebadores específicos para genes cromosómicos cuya mutación confiere resistencia. También es posible utilizar cebadores específicos para plásmidos que codifican marcadores de resistencia, por ejemplo, el gen que codifica la betalactamasa. Para emplear esta herramienta, es necesario conocer las bases moleculares de la resistencia antimicrobiana; aunque esta información está disponible para numerosos patógenos, en algunos casos no hay datos suficientes.

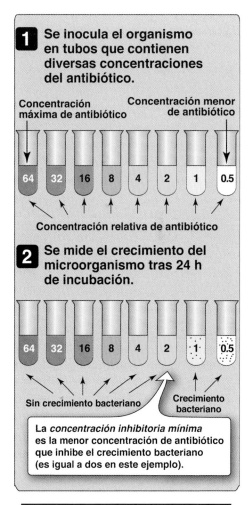

Figura 4-15

Determinación de la concentración inhibitoria mínima de un antibiótico.

Preguntas de estudio

Seleccione la respuesta correcta.

4.1 Elija la opción que correlacione de forma correcta el microorganismo con el método de tinción o preparación que le corresponde.

A. *Mycobacterium tuberculosis* con tinta china
B. Hongos con KOH
C. *Cryptococcus neoformans* en LCR con tinción de Ziehl-Neelsen (tinción clásica para bacterias ácido alcohol resistentes)
D. *Chlamydia* con tinción de Gram
E. *Escherichia coli* (bacteria gramnegativa) con violeta de genciana y tratamiento posterior con acetona

Respuesta correcta = B. El KOH disuelve las células hospederas y las bacterias, lo que permite visualizar los hongos. Para *Mycobacterium tuberculosis*, se utiliza la tinción de Ziehl-Neelsen (tinción clásica para bacterias ácido alcohol resistentes). Para visualizar *Cryptococcus neoformans* en LCR, se utiliza tinta china. Los organismos intracelulares, como *Chlamydia*, y aquellos que carecen de paredes celulares, como *Mycoplasma* o *Ureaplasma*, no pueden detectarse mediante tinción de Gram. La mayoría de las bacterias adquieren un tono púrpura con la violeta de genciana y el yodo. Si a las células teñidas se les aplica acetona, los microorganismos grampositivos conservarán su color, y los gramnegativos, como *Escherichia coli*, se deslavarán y se tornarán incoloros. Para visualizar *E. coli*, es necesario añadir safranina, un colorante de contraste que confiere a las bacterias gramnegativas un tono rosado o rojo.

4.2 ¿Cuál de los siguientes medios de cultivo es apto para la identificación de *Neisseria gonorrhoeae* en secreciones del cuello uterino?

A. Agar sangre de carnero
B. Agar chocolate
C. Agar de MacConkey
D. Agar de Thayer-Martin
E. Agar entérico de Hektoen

Respuesta correcta = D. El agar de Thayer-Martin, que contiene agar chocolate complementado con varios antibióticos, inhibe el crecimiento de bacterias del género *Neisseria* no patógenas y otros miembros normales y anómalos de la microbiota, pero permite la proliferación de los gonococos. Es el método más apropiado para cultivar muestras que se sabe de antemano están contaminadas con microbiota habitual (p. ej., aparato genital femenino). El agar sangre de carnero es apto para el cultivo de casi cualquier bacteria, tanto grampositiva como gramnegativa. El agar chocolate reúne los requisitos para la proliferación de microorganismos de cultivo difícil, como *Haemophilus influenzae* o *Neisseria gonorrhoeae*, así como de bacterias menos difíciles. El agar de MacConkey es apto para el cultivo de casi todos los bacilos gramnegativos, en especial *Enterobacteriaceae*; no obstante, inhibe el crecimiento de organismos grampositivos y de algunas bacterias gramnegativas de cultivo difícil, como las especies *Haemophilus* y *Neisseria*. El agar entérico de Hektoen es un medio selectivo que suele utilizarse para cultivar las especies *Salmonella* y *Shigella*.

4.3 Un hombre de 57 años de edad se queja de fiebre, jaqueca, confusión, fotofobia y rigidez cervical. El diagnóstico preliminar consiste en meningitis bacteriana. El tratamiento con antibióticos debe iniciarse después de uno de los siguientes acontecimientos.

A. Reducción de la fiebre con fármacos antipiréticos
B. Toma de muestras de sangre y LCR
C. Realización de una prueba de tinción de Gram
D. Obtención de los resultados de la prueba de sensibilidad (antibiograma)
E. Identificación de los microorganismos en el laboratorio de microbiología

Respuesta correcta = B. La meningitis bacteriana es una urgencia médica que debe diagnosticarse y tratarse de inmediato. Las muestras biológicas para las pruebas de identificación microbiana deben tomarse antes de administrar los tratamientos, siempre que sea posible. El tratamiento debe instituirse de inmediato, aunque no se cuente con los resultados de laboratorio.

Vacunas y antibióticos

5

I. PERSPECTIVA GENERAL

Una *vacuna* es una preparación biológica que mejora la inmunidad frente a una enfermedad en particular. En general, una vacuna contiene un agente muy similar al microorganismo causante de la enfermedad y, a menudo, está hecho de formas atenuadas o muertas del microbio, sus toxinas o sus proteínas de superficie. El agente estimula el sistema inmunitario del cuerpo para producir anticuerpos específicos o una respuesta inmunitaria celular que destruye o neutraliza el microorganismo o sus toxinas. Las vacunas contra hepatitis A y hepatitis B, difteria, tétanos, tos ferina, *Haemophilus influenzae* de tipo b (Hib), poliomielitis, rotavirus, sarampión, paperas, rubéola, virus de la varicela zóster (VVZ), neumococo, gripe, meningococo y virus del papiloma humano (VPH) se consideran los estándares para los Estados Unidos. La disponibilidad de vacunas ha conducido a la erradicación mundial de la viruela y en la casi eliminación de la poliomielitis, el tétanos y la difteria en los Estados Unidos (fig. 5-1). La protección de las personas contra las enfermedades a través de la vacunación puede adoptar dos formas: la inmunización pasiva y la activa.

II. INMUNIZACIÓN PASIVA

La inmunización pasiva se logra mediante la administración de inmunoglobulinas (Ig) preformadas obtenidas de suero humano (u, ocasionalmente, equino). La inmunización pasiva proporciona protección inmediata a las personas que han estado expuestas a un microorganismo infeccioso y que carecen de inmunidad activa contra ese patógeno. Como la inmunización pasiva no activa el sistema inmunitario, no genera una respuesta de memoria. La inmunidad pasiva desaparece después de unas pocas semanas o meses a medida que se eliminan las Ig del suero del receptor. Se han desarrollado dos formulaciones básicas de Ig: una a partir del suero de varios donantes humanos y otra del suero obtenido de donantes con inmunosuero específico (fig. 5-2).

III. INMUNIZACIÓN ACTIVA

La inmunización activa se logra mediante la inyección de patógenos viables (vivos) o no viables (muertos), o de un producto patogénico purificado, lo que estimula el sistema inmunitario a responder como si el cuerpo estuviera siendo atacado por un microorganismo infeccioso intacto. Mientras que la inmunización pasiva proporciona protección inmediata, la inmunización

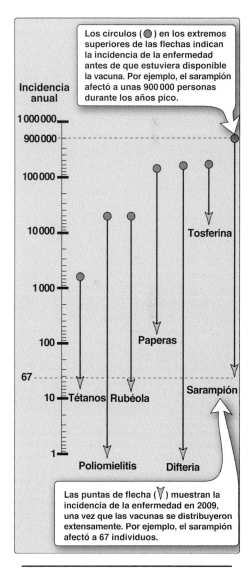

Figura 5-1
Incidencia de enfermedades prevenibles mediante vacunación en los Estados Unidos durante su incidencia más alta y hasta el 2009 (nota: el eje Y es una escala logarítmica).

INMUNOGLOBULINAS HUMANAS ESTÁNDARES

Hepatitis A o sarampión

Utilizada en individuos que pueden haber estado expuestos a estos virus.

INMUNOGLOBULINAS CON INMUNOSUERO ESPECÍFICO

Botulismo

Según el tiempo entre la exposición a la toxina y la administración de la antitoxina, el tratamiento puede reducir el curso y la gravedad de los síntomas.

Difteria

Los anticuerpos solo neutralizan la toxina antes de que ingrese en las células, por lo que es importante administrar la antitoxina en cuanto se realiza el diagnóstico clínico, antes de la confirmación por laboratorio.

Hepatitis B

Utilizada para evitar la infección después de una exposición al virus de la hepatitis, por ejemplo, a través de sangre contaminada.

Rabia

Empleada junto con la vacuna contra la rabia para evitar la enfermedad después de la mordedura de un animal con la infección.

Tétanos

Usada junto con un refuerzo de la vacuna antitetánica para evitar el tétanos después de una herida punzante profunda.

Varicela zóster

Utilizada para evitar la diseminación de la enfermedad en aquellas personas inmunodeprimidas y que pueden haber estado expuestas al virus.

Figura 5-2

Inmunoglobulinas utilizadas en la inmunización pasiva.

activa puede requerir varios días o meses para ser eficaz. La inmunización activa conduce a una inmunidad prolongada y, en general, se prefiere a la inmunidad a corto plazo proporcionada por la inmunización pasiva con Ig preformadas. Puede requerirse la administración simultánea de inmunizaciones activas y pasivas después de la exposición a ciertas infecciones, como la hepatitis B.

A. Formulaciones (formas farmacéuticas) para la inmunización activa

Las vacunas pueden ser de 1) microorganismos vivos atenuados, 2) microorganismos muertos, 3) extractos microbianos, 4) conjugados de polisacáridos o 5) toxinas inactivadas (toxoides). Estos métodos sirven tanto para los patógenos bacterianos como para los víricos.

1. **Patógenos vivos.** Cuando se utilizan patógenos vivos, se dice que se atenúan (debilitan) para evitar las consecuencias clínicas de la infección. Los microbios atenuados se reproducen en el receptor, lo que en general conduce a una respuesta inmunitaria más robusta y duradera que la que puede obtenerse mediante la vacunación con microorganismos muertos. Sin embargo, con las vacunas de microbios vivos atenuados, existe la posibilidad de que la cepa atenuada vuelva a convertirse en un patógeno activo después de administrarla al paciente. Por ejemplo, una poliomielitis asociada con la vacuna puede aparecer en ~1 de cada 2.4 millones de dosis de vacuna viva contra la polio. Todos los casos recientes de poliomielitis en los Estados Unidos se han asociado con la vacuna. Además, no deben administrarse vacunas con microbios vivos atenuados a individuos inmunocomprometidos porque existe la posibilidad de una infección diseminada, incluso con un patógeno atenuado.

2. **Microorganismos muertos.** Las vacunas con microbios muertos tienen la ventaja sobre las producidas con microorganismos atenuados de que no tienen un riesgo de infección asociado. Como se indicó antes, los microorganismos muertos proporcionan frecuentemente una respuesta inmunitaria débil o de corta duración. Algunas vacunas, como las vacunas contra la poliomielitis y la fiebre tifoidea, están disponibles en versiones vivas y muertas.

3. **Extractos microbianos.** En lugar de usar microorganismos completos, las vacunas pueden estar compuestas por antígenos microbianos (a menudo, proteínas o polisacáridos ubicados en la superficie del microorganismo) extraídos del patógeno o preparados mediante técnicas de ADN recombinante. La eficacia de estas vacunas es variable. En algunos casos, el antígeno de la vacuna está presente en todas las cepas del microorganismo, y la vacuna, por lo tanto, protege contra la infección por todas las cepas. Con otros patógenos, como el neumococo, el anticuerpo protector se produce solo contra un polisacárido capsular específico, uno entre más de 80 tipos distintos. La inmunidad contra un tipo de polisacárido no confiere inmunidad contra ningún otro tipo. Por esta razón, la vacuna antineumocócica está compuesta por 23 polisacáridos diferentes, que incluyen los antígenos producidos por los tipos más frecuentes de neumococos causantes de la enfermedad. Algunos patógenos, como el virus de la gripe, cambian con frecuencia sus determinantes antigénicos. Por lo tanto, las vacunas contra el virus de la gripe también deben cambiar de forma regular para contrarrestar los diferentes antígenos de las cepas de virus influenza A y B en circulación. En el caso de las infecciones por rinovirus (la causa principal del resfriado común), se cono-

cen al menos 100 tipos de virus. Es imposible desarrollar una vacuna que confiera protección contra este gran número de tipos antigénicos.

4. **Vacunas conjugadas.** Las vacunas pueden conferir inmunidad humoral a través de la proliferación de linfocitos B con producción de anticuerpos, lo que puede implicar la participación de linfocitos T cooperadores. Por ejemplo, el polisacárido neumocócico y el polisacárido de Hib inducen anticuerpos protectores específicos del tipo linfocitos B sin la participación de linfocitos T cooperadores. Estas respuestas independientes de linfocitos T se caracterizan por bajos títulos de anticuerpos, especialmente en niños menores de 18 meses de edad. Así, la vacuna convencional contra el polisacárido de *H. influenzae* no brinda protección a niños de 3-18 meses de edad. Por lo tanto, este microorganismo en el pasado produjo infecciones graves en este grupo etario. Sin embargo, conjugando covalentemente el polisacárido *Haemophilus* con un antígeno proteico, como el toxoide diftérico, las vacunas contra *H. influenzae* producen una respuesta de anticuerpos dependiente de linfocitos T efectores, incluso en bebés de 3 meses de edad. En la figura 5-3 se muestra la reducción en la incidencia de enfermedad por *H. influenzae* después de la introducción de la vacuna conjugada. La incidencia promedio de enfermedad por *H. influenzae* desde 2009 hasta 2014 fue de 1.7 casos por cada 100 000 niños menores de 5 años de edad. Hoy en día, también hay vacunas conjugadas disponibles para *Streptococcus pneumoniae* y *Neisseria meningitidis*. En la figura 5-4 se muestra la respuesta favorable de anticuerpos contra el polisacárido conjugado obtenido de *N. meningitidis*.

5. **Toxoides.** Los toxoides son derivados de exotoxinas bacterianas (toxinas que actúan a cierta distancia de la célula bacteriana) que se producen alterando químicamente la toxina natural o diseñando bacterias que sinteticen variantes inocuas de la toxina. Las vacunas que contienen toxoides se utilizan cuando la patogenicidad del microorganismo depende de la toxina secretada. Según la vacuna específica, la administración en general es por vía intramuscular o subcutánea. En la figura 5-5 se muestran las formulaciones (formas farmacéuticas) de algunas de las vacunas actualmente autorizadas en los Estados Unidos. Los detalles de las diversas vacunas se presentan en los capítulos en los que se analizan los microorganismos diana.

B. Tipos de respuesta inmunitaria a las vacunas

Las vacunas que contienen patógenos muertos (como la de la hepatitis A o la vacuna contra la polio de Salk) o componentes antigénicos de los patógenos (como la vacuna de la subunidad de la hepatitis B) no ingresan en las células del hospedero, lo que provoca una respuesta primaria humoral mediada por linfocitos B. Estos anticuerpos no pueden atacar a los microorganismos intracelulares. Por el contrario, las vacunas de microorganismos vivos atenuados (en general virus) penetran en las células. Esto ocasiona la producción de antígenos intracelulares que se despliegan en la superficie de la célula infectada, lo que genera una respuesta de linfocitos T citotóxicos que es eficaz para eliminar los patógenos intracelulares.

C. Efectos de la edad sobre la eficacia de la inmunización

1. **Inmunidad pasiva proveniente de la madre.** Los fetos humanos en desarrollo reciben de sus madres anticuerpos IgG séricos que se transfieren por vía transplacentaria, lo que les brinda protección temporal contra las enfermedades para las que la madre era inmune. Además, la leche materna también contiene anticuerpos secretores que proveen cierta protección pasiva contra infecciones digestivas y respiratorias.

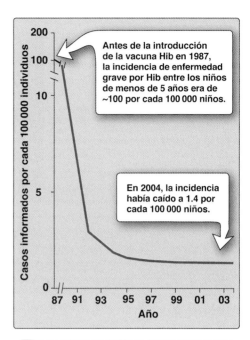

Figura 5-3
Incidencia de infección en niños por *Haemophilus influenzae* de tipo b (Hib) después de la introducción de la vacuna conjugada en 1987.

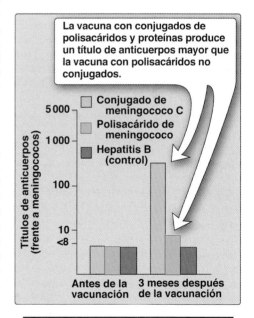

Figura 5-4
Respuesta de los anticuerpos séricos a la vacunación con conjugado meningocócico C, polisacárido meningocócico y vacuna contra la hepatitis B (control) en niños de 15-23 meses de edad.

Patógeno atenuado

- El patógeno atenuado se multiplica dentro del hospedero humano y proporciona una estimulación antigénica continua.
- La vacuna proporciona inmunidad prolongada (años de vida), en general después de una sola dosis.
- Por lo general, la vacuna proporciona inmunidad mediada por células.
- La vacuna se administra frecuentemente por vía oral.

Patógeno muerto

- El patógeno muerto no se multiplica en el hospedero humano; la respuesta inmunitaria está determinada por el contenido antigénico de la vacuna.
- Se requieren varias dosis, incluyendo dosis de refuerzo posteriores.
- La vacuna proporciona poca inmunidad mediada por células.
- La vacuna se administra mediante inyecciones.

Extractos microbianos o productos de patógenos

- En lugar de emplear microorganismos completos, las vacunas pueden producirse a través de extractos moleculares antigénicos, de un filtrado acelular (no infeccioso) del medio de cultivo en el que el microorganismo ha crecido o mediante técnicas de ADN recombinante.
- Las vacunas pueden prepararse contra toxoides (derivados de exotoxinas). Estas se utilizan cuando la patogenicidad del microorganismo depende de la toxina secretada.

ENFERMEDAD O COMPONENTES DE LA VACUNA

	PATÓGENO ATENUADO	PATÓGENO MUERTO	EXTRATO MICROBIANO O PRODUCTO DE PATÓGENOS
ENFERMEDAD BACTERIANA	Fiebre tifoidea	Cólera Fiebre Q Fiebre tifoidea Peste Tos ferina	Carbunco o ántrax maligno (filtrado de cultivo no infeccioso) Difteria (toxoide) Meningitis por *Haemophilus influenzae* de tipo b (cápsula) Meningitis meningocócica (cápsula) Tos ferina (antígeno acelular de *Bordetella pertussis*) Neumonía meningocócica (cápsula) Tétanos (toxoide)
ENFERMEDAD VÍRICA	Fiebre amarilla Infecciones por adenovirus Paperas Poliomielitis (Sabin) Rotavirus Rubéola Sarampión Varicela zóster Viruela	Encefalitis japonesa Hepatitis A Gripe (virus completo) Poliomielitis (Salk) Rabia	Hepatitis B (antígeno de superficie inactivado; antígeno recombinante)

Vacunas de conjugados de polisacáridos

- La unión covalente (conjugación) de un polisacárido antigénico con una proteína potencia la respuesta inmunitaria de estas vacunas, en especial en niños de menos de 2 años.

Figura 5-5
Algunas enfermedades y sus vacunas autorizadas para su empleo en humanos en los Estados Unidos.

2. **Inmunización activa.** La capacidad de producción de anticuerpos del bebé se desarrolla lentamente durante el primer año de vida. Aunque el sistema inmunitario no está completamente desarrollado, es deseable comenzar la vacunación a los 2 meses de edad, porque las enfermedades son habituales en este grupo etario y pueden ser particularmente graves (p. ej., tos ferina, meningitis por *H. influenzae*). Al igual que con los bebés, los adultos mayores tienen una menor respuesta de anticuerpos a las vacunas.

D. **Reacciones adversas a la vacunación activa**

Las consecuencias adversas de las vacunas varían de leves a graves e incluso ponen en peligro la vida. Los síntomas varían entre individuos y con la naturaleza de la vacunación. Entre las consecuencias más frecuentes y leves de la vacunación se encuentran el dolor y la hinchazón en el sitio de la inyección y una fiebre leve.

IV. VACUNAS BACTERIANAS

Las vacunas contra los patógenos bacterianos más frecuentes se resumen en la figura 5-6. En el sitio web de los Centers for Disease Control and Prevention (www.cdc.gov) está disponible una descripción completa del programa de vacunación. A continuación se describen las vacunas con indicaciones más especializadas:

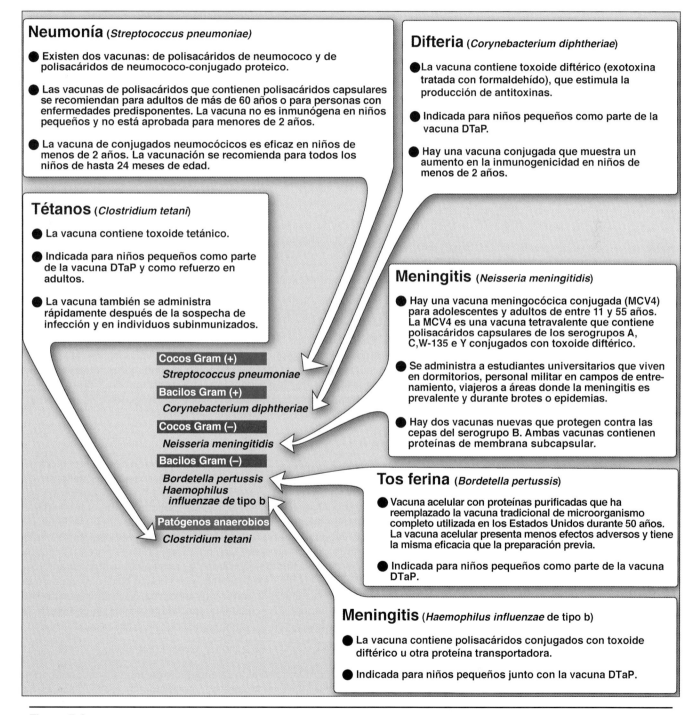

Neumonía (*Streptococcus pneumoniae*)

● Existen dos vacunas: de polisacáridos de neumococo y de polisacáridos de neumococo-conjugado proteico.

● Las vacunas de polisacáridos que contienen polisacáridos capsulares se recomiendan para adultos de más de 60 años o para personas con enfermedades predisponentes. La vacuna no es inmunógena en niños pequeños y no está aprobada para menores de 2 años.

● La vacuna de conjugados neumocócicos es eficaz en niños de menos de 2 años. La vacunación se recomienda para todos los niños de hasta 24 meses de edad.

Tétanos (*Clostridium tetani*)

● La vacuna contiene toxoide tetánico.

● Indicada para niños pequeños como parte de la vacuna DTaP y como refuerzo en adultos.

● La vacuna también se administra rápidamente después de la sospecha de infección y en individuos subinmunizados.

Difteria (*Corynebacterium diphtheriae*)

● La vacuna contiene toxoide diftérico (exotoxina tratada con formaldehído), que estimula la producción de antitoxinas.

● Indicada para niños pequeños como parte de la vacuna DTaP.

● Hay una vacuna conjugada que muestra un aumento en la inmunogenicidad en niños de menos de 2 años.

Meningitis (*Neisseria meningitidis*)

● Hay una vacuna meningocócica conjugada (MCV4) para adolescentes y adultos de entre 11 y 55 años. La MCV4 es una vacuna tetravalente que contiene polisacáridos capsulares de los serogrupos A, C,W-135 e Y conjugados con toxoide diftérico.

● Se administra a estudiantes universitarios que viven en dormitorios, personal militar en campos de entrenamiento, viajeros a áreas donde la meningitis es prevalente y durante brotes o epidemias.

● Hay dos vacunas nuevas que protegen contra las cepas del serogrupo B. Ambas vacunas contienen proteínas de membrana subcapsular.

Cocos Gram (+)
Streptococcus pneumoniae
Bacilos Gram (+)
Corynebacterium diphtheriae
Cocos Gram (−)
Neisseria meningitidis
Bacilos Gram (−)
Bordetella pertussis
Haemophilus influenzae de tipo b
Patógenos anaerobios
Clostridium tetani

Tos ferina (*Bordetella pertussis*)

● Vacuna acelular con proteínas purificadas que ha reemplazado la vacuna tradicional de microorganismo completo utilizada en los Estados Unidos durante 50 años. La vacuna acelular presenta menos efectos adversos y tiene la misma eficacia que la preparación previa.

● Indicada para niños pequeños como parte de la vacuna DTaP.

Meningitis (*Haemophilus influenzae* de tipo b)

● La vacuna contiene polisacáridos conjugados con toxoide diftérico u otra proteína transportadora.

● Indicada para niños pequeños junto con la vacuna DTaP.

Figura 5-6
Resumen de las vacunas más frecuentes contra enfermedades bacterianas. DTaP = toxoides de la difteria y el tétanos y vacuna contra la tos ferina acelular.

A. Patógenos bacterianos menos frecuentes

1. **Carbunco (*Bacillus anthracis*).** La vacuna contra el carbunco consiste en un filtrado estéril no infeccioso del cultivo de una cepa atenuada de *B. anthracis* que contiene bacterias vivas. El filtrado es absorbido por un adyuvante, el hidróxido de aluminio (nota: los adyuvantes son sustancias que, cuando se inyectan con un antígeno, sirven para mejorar la inmunogenicidad de ese antígeno). La incidencia de todas las formas de carbunco natural es baja, en especial de la forma pulmonar de la enfermedad. Por lo tanto, no hay oportunidad hacer investigaciones de campo sobre la eficacia de la vacuna contra el carbunco pulmonar (la forma más probable de ser empleada en un ataque biológico). La seguridad y la eficacia de la vacuna están respaldadas por estudios en primates no humanos en los que la eficacia fue cercana al 100%.

2. **Cólera (*Vibrio cholerae*).** La vacuna contiene bacterias muertas y se administra a personas que viajan a áreas con mayor riesgo de contagiarse de cólera.

3. **Fiebre tifoidea (*Salmonella enterica* serovar Typhi).** La vacuna utilizada con mayor frecuencia contiene una cepa recombinante atenuada de *S. enterica* serovar Typhi. Se administra a las personas que viven o viajan a áreas de alto riesgo, así como a personal militar.

4. **Peste (*Yersinia pestis*).** La vacuna contiene bacterias muertas y se administra a individuos de alto riesgo.

V. VACUNAS VÍRICAS

La inmunidad a una infección vírica requiere una respuesta inmunitaria frente a los antígenos ubicados en la superficie de las partículas víricas o las células infectadas. En los virus con envoltura, estos antígenos a menudo son glucoproteínas de superficie. La principal limitación de las vacunas víricas se debe a la antigenicidad genéticamente inestable de algunos virus (determinantes antigénicos que varían de forma continua, como en los virus de la gripe o el virus de la inmunodeficiencia humana [VIH]). Los patógenos víricos frecuentes para los que hay vacunas incluyen los siguientes:

A. Hepatitis A

En los adultos, la vacuna de virus completo inactivado con formol produce concentraciones de anticuerpos similares a las observadas después de una infección natural y ~15 veces las alcanzadas por la inyección pasiva con inmunoglobulinas. Las proyecciones indican que la inmunidad frente al virus de la hepatitis A probablemente dure unos 10 años después de recibir dos dosis de vacuna. La vacuna está indicada para viajeros a áreas endémicas, hombres que tienen sexo con hombres, consumidores de drogas inyectables y trabajadores de guarderías y centros de asistencia ambulatoria. Actualmente, en los Estados Unidos la vacuna contra el virus de la hepatitis A no se recomienda para niños menores de 2 años porque los anticuerpos anti-hepatitis A residuales adquiridos de forma pasiva de la madre pueden interferir con la inmunogenicidad de la vacuna.

B. Hepatitis B

La vacuna actual contiene antígeno de superficie de hepatitis recombinante. Su eficacia es del 95-99% en lactantes, niños y adultos jóvenes sanos. Su empleo está indicado para trabajadores de la salud en contacto con sangre y personas que residen en un área con un alto índice de enfermedad endémica. Las Ig obtenidas de humanos con inmunosuero específico pueden proporcionar inmunidad pasiva después de una exposición accidental

(p. ej., de un pinchazo con aguja o para el recién nacido de una madre infectada). Los tratamientos activo y pasivo pueden administrarse en diferentes sitios al mismo tiempo. En la figura 5-7 se muestran los usos recomendados de las vacunas contra las hepatitis A y B.

C. Varicela zóster

Esta vacuna contiene el virus de la varicela zóster vivo, atenuado y sensible a la temperatura. Su eficacia en la prevención de la varicela es del 85-100% en niños, y esta inmunidad es persistente. La Ig anti-varicela zóster proporciona inmunidad pasiva para individuos inmunocomprometidos con riesgo de infección. Una vacuna con virus vivos atenuados contra la varicela, aprobada en 1995 para su uso en los Estados Unidos para niños de 1 año de edad o más, se recomienda hoy en día como una de las vacunas de rutina para la niñez. Se han informado casos leves de varicela como un efecto secundario de su administración. La vacuna también está indicada para adultos no inmunes con riesgo de exposición a personas contagiosas. Zostavax® es una versión de alta potencia de la vacuna contra la varicela que también contiene virus vivos atenuados. Zostavax ha sido aprobada por la Food and Drug Administration (FDA) para su utilización en adultos de más de 50 años de edad para la prevención del zóster y, con ello, los efectos debilitantes de la neuralgia postherpética.

D. Poliomielitis

La vacunación es el único método eficaz para prevenir la poliomielitis. Tanto la vacuna de virus inactivado como la vacuna de virus vivo atenuado administrada por vía oral han demostrado su eficacia para la prevención de la infección por poliovirus y la poliomielitis paralítica (*véase* p. 292).

1. **Vacuna contra el poliovirus de virus inactivo (Salk).** Como la vacuna inactivada no puede causar poliomielitis, es segura para su uso en personas inmunocomprometidas y sus contactos. Las desventajas de esta vacuna inactivada son las siguientes: 1) que la administración es solo por inyección, y 2) que proporciona menos inmunidad digestiva, lo que conduce a la posibilidad de una infección asintomática del tubo digestivo con poliovirus silvestre que podría transmitirse a otras personas. Para eliminar el riesgo de poliomielitis paralítica asociada con la vacuna (*véase* la sección siguiente), en los Estados Unidos se recomienda un programa contra el virus de la polio con vacuna completamente inactivada para la vacunación de rutina en la infancia.

2. **Vacuna contra el poliovirus de virus vivo atenuado (Sabin).** Las ventajas de esta vacuna incluyen: 1) puede administrarse por vía oral, 2) proporciona protección de por vida contra el poliovirus para más del 95% de los receptores después de la serie primaria de tres dosis, y 3) ofrece inmunidad digestiva temprana. La principal desventaja de la vacuna con virus vivo atenuado es un pequeño riesgo de enfermedad clínica, que se estima en 1 por cada 2.4 millones de dosis.

E. Gripe

La tradicional "vacuna contra la gripe" contiene virus inactivado con formol. Una vacuna con virus de influenza vivo atenuado se administra por vía intranasal. Proporciona máxima protección unas 2 semanas después de su administración. En adultos jóvenes, tiene una eficacia del 70-90%. La vacuna se recomienda para personas de más de 65 años de edad, personas de alto riesgo con 6 meses de edad o más y aquellos que podrían transmitir el virus a personas de alto riesgo. La deriva antigénica exige que las personas se vacunen contra la gripe anualmente antes de la temporada de invierno.

VACUNA CONTRA LA HEPATITIS A

Vacunación de rutina

- Niños que viven en comunidades con incidencia elevada de hepatitis A y brotes periódicos de la enfermedad.

Riesgo elevado de hepatitis A

- Viajeros internacionales que van a regiones de enfermedad endémica.
- Hombres que tienen sexo con hombres.
- Consumidores de drogas inyectables ilegales.

VACUNA CONTRA LA HEPATITIS B

Vacunación de rutina

- Todos los lactantes y niños previamente no vacunados hasta los 11 años de edad.

Riesgo elevado de hepatitis B

- Personas con múltiples parejas sexuales.
- Parejas sexuales o contactos domésticos de personas HBsAg-positivas.
- Hombres que tienen sexo con hombres.
- Consumidores de drogas inyectables ilegales.
- Viajeros que van a regiones de enfermedad endémica.
- Personas expuestas por su trabajo a sangre y líquidos.
- Pacientes con insuficiencia renal.
- Pacientes que reciben concentrados de factores de la coagulación.

Figura 5-7
Candidatos para la inmunización contra la hepatitis. HBsAg = antígeno de superficie de hepatitis B.

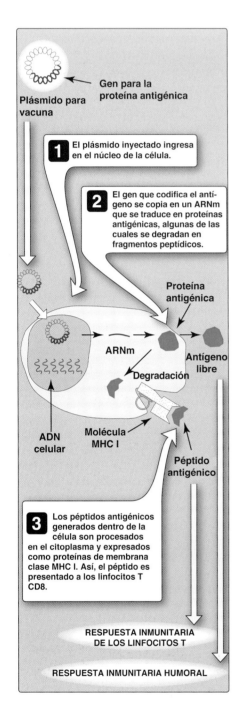

Figura 5-8
Las vacunas de ADN producen el
antígeno necesario para generar
inmunidad. MHC = complejo mayor
de histocompatibilidad (de *major
histocompatibility complex*).

F. Sarampión, paperas y rubéola

Esta vacuna combinada contiene virus vivos atenuados y debe administrarse a niños pequeños antes de comenzar la escuela. La vacuna contra
el sarampión también debe administrarse a personas que viajan a áreas
endémicas.

G. Vacuna contra el virus del papiloma humano

La vacuna contra el VPH se recomienda para la administración de rutina
a todos los niños a partir de los 11-12 años de edad. La vacuna cuadrivalente contra el VPH es la única vacuna aprobada para los hombres para la
protección frente a las verrugas genitales; la vacuna cuadrivalente o biva-
lente puede usarse en mujeres para la protección contra el cáncer de
cuello uterino, así como para reducir la incidencia de verrugas genitales.

VI. VACUNAS DE ADN

Las vacunas de ADN representan un nuevo método de vacunación. El mecanismo propuesto para estas vacunas es que se clona el gen para el antígeno
de interés en un plásmido bacteriano, el cual está diseñado para aumentar
la expresión del gen insertado en las células de mamíferos (fig. 5-8). Una vez
inyectado, el plásmido ingresa en la célula hospedera, en la que permanece
dentro del núcleo como un episoma (sin integrarse al ADN de la célula).
Usando la maquinaria de síntesis de proteínas de la célula hospedera, el ADN
plasmídico en el episoma dirige la síntesis de la proteína que codifica. Esta
proteína microbiana antigénica puede salir de las células e interactuar con los
linfocitos B y T cooperadores, o puede dividirse en fragmentos y presentarse
como un complejo antigénico del complejo mayor de histocompatibilidad I en
la superficie celular, lo que resulta en la activación de los linfocitos T citotóxicos. Hasta la fecha, la capacidad de las vacunas de ADN para producir los
resultados deseados en humanos ha sido decepcionante.

VII. PERSPECTIVA GENERAL DE LOS ANTIBIÓTICOS

Los antibióticos son eficaces para el tratamiento de infecciones debido a su
toxicidad selectiva (capacidad de matar o inhibir el crecimiento de un microorganismo invasor sin dañar las células del hospedero). En la mayoría de los
casos, la toxicidad selectiva es relativa, en lugar de absoluta, y exige controlar de manera cuidadosa la concentración del fármaco para poder atacar al
microorganismo mientras que el hospedero tolera la dosis. La terapia antibiótica selectiva aprovecha las diferencias bioquímicas que existen entre los
microorganismos y los seres humanos.

A. Fármacos bacteriostáticos en comparación con los bactericidas

Los antibióticos pueden ser bacteriostáticos o bactericidas. Los medicamentos bacteriostáticos detienen el crecimiento y la replicación de las
bacterias a concentraciones séricas alcanzables en el paciente, lo que
limita la propagación de la infección, mientras el sistema inmunitario
ataca, inmoviliza y elimina los patógenos. Si el medicamento se retira
antes de que el sistema inmunitario haya eliminado los microorganismos,
pueden quedar suficientes gérmenes viables para comenzar un segundo
ciclo de infección. Por ejemplo, la figura 5-9 muestra un experimento de
laboratorio en el que el crecimiento de bacterias se detiene al agregar
un fármaco bacteriostático. Obsérvese que sigue habiendo microorganismos viables, incluso en presencia del fármaco. Por el contrario, la adición de un medicamento bactericida elimina las bacterias y disminuye el

número total de microorganismos viables. Aunque es práctica, esta clasificación puede ser demasiado simplista porque es posible que un antibiótico sea bacteriostático para un microorganismo y bactericida para otro (p. ej., el cloranfenicol es bacteriostático contra bacilos gramnegativos y bactericida frente a neumococos).

VIII. FÁRMACOS PARA EL TRATAMIENTO DE INFECCIONES BACTERIANAS

En este libro, los fármacos antibacterianos clínicamente útiles se organizan en seis familias: penicilinas, cefalosporinas, tetraciclinas, aminoglucósidos, macrólidos y fluoroquinolonas, más un séptimo grupo etiquetado como "otro" empleado para representar cualquier medicamento no incluido en una de las otras seis familias. Aquí y a lo largo del libro, estos siete grupos se representan con un código de colores (fig. 5-10). También se indican los medicamentos de elección dentro de cada familia que se utilizan para tratar una infección bacteriana específica (nota: como se mencionó en el capítulo 1 [*véase* p. 5], las bacterias clínicamente importantes también se clasifican en grupos según su tinción de Gram, morfología y características bioquímicas u otras). Este capítulo ilustra los espectros de bacterias para los que una clase particular de antibióticos es terapéuticamente eficaz. A continuación, se presentan los mecanismos generales de acción y los espectros antibacterianos de los principales grupos de antibióticos.

A. Penicilinas

Las penicilinas son antibióticos β-lactámicos, que llevan el nombre por el anillo β-lactámico que es esencial para su actividad. Las penicilinas interfieren selectivamente con la síntesis de la pared celular bacteriana (*véase* p. 56), una estructura que no se encuentra en las células de los mamíferos. Las penicilinas son inactivas contra los microorganismos que no tienen una pared celular de peptidoglucanos, como micoplasmas, protozoos, hongos y virus. Para su máxima eficacia, las penicilinas requieren que las bacterias estén en proliferación activa y tienen poco o ningún efecto sobre aquellas que no se están dividiendo. Su acción en general es bactericida (*véase* p. 40). Las penicilinas son los antibióticos más eficaces. Por ejemplo, la penicilina G es la piedra angular para tratar infecciones causadas por varios tipos diferentes de bacterias (fig. 5-11). La principal reacción adversa a las penicilinas es la hipersensibilidad. Por desgracia, numerosas bacterias han desarrollado resistencia a estos medicamentos.

B. Cefalosporinas

Las cefalosporinas son antibióticos β-lactámicos muy relacionados tanto estructural como funcionalmente con las penicilinas, y también son bactericidas. Las cefalosporinas tienen el mismo modo de acción que las penicilinas, pero tienden a ser más resistentes a la inactivación por β-lactamasas producidas por algunas bacterias. Actualmente, hay cinco generaciones de cefalosporinas, clasificadas según su actividad antimicrobiana y resistencia a las β-lactamasas (fig. 5-12). En este sistema de clasificación, los fármacos de primera generación son activos principalmente frente a los microorganismos grampositivos, incluido *Staphylococcus aureus* sensible a la meticilina, y tienen una actividad limitada contra los bacilos gramnegativos. Los fármacos de segunda generación tienen una mayor actividad contra los bacilos gramnegativos y actividad variable contra los cocos grampositivos. Los fármacos de tercera generación tienen una actividad significativamente mayor contra los bacilos gramnegativos, y algunos de estos son activos frente a *Pseudomonas aeruginosa*.

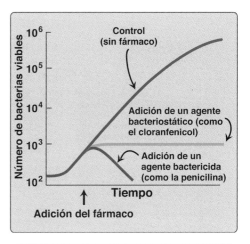

Figura 5-9
Efectos de los agentes bactericidas y bacteriostáticos sobre el crecimiento de bacterias *in vitro*.

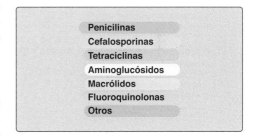

Figura 5-10
Gráfico de barras con las familias de fármacos más utilizadas. El grupo etiquetado como "Otros" representa medicamentos no incluidos en una de las seis familias previas.

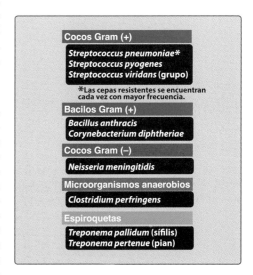

Figura 5-11
Resumen de las aplicaciones terapéuticas de la penicilina G.

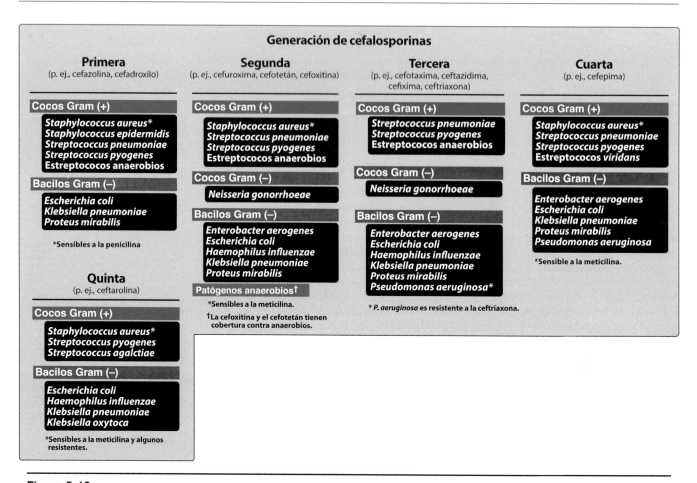

Figura 5-12

Resumen de las aplicaciones terapéuticas de las cefalosporinas.

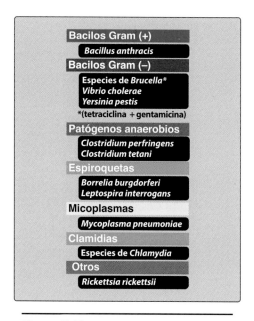

Figura 5-13

Resumen de las aplicaciones terapéuticas de las tetraciclinas.

La cefalosporina de cuarta generación (cefepima) tiene un amplio espectro de actividad contra microorganismos grampositivos y gramnegativos, incluida *P. aeruginosa*. El fármaco de quinta generación (ceftarolina) es activo contra *S. aureus* resistente a la meticilina y *Enterococcus faecalis*; no es activo contra las especies de *Pseudomonas*.

C. Tetraciclinas

Varios antibióticos, incluyendo las tetraciclinas, los aminoglucósidos y los macrólidos, ejercen efectos antimicrobianos dirigidos al ribosoma bacteriano, que tiene componentes que difieren estructuralmente de los ribosomas citoplasmáticos de los mamíferos. Se piensa que la unión de tetraciclinas a la subunidad 30S del ribosoma bacteriano bloquea el acceso del aminoacil-ARNt al complejo ARNm-ribosoma en el sitio aceptor, y de esta manera inhibe la síntesis de proteínas bacterianas. Las tetraciclinas son antibióticos de amplio espectro (numerosas bacterias son susceptibles a estos fármacos; fig. 5-13). Las tetraciclinas en general son bacteriostáticas (*véase* p. 40).

D. Aminoglucósidos

Los aminoglucósidos inhiben la síntesis proteica bacteriana. Los microorganismos susceptibles tienen un sistema dependiente del oxígeno que transporta el antibiótico a través de la membrana celular. Todos los aminoglucósidos son bactericidas. Solo son eficaces frente a microorganismos aerobios porque los anaerobios carecen del sistema de transporte que requiere oxígeno. La gentamicina se emplea para tratar varias enfermedades infecciosas, incluidas las causadas por muchas de las *Enterobacteriaceae* (fig. 5-14) y, en combinación con la penicilina, la endocarditis debida a los estreptococos del grupo viridans.

E. Macrólidos

Los macrólidos son un grupo de antibióticos con un anillo macrocíclico de lactona. La eritromicina fue el primero de ellos en tener una aplicación clínica, tanto como medicamento de elección como una alternativa a la penicilina en individuos alérgicos a los antibióticos β-lactámicos. Los macrólidos más nuevos, como la claritromicina y la azitromicina, ofrecen una actividad extendida frente a algunos microorganismos y reacciones adversas menos graves. Los macrólidos se unen irreversiblemente a un sitio en la subunidad 50S del ribosoma bacteriano, y de esta manera inhiben los pasos de translocación de la síntesis de proteínas. Generalmente considerados bacteriostáticos (*véase* p. 40), pueden ser bactericidas en dosis más altas (fig. 5-15).

F. Fluoroquinolonas

Las fluoroquinolonas inhiben de una forma singular la replicación del ADN bacteriano al interferir con la acción de la ADN girasa (topoisomerasa II) durante el crecimiento de las bacterias. La unión de la quinolona tanto a la enzima como al ADN para formar un complejo ternario inhibe la etapa de reincorporación y, por lo tanto, puede causar la muerte celular al inducir la escisión del ADN. Como la ADN girasa es un objetivo diferente para la terapia antimicrobiana, la resistencia cruzada con otros antibióticos más utilizados es poco frecuente, pero está aumentando con los microorganismos resistentes a múltiples fármacos. Todas las fluoroquinolonas son bactericidas. En la figura 5-16 se muestran algunas de las aplicaciones de la fluoroquinolona ciprofloxacino.

G. Carbapenémicos

Los carbapenémicos son antibióticos β-lactámicos sintéticos que difieren en su estructura de las penicilinas. El imipenem, el meropenem, el doripenem y el ertapenem son los medicamentos de este grupo actualmente disponibles. El imipenem se administra junto con cilastatina para protegerlo de la metabolización por la deshidropeptidasa renal. El imipenem resiste la hidrólisis de la mayoría de las β-lactamasas. Este fármaco desempeña un papel en el tratamiento empírico porque es activo contra microorganismos grampositivos y gramnegativos que producen β-lactamasas, anaerobios y *P. aeruginosa* (fig. 5-17). El meropenem y el doripenem tienen una actividad antibacteriana similar al imipenem. Sin embargo, el ertapenem no es una alternativa para la cobertura contra *P. aeruginosa* porque la mayoría de las cepas muestran resistencia. El ertapenem tampoco cubre especies de *Enterococcus* y *Acinetobacter*.

H. Otros fármacos antibacterianos importantes

1. **Vancomicina.** La vancomicina es un glucopéptido tricíclico que se ha vuelto cada vez más importante desde el punto de vista médico debido a su eficacia contra los microorganismos resistentes a múltiples fármacos, como los estafilococos resistentes a la meticilina. La vancomicina inhibe la síntesis de fosfolípidos de la pared celular y la polimerización de los peptidoglucanos en un sitio previo al inhibido por los antibióticos β-lactámicos. La vancomicina es útil en los

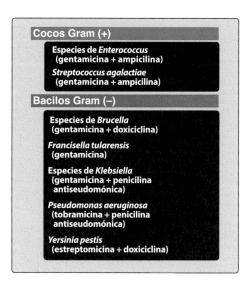

Figura 5-14
Resumen de las aplicaciones terapéuticas de los aminoglucósidos.

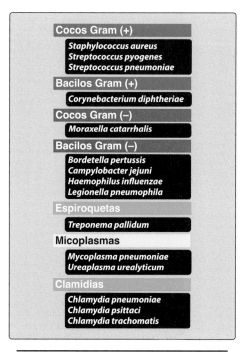

Figura 5-15
Resumen de las aplicaciones terapéuticas de los macrólidos.

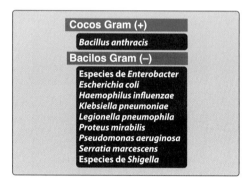

Figura 5-16
Aplicaciones terapéuticas típicas
del ciprofloxacino.

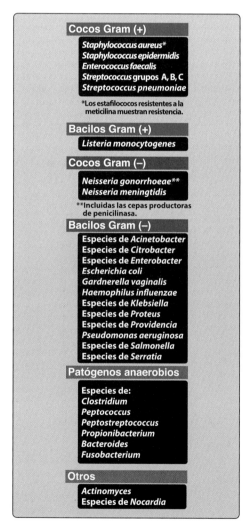

Figura 5-17
Espectro antimicrobiano del imipenem.

pacientes con reacciones alérgicas graves a los antibióticos β-lactámicos y que tienen infecciones grampositivas. La vancomicina también se utiliza para la colitis potencialmente mortal asociada al uso de antibióticos y ocasionada por *Clostridium difficile* o estafilococos. Para reducir el aumento de bacterias resistentes a la vancomicina, el uso de este medicamento debe restringirse al tratamiento de infecciones graves causadas por microorganismos grampositivos resistentes a β-lactámicos. La vancomicina no es eficaz frente a las bacterias gramnegativas porque es demasiado grande para penetrar a través de las porinas en la membrana externa gramnegativa.

2. **Trimetoprima-sulfametoxazol.** Una combinación llamada cotrimoxazol muestra una mayor actividad antimicrobiana que cantidades equivalentes de cualquiera de los dos medicamentos utilizados solos. La actividad antimicrobiana sinérgica del cotrimoxazol resulta de su inhibición en dos pasos secuenciales de la síntesis del ácido tetrahidrofólico: el sulfametoxazol inhibe la incorporación de PABA en el ácido fólico, y la trimetoprima evita la reducción de dihidrofolato a tetrahidrofolato. Es eficaz en el tratamiento de infecciones urinarias y de las vías respiratorias, así como frente a la neumonía por *Pneumocystis jiroveci* e infecciones sistémicas por *Salmonella* resistentes a la ampicilina y el cloranfenicol. Tiene actividad contra *S. aureus* resistente a la meticilina y puede ser muy útil para infecciones de la piel y tejidos blandos intrahospitalarias causadas por este microorganismo.

IX. RESISTENCIA A FÁRMACOS

Se dice que las bacterias son resistentes a un fármaco antimicrobiano (o antibiótico) si la concentración máxima del medicamento que se puede alcanzar *in vivo* o que el hospedero tolera no detiene su crecimiento. Algunos organismos son inherentemente resistentes a un antibiótico, por ejemplo, porque no presentan la región sobre la que opera el fármaco. Sin embargo, los microbios que generalmente responden a un medicamento en particular pueden desarrollar resistencia a través de una mutación espontánea o mediante la adquisición de nuevos genes seguida por una selección. Algunas cepas pueden incluso volverse resistentes a más de un antibiótico por medio de la adquisición de elementos genéticos que codifican genes de resistencia múltiple.

A. **Alteraciones genéticas que producen resistencia a fármacos**

La resistencia antibiótica adquirida implica la mutación de genes existentes o la adquisición de nuevos genes.

1. **Mutaciones espontáneas en el ADN.** La alteración cromosómica puede aparecer por inserción, supresión o sustitución de uno o más nucleótidos dentro del genoma. La mutación resultante puede persistir, ser corregida por el microorganismo o ser letal para la célula. Si la célula sobrevive, puede replicarse y transmitir sus propiedades mutadas a las células de la progenie. Las mutaciones que producen cepas resistentes a los antibióticos pueden dar lugar a microorganismos que proliferan bajo la presión de selección, como en presencia del antibiótico. Un ejemplo es la aparición de *Mycobacterium tuberculosis* resistente a la rifampicina cuando se emplea la rifampicina como antibiótico único.

2. **Transferencia de ADN de la resistencia al fármaco.** De particular interés clínico es la resistencia adquirida debido a la transferencia de ADN

de una bacteria a otra. Con frecuencia, las propiedades de resistencia se codifican en plásmidos extracromosómicos, conocidos como *factores R* o *de resistencia*. El ADN puede ser transferido de la célula donante a la otra receptora mediante procesos que incluyen la transducción (mediada por fagos), la transformación o la conjugación bacterianas.

B. Alteraciones en la expresión de las proteínas en microorganismos resistentes a fármacos

La resistencia a un fármaco puede estar mediada por varios mecanismos diferentes, incluida una alteración en el sitio diana del antibiótico o una disminución de la captación del fármaco debido a cambios en la permeabilidad de la membrana, un aumento del flujo de salida del fármaco o a la presencia de enzimas inactivadoras de antibióticos.

1. **Modificación de los sitios diana.** La alteración del sitio diana (de acción) de un antibiótico a través de una mutación puede conferir resistencia a uno o más antibióticos relacionados. Por ejemplo, la resistencia de *S. pneumoniae* a los β-lactámicos implica alteraciones en una o más de las principales proteínas bacterianas de unión a la penicilina, lo que produce una disminución de la unión del antimicrobiano a su diana.

2. **Reducción de la acumulación.** Una reducción de la captación o un aumento del eflujo de un antibiótico puede conferir resistencia debido a que el fármaco no puede acceder al sitio de acción en concentraciones suficientes para inhibir o matar al microorganismo. Por ejemplo, los microorganismos gramnegativos pueden limitar la penetración de ciertos fármacos, incluidos los antibióticos β-lactámicos, las tetraciclinas y el cloranfenicol, como resultado de una alteración en el número y la estructura de las porinas (canales) en la membrana externa. Además, la expresión de una bomba de eflujo puede limitar las concentraciones de un fármaco que se acumula en un microorganismo. Por ejemplo, las proteínas transmembrana ubicadas en la membrana citoplasmática bombean activamente moléculas de antibióticos intracelulares fuera del microorganismo (fig. 5-18). Estas bombas de eflujo de fármacos para compuestos xenobióticos tienen una amplia especificidad de sustrato y son responsables de la reducción de la acumulación de medicamentos en células resistentes a múltiples antibióticos. Las bombas de eflujo pueden estar codificadas en cromosomas y plásmidos, lo que contribuye a la resistencia intrínseca (natural) y adquirida, respectivamente. Como un mecanismo intrínseco de resistencia, los genes de la bomba de eflujo permiten que las bacterias que los expresan sobrevivan a un ambiente hostil (p. ej., en presencia de antibióticos), lo cual permite la selección de mutantes que sobreexpresan estos genes. El que se encuentren en elementos genéticos transmisibles, como plásmidos o transposones, también es ventajoso para el microorganismo en la medida en que permite la fácil propagación de genes de eflujo entre distintas especies.

3. **Inactivación enzimática.** La capacidad de destruir o inactivar el antibiótico también puede conferir resistencia a los microorganismos. Los ejemplos de enzimas inactivadoras de antibióticos incluyen: 1) las β-lactamasas, que inactivan hidrolíticamente el anillo β-lactámico de penicilinas, cefalosporinas y fármacos relacionados, 2) las acetiltransferasas, que transfieren un grupo acetilo al antibiótico, lo que inactiva el cloranfenicol o los aminoglucósidos, y 3) las esterasas, que hidrolizan el anillo de lactona de los macrólidos.

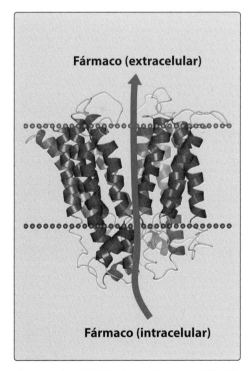

Fármaco (extracelular)

Fármaco (intracelular)

Figura 5-18
Representación esquemática de una bomba de eflujo. La dirección del movimiento del fármaco se indica con la *flecha azul*.

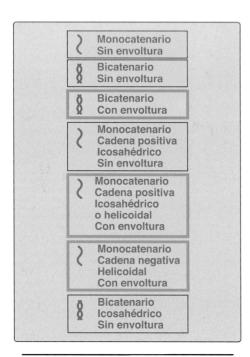

Figura 5-19
Virus de importancia médica organizados en grupos similares según la naturaleza del genoma y la presencia o ausencia de una envoltura lipídica.

X. FÁRMACOS PARA EL TRATAMIENTO DE INFECCIONES VÍRICAS

Cuando los virus se replican, emplean gran parte de la maquinaria metabólica del propio hospedero. Por lo tanto, pocos fármacos son suficientemente selectivos como para evitar la replicación vírica sin dañar al hospedero. Además, los virus no se ven afectados por los antibacterianos. Sin embargo, algunos medicamentos discriminan lo suficiente entre las reacciones celulares y víricas para ser eficaces y relativamente no tóxicos. Por ejemplo, existen estrategias eficientes de control para infecciones por el virus del herpes simple, el virus de la varicela zóster, el citomegalovirus, los virus influenza A y B, las hepatitis B y C crónicas y el virus de la inmunodeficiencia humana (VIH).

A. Organización de los virus

Los virus clínicamente importantes pueden dividirse de forma práctica en siete grupos según la naturaleza de su genoma, la simetría de su organización y la presencia o ausencia de una envoltura lipídica (fig. 5-19). Las aplicaciones terapéuticas de algunos fármacos antivirales se muestran en la figura 5-20.

B. Tratamiento de la infección por herpesvirus

La mayoría de los antivirales utilizados en el tratamiento de las infecciones por herpesvirus son análogos de nucleósidos que requieren la conversión a formas de monofosfato, difosfato y trifosfato por las quinasas celulares, las quinasas víricas, o ambas, para inhibir selectivamente la síntesis de ADN vírico. Esta clase de fármacos antivirales incluye al aciclovir, cidofovir, famciclovir, ganciclovir, penciclovir, valaciclovir, valganciclovir, fomivirsen y vidarabina. La segunda clase de antivirales con acción frente a los herpesvirus está representada por el análogo de pirofosfato, el foscarnet. La mayoría de los antivirales, incluidos los análogos de nucleósidos y el foscarnet, ejercen sus acciones durante la fase aguda de las infecciones víricas y no tienen efecto en la fase latente.

C. Tratamiento del VIH

Los fármacos antirretrovirales se dividen en seis clases principales según su modo de inhibición de la replicación o entrada vírica. La primera clase incluye análogos de nucleósidos que inhiben la ADN polimerasa dependiente de ARN vírico (transcriptasa inversa). La segunda clase de inhibidores de la replicación que actúa en la transcriptasa inversa incluye análogos no nucleósidos. La tercera clase de medicamentos incluye los inhibidores de las proteasas. La cuarta clase es un inhibidor de la fusión que impide que el VIH ingrese en la célula hospedera mediante el bloqueo de la fusión de la envoltura vírica con la membrana de la célula. La quinta clase, los inhibidores de la integrasa, bloquea la acción de esta enzima vírica, la cual inserta el genoma vírico en el ADN de la célula hospedera. La sexta clase inhibe la entrada del VIH mediante el bloqueo de la unión vírica a un correceptor (CCR5) en la superficie celular. La terapia con estos antirretrovirales en combinación, conocida como tratamiento antirretroviral de gran actividad (TARGA o HAART, *highly active antiretroviral therapy*) o tratamiento antirretroviral combinatorio (cART, *combinatorial antiretroviral therapy*), suprime de manera potente la replicación del VIH, pero no erradica el virus, y el VIH continúa la replicación y la enfermedad progresa si se suspende el tratamiento. Los investigadores están buscando estrategias para eliminar el reservorio latente con la esperanza de curar la infección por VIH.

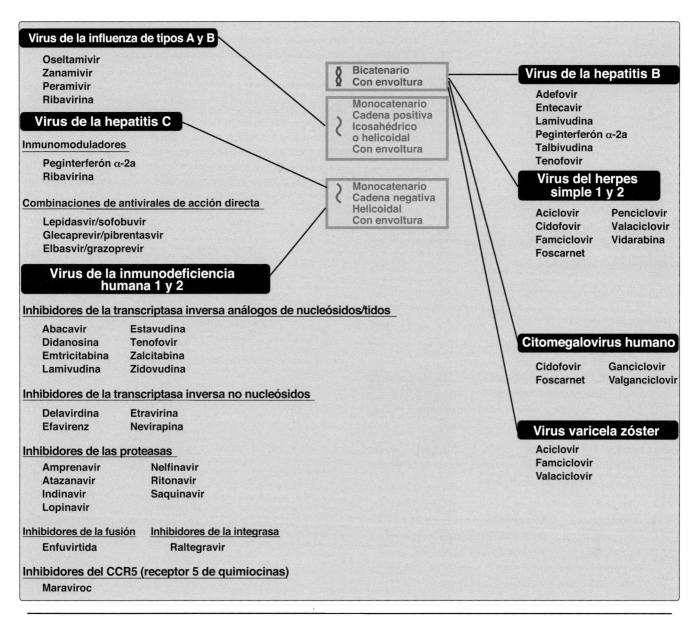

Figura 5-20
Aplicaciones terapéuticas de antivirales seleccionados.

D. Tratamiento de la hepatitis vírica

Hay dos clases de antivirales que se utilizan para tratar infecciones crónicas con el virus de la hepatitis B (VHB) o el virus de la hepatitis C (VHC): los inmunomoduladores y los antivirales directos (AVD). Para el VHB, las formulaciones de acción prolongada de interferón mejoran las respuestas inmunitarias de los pacientes y tienen algunos efectos antivirales; los AVD incluyen análogos de nucleósidos (o nucleótidos) que inhiben la polimerasa vírica. Estos medicamentos suprimen de forma eficaz la replicación del VHB y reducen el riesgo de progresión de la enfermedad, pero no eliminan el virus. Alguna vez, la infección por VHC solo se trató con terapia inmunomoduladora, pero ahora hay AVD disponibles dirigidos a varios pasos en el ciclo de vida del virus de la hepatitis C e incluyen inhibidores de la proteasa del VHC, inhibidores de la polimerasa y fármacos que interfieren con otras proteínas víricas. La terapia con combinaciones de AVD da como resultado respuestas virológicas sostenidas, que curan eficazmente el VHC en gran cantidad de pacientes.

E. Tratamiento de la gripe

Existen dos clases de medicamentos antivirales para tratar las infecciones por el virus de la gripe o influenza: los inhibidores de la neuraminidasa, que interfieren con la liberación de virus de las células infectadas, y las amantadinas, dirigidas a otras proteínas víricas. El oseltamivir (oral), el zanamivir (inhalado) y el peramivir (intravenoso) son inhibidores de la neuraminidasa eficaces frente a los virus de la influenza A y B. Las amantadinas solo tienen eficacia contra los virus de la influenza A, y los altos niveles de resistencia a estos medicamentos de estos virus limitan su utilidad.

Preguntas de estudio

Seleccione la respuesta correcta.

5.1 ¿Cuál de las siguientes opciones describe de manera más correcta las vacunas que contienen patógenos vivos atenuados?

  A. El patógeno no se multiplica en los hospederos humanos
  B. Ofrecen inmunidad extendida, a veces de por vida
  C. Sin posibilidad de reversión a la forma patógena
  D. Brindan muy poca inmunidad mediada por células
  E. Se administran mediante inyecciones

Respuesta correcta = B. Los microbios atenuados se reproducen en el receptor, lo que en general conduce a una respuesta inmunitaria más potente y duradera que la que puede obtenerse a través de la vacunación con microorganismos muertos.

5.2 ¿Cuál de las siguientes opciones describe mejor los componentes de las vacunas para la enfermedad por *Haemophilus influenzae*?

  A. *Haemophilus influenzae* vivo atenuado
  B. *Haemophilus influenzae* muerto
  C. Derivado toxoide de *Haemophilus influenzae*
  D. Derivado polisacárido de *Haemophilus influenzae*
  E. Derivado polisacárido de *Haemophilus influenzae* conjugado con una proteína antigénica

Respuesta correcta = E. Se han desarrollado conjugados covalentes de polisacáridos capsulares con proteína diftérica para *Haemophilus influenzae*. Los polisacáridos no conjugados son débilmente inmunógenos en niños menores de 2 años de edad. Sin embargo, la vacuna conjugada produce mayores títulos de anticuerpos, una capacidad de respuesta superior en los niños menores de 2 años de edad y una mayor eficacia de las administraciones de refuerzos.

5.3 ¿Cuál de las siguientes opciones describe mejor la vacuna para la poliomielitis de Sabin?

  A. Proporciona poca inmunidad digestiva
  B. Está preparada con virus inactivado
  C. Se administra mediante inyección
  D. Presenta un pequeño riesgo de causar enfermedad
  E. Es un ejemplo de inmunidad pasiva

Respuesta correcta = D. La principal desventaja del virus vivo atenuado es el pequeño riesgo de enfermedad, que se estima en 1 por cada 2.4 millones de dosis.

5.4 Una mujer de 25 años de edad cuya sangre resultó positiva para el antígeno de superficie de la hepatitis B dio a luz a un niño de término. ¿Cuál de las siguientes terapias es más probable que reduzca al mínimo la transmisión de la hepatitis B al neonato?

  A. Administrar inmunoglobulina contra la hepatitis B
  B. Administrar la vacuna contra la hepatitis B
  C. Administrar inmunoglobulina contra la hepatitis B y vacuna contra la hepatitis B
  D. Alimentar al bebé con biberón

Respuesta correcta = C. Los bebés nacidos de madres infectadas reciben inmunoglobulina contra la hepatitis B más la vacuna contra la hepatitis B al nacer, seguidas de dosis adicionales de la vacuna a la edad de 1 y 6 meses (nota: las dos inyecciones deben administrarse en sitios anatómicos separados para evitar que la inmunoglobulina de hepatitis B inyectada neutralice la vacuna inyectada). La infección perinatal del neonato ocurre en el momento del parto y no está relacionada con el consumo de leche materna.

Estructura, crecimiento y metabolismo bacterianos

6

I. PERSPECTIVA GENERAL

El mundo celular se divide en dos grupos principales de acuerdo con la presencia o ausencia de un núcleo (una región encerrada en una membrana interna que contiene el material genético). Las células que tienen un núcleo bien definido se denominan *eucariotas*, mientras que las que no lo tienen se llaman *procariotas*. Todas las bacterias son procariotas. Además, el ADN bacteriano no está organizado en las elaboradas estructuras multicromosómicas de los eucariotas, sino que típicamente tienen una sola molécula de doble cadena de ADN, a veces conocida como *nucleoide*. Los procariotas y los eucariotas emplean vías metabólicas muy similares para alcanzar el crecimiento celular y mantener su viabilidad. Sin embargo, los procariotas sintetizan sustancias y estructuras que son singulares de las bacterias, como los peptidoglucanos. En la figura 6-1 se muestra una célula procariota típica.

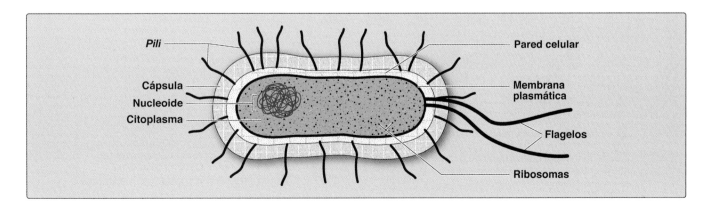

Figura 6-1
Estructura general de una célula bacteriana.

II. CUBIERTA CELULAR

El término *cubierta* o *membrana celular bacteriana* se aplica a cualquier material externo al citoplasma que lo rodea. Esta membrana se encuentra formada por varias capas química y funcionalmente diferentes; las más importantes de ellas son la pared celular y la membrana citoplasmática. La cubierta celular también incluye a la cápsula, o glucocáliz, si está presente.

A. Membrana citoplasmática

La membrana celular está compuesta por fosfolípidos, moléculas que forman dos superficies paralelas (llamadas *bicapa lipídica*) de manera tal que los grupos fosfato polares se encuentran en la parte externa de la bicapa y las cadenas lipídicas no polares están en el lado interno. La membrana citoplasmática actúa como una barrera para la permeabilidad, lo que restringe la clase y la cantidad de moléculas que ingresan y salen de la célula.

B. Peptidoglucanos

La capa de peptidoglucanos determina la forma de la célula. Esta se compone de una malla polimérica reticulada (fig. 6-2). La porción glucano es un polímero lineal de subunidades monosacáridas alternadas: *N*-acetilglucosamina (NAG) y ácido *N*-acetilmurámico (NAM). Este polí-

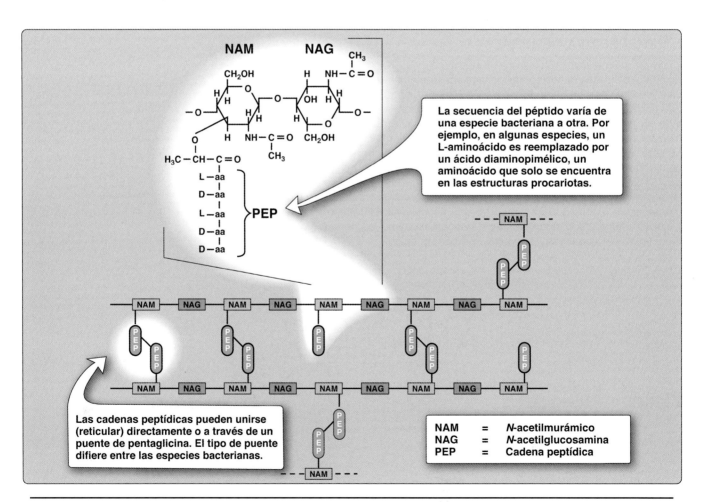

Figura 6-2
Estructura del peptidoglucano, el principal polímero de las paredes celulares bacterianas.

mero es la "columna vertebral" de hidratos de carbono de la malla. La porción "peptídica" del polímero es una cadena corta de aminoácidos que sirve para entrecruzar o formar puentes entre hebras de polisacáridos adyacentes a nivel de las subunidades NAM de esa "columna vertebral", lo que forma una red con una enorme fuerza de tensión (*véase* fig. 6-2) (nota: la presencia de D-aminoácidos ayuda a que la pared bacteriana sea resistente a las peptidasas del hospedero, como las del intestino). En las páginas 55-56 se presenta un análisis de la síntesis de la pared celular.

C. Diferencias entre las paredes celulares grampositivas y gramnegativas

En la figura 6-3 se muestran los detalles moleculares de las paredes celulares de las bacterias grampositivas y gramnegativas. En algunas especies de bacterias grampositivas y gramnegativas pueden hallarse capas superficiales adicionales, como una cápsula o glucocáliz, fuera de la pared celular.

1. **Microorganismos grampositivos.** Las bacterias grampositivas tienen una pared celular gruesa de varias capas de peptidoglucanos por fuera de la membrana citoplasmática. En la mayoría de las especies de grampositivos, el peptidoglucano se une de forma covalente con el ácido teicoico, que esencialmente es un polímero de unidades de glicerol sustituidas y ligadas mediante uniones fosfodiéster. Los ácidos teicoicos son los principales antígenos de superficie celular. Están integrados en la capa de peptidoglucano, pero no anclados en la membrana citoplasmática. Los ácidos lipoteicoicos son lípidos modificados integrados por esta fracción a la hoja externa de la membrana citoplasmática.

2. **Microorganismos gramnegativos.** Las bacterias gramnegativas tienen una estructura más compleja, con una pared compuesta por dos membranas (una membrana externa además de la membrana citoplasmática). Las dos membranas están separadas por el espacio periplasmático, que contiene la capa de peptidoglucanos. Este espacio también contiene enzimas degradativas y proteínas de transporte. A diferencia de las bacterias grampositivas, la capa de peptidoglucanos de las bacterias gramnegativas es fina y, en consecuencia, las células son más susceptibles al daño físico. La membrana externa se distingue por la presencia de lipopolisacáridos (LPS), que son los principales constituyentes de la capa externa de la membrana externa. La porción de polisacáridos de los LPS (polisacáridos O) es antigénica y, por lo tanto, puede usarse para identificar diferentes cepas y especies. La porción lipídica (lípido A) está incluida en la membrana y es tóxica para los humanos y los animales. Como los lípidos A son parte integral de la membrana, se llaman *endotoxinas*, en oposición a las *exotoxinas*, que son sustancias segregadas. No deben confundirse las endotoxinas y las exotoxinas con las *enterotoxinas*, que son exotoxinas tóxicas para la mucosa intestinal. El término "enterotoxina" informa el sitio de acción y no su origen.

D. Cápsula externa y glucocáliz

Numerosas bacterias segregan un material viscoso y pegajoso que forma una cubierta extracelular alrededor de la célula. Por lo general, este material es un polisacárido. Sin embargo, en el caso del *Bacillus anthracis* patógeno, la cápsula está compuesta por ácido poli-D-glutámico. Si el material está firmemente unido a la célula y tiene una estructura organizada, se conoce como *cápsula* (*véase* fig. 6-1). Si el material está unido de forma laxa y es amorfo, se conoce como *capa mucoide* o *glucocáliz*. La cápsula o glucocáliz permite a las células adherirse a las superficies,

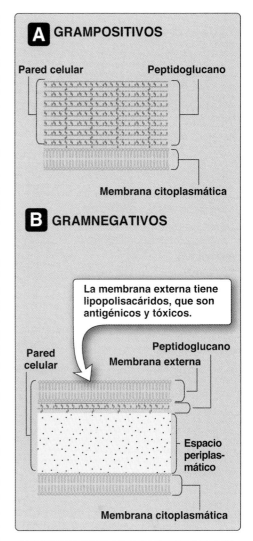

Figura 6-3
Comparación entre las paredes celulares bacterianas grampositivas y gramnegativas.

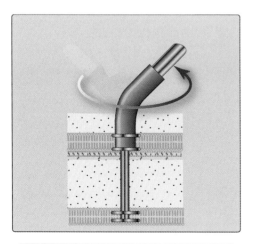

Figura 6-4
La maquinaria rotatoria del flagelo.

protege a las bacterias de los anticuerpos y la fagocitosis, y actúa como barrera de difusión contra algunos antibióticos, con lo que contribuye a la patogenicidad del microorganismo. Las cápsulas también protegen a las bacterias de la desecación, lo que facilita la transmisión.

E. Anexos

Gran cantidad de bacterias tienen apéndices similares a "pelos" que proyectan desde su pared celular. Hay dos tipos de anexos o apéndices: flagelos y *pili* (fimbrias o vellosidades).

1. **Flagelos.** Los flagelos procariotas son estructuras tubulares huecas, largas, semirrígidas y helicoidales compuestas por varios miles de moléculas de la proteína flagelina. Permiten que la bacteria se mueva de una forma dirigida, por ejemplo, en respuesta a un estímulo quimiotáctico. El flagelo está anclado a la membrana celular por su cuerpo basal, que es una maquinaria molecular compleja que rota el flagelo como una hélice o propela de un barco (fig. 6-4). Las células pueden tener uno o varios flagelos. Los flagelos son extremadamente antigénicos. Las bacterias que tienen flagelos no suelen formar colonias compactas en la superficie de agar, sino que se dispersan sobre él, si está lo suficientemente húmedo, con lo que producen una capa con aspecto de nata grumosa.

2. *Pili*. Los *pili* (fimbrias o vellosidades) son más cortos y finos que los flagelos (*véase* fig. 6-1) y sirven como estructuras de unión que promueven el contacto específico célula a célula. Los *pili* permiten la unión entre la célula bacteriana y las del hospedero o entre una bacteria y otra. Para más información sobre los *pili* sexuales o F, *véase* el capítulo 7.

F. Variación antigénica

La variación antigénica es la expresión de varias formas alternativas de antígeno sobre la superficie celular. La mayoría de las estructuras de la superficie están sujetas a variaciones antigénicas, incluidos los LPS, las cápsulas, los ácidos lipoteicoicos, los *pili* y los flagelos. Estas variaciones son importantes para la evasión inmunitaria del patógeno. Por ejemplo, en algunas especies de *Neisseria*, la variación antigénica por conversión de genes (p. 104) permite que el microorganismo produzca moléculas de pilina antigénicamente diferentes con una frecuencia muy elevada. La variación en las estructuras de superficie entre las cepas de la misma especie a menudo se detecta por serología.

III. ESPORAS Y ESPORULACIÓN

Para mejorar la supervivencia cuando el ambiente es hostil (como la falta de nutrientes), algunos bacilos grampositivos experimentan cambios estructurales y metabólicos profundos. Esto da como resultado la formación de una célula inactiva llamada *endospora* dentro de la célula original. Las esporas pueden salir de la célula original como esporas libres (fig. 6-5). Las esporas son las formas de vida más resistentes conocidas. Son notablemente resistentes al calor (sobreviven a la ebullición), la desecación, la luz ultravioleta y los agentes químicos bactericidas. De hecho, los procedimientos de esterilización se evalúan por su capacidad para inactivar las esporas.

A. Esporulación

La esporulación es como el reempaquetado de una copia del ADN bacteriano en una nueva forma que contiene muy poca agua, no tiene actividad metabólica, no se divide y tiene una envoltura reestructurada, extremadamente impermeable y de múltiples capas. La formación de esporas comienza con la invaginación de la membrana de la célula madre, lo que produce una doble membrana que encapsula y aísla una copia del ADN bacteriano en lo que se convertirá en el núcleo de la espora. La espora madura conserva toda la maquinaria para la síntesis proteica y se sintetizan nuevas enzimas específicas de esporas en el núcleo. El núcleo también tiene altas concentraciones de un compuesto único llamado *dipicolinato de calcio*, que se cree es importante para la protección del ADN de las esporas del daño ambiental. Muchas enzimas de la célula vegetativa original (que no se divide) se degradan. Cuando se completa la endospora, la célula madre se lisa, liberando la espora.

B. Germinación de la espora

Para volver al estado vegetativo, las esporas deben activarse primero, un proceso que debilita la cubierta de la espora. En el laboratorio, esto se puede lograr aplicando calor o cambios en el pH, pero el proceso por el cual esto sucede en la naturaleza no está claro. La activación es seguida por la unión de nutrientes (germinantes) como aminoácidos y azúcares a los receptores en la membrana citoplasmática. El reconocimiento de ciertos metabolitos clave comienza el proceso de germinación. La germinación implica la destrucción de la corteza por enzimas líticas, seguida de la captación de agua y la expulsión del dipicolinato de calcio de la célula.

C. Importancia clínica de la esporulación

Algunos de los patógenos más dañinos son formadores de esporas, incluyendo *Bacillus anthracis* (carbunco; *véase* p. 96), *Bacillus cereus* (gastroenteritis; *véase* p. 99), *Clostridium tetani* (tétanos; *véase* p. 157), *Clostridium botulinum* (botulismo; *véase* p. 155), *Clostridium perfringens* (gangrena; *véase* p. 152) y *Clostridium difficile* (*véase* p. 158). Las esporas de estos microorganismos pueden permanecer viables durante muchos años y en general no se destruyen mediante ebullición, pero pueden eliminarse con una autoclave (sometiendo a las esporas a temperaturas superiores a 120 °C a presión elevada). Sin una autoclave, las esporas pueden destruirse en gran medida mediante ebullición primaria para activar la germinación y, después de un corto período de crecimiento vegetativo, una segunda ebullición. Este proceso se conoce como *tindalización*, llamado así por John Tyndall, quien lo descubrió.

IV. CRECIMIENTO Y METABOLISMO

Todas las células deben cumplir ciertas tareas metabólicas para crecer y dividirse. Todas las células, ya sean bacterianas o humanas, realizan estas tareas metabólicas por vías similares. Sin embargo, existen algunas diferencias importantes que distinguen metabólicamente a las bacterias de las células eucariotas, y estas diferencias a menudo pueden aprovecharse en el desarrollo de los tratamientos antibacterianos.

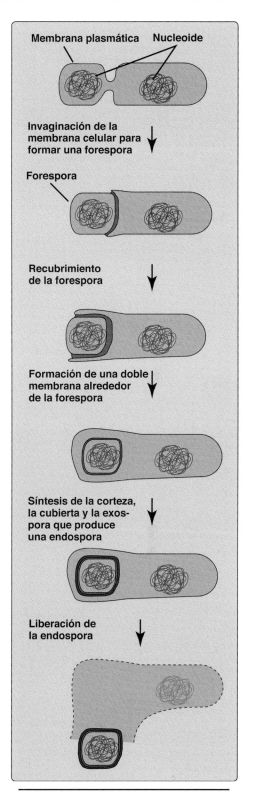

Membrana plasmática   Nucleoide

Invaginación de la membrana celular para formar una forespora

Forespora

Recubrimiento de la forespora

Formación de una doble membrana alrededor de la forespora

Síntesis de la corteza, la cubierta y la exospora que produce una endospora

Liberación de la endospora

Figura 6-5
Formación de una endospora.

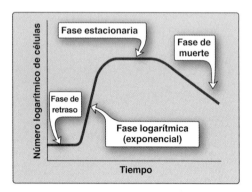

Figura 6-6
Cinética del crecimiento bacteriano
en un medio líquido.

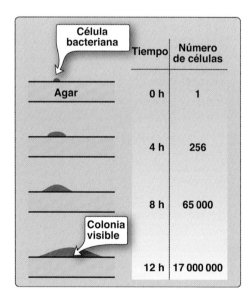

Figura 6-7
Crecimiento de colonias bacterianas en
una superficie sólida y nutritiva, como el
agar (nota: se supone que el tiempo de
duplicación de las bacterias es de 0.5 h
en este ejemplo).

A. Características del crecimiento bacteriano

Si las células bacterianas se suspenden en un medio nutritivo líquido, el aumento en el número de células o la masa puede medirse de varias maneras. Las técnicas incluyen el recuento microscópico de las células en un volumen determinado usando un portaobjetos, el número de células diluidas adecuadamente que pueden formar colonias después de la transferencia a una superficie de un nutriente sólido (agar) o la cuantificación de la turbidez (que es proporcional a la masa celular) de un cultivo en medio líquido.

1. **Estados del ciclo de crecimiento bacteriano.** Como las bacterias se reproducen por fisión binaria (una se convierte en dos, dos en cuatro, cuatro en ocho, etc.), el número de células aumenta exponencialmente con el tiempo (fase de crecimiento exponencial o logarítmica). Según la especie, el tiempo de duplicación mínimo puede ser tan corto como de 10 min o requerir varios días. Por ejemplo, para una especie de rápido crecimiento como la bacteria *Escherichia coli* en un medio nutricionalmente completo, una sola célula puede dar lugar a unos 10 millones de células en solo 8 h. Con el tiempo, el crecimiento disminuye y cesa por completo (fase estacionaria), a medida que se agotan los nutrientes y se acumulan productos de desecho tóxicos. Sin embargo, en la fase estacionaria la mayoría de las células no están muertas. Si se diluyen en un medio de crecimiento nuevo, el crecimiento exponencial se reanudará después de una fase de retraso. En la figura 6-6 se ilustran las fases del ciclo de crecimiento.

2. **Crecimiento superficial.** Si una sola célula bacteriana se coloca en una superficie sólida de agar nutriente, la progenie de esta célula permanece cerca del sitio de depósito y, finalmente, forma una masa macroscópica compacta de células llamada *colonia* (fig. 6-7). Para las especies de crecimiento rápido, la incubación durante la noche a 30-37 °C es suficiente para producir colonias visibles, cada una de las cuales contiene millones de células. Las características macroscópicas de las colonias (p. ej., color, forma, adherencia, olor y textura de la superficie) pueden ser guías útiles para la identificación de las especies de bacterias. Algunas especies no forman colonias circulares compactas porque las células son capaces de moverse y dispersarse sobre la superficie del agar, especialmente si esta es húmeda. Otras especies, en particular los actinomicetos, crecen como largos filamentos de células (crecimiento miceliar).

B. Producción de energía

Una característica distintiva del metabolismo bacteriano es la variedad de mecanismos que se emplean para generar energía a partir de fuentes de carbono. Según el mecanismo bioquímico utilizado, el metabolismo bacteriano puede clasificarse en tres tipos: respiración aerobia, respiración anaerobia y fermentación (fig. 6-8).

1. **Respiración aerobia.** La respiración aerobia es el proceso metabólico en el que el oxígeno molecular sirve como receptor terminal en la cadena de transporte de electrones. En este proceso, el oxígeno es reducido a agua. La respiración es el modo de generación de energía utilizado por todas las bacterias aerobias.

2. **Respiración anaerobia.** La respiración anaerobia es el proceso metabólico en el que los compuestos inorgánicos distintos del oxígeno

molecular sirven como receptores de electrones terminales. En función de la especie, los aceptores pueden ser moléculas como nitratos o sulfatos. La respiración anaerobia puede emplearse como una alternativa a la aerobia en algunas especies (microorganismos facultativos), pero es obligatoria en otras (algunos anaerobios estrictos) (nota: otros anaerobios estrictos usan la fermentación como el método principal de metabolismo energético; esto es particularmente cierto entre las bacterias anaerobias de importancia médica).

3. **Fermentación.** La *fermentación* es un proceso anaerobio utilizado por algunas especies bacterianas. Consiste en el empleo de un intermediario metabólico orgánico derivado de un sustrato "fermentable" como el aceptor final de electrones. Los sustratos que se pueden fermentar y los productos finales dependen de la especie. Independientemente de la bacteria y la vía de fermentación, varios conceptos unificadores son comunes en la fermentación. En comparación con la respiración aerobia y anaerobia, la fermentación produce muy poca energía. El propósito de la fermentación es reciclar el dinucleótido de nicotinamida y adenina (NAD, *nicotinamide adenine dinucleotide*) de su forma reducida (NADH) a su forma oxidada (NAD). El poder reductor que puede convertirse en energía a través de la respiración no se utiliza. El aceptor terminal de los electrones en la fermentación es el piruvato o un derivado de este. Más allá de estos puntos en común, las vías y los productos finales de la fermentación son increíblemente variados. Estos productos finales pueden medirse y, algunas veces, son diagnósticos de una especie dada. Además, algunos productos finales de la fermentación pueden producir toxicidad en el hospedero y daños en los tejidos.

C. Síntesis de peptidoglucanos

El peptidoglucano bacteriano se construye sobre la superficie de la membrana celular y está compuesto por una subunidad principal de hidratos de carbono que se repite, la cual es NAG-NAM (*véase* p. 50). Estas cadenas principales están unidas por péptidos (PEP) cortos para formar una malla rígida (fig. 6-9). La biosíntesis de peptidoglucanos se produce a través de la siguiente serie de pasos:

1. **Activación de subunidades de hidratos de carbono.** Como en todas las polimerizaciones biológicas, las subunidades NAM y NAG se activan mediante la unión a una molécula portadora, que en este caso es el nucleótido uridina difosfato (UDP, *uridine diphosphate*).

2. **Síntesis del péptido de enlace.** Se agrega un pentapéptido a UDP-NAM mediante la transferencia secuencial de aminoácidos, con los dos residuos de alanina terminales agregados como un dipéptido. Este pentapéptido puede contener algunos aminoácidos no estándares, incluyendo el ácido diaminopimélico (DAP, un precursor metabólico de la lisina) y D-aminoácidos. La secuencia del pentapéptido no está dictada por una plantilla de ARN, sino por la especificidad de las enzimas que forman los enlaces peptídicos.

3. **Transferencia de la unidad de peptidoglucano a fosfato de bactoprenol.** La mitad NAM-PEP se transfiere desde el portador UDP a otro portador, fosfato de bactoprenol (BPP), ubicado en la superficie interna de la membrana celular. En este punto, el UDP-NAG transfiere NAG a NAM-PEP, completando la unidad de repetición de peptidoglucano, NAG-NAM-PEP, que ahora se adjunta al BPP portador.

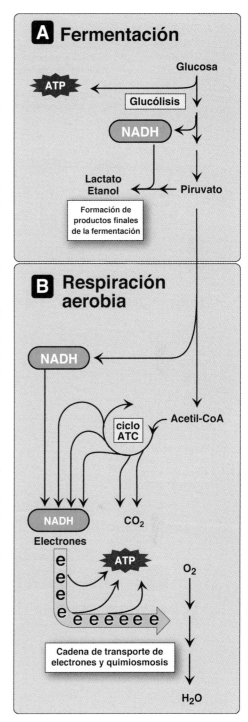

Figura 6-8
Respiración, fermentación y producción de energía en bacterias (nota: los compuestos distintos al oxígeno, como el nitrato y el sulfato, pueden usarse como receptores de electrones terminales en la respiración anaeróbica).

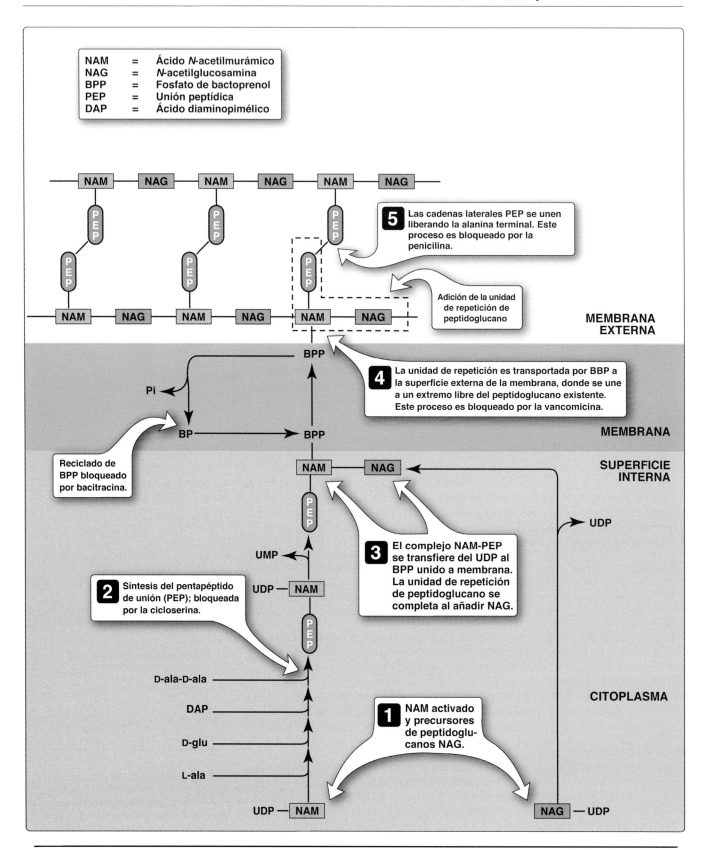

Figura 6-9
Síntesis de una pared celular bacteriana.

4. **Adición de la unidad de repetición al peptidoglucano existente.** El BPP transporta la unidad de repetición NAG-NAM-PEP a través de la membrana celular hasta la superficie exterior, donde se encuentra el peptidoglucano de la pared celular ya existente. La unidad de repetición se agrega a un extremo libre del peptidoglucano existente, lo que aumenta la longitud del polímero en una unidad de repetición. Se crean extremos libres mediante una hidrólisis limitada del peptidoglucano preexistente.

5. **Unión del pentapéptido con el esqueleto de peptidoglucano.** Aunque el extremo *N*-terminal del pentapéptido está unido con los restos NAM de la red troncal, el extremo C-terminal queda libre. La reticulación se produce mediante una reacción de transpeptidación que une el DAP del péptido en una cadena a la alanina (ala) en la posición cuatro del péptido con una cadena adyacente, lo que causa la liberación del ala terminal. Este modo de reticulación directa es característico de *E. coli* y de muchas otras especies gramnegativas. Por el contrario, en las bacterias grampositivas, como *Staphylococcus aureus*, a menudo un pentapéptido de glicina se interpone entre la lisina (lys) en la posición tres de un PEP y la ala en la posición cuatro del PEP con el que se debe hacer el enlace (fig. 6-10).

6. **Biosíntesis de peptidoglucanos como diana de algunos antibacterianos.** Como muchas de las reacciones involucradas en la síntesis de peptidoglucanos son exclusivas de las bacterias, la síntesis de la pared celular es una diana ideal para algunos antibacterianos específicos, en especial los antibióticos β-lactámicos.

   a. **Antibióticos β-lactámicos.** Las penicilinas y las cefalosporinas inhiben las enzimas que catalizan las reacciones de transpeptidación y carboxipeptidación del ensamble de la pared celular. Estas enzimas se denominan *proteínas de unión a la penicilina* (PBP, *penicillin-binding proteins*) porque todas tienen sitios activos que se unen a los antibióticos β-lactámicos. Ninguna de las PBP en particular son dianas de los antibióticos β-lactámicos. Más bien, su efecto letal sobre la bacteria es el resultado de la inactivación de varias especies de PBP. La mayoría de las PBP están implicadas en la síntesis de la pared celular. La resistencia adquirida a los antibióticos β-lactámicos puede deberse a modificaciones genéticas que conducen a la producción de nuevas PBP que tienen una menor afinidad por los β-lactámicos (*véase* p. 64).

   b. **Bacitracina, cicloserina y vancomicina.** Otros antibióticos que interfieren con la síntesis de peptidoglucanos incluyen la bacitracina, que inhibe el reciclaje de fosfato de bactoprenol; la cicloserina, que inhibe la síntesis del dipéptido D-ala-D-ala que proporciona los dos residuos terminales del pentapéptido; y la vancomicina, que bloquea la incorporación de la unidad de repetición NAG-NAM-PEP en la cadena de peptidoglucanos en crecimiento (*véase* fig. 6-9). Como la vancomicina se une al dipéptido D-ala-D-ala terminal, este antibacteriano también impide la transpeptidación.

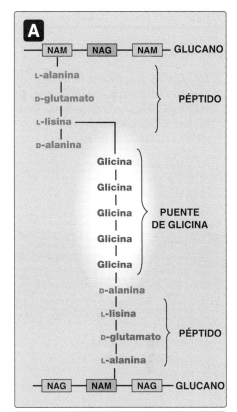

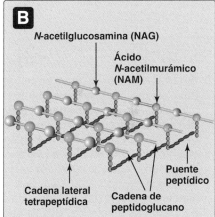

Figura 6-10
A. Puente de glicina en el peptidoglucano de *Staphylococcus aureus*. **B.** Organización de la capa de peptidoglucanos en células grampositivas.

Preguntas de estudio

Seleccione la respuesta correcta.

6.1 Un cultivo bacteriano con una densidad inicial de 1×10^3 células/mL se incuba en un caldo de cultivo nutritivo. Si las bacterias tienen un tiempo de retraso y un tiempo de generación de 10 min, ¿cuál será la densidad celular a los 30 min?

    A. 1.0×10^3
    B. 2.0×10^3
    C. 3.0×10^3
    D. 4.0×10^3
    E. 6.0×10^3

> Respuesta correcta = D. Después de un retraso de 10 min, las bacterias se duplicarán en número a los 20 min y se duplicarán de nuevo en 30 min.

6.2 ¿Cuál de los siguientes componentes se encuentra en las paredes celulares de las bacterias grampositivas, pero no de las gramnegativas?

    A. Membrana citoplasmática
    B. Lipopolisacáridos
    C. Membrana externa
    D. Peptidoglucanos
    E. Ácido teicoico

> Respuesta correcta = E. Las bacterias grampositivas tienen paredes celulares gruesas, multicapa y con peptidoglucanos que se encuentran en el exterior de la membrana. En la mayoría de las especies de grampositivos, el peptidoglucano se une de forma covalente con el ácido teicoico, que es esencialmente un polímero de unidades de glicerol ligadas mediante uniones fosfodiéster. Todas las especies grampositivas también tienen ácido lipoteicoico en sus membranas, donde está unido de manera covalente a glucolípidos. Los ácidos teicoicos son los principales antígenos de la superficie celular. Las bacterias gramnegativas tienen dos membranas: una externa y una interna (citoplasmática). Su capa de peptidoglucano está ubicada entre las dos membranas en el espacio periplasmático. El espacio periplasmático también contiene enzimas y varias otras sustancias. La membrana externa se distingue por la presencia de varios lipopolisacáridos.

6.3 En 1998 ocurrió un gran brote de botulismo en El Paso, Texas. Se demostró que la enfermedad transmitida por los alimentos fue causada por papas (patatas) horneadas envueltas en papel de aluminio que se mantuvieron a temperatura ambiente durante varios días antes de su empleo en salsas en un restaurante griego. En el agua de las papas se encontraba la toxina botulínica de tipo A, al igual que en las heces y, en algunos casos, en las muestras de suero de 18 de los 30 pacientes afectados. Cuatro pacientes requirieron asistencia mecánica respiratoria, pero no murieron. ¿Cuál sería el resultado esperado si las papas se hubieran recalentado a 100 °C durante 10 min antes de servirlas? (Pista: *véanse* pp. 155-156 para conocer las propiedades de la toxina de *Clostridium botulinum*).

    A. El calor mataría las esporas de *Clostridium botulinum*
    B. El calor favorecería el estado vegetativo
    C. El calor inactivaría la toxina en el agua
    D. El calor aumentaría el número de bacterias productoras de toxinas
    E. El calor no alteraría el resultado

> Respuesta correcta = C. Las esporas de *Clostridium botulinum* se encuentran frecuentemente en las papas crudas y, en general, no se destruyen si las papas se hornean en papel de aluminio, lo que mantiene la humedad y, por lo tanto, conserva la temperatura de la superficie a 100 °C (por debajo de la temperatura requerida para la eliminación de esporas, > 120 °C). Durante el almacenamiento a temperatura ambiente en el entorno anaerobio proporcionado por la lámina, las esporas germinan y se forma la toxina. Calentar a 100 °C destruiría la mayoría de los especímenes de *C. botulinum* porque la bacteria está en su estado vegetativo y vulnerable. El calor también inactivaría la toxina producida durante el almacenamiento a temperatura ambiente. Sin embargo, las esporas restantes no morirían.

Genética bacteriana

7

I. PERSPECTIVA GENERAL

Debido a que un solo tipo de molécula (ADN) es el material genético de todos los organismos celulares, desde las bacterias hasta los humanos, los fenómenos genéticos básicos (las mutaciones, la replicación y la recombinación genéticas) son muy similares para todas las formas de vida. El organismo prototípico utilizado en los estudios genéticos microbianos durante los últimos 50 años ha sido la bacteria *Escherichia coli* entérica, un patógeno gramnegativo (*véase* p. 114). Un aspecto de la genética microbiana de gran importancia clínica es la capacidad de las bacterias para transferir genes, especialmente los de resistencia a los antibióticos, a otras bacterias de la misma o diferente especie. Esta transferencia permite el flujo de genes de resistencia a antibióticos de poblaciones bacterianas no patógenas a poblaciones patógenas, así como entre patógenos, con consecuencias potencialmente graves para la salud pública.

II. GENOMA BACTERIANO

El *genoma* de un organismo se define como la totalidad de su material genético. Para las bacterias, el genoma consiste frecuentemente en un solo cromosoma que transporta todos los genes esenciales y una o más variedades de plásmidos que, en general, portan genes no esenciales (fig. 7-1).

A. Cromosoma

En general, todos los genes esenciales (y muchos de los no esenciales) de las bacterias se transmiten en una única pieza larga de ADN de doble cadena circular. Esta estructura molecular se denomina *cromosoma*, por analogía con los portadores hereditarios de las células eucariotas. La mayoría de las bacterias tienen cromosomas que contienen 2 000-4 000 genes.

B. Islas de patogenicidad

Las islas de patogenicidad son elementos genéticos aislados que codifican factores de virulencia, como toxinas, adhesinas, sistemas de secreción y sistemas de absorción de hierro. Estas islas, que varían en tamaño de 7 a 200 kilobases (kb), pueden transferirse horizontalmente entre las bacterias, lo que conduce a una mayor virulencia y adecuación ante el receptor (nota: la *transferencia horizontal de genes* es cualquier

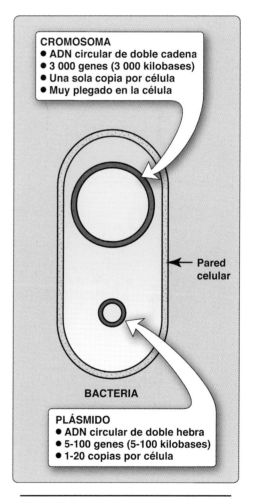

CROMOSOMA
- ADN circular de doble cadena
- 3 000 genes (3 000 kilobases)
- Una sola copia por célula
- Muy plegado en la célula

← Pared celular

BACTERIA

PLÁSMIDO
- ADN circular de doble hebra
- 5-100 genes (5-100 kilobases)
- 1-20 copias por célula

Figura 7-1
Genoma bacteriano (nota: el ADN de doble cadena helicoidal se muestra como dos círculos concéntricos).

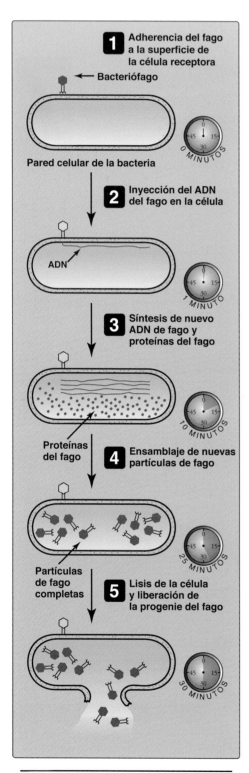

1 Adherencia del fago a la superficie de la célula receptora

← Bacteriófago

Pared celular de la bacteria

2 Inyección del ADN del fago en la célula

ADN

3 Síntesis de nuevo ADN de fago y proteínas del fago

Proteínas del fago

4 Ensamblaje de nuevas partículas de fago

Partículas de fago completas

5 Lisis de la célula y liberación de la progenie del fago

Figura 7-2
Replicación de un bacteriófago. El reloj indica el tiempo total transcurrido que comienza con la unión del fago en el t = 0 (nota: el cromosoma bacteriano y el plásmido no se muestran).

proceso, como la transformación, la transducción o la conjugación bacteriana, en el que un microorganismo incorpora material genético de otro microorganismo sin ser la misma progenie; en contraste, la *transferencia vertical* ocurre cuando un organismo recibe material genético de su ancestro, p. ej., una especie a partir de la cual ha evolucionado). Las islas de patogenicidad difieren del resto del cromosoma del receptor en el contenido de G+C y, generalmente, están flanqueadas por elementos de secuencia repetidos o genes que codifican los ARN de transferencia (ARNt).

C. Plásmidos

Con frecuencia, las bacterias contienen pequeños anillos de ADN (plásmidos) que varían en tamaño desde 1.5 hasta 120 kb (menos de una décima parte del tamaño del cromosoma bacteriano). Los plásmidos se replican de manera independiente al cromosoma y pueden existir en la célula como una o varias copias. Los plásmidos son capaces de transportar genes que codifican toxinas o proteínas que promueven la transferencia del plásmido a otras células; sin embargo, en general no incluyen genes esenciales para el crecimiento o la replicación de las células. Numerosos plásmidos contienen secuencias de ADN móviles (transposones) que pueden moverse entre diferentes plásmidos y entre el plásmido y el cromosoma (*véanse* pp. 63-64). Los transposones, el depósito de muchos genes de resistencia a los antibióticos, son responsables de la capacidad de algunos plásmidos para integrarse en el cromosoma bacteriano.

III. BACTERIÓFAGOS

Un *bacteriófago* (fago) es un virus que se replica dentro de una célula bacteriana. Está formado nada más que por un fragmento de ácido nucleico encapsulado en una capa protectora de proteínas. Según el fago, el ácido nucleico puede ser desoxirribonucleico o ribonucleico, bicatenario o monocatenario, y varía en tamaño desde unas 3 000 bases (tres genes) hasta 200 000 bases (200 genes). El ciclo replicativo típico (fig. 7-2) comienza con la unión del fago a los receptores en la superficie celular, seguida de la inyección del ácido nucleico en la célula bacteriana, dejando toda o la mayor parte de la proteína fuera de esta (a diferencia de la infección vírica en las células de los vertebrados, en la cual la célula capta todo el virus y su ácido nucleico se libera intracelularmente [*véanse* pp. 244-249]). El ácido nucleico del fago codifica proteínas que toman el control de la maquinaria biosintética de la célula para replicar el material genético del fago y sintetizar proteínas específicas de este. Cuando se han acumulado suficientes proteínas de cubierta y nuevo material genético del fago, estos componentes se autoensamblan en partículas de fago maduras, y el ADN o ARN es encapsulado por la cubierta del fago. La liberación de nuevas partículas de fagos se realiza mediante una enzima específica (lisozima) que disuelve la pared celular bacteriana. El número de partículas de fago en una muestra puede determinarse mediante un sencillo y rápido análisis de placa. Si una sola partícula del fago se introduce en una capa bacteriana confluente que crece en una superficie de agar, este fago, a las pocas horas, producirá millones de descendientes a expensas de las células bacterianas vecinas, de manera que deja un "agujero" o placa visible en el resto de la capa opaca (fig. 7-3). Los fagos se clasifican como virulentos o atemperados (moderados), según la naturaleza de su relación con el hospedero bacteriano.

A. Fagos virulentos

La infección de una bacteria por un fago virulento produce la muerte inevitable de la célula por lisis, con la liberación de partículas de fagos recientemente replicadas. En condiciones óptimas, una célula bacteriana infectada con una sola partícula de un fago puede producir cientos de fagos de progenie en 20 min (nota: en general, los fagos que infectan una especie bacteriana no infectan a otras especies).

B. Fagos atemperados

Una bacteria infectada por un fago atemperado puede tener el mismo destino que una bacteria infectada por un fago virulento (la lisis rápida después de la infección). Sin embargo, también es posible un resultado alternativo: después de ingresar en la célula, el ADN o ARN del fago, en lugar de replicarse de manera autónoma, puede integrarse en el cromosoma de la célula hospedera. En este estado (profago), la expresión de los genes del fago se ve reprimida indefinidamente por una proteína reguladora codificada dentro del genoma del fago. No se producen nuevas partículas de fago, la célula hospedera sobrevive y el material genético del fago se replica como parte del cromosoma del hospedero.

C. Bacterias lisogénicas

Una bacteria lisogénica transporta un fago. Este fenómeno se denomina *lisogenia* y se dice que la célula bacteriana está *lisogenizada*. Las bacterias no lisogénicas pueden hacerse lisogénicas a través de la infección por un fago atemperado. La asociación de la célula bacteriana y el profago es extremadamente estable; sin embargo, puede desestabilizarse debido a varios tratamientos que dañan el ADN del hospedero, como la exposición a la luz ultravioleta. Cuando hay un daño en el ADN, se libera la represión de los genes del fago, y el profago se separa del cromosoma hospedero, se replica de forma autónoma y produce partículas hijas de fagos. La célula hospedera se lisa, al igual que con un fago virulento. La activación de su estado de profago latente se llama *inducción*. La adquisición por parte de algunas bacterias de propiedades debido a la presencia de un profago se denomina *conversión lisogénica*.

IV. TRANSFERENCIA GÉNICA

Los genes pueden transferirse de una célula bacteriana a otra mediante tres mecanismos distintos: conjugación, transducción y transformación. Dado que ciertos tipos de ADN transferido no contienen un origen de replicación, estos solo se transmitirán a las generaciones siguientes si el ADN transferido se incorpora al cromosoma receptor, que tiene un origen de replicación. Los plásmidos contienen su propio origen de replicación y, por lo tanto, pueden mantenerse en un hospedero bacteriano a través de generaciones posteriores sin estar integrados en el cromosoma.

A. Conjugación

La *conjugación* es el proceso mediante el cual las bacterias transfieren genes de una célula a otra por contacto de célula a célula. Las células donantes y receptoras deben tener la constitución genética adecuada para adherirse entre sí y formar un puente citoplasmático entre ellas a través del cual pueda pasar el ADN. En específico, el proceso requiere la presencia de una proyección similar a un pelo en la célula donante denominada *pili sexual*, la cual hace contacto con un sitio receptor específico

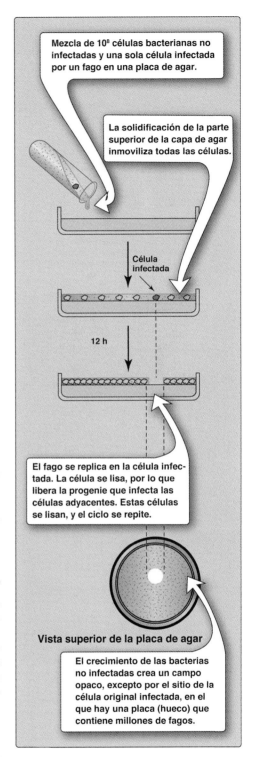

Mezcla de 10^8 células bacterianas no infectadas y una sola célula infectada por un fago en una placa de agar.

La solidificación de la parte superior de la capa de agar inmoviliza todas las células.

Célula infectada

12 h

El fago se replica en la célula infectada. La célula se lisa, por lo que libera la progenie que infecta las células adyacentes. Estas células se lisan, y el ciclo se repite.

Vista superior de la placa de agar

El crecimiento de las bacterias no infectadas crea un campo opaco, excepto por el sitio de la célula original infectada, en el que hay una placa (hueco) que contiene millones de fagos.

Figura 7-3
Detección visual de bacteriófagos por el método de la placa.

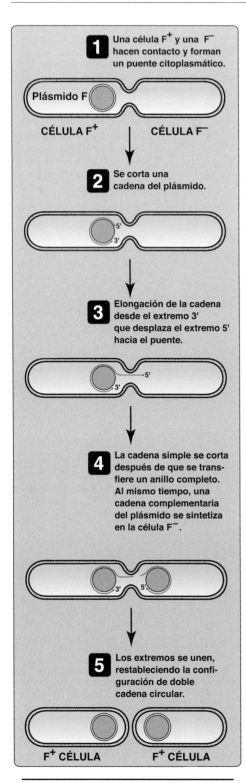

Figura 7-4
Transferencia de célula a célula de un plásmido conjugativo (no se muestra el ADN cromosómico).

en la superficie de la célula receptora. Este contacto da como resultado la formación de un par de células relativamente estable y el inicio de la transferencia de ADN (fig. 7-4).

B. Transducción

La *transducción* se refiere a la transferencia de genes de una célula a otra a través de un vector fago sin contacto entre ellas. Hay dos formas en las que esto puede ocurrir: generalizada y especializada. En cada caso, el fago transductor es atemperado; así, la célula receptora sobrevive a la infección del fago.

1. **Transducción generalizada.** En la transducción generalizada, un fragmento aleatorio de ADN bacteriano se encapsula de forma accidental en una cubierta proteica del fago en lugar de su ADN (fig. 7-5A). Cuando esta rara partícula del fago infecta una célula receptora, inyecta el fragmento de ADN bacteriano en la célula. Si este fragmento se integra al cromosoma receptor mediante recombinación, la célula receptora lo transducirá de manera estable.

2. **Transducción especializada.** En la transducción especializada, solo se transducen ciertos genes bacterianos ubicados en el cromosoma de la bacteria, cerca del sitio de inserción del profago del fago transductor (fig. 7-5B). El fago adquiere los genes bacterianos mediante una escisión rara y anómala del cromosoma bacteriano. Una partícula del fago transductor especializada contiene fagos y ADN bacteriano unidos en una sola molécula. Después de infectar otra célula, esta molécula conjunta se integra en el cromosoma receptor tal como lo hace generalmente el ADN del fago en el proceso de convertirse en un profago.

C. Transformación

La *transformación* es la transferencia de genes de una célula a otra por medio de ADN desnudo. El descubrimiento de la transformación en 1928, uno de los más importantes en toda la biología, llevó finalmente a la identificación del ADN como material genético. Los estudios sobre el fenómeno de transformación en sí revelaron que la capacidad de una célula para transformarse (denominada "competencia") depende de un estado fisiológico de la célula que permita que el ADN cruce la membrana celular. Cuando el ADN de doble cadena libre ingresa en la célula receptora, una de las dos cadenas es destruida por las nucleasas y la única cadena restante se integra al cromosoma residente. Si se encuentra una región de homología de secuencia, la cadena invasora reemplaza una de las dos cadenas residentes por un complejo proceso de corte y empalme. Como la transformación depende de la transferencia de ADN desnudo, el proceso es sensible e inhibido por la presencia de una ADNasa, a diferencia de la transducción o la conjugación.

V. VARIACIÓN GENÉTICA

Aunque todas las células en un cultivo bacteriano "puro" derivan de una única célula original, los cultivos en general contienen células raras que difieren de la célula originaria. La mayoría de estas variantes (mutantes) surgen debido a cambios (mutaciones) en su ADN.

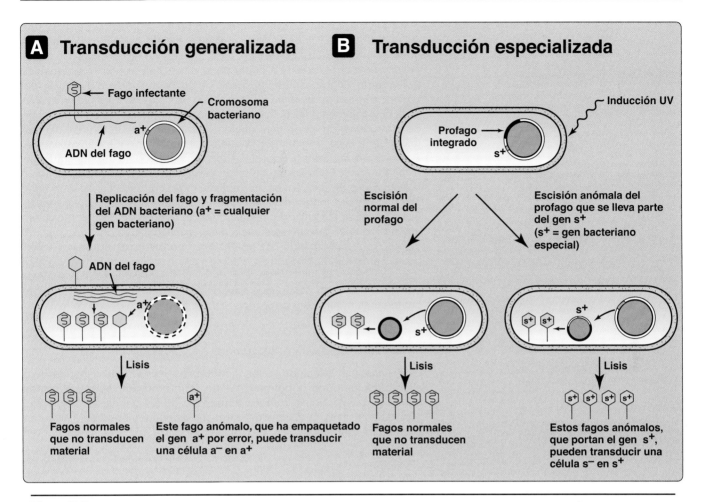

Figura 7-5
Ciertos fagos pueden empaquetar genes bacterianos y transferirlos a otras bacterias (transducción). **A.** Mediante la transducción generalizada puede transferirse cualquier gen bacteriano. **B.** Mediante la transducción especializada, solo ciertos genes pueden transferirse, es decir, aquellos que están cerca de un profago integrado.

A. Mutaciones

Estrictamente hablando, cualquier cambio en la estructura del material genético o, más específicamente, cualquier cambio en la secuencia de bases de ADN (*genotipo*) se denomina *mutación*. Algunas mutaciones son inestables (con frecuencia vuelven a su estado anterior), y otras no afectan de forma notoria al organismo. Por lo general, las mutaciones que se estudian son aquellas estables y que causan algún cambio en las características del organismo (*fenotipo*). Las mutaciones pueden clasificarse según el tipo de cambio químico que se produce en el ADN o, cuando la mutación afecta a un gen codificador de proteínas, por el efecto que tienen sobre la traducción del mensaje.

B. Elementos genéticos móviles

La disposición de los genes en los genomas de las bacterias (y probablemente de todos los organismos) no es completamente estática. Ciertos segmentos de ADN, llamados *transposones*, tienen la capacidad de moverse de un lugar a otro en el cromosoma y de entrar y salir de los plásmidos. Los transposones no existen como segmentos de ADN libre en el citoplasma, sino solo incorporados dentro del genoma. Hay dos tipos generales de transposones: replicativos y no replicativos. Un *transposón replicativo* deja una copia de sí mismo en la ubicación original. Por lo tanto, el proceso de transposición duplica el número de copias del transposón. Un *transposón no replicativo* no deja una copia de sí mismo en la ubicación original. Si la transposición da como resultado la inserción de un transposón en un gen funcional, se interrumpe la función del gen (esta fue la base original por la que se descubrieron los transposones). Por lo tanto, los transposones pueden ser vistos como agentes mutagénicos internos. En la figura 7-6 se muestra el proceso de transposición y la estructura de un transposón replicativo típico. Este transposón tiene tres genes y una longitud de unas 5 kb. Los genes de transposasa y resolvasa codifican las enzimas involucradas en el proceso de transposición, mientras que el gen de resistencia a los antibióticos es un "pasajero". El transposón está limitado por repeticiones cortas (unas 50 bases) invertidas. Estas repeticiones invertidas son reconocidas por la transposasa cuando inicia la transposición. Los elementos genéticos móviles son responsables de gran parte de la variabilidad genética en las poblaciones bacterianas naturales y de la propagación de muchos genes de resistencia a antibióticos.

C. Mecanismos de resistencia adquirida a los antibióticos

La resistencia adquirida a los antibióticos requiere una ganancia o alteración temporal o permanente de la información genética en las bacterias susceptibles. Aunque la mayoría de los genes de resistencia son transmitidos por plásmidos, estos genes pueden intercambiarse con elementos cromosómicos. La transferencia de material genético del

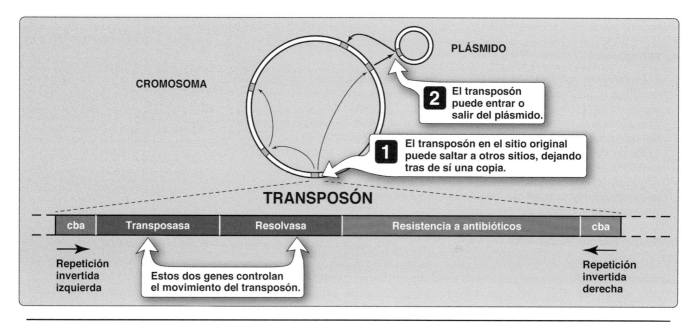

Figura 7-6
Un transposón replicativo puede moverse de un lugar a otro en el cromosoma, dejando una copia de sí mismo en el sitio anterior.

plásmido al cromosoma puede ocurrir mediante simples episodios de recombinación, pero los transposones facilitan enormemente este proceso. Muchos genes de resistencia, como las β-lactamasas mediadas por plásmidos, los genes de resistencia a las tetraciclinas y las enzimas modificadoras de aminoglucósidos, están organizados en transposones. En la figura 7-7 se muestran los cinco mecanismos principales de resistencia a los antibióticos.

1. **Reducción de la absorción del antibiótico.** Los microorganismos gramnegativos pueden limitar la penetración de ciertos agentes, incluidos los antibióticos β-lactámicos, las tetraciclinas y el cloranfenicol, como resultado de la alteración en el número y la estructura de las porinas (proteínas que forman canales) en la membrana externa.

2. **Eflujo de antibiótico.** Algunos microorganismos gramnegativos codifican sistemas de eflujo incluidos en la membrana de múltiples componentes que reconocen y bombean distintas sustancias tóxicas como detergentes y antibióticos. La expresión de estos sistemas en general está estrechamente regulada y, a menudo, es inducida por la presencia de sustratos reconocidos por la bomba.

3. **Alteración del sitio diana para el antibiótico.** La resistencia a los antibióticos β-lactámicos en *Streptococcus pneumoniae*, por ejemplo, implica alteraciones en una o más de las principales proteínas bacterianas de unión a la penicilina (*véase* p. 87), lo que conduce a la disminución de la unión del antibiótico a su diana.

4. **Adquisición de nuevas dianas.** Algunos aislados de *Staphylococcus aureus*, por ejemplo, son resistentes a la vancomicina debido a la expresión de genes recién adquiridos que modifican los residuos D-ala-D-ala (la diana de la vancomicina) en el peptidoglucano, convirtiéndolos en su lugar en D-ala-D-lac. Aunque esta nueva diana se polimeriza de manera eficaz para formar una red de peptidoglucanos con suficiente estabilidad, el péptido D-ala-D-lac no se une a la vancomicina y, por lo tanto, el antibiótico ya no es eficaz.

5. **Adquisición de genes que codifican la capacidad de destruir o modificar el antibiótico.** Algunos ejemplos de enzimas inactivadoras de antibióticos incluyen: 1) β-lactamasas, que inactivan hidrolíticamente el anillo β-lactámico de penicilinas, cefalosporinas y fármacos relacionados; 2) acetiltransferasas, que transfieren un grupo acetilo al antibiótico, inactivando el cloranfenicol o los aminoglucósidos; y 3) esterasas, que hidrolizan el anillo de lactona de los macrólidos.

VI. REGULACIÓN DE LA EXPRESIÓN GÉNICA

Muchas bacterias pueden fabricar la mayoría de los compuestos orgánicos que necesitan (p. ej., aminoácidos, nucleótidos, hidratos de carbono o lípidos) y, en este sentido, son más versátiles que los organismos superiores. Este recurso metabólico es una clara ventaja cuando el microorganismo se encuentra en un entorno nutricionalmente pobre, pero es extremadamente inútil en un entorno nutritivo si la bacteria debe mantener listas todas las enzimas biosintéticas innecesarias. Por lo tanto, las bacterias han desarrollado diversos mecanismos para producir ciertas enzimas metabólicas solo cuando son necesarias. La mayor parte de la regulación en las bacterias implica el control de la transcripción, en lugar del control de la traducción del ARN mensajero (ARNm) en proteínas. El siguiente ejemplo clásico describe los mecanismos que regulan la expresión del operón *lac* en *E. coli*, requerido para el transporte y metabolismo de la lactosa.

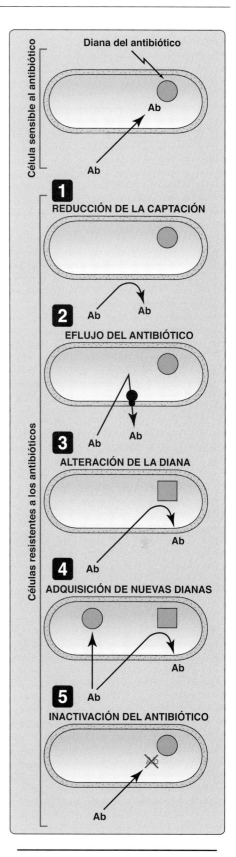

Figura 7-7
Cinco mecanismos habituales de resistencia a los antibióticos.

A. Control negativo (represión)

La *lactosa* es un disacárido compuesto por glucosa y galactosa. El primer paso en el metabolismo de la lactosa es la escisión en unidades de monosacáridos, un trabajo realizado por la enzima β-galactosidasa. Para evitar el desperdicio, las bacterias sintetizan β-galactosidasa solo cuando hay lactosa en el medio de crecimiento. Las bacterias logran este control produciendo una proteína represora que, cuando no hay lactosa, se une a un sitio específico en el ADN (sitio operador) cerca del inicio del gen de la β-galactosidasa (fig. 7-8A). Cuando el represor está unido, la ARN polimerasa, que reconoce la región promotora que se encuentra corriente arriba del sitio operador, no puede iniciar la transcripción de los genes. Cuando hay lactosa, esta se une a la proteína represora, lo que evita que el represor se una al ADN y permite la transcripción de los genes. El gen de la β-galactosidasa es, de hecho, uno de un conjunto de tres genes contiguos. Los otros dos codifican una permeasa de lactosa y la β-galactósido transacetilasa. Juntos, estos tres genes, todos controlados por el mismo represor, constituyen el operón *lac*. Este mecanismo se conoce como *control negativo*, porque el elemento de control (el represor) actúa impidiendo la transcripción. En este ejemplo, la lactosa es un inductor del operón *lac* (nota: en otros casos, el represor libre no reprime, a menos que se una a otro compuesto [correpresor]; por ejemplo, el represor para el operón triptófano está activo solo cuando se une al triptófano).

B. Control positivo (activación)

Si las bacterias crecen en un medio que contiene glucosa y otro azúcar, utilizan exclusivamente la glucosa como fuente de energía. Esto se debe a que no se produce la transcripción de todos los operones de utilización de azúcares distintos de la glucosa, a pesar de que hay azúcares inductores presentes. El motivo de este fallo es que los operones de utilización de azúcares (p. ej., el operón *lac*) deben activarse mediante una proteína específica llamada *proteína activadora de catabolitos* (CAP, *catabolite activator protein*), que, a su vez, solo funciona como activador cuando se une con monofosfato de adenosina cíclico (cAMP, *cyclic adenosine monophosphate*) (nota: la CAP también se denomina *CRP* [*cAMP receptor protein*]). La glucosa, a su vez, regula la actividad de la CAP al regular la cantidad de cAMP. Cuando hay glucosa en una concentración elevada, hay una baja cantidad de cAMP, y los operones de utilización de azúcares no están activados. Cuando no hay glucosa o su concentración es baja, hay una cantidad alta de cAMP, y los operones de empleo de azúcares están activados (fig. 7-8B). Aunque técnicamente este proceso es de activación, a menudo se le conoce como *represión catabólica*. La represión catabólica es un mecanismo regulador global mediante el cual muchos operones, cada uno bajo control individual, están regulados de manera coordinada por una única proteína activadora.

C. Modificaciones de la especificidad de la ARN polimerasa

Los microorganismos a menudo se ven obligados a activar o desactivar grandes grupos de genes en respuesta a condiciones ambientales estresantes. Por ejemplo, bajo condiciones de inanición, muchas especies esporulan, un proceso que requiere cambios importantes en las vías metabólicas. De manera similar, la exposición repentina a una temperatura elevada ("choque térmico") provoca la formación de muchas proteínas nuevas. En ambos casos, el cambio en la expresión genética se debe a una modificación de la ARN polimerasa, específicamente, un reemplazo de la subunidad sigma (σ) normal por una subunidad alternativa que reconoce un conjunto diferente de promotores.

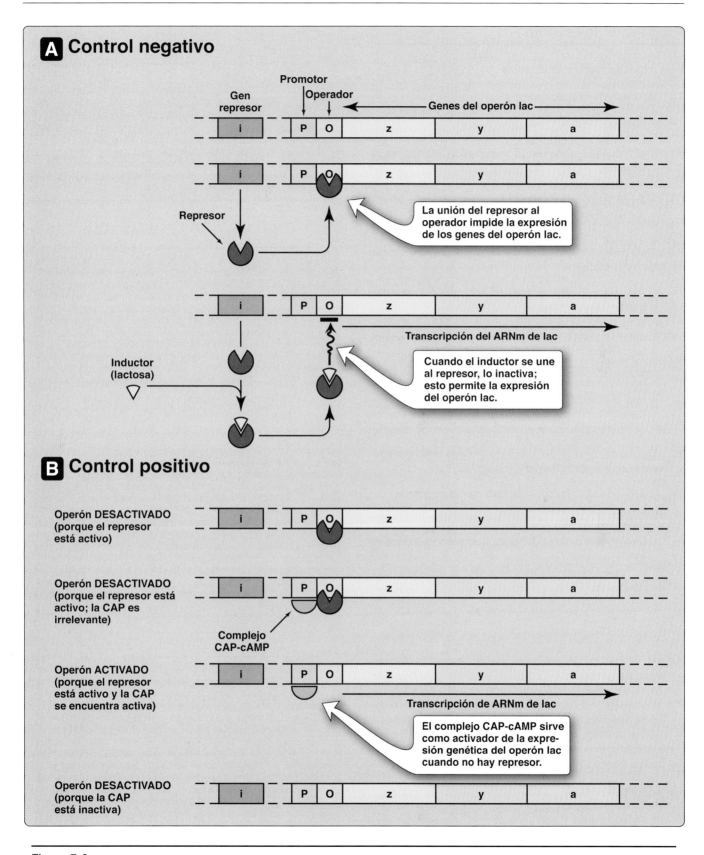

Figura 7-8

A y B. Los genes bacterianos pueden ser controlados de forma negativa por los represores o de forma positiva por los activadores. cAMP, monofosfato de adenosina cíclico; CAP, proteína activadora del catabolitos.

Preguntas de estudio

Seleccione la respuesta correcta.

7.1 Una bacteria lisogénica:

   A. Transporta un profago
   B. Provoca la lisis de otras bacterias al contacto
   C. No puede sostener la replicación de un fago virulento
   D. A menudo, es un patógeno humano
   E. En general, no es capaz de realizar una transferencia genética por conjugación

> Respuesta correcta = A. Una bacteria lisogénica puede generar fagos porque transporta genes de fagos en un estado latente (profago). La lisogenia no confiere ninguna propiedad lítica especial a la bacteria y, en general, no afecta la transferencia por conjugación o la capacidad de soportar la replicación de otros fagos no relacionados. La presencia de un profago puede convertir ciertas bacterias en patógenos humanos, pero estos casos son raros.

7.2 ¿Cuál de las siguientes afirmaciones sobre los plásmidos es verdadera?

   A. Todos los plásmidos pueden ser transferidos entre bacterias por conjugación
   B. Gran parte de la información codificada en el plásmido es esencial para la supervivencia de la célula bacteriana
   C. Los plásmidos de resistencia llevan genes para la resistencia a los antibióticos
   D. Los plásmidos de resistencia no pueden transferirse a otras células bacterianas
   E. Los plásmidos carecen de un origen de replicación

> Respuesta correcta = C. Los plásmidos son moléculas de ADN pequeñas, circulares y superenrolladas que se encuentran en algunas bacterias. En general, no tienen genes esenciales, pero algunos plásmidos, como los plásmidos R (resistencia), tienen genes que codifican la resistencia a los antibióticos. Todos los plásmidos tienen su propio origen de replicación, por lo que se replican junto con el cromosoma hospedero y se transmiten a las células hijas. Solo algunos plásmidos tienen genes que permiten la transmisión a otras bacterias por el proceso de conjugación.

7.3 ¿Qué ocurre cuando un bacteriófago atemperado entra en un estado llamado "lisogenia"?

   A. Se expresa la mayor cantidad de genes víricos
   B. La célula bacteriana se lisa
   C. Se producen muchos virus nuevos
   D. La mayoría de las funciones bacterianas normales se desactivan
   E. El virus puede integrarse en el genoma del hospedero

> Respuesta correcta = E. Hay dos tipos de bacteriófagos: líticos y temperados. La distinción se realiza de acuerdo con el ciclo de vida del bacteriófago. Al entrar en una bacteria, los fagos líticos producen ácidos nucleicos y proteínas de fagos, ensamblan muchas partículas nuevas de fagos, lisan la célula y liberan la progenie de fagos. Sin embargo, los fagos temperados pueden penetrar en la bacteria y entrar en un estado latente llamado *lisogenia*, en el que la mayoría de los genes víricos están reprimidos. Las funciones bacterianas permanecen activas y la bacteria no resulta dañada. Algunos fagos inactivos se replican como plásmidos; otros, como el fago λ, se integran en el genoma del hospedero como profagos. El ADN del profago se replica junto con el ADN del hospedero a medida que la bacteria crece y se divide.

7.4 Un factor de virulencia se puede transferir de una cepa de bacterias a otra en un proceso genético que es independiente del contacto de célula a célula entre el donante y el receptor. La adición de ADNasa tampoco interfiere con la transferencia del factor de virulencia. A partir de estas características, ¿cuál de los siguientes procesos está involucrado en esta transferencia genética?

   A. Conjugación
   B. Transformación
   C. Transducción
   D. Transposición
   E. Transversión

> Respuesta correcta = C. La *transducción* es el proceso por el cual el material genético se transfiere de un donante a un receptor dentro de un bacteriófago. Este proceso no requiere contacto de célula a célula y es resistente a la ADNasa. La conjugación requiere un contacto de célula a célula entre las células del donante y el receptor. La transformación implica el intercambio de ADN desnudo entre el donante y el receptor sin contacto célula a célula. Sin embargo, la transformación del ADN es sensible al tratamiento con ADNasa. La transposición es el proceso en el que un transposón se separa de un sitio y se integra en otro sitio dentro de la misma célula bacteriana. Por lo tanto, este proceso no explicaría la transferencia de un marcador genético entre diferentes células bacterianas. La transversión no es un medio de intercambio genético.

Estafilococos

8

I. PERSPECTIVA GENERAL

Los estafilococos y los estreptococos (*véase* cap. 9) constituyen los principales grupos de cocos grampositivos de importancia médica. Las infecciones por estafilococos van desde algo trivial hasta una enfermedad rápidamente mortal. Pueden ser muy difíciles de tratar, sobre todo los que se contagian dentro de instituciones sanitarias (infecciones intrahospitalarias), debido a la notable capacidad de los estafilococos para desarrollar resistencia a los antibióticos. Los estafilococos están ampliamente distribuidos, y alrededor de una docena de especies forman parte de la microbiota humana. La especie más virulenta del género, *Staphylococcus aureus*, es una de las causas más frecuentes de infecciones bacterianas y también es una causa importante de intoxicación por alimentos y síndrome de choque tóxico (SCT). Entre las especies estafilocócicas menos virulentas, *Staphylococcus epidermidis* es una causa importante de infecciones de implantes protésicos, mientras que *Staphylococcus saprophyticus* causa infecciones urinarias, especialmente cistitis en mujeres. En la figura 8-1 se resumen los estafilococos descritos en este capítulo.

II. CARACTERÍSTICAS GENERALES

En general, los estafilococos adquieren un color púrpura oscuro en las preparaciones teñidas con Gram (fig. 8-2). Son redondos, más que ovalados, y se disponen en agrupaciones que se asemejan a racimos de uvas. Como el crecimiento de estafilococos requiere la suplementación con varios aminoácidos y otros factores de crecimiento, se cultivan de forma rutinaria en medios enriquecidos que contienen caldo de nutrientes o sangre (*véase* p. 23). Los estafilococos son anaerobios facultativos. Producen catalasa, que es una característica que los distingue de los estreptococos catalasa negativos. La especie más virulenta de estafilococo es *S. aureus*; la mayoría de sus cepas segregan coagulasa, una enzima que hace que el plasma citratado se coagule. Otras especies (como *S. epidermidis* y *S. saprophyticus*) que causan enfermedad de forma ocasional y, a menudo, no segregan coagulasa se denominan colectivamente *estafilococos coagulasa negativos*. Los estafilococos son resistentes al calor y la desecación; por lo tanto, pueden persistir largos períodos en fómites (objetos inanimados), que luego pueden servir como fuentes de infección. El lavado de manos frecuente antes y después del contacto con alimentos o personas potencialmente infectadas disminuye la transmisión de la enfermedad estafilocócica.

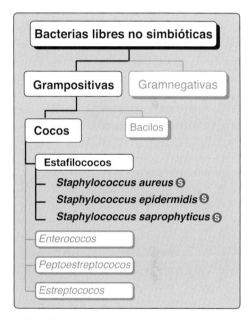

Figura 8-1
Clasificación de los estafilococos.
Ⓢ En las pp. 359-360 pueden verse las síntesis sobre estos microorganismos.

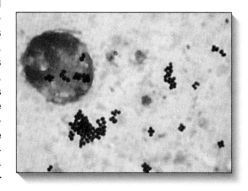

Figura 8-2
Cepa de *Staphylococcus aureus*.

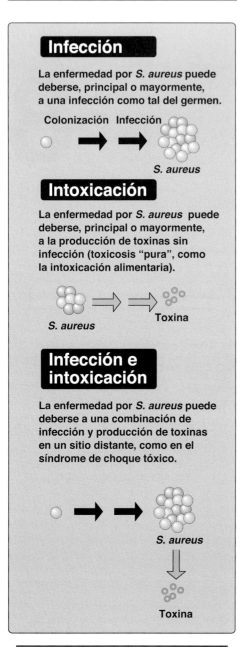

Figura 8-3
Causas de enfermedad por una infección
con *Staphylococcus aureus*.

III. *STAPHYLOCOCCUS AUREUS*

En general, se requiere un compromiso grave del hospedero para que haya una infección por *S. aureus*, como la pérdida de la continuidad de la piel o la introducción de un cuerpo extraño (p. ej., heridas, infecciones quirúrgicas o catéteres venosos centrales), un folículo piloso obstruido (foliculitis) o un sistema inmunitario comprometido. La enfermedad por *S. aureus* puede ser en gran parte o completamente: 1) el resultado de una infección invasiva al sobrepasar los mecanismos de defensa del hospedero y la producción de sustancias extracelulares que facilitan la invasión, 2) una consecuencia de la producción de toxinas sin infección invasiva (toxicosis "pura"), o 3) la combinación de una infección invasiva y una intoxicación (fig. 8-3).

A. Epidemiología

El patógeno *S. aureus* a menudo es portado por individuos sanos en la piel y las mucosas. Los portadores pueden ser una fuente de infección para ellos mismos y para otros, por ejemplo, por contacto directo o contaminación de fómites (objetos como el pomo de una puerta, que a su vez puede ser fuente de infección) y alimentos, que luego pueden causar una intoxicación alimentaria.

B. Patogenia

Los factores de virulencia son las características genéticas, bioquímicas o estructurales que permiten que un microorganismo cause enfermedades. El resultado clínico de una infección depende de la virulencia del patógeno y la eficacia de los mecanismos de defensa del hospedero. *S. aureus* expresa numerosos factores de virulencia potenciales (fig. 8-4) (nota: la actividad de la coagulasa produce una coagulación localizada, lo que restringe el acceso de los neutrófilos o polimorfonucleares [PMN] y otras defensas inmunitarias; esto haría de la coagulasa un factor de virulencia, aunque los mutantes que carecen de la capacidad para producir este factor siguen siendo virulentos en modelos animales). Para la mayoría de las enfermedades causadas por *S. aureus*, la patogenia depende de las acciones combinadas de varios factores de virulencia, por lo que es difícil determinar con precisión la función de cualquier factor dado.

1. **Factores de virulencia de la pared celular**

   a. **Cápsula.** La mayoría de las cepas clínicas expresan una "microcápsula" de polisacárido (predominan los serotipos 5 y 8). La capa capsular es muy delgada; sin embargo, se ha asociado con una mayor resistencia a la fagocitosis. Al infectar organismos vivos, las cepas clínicas producen cápsulas, pero la expresión se pierde rápidamente en el cultivo *in vitro*.

   b. **Proteína A.** La proteína A es un componente importante de la pared celular de *S. aureus*. Se une a la región Fc de la inmunoglobulina (Ig) G, por lo que ejerce un efecto antiopsónico (y, en consecuencia, fuertemente antifagocítico).

   c. **Proteínas de unión a la fibronectina.** La proteína de unión a la fibronectina (FnBP, *fibronectin-binding protein*) y otras proteínas de superficie estafilocócicas promueven la unión bacteriana a las células de la mucosa y las matrices tisulares. La FnBP conocida como *factor de aglutinación* aumenta la aglomeración bacteriana en presencia de plasma, lo que inhibe la fagocitosis y promueve la infección.

2. **Exotoxinas citolíticas.** Las toxinas α, β, γ y δ atacan las membranas de las células de los mamíferos (incluidos los eritrocitos) y se conocen a menudo como *hemolisinas*. La α-toxina estafilocócica es la mejor estudiada, y está codificada cromosómicamente. Los monómeros de la toxina secretados se polimerizan en tubos que perforan las membranas celulares eucariotas, lo que conduce a la pérdida de moléculas importantes y, finalmente, a la lisis osmótica.

3. **Leucocidina de Panton-Valentine.** Esta toxina formadora de poros destruye los linfocitos. Es producida por la mayoría de las cepas de *S. aureus* resistentes a la meticilina (SARM) extrahospitalarias y se asocia con infecciones de tejidos blandos y neumonía necrosante.

4. **Exotoxinas superantígenos.** Estas toxinas tienen afinidad por los receptores del complejo de antígenos de clase II del complejo mayor de histocompatibilidad de los linfocitos T. En contraste con los antígenos específicos, las toxinas superantígenos estimulan de forma inespecífica las respuestas potenciadas de los linfocitos T (hasta el 20% de los linfocitos T responden, en comparación con el 0.01% que responden a los antígenos habituales procesados). Esta diferencia se debe al reconocimiento de los superantígenos de una región relativamente conservada del receptor de linfocitos T. La potenciación de la activación de los linfocitos T puede ocasionar SCT, principalmente por la liberación sistémica de cantidades excesivamente grandes de citocinas inflamatorias de linfocitos T, como interleucina 2 (IL-2), interferón γ (IFN-γ) y factor de necrosis tumoral α (TNF-α, *tumor necrosis factor-α*), que producen el choque.

   a. **Enterotoxinas.** Casi la mitad de las cepas de *S. aureus* (seis tipos antigénicos principales: A, B, C, D, E y G) producen enterotoxinas. Cuando estas bacterias contaminan los alimentos y se desarrollan, segregan enterotoxinas, cuya ingesta puede provocar intoxicación alimentaria (nota: estas toxinas a veces se conocen como *toxinas eméticas*, porque estimulan el centro del vómito en el tronco del encéfalo al unirse con los receptores neurales en el tubo digestivo superior, lo que produce náuseas y vómitos). Las enterotoxinas son superantígenos aún más estables al calor que el *S. aureus* que las produce. Por lo tanto, no siempre se recuperan microorganismos de los alimentos contaminados; sin embargo, la toxina sí puede estar presente.

   b. **Toxina del síndrome del choque tóxico 1 (TSCT-1).** Esta es la causa clásica del síndrome de choque tóxico. Debido a las similitudes en la estructura molecular, a veces se le conoce como *enterotoxina F estafilocócica*, aunque no causa intoxicación alimentaria cuando se ingiere.

   c. **Exfoliatina (toxina exfoliativa).** La toxina exfoliativa (TE) también es un superantígeno. Causa el síndrome de la piel escaldada en niños. La toxina escinde la desmogleína 1, que es un componente de los desmosomas (estructuras celulares especializadas para la adhesión epidérmica célula a célula). La escisión da como resultado la pérdida de la capa superficial de la piel.

C. Importancia clínica

El patógeno *S. aureus* causa enfermedades al infectar tejidos, generalmente al producir abscesos o liberar sus toxinas (fig. 8-5). Un punto de entrada frecuente en el cuerpo es una pérdida de continuidad en la piel,

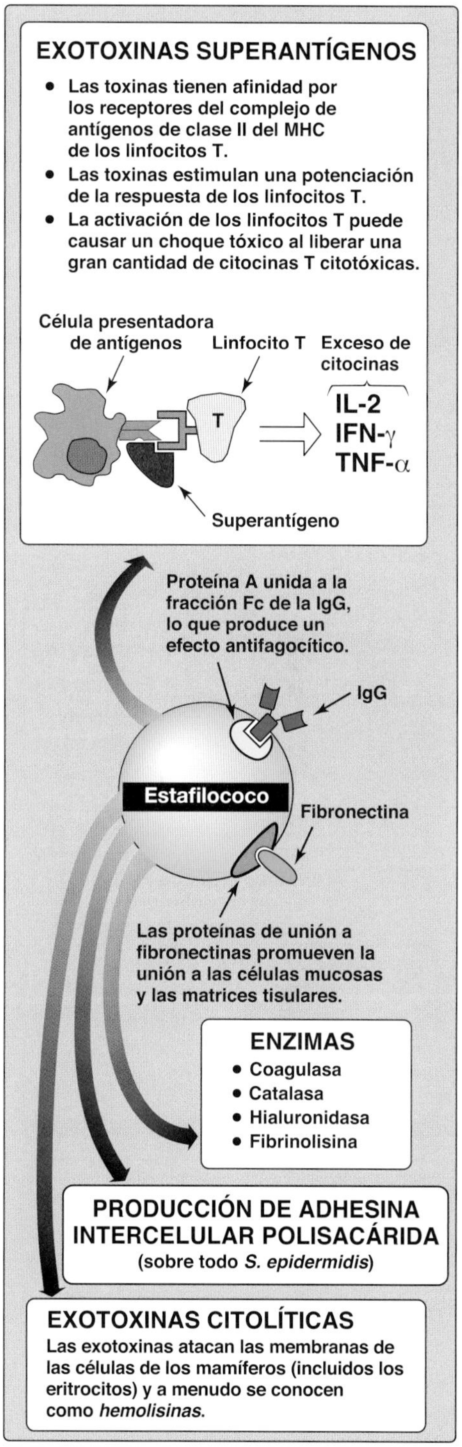

EXOTOXINAS SUPERANTÍGENOS

- Las toxinas tienen afinidad por los receptores del complejo de antígenos de clase II del MHC de los linfocitos T.
- Las toxinas estimulan una potenciación de la respuesta de los linfocitos T.
- La activación de los linfocitos T puede causar un choque tóxico al liberar una gran cantidad de citocinas T citotóxicas.

Célula presentadora de antígenos   Linfocito T   Exceso de citocinas

IL-2
IFN-γ
TNF-α

Superantígeno

Proteína A unida a la fracción Fc de la IgG, lo que produce un efecto antifagocítico.

IgG

Estafilococo   Fibronectina

Las proteínas de unión a fibronectinas promueven la unión a las células mucosas y las matrices tisulares.

ENZIMAS
- Coagulasa
- Catalasa
- Hialuronidasa
- Fibrinolisina

PRODUCCIÓN DE ADHESINA INTERCELULAR POLISACÁRIDA
(sobre todo *S. epidermidis*)

EXOTOXINAS CITOLÍTICAS
Las exotoxinas atacan las membranas de las células de los mamíferos (incluidos los eritrocitos) y a menudo se conocen como *hemolisinas*.

Figura 8-4
Factores de virulencia que pueden tener un papel en la patogenia de las infecciones estafilocócicas. IFN, interferón; IgG, inmunoglobulina G; IL, interleucina; MHC, complejo mayor de histocompatibilidad; TNF, factor de necrosis tumoral.

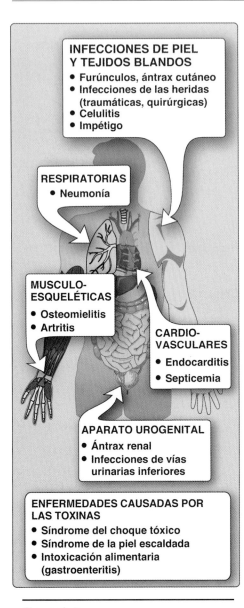

Figura 8-5
Enfermedades causadas por
Staphylococcus aureus.

INFECCIONES DE PIEL
Y TEJIDOS BLANDOS
- Furúnculos, ántrax cutáneo
- Infecciones de las heridas
  (traumáticas, quirúrgicas)
- Celulitis
- Impétigo

RESPIRATORIAS
- Neumonía

MUSCULO-
ESQUELÉTICAS
- Osteomielitis
- Artritis

CARDIO-
VASCULARES
- Endocarditis
- Septicemia

APARATO UROGENITAL
- Ántrax renal
- Infecciones de vías
  urinarias inferiores

ENFERMEDADES CAUSADAS POR
LAS TOXINAS
- Síndrome del choque tóxico
- Síndrome de la piel escaldada
- Intoxicación alimentaria
  (gastroenteritis)

que puede ser un pinchazo de una aguja o una herida quirúrgica. Otra puerta de entrada es el sistema respiratorio. Por ejemplo, la neumonía estafilocócica es una complicación importante de la infección por el virus de la gripe (influenza). La respuesta localizada del hospedero a la infección estafilocócica es la inflamación, caracterizada por tumefacción, acumulación de pus y necrosis tisular. Los fibroblastos y sus productos pueden formar una pared alrededor del área inflamada, que contiene bacterias y leucocitos. Esto crea un absceso lleno de pus característico. Las consecuencias graves de las infecciones estafilocócicas aparecen cuando las bacterias invaden el torrente sanguíneo. La septicemia resultante (presencia y persistencia de microorganismos patógenos o sus toxinas en la sangre) puede ser rápidamente mortal. La bacteriemia (la presencia de bacterias viables circulantes en el torrente sanguíneo) puede sembrar abscesos internos, lesiones cutáneas o infecciones en los pulmones, los riñones, el corazón, el músculo esquelético o las meninges. Un absceso en cualquier órgano o tejido es causa de sospecha de *S. aureus*, aunque muchas otras bacterias pueden producir abscesos.

1. **Infecciones cutáneas.** Las infecciones más frecuentes por *S. aureus* son pequeños abscesos superficiales que involucran folículos pilosos (foliculitis) o glándulas sudoríparas o sebáceas (*véase* fig. 8-12). Por ejemplo, el orzuelo común se forma por la infección de un folículo de una pestaña. Los abscesos subcutáneos, llamados *furúnculos* (forúnculos o diviesos), a menudo se forman alrededor de cuerpos extraños, como astillas. En general, responden al tratamiento local, es decir, la extracción del cuerpo extraño, los paños húmedos y el drenaje, según la indicación. El carbunco es una infección grande, profunda, multiloculada de la piel que puede producir bacteriemia y requiere antibioticoterapia y desbridamiento. El impétigo es una lesión cutánea costrosa superficial, localizada o extensa, que se ve generalmente en los niños. Puede ser causado por *S. aureus*, aunque se debe con mayor frecuencia a *Streptococcus pyogenes* (*véase* p. 81), o ambos microorganismos juntos. Por lo general, las infecciones humanas por estafilococos permanecen localizadas gracias a las defensas normales del hospedero en el sitio de entrada del microorganismo.

2. **Infecciones localizadas profundas.** Estas infecciones pueden ser una complicación de infecciones superficiales, por la condición de portador en la piel o por traumatismos. La causa más habitual de infección aguda y crónica de la médula ósea es *S. aureus*. Este patógeno también es la causa más habitual de infección aguda del espacio articular en niños (artritis séptica) (nota: la sepsis articular es una urgencia médica, porque el pus puede causar con rapidez un daño irreparable del cartílago; debe tratarse de inmediato con drenaje y antibióticos).

3. **Endocarditis aguda.** A menudo (aunque no siempre), se asocia con el abuso de drogas intravenosas. La endocarditis aguda es causada por la inyección de preparaciones o el empleo de agujas contaminados con *S. aureus*. Esta especie también coloniza la piel alrededor del lugar de la inyección, y si esta no se limpia antes de la inyección, las bacterias pueden introducirse en los tejidos blandos y el torrente sanguíneo, incluso si se utiliza una aguja estéril.

4. **Septicemia.** La *septicemia* es una infección generalizada con sepsis que puede vincularse con un foco conocido (p. ej., una artritis séptica) o no (un foco oculto).

5. **Neumonía.** *S. aureus* puede producir una neumonía necrosante grave.

6. **Infecciones intrahospitalarias.** *S. aureus* es una de las causas más frecuentes de infecciones intrahospitalarias, a menudo por heridas (quirúrgicas, úlceras por decúbito) o bacteriemia asociada con catéteres infectados (*véase* fig. 8-10). La progresión a septicemia es a menudo un acontecimiento terminal.

7. **Toxinosis.** Las *toxinosis* son enfermedades ocasionadas por la acción de una toxina, con frecuencia cuando el microorganismo que la segregó es indetectable. Las toxinosis causadas por *S. aureus* se mencionan a continuación:

a. **Síndrome de choque tóxico.** El SCT produce fiebre alta, erupción cutánea (similar a una quemadura solar, con eritema difuso seguido de descamación), vómitos, diarrea, hipotensión y afectación multiorgánica (especialmente daño digestivo, renal y hepático). A finales de la década de 1970 hubo un brote de SCT entre las mujeres que menstruaban. Se demostró que estaba relacionado con el empleo de tampones hiperabsorbentes en mujeres con colonización vaginal por cepas positivas para la toxina del síndrome de choque tóxico (TSCT) de *S. aureus* (nota: estos tampones favorecían el crecimiento bacteriano y la formación de la TSCT, lo que condujo a la entrada de la toxina en la circulación en ausencia de una infección real). La incidencia ha disminuido notablemente desde que se retiraron del mercado dichos tampones. De los pocos casos de SCT que han aparecido de forma reciente, casi la mitad se asocian con infecciones ordinarias por *S. aureus*. Del resto, una gran cantidad se producen por una enterotoxina circulante en lugar de la TSCT. En la figura 8-6 se muestra la descamación (abrasión o exfoliación) observada en el SCT.

b. **Gastroenteritis estafilocócica.** Se debe a la ingesta de alimentos contaminados con *S. aureus* productores de enterotoxinas. Con frecuencia, estos alimentos se contaminan durante su manipulación. Estos alimentos tienden a ser ricos en proteínas (p. ej., ensalada de huevo o crema pastelera) o salados, como el jamón (*S. aureus* es tolerante a la sal), y se refrigeran de manera inadecuada. Estas toxinas resistentes al calor son capaces de soportar el recalentamiento posterior. Los síntomas, como náuseas, vómitos y diarrea, son agudos después de un corto período de incubación (< 6 h) y se desencadenan por la acción local de la toxina en el tubo digestivo en lugar de por una infección. *Véanse* las pp. 382-383 para obtener un resumen de las enfermedades transmitidas por los alimentos. El corto período de incubación de la intoxicación alimentaria por estafilococos se debe a que estos ya han formado la toxina en los alimentos antes de ingerirlos.

c. **Síndrome de la piel escaldada.** Este síndrome implica la aparición de ampollas superficiales causadas por una toxina exfoliativa que ataca las uniones intercelulares del estrato granuloso, ocasionando una descamación epitelial característica (*véase* fig. 8-12). Las ampollas pueden estar infectadas o ser el resultado de la toxina producida por microorganismos que infectan un sitio diferente.

D. Identificación en el laboratorio

La identificación de una cepa como una especie de estafilococo se basa en gran medida en la morfología microscópica y de las colonias, y en su reacción catalasa positiva (fig. 8-7). Las bacterias son intensamente grampositivas y, con frecuencia, se observan en grupos similares

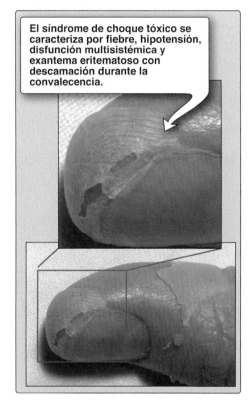

El síndrome de choque tóxico se caracteriza por fiebre, hipotensión, disfunción multisistémica y exantema eritematoso con descamación durante la convalecencia.

Figura 8-6
Descamación de la piel en el síndrome de choque tóxico.

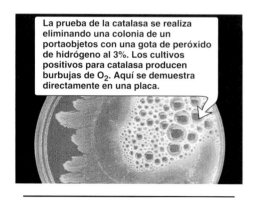

La prueba de la catalasa se realiza eliminando una colonia de un portaobjetos con una gota de peróxido de hidrógeno al 3%. Los cultivos positivos para catalasa producen burbujas de O_2. Aquí se demuestra directamente en una placa.

Figura 8-7
Cultivo catalasa positivo de *Staphylococcus aureus*.

a racimos de uvas (*véase* fig. 8-2). *S. aureus* se distingue de los estafilococos coagulasa negativos principalmente por la coagulasa presente. Además, las colonias de *S. aureus* tienden a ser amarillas (de ahí el nombre *aureus*, que significa "dorado") y hemolíticas (*véase* fig. 8-12), en lugar de grises y no hemolíticas, como los estafilococos coagulasa negativos. *S. aureus* también se distingue de la mayoría de los estafilococos coagulasa negativos por su capacidad para fermentar manitol (*véase* fig. 8-11). En el laboratorio de microbiología clínica, *S. aureus* puede identificarse por el crecimiento de colonias de color amarillo brillante en agar de manitol sal (AMS).

E. Inmunidad

Las infecciones por *S. aureus* no producen una inmunidad potente o duradera, como lo demuestra la susceptibilidad continua de los individuos a las infecciones por *S. aureus* a lo largo de la vida.

F. Tratamiento

Las infecciones graves por *S. aureus* requieren un tratamiento intensivo, que incluye incisión y drenaje de lesiones localizadas, así como antibióticos sistémicos. A menudo, la elección de antibióticos se complica por la presencia de factores adquiridos de resistencia a los antibióticos (*véanse* pp. 64-65). Prácticamente todas las infecciones por *S. aureus* extra e intrahospitalarias ahora son resistentes a la penicilina G debido a plásmidos o transposones que codifican para la penicilinasa. Esto ha requerido el reemplazo del fármaco inicial de elección (la penicilina G) por penicilinas resistentes a las β-lactamasas, como la meticilina o la oxacilina. Sin embargo, el aumento en el uso de la meticilina y antibióticos relacionados ha dado lugar a cepas de *S. aureus* resistentes a varios antibióticos β-lactámicos, incluyendo meticilina, oxacilina y amoxicilina (fig. 8-8). Estas cepas se conocen como "*S. aureus* resistentes a la meticilina" (SARM).

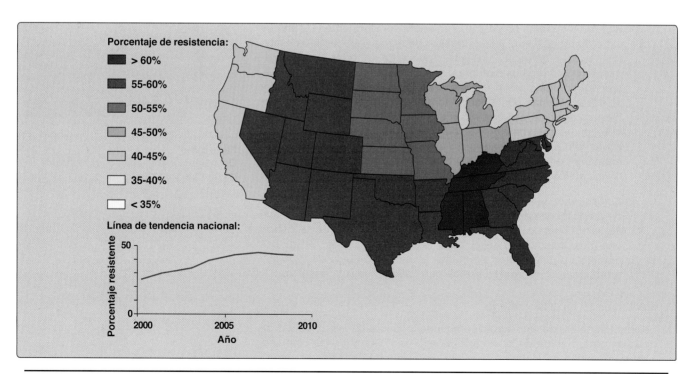

Figura 8-8
Tendencias en la prevalencia de cepas resistentes a la meticilina de *Staphylococcus aureus* en los Estados Unidos.

1. *S. aureus* **resistente a la meticilina intrahospitalario.** En las últimas décadas, se ha encontrado un alto porcentaje de cepas intrahospitalarias de *S. aureus* (a menudo, en el rango del 50%) resistentes a meticilina u oxacilina. La resistencia a los antibióticos es causada por la adquisición cromosómica del gen para una proteína de unión a penicilina (PBP; *véase* p. 57) distinta: la PBP-2a. Esta proteína codifica una nueva transpeptidasa de peptidoglucano con una baja afinidad por todos los antibióticos β-lactámicos actualmente disponibles y, por lo tanto, hace que las infecciones por SARM no respondan a la terapia con β-lactámicos. Comparado con las cepas de *S. aureus* sensibles a la meticilina, las infecciones por SARM se asocian con peores resultados, que incluyen estadías más prolongadas en el hospital y en unidades de cuidados intensivos, mayor duración de la ventilación mecánica y tasas de mortalidad más elevadas. A menudo, las cepas de SARM también son resistentes a muchos otros antibióticos, y algunas son sensibles solo a glucopéptidos como la vancomicina.

2. **SARM extrahospitalario.** Las infecciones extrahospitalarias por SARM (SARM-EH) se documentaron a mediados de la década de 1990 en individuos que no tenían factores de riesgo previos para infecciones por SARM, como la exposición a servicios de salud. Las manifestaciones clínicas más frecuentes de SARM-EH son infecciones de la piel y tejidos blandos, como abscesos o celulitis (fig. 8-9). Con menor frecuencia, el germen SARM-EH también puede causar enfermedades graves, como neumonía necrosante, osteomielitis y septicemia. Estas cepas SARM-EH tienen varias características que ayudan

	SARM-IH (cepa intrahospitalaria)	**SARM-EH (cepa extrahospitalaria)**
Características de los pacientes	Los pacientes en general son adultos mayores, personas frágiles o enfermos crónicos.	Los pacientes en general son jóvenes y sanos. Están en riesgo niños, estudiantes, atletas y personal en el servicio militar.
Sitio de infección	En general, se produce una bacteriemia sin un sitio de infección evidente. Con frecuencia, se observan infecciones de heridas quirúrgicas, úlceras abiertas, vías intravenosas y sondas urinarias permanentes.	A menudo, se encuentran infecciones en la piel y en los tejidos blandos, produciendo celulitis y abscesos. Incluyen neumonía extrahospitalaria necrosante, choque séptico e infecciones óseas y articulares.
Transmisión	La transmisión se produce dentro de los entornos de atención a la salud. La transmisión entre los contactos domésticos es extremadamente rara.	La transmisión tiene lugar fuera del hospital. Puede diseminarse en familias, equipos deportivos y otros grupos de riesgo.
Antecedentes médicos	Las infecciones son más probables en pacientes con antecedentes de infecciones por SARM, cirugías recientes, hospitalizaciones o en centros de atención para adultos mayores. El uso de antibióticos, diálisis y catéteres permanentes son factores de riesgo.	Los pacientes no muestran antecedentes importantes o contactos con equipos médicos.
Virulencia de la cepa infectante	La propagación de la infección en la comunidad es limitada. En general, no se hallan genes de LPV, pero algunas cepas de SARM-EH se han extendido a pacientes hospitalizados.	La diseminación de la infección en la comunidad se produce fácilmente. A menudo, se encuentran genes de LPV, lo que predispone a la necrosis de tejidos blandos o a infecciones pulmonares.
Sensibilidad a los antibióticos	Con frecuencia, se encuentra una resistencia a múltiples antibióticos, lo que limita la elección de medicamentos eficaces.	Las cepas de SARM-EH son a menudo más virulentas que las de SARM-IH, pero tienden a ser susceptibles a una gama más amplia de antibióticos.

Figura 8-9
Comparación de *S. aureus* resistentes a la meticilina intrahospitalarios (SARM-IH) y *S. aureus* resistentes a la meticilina extrahospitalarios (SARM-EH). LVP, leucocidina de Panton-Valentine.

a diferenciarlas de otras cepas de SARM. Por ejemplo, las cepas SARM-EH tienen un patrón característico de fragmentos de ADN obtenidos por escisión enzimática y electroforesis, y producen toxinas específicas. Estos SARM-EH también muestran un patrón único de resistencia a los antibióticos, es decir, las cepas SARM-EH pueden ser sensibles a numerosos antibióticos que no muestran mucha actividad contra las cepas de SARM intrahospitalarias. Estos antibióticos incluyen ciprofloxacino y clindamicina, con algunos SARM-EH incluso sensibles a eritromicina, gentamicina, rifampicina, tetraciclina o trimetoprima-sulfametoxazol. Las cepas emergentes de *S. aureus* resistentes a los antibióticos que infectan a individuos sanos (infecciones extrahospitalarias) suelen ser más virulentas que las cepas que se originan en los hospitales.

3. **Resistencia a la vancomicina.** La vancomicina ha sido el fármaco de elección para el tratamiento empírico de las infecciones por SARM que ponen en peligro la vida. Por desgracia, en 1997 se aislaron varias cepas de SARM que también habían adquirido resistencia a la vancomicina de bajo nivel. La incidencia de resistencia a la vancomicina ha aumentado de manera constante, lo que ha llevado al uso de fármacos alternativos como quinupristina-dalfopristina, linezolid y daptomicina. Estos medicamentos tienen una buena actividad *in vitro* contra SARM y la mayoría de los patógenos bacterianos grampositivos clínicamente importantes.

G. Prevención

No existe una vacuna eficaz contra el patógeno *S. aureus*. Los procedimientos de control de infecciones, como las precauciones de barrera y la desinfección de manos y fómites, son importantes en el control de las epidemias nosocomiales por *S. aureus*.

H. *Staphylococcus argenteus*

En el año 2015 se propuso la existencia de una nueva especie de *Staphylococcus*, *S. argenteus*. Las cepas dentro de esta especie fueron históricamente mal identificadas como *S. aureus*. *S. argenteus* es fenotípicamente muy parecido a *S. aureus*, excepto que el primero carece del pigmento estafiloxantina, lo que hace que las colonias de *S. argenteus* sean más bien incoloras en lugar de doradas. Las cepas de *S. argenteus* se han aislado de pacientes en todo el mundo; pertenecen a una variedad de complejos clonales y pueden ser sensibles y resistentes a la meticilina. Al igual que con *S. aureus*, *S. argenteus* es positivo para catalasa y coagulasa. A pesar de las similitudes fenotípicas entre *S. aureus* y *S. argenteus*, el análisis de sus genomas indica que la identidad nucleotídica es menor del 95% y la hibridación ADN-ADN es mayor del 70%. Estas observaciones son congruentes con la clasificación de *S. aureus* y *S. argenteus* como dos especies distintas. Los dos microorganismos causan síndromes similares, aunque *S. argenteus* es en general más susceptible a los antibióticos y codifica menos toxinas.

IV. ESTAFILOCOCOS COAGULASA NEGATIVOS

De las 12 especies de estafilococos coagulasa negativos que se han recuperado como comensales normales de la piel humana y las narinas, la más abundante e importante es *S. epidermidis*. Por esta razón, algunos laboratorios clínicos designan a todos los estafilococos coagulasa negativos como *S. epidermidis*, aunque no se recomienda esta práctica. El segundo estafilococo coagulasa negativo más importante es *S. saprophyticus*, que tiene un nicho médico especial. Las especies de estafilococos coagulasa negativos son agentes importantes de las infecciones intrahospitalarias asociadas con el uso de implantes protésicos y catéteres.

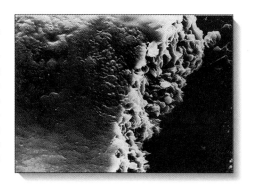

Figura 8-10
Staphylococcus epidermidis unido por su biopelícula y creciendo en la superficie de un catéter.

A. *Staphylococcus epidermidis*

S. epidermidis está presente en grandes cantidades como parte de la flora normal de la piel (*véase* p. 7). Como tal, con frecuencia se observa en hemocultivos, a menudo como un contaminante de la piel. A pesar de su baja virulencia, es una causa habitual de infección de implantes, como válvulas cardíacas, prótesis articulares y catéteres intravenosos (fig. 8-10). La resistencia a los fármacos adquirida por *S. epidermidis* es incluso más frecuente que la de *S. aureus*. La sensibilidad a la vancomicina sigue siendo la regla, pero se han informado cepas resistentes a este fármaco. *S. epidermidis* produce un material polisacárido extracelular llamado *adhesina intercelular polisacárida*, que facilita la adherencia bacteriana a las superficies del material bioprotésico y actúa como una barrera contra los antibióticos y la respuesta inmunitaria del hospedero.

B. *Staphylococcus saprophyticus*

Este patógeno es una causa frecuente de cistitis en las mujeres, probablemente relacionada con su aparición como parte de la flora vaginal normal (*véase* p. 10). Tiende a ser sensible a la mayoría de los antibióticos, incluida la penicilina G. Se distingue de *S. epidermidis* y la mayoría de los otros estafilococos coagulasa negativos por su resistencia natural a la novobiocina (fig. 8-11) (nota: a menudo se da por sentado que un estafilococo coagulasa negativo en la orina es *S. saprophyticus*, pero puede usarse la resistencia a la novobiocina para confirmarlo). En la figura 8-12 se muestra un resumen de las enfermedades causadas por estafilococos.

Especie	Frecuencia de la enfermedad	Coagulasa	Color de las colonias	Fermentación de manitol	Resistencia a la novobiocina
S. aureus	Frecuente	+	Amarillo dorado	+	−
S. epidermidis	Frecuente	−	Blanco	−	−
S. saprophyticus	Variable	−	Variable	−	+

Figura 8-11
Resumen de diversas especies de estafilococos.

Cocos grampositivos

Especies de *Staphylococcus*

Staphylococcus aureus

- Infecciones de piel y tejidos blandos
- Osteomielitis
- Artritis séptica
- Endocarditis
- Septicemia
- Neumonías necrosantes
- Síndrome de choque tóxico
- Intoxicación alimentaria (no se usa tratamiento antibiótico)

Sensible a la penicilina

1 Oxacilina

1 Nafcilina

Resistente a la meticilina
(asociado con el entorno de atención a la salud)

1 Vancomicina

Resistente a la meticilina
(cepas extrahospitalarias; infecciones leves a moderadas)

1 Trimetoprima/ sulfametoxazol

1 Doxiciclina

Resistente a la meticilina
(cepas extrahospitalarias; infecciones graves)

1 Daptomicina

1 Linezolid

1 Vancomicina

2 Quinupristina-dalfopristina

2 Teicoplanina

Nota: el tratamiento del SARM puede variar según el tipo y sitio de la infección.

Las colonias son amarillas

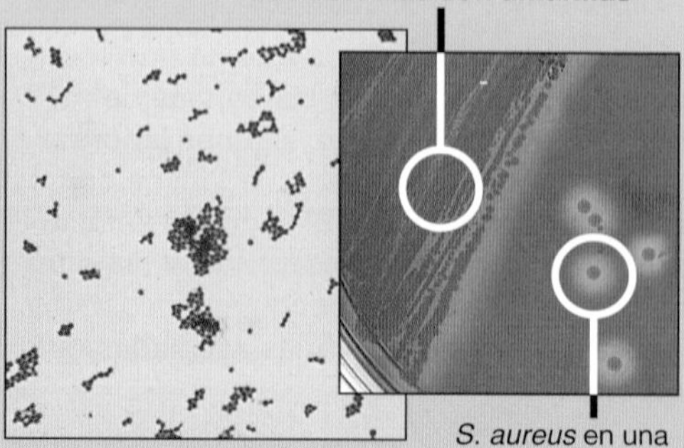

Cultivo de *S. aureus* de la muestra de la infección de una herida.

S. aureus en una placa de agar sangre rodeado por una zona de hemólisis β.

- Catalasa (+)
- Inmóvil
- No forma esporas
- Coco redondo que tiende a aparecer en racimos de uvas
- Microorganismo anaerobio facultativo
- Cultivos en medios enriquecidos que contienen caldo o sangre

Staphylococcus epidermidis

- Infecciones de catéteres y válvulas protésicas cardíacas

1 Oxacilina[1]

1 Nafcilina[1]

2 Vancomicina[2]

[1] La mayoría de las cepas son resistentes a la penicilina G.
[2] Usado en las cepas resistentes a la meticilina.

Staphylococcus saprophyticus

- Cistitis en las mujeres

Ciprofloxacino

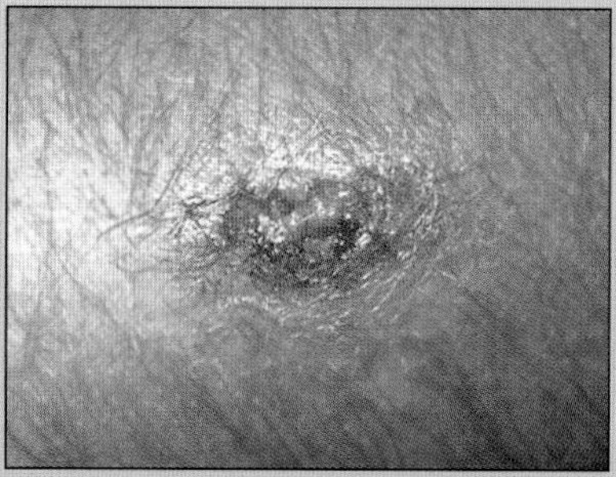

Ántrax causado por *Staphylococcus aureus*

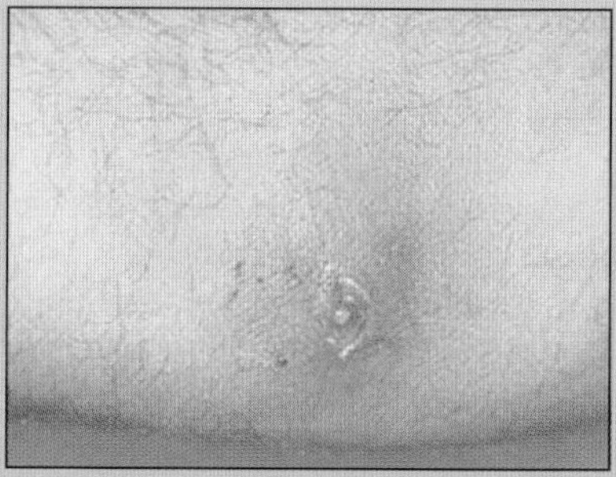

Furúnculo causado por *Staphylococcus aureus*

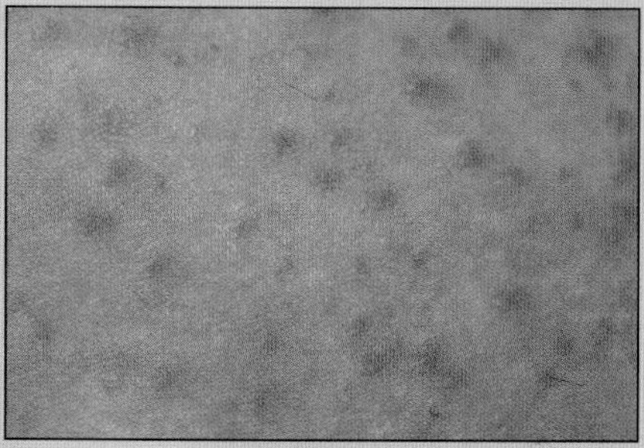

Foliculitis causada por *Staphylococcus aureus*

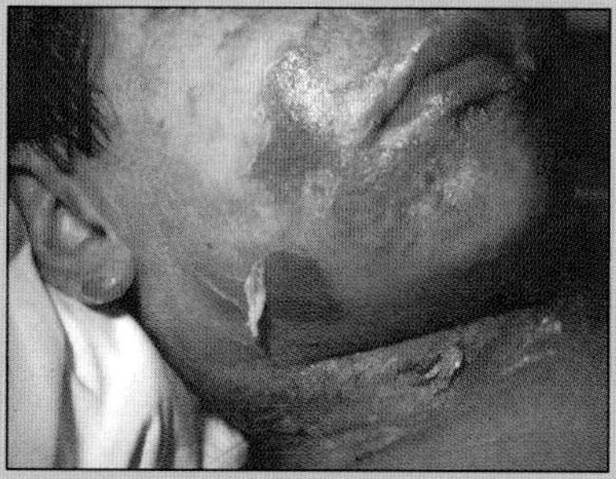

Síndrome de la piel escaldada estafilocócica

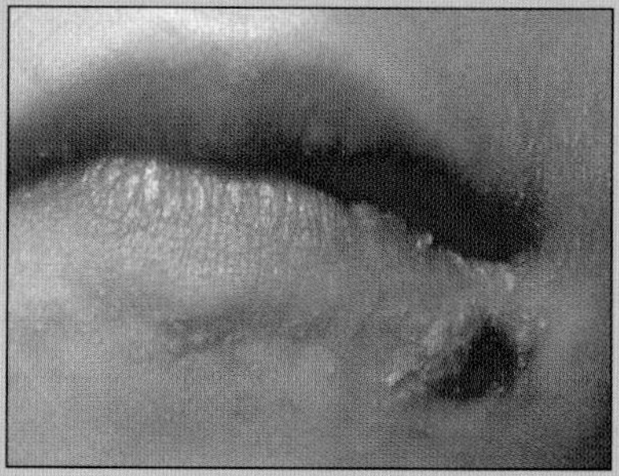

Impétigo superficial

Figura 8-12
Resumen de la enfermedad estafilocócica. **1** Indica medicamentos de primera línea. **2** Indica fármacos alternativos.

Preguntas de estudio

Seleccione la respuesta correcta.

8.1 Una mujer de 32 años de edad se enfermó 4 días después del inicio de su período menstrual. Se presentó en la sala de urgencias con fiebre (40 °C; normal = 37 °C), recuento elevado de leucocitos (16 000/mm³; normal = 4 000-10 000/mm³) y una erupción eritematosa parecida a una quemadura solar en el tórax y las extremidades. Informó cansancio, vómitos y diarrea. Recientemente, había comido en un restaurante de comida rápida, pero por lo demás había preparado todas sus comidas en casa. La paciente descrita más probablemente tiene:

A. Intoxicación por estafilococos en la comida

B. Síndrome de la piel escaldada

C. Infección por *Staphylococcus saprophyticus*

D. Varicela

E. Síndrome de choque tóxico

Respuesta correcta = E. La paciente muestra signos de síndrome de choque tóxico. El síndrome de choque tóxico, tal como se definió en el brote de fines de la década de 1970 y principios de la de 1980, incluyó una erupción eritematosa/exfoliante (no purpúrica) y fue causada por la sobreproducción de la toxina del síndrome de choque tóxico 1 (TSCT-1) por colonización de *S. aureus* desencadenada por el empleo de tampones hiperabsorbentes. Numerosos signos y síntomas son el resultado de la actividad superantigénica de la TSCT, que activa una subclase completa de linfocitos T, ocasionando la sobreproducción de citocinas. *S. saprophyticus* es una causa frecuente de cistitis en las mujeres, pero no está asociado con el síndrome de choque tóxico y sus efectos sistémicos.

8.2 Un hombre de 57 años de edad llega a la sala de urgencias quejándose de debilidad, cansancio y fiebre intermitente que se ha repetido durante varias semanas. El paciente tiene una prótesis valvular implantada desde hace 5 años. La exploración física revela petequias (manchas rojas no púrpuras, no elevadas, provocadas por hemorragia intradérmica) en el tórax y el abdomen. Los cultivos de sangre confirmaron cocos catalasa positivos, coagulasa negativos. Los microorganismos grampositivos no fermentaron manitol y su crecimiento fue inhibido por la novobiocina. ¿Cuál es el agente infeccioso más probable?

A. *Staphylococcus aureus*

B. *Staphylococcus epidermidis*

C. *Staphylococcus saprophyticus*

D. *Streptococcus pneumoniae*

E. *Streptococcus agalactiae*

Respuesta correcta = B. El paciente probablemente sufre de endocarditis bacteriana causada por *S. epidermidis*, la infección de la válvula protésica del corazón. *S. epidermidis* es un microorganismo coagulasa negativo que no puede fermentar el manitol y es sensible a la novobiocina, pero en general es resistente a la penicilina. Los pacientes con malformaciones cardíacas congénitas, defectos valvulares adquiridos (p. ej., cardiopatías reumáticas), válvulas protésicas y endocarditis bacteriana previa muestran una mayor incidencia de endocarditis bacteriana. Los consumidores de drogas intravenosas también tienen un alto riesgo de infección. *S. pneumoniae* y *S. agalactiae* se pueden descartar porque los estreptococos son negativos a la catalasa, que es una característica que los distingue de los estafilococos positivos a la catalasa.

8.3 Un niño de 18 meses de edad fue llevado al consultorio del pediatra con lo que parecía ser una quemadura solar, aunque los padres negaron que hubiese estado sobreexpuesto al sol. Los padres recordaron haber visto un área de enrojecimiento y pequeñas ampollas en el brazo del niño la noche anterior. ¿Cuál de los siguientes factores de virulencia es crítico para la manifestación de esta enfermedad?

A. Toxina del síndrome de choque tóxico

B. Leucocidina de Panton-Valentine

C. Proteína A

D. Cápsula

E. Exfoliatina

Respuesta correcta = E. La exfoliatina, un factor de virulencia producido por algunas cepas de *Staphylococcus aureus*, escinde los desmosomas, lo que lleva a la pérdida de las capas externas de la piel. Esta manifestación también se conoce como *síndrome de la piel escaldada*. La toxina del síndrome de choque tóxico se debe a un superantígeno producido por algunas cepas de *S. aureus*. Esta toxina causa efectos sistémicos y se ha asociado con el uso de tampones. La leucocidina de Panton-Valentine es una hemolisina que lisa los leucocitos y es producida por gran cantidad de cepas extrahospitalarias de SARM. La proteína A es un factor de virulencia que permite que *S. aureus* evada la respuesta inmunitaria uniéndose a la región Fc de IgG, lo que conduce a la orientación inversa del anticuerpo. Por lo tanto, el anticuerpo no puede opsonizar de manera eficaz la bacteria. La delgada microcápsula de *S. aureus* también se asocia con evasión inmunitaria.

9 Estreptococos

I. PERSPECTIVA GENERAL

Los estafilococos y los estreptococos (*véase* el cap. 8) constituyen los principales grupos de cocos grampositivos de importancia médica. Los estreptococos son grampositivos, inmóviles y catalasa negativos. Los géneros clínicamente importantes incluyen *Streptococcus* y *Enterococcus* (fig. 9-1). Tienen forma ovoide a esférica y se presentan como pares o cadenas (*véase* fig. 9-15). La mayoría son anaerobios aerotolerantes, porque crecen de forma fermentativa incluso en presencia de oxígeno. Debido a sus complejos requerimientos nutricionales, en general se emplea el medio enriquecido con sangre para su aislamiento. Las enfermedades causadas por este grupo de microorganismos incluyen las infecciones agudas de la garganta y la piel causadas por estreptococos del grupo A (*Streptococcus pyogenes*); la colonización de las vías genitales femeninas, que provoca sepsis neonatal debida a estreptococos del grupo B (*Streptococcus agalactiae*); la neumonía, la otitis media y la meningitis causada por *Streptococcus pneumoniae*; y la endocarditis ocasionada por el grupo viridans.

II. CLASIFICACIÓN DE LOS ESTREPTOCOCOS

Los estreptococos pueden clasificarse mediante varios esquemas, por ejemplo, por las propiedades hemolíticas de los microorganismos y de acuerdo con la presencia de antígenos de superficie específicos determinados por análisis inmunológicos.

A. Propiedades hemolíticas en agar sangre

Los estreptococos α-hemolíticos causan un cambio químico en la hemoglobina de los eritrocitos en el agar sangre, lo que da lugar a la aparición de un pigmento verde que forma un anillo alrededor de la colonia (*véase* fig. 9-15). Los estreptococos β-hemolíticos ocasionan una lisis generalizada de los eritrocitos, lo que produce un anillo transparente alrededor de la colonia (*véase* fig. 9-15). *γ-hemolítico* es un término que se aplica a los estreptococos que no causan cambios de color ni lisis de los eritrocitos. La división tradicional de los estreptococos con base en la capacidad de las colonias bacterianas para hemolizar eritrocitos en el medio de agar sangre todavía se considera el primer paso en su clasificación.

B. Clasificación serológica (de Lancefield)

Numerosas especies de estreptococos tienen un polisacárido en sus paredes celulares conocido como *sustancia C*, que es antigénico y fácilmente extraíble con ácido diluido. El esquema de Lancefield clasifica

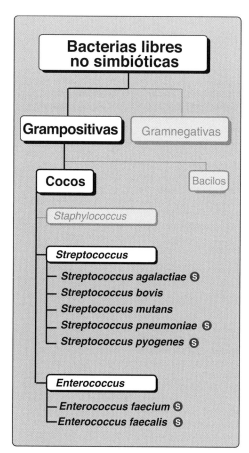

Figura 9-1
Clasificación de los estreptococos. Ⓢ En las pp. 360-362 pueden verse las síntesis de estos microorganismos.

esencialmente los estreptococos β-hemolíticos en grupos de la A a la U en función de su sustancia C. Los grupos clínicamente más importantes de estreptococos β-hemolíticos son los tipos A y B (fig. 9-2). Hoy en día, se utilizan de manera extensa equipos comerciales en los que antisueros específicos del grupo se acoplan a perlas de látex para la identificación de los estreptococos β-hemolíticos.

III. ESTREPTOCOCOS β-HEMOLÍTICOS DEL GRUPO A

El patógeno *S. pyogenes* es el miembro clínicamente más importante de este grupo de cocos grampositivos. Es uno de los patógenos bacterianos encontrados con mayor frecuencia en humanos en todo el mundo. Puede invadir piel o mucosas en apariencia intactas, de manera que causa algunas de las infecciones progresivas más rápidas conocidas. Un pequeño inóculo es suficiente para la infección. Algunas cepas de *S. pyogenes* provocan secuelas postinfecciosas, como fiebre reumática y glomerulonefritis aguda. El transporte nasofaríngeo es habitual, en especial en los meses más fríos y particularmente a niños. A diferencia de las especies estafilocócicas, *S. pyogenes* no sobrevive bien en el medio ambiente. Más bien, su hábitat son pacientes infectados y portadores humanos normales en quienes el microorganismo reside en la piel y las mucosas. En general, *S. pyogenes* se transmite de persona a persona por contacto con la piel y por la vía respiratoria.

A. Estructura y fisiología

Por lo general, las células de *S. pyogenes* forman cadenas largas cuando se recuperan del cultivo líquido (*véase* fig. 9-15), pero pueden aparecer como cocos individuales, pares o grupos de células en las tinciones de Gram de muestras de tejido infectado. Las características estructurales involucradas en la patología o la identificación de estreptococos del grupo A incluyen lo siguiente.

1. **Cápsula.** El ácido hialurónico, idéntico al del tejido conjuntivo humano, forma la capa más externa de la célula. Esta cápsula no es reconocida como extraña por el cuerpo y, por lo tanto, no es inmunógena. Al igual que otras cápsulas bacterianas, también es antifagocítica.

2. **Pared celular.** La pared celular contiene una serie de componentes clínicamente importantes. Comenzando con la capa exterior de la pared celular, estos componentes incluyen lo siguiente:

   a. **Proteína M.** *S. pyogenes* no es infeccioso en ausencia de proteína M. Estas proteínas se extienden desde un anclaje en la membrana celular, a través de la pared celular y, luego, de la cápsula, con el extremo N-terminal de la proteína expuesta en la superficie de la bacteria (fig. 9-3). Las proteínas M son muy variables, en especial las regiones N-terminal, lo que produce más de 80 tipos antigénicos diferentes. Por esta razón, los individuos pueden tener muchas infecciones por *S. pyogenes* a lo largo de sus vidas a medida que se encuentran con nuevos tipos de proteína M para los que no tienen anticuerpos. Estas proteínas son antifagocíticas y forman una capa que interfiere con la unión del complemento.

   b. **Sustancia C específica del grupo A.** Esta sustancia se compone de ramnosa y *N*-acetilglucosamina (nota: todos los estreptococos del grupo A, por definición, contienen este antígeno).

   c. **Proteína F (proteínas de unión a fibronectina).** La proteína F media la unión bacteriana a la fibronectina en el epitelio faríngeo. Las proteínas M y los ácidos lipoteicoicos también se unen a la fibronectina.

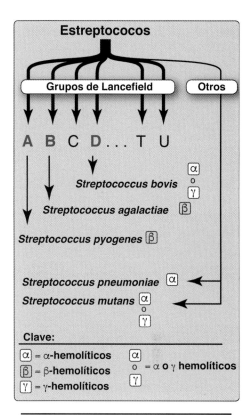

Figura 9-2
Esquemas de clasificación de los estreptococos.

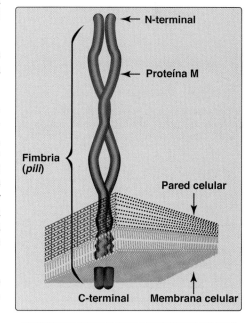

Figura 9-3
Representación esquemática de la proteína M estreptocócica.

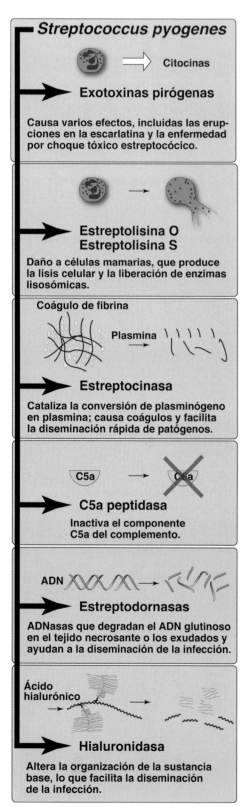

Figura 9-4
Toxinas citolíticas y otras exoenzimas producidas por *Streptococcus pyogenes*.

3. **Productos extracelulares.** Al igual que *Staphylococcus aureus* (*véase* p. 71), *S. pyogenes* secreta una amplia gama de exotoxinas, que suelen variar de una cepa a otra y desempeñan un papel en la patogenia de la enfermedad causada por estos microorganismos (fig. 9-4).

B. **Epidemiología**

El único reservorio conocido para *S. pyogenes* en la naturaleza es la piel y las mucosas del hospedero humano. Las gotitas respiratorias o el contacto con la piel propagan la infección estreptocócica del grupo A (SGA) de una persona a otra, en especial en ambientes llenos de gente, como salones de clase y áreas de juego para niños.

C. **Patogenia**

Las células de *S. pyogenes* en una gota inhalada se adhieren a la mucosa faríngea a través de las acciones de la proteína F, el ácido lipoteicoico y la proteína M. Las bacterias pueden simplemente replicarse lo suficiente para mantenerse sin causar daño, en cuyo caso el paciente se considera colonizado. Como alternativa, las bacterias pueden crecer y segregar toxinas, y de esta manera causan daño a las células circundantes, invaden la mucosa y ocasionan una respuesta inflamatoria con la afluencia de leucocitos, secreción de líquido y formación de pus. Entonces, el paciente tiene una faringitis estreptocócica. A veces, se produce una diseminación mayor y se invade el torrente sanguíneo, lo que puede originar septicemia o siembra en sitios distantes, con consecuencias como celulitis (inflamación aguda del tejido subcutáneo), fascitis (inflamación del tejido que cubre una superficie tisular subyacente) o mionecrosis (muerte de las células musculares) que pueden ser rápidas o silenciosas. Sin embargo, la inoculación directa de la piel causada por la infección de otra persona es la fuente más probable de infección estreptocócica cutánea y de tejidos blandos.

D. **Importancia clínica**

S. pyogenes es una de las causas principales de celulitis. Otros síndromes más específicos incluyen los siguientes:

1. **Faringitis o faringoamigdalitis agudas.** La faringitis es el tipo más frecuente de infección por *S. pyogenes*. Esta faringitis ("faringitis estreptocócica") es una inflamación intensa y purulenta de las áreas de la bucofaringe posterior y las amígdalas (*véase* fig. 9-15) (nota: si aparece una erupción similar a una quemadura solar en el cuello, el tórax y las extremidades en respuesta a la liberación de exotoxina pirogénica para la que el paciente no tiene anticuerpos, el síndrome se denomina *escarlatina*). Numerosos casos de faringitis estreptocócica son leves, y muchos "dolores de garganta" causados por los virus son intensos. Por lo tanto, la confirmación de laboratorio es importante para el diagnóstico y tratamiento precisos de la faringitis estreptocócica. El tratamiento con antibióticos es particularmente importante para la prevención de la fiebre reumática aguda y la cardiopatía reumática.

2. **Impétigo.** Aunque en la mayoría de los casos contemporáneos de impétigo se confirma la presencia de *S. aureus* (*véase* p. 72), *S. pyogenes* es la causa típica de este síndrome. La enfermedad comienza en cualquier superficie expuesta (en general, las piernas). Por lo regular, es una enfermedad de niños que puede causar lesiones graves y extensas en la cara y las extremidades (*véase* fig. 9-15). El impétigo se trata con un fármaco tópico, como la mupirocina, o por vía sistémica, con penici-

lina o una cefalosporina de primera generación como la cefalexina, que es eficaz contra *S. aureus* y *S. pyogenes*.

3. **Erisipelas.** En todos los grupos etarios, los pacientes con erisipela experimentan un eritema rojo intenso que avanza, especialmente en la cara o los miembros inferiores (*véase* fig. 9-15).

4. **Septicemia puerperal.** Esta infección comienza durante o inmediatamente después del parto. Es ocasionada por la transmisión exógena (p. ej., por gotitas nasales de un portador infectado o por instrumentos contaminados) o de manera endógena, desde la microbiota vaginal de la puérpera. Esta es una enfermedad del endometrio uterino en la que las pacientes presentan secreción vaginal purulenta y mal estado general.

5. **Enfermedad estreptocócica invasora por el grupo A.** Habitual durante la primera mitad del siglo xx, la enfermedad invasora por SGA se volvió rara hasta su resurgimiento durante las últimas dos décadas. Los pacientes pueden presentar una invasión local profunda sin necrosis (celulitis) o con ella (fascitis/miositis necrosante), como se muestra en la figura 9-5 (nota: esta última enfermedad indujo términos vulgares como bacteria "carnívora" o "comecarne"). A menudo, la enfermedad invasora por SGA se propaga con rapidez, incluso en individuos sanos, lo que da lugar a bacteriemia y sepsis. Los síntomas pueden incluir síndrome de choque tóxico, fiebre, hipotensión, afección multiorgánica o erupción similar a una quemadura solar y cualquier combinación de estos síntomas.

6. **Síndrome de choque tóxico estreptocócico.** Este síndrome se define como el aislamiento de estreptococos β-hemolíticos del grupo A de la sangre u otro sitio del cuerpo generalmente estéril en presencia de un choque y un fallo multiorgánico. El síndrome es mediado por la producción de exotoxinas pirógenas estreptocócicas que funcionan como superantígenos y causan la activación masiva e inespecífica de linfocitos T y la liberación de citocinas. Los pacientes pueden presentar inicialmente síntomas de tipo gripal, seguidos poco después de una infección necrosante de tejidos blandos, choque, síndrome de dificultad respiratoria aguda e insuficiencia renal. El tratamiento debe ser rápido e incluye antibióticos antiestreptocócicos, que en general son altas dosis de penicilina G más clindamicina.

7. **Secuelas postestreptocócicas**

   a. **Fiebre reumática aguda.** Esta enfermedad autoinmunitaria ocurre 2-3 semanas después del inicio de la faringitis estreptocócica. Es causada por reacciones cruzadas entre ciertos antígenos del corazón y los tejidos de las articulaciones y antígenos estreptocócicos (en especial, los epítopos de la proteína M). Se caracteriza por fiebre, erupción cutánea, carditis y artritis. Las manifestaciones del sistema nervioso central también son frecuentes, incluida la corea de Sydenham, cuyos síntomas son movimientos incontrolados y pérdida del control motor fino. La fiebre reumática se puede prevenir si el paciente recibe tratamiento dentro de los primeros 10 días posteriores al inicio de la faringitis aguda.

   b. **Glomerulonefritis aguda.** Esta rara secuela postinfecciosa ocurre tan pronto como 1 semana después de la aparición de un impétigo o una faringitis, debido a unas pocas cepas nefritogénicas de estreptococos del grupo A. Los complejos antígeno-anticuerpo en la membrana basal del glomérulo inician la enfermedad. No hay

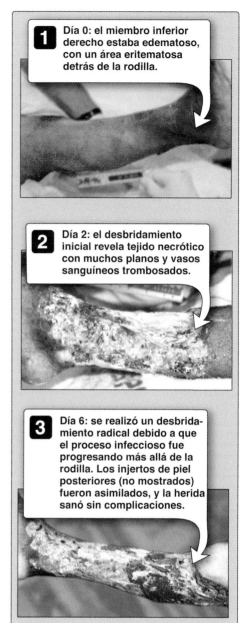

Día 0: el miembro inferior derecho estaba edematoso, con un área eritematosa detrás de la rodilla.

Día 2: el desbridamiento inicial revela tejido necrótico con muchos planos y vasos sanguíneos trombosados.

Día 6: se realizó un desbridamiento radical debido a que el proceso infeccioso fue progresando más allá de la rodilla. Los injertos de piel posteriores (no mostrados) fueron asimilados, y la herida sanó sin complicaciones.

Figura 9-5
Fascitis necrosante en una mujer de 59 años de edad.

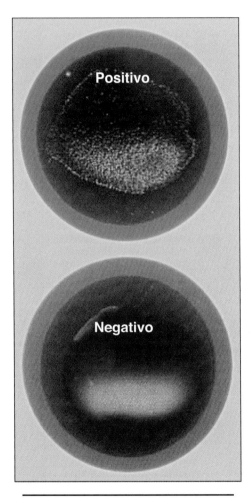

Figura 9-6
Aglutinación con látex para la
identificación de estreptococos
β-hemolíticos del grupo A.

evidencia de que el tratamiento con penicilina de la enfermedad
cutánea estreptocócica o la faringitis (para erradicar la infección)
pueda prevenir la glomerulonefritis aguda.

E. Identificación en el laboratorio

Se utilizan de forma extendida equipos de antígenos en látex para la
detección rápida y directa de los estreptococos del grupo A en muestras del paciente. En una prueba positiva, las partículas de látex se aglutinan, mientras que en una prueba negativa se mantienen separadas, lo
que da a la suspensión un aspecto lechoso (fig. 9-6). Estas pruebas tienen
una alta especificidad, pero una sensibilidad variable en comparación con
las técnicas de cultivo. Las muestras de pacientes con signos clínicos de
faringitis y una prueba de detección de antígeno negativa deben ser
sometidas a un cultivo de rutina para la identificación de estreptococos.
En función de la forma de la enfermedad, pueden obtenerse muestras
para análisis de laboratorio a partir de frotis de garganta, muestras de pus
y lesiones, esputo, sangre o líquido cefalorraquídeo. La bacteria *S. pyogenes* forma colonias opalescentes, pequeñas y características, rodeadas por una gran zona de hemólisis β en agar sangre de carnero (*véase*
fig. 9-15) (nota: la hemólisis de las células sanguíneas es causada por la
estreptolisina S, que daña las células de los mamíferos y ocasiona lisis
celular). Este microorganismo es muy sensible a la bacitracina y los discos
de diagnóstico con una concentración muy baja de antibióticos inhiben
su crecimiento en cultivo. *S. pyogenes* también es catalasa negativo y
resistente a la optoquina. La sustancia C del grupo A se puede identificar mediante la reacción de precipitina. Las pruebas serológicas detectan el título de anticuerpos de un paciente de la estreptolisina O (prueba
ASO) después de una infección por SGA. Los títulos anti-ADNasa B de *S.
pyogenes* (prueba ADB) están particularmente elevados después de las
infecciones estreptocócicas de la piel.

F. Tratamiento

En todas las infecciones por SGA deben usarse antibióticos. *S. pyogenes* no
ha adquirido resistencia a la penicilina G, que sigue siendo el antibiótico de
elección para la enfermedad estreptocócica aguda. En los pacientes alérgicos, los fármacos preferidos son los macrólidos, como la claritromicina o
la azitromicina (*véase* fig. 9-15). La penicilina G más clindamicina se utiliza
para tratar la fascitis necrosante y el síndrome de choque tóxico estreptocócico. La clindamicina se agrega a la penicilina para inhibir la síntesis
de proteínas (la toxina), a fin de que no se libere de manera abrupta una
gran cantidad de toxina de las bacterias que mueren con rapidez.

G. Prevención

La fiebre reumática se previene mediante la erradicación rápida del
microorganismo infeccioso. La terapia antibiótica profiláctica prolongada
está indicada después de un episodio de fiebre reumática, porque el haber
tenido un episodio de esta enfermedad autoinmunitaria en el pasado es
un factor de riesgo importante para presentar episodios subsiguientes si
el paciente resulta infectado nuevamente con *S. pyogenes*.

IV. ESTREPTOCOCOS β-HEMOLÍTICOS DEL GRUPO B

Los estreptococos del grupo B, representados por *S. agalactiae*, son microorganismos grampositivos, catalasa negativos. *S. agalactiae* se encuentra en
las vías urogenitales de las portadoras femeninas y en las mucosas uretrales

de los portadores masculinos, así como en el tubo digestivo. *S. agalactiae* puede transmitirse sexualmente entre adultos y de una madre infectada a su bebé al nacer. Los estreptococos del grupo B son una de las principales causas de meningitis y septicemia en los recién nacidos, con una alta tasa de mortalidad. También son una causa ocasional de infecciones en mujeres después del parto (endometritis) y de septicemias o neumonías en individuos con sistemas inmunitarios deteriorados. Se deben obtener muestras de sangre; hisopados rectales, vaginales o cervicales; muestras de esputo; o líquido cefalorraquídeo para el cultivo en agar sangre. Las pruebas de aglutinación en látex también pueden demostrar la presencia del antígeno del grupo B en estas muestras. Los estreptococos del grupo B son β-hemolíticos, con colonias más grandes y menos hemólisis que el grupo A. La mayoría de las cepas siguen siendo sensibles a la penicilina G y la ampicilina, que aún son los antibióticos de elección (*véase* fig. 9-15). En infecciones potencialmente mortales, se puede agregar un aminoglucósido al régimen (nota: las portadoras embarazadas deben ser tratadas con ampicilina durante el trabajo de parto si presentan factores de riesgo como la rotura prematura de membranas o el trabajo de parto prolongado). La profilaxis intraparto de las portadoras de estreptococos del grupo B y la administración de antibióticos a sus recién nacidos reducen la sepsis estreptocócica neonatal del grupo B hasta un 90%.

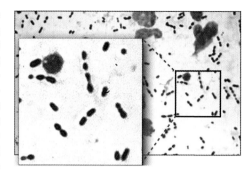

Figura 9-7
Streptococcus pneumoniae son cocos grampositivos, inmóviles, encapsulados, con forma de lanceta.

V. *STREPTOCOCCUS PNEUMONIAE* (NEUMOCOCOS)

Los microorganismos como *S. pneumoniae* son cocos grampositivos inmóviles encapsulados (fig. 9-7). Tienen forma de lanceta y su tendencia a aparecer en pares explica su designación anterior como *Diplococcus pneumoniae*. *S. pneumoniae* es la causa más frecuente de neumonía extrahospitalaria y meningitis bacteriana en los adultos, y es una causa importante de otitis media, sinusitis y mastoiditis. El riesgo de enfermedad es mayor entre los niños pequeños (fig. 9-8), los adultos mayores, los fumadores y las personas con ciertas enfermedades crónicas. Como otros estreptococos, *S. pneumoniae* es difícil de cultivar (tiene requisitos nutricionales complejos) y por lo general se cultiva en agar sangre. Libera una α-hemolisina que daña las membranas de los eritrocitos, lo que hace que las colonias sean α-hemolíticas.

A. Epidemiología

La especie *S. pneumoniae* es un parásito obligado de los seres humanos y se puede encontrar en la nasofaringe de muchos individuos sanos. Este microorganismo es extremadamente sensible a los factores ambientales. Las infecciones neumocócicas pueden ser endógenas o exógenas. Por ejemplo, la infección endógena implica la propagación de *S. pneumoniae* residente en la nasofaringe de un portador que desarrolla un deterioro en su resistencia frente al microorganismo. La susceptibilidad a la infección puede deberse a un debilitamiento general, como el provocado por la desnutrición o el alcoholismo, el daño respiratorio después de una infección vírica previa o un sistema inmunitario deprimido. Los pacientes con anemia drepanocítica o a quienes se les ha extirpado el bazo tienen un riesgo particular de infección por *S. pneumoniae*. La infección también puede ser exógena, por ejemplo, por gotitas de la nariz de un portador. Las personas descritas anteriormente como susceptibles a una infección endógena también son más propensas a infectarse por la vía exógena.

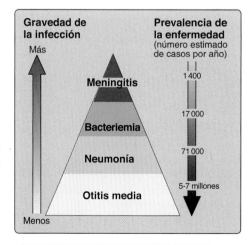

Figura 9-8
Comparación de la gravedad y la prevalencia de algunas infecciones neumocócicas infantiles en los Estados Unidos.

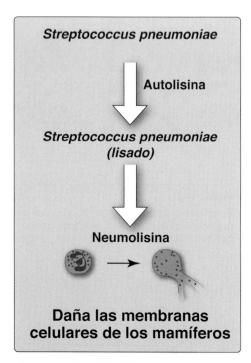

Figura 9-9
Toxinas citolíticas producidas por
Streptococcus pneumoniae.

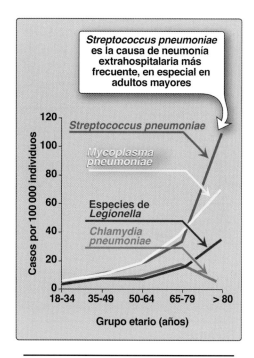

Figura 9-10
Tasas específicas de edad de las
neumonías extrahospitalarias causadas
por patógenos específicos.

B. Patogenia

La cápsula bacteriana de *S. pneumoniae* es el factor de virulencia más importante y es la base para la clasificación de los serotipos de este microorganismo. Las enzimas asociadas con las células neumolisina y autolisina contribuyen con su patogenicidad (fig. 9-9).

1. **Cápsula.** La cápsula de polisacárido de *S. pneumoniae* es tanto antifagocítica como antigénica. Las propiedades antifagocíticas de la cápsula protegen a las bacterias del ataque de los leucocitos polimorfonucleares, lo que facilita el crecimiento de las bacterias antes de la aparición de anticuerpos anticapsulares. Hay alrededor de 85 serotipos capsulares distintos, algunos de los cuales confieren a las cepas una mayor virulencia que otros, como lo demuestra el hecho de que unos 20 serotipos son responsables de la gran mayoría de las infecciones neumocócicas.

2. *Pili* **(fimbrias o vellosidades).** Los *pili* permiten la unión de los neumococos encapsulados a las células epiteliales de las vías respiratorias superiores. No todos los neumococos tienen *pili*; sin embargo, los aislamientos clínicos que expresan estos elementos son más virulentos que los que no lo hacen. Los genes necesarios para la regulación y el ensamblaje de los *pili* no están presentes en todas las cepas neumocócicas, pero pueden transferirse horizontalmente entre las cepas en un "islote" de patogenicidad, que es una isla de patogenicidad pequeña. La región cromosómica responsable de la producción de los *pili* neumocócicos se llama islote *rlrA*, llamado así por el gen regulador (*rlrA*) requerido para su expresión.

3. **Proteína A de unión a colina.** La proteína A de unión a colina es una adhesina importante que permite que el neumococo se adhiera a los hidratos de carbono en las células epiteliales de la nasofaringe humana.

4. **Autolisinas.** Las autolisinas son enzimas que hidrolizan los componentes de una célula biológica en la que se producen. LytA, LytB y LytC son enzimas que hidrolizan peptidoglucanos que están presentes en la pared celular bacteriana y normalmente están inactivas. Sin embargo, estas enzimas se activan con facilidad (p. ej., por agentes de superficie activa, antibióticos β-lactámicos o la fase estacionaria), lo que causa la lisis celular. Por lo tanto, las autolisinas son responsables de la liberación de factores de virulencia intracelular (en particular, neumolisina).

5. **Neumolisina.** Aunque es retenida dentro del citosol de neumococos intactos, se piensa que la neumolisina es un importante factor de virulencia en virtud de su capacidad para atacar las membranas de las células de los mamíferos, lo que causa lisis una vez que es liberada por las autolisinas desde el interior de la bacteria. La neumolisina se une al colesterol y, por lo tanto, interactúa de forma indiscriminada con todos los tipos de células. Esta toxina estimula la producción de citocinas proinflamatorias, inhibe la actividad de los leucocitos polimorfonucleares y activa el complemento.

C. Importancia clínica

1. **Neumonía bacteriana aguda.** Es una de las principales causas de muerte, sobre todo de adultos mayores y personas con resistencia deteriorada. Esta enfermedad es ocasionada con mayor frecuencia por *S. pneumoniae* (fig. 9-10). La neumonía es precedida con frecuencia por una infección vírica respiratoria superior o media, que predispone a la infección del parénquima pulmonar por *S. pneumoniae*. Los

mecanismos mediante los cuales la infección por virus predispone a un individuo a la neumonía estreptocócica incluyen un aumento en el volumen y la viscosidad de las secreciones, que son más difíciles de eliminar, y la inhibición secundaria de la acción de los cilios bronquiales por la infección vírica.

2. **Otitis media.** Es la infección bacteriana más frecuente en niños. Esta enfermedad (que se caracteriza por dolor de oído) es causada con mayor frecuencia por neumococos, seguida por los patógenos gram-negativos *Haemophilus influenzae* y *Moraxella catarrhalis* (*véanse* pp. 402-403). El tratamiento empírico tradicional para la otitis media neumocócica con un antibiótico β-lactámico (con o sin un inhibidor de la penicilinasa) se ha visto amenazado por la propagación de neumococos resistentes a la penicilina.

3. **Bacteriemia/septicemia.** En ausencia de un foco de infección, la bacteriemia/septicemia es en general ocasionada por el neumococo, en especial en aquellos individuos que son funcional o anatómicamente asplénicos. Esto incluye a las personas con drepanocitosis que tienen el bazo infartado y son funcionalmente asplénicas, aunque todavía tienen un remanente de bazo anatómico.

4. **Meningitis.** *S. pneumoniae* se convirtió en la causa más frecuente de meningitis bacteriana en adultos (*véanse* pp. 386-388) después del desarrollo de una vacuna contra *H. influenzae*, la antigua causa principal de meningitis bacteriana en los Estados Unidos. Esta enfermedad tiene una elevada tasa de mortalidad, incluso cuando se trata de manera adecuada.

D. Identificación en el laboratorio

Las muestras para la evaluación de laboratorio se pueden obtener a partir de un hisopado nasofaríngeo, sangre, pus, esputo o líquido cefalorraquídeo. Las colonias α-hemolíticas aparecen cuando *S. pneumoniae* se cultiva en agar sangre durante la noche en condiciones aeróbicas a 37 °C. En una tinción de Gram de la muestra se observan diplococos grampositivos en forma de lanceta. El crecimiento de estas bacterias resulta inhibido por las bajas concentraciones del surfactante optoquina, y las células son lisadas por los ácidos biliares (fig. 9-11). Cuando los neumococos se tratan con antisueros específicos del tipo, se produce una hinchazón capsular (reacción de Quellung).

E. Tratamiento

Los aislamientos de *S. pneumoniae* fueron extremadamente sensibles a la penicilina G, el fármaco de elección inicial, hasta finales de la década de 1980. Desde entonces, la incidencia de resistencia a la penicilina ha ido aumentando en todo el mundo. El mecanismo de esta resistencia es una alteración de una o más proteínas bacterianas de unión a la penicilina (PBP, *penicillin-binding proteins*; *véase* p. 65), y no la producción de β-lactamasa. Las PBP modificadas tienen una afinidad muy reducida por la penicilina G y por algunos, pero no todos, de los otros β-lactámicos. La mayoría de las cepas resistentes siguen siendo sensibles a las cefalosporinas de tercera generación (como la cefotaxima o la ceftriaxona), y todas las cepas aisladas en los Estados Unidos siguen siendo sensibles a la vancomicina. Se ha observado tolerancia a la vancomicina, pero la importancia clínica de este fenómeno no está clara. Por lo tanto, las cefalosporinas de tercera generación y la vancomicina son los medicamentos de elección para las infecciones invasoras por cepas resistentes a la penicilina de *S. pneumoniae* (*véase* fig. 9-15).

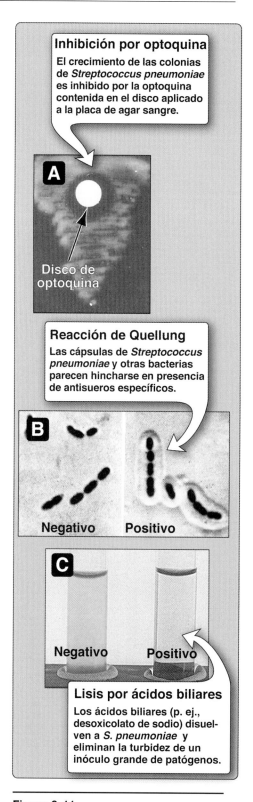

Inhibición por optoquina

El crecimiento de las colonias de *Streptococcus pneumoniae* es inhibido por la optoquina contenida en el disco aplicado a la placa de agar sangre.

A

Disco de optoquina

Reacción de Quellung

Las cápsulas de *Streptococcus pneumoniae* y otras bacterias parecen hincharse en presencia de antisueros específicos.

B Negativo   Positivo

C Negativo   Positivo

Lisis por ácidos biliares

Los ácidos biliares (p. ej., desoxicolato de sodio) disuelven a *S. pneumoniae* y eliminan la turbidez de un inóculo grande de patógenos.

Figura 9-11
Pruebas de laboratorio útiles para la identificación de *Streptococcus pneumoniae*.

F. Prevención

Hay dos tipos de vacunas contra los neumococos: la vacuna contra el polisacárido neumocócico (PPSV23) y la vacuna antineumocócica conjugada (PCV13).

1. **Vacunas contra el polisacárido neumocócico.** Introducida en los Estados Unidos en 1983, la PPSV23 inmuniza contra 23 serotipos de *S. pneumoniae* y está indicada para la protección de niños de alto riesgo mayores de 2 años de edad y personas de más de 65 años de edad. Esta vacuna protege contra las cepas neumocócicas responsables del 85-90% de las infecciones, incluidas las cepas resistentes a la penicilina.

2. **Vacuna antineumocócica conjugada 13.** La PCV13 polivalente, con licencia en los Estados Unidos desde 2010, es eficaz para lactantes y niños pequeños (de 6 semanas a 5 años de edad). Está compuesta por 13 antígenos neumocócicos conjugados con CRM197, una toxina diftérica no tóxica mutante. Como resultado de la introducción de esta y de una vacuna conjugada heptavalente de la generación anterior (PCV7; fig. 9-12), se produjeron disminuciones significativas en la incidencia de la enfermedad neumocócica invasora. Además, las vacunas previnieron un mayor número de casos neumocócicos invasores por medio de efectos indirectos sobre la transmisión neumocócica (inmunidad de grupo), a través de su efecto directo de proteger a los niños vacunados. Los niños pequeños no producen respuestas inmunitarias protectoras a las vacunas que solo contienen polisacáridos. Sin embargo, cuando el sacárido se conjuga con una proteína, se desarrollan respuestas inmunitarias protectoras.

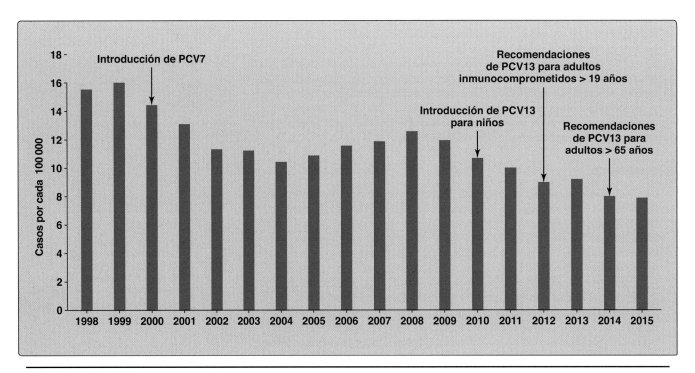

Figura 9-12

Enfermedad neumocócica invasiva en adultos de 19-64 años de edad, 1998-2015.

VI. ENTEROCOCOS

Los enterococos contienen una sustancia C que reacciona con los antisueros del grupo D. Por lo tanto, en el pasado se consideraban estreptococos del grupo D. Hoy en día, el análisis de ADN y otras propiedades los han colocado en su propio género, *Enterococcus*. Las especies clínicamente más importantes son *Enterococcus faecalis* y *Enterococcus faecium*. Los enterococos pueden ser α, β o no hemolíticos. Como regla general, los enterococos no son muy virulentos, pero se han vuelto importantes como causa de infecciones intrahospitalarias como resultado de su extendida resistencia a los antibióticos. En la figura 9-13 se muestra la apariencia microscópica de *E. faecalis*.

A. Epidemiología

Los enterococos son parte de la microbiota fecal normal. Sin embargo, también pueden colonizar las mucosas bucales y la piel, especialmente en entornos hospitalarios. Estos organismos son extremadamente resistentes a los factores ambientales y químicos, y pueden persistir en fómites.

B. Enfermedades

Los enterococos rara vez provocan enfermedades en individuos normales y sanos. Sin embargo, bajo condiciones en las que la resistencia del hospedero disminuye y cuando la integridad de los sistemas digestivo y urogenital o las válvulas cardíacas se ha visto afectada (p. ej., por instrumentación o infección previa), los enterococos pueden propagarse a sitios normalmente estériles, causando infecciones de las vías urinarias, bacteriemia/septicemia, endocarditis, infección del conductos biliares o abscesos intraabdominales.

C. Identificación en el laboratorio

Los enterococos se diferencian de los estreptococos que no pertenecen al grupo D por su capacidad para sobrevivir en presencia de bilis y por hidrolizar la esculina, por lo que producen colonias negras en placas que contienen esta última. A diferencia de los estreptococos del grupo D no enterocócicos, los enterococos crecen en NaCl al 6.5% (nota: los estafilococos muestran una tolerancia a la sal aún mayor que los enterococos y pueden crecer en NaCl al 7.5% [*véase* cap.8]), y dan positivos en la prueba de la pirazinamidasa (PYR). *E. faecalis* se puede diferenciar de *E. faecium* por sus patrones de fermentación, que en general son evaluados en laboratorios clínicos.

D. Tratamiento

Los enterococos suelen ser naturalmente resistentes a los antibióticos β-lactámicos y a los aminoglucósidos, pero son sensibles a la acción sinérgica de una combinación de estas clases. En el pasado, los regímenes iniciales de elección eran penicilina +/– estreptomicina o ampicilina +/– gentamicina. Sin embargo, los determinantes de resistencia adquiridos en muchas cepas actuales anulan esta sinergia. Además, los aislamientos suelen contar con resistencias naturales o adquiridas a muchas otras clases de antibióticos, incluidos los glucopéptidos como la vancomicina. Los antibióticos más nuevos, como la combinación de quinupristina y dalfopristina, se utilizan para tratar infecciones resistentes a la vancomicina. Sin embargo, algunas cepas enterocócicas son resistentes a todos los antibióticos comercialmente disponibles (nota: *E. faecium* es más propenso a ser resistente a la vancomicina o multirresistente que *E. faecalis*).

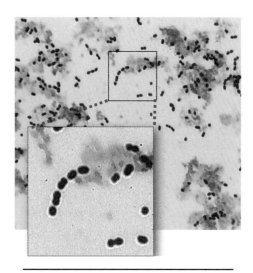

Figura 9-13
Enterococcus faecalis que muestra la formación de cadenas característica de *Streptococcus*.

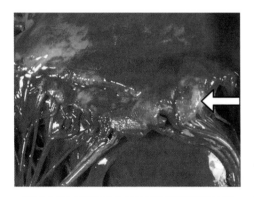

Figura 9-14
Endocarditis estreptocócica que muestra la vegetación de una valva de la válvula mitral (nota: la vegetación es un crecimiento tisular compuesto por fibrina, bacterias y plaquetas agregadas adheridas a una válvula cardíaca enferma).

E. Prevención

El aumento de las infecciones intrahospitalarias por enterococos resistentes a los fármacos es en gran medida el resultado de la selección debido al empleo indiscriminado de antibióticos en los hospitales. El uso juicioso de los antibióticos es un factor importante para controlar la aparición de estas infecciones. Los Centers for Disease Control and Prevention (CDC) recomiendan la implementación de programas de administración de antibióticos en todos los hospitales de cuidados agudos.

VII. ESTREPTOCOCOS DEL GRUPO D NO ENTEROCÓCICOS

Streptococcus bovis es el patógeno clínicamente más importante de los estreptococos del grupo D no enterocócicos. Parte de la flora fecal normal, *S. bovis* es α o no hemolítico. *S. bovis* a veces produce infecciones urinarias y endocarditis, esta última especialmente en asociación con el cáncer de colon. El microorganismo es bilis y esculina positivo, pero es PYR negativo y no crece en un NaCl al 6.5% (a diferencia de los enterococos). Tiende a ser sensible a la penicilina y otros antibióticos.

VIII. ESTREPTOCOCOS VIRIDANS

El grupo viridans de estreptococos incluye muchas especies grampositivas, catalasa negativas, α o γ-hemolíticas que constituyen la principal flora bucal facultativa. Los estreptococos viridans son relativamente avirulentos, pero *Streptococcus mutans* y otros miembros del grupo viridans causan caries dentales. En los pacientes con válvulas cardíacas anómalas o dañadas también pueden infectar estas válvulas, incluso durante una bacteriemia transitoria, causando endocarditis (fig. 9-14). Por lo tanto, los pacientes en riesgo con enfermedad valvular reumática, congénita o esclerótica deben recibir antibióticos profilácticos antes de someterse a procedimientos dentales.

En la figura 9-15 se muestra un resumen sobre la enfermedad estreptocócica.

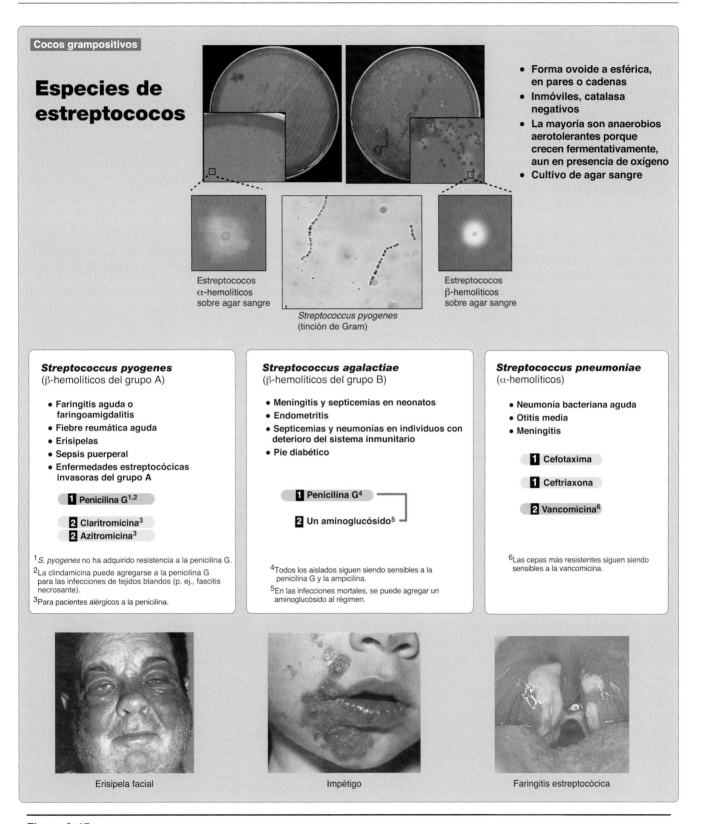

Cocos grampositivos

Especies de estreptococos

Estreptococos α-hemolíticos sobre agar sangre

Streptococcus pyogenes (tinción de Gram)

Estreptococos β-hemolíticos sobre agar sangre

- Forma ovoide a esférica, en pares o cadenas
- Inmóviles, catalasa negativos
- La mayoría son anaerobios aerotolerantes porque crecen fermentativamente, aun en presencia de oxígeno
- Cultivo de agar sangre

Streptococcus pyogenes
(β-hemolíticos del grupo A)

- Faringitis aguda o faringoamigdalitis
- Fiebre reumática aguda
- Erisipelas
- Sepsis puerperal
- Enfermedades estreptocócicas invasoras del grupo A

  1 Penicilina G[1,2]

  2 Claritromicina[3]
  2 Azitromicina[3]

[1] *S. pyogenes* no ha adquirido resistencia a la penicilina G.
[2] La clindamicina puede agregarse a la penicilina G para las infecciones de tejidos blandos (p. ej., fascitis necrosante).
[3] Para pacientes alérgicos a la penicilina.

Streptococcus agalactiae
(β-hemolíticos del grupo B)

- Meningitis y septicemias en neonatos
- Endometritis
- Septicemias y neumonías en individuos con deterioro del sistema inmunitario
- Pie diabético

  1 Penicilina G[4]

  2 Un aminoglucósido[5]

[4] Todos los aislados siguen siendo sensibles a la penicilina G y la ampicilina.
[5] En las infecciones mortales, se puede agregar un aminoglucósido al régimen.

Streptococcus pneumoniae
(α-hemolíticos)

- Neumonía bacteriana aguda
- Otitis media
- Meningitis

  1 Cefotaxima

  1 Ceftriaxona

  2 Vancomicina[6]

[6] Las cepas más resistentes siguen siendo sensibles a la vancomicina.

Erisipela facial

Impétigo

Faringitis estreptocócica

Figura 9-15
Resumen de la enfermedad estreptocócica. **1** Indica medicamentos de primera línea; **2** indica fármacos alternativos.

Preguntas de estudio

Seleccione la respuesta correcta.

9.1 ¿Cuál de las siguientes afirmaciones es correcta?

  A. Los estreptococos son positivos para la catalasa
  B. El crecimiento de *Streptococcus pneumoniae* no es sensible a la optoquina
  C. *Streptococcus pyogenes* es muy sensible a la bacitracina
  D. Los estreptococos son anaerobios estrictos
  E. *Enterococcus faecalis* es β-hemolítico

> Respuesta correcta = C. *Streptococcus pyogenes* es extremadamente sensible a la bacitracina, y los discos de diagnóstico con una concentración muy baja del antibiótico inhiben el crecimiento en cultivo. Todos los estreptococos son negativos para la catalasa. El crecimiento de *Streptococcus pneumoniae* es inhibido por la optoquina. La mayoría de los estreptococos son anaerobios aerotolerantes y crecen fermentativamente, incluso en presencia de oxígeno. *Enterococcus faecalis* es γ-hemolítico (sin hemólisis).

9.2 Un hombre de 55 años de edad ingresó en un hospital local con fiebre y escalofríos. El paciente era positivo al virus de la inmunodeficiencia humana y había recibido múltiples cursos de antibióticos. Los hemocultivos mostraron cocos grampositivos, que dieron positivos a los sueros antiestreptocócicos del grupo D. El aislado fue resistente a la penicilina y la vancomicina. ¿Cuál de los siguientes es el patógeno más probable?

  A. *Streptococcus pneumoniae*
  B. *Enterococcus faecium*
  C. *Streptococcus pyogenes*
  D. *Streptococcus agalactiae*
  E. *Streptococcus mutans*

> Respuesta correcta = B. Es más probable que *Enterococcus faecium* sea resistente a la vancomicina o a múltiples fármacos. Los demás microorganismos resultan sensibles a la vancomicina.

9.3 Un hombre de 65 años de edad consulta a su médico de cabecera con fiebre de inicio rápido, dolor en el pecho y tos con esputo amarillo óxido. Las radiografías muestran infiltrados lobulares localizados. La tinción de Gram de una muestra de esputo contenía muchos leucocitos polimorfonucleares y diplococos grampositivos extracelulares. Los anticuerpos específicos de la cápsula unidos a los diplococos dieron como resultado una reacción de Quellung positiva. ¿Cuál de los siguientes es el patógeno más probable?

  A. *Streptococcus pneumoniae*
  B. *Enterococcus faecium*
  C. *Streptococcus pyogenes*
  D. *Streptococcus agalactiae*
  E. *Enterococcus faecalis*

> Respuesta correcta = A. La causa más frecuente de neumonía extrahospitalaria en este grupo etario es *Streptococcus pneumoniae*. Los hallazgos radiográficos y microbiológicos son más congruentes con un diagnóstico de neumonía neumocócica. Después del tratamiento, debe recomendarse a este paciente que se administre la vacuna antineumocócica 23-valente. *Streptococcus pyogenes* no suele presentarse como neumonía. *Streptococcus agalactiae* en general afecta a neonatos. Los enterococos (*Enterococcus faecium* y *E. faecalis*) no muestran la reacción de Quellung y no se presentan como neumonías intrahospitalarias.

Bacilos grampositivos

10

I. PERSPECTIVA GENERAL

Los bacilos grampositivos (fig. 10-1) que se analizan en este capítulo excluyen a los clostridios (*véase* cap. 14); estos microorganismos no están estrechamente relacionados y no causan alteraciones clínicas similares. El género *Corynebacterium* incluye a *Corynebacterium diphtheriae*, que causa la difteria (el prototípo de enfermedad mediada por toxinas), así como a varios comensales humanos en general inofensivos. *Bacillus* es un género grande de bacterias formadoras de esporas, que se originan principalmente en el suelo. El carbunco es causado por la bacteria *Bacillus anthracis*. *Listeria monocytogenes* ocasiona varios tipos de infección en poblaciones como los recién nacidos, las mujeres embarazadas y personas inmunocomprometidas.

II. CORINEBACTERIAS

Las corinebacterias son bacilos pequeños, finos, pleomorfos, grampositivos, que tienen una forma distintiva y tienden a teñirse de manera desigual. No son móviles ni están encapsulados, y no forman esporas. *Corynebacterium* es un género grande de bacterias con diversos hábitats. La mayoría de las especies son anaerobios facultativos, y aquellos asociados con los humanos, incluido el patógeno *C. diphtheriae*, crecen de forma anaerobia en medios de laboratorio estándar, como el agar sangre.

A. *Corynebacterium diphtheriae*

La difteria, causada por *C. diphtheriae*, es una enfermedad respiratoria o cutánea aguda potencialmente mortal. El desarrollo de protocolos de vacunación eficaces y la vacunación generalizada a partir de la primera infancia han hecho que la enfermedad sea rara en los países desarrollados, y hoy en día pocos médicos de los Estados Unidos han observado un caso de esta enfermedad. Sin embargo, la difteria es una enfermedad grave en todo el mundo, en especial en aquellos países donde la población no ha sido vacunada.

1. **Epidemiología.** *Corynebacterium diphtheriae* se encuentra en la garganta y la nasofaringe de portadores, así como en los pacientes con difteria. Esta enfermedad es una infección local, en general de la

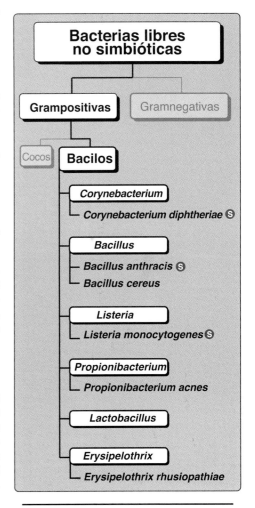

Figura 10-1
Clasificación de los bacilos grampositivos.
Ⓢ En las pp. 342, 348 y 353 pueden verse las síntesis de estos microorganismos.

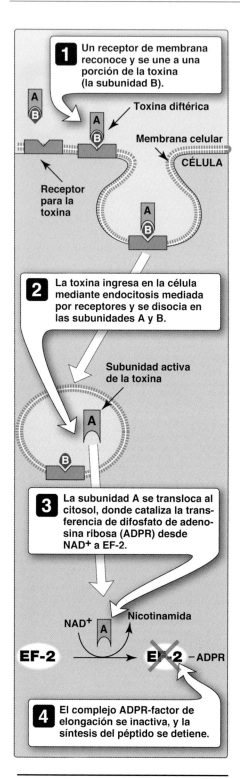

1 Un receptor de membrana reconoce y se une a una porción de la toxina (la subunidad B).

Toxina diftérica

Membrana celular

CÉLULA

Receptor para la toxina

2 La toxina ingresa en la célula mediante endocitosis mediada por receptores y se disocia en las subunidades A y B.

Subunidad activa de la toxina

3 La subunidad A se transloca al citosol, donde cataliza la transferencia de difosfato de adenosina ribosa (ADPR) desde NAD$^+$ a EF-2.

NAD$^+$ Nicotinamida

EF-2 $\longrightarrow$ EF-2 – ADPR

4 El complejo ADPR-factor de elongación se inactiva, y la síntesis del péptido se detiene.

Figura 10-2
Acción de la toxina diftérica. EF-2, factor de elongación de la cadena del polipéptido eucariota; NAD$^+$, dinucleótido de nicotina y adenina.

garganta, y el microorganismo se disemina principalmente en las gotitas respiratorias de pacientes convalecientes o portadores asintomáticos. Las bacterias se diseminan con menor frecuencia por contacto directo con una persona infectada o un fómite contaminado.

2. **Patogenia.** La difteria es causada por los efectos locales y sistémicos de una exotoxina distintiva que inhibe la síntesis de proteínas eucariotas. La molécula de la toxina es un polipéptido lábil al calor compuesto por dos subunidades, A y B. La subunidad B se une a las membranas celulares susceptibles y media la introducción de la subunidad A dentro de la diana. Dentro de la célula, la subunidad A se separa de la subunidad B y cataliza una reacción entre el dinucleótido de nicotinamida y adenina (NAD$^+$) y el factor de alargamiento de la cadena del polipéptido eucariota EF-2 (fig. 10-2).[1] La toxina está codificada en un β-corinefago, y solo aquellas cepas en las que el fago está integrado en un cromosoma de *C. diphtheriae* la producen. La expresión del gen de la toxina también está regulada por las condiciones ambientales. Las concentraciones bajas de hierro inducen la expresión de la toxina, mientras que las concentraciones altas la reprimen.

3. **Importancia clínica.** La infección puede llevar a una de dos formas de enfermedad clínica, la respiratoria o la cutánea, así como a un estado de portador asintomático.

   a. **Infección de vías respiratorias superiores.** La difteria es una infección estrictamente localizada, en general de la garganta (fig. 10-3). La infección produce un exudado adherente espeso, grisáceo y distintivo (seudomembrana) que se compone de restos celulares de la mucosa y productos inflamatorios (fig. 10-4). Cubre la garganta y puede extenderse hacia los conductos nasales o hacia abajo en las vías respiratorias. El exudado puede obstruir las vías respiratorias e incluso ocasionar asfixia. A medida que la enfermedad avanza, aparecen síntomas generalizados causados por la producción y absorción de toxinas. Aunque todas las células humanas son sensibles a la toxina diftérica, los principales efectos clínicos comprometen el corazón y los nervios periféricos. Los defectos de la conducción cardíaca y la miocarditis pueden provocar insuficiencia cardíaca congestiva y daño cardíaco permanente. La neuritis de los nervios craneales y la parálisis de los grupos musculares, como los que controlan el movimiento del paladar o los ojos, se observan en la etapa tardía de la enfermedad.

   b. **Difteria cutánea.** Una herida por punción o un corte en la piel pueden provocar la introducción de *C. diphtheriae* en el tejido subcutáneo, lo que ocasiona una úlcera crónica que no cicatriza y presenta una membrana gris. Rara vez, la producción de exotoxinas conduce a la degeneración y la muerte de los tejidos.

4. **Inmunidad.** La toxina diftérica es antigénica y estimula la producción de anticuerpos que neutralizan su actividad (nota: el tratamiento de la toxina con formol produce un toxoide que retiene la antigenicidad,

 [1]*Véase* el capítulo 31 en **LIR. Bioquímica** para un análisis de la elongación de la cadena polipeptídica.

pero no la toxicidad de la molécula. Este es el material utilizado para la inmunización contra la enfermedad [*véase* p. 36]).

5. **Identificación en el laboratorio.** El diagnóstico presuntivo y la decisión de tratar la difteria deben basarse en la observación clínica inicial. La difteria se debe tener en cuenta en pacientes que han residido o viajado a un área en la que predomina esta enfermedad cuando tienen faringitis, fiebre baja y adenopatías cervicales (inflamación del cuello; *véase* fig. 10-3). El eritema de la faringe que forma seudomembranas grises adherentes aumenta la sospecha de difteria. Sin embargo, el diagnóstico definitivo requiere el aislamiento del microorganismo, que debe analizarse para determinar la virulencia con una reacción de precipitina inmunitaria para demostrar la producción de toxinas. *C. diphtheriae* puede aislarse con mayor facilidad de un medio selectivo como el agar de Tinsdale (*véase* fig. 10-4), que contiene telurito de potasio, un inhibidor de otros miembros de la flora respiratoria, y en el cual el microorganismo produce varias colonias negras distintivas con halos (*véase* fig. 10-4). Los microorganismos de *C. diphtheriae* que se obtienen del material clínico o del cultivo tienen una morfología distintiva cuando se tiñen, por ejemplo, con azul de metileno. Esta morfología incluye bandas características y gránulos rojizos (protoplasmáticos) que a menudo se ven como bacilos finos, a veces en forma de clava y agrupados, que sugieren caracteres chinos o cercas de estacas

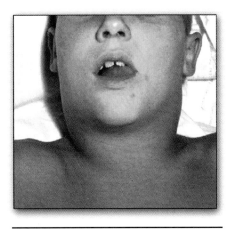

Figura 10-3
Difteria con edema importante de los ganglios linfáticos en el cuello.

Bacilos grampositivos

Especies de *Corynebacterium*

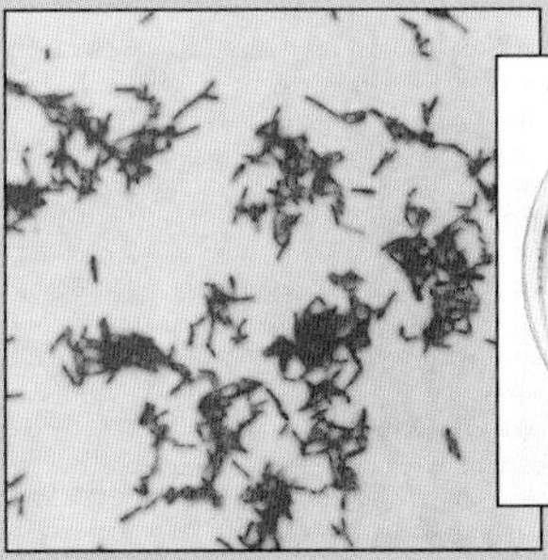

Tinción de Gram
Corynebacterium diphtheriae

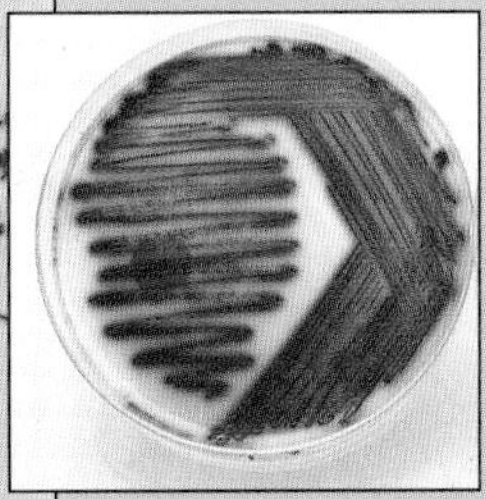

Crecimiento de
Corynebacterium diphtheriae
en medio telurito sangre

- **Los bacilos pequeños, delgados y pleomorfos forman grupos característicos que parecen caracteres chinos o una cerca de estacas.**
- **Son inmóviles y encapsulados.**
- **La mayoría de las especies son anaerobios facultativos.**
- **Se cultivan de forma aerobia en un medio selectivo, como el agar de Tinsdale, que contiene telurito (un inhibidor de los otros miembros de la flora respiratoria).**

Corynebacterium diphtheriae

- Difteria[1]

    1 Eritromicina

    2 Penicilina G

[1]El tratamiento de la difteria requiere la neutralización rápida de la toxina, seguida de la erradicación del microorganismo. Una sola dosis de antitoxina equina inactiva toda la toxina circulante, pero no afecta la toxina que ya se unió a los receptores de superficie de las células.

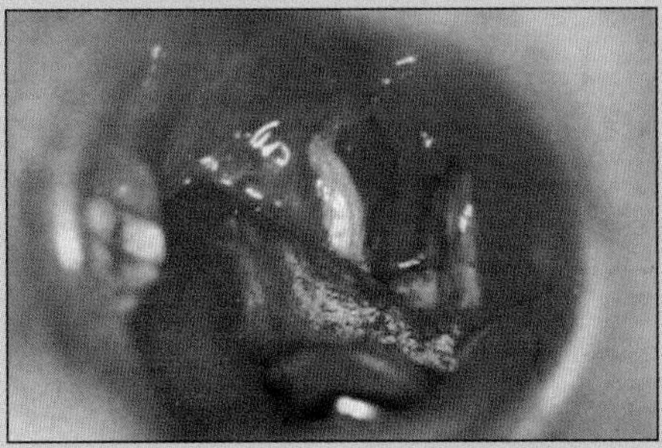

Infección por *Corynebacterium diphtheriae* en la garganta. Edema grave y congestión de toda la faringe y el área de las amígdalas, con un exudado gris que cubre estas últimas.

Figura 10-4
Enfermedad por *Corynebacterium diphtheriae*. **1** Indica medicamentos de primera línea; **2** indica fármacos alternativos.

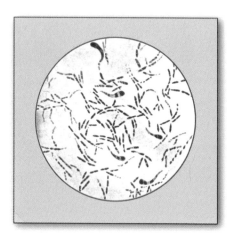

Figura 10-5
Corynebacterium diphtheriae

(fig. 10-5). Esta presentación suele conocerse como una *disposición en empalizada* de las células. La decisión inicial de tratar la difteria debe basarse en la observación clínica. El cultivo y los análisis para la producción de toxinas son necesarios para la confirmación diagnóstica.

6. **Tratamiento.** El tratamiento de la difteria requiere una neutralización rápida de la toxina, seguida de la erradicación del microorganismo. Una sola dosis de antitoxina sérica de caballo inactiva cualquier toxina circulante, aunque no afecta a la toxina ya unida a un receptor de la superficie celular (nota: la enfermedad sérica causada por una reacción a la proteína del caballo puede ocasionar complicaciones en aproximadamente el 10% de los pacientes). *C. diphtheriae* es sensible a varios antibióticos, y la inmunización pasiva con anticuerpos de toxina diftérica preformados es una parte obligatoria del tratamiento de la difteria. Como la difteria es extremadamente contagiosa, los pacientes con sospecha deben ser aislados. El tratamiento con antibióticos como la eritromicina o la penicilina (*véase* fig. 10-4) retrasa la propagación de la infección y, al eliminar el microorganismo, evita la producción adicional de toxinas. El tratamiento sintomático dirigido especialmente a las complicaciones respiratorias y cardíacas es una parte esencial de la terapia de los pacientes con difteria.

7. **Prevención.** La piedra angular de la prevención de la difteria es la vacunación con toxoide, en general administrado en la vacuna triple DTaP, junto con el toxoide tetánico y los antígenos de tos ferina (*véanse* pp. 36-37). La serie inicial de inyecciones debe iniciarse en la infancia. Las inyecciones de refuerzo de toxoide diftérico (con toxoide tetánico) deben administrarse a intervalos de ~10 años durante toda la vida. El control de un brote epidémico de difteria implica una vacunación rigurosa y una búsqueda de los portadores sanos entre los contactos de los pacientes.

B. Difteroides

Varias otras especies de corinebacterias que se parecen morfológicamente a la especie tipo, *C. diphtheriae*, son comensales frecuentes de nariz, garganta, nasofaringe, piel, vías urogenitales y conjuntivas. Estas se denominan *difteroides* y, en general, no pueden producir exotoxinas, pero algunos ocasionan enfermedades en circunstancias raras, como en individuos inmunosuprimidos.

III. ESPECIES DE *BACILLUS*

Las especies del género *Bacillus* son grampositivas, forman endosporas y son aerobios estrictos o anaerobios aerotolerantes (pueden crecer en presencia de oxígeno, pero no lo requieren). La mayoría de las aproximadamente 70 especies de *Bacillus* se encuentran en el suelo y el agua y, en general, también están presentes en el laboratorio médico como contaminantes en el aire. *B. anthracis*, la causa del carbunco, es el miembro clínicamente más importante de este género.

A. *Bacillus anthracis*

El carbunco es una enfermedad rara en los Estados Unidos. Antes de 2001, el último caso de carbunco respiratorio fue en 1976. Sin embargo, en 2001 hubo 22 casos nuevos: 11 de carbunco cutáneo y 11 de respiratorio. Estas infecciones resultaron de la exposición a un polvo con

B. anthracis enviado por correo. Desde 2001, solo se han informado tres casos en los Estados Unidos.

1. **Epidemiología.** El carbunco es una enfermedad enzoótica de aparición mundial (nota: el término enfermedad *enzoótica* se aplica a una población de animales [equivalente a una enfermedad endémica en una población humana], esto en comparación con una enfermedad epizoótica, que afecta a un gran número de animales al mismo tiempo [similar a una epidemia humana]). El carbunco afecta principalmente a herbívoros domésticos (p. ej., ovejas, cabras, vacas y caballos) y se transmite a humanos por contacto con productos animales infectados o polvo contaminado (fig. 10-6). El término español "ántrax" corresponde a una enfermedad cutánea producida por un estafilococo. No deben confundirse los términos en inglés y español. En general, la infección inicia con la inoculación subcutánea de las esporas a través de abrasiones incidentales de la piel. Con menor frecuencia, la inhalación de polvo cargado de esporas causa una forma pulmonar de carbunco (nota: a veces, se debe a un riesgo laboral; esta forma de neumonía se conoce como *enfermedad de los cardadores de lana*). Las esporas de *B. anthracis* pueden permanecer viables durante muchos años en pastizales contaminados y en huesos, lanas, cabellos, pieles y otros materiales animales. Estas esporas (*véase* p. 53), como las de los clostridios, son extremadamente resistentes a los agentes físicos y químicos. En los Estados Unidos, una vacuna veterinaria de uso generalizado hace que las fuentes animales domésticas de la enfermedad sean bastante raras. Las importaciones agrícolas contaminadas pueden dar cuenta de los pocos casos vistos y exigir ocasionalmente una cuarentena de productos de áreas endémicas. *B. anthracis* es un agente potencial de bioterrorismo porque puede cultivarse fácilmente en grandes cantidades. Además, las esporas son resistentes a la destrucción y pueden formularse en un aerosol para una amplia diseminación. Los médicos deben estar preparados para reconocer el carbunco, aunque rara vez se presente en los Estados Unidos.

2. **Patogenia.** *B. anthracis* produce una cápsula singular compuesta por el ácido poli-D-glutámico y que es antifagocítica. La elaboración de esta cápsula es esencial para la virulencia total. El microorganismo también produce dos exotoxinas codificadas por plásmidos: la toxina edematosa y la toxina letal. Ambas son toxinas de tipo AB con dominios de *a*ctividad y de unión (*b*inding). La subunidad de unión compartida por ambas toxinas se llama *antígeno protector* (por su empleo en la producción de vacunas protectoras contra el carbunco). Este dominio media el ingreso de ambas toxinas en la célula. Las subunidades de actividad se denominan *factor edematoso* y *factor letal*. El factor edematoso es una adenilil ciclasa dependiente de la calmodulina, que causa la elevación del monofosfato de adenosina intracelular, lo que produce el edema grave observado en las infecciones por *B. anthracis*. El factor letal es responsable de la necrosis tisular. El factor letal unido en un complejo con el antígeno protector se conoce como *toxina letal*, mientras que el factor edematoso unido en un complejo con el antígeno protector se conoce como *toxina edematosa*.

3. **Importancia clínica**

   a. **Carbunco cutáneo.** Alrededor del 95% de los casos humanos de carbunco son cutáneos. Después de la introducción de los microorganismos vegetativos o las esporas que germinan, se

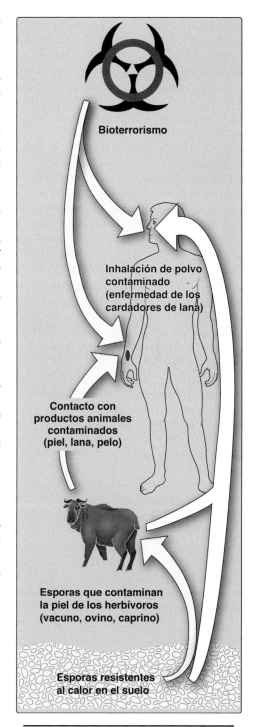

Figura 10-6
Carbunco en animales y humanos.

desarrolla una pápula. Esta evoluciona rápidamente en una "pústula maligna" negra, indolora y muy edematizada, que finalmente forma una costra. Los microorganismos pueden invadir los ganglios linfáticos regionales y, luego, la circulación general, lo que lleva a una septicemia letal. Aunque algunos casos permanecen localizados y se curan, la mortalidad general con el carbunco cutáneo no tratado es de alrededor del 20%.

b. **Carbunco pulmonar (enfermedad de los cardadores de lana).** Se debe a la inhalación de esporas; la forma pulmonar se caracteriza por linfadenitis hemorrágica progresiva (inflamación de los ganglios linfáticos) y mediastinitis hemorrágica (inflamación del mediastino), y tiene una tasa de mortalidad cercana al 100% si no se trata.

4. **Identificación en el laboratorio.** *B. anthracis* se recupera fácilmente de los materiales clínicos, donde a menudo está presente en grandes cantidades. Microscópicamente, los microorganismos aparecen como bacilos de extremos romos que aparecen solos, en pares o, con frecuencia, en cadenas largas (fig. 10-7). No suelen esporular en muestras clínicas; sin embargo, lo hacen en los cultivos. Las esporas son ovaladas y centralmente localizadas. En agar sangre, las colonias son grandes, grisáceas y no hemolíticas, con un borde irregular (*véase* fig. 10-7). A diferencia de muchas especies de *Bacillus*,

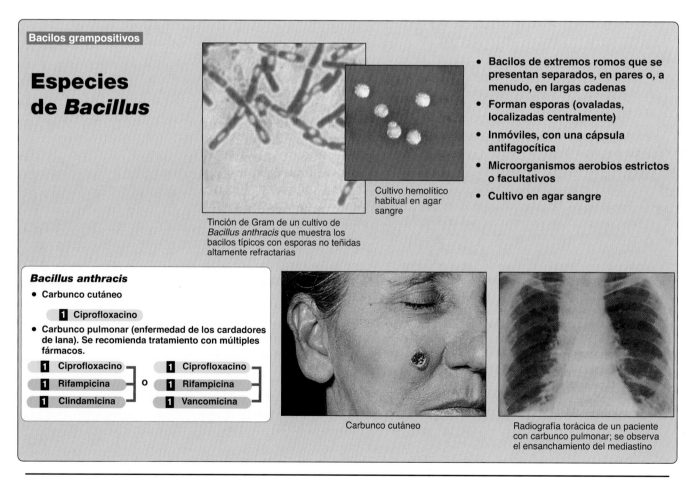

Bacilos grampositivos

Especies de *Bacillus*

Tinción de Gram de un cultivo de *Bacillus anthracis* que muestra los bacilos típicos con esporas no teñidas altamente refractarias

Cultivo hemolítico habitual en agar sangre

- Bacilos de extremos romos que se presentan separados, en pares o, a menudo, en largas cadenas
- Forman esporas (ovaladas, localizadas centralmente)
- Inmóviles, con una cápsula antifagocítica
- Microorganismos aerobios estrictos o facultativos
- Cultivo en agar sangre

Bacillus anthracis
- Carbunco cutáneo

  1 Ciprofloxacino

- Carbunco pulmonar (enfermedad de los cardadores de lana). Se recomienda tratamiento con múltiples fármacos.

  1 Ciprofloxacino   **1** Ciprofloxacino
  1 Rifampicina   o   **1** Rifampicina
  1 Clindamicina   **1** Vancomicina

Carbunco cutáneo

Radiografía torácica de un paciente con carbunco pulmonar; se observa el ensanchamiento del mediastino

Figura 10-7
Resumen del carbunco. **1** Indica fármaco de elección.

B. anthracis es inmóvil y se encapsula *in vivo*. Una prueba de inmunofluorescencia directa ayuda a la identificación del microorganismo.

5. **Tratamiento.** *B. anthracis* es sensible a muchos antibióticos. El carbunco cutáneo responde al ciprofloxacino (*véase* fig. 10-7). La penicilina no se recomienda debido a la β-lactamasa inducible en *B. anthracis*. Para el carbunco pulmonar se recomienda el tratamiento con múltiples fármacos (p. ej., ciprofloxacino más rifampicina más vancomicina). Para el carbunco pulmonar se recomienda la terapia intensiva, tanto por la gravedad de la enfermedad como por el hecho de que a menudo no se diagnostica hasta el final.

6. **Prevención.** Se encuentra disponible una vacuna acelular para los trabajadores en ocupaciones de alto riesgo (*véase* p. 38). También es recomendable la profilaxis postexposición con ciprofloxacino y doxiciclina (nota: debido a la resistencia de las endosporas a los desinfectantes químicos, la esterilización en autoclave es el medio más confiable de descontaminación).

B. Otras especies de *Bacillus*

A veces, otras especies de *Bacillus* están implicadas en lesiones oportunistas, en particular después de un traumatismo o de la colocación de dispositivos artificiales y catéteres. Una que es identificada con mucha frecuencia es *Bacillus cereus*. Las cepas de esta especie producen una exotoxina destructora de tejidos. *B. cereus* también causa intoxicación alimentaria por medio de enterotoxinas con efectos eméticos o diarreicos.

IV. *LISTERIA*

Las especies de *Listeria* son bacilos finos, cortos y grampositivos (*véase* fig. 10-9). No forman esporas. En ocasiones, aparecen como diplobacilos o en cadenas cortas, y son ávidos parásitos intracelulares que pueden verse dentro del citoplasma de las células hospederas en muestras tisulares. Las especies de *Listeria* son positivas para la catalasa y muestran una motilidad distintiva en la microscopía óptica en medio líquido, que es más activa después del crecimiento a 25 °C. Estas características lo distinguen de las especies de *Streptococcus* (catalasa negativas) y *Corynebacterium* (inmóviles), que pueden confundirse morfológicamente con *Listeria*. Las especies de *Listeria* crecen en varios medios enriquecidos.

A. Epidemiología

Listeria monocytogenes es la única especie que infecta a los humanos, aunque el género *Listeria* está muy extendido entre los animales en la naturaleza. Las infecciones por *Listeria*, que pueden aparecer como casos esporádicos o en pequeñas epidemias, en general son transmitidas por medio de los alimentos. Por ejemplo, los estudios han demostrado que el 2-3% de los productos lácteos procesados (incluidos los helados y el queso), el 20-30% de las carnes molidas y la mayoría de las muestras de aves de corral al por menor están contaminadas con *L. monocytogenes* (nota: como *L. monocytogenes* puede crecer a 4 °C, la refrigeración no suprime de manera confiable su crecimiento en los alimentos). El 1-15% de los humanos sanos son portadores intestinales asintomáticos del microorganismo. Las infecciones por *Listeria* son más frecuentes en mujeres embarazadas, fetos y recién nacidos, así como en individuos inmunocomprometidos, como adultos mayores y pacientes que reciben

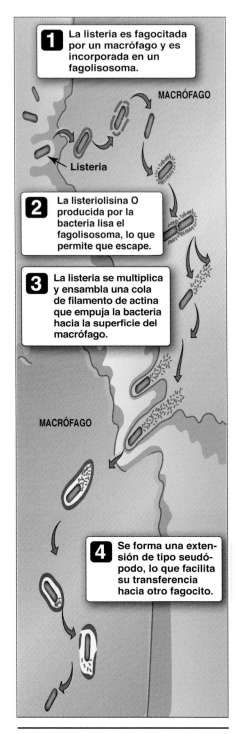

1 La listeria es fagocitada por un macrófago y es incorporada en un fagolisosoma.

MACRÓFAGO

Listeria

2 La listeriolisina O producida por la bacteria lisa el fagolisosoma, lo que permite que escape.

3 La listeria se multiplica y ensambla una cola de filamento de actina que empuja la bacteria hacia la superficie del macrófago.

MACRÓFAGO

4 Se forma una extensión de tipo seudópodo, lo que facilita su transferencia hacia otro fagocito.

Figura 10-8
Ciclo de vida de *Listeria monocytogenes* en los macrófagos del hospedero.

corticoesteroides. En los Estados Unidos, se informan unos 800 casos cada año, con 260 muertes. Aproximadamente el 25% de los casos en mujeres embarazadas dan lugar a la muerte fetal. Los hemocultivos están indicados en mujeres embarazadas con fiebre cuando no se detecta rápidamente una patología alternativa (p. ej., una infección urinaria).

B. Patogenia

L. monocytogenes es un parásito intracelular que se ha utilizado extensamente para estudiar la fagocitosis y la activación inmunitaria de los macrófagos. El microorganismo se adhiere e ingresa en una variedad de células de mamíferos, aparentemente por fagocitosis normal. Una vez que ingresa, se escapa de la vacuola fagocítica mediante la elaboración de una toxina dañina para la membrana llamada *listeriolisina O* (nota: los mutantes que carecen de una listeriolisina O funcional son avirulentos). *L. monocytogenes* crece en el citosol y estimula los cambios en la función celular que facilitan su paso directo de célula a célula. Los microorganismos inducen una reorganización de la actina celular de manera que los filamentos cortos y las proteínas que se unen a la actina se adhieren a las bacterias, lo que crea una "cola" similar a la de un cometa. Este complejo parece propulsar a los microorganismos a través de la célula mediante seudópodos que entran en contacto con células adyacentes. Entonces, las fosfolipasas que degradan la membrana bacteriana median el paso del microorganismo directamente a una célula vecina; ello evita el medio extracelular, incluidas las células del sistema inmunitario (fig. 10-8).

C. Importancia clínica

La septicemia y la meningitis son las formas más habituales de infección por *L. monocytogenes* (listeriosis). Otros tipos de lesiones focales se ven con menor frecuencia, como las lesiones granulomatosas de la piel. Las mujeres embarazadas, en general en el tercer trimestre, pueden tener enfermedades "seudogripales" más leves. De esta forma, así como en la colonización vaginal asintomática, el microorganismo puede transmitirse al feto y causar un aborto espontáneo. De manera alternativa, el microorganismo puede transmitirse a un recién nacido durante o después del nacimiento, lo que da como resultado una meningitis neonatal (*L. monocytogenes* es una causa relativamente frecuente de meningitis neonatal). Los individuos inmunocomprometidos, en especial aquellos con defectos en la inmunidad celular, son susceptibles de infecciones generalizadas graves.

D. Identificación en el laboratorio

El microorganismo puede aislarse en sangre, líquido cefalorraquídeo y otras muestras clínicas mediante procedimientos bacteriológicos estándar. En agar sangre, *L. monocytogenes* produce una pequeña colonia rodeada por una zona estrecha de hemólisis β (fig. 10-9). Las especies de *Listeria* pueden distinguirse de varios estreptococos por su morfología, motilidad y producción de catalasa.

E. Tratamiento y prevención

Se han utilizado con éxito una variedad de antibióticos para tratar las infecciones por *L. monocytogenes*, incluidas ampicilina y trimetoprima-

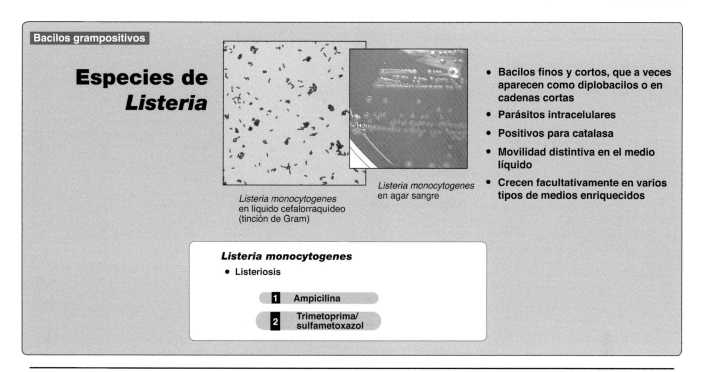

Figura 10-9
Resumen de especies de *Listeria*. **1** Indica medicamentos de primera línea; **2** indica agentes alternativos.

sulfametoxazol (*véase* fig. 10-9). La prevención de las infecciones por *L. monocytogenes* se basa en la preparación y manipulación adecuadas de los alimentos, así como en la eliminación de los productos contaminados.

V. OTROS BACILOS GRAMPOSITIVOS NO FORMADORES DE ESPORAS

Propionibacterium es un género de bacilos anaerobios o microaerófilos de morfología similar a la de los difteroides. Son habitantes habituales de la piel normal y, rara vez, se han descrito como causas de endocarditis e infecciones de implantes plásticos. *P. acnes*, con frecuencia un anaerobio estricto, ha sido implicado como una causa contribuyente al acné. Varias especies de *Lactobacillus* forman parte de la flora comensal de las mucosas humanas. Producen grandes cantidades de ácido láctico durante la fermentación y se piensa que ayudan a mantener el pH ácido de los epitelios mucosos normales. La producción de ácido por lactobacilos bucales puede desempeñar un papel en la progresión de la caries dental, especialmente en la dentina. *Erysipelothrix rhusiopathiae* es un bacilo grampositivo filamentoso que causa enfermedad en animales y, rara vez, una infección en la piel llamada *erisipeloide* en personas que, por lo general, manipulan productos animales (p. ej., carniceros, veterinarios y pescadores).

Preguntas de estudio

Seleccione la respuesta correcta.

10.1 El diagnóstico de difteria se confirma por:

A. La apariencia microscópica de los microorganismos teñidos con azul de metileno

B. El aislamiento de una colonia típica en agar de Tinsdale

C. El aislamiento de microorganismos típicos de materiales como la sangre, mostrando invasividad

D. La detección de fagos β en cultivos de aislados sospechosos

E. La demostración de la producción de toxinas por un aislado sospechoso

10.2 ¿Cuáles de las siguientes características muestra *Listeria monocytogenes*?

A. Puede crecer a temperaturas de refrigeración (4 °C)

B. Es un patógeno extracelular estricto

C. Es catalasa negativo

D. Es un coco gramnegativo

E. Es un patógeno humano estricto

10.3 Una mujer de 26 años de edad, embarazada de 8 meses, consulta a su obstetra por fiebre, mialgias y dolor de espalda de reciente comienzo. Tres semanas antes, la paciente había sido huésped durante un fin de semana en una granja rural, donde todos los alimentos estaban "sin procesar" y eran "naturales". Un cultivo de la sangre de la paciente muestra bacilos grampositivos catalasa positivos y con una motilidad distintiva en medio líquido. ¿Cuál es la fuente más probable de la infección de esta mujer?

A. Carne asada bien cocida

B. Leche de vaca fresca y cruda

C. Pan casero

D. Compota de manzana casera

E. Tarta de manzana al horno

10.4 Un ganadero de 45 años de edad consulta a su médico por una herida en el antebrazo que se parece a una costra grande. Las muestras recogidas de la herida fueron cultivadas y examinadas. Las bacterias recuperadas eran grampositivas, inmóviles, con extremos romos. Las bacterias cultivadas formaron colonias no hemolíticas con forma irregular en placas de agar sangre, y las células de las placas tenían una espora ubicada centralmente. ¿Cuál es la causa más probable de infección?

A. *Listeria monocytogenes*

B. *Staphylococcus aureus*

C. *Legionella pneumophila*

D. *Corynebacterium diphtheriae*

E. *Bacillus anthracis*

Respuesta correcta = E. Se requiere la observación de la producción de toxina diftérica para confirmar el diagnóstico. Las opciones A y B son indicadores presuntivos. El fago β es un fago temperado, y no se observa actividad lítica. *Corynebacterium diphtheriae* no es invasor y el microorganismo (pero no la toxina) se recupera solamente en infecciones de la superficie, como las de la bucofaringe y las lesiones cutáneas.

Respuesta correcta = A. *Listeria monocytogenes* crece de forma óptima a 30-37 °C, pero es capaz de crecer a 4 °C. Por lo tanto, la refrigeración no suprime de forma confiable su crecimiento en los alimentos. *L. monocytogenes* es un patógeno intracelular estricto grampositivo catalasa positivo. Estos microorganismos se encuentran en el ganado bovino, otros animales de sangre caliente y peces, en los que pueden causar enfermedades.

Respuesta correcta = B. La mujer muy probablemente tenga una listeriosis. *Listeria* son patógenos habituales del tubo digestivo y la leche del ganado, pero en general se eliminan mediante pasteurización. Probablemente, en la granja consumió leche no pasteurizada.

Respuesta correcta = E. Este ganadero sufre de carbunco cutáneo, que es un riesgo laboral. La herida similar a una costra se llama *escara* y es el resultado del edema localizado y la destrucción del tejido causados por las dos toxinas producidas por *Bacillus anthracis*. Las características microbiológicas del microorganismo son congruentes con un diagnóstico de infección por *B. anthracis*. Los otros microorganismos no tienen las características descritas.

Neisseria

11

I. PERSPECTIVA GENERAL

El género *Neisseria* está formado por diplococos gramnegativos aerobios. Dos especies de *Neisseria* son patógenas para los humanos: *Neisseria gonorrhoeae* (frecuentemente llamada *gonococo*), el agente causal de la gonorrea, y *Neisseria meningitidis* (también denominada *meningococo*), una causa habitual de meningitis. Los gonococos y los meningococos son patógenos humanos obligados (los humanos son los únicos hospederos naturales); son diplococos inmóviles que no pueden distinguirse entre sí bajo el microscopio. Sin embargo, pueden diferenciarse en el laboratorio por los patrones de empleo del azúcar y los sitios de sus infecciones primarias. Ambas bacterias se clasifican como cocos piógenos debido a que las infecciones por estos microorganismos también se caracterizan por la producción de material purulento, compuesto principalmente por leucocitos. En este capítulo se analizan las neisserias y los microorganismos que a veces se confunden con ellas (fig. 11-1).

II. *NEISSERIA GONORRHOEAE*

La gonorrea es una de las enfermedades infecciosas informadas con mayor frecuencia en los Estados Unidos. El agente etiológico, *N. gonorrhoeae*, un diplococo gramnegativo, se observa habitualmente dentro de los leucocitos polimorfonucleares en muestras clínicas obtenidas de pacientes con infección sintomática (fig. 11-2). En general, *N. gonorrhoeae* se transmite durante el contacto sexual o durante el paso de un feto a través de un canal de parto infectado. El patógeno no sobrevive mucho tiempo fuera del cuerpo humano porque es extremadamente sensible a la deshidratación.

A. Estructura

Los gonococos no están encapsulados (a diferencia de los meningococos, *véase* p. 107), tienen *pili* pero no flagelos, y se parecen a un par de habas.

1. *Pili* **(fimbrias o vellosidades).** Estos apéndices de superficie similares a pelos están formados de agregados helicoidales de subunidades peptídicas repetitivas llamadas *pilinas*. Los *pili* mejoran la unión del microorganismo a las superficies de las células epiteliales y mucosas. Por lo tanto, son importantes factores de virulencia. Los *pili* también son antigénicos. Al menos veinte genes gonocócicos codifican la pilina, la mayoría de los cuales no se expresan en un momento dado porque carecen de promotores (están inactivos). Al reordenar

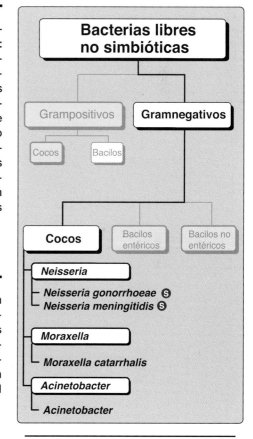

Figura 11-1

Clasificación de *Neisseria* y los microorganismos relacionados. ⑤ En las pp. 355-356 pueden verse las síntesis de estos microorganismos.

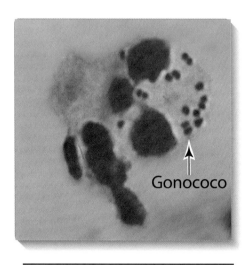

Figura 11-2
Presencia de *Neisseria gonorrhoeae*
en leucocitos polimorfonucleares en
la secreción uretral.

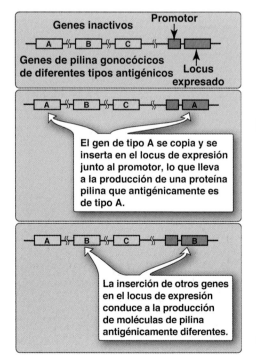

Figura 11-3
Variación antigénica en el gonococo.

y recombinar las regiones cromosómicas de estos genes, una sola cepa de *N. gonorrhoeae* puede, en diferentes momentos, sintetizar ("expresar") múltiples pilinas con diferentes secuencias de aminoácidos. Este proceso, conocido como *variación antigénica por conversión génica*, permite al microorganismo producir moléculas de pilina antigénicamente diferentes con mucha frecuencia (fig. 11-3).

2. **Lipooligosacáridos.** Los lipooligosacáridos (LOS) gonocócicos tienen cadenas laterales O antigénicas más cortas, más ramificadas y no repetitivas que los lipopolisacáridos encontrados en otras bacterias gramnegativas (*véase* p. 51). El gonococo también es capaz de variar con gran frecuencia los antígenos LOS presentados en la superficie celular. La variación se produce como consecuencia de la variación de fase (alternancia entre las fases de encendido y apagado) de los genes que codifican las enzimas involucradas en la biosíntesis de LOS. Si el gen biosintético se encuentra en la fase de desconexión, los restos de sacáridos terminales no pueden agregarse, lo que lleva a la presentación de una molécula de LOS antigénicamente distinta.

3. **Proteínas porinas.** El gonococo expresa una proteína porina, denominada *PorB*. Diferentes cepas pueden expresar distintas versiones de PorB (PorB1A o PorB1B); sin embargo, las porinas no están sujetas a una fase de alta frecuencia o variación antigénica como muchos otros antígenos de la membrana externa gonocócica y meningocócica.

4. **Proteínas de opacidad.** Las *proteínas de opacidad* (Opa) (antes llamadas *proteínas PII*) se denominan así debido a su tendencia a proporcionar una calidad opaca a las colonias gonocócicas. El gonococo tiene la capacidad de expresar hasta 11 proteínas Opa diferentes; las bacterias individuales pueden expresar solo una o varias de manera simultánea. Las proteínas Opa están sujetas a variación de fase en virtud de la presencia de numerosas repeticiones poliméricas (CTCTT) en las regiones codificantes. Si se expresa una proteína Opa, un aumento o disminución en el número de repeticiones durante la replicación del ADN hace que la proteína salga del marco de lectura, lo que conduce a una variación de fase hacia la fase desactivada. Diferentes proteínas Opa tienen diferentes características antigénicas (variación antigénica) y se unen a distintos receptores en las células del hospedero. Por lo tanto, cambiar la expresión de una proteína Opa a otra da lugar a cambios en el tropismo de la célula hospedera.

B. Patogenia

Las proteínas Pili y Opa facilitan la adherencia bacteriana a las células epiteliales de la uretra, el recto, el cuello uterino, la faringe y la conjuntiva, lo que hace posible la colonización. Además, tanto los gonococos como los meningococos producen una proteasa IgA que escinde la inmunoglobulina (Ig) A_1 y otras proteínas del hospedero, lo que ayuda a los patógenos a evadir las respuestas inmunitarias. El gonococo requiere hierro para el crecimiento y la supervivencia *in vivo*. Adquiere este nutriente necesario mediante la expresión de sistemas de transporte específicos que retiran e internalizan el hierro de las proteínas humanas de unión al hierro, incluidas la transferrina, la lactoferrina y la hemoglobina. Para establecer la infección en las personas, el gonococo debe expresar proteínas que facilitan la adquisición de hierro de la transferrina o la lactoferrina.

C. Importancia clínica

Los gonococos pueden colonizar la mucosa de las vías urogenitales, la nasofaringe o el recto. Allí, los microorganismos pueden causar una infección localizada con producción de pus o pueden desarrollar una invasión tisular, inflamación crónica y fibrosis. La infección también puede ser asintomática y, en general, hay una mayor proporción de mujeres asintomáticas que de hombres. Si son asintomáticos, los individuos infectados actúan como reservorios manteniendo y transmitiendo la infección gonocócica (nota: una persona puede contagiarse con más de una infección de transmisión sexual [ITS] al mismo tiempo, como gonorrea y sífilis [infección por *Treponema pallidum*], *Chlamydia*, virus de inmunodeficiencia humana o hepatitis B; los pacientes con gonorrea pueden, por lo tanto, necesitar tratamiento para más de un patógeno).

1. **Infecciones urogenitales.** Los síntomas de la infección gonocócica son más agudos y más fáciles de diagnosticar en los hombres. Los varones suelen presentar una secreción uretral purulenta de color amarillento y se quejan de dolor al orinar o disuria (fig. 11-4). En las mujeres, la infección ocurre en el endocérvix y se extiende a la uretra y la vagina. Una secreción cervical amarillenta es un signo habitual, a menudo acompañado de sangrado intermenstrual. La enfermedad puede progresar hacia el útero, por lo que causa inflamación de las trompas uterinas (salpingitis), enfermedad pélvica inflamatoria (EPI) y fibrosis (nota: una infección sintomática o asintomática en las mujeres puede tener complicaciones reproductivas). La infertilidad aparece en casi el 20% de las mujeres con salpingitis gonocócica, como resultado de la cicatrización de las trompas. *N. gonorrhoeae* es una causa frecuente de EPI en las mujeres.

2. **Infecciones rectales.** Las infecciones rectales, que se observan con mayor frecuencia en hombres que tienen sexo con hombres, se caracterizan por estreñimiento, defecación dolorosa y secreción purulenta.

3. **Faringitis.** La faringitis gonocócica se contrae por contacto bucogenital. Las personas infectadas pueden presentar un exudado faríngeo purulento y la afección puede simular una faringitis vírica leve o estreptocócica (*véase* p. 82).

4. **Conjuntivitis neonatal.** Esta infección del saco conjuntival es adquirida por los recién nacidos durante el paso a través de los canales de parto de las madres infectadas (fig. 11-5). Si no se trata, la conjuntivitis aguda puede ocasionar ceguera. El tratamiento es ceftriaxona sistémica. A los bebés nacidos de madres que se sabe que tienen una infección gonocócica o que tienen un alto riesgo de tenerla también se les administra profilácticamente una dosis sistémica de ceftriaxona, incluso en ausencia de conjuntivitis clínicamente evidente. La pomada de eritromicina tópica solo se usa para la profilaxis de rutina en circunstancias de riesgo relativamente bajo.

5. **Infección diseminada.** La mayoría de las cepas de gonococos tienen una capacidad limitada para multiplicarse en el torrente sanguíneo. Por lo tanto, la bacteriemia por gonococo es rara. En contraste, los meningococos se multiplican con rapidez en la sangre (*véase* p. 109). Sin embargo, algunas cepas de *N. gonorrhoeae* invaden el torrente sanguíneo y pueden provocar una infección diseminada en la que el microorganismo puede causar fiebre, artritis purulenta dolorosa y pequeñas pústulas dispersas y únicas en la piel, cuya base se vuelve eritematosa (roja) debido a la dilatación o congestión de los capilares. Puede producirse la necrosis (nota: la infección gonocócica es la causa más frecuente de artritis séptica en adultos sexualmente activos). Las infecciones diseminadas se observan tanto en hombres como en mujeres, pero son más habituales en mujeres, sobre todo durante el embarazo y después de la menstruación. La gonorrea es más frecuente en adolescentes y adultos jóvenes (fig. 11-6). (En la figura 33-2 se presenta un resumen de los organismos que causan las ITS más habituales).

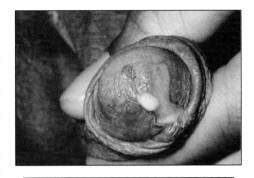

Figura 11-4
Secreción uretral de la gonorrea.

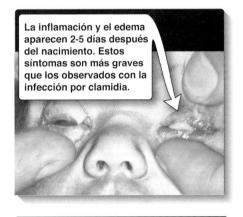

La inflamación y el edema aparecen 2-5 días después del nacimiento. Estos síntomas son más graves que los observados con la infección por clamidia.

Figura 11-5
Conjuntivitis neonatal gonocócica.

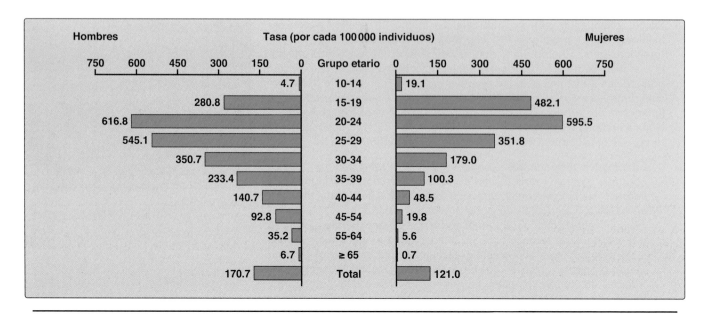

Figura 11-6
Tasas de gonorrea informadas por grupo de edad y sexo en los Estados Unidos, 2016.

D. Identificación en el laboratorio

En los hombres, el hallazgo de numerosos neutrófilos con diplococos gramnegativos en un frotis del exudado uretral permite un diagnóstico provisional de infección gonocócica e indica que la persona debe ser tratada. En contraste, se necesita un cultivo positivo o una prueba de amplificación de ácidos nucleicos (NAAT, *nucleic acid amplification test*) para diagnosticar la infección gonocócica en las mujeres, así como en sitios distintos a la uretra en los hombres. Si se sospecha una infección gonocócica diseminada, se deben realizar las pruebas apropiadas según lo indicado, por ejemplo, en lesiones de la piel, líquido de las articulaciones y sangre.

1. **Condiciones de crecimiento para el cultivo.** *N. gonorrhoeae* crece mejor en condiciones aeróbicas, y la mayoría de las cepas requieren CO_2. *N. gonorrhoeae* utiliza la glucosa como fuente de carbono y energía, pero no maltosa, lactosa o sacarosa (nota: *N. meningitidis* usa glucosa y maltosa [*véase* p. 110]). Todos los miembros del género son positivos a la oxidasa (nota: la prueba de la oxidasa [*véase* p. 24] se emplea para identificar neisserias, pero no distingue entre gonococos, meningococos y otras neisserias no patogénicas).

2. **Medios de cultivo selectivos.** Los gonococos, como los neumococos, son muy sensibles al calentamiento y la desecación. Los cultivos deben colocarse en placas con rapidez o, si esto no es posible, se deben utilizar medios de transporte para extender la viabilidad del microorganismo a cultivar. El medio de Thayer-Martin (agar chocolate complementado con varios antibióticos que suprimen el crecimiento de neisserias no patogénicas y otros miembros de la flora normal y anómala) se usa de manera frecuente para aislar gonococos (fig. 11-7). El empleo de este medio es importante para los cultivos que habitualmente se obtienen de sitios como las vías urogenitales o el recto, donde suele haber una gran cantidad de bacterias no patógenas. En medios no selectivos, la flora normal crece sobre los gonococos.

> El cultivo de la muestra cervical en agar chocolate simple permite el crecimiento de los patógenos.

> El cultivo en medio de agar chocolate de Thayer-Martin (vancomicina, colistina, trimetoprima y nistatina) permite el crecimiento selectivo de *Neisseria*.

Figura 11-7
Izquierda: crecimiento mixto sobre agar chocolate puro. *Derecha:* cultivo puro en medio de agar chocolate de Thayer-Martin.

3. **Pruebas de amplificación de ácidos nucleicos (NAAT).** El advenimiento de pruebas diagnósticas moleculares altamente sensibles y
específicas para la detección de ácidos nucleicos (ADN o ARN) de
numerosos agentes infecciosos, incluyendo *N. gonorrhoeae* y muchos
otros patógenos de transmisión sexual, ha sustituido el cultivo en gran
cantidad de laboratorios clínicos. La sensibilidad de estas pruebas
permite el uso de muestras no invasivas (que pueden contener muy
pocos microorganismos para la detección mediante microscopía o
cultivo), incluida la orina y los hisopados vaginales. Como el estudio
de múltiples enfermedades de transmisión sexual a menudo se realiza debido a la preocupación por la presencia de cualquiera de estas
infecciones, los fabricantes de NAAT suelen ofrecer la posibilidad
de analizar múltiples patógenos en una sola muestra. Una limitación
importante de las NAAT es su capacidad para detectar microorganismos que ya no son viables, por ejemplo, poco después del tratamiento
con antibióticos que destruyen las bacterias. Como resultado, se
requiere precaución en el momento del empleo de las NAAT como
pruebas de curación. En general, los ácidos nucleicos microbianos se
vuelven indetectables 1-2 semanas después de un tratamiento antibiótico exitoso. Los resultados positivos de NAAT persistentes más allá de
este período pueden sugerir resistencia a los antibióticos o reinfección.

E. Tratamiento y prevención

Más del 40% de los aislamientos actualmente en circulación de
N. gonorrhoeae son resistentes a la penicilina, la tetraciclina o las fluoroquinolonas. Algunos microorganismos resistentes a la penicilina se
denominan *N. gonorrhoeae productoras de penicilinasa* (NGPP). Estas
cepas contienen plásmidos que portan el gen para la β-lactamasa del tipo
TEM (codificada en un elemento transponible), como se ve en *Escherichia
coli* y *Haemophilus influenzae*. La frecuencia de NGPP en los Estados
Unidos es ahora lo suficientemente alta como para que la penicilina ya
no se recomiende para el tratamiento de la gonorrea. La mayoría de los
microorganismos todavía responden al tratamiento con cefalosporinas de tercera generación, incluida la ceftriaxona. Para las infecciones
gonocócicas no complicadas, la terapia actualmente recomendada es la
administración simultánea de dos medicamentos: ceftriaxona y azitromicina. La prevención de la gonorrea implica la evaluación y el control de
los contactos sexuales del paciente, en general utilizando una dosis
de un antibiótico profiláctico eficaz en un individuo expuesto, incluso en
ausencia de síntomas. El empleo de métodos de barrera también es una
medida preventiva contra la gonorrea, como en el caso de todas las infecciones de transmisión sexual. No existe una vacuna contra la gonorrea.

III. *NEISSERIA MENINGITIDIS*

N. meningitidis es una causa frecuente de meningitis bacteriana endémica y
la única causa de meningitis epidémica. La infección por *N. meningitidis* también puede tomar la forma de una meningococcemia (meningococos en la
sangre) fulminante, con coagulación intravascular, colapso circulatorio y choque potencialmente mortal pero sin meningitis. En cada caso, los síntomas
pueden ocurrir con un inicio muy rápido y una gran intensidad. Los brotes de
meningitis, más frecuentes en invierno e inicios de la primavera, se ven favo-
recidos por el contacto cercano entre individuos, como ocurre en escuelas,
guarderías y cuarteles militares. También ocurren periódicamente epidemias
graves en países en desarrollo, como en África subsahariana y América Latina.
N. meningitidis tiende a afectar a individuos jóvenes previamente sanos, y
puede progresar en cuestión de horas hasta la muerte.

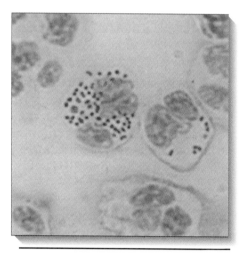

Figura 11-8
Tinción de Gram del líquido
cefalorraquídeo purulento con *Neisseria
meningitidis* dentro de los neutrófilos.

CLASIFICACIÓN EPIDEMIOLÓGICA	DETERMINANTE ANTIGÉNICO
Serogrupos (> 13)	Cápsula de polisacáridos
Serotipos (> 20)	Proteína de la membrana externa

Figura 11-9
Determinantes antigénicos de *Neisseria
meningitidis*.

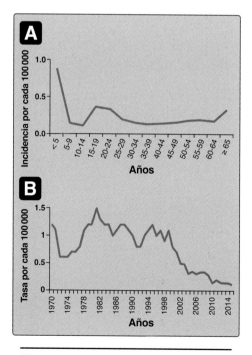

Figura 11-10
A. Incidencia de enfermedad meningocócica
por edad en los Estados Unidos, 2016.
B. Incidencia de enfermedad meningocócica
en los Estados Unidos, 1970-2015.

A. Estructura

Como *N. gonorrhoeae*, *N. meningitidis* es un diplococo gramnegativo inmóvil, en general dispuesto en pares con células individuales en forma de haba (fig. 11-8). También es un microorganismo con *pili*, los cuales permiten la unión, sobre todo, con la mucosa nasofaríngea, donde se aloja tanto en portadores como en aquellos con enfermedad meningocócica. Cuando se aísla el meningococo en la sangre o el líquido cefalorraquídeo, se encapsula invariablemente. La cápsula de polisacáridos meningocócicos es antifagocítica y, por lo tanto, el factor de virulencia más importante (nota: los anticuerpos contra la cápsula de hidratos de carbono son bactericidas y protegen contra la reinfección con el mismo tipo capsular).

1. **Serogrupos.** La cápsula de polisacáridos es antigénicamente diversa, lo que permite la identificación de al menos 13 tipos de polisacáridos capsulares, llamados *serogrupos* (fig. 11-9). La mayoría de las infecciones son ocasionadas por los serogrupos A, B, C, W e Y, aunque casi el 90% de los casos de enfermedad meningocócica son causados por los serogrupos A, B y C. El serogrupo A suele ser responsable de epidemias masivas en los países en desarrollo. En los Estados Unidos, *N. meningitidis* serogrupo B es la causa predominante de enfermedad y mortalidad, seguido del serogrupo C. Los microorganismos que no tienen una cápsula se denominan *no encapsulados*.

2. **Serotipos.** Un segundo sistema de clasificación, conocido como *serotipificación* (serotipos 1, 2,... 20), también se basa en el reconocimiento de anticuerpos (*véase* fig. 11-9), pero en este caso de las propiedades antigénicas de las proteínas de la membrana externa (*véase* p. 102). El meningococo expresa múltiples proteínas porinas (PorA y PorB). No existe una relación predecible entre los serogrupos y los serotipos.

B. Epidemiología

La transmisión se produce a través de la inhalación de gotitas respiratorias de un portador o un paciente en las primeras etapas de la enfermedad. Además del contacto con un portador, los factores de riesgo incluyen infección vírica reciente o por micoplasma de las vías respiratorias superiores, tabaquismo activo o pasivo y deficiencias del complemento. En las personas susceptibles, las cepas patógenas pueden invadir el torrente sanguíneo y causar una enfermedad sistémica después de un período de incubación de 2-10 días. La incidencia de la enfermedad meningocócica en los Estados Unidos es más alta entre los niños menores de 1 año de edad (fig. 11-10). Un pico de incidencia entre adolescentes y adultos jóvenes llevó a los Centers for Disease Control and Prevention a recomendar la vacunación de este grupo de riesgo.

C. Patogenia

Las propiedades antifagocíticas de la cápsula meningocócica ayudan en el mantenimiento de la infección. Los LOS, liberados durante la autólisis y en las vesículas de la membrana externa, son responsables de los efectos tóxicos encontrados en la enfermedad meningocócica diseminada. Como se estableció en la p. 104, los gonococos y los meningococos producen una proteasa IgA (nota: las neisserias no patógenas no producen esta proteasa). Además, al igual que con *N. gonorrhoeae*, el meningococo produce receptores que le permiten utilizar las proteínas de unión al hierro, por ejemplo, la transferrina y la lactoferrina, como fuentes para obtener este elemento.

D. Importancia clínica

N. meningitidis inicialmente coloniza la nasofaringe, lo que da lugar a una faringitis meningocócica en gran parte asintomática. En niños pequeños y otras personas susceptibles, el microorganismo puede causar una enfermedad diseminada al invadir más allá de la superficie de la mucosa y propagarse a través de la sangre, lo que conduce a una meningitis o septicemia fulminante. *N. meningitidis* es una causa importante de meningitis; sin embargo, su incidencia ha ido disminuyendo, debido en gran parte al desarrollo de vacunas eficaces.

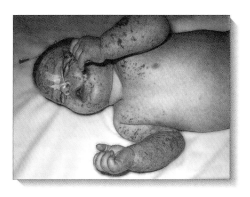

Figura 11-11
Erupción petequial o purpúrica y extensión sobre el cuello característica de la meningitis meningocócica.

1. **Meningitis.** Por lo general, el revestimiento epitelial de la nasofaringe sirve como barrera para las bacterias. En consecuencia, la mayoría de las personas colonizadas por *N. meningitidis* permanecen sanas. Rara vez los meningococos penetran esta barrera y entran en el torrente sanguíneo (meningococcemia), donde se multiplican con rapidez. En los pacientes con septicemia fulminante, los meningococos pueden detectarse en frotis de sangre periférica, un hecho poco frecuente. Si la enfermedad no es grave, el paciente puede tener solo fiebre y otros síntomas inespecíficos. Sin embargo, el microorganismo puede sembrarse desde la sangre en otros sitios, por ejemplo, cruzando la barrera hematoencefálica y las meninges. En el líquido cefalorraquídeo, se multiplica e induce una respuesta inflamatoria aguda acompañada de una afluencia de leucocitos polimorfonucleares, lo que da lugar a una meningitis purulenta. Los síntomas articulares y una erupción petequial o purpúrica también se observan con frecuencia en las infecciones meningocócicas (fig. 11-11). A las pocas horas, la fiebre y el malestar iniciales pueden evolucionar a dolor de cabeza intenso, cuello rígido, vómitos y fotofobia, síntomas característicos de la meningitis. A las pocas horas puede producirse un coma. Un resumen de los microorganismos principales que causan la meningitis se muestra en la figura 33-5, p. 387. El método estándar para el diagnóstico de la infección meningocócica sistémica es el aislamiento de *N. meningitidis* de un líquido corporal en general estéril, como la sangre o el líquido cefalorraquídeo (LCR). Al realizar una tinción de Gram del LCR, la muestra clínica se centrifuga para concentrar los microorganismos, ya que para esta prueba se requieren 10^5-10^6 bacterias por mililitro para poder visualizarlas.

2. **Septicemia.** Los meningococos pueden causar una septicemia potencialmente mortal en una persona aparentemente sana en menos de 12 h. Hasta el 30% de los pacientes con meningitis progresan a una septicemia fulminante. En esta afección, la presentación clínica es de septicemia grave y choque, por lo que la endotoxina bacteriana (LOS) es en gran parte responsable. La septicemia meningocócica aguda y fulminante se observa sobre todo en niños muy pequeños (síndrome de Waterhouse-Friderichsen). Se caracteriza por hemorragias cutáneas grandes, púrpuras, vómitos y diarrea, colapso circulatorio, necrosis suprarrenal bilateral y muerte en 10-12 h.

E. Identificación en el laboratorio

Bajo el microscopio óptico, las *N. meningitidis* obtenidas del LCR y los aspirados de lesiones cutáneas aparecen como diplococos gramnegativos, a menudo en asociación con leucocitos polimorfonucleares (*véase* fig. 11-8). Los portadores pueden detectarse cultivando hisopados de la región nasofaríngea.

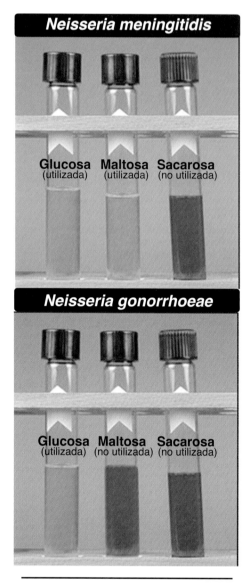

Figura 11-12
Neisseria meningitidis produce ácido a partir de la oxidación de la glucosa y la maltosa, pero no de la sacarosa. El ácido convierte el indicador de pH (en rojo fenol) de rojo a amarillo.

1. **Condiciones del cultivo.** Los meningococos se cultivan en agar chocolate con un aumento del CO_2. La muestra debe colocarse de inmediato en placas o, si esto no es posible, se debe emplear un medio de transporte para extender la viabilidad del microorganismo a cultivar. A diferencia de los gonococos, los meningococos en general se cultivan a partir del LCR o la sangre, que generalmente son estériles; por lo tanto, no se requiere un medio selectivo, y el agar chocolate puro es suficiente (nota: el medio Thayer-Martin [*véase* p. 106] se requiere para muestras obtenidas de una lesión cutánea o un hisopado nasofaríngeo a fin de eliminar microorganismos contaminantes).

2. **Pruebas adicionales.** Todas las especies de *Neisseria* son oxidasa positivas. Para diferenciar entre las distintas especies, se emplean pruebas de utilización de azúcares (fig. 11-12). *N. meningitidis* utiliza glucosa y maltosa, mientras que *N. gonorrhoeae* usa solo glucosa (*véase* fig. 11-12). En la meningitis bacteriana, el LCR muestra aumento de la presión, incremento de proteínas, disminución de la glucosa (en parte como resultado de su consumo como nutriente bacteriano) y abundantes neutrófilos. La presencia de un microorganismo infeccioso o de una sustancia capsular antigénica confirma el diagnóstico. La figura 11-13 compara las características de *N. gonorrhoeae* y *N. meningitidis*.

F. Tratamiento y prevención

La meningitis bacteriana es una urgencia médica. En consecuencia, el tratamiento antibiótico no puede esperar un diagnóstico bacteriológico definitivo. La fiebre alta, la cefalea y una erupción típica de la infección meningocócica se tratan de inmediato en un esfuerzo por prevenir la progresión a una septicemia fulminante, que tiene una alta tasa de mortalidad. Se deben realizar hemocultivos y no debe retrasarse la terapia con antibióticos mientras se espera la punción lumbar. El pretratamiento con antibióticos puede disminuir de manera significativa la probabilidad de un cultivo positivo del LCR, pero el diagnóstico todavía puede establecerse frecuentemente a partir de los hemocultivos previos al tratamiento y los microorganismos pueden seguir siendo visibles en la tinción de Gram del LCR. La meningitis puede tratarse de manera eficaz con penicilina G o ampicilina (ambas pueden pasar la barrera hematoencefálica inflamada) en grandes dosis intravenosas. Cuando la etiología de la infección no está clara, se recomienda cefotaxima o ceftriaxona. El tratamiento rápido reduce la mortalidad en alrededor del 10%. Debido a la intensa reacción inflamatoria que acompaña a la meningitis bacteriana, muchas veces se recomendó una dosis del corticoesteroide dexametasona poco antes, junto con la primera dosis de antibiótico.

	EMPLEO DE GLUCOSA	EMPLEO DE MALTOSA	PLÁSMIDOS	VACUNAS DISPONIBLES	CÁPSULA DE POLISACÁRIDOS	PRODUCCIÓN DE β-LACTAMASA	OXIDASA
Neisseria gonorrhoeae	+	−	Frecuentes	−	−	Frecuente	+
Neisseria meningitidis	+	+	Raros	Serogrupos A, B, C, Y, W	+	Ninguna	+

Figura 11-13
Características bacteriológicas diferenciales de *N. gonorrhoeae* y *N. meningitidis*.

1. **Diagnóstico.** Las tinciones de Gram en el LCR se pueden realizar de inmediato, y se pueden utilizar pruebas de aglutinación en látex con anticuerpos anticapsulares específicos del serogrupo para obtener una identificación presuntiva rápida de meningococos específicos del serogrupo en el LCR.

2. **Vacunas.** En 2005, se aprobó una vacuna conjugada contra el meningococo (MCV4) en los Estados Unidos para su empleo en adolescentes y adultos de 11-55 años de edad, la cual reemplazó a la vacuna de polisacáridos no conjugada. MCV4 es una vacuna tetravalente que contiene polisacáridos capsulares de los serogrupos A, C, W e Y conjugada con toxoide diftérico. Las vacunas conjugadas provocan una respuesta de memoria dependiente de linfocitos T que aumenta su eficacia, lo que da origen a una respuesta primaria mejorada a la vacuna y una respuesta fuerte a la exposición posterior al patógeno. En un avance importante, se han desarrollado dos nuevas vacunas que protegen contra las cepas del serogrupo B. La cápsula de polisacáridos de este serogrupo no es inmunógena y, por lo tanto, no se incluyó en las vacunas conjugadas de generaciones anteriores. Las nuevas vacunas específicas para el serogrupo B contienen antígenos derivados de las proteínas de la membrana externa y las vesículas de la membrana externa. En la figura 11-14 se resumen las vacunas y los serogrupos.

3. **Profilaxis.** La rifampicina profiláctica se administra a familiares de individuos infectados debido a la inevitabilidad de su contacto cercano y, por lo tanto, de la exposición. Otros fármacos empleados para la profilaxis incluyen ciprofloxacino oral y ceftriaxona intramuscular. En la figura 11-15 se resumen las enfermedades ocasionadas por las especies de *Neisseria*.

CLASIFICACIÓN POR SEROGRUPO	COMENTARIO
A	En general, responsable de las epidemias masivas en los países en desarrollo.
B	Las vacunas con base en proteínas protegen contra este serogrupo, pero la cápsula no genera una respuesta inmunitaria eficaz.
B, C	Responsables de la mayoría de las meningitis epidémicas en los Estados Unidos.
A, C, W, Y	Vacuna capsular eficaz disponible.

Figura 11-14
Características de los serogrupos más frecuentes de *Neisseria meningitidis*.

IV. *MORAXELLA*

Los miembros del género *Moraxella* son cocobacilos gramnegativos inmóviles que en general se encuentran en pares. *Moraxella* son microorganismos aerobios, oxidasa positivos, que no fermentan los hidratos de carbono. El patógeno más importante en el género es *Moraxella* (antes *Branhamella*) *catarrhalis*. Este microorganismo puede causar infecciones del aparato respiratorio, el oído medio, los ojos, el SNC y las articulaciones.

V. *ACINETOBACTER*

Los miembros del género *Acinetobacter* son cocobacilos inmóviles que se confunden a menudo con neisserias en muestras teñidas con Gram. En general son encapsulados, oxidasa negativos y, por lo tanto, aerobios, y no fermentan los hidratos de carbono. *Acinetobacter baumannii* es un importante patógeno intrahospitalario.

Cocos gramnegativos

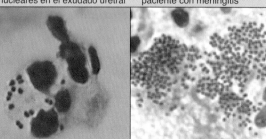

Neisseria gonorrhoeae dentro de leucocitos polimorfonucleares en el exudado uretral

Neisseria meningitidis en el líquido cefalorraquídeo de un paciente con meningitis

Especies de *Neisseria*

- Diplococos con forma de haba
- *Pili*, importantes para la adherencia a la mucosa
- Oxidasa positivos
- Aerobios
- Inmóviles
- Piógenos

Neisseria gonorrhoeae

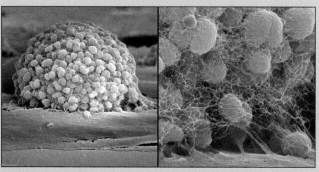

- Maltosa no utilizada como energía
- Crecimiento en medio de Thayer-Martin
- Sin cápsula de polisacáridos

Infección por *Neisseria gonorrhoeae* en células epiteliales humanas. Microcolonia bacteriana adherida a la célula del hospedero a través de sus apéndices de superficie llamados *pili de tipo IV* (estructuras de tipo telaraña), la cual induce la formación de microvellosidades en la célula hospedera. Cortesía de: Dustin L. Higashi, Al Agellon y Magdalene So.

- Oftalmopatía neonatal

  1 Ceftriaxona[1]

  1 Eritromicina[2]

  1 Nitrato de plata[2]

[1]Sistémica. [2]Tópicos para la profilaxis de rutina en circunstancias de riesgo relativamente bajo.

- Gonorrea no complicada

  1 Ceftriaxona[1]

  1 Azitromicina[1]

[1]Se recomienda terapia dual con los dos fármacos simultáneamente.

Neisseria meningitidis

- Meningitis
- Meningococcemia
- Síndrome de Waterhouse-Friderichsen

  1 Penicilina G[1]

  2 Cefotaxima

  2 Ceftriaxona

[1]Han aparecido cepas resistentes. Deben realizarse pruebas de sensibilidad. Nota: la rifampicina puede emplearse de forma profiláctica para tratar a los miembros de la familia u otros contactos cercanos de un infectado en particular. Ha aparecido resistencia a la rifampicina.

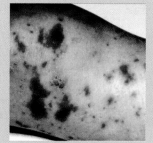

Erupción purpúrica característica de la meningococcemia.

- Usa maltosa como fuente de energía.
- Crece en agar chocolate.
- Causa más frecuente de meningitis en personas de entre 2 y 18 años de edad.
- Cápsula de polisacáridos.
- Vacunas para los serogrupos A, B, C, Y y W.

Figura 11-15
Resumen de enfermedades por *Neisseria*. **1** Indica medicamentos de primera línea; **2** indica fármacos alternativos.

Preguntas de estudio

Seleccione la respuesta correcta.

11.1 Una mujer de 20 años de edad, sexualmente activa, consulta a su médico debido a fiebre, artritis dolorosa de la rodilla derecha y varias pústulas pequeñas en las extremidades. El material de las pústulas y el líquido articular se recolectaron para el cultivo en medio de Thayer-Martin modificado. ¿Cuál de los siguientes resultados es congruente con un diagnóstico de infección gonocócica?

A. Crecimiento de pequeñas colonias constituidas por diplococos gramnegativos. Las bacterias cultivadas en placas son positivas a catalasa y oxidasa.

B. Crecimiento de pequeñas colonias constituidas por cocos grampositivos. Las bacterias cultivadas en placas son positivas a catalasa y oxidasa.

C. Crecimiento de pequeñas colonias constituidas por diplococos gramnegativos. Las bacterias cultivadas en placas son catalasa y oxidasa negativas.

D. Crecimiento de grandes colonias mucoides formadas por bacilos gramnegativos. Las bacterias cultivadas en placas son catalasa y oxidasa negativas.

E. Crecimiento de diplococos gramnegativos dentro de leucocitos polimorfonucleares. Las bacterias pueden emplear tanto glucosa como maltosa como fuente de energía.

Respuesta correcta = A. La infección gonocócica es la causa más frecuente de artritis séptica en adultos sexualmente activos. *Neisseria gonorrhoeae* se puede cultivar a partir del líquido articular y el material pustuloso, después de la diseminación desde las vías genitales a la piel y las articulaciones. Los gonococos crecen en el medio de Thayer-Martin modificado, por lo que forman pequeñas colonias positivas para la oxidasa y la catalasa. Después de la tinción de Gram, *N. gonorrhoeae* aparece como un diplococo gramnegativo. Aunque *N. gonorrhoeae* suele encontrarse dentro de los leucocitos polimorfonucleares cuando las muestras clínicas se tiñen directamente, estas células humanas no estarían presentes después del cultivo en medio de Thayer-Martin modificado.

11.2 ¿Cuál de los siguientes factores de virulencia de *Neisseria* está sujeto a una variación antigénica de alta frecuencia por un mecanismo que implica la recombinación entre *loci* cromosómicos inactivos y expresados?

A. Lipooligosacárido
B. Cápsula
C. Porina
D. Pilina
E. Proteínas de opacidad

Respuesta correcta = D. Aunque la síntesis de lipooligosacáridos (LOS) varía según la fase, el mecanismo no implica la recombinación entre genes expresados e inactivos. Los LOS varían según un mecanismo conocido como *desemparejamiento por deslizamiento de cadenas*, lo que produce cambios en el número de repeticiones de un solo nucleótido dentro de los genes biosintéticos de LOS. Si el gen biosintético tiene el número apropiado de repeticiones, el gen está en marco, lo que causa una modificación enzimática de la estructura de los LOS. La cápsula y las porinas no son sujetos de una variación de alta frecuencia. Las proteínas de opacidad (Opa) varían según un mecanismo similar al descrito para los LOS. Los errores de emparejamiento de la cadena deslizada dan como resultado cambios en el número de repeticiones de CTCTT dentro del gen estructural *Opa*. Algunas proteínas Opa se sintetizan porque la cantidad de repeticiones hace que estén en el marco. Otras proteínas Opa no se expresan porque el número de repeticiones dentro del gen hace que la proteína quede fuera de marco.

11.3 ¿Cuál de los siguientes factores de virulencia de *Neisseria* es parte de una vacuna tetravalente que protege contra algunos serogrupos de *N. meningitidis*?

A. Lipooligosacárido
B. Cápsula
C. Porina
D. Pilina
E. Proteínas de opacidad

Respuesta correcta = B. *N. meningitidis* tiene una cápsula de polisacárido que es un importante factor de virulencia expuesto en la superficie. La composición química de la cápsula define el serogrupo de la cepa meningocócica. Existen 13 serogrupos conocidos. La vacuna meningocócica contiene 4 de los 13 tipos diferentes de cápsulas, lo que la convierte en una vacuna tetravalente. Téngase en cuenta que la cápsula del serogrupo B es un autoantígeno y, por lo tanto, no forma parte de esta vacuna conjugada de polisacáridos. Una vacuna de nueva generación con base en proteínas está disponible para la protección contra cepas del serogrupo B de *N. meningitidis*.

12 Bacilos gramnegativos del sistema digestivo

I. PERSPECTIVA GENERAL

Todos los microorganismos que se estudian en este capítulo se encuentran generalmente en el tubo digestivo de los humanos u otros animales. Muchos de ellos también tienen hábitats alternativos en el suelo y el agua. Todos son relativamente resistentes (aunque son sensibles a la desecación) y crecen en presencia o ausencia de oxígeno, por lo que son anaerobios facultativos. Contienen lipopolisacáridos (LPS) antigénicos y un importante factor de virulencia (endotoxina). Estos bacilos gramnegativos pertenecen a diferentes grupos taxonómicos. Estos anaerobios facultativos constituyen solo una parte de la flora microbiana total del tubo digestivo, ya que la mayoría de los microorganismos intestinales son anaerobios grampositivos o gramnegativos. Algunos bacilos gramnegativos entéricos causan enfermedades dentro del tubo digestivo o fuera de él. Por ejemplo, las alteraciones ocasionadas por los géneros *Escherichia*, *Salmonella*, *Yersinia* y *Campylobacter* pueden ser tanto intraintestinales como extraintestinales; aquellas que se deben a los géneros *Shigella*, *Helicobacter* y *Vibrio* son principalmente digestivas; y las provocadas por los géneros *Enterobacter*, *Klebsiella*, *Serratia* y *Proteus* son primordialmente extraintestinales. La contaminación fecal es importante en la transmisión de los microorganismos que causan enfermedades digestivas (intraintestinales). En la figura 12-1 se enumeran los bacilos gramnegativos analizados en este capítulo.

II. *ESCHERICHIA COLI*

Escherichia coli es parte de la microbiota residente del colon en humanos y otros animales, pero puede ser patógena dentro y fuera del tubo digestivo (nota: las diferencias en el grado de virulencia de varias cepas de *E. coli* se asocian con la adquisición de plásmidos, profagos integrados e islas de patogenicidad). *E. coli* tiene fimbrias o *pili* que son importantes para la adherencia a las superficies mucosas del hospedero, y diferentes cepas del microorganismo pueden ser móviles o inmóviles. La mayoría de las cepas pueden fermentar la lactosa (son Lac⁺), en contraste con los principales patógenos intestinales, *Salmonella* (*véase* p. 118) y *Shigella* (*véase* p. 122), que no pueden fermentar la lactosa (Lac⁻). *E. coli* produce tanto ácidos como gases durante la fermentación de los hidratos de carbono.

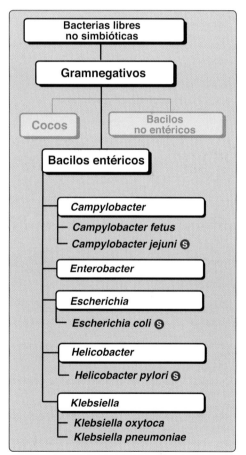

Figura 12-1
Clasificación de los bacilos gramnegativos entéricos (la figura continúa en la página siguiente). Ⓢ En las pp. 345, 349 y 351 pueden verse las síntesis de estos microorganismos.

A. Estructura y fisiología

E. coli comparte muchas propiedades con otras *Enterobacteriaceae*. Todos los miembros de esta familia son anaerobios facultativos (*véase* p. 22), fermentan la glucosa y pueden generar energía mediante la respiración aeróbica o anaeróbica (mediante el uso de nitratos, nitritos o fumarato como receptores terminales de electrones). Asimismo, carecen de la citocromo c-oxidasa (son oxidasa negativas). La tipificación de la cepa se basa en las diferencias en tres antígenos estructurales: O, H y K (fig. 12-2). Los antígenos O (antígenos somáticos o de pared celular) se encuentran en la porción de polisacárido de los LPS. Estos antígenos son estables al calor y pueden ser compartidos entre diferentes géneros de *Enterobacteriaceae*. Los antígenos O se utilizan de forma habitual para tipificar serológicamente muchos de los bacilos gramnegativos entéricos. Los antígenos H se asocian con los flagelos y, por lo tanto, solo las *Enterobacteriaceae* flageladas (móviles), como *E. coli*, tienen este antígeno. Los antígenos K se encuentran dentro de las cápsulas de polisacáridos extracelulares. Entre las especies de *E. coli* hay muchos antígenos O, H y K serológicamente distintos, y los serotipos específicos se relacionan con enfermedades particulares. Por ejemplo, un serotipo de *E. coli* que tiene O157 y H7 (designada como O157:H7) causa una forma grave de colitis hemorrágica (*véase* p. 116).

B. Importancia clínica: enfermedad intestinal

Por lo general, la transmisión de la enfermedad intestinal es por vía fecaloral, y los alimentos y el agua contaminados sirven como vehículos para la transmisión. Se han identificado al menos cinco tipos de infecciones intestinales que difieren en los mecanismos patogénicos (fig. 12-3): enterotoxigénicos (ECET), enteropatogénicos (ECEP), enterohemorrágicos (ECEH), enteroinvasores (ECEI) y enteroagregativos (ECEA). Todas las cepas de *E. coli* son básicamente el mismo microorganismo, se diferencian solo por la adquisición de rasgos patogénicos específicos. La infección por ECEH debe sospecharse en todos los pacientes con diarrea sanguinolenta aguda, sobre todo si se asocia con dolor abdominal. La fiebre no es un síntoma predominante relacionado con las infecciones por ECEH.

1. ***E. coli* enterotoxigénica.** Las cepas de ECET son una causa frecuente de diarrea del viajero. La transmisión se produce a través de alimentos y agua contaminados con desechos humanos o por contacto personal. ECET coloniza el intestino delgado (los *pili* facilitan la unión del microorganismo a la mucosa intestinal). En un proceso mediado por enterotoxinas (*véase* p. 13), ECET causa una hipersecreción prolongada de iones cloruro y agua por las células de la mucosa intestinal mientras inhibe la reabsorción de sodio. El intestino se llena de líquido, lo que produce una diarrea acuosa grave que continúa durante un período de varios días. Las enterotoxinas incluyen una toxina estable al calor (ST) que da lugar a un aumento en las concentraciones celulares de monofosfato de guanosina cíclico, mientras que una toxina termolábil (LT) causa un aumento del monofosfato de adenosina cíclico (fig. 12-4) (nota: la toxina LT de *E. coli* es en esencia idéntica a la toxina del cólera [*véase* p. 125]).

2. ***E. coli* enteropatogénica.** Las ECEP son una causa importante de diarrea en los lactantes, en especial en lugares con condiciones higiénicas deficientes. Los recién nacidos se infectan en el período perinatal.

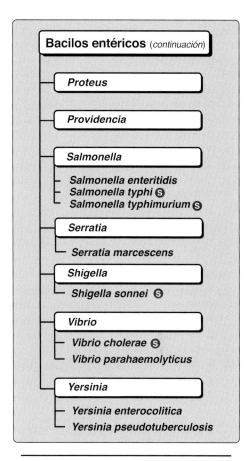

Bacilos entéricos (*continuación*)

- **Proteus**
- **Providencia**
- **Salmonella**
  - **Salmonella enteritidis**
  - **Salmonella typhi** Ⓢ
  - **Salmonella typhimurium** Ⓢ
- **Serratia**
  - **Serratia marcescens**
- **Shigella**
  - **Shigella sonnei** Ⓢ
- **Vibrio**
  - **Vibrio cholerae** Ⓢ
  - **Vibrio parahaemolyticus**
- **Yersinia**
  - **Yersinia enterocolitica**
  - **Yersinia pseudotuberculosis**

Figura 12-1 *(continuación)*
Clasificación de los bacilos gramnegativos entéricos. Ⓢ En las pp. 357, 358 y 363 pueden verse las síntesis de estos microorganismos.

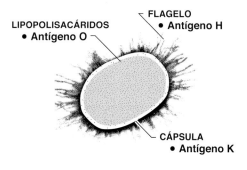

LIPOPOLISACÁRIDOS
• Antígeno O

FLAGELO
• Antígeno H

CÁPSULA
• Antígeno K

Figura 12-2
Microfotografía electrónica de *E. coli* que muestra los antígenos empleados para la tipificación.

CEPA DE *Escherichia coli*	ABREVIATURA	SÍNDROME	TRATAMIENTO[a]
E. coli entero**toxigénica**	ECE**T**	Diarrea acuosa	Los antibióticos pueden resultar útiles.
E. coli entero**patogénica**	ECE**P**	Diarrea acuosa de larga duración, en especial en lactantes, a menudo en países en desarrollo	Los antibióticos pueden resultar útiles.
E. coli entero**hemorrágica**	ECE**H**	Diarrea sanguinolenta; colitis hemorrágica y síndrome urémico hemolítico (SUH)	Evitar los antibióticos debido al posible riesgo de potenciar el SUH.
E. coli entero**invasora**	ECE**I**	Diarrea sanguinolenta	Rehidratar y corregir las anomalías electrolíticas.
E. coli entero**agregativa**	ECE**A**	Diarrea acuosa persistente en niños y pacientes infectados por el VIH	Rehidratar y corregir las anomalías electrolíticas.

Figura 12-3

Características de las infecciones intestinales causadas por *Escherichia coli*. Las fluoroquinolonas se utilizan de manera frecuente en los adultos para la diarrea del viajero, pero no se recomiendan para niños.
[a]La rehidratación y la corrección de las anomalías electrolíticas son esenciales para todas las enfermedades diarreicas.

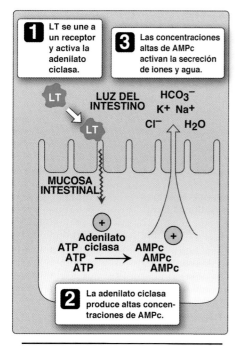

Figura 12-4

Acción del la LT (toxina termolábil) de *E. coli* (nota: la toxina termoestable [ST] activa la guanilato ciclasa, lo que causa la producción de monofosfato de guanosina cíclico que también provoca un aumento de la secreción). AMPc, monofosfato de adenosina cíclico.

ECEP se adhiere a las células de la mucosa en el intestino delgado mediante *pili* de tipo IV o formadores de haces (BfpA, *bundle-forming pili*). Las lesiones características en el intestino delgado, llamadas *lesiones de unión y borrado* (A/E, *attaching and effacing*), y la destrucción de las microvellosidades se deben a la inyección de proteínas efectoras en la célula hospedera mediante un sistema de secreción de tipo III (T3SS). Las células de ECEP se presentan en el vértice de las columnas producidas por transposiciones citoesqueléticas, inducidas por los efectores T3SS. ECEP no es invasora y, por lo tanto, no causan diarrea con sangre. Las cepas ECEP no elaboran toxinas. Se produce una diarrea acuosa, la cual, en raras ocasiones, puede convertirse en crónica.

3. *E. coli* **enterohemorrágica.** Las ECEH se unen a las células en el intestino grueso a través de los BfpA y, al igual que las cepas ECEP, producen lesiones A/E. Sin embargo, la ECEH también sintetiza una de dos exotoxinas (toxinas de tipo Shiga 1 o 2), lo que conduce a una forma grave de diarrea sanguinolenta abundante (colitis hemorrágica) sin invasión o inflamación de la mucosa. El serotipo O157:H7 es la cepa de *E. coli* que produce toxinas similares a Shiga con mayor frecuencia. Esta cepa también se asocia con brotes de insuficiencia renal aguda potencialmente mortal (síndrome urémico hemolítico [SUH]) caracterizada por insuficiencia renal aguda, anemia hemolítica microangiopática y trombocitopenia en niños menores de 5-10 años de edad. El reservorio principal de ECEH es el ganado. Por lo tanto, la posibilidad de infección puede reducirse enormemente cocinando bien la carne molida (picada) y pasteurizando la leche.

4. *E. coli* **enteroinvasora.** ECEI causa un síndrome similar a la disentería con fiebre y heces sanguinolentas. Los factores de virulencia codificados por el plásmido son casi idénticos a los de *Shigella*. Estos factores de virulencia (Ipa) permiten la invasión de las células epiteliales y la diseminación intercelular mediante la motilidad con base en actina (ActA). Además, las cepas ECEI producen hemolisina (HlyA).

5. *E. coli* **enteroagregativa.** ECEA también causa la diarrea del turista (del viajero) y una diarrea persistente en los niños. La adhesión al

intestino está mediada por fimbrias (*pili*) de adhesión agregativas. Los bacilos adherentes se asemejan a ladrillos apilados y dan como resultado un acortamiento de las microvellosidades. Las cepas ECEA producen una toxina termoestable codificada por un plásmido. Un brote por *E. coli* en Alemania en 2011, que resultó en muchos casos de SUH y varias muertes, fue ocasionado por una cepa híbrida. El agente causal fue una cepa ECEA que había adquirido el gen codificado en fagos para producir una toxina de tipo Shiga 2. La cepa resultante fue capaz de adherirse estrechamente al intestino delgado, además de producir toxinas, lo que condujo al SUH.

C. Importancia clínica: enfermedad extraintestinal

La fuente de infección para la enfermedad extraintestinal con frecuencia es la propia flora del paciente, en la que *E. coli* no es patógena dentro del propio intestino. Sin embargo, fuera del tubo digestivo provoca enfermedad en ese mismo individuo cuando el microorganismo se encuentra, por ejemplo, en la vejiga o en el torrente sanguíneo (sitios generalmente estériles).

1. **Infección urinaria.** *E. coli* es la causa más frecuente de infección urinaria (IU), incluyendo cistitis y pielonefritis. Las mujeres son las que tienen mayor riesgo de infección. La cistitis no complicada (la infección urinaria más frecuente) es causada por cepas uropatógenas de *E. coli*, caracterizadas por fimbrias P (un factor de adherencia) y, en general, hemolisina, colistina V y resistencia a la actividad bactericida del complemento sérico. Una IU complicada (pielonefritis) puede aparecer en contextos de obstrucción del flujo urinario, y puede ser ocasionada por cepas no patógenas.

2. **Meningitis neonatal.** *E. coli* es una causa importante de esta enfermedad dentro del primer mes de vida. A menudo, la fuente de la infección es el tubo digestivo de la madre con exposición perinatal. El antígeno capsular K1, químicamente idéntico a la cápsula de polisacáridos del serogrupo B de *Neisseria meningitidis*, se relaciona con estas infecciones.

3. **Infección intrahospitalaria.** Estas infecciones incluyen septicemia/bacteriemia, choque endotóxico y neumonía.

D. Identificación en el laboratorio

1. **Enfermedad intestinal.** Debido a que *E. coli* por lo general forma parte de la flora intestinal, su detección en cultivos de heces de cepas causantes de enfermedades es difícil y no se intenta. Las cepas ECEI a menudo no fermentan la lactosa y pueden detectarse en medios como el de agar de MacConkey (*véase* p. 23). A diferencia de otras cepas de *E. coli*, ECEH fermenta el sorbitol de forma lenta, si es que lo hace, y puede detectarse en el medio de agar sorbitol de MacConkey. Las técnicas moleculares actuales, como la de reacción en cadena de la polimerasa, se pueden emplear para identificar cepas de *E. coli* que producen toxinas de tipo Shiga.

2. **Enfermedad extraintestinal.** El aislamiento de *E. coli* en sitios corporales generalmente estériles (p. ej., vejiga, sangre o líquido cefalorraquídeo) es diagnóstica. Las muestras pueden cultivarse en agar de MacConkey. Las cepas de *E. coli* pueden entonces caracterizarse con pruebas serológicas.

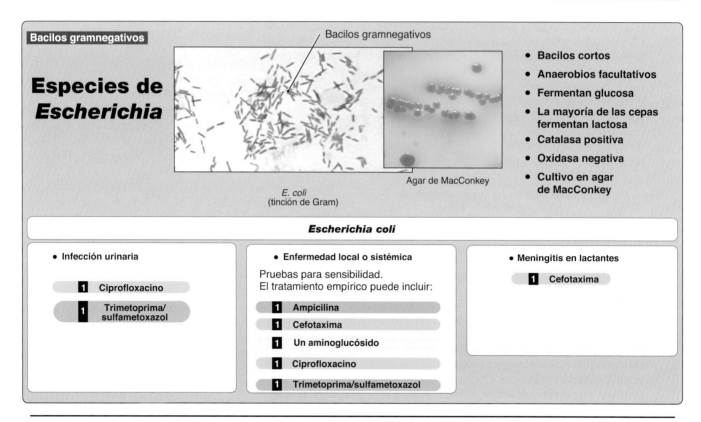

Figura 12-5
Resumen de las especies de *Escherichia*. **1** Indica el fármaco de elección.

E. Tratamiento y prevención

La mejor forma de prevenir la enfermedad intestinal es mediante la selección, preparación y consumo de alimentos y agua adecuados. El mantenimiento del equilibrio hidroelectrolítico es de importancia primordial en el tratamiento. Los antibióticos pueden acortar la duración de los síntomas, pero la resistencia es generalizada. La enfermedad extraintestinal requiere tratamiento antibiótico (fig. 12-5). La prueba de sensibilidad a los antibióticos de los aislamientos es necesaria para determinar la elección adecuada de los fármacos.

III. *SALMONELLA*

Los miembros del género *Salmonella* pueden causar varias enfermedades, incluyendo gastroenteritis y fiebre entérica (tifoidea). Aunque la clasificación del género *Salmonella* ha sufrido varias revisiones, hoy en día todas las cepas que afectan a los humanos se agrupan en una sola especie, *Salmonella enterica*, la cual tiene ~2 500 serotipos diferentes, o serovares, incluidas las variantes clínicamente más importantes: Enteritidis, Typhimurium y Typhi. La mayoría de las cepas de *Salmonella* son Lac⁻ y producen ácidos y gas durante la fermentación de la glucosa. También producen H_2S de los aminoácidos que contienen azufre.

A. Epidemiología

Salmonella está ampliamente distribuida en la naturaleza. El serotipo Typhi es un patógeno exclusivamente humano, mientras que otros serovares se asocian con animales y alimentos (p. ej., huevos y aves de corral). Se transmite por vía fecal-oral y la transmisión del serovar Typhi puede incluir portadores crónicos. Las tortugas que son mascotas también han sido implicadas como fuentes de infección. Los niños pequeños y los adultos mayores son particularmente susceptibles a las infecciones por *Salmonella*. Las personas en instituciones con mucha gente también pueden ser vulnerables a las epidemias de *Salmonella*.

B. Patogenia

Salmonella invade las células epiteliales del intestino delgado. La enfermedad puede permanecer localizada o volverse sistémica, a veces con focos diseminados. Los microorganismos son parásitos intracelulares facultativos que sobreviven dentro de las células fagocíticas, en general los macrófagos (fig. 12-6).

C. Importancia clínica

La infección por *Salmonella* puede causar enfermedad tanto intestinal como extraintestinal.

1. **Gastroenteritis.** Esta enfermedad localizada (también llamada *salmonelosis*) es ocasionada principalmente por los serovares Enteritidis y Typhimurium. La salmonelosis se caracteriza por náuseas, vómitos y diarrea (en general, no sanguinolenta) que aparecen dentro de las 48 h de ingerir alimentos o agua contaminados. La fiebre y los cólicos abdominales son habituales. En los pacientes no comprometidos, la enfermedad en general es autolimitada (48-72 h), aunque la condición de portador del microorganismo en la convalecencia puede persistir durante un mes o más. Más del 95% de las infecciones por *Salmonella* son transmitidas por alimentos, y la salmonelosis representa alrededor del 60% de las hospitalizaciones a causa de enfermedades transmitidas por alimentos en los Estados Unidos.

2. **Fiebre entérica o fiebre tifoidea.** Esta es una enfermedad sistémica grave y potencialmente mortal caracterizada por fiebre y síntomas abdominales. La causa principal es el serovar Typhi. Los síntomas inespecíficos pueden incluir escalofríos, sudoración, cefaleas, anorexia, debilidad, dolor de garganta, tos, mialgia y diarrea o estreñimiento. Alrededor del 30% de los pacientes tienen una erupción maculopapular mínima y evanescente (transitoria) en el tórax (conocida como *manchas rosadas*). El período de incubación varía de 5 a 21 días. Sin tratar, la mortalidad es del ~15%. Entre los supervivientes, los síntomas se resuelven en 3-4 semanas. El tratamiento antibiótico oportuno y apropiado reduce la mortalidad a menos del 1% y acelera la resolución de la fiebre. Las complicaciones pueden incluir hemorragia o perforación digestiva y, rara vez, infecciones localizadas y endocarditis. Un pequeño porcentaje de pacientes se convierten en portadores crónicos (nota: las vesículas biliares infectadas son la principal fuente de portación crónica). La fiebre tifoidea sigue siendo un problema de salud mundial. Sin embargo, en los Estados Unidos se ha vuelto menos frecuente y ahora es principalmente una enfermedad de viajeros e inmigrantes.

3. **Otros sitios de infección por *Salmonella*.** La bacteriemia sostenida se asocia frecuentemente con infecciones vasculares por *Salmonella* que se producen cuando las bacterias siembran placas atereoscleróticas. *Salmonella* también puede causar infecciones abdominales (a menudo, del árbol hepatobiliar y el bazo), osteomielitis (en especial en pacientes con drepanocitosis), artritis séptica y, rara vez, infecciones de otros tejidos u órganos. También existe un estado de portador de serovares no tifoideos, aunque es raro.

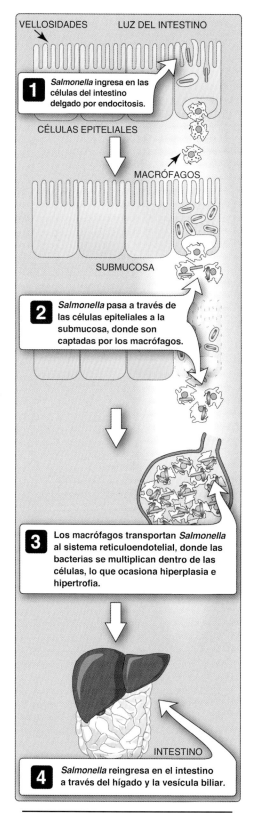

Figura 12-6
Mecanismo de la infección por *Salmonella enterica* serovar Typhi que causa fiebre tifoidea.

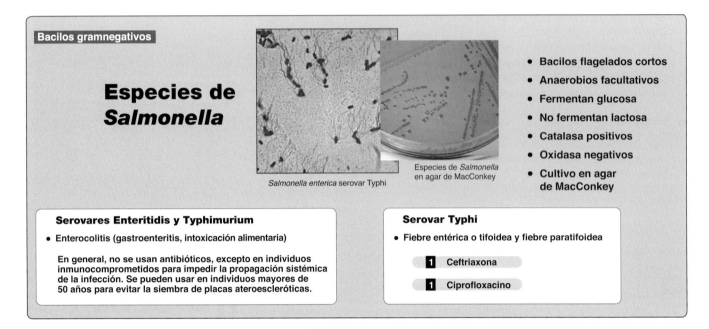

Figura 12-7
Resumen de las enfermedades causadas por *Salmonella*. **1** Indica fármaco de elección.

D. Identificación en el laboratorio

En los pacientes con diarrea, *Salmonella* por lo general se puede aislar de las heces en agar de MacConkey o en medios selectivos (fig. 12-7). Para los pacientes con fiebre entérica (tifoidea), las muestras apropiadas incluyen sangre, médula ósea, orina, heces y tejido de las manchas rosadas típicas (si están presentes).

E. Tratamiento y prevención

Para la gastroenteritis en hospederos no comprometidos, la terapia con antibióticos a menudo resulta innecesaria y puede prolongar el estado del portador convaleciente. En la fiebre tifoidea, los antibióticos apropiados incluyen betalactámicos y fluoroquinolonas (*véase* fig. 12-7). La prevención de la infección por *Salmonella* se logra mediante la eliminación adecuada de las aguas residuales, el tratamiento correcto de los alimentos y una buena higiene personal. Existen dos vacunas diferentes para evitar la fiebre tifoidea. Una vacuna se administra por vía oral y consiste en el serovar Typhi de *Salmonella* vivo atenuado. La otra vacuna es el polisacárido capsular Vi y se administra por vía parenteral. Se recomienda la vacunación para las personas que viajan desde países desarrollados a áreas endémicas, como Asia, África y América Latina.

IV. *CAMPYLOBACTER*

Los miembros del género *Campylobacter* son microorganismos curvos, espirales o en forma de "S" que se parecen microscópicamente a los vibrios (fig. 12-8). Un único flagelo polar proporciona al microorganismo su motilidad veloz característica. Todos los antígenos somáticos, flagelares y capsulares contribuyen a los numerosos serotipos. La mayoría de las especies de *Campylobacter* son microaerófilas (requieren oxígeno, pero a concentraciones más bajas que las que se encuentran en el aire). Los miembros de este género utilizan una vía aeróbica y no fermentan los hidratos de carbono. *Campylobacter* infecta el intestino y puede causar lesiones ulcerosas e inflamatorias en el yeyuno, el íleon o el colon. Rara vez se produce una bacteriemia.

A. Epidemiología

Las especies de *Campylobacter* están ampliamente distribuidas en la naturaleza como comensales de muchos vertebrados, incluyendo mamíferos y aves, tanto silvestres como domésticos. Estos sirven como reservorio para la infección. *Campylobacter* se transmite a los seres humanos principalmente a través de la vía fecal-oral o mediante contacto directo y la exposición a carne (en especial de aves de corral) o agua contaminadas.

B. Patogenia e importancia clínica

Campylobacter puede causar enfermedad tanto intestinal como extraintestinal. En la figura 12-9 se muestran las características de algunas formas habituales de enfermedades bacterianas transmitidas por los alimentos. Las infecciones transmitidas por los alimentos deben distinguirse de las intoxicaciones alimentarias. Las infecciones (p. ej., por *Campylobacter*) tienen períodos de incubación más largos y requieren la colonización por la bacteria. Las intoxicaciones por alimentos tienen períodos de incubación más cortos y se producen por la ingesta de la toxina preformada. En general, *C. jejuni* ocasiona una enteritis aguda en individuos por lo demás sanos después de una incubación de 1-7 días. La enfermedad dura desde unos días a varias semanas y, en general, es autolimitante. Los síntomas pueden ser sistémicos (fiebre, cefalea, mialgia) o intestinales (cólicos abdominales y diarrea, que pueden o no ser sanguinolentos). *C. jejuni* se asocia con diarrea del viajero y seudoapendicitis (síntomas que simulan apendicitis sin inflamación del apéndice). Puede producirse una bacteriemia (a menudo, transitoria), más frecuente en lactantes y adultos mayores. La bacteriemia sostenida en general refleja un inmunocompromiso subyacente. Las complicaciones incluyen aborto séptico, artritis reactiva y síndrome de Guillain-Barré. Algunos factores de virulencia importantes incluyen una citotoxina que puede estar implicada en la colitis inflamatoria y una enterotoxina (relacionada con la toxina del cólera) que produce un aumento en la actividad de la adenilil ciclasa y, por lo tanto, un desequilibrio hidroelectrolítico. En la actualidad, *Campylobacter* es una de las principales causas de enfermedades transmitidas a través de alimentos en los Estados Unidos.

C. Identificación en el laboratorio

Campylobacter se puede aislar de las heces utilizando medios selectivos especiales y condiciones microaerófilas. Debido a su pequeño tamaño, estos microorganismos no son retenidos por los filtros bacteriológicos típicos que detienen a la mayoría de las otras bacterias. Por lo tanto, la filtración de una suspensión de materia fecal puede mejorar la tasa de recuperación. El diagnóstico presuntivo se puede realizar al encontrar microorganismos curvos con una motilidad rápida y precipitada en una base húmeda de heces.

D. Tratamiento y prevención

La diarrea debe tratarse de forma sintomática con líquidos y electrólitos. En los pacientes con síntomas más graves (p. ej., fiebre alta, diarrea con sangre, deterioro del estado general o enfermedad de más de 1 semana de duración), se deben administrar antibióticos. Para *C. jejuni*, el ciprofloxacino es el fármaco de elección, pero otros antibióticos también pueden ser eficaces (fig. 12-10). Para *Campylobacter fetus*, la

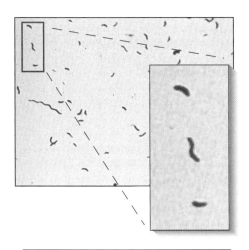

Figura 12-8
Microfotografía que muestra las células con forma de "S" de *Campylobacter jejuni*.

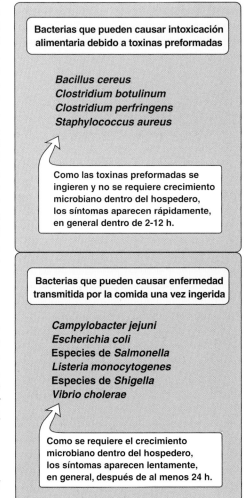

Bacterias que pueden causar intoxicación alimentaria debido a toxinas preformadas

Bacillus cereus
Clostridium botulinum
Clostridium perfringens
Staphylococcus aureus

Como las toxinas preformadas se ingieren y no se requiere crecimiento microbiano dentro del hospedero, los síntomas aparecen rápidamente, en general dentro de 2-12 h.

Bacterias que pueden causar enfermedad transmitida por la comida una vez ingerida

Campylobacter jejuni
Escherichia coli
Especies de *Salmonella*
Listeria monocytogenes
Especies de *Shigella*
Vibrio cholerae

Como se requiere el crecimiento microbiano dentro del hospedero, los síntomas aparecen lentamente, en general, después de al menos 24 h.

Figura 12-9
Características de las enfermedades bacterianas transmitidas por alimentos.

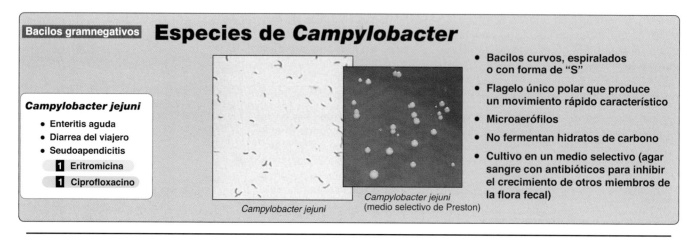

Bacilos gramnegativos **Especies de *Campylobacter***

Campylobacter jejuni
- Enteritis aguda
- Diarrea del viajero
- Seudoapendicitis
  - **1** Eritromicina
  - **1** Ciprofloxacino

- **Bacilos curvos, espiralados o con forma de "S"**
- **Flagelo único polar que produce un movimiento rápido característico**
- **Microaerófilos**
- **No fermentan hidratos de carbono**
- **Cultivo en un medio selectivo (agar sangre con antibióticos para inhibir el crecimiento de otros miembros de la flora fecal)**

Campylobacter jejuni

Campylobacter jejuni (medio selectivo de Preston)

Figura 12-10
Resumen de las enfermedades causadas por *Campylobacter*. **1** Indica el fármaco de elección.

ampicilina o las cefalosporinas de tercera generación son eficaces. La cocción completa de alimentos potencialmente contaminados (p. ej., aves de corral) y la pasteurización de la leche y los productos lácteos son esenciales para la prevención de la campilobacteriosis. Además, las superficies empleadas para preparar carne o aves crudas deben desinfectarse, o se deben utilizar tablas para cortar separadas para la preparación de alimentos crudos, como las ensaladas.

V. *SHIGELLA*

Las especies de *Shigella* son el agente causal de la shigelosis (a veces se denomina *disentería bacilar* cuando la especie causal es *Shigella dysenteriae*), una enfermedad intestinal más frecuente entre los niños pequeños. *Shigella* es un grupo inmóvil, no encapsulado y Lac⁻. La mayoría de las cepas no producen gas en una fermentación ácida mixta de glucosa.

A. Epidemiología

Por lo general, *Shigella* se contagia de persona a persona, y las heces contaminadas son una fuente importante de microorganismos. Los humanos son el único hospedero natural de *Shigella*. Las moscas y los alimentos o el agua contaminados también pueden transmitir la enfermedad. La shigelosis tiene una dosis infecciosa baja: ~10-100 microorganismos viables son suficientes para causar la enfermedad. Por lo tanto, los casos secundarios dentro de un hogar son habituales, en especial en condiciones de hacinamiento o higiene deficiente. Los 40 serotipos de *Shigella* se organizan en cuatro grupos (A, B, C, y D) de acuerdo con la relación serológica de los antígenos de sus polisacáridos O. El grupo D (*Shigella sonnei*) es el serogrupo hallado con mayor frecuencia en los Estados Unidos. *Shigella flexneri* es la segunda especie más frecuentemente aislada en los Estados Unidos y se ha asociado con brotes entre hombres sexualmente activos que tienen sexo con hombres. *Shigella dysenteriae* causa las infecciones más graves, incluido el SUH, similar al causado por ECEH. *S. dysenteriae* de tipo 1 produce la toxina Shiga, que es estructural y genéticamente muy similar a las toxinas de tipo 1 y 2 de Shiga producidas por los virotipos de *E. coli*. Todas las toxinas Shiga y similares son capaces de producir SUH en los individuos susceptibles.

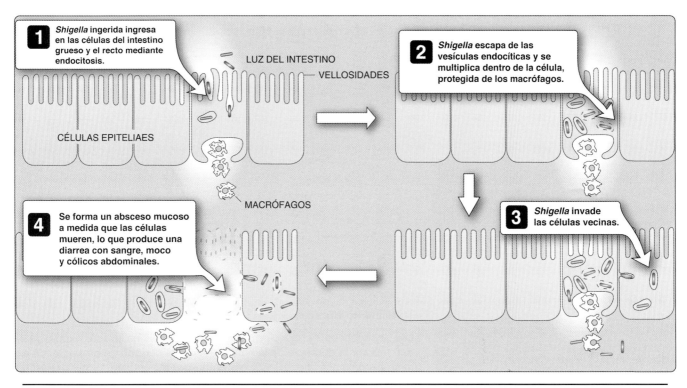

Figura 12-11
Mecanismos de infección de *Shigella* que causan diarrea.

B. Patogenia e importancia clínica

Shigella invade y destruye la mucosa del intestino grueso. La infección rara vez penetra en las capas más profundas del intestino y no produce bacteriemia (fig. 12-11). *Shigella* invade el epitelio colónico mediante la expresión de genes de virulencia localizados en plásmidos que codifican un sistema de secreción de tipo III. La inyección de proteínas efectoras da como resultado la absorción bacteriana. El mismo plásmido codifica proteínas que permiten a *Shigella* polimerizar la actina en un polo, de manera que propulsan la bacteria a través del citoplasma y hacia las células adyacentes. Esta virulencia por plásmidos también es característica de ECEI. Se ha aislado una exotoxina (toxina Shiga) con propiedades enterotóxicas y citotóxicas en *S. dysenteriae* de tipo 1, y su toxicidad provoca el desarrollo de colitis hemorrágica y SUH. *Shigella* causa la disentería bacilar típica, caracterizada por diarrea con sangre, moco (heces en "mermelada de grosellas") y cólicos abdominales muy dolorosos. En general, la enfermedad es más grave en los pacientes muy jóvenes, en los adultos mayores y en las personas desnutridas, en quienes la shigelosis puede provocar una deshidratación grave y, en ocasiones, la muerte. Entre las poblaciones inmunocompetentes, la disentería no tratada suele resolverse en una semana, pero puede persistir durante más tiempo.

C. Identificación en el laboratorio

Durante una enfermedad aguda, los microorganismos pueden cultivarse de heces con agar de Hektoen diferencial selectivo u otros medios específicos para patógenos intestinales.

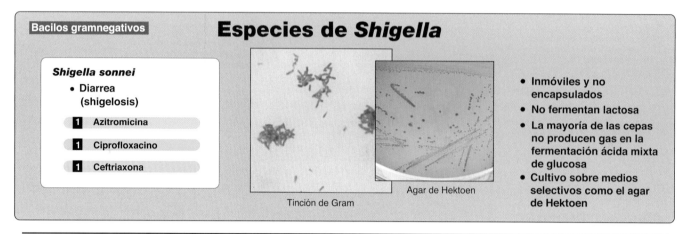

Figura 12-12
Resumen de las enfermedades causadas por *Shigella*. **1** Indica el fármaco de elección.

D. Tratamiento y prevención

Los antibióticos (p. ej., ciprofloxacino, azitromicina o ceftriaxona) pueden reducir la duración de la enfermedad y el período de propagación de microorganismos (fig. 12-12); sin embargo, su empleo es controvertido debido a la resistencia generalizada a los antibióticos. La protección de los suministros de agua y alimentos, así como la higiene personal, son cruciales para prevenir infecciones por *Shigella*. Las vacunas candidatas en etapas de desarrollo incluyen una vacuna conjugada compuesta por polisacáridos antigénicos O de *Shigella* y una vacuna viva atenuada.

VI. *VIBRIO*

Los miembros del género *Vibrio* son microorganismos cortos, curvos y con forma de bastoncillo (bacilos). Los vibrios están estrechamente relacionados con la familia *Enterobacteriaceae*. Se mueven con rapidez por medio de un solo flagelo polar (nota: esto contrasta con los flagelos peritricos [distribuidos por toda la superficie] de las *Enterobacteriaceae* móviles). Presentan antígenos O y H, pero solo los antígenos O son útiles para distinguir las cepas de vibrios que causan epidemias. Los vibrios son anaerobios facultativos. El crecimiento de numerosas cepas de *Vibrio* requiere o es estimulado por NaCl. Los vibrios patógenos incluyen: 1) *Vibrio cholerae*, cepas del serogrupo O1 asociadas con el cólera epidémico; 2) cepas no O1 de *V. cholerae* y otras relacionadas que causan casos esporádicos de enfermedades similares al cólera y otras; y 3) *Vibrio parahaemolyticus* y otros vibrios halófilos, que causan gastroenteritis e infecciones extraintestinales.

A. Epidemiología

V. cholerae es transmitido a los humanos por agua y alimentos contaminados. En el entorno acuático, se han identificado varios reservorios, incluyendo crustáceos, fitoplancton y protozoos. Entre los humanos, el estado de portador a largo plazo se considera poco frecuente. Hay dos biotipos (subdivisiones) de especies de *V. cholerae*: la clásica y la El Tor. A diferencia de la cepa clásica, la cepa El Tor se distingue por la producción de hemolisinas, índices más elevados de estado de portador y la capacidad de sobrevivir en el agua durante largos períodos. Los brotes de ambas cepas se asociaron con mariscos crudos o poco cocidos obtenidos en aguas contaminadas. Con frecuencia, los brotes de cólera se presentan después de desastres naturales (o incluso provocados por el ser humano). Por ejemplo, un brote grave de cólera se presentó después del terremoto de Haití en 2010.

B. Patogenia

Después de su ingesta, *V. cholerae* infecta el intestino delgado. Los factores de adhesión son importantes para la colonización y la virulencia. La aclorhidria y los tratamientos que disminuyen la acidez gástrica favorecen en gran medida la infección. El organismo no es invasor, sino que se adhiere al epitelio mediante la expresión de unos *pili* llamados *Tcp*, o *pili corregulados por toxina*. Estos *pili* se producen de manera coordinada junto con la toxina del cólera, que es una enterotoxina que inicia un derrame de líquido (fig. 12-13). La toxina del cólera es una proteína multimérica compuesta por una subunidad A y una B. La subunidad B (formada por cinco monómeros idénticos) se une al receptor del gangliósido GM_1 de las células que recubren el intestino. La subunidad A tiene dos componentes: la subunidad A2 une la subunidad A1 al pentámero B, y la subunidad A1 es una difosfato de adenosina (ADP, *adenosine diphosphate*)-ribosil transferasa que ADP-ribosila la proteína G_s unida a la membrana.[1] La proteína G_s modificada activa la adenilil ciclasa, que produce concentraciones elevadas de AMPc intracelular. Esto, a su vez, provoca una salida de iones y agua hacia la luz del intestino.

C. Importancia clínica

El cólera clásico se caracteriza por la pérdida masiva de líquidos y electrólitos del cuerpo. Después de un período de incubación que varía de horas a unos pocos días, comienza una diarrea acuosa profusa (heces en "agua de arroz"). Sin tratamiento, la muerte por deshidratación grave que causa el choque hipovolémico puede ocurrir en horas o días, y la tasa de mortalidad puede exceder el 50%. La rehidratación adecuada reduce la tasa de mortalidad a menos del 1% (nota: la cepa de *V. cholerae* no O1 y otros vibrios no halófilos causan casos esporádicos de cólera indistinguibles de los causados por *V. cólera* serotipo O1; también producen una enfermedad más leve, comparable a la producida por *E. coli* enterotoxigénica). Los pacientes en los que se sospecha cólera deben tratarse antes de la confirmación por laboratorio, ya que la muerte por deshidratación puede ocurrir en cuestión de horas.

D. Identificación en el laboratorio

V. cholerae crece en medios estándares, como agar sangre y de MacConkey. El medio de tiosulfato-citrato-sales biliares-sacarosa (TCBS) puede potenciar el aislamiento. El microorganismo es oxidasa positivo, pero se necesitan pruebas bioquímicas adicionales para la identificación específica de *V. cholerae*.

E. Tratamiento y prevención

El reemplazo hidroelectrolítico es crucial para evitar el choque y no debe postergarse hasta que se realice el diagnóstico bacteriológico. Los

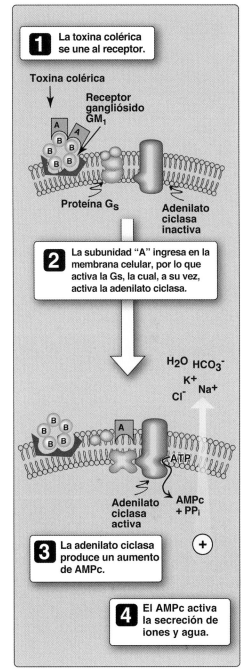

Figura 12-13
Acción de la toxina colérica.
AMPc = monofosfato de adenosina cíclico; PP_i = pirofosfato.

[1]*Véase* el capítulo 8 en **LIR. Bioquímica** para un análisis del mecanismo de acción de las proteínas G_s.

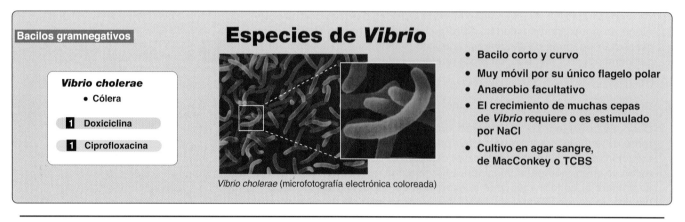

Especies de *Vibrio*

Bacilos gramnegativos

Vibrio cholerae
• Cólera

1 Doxiciclina

1 Ciprofloxacina

• Bacilo corto y curvo
• Muy móvil por su único flagelo polar
• Anaerobio facultativo
• El crecimiento de muchas cepas de *Vibrio* requiere o es estimulado por NaCl
• Cultivo en agar sangre, de MacConkey o TCBS

Vibrio cholerae (microfotografía electrónica coloreada)

Figura 12-14
Resumen de las enfermedades causadas por *Vibrio*. **1** Indica el fármaco de elección.

antibióticos (la doxiciclina es el fármaco de elección) pueden acortar la duración de la diarrea y la eliminación del microorganismo (fig. 12-14). La prevención se basa principalmente en medidas de salud pública que reduzcan la contaminación fecal de los suministros de agua y alimentos. La cocción adecuada de los alimentos puede reducir el riesgo de transmisión. Hay vacunas disponibles (solo levemente protectoras) en muchos países, pero no en los Estados Unidos.

F. *Vibrio parahaemolyticus* y otros vibrios halófilos no coléricos

Estos microorganismos se caracterizan por una necesidad de concentraciones mayores de NaCl y por su capacidad para crecer en un 10% de NaCl. Son frecuentes en las aguas marinas costeras. *Vibrio parahaemolyticus* se relaciona con brotes de enfermedades gastrointestinales debidas a la ingesta de mariscos contaminados y cocidos de forma inadecuada, en especial mariscos y crustáceos. La enfermedad es autolimitada y los antibióticos no alteran el curso de la infección. No se han identificado portadores humanos ni otros reservorios mamíferos. Otros vibrios halófilos no coléricos se asocian con infecciones de tejidos blandos y septicemias debidas al contacto de heridas con agua de mar contaminada o a la ingesta de mariscos contaminados. Para las infecciones de tejidos blandos, es importante la administración rápida de antibióticos, como tetraciclina, fluoroquinolonas o cefotaxima, y es posible que se requiera drenaje quirúrgico/desbridamiento. La bacteriemia se relaciona con una elevada mortalidad, en especial cuando es causada por *Vibrio vulnificus*.

VII. *YERSINIA*

El género *Yersinia* incluye tres especies de importancia médica: *Yersinia enterocolitica* y *Yersinia pseudotuberculosis*, ambas patógenos potenciales del tubo digestivo que se analizan en este capítulo, y *Yersinia pestis*, el agente etiológico de la peste, que se analiza en el capítulo 13 (*véase* p. 146). *Y. enterocolitica* y *Y. pseudotuberculosis* son móviles cuando se cultivan a 25 °C, pero no a 37 °C. Existen varios serotipos de ambas especies, y como con *Y. pestis*, el sistema de secreción de tipo III y las proteínas Yop son factores de virulencia para evitar la fagocitosis. A diferencia de la mayoría de las enterobacterias patógenas, estas cepas de *Yersinia* crecen bien a temperatura ambiente y a 37 °C; la mayoría son Lac ⁻.

Bacilos gramnegativos

Especies de *Yersinia*

Yersinia enterocolitica
- Yersiniosis (gastroenteritis)
- Septicemia

1 Ciprofloxacino[1]

1 Trimetoprima/sulfametoxazol

[1]La antibioticoterapia es esencial para la enfermedad sistémica (septicemia).

Tinción de Gram de *Yersinia enterocolitica*

- Móvil
- No encapsulado
- Hallados en agua contaminada, leche no pasteurizada, comida contaminada

Figura 12-15
Resumen de las enfermedades causadas por *Yersinia enterocolitica*. **1** Indica el fármaco de elección.

A. Patogenia e importancia clínica

La infección se produce a través de la ingesta de alimentos que se han contaminado a través del contacto con animales domésticos colonizados, mataderos o carne cruda (en especial carne de cerdo). *Y. enterocolitica* es una causa relativamente infrecuente de enterocolitis en los Estados Unidos, y *Y. pseudotuberculosis* es aun más rara. La infección produce lesiones ulcerativas en el íleon terminal, lesiones necróticas en las placas de Peyer y agrandamiento de los ganglios linfáticos mesentéricos. La enterocolitis causada por *Yersinia* se caracteriza por fiebre, dolor abdominal y diarrea. Cuando se acompaña de dolor a la palpación en el cuadrante inferior derecho y leucocitosis, los síntomas son clínicamente indistinguibles de la apendicitis. Los síntomas en general se resuelven en 1-3 semanas. Las secuelas pueden incluir poliartritis reactiva y eritema nudoso. Otras presentaciones clínicas menos frecuentes incluyen faringitis exudativa y, en pacientes muy graves, septicemia.

B. Identificación en el laboratorio

Yersinia puede cultivarse a partir de muestras apropiadas en agar de MacConkey o cefsulodina-irgasán-novobiocina (CIN, un medio selectivo para *Yersinia*). La identificación se basa en la detección bioquímica. En ausencia de un cultivo positivo, las pruebas serológicas para anticuerpos anti-*Yersinia* pueden ayudar al diagnóstico.

C. Tratamiento y prevención

La reducción de infecciones y brotes depende de medidas que limitan la posible contaminación de la carne, lo que garantiza su manipulación y preparación adecuados. La antibioticoterapia (p. ej., ciprofloxacino o trimetoprima-sulfametoxazol) es esencial para la enfermedad sistémica (septicemia); sin embargo, tiene un valor cuestionable en las enfermedades autolimitadas, como la enterocolitis (fig. 12-15).

VIII. *HELICOBACTER*

Los miembros del género *Helicobacter* son microorganismos curvos o espiralados (fig. 12-16). Tienen una motilidad rápida en sacacorchos como resultado de múltiples flagelos polares. *Helicobacter pylori*, la especie de importancia humana, es microaerófila y produce ureasa. Causa gastritis aguda y úlceras

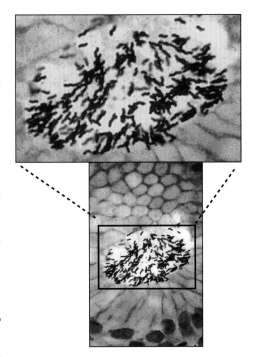

Figura 12-16
Helicobacter pylori en una fosita gástrica.

duodenales y gástricas. *H. pylori* (y varias otras especies de *Helicobacter*) se distinguen por su inusual capacidad para colonizar el estómago, donde un pH bajo suele proteger contra las infecciones bacterianas. Las infecciones por *H. pylori* son relativamente frecuentes y de distribución mundial.

A. Patogenia

Se piensa que la transmisión de *H. pylori* es de persona a persona porque el microorganismo no ha sido aislado en alimentos ni el agua. Sin tratamiento, las infecciones tienden a ser crónicas, incluso de por vida. *H. pylori* coloniza las células de la mucosa gástrica (epitelial) del estómago y el epitelio gástrico metaplásico del duodeno o el esófago, pero no el resto del epitelio intestinal. El microorganismo sobrevive en la capa de moco que recubre el epitelio y causa una inflamación crónica de la mucosa (fig. 12-17). Aunque no es invasor, recluta y activa células inflamatorias. La ureasa liberada por *H. pylori* produce iones de amoníaco que neutralizan el ácido estomacal en las proximidades del microorganismo, favoreciendo la multiplicación bacteriana. El amoníaco también puede ocasionar lesiones y potenciar los efectos de una citotoxina producida por *H. pylori*.

B. Importancia clínica

La infección inicial por *H. pylori* causa gastritis aguda, a veces con diarrea que dura alrededor de 1 semana. Por lo general, la infección se vuelve crónica, con gastritis difusa y superficial que puede estar relacionada con malestar epigástrico. Tanto las úlceras duodenales como las gástricas están estrechamente relacionadas con la infección por *H. pylori* (nota: una infección por *H. pylori* se encuentra en más del 95% de los pacientes con úlcera duodenal y en casi todos los pacientes con úlceras gástricas que no emplean ácido acetilsalicílico u otros antiinflamatorios no esteroideos, ambos factores de riesgo para presentar úlceras gástricas). La infección por *H. pylori* aumenta el riesgo de desarrollar carcinoma gástrico y linfoma gástrico de linfocitos B (linfomas de tejido linfoide asociado con mucosa o MALTomas).

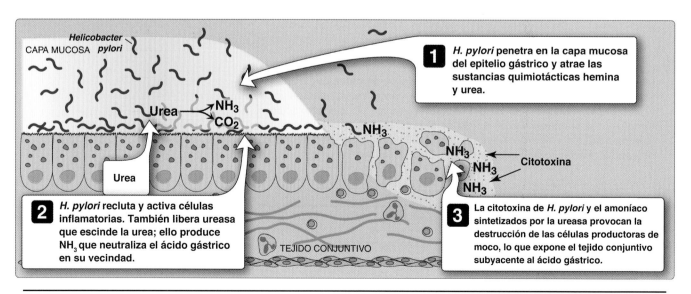

Figura 12-17
Infección por *Helicobacter pylori* que produce la ulceración del estómago.

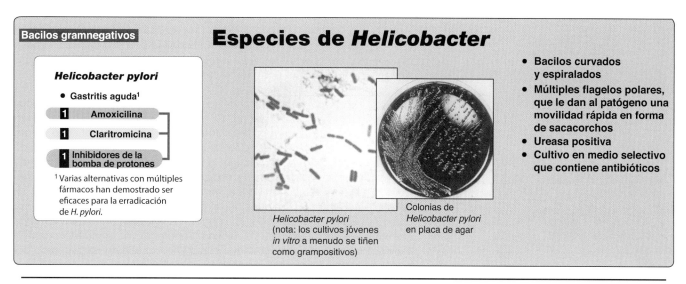

Figura 12-18
Resumen de las enfermedades causadas por *Helicobacter*. **1** Indica el fármaco de elección.

C. Identificación en el laboratorio

Las pruebas diagnósticas no invasivas incluyen pruebas serológicas (análisis de inmunoadsorción enzimática [ELISA] para anticuerpos séricos contra *H. pylori*, *véase* p. 27) y pruebas de aliento para la ureasa (nota: las pruebas del aliento implican la administración de urea marcada radioactivamente por vía oral; si *H. pylori* está presente en el estómago del paciente, la ureasa producida por el microorganismo escindirá la urea en NH_3 y CO_2 [marcados radioactivamente y detectados en el aliento]). Las pruebas invasivas implican tomas de muestras de biopsia gástrica obtenidas por endoscopia. *H. pylori* se puede detectar histológicamente en estas muestras, por cultivo o por una prueba de la ureasa.

D. Tratamiento y prevención

La eliminación de *H. pylori* requiere tratamiento combinado con dos o más antibióticos. Aunque *H. pylori* es naturalmente sensible a muchos antibióticos, la resistencia aparece con facilidad. Un régimen típico incluye amoxicilina más claritromicina más un inhibidor de la bomba de protones, como el omeprazol (fig. 12-18).

IX. OTRAS *ENTEROBACTERIACEAE*

Otros géneros de *Enterobacteriaceae*, como *Klebsiella*, *Enterobacter*, *Proteus* y *Serratia*, que se pueden encontrar como habitantes normales del intestino grueso, incluyen microorganismos que son principalmente patógenos oportunistas y, a menudo, intrahospitalarios. La resistencia generalizada a los antibióticos entre estos microorganismos exige la realización de pruebas de sensibilidad para determinar el tratamiento antibiótico apropiado.

A. *Enterobacter*

Las especies de *Enterobacter* son móviles y Lac[+]. Rara vez causan una enfermedad primaria en los seres humanos, pero con frecuencia colonizan a los pacientes hospitalizados, sobre todo en los que reciben tratamientos con antibióticos, catéteres permanentes y procedimientos invasivos. Estos microorganismos pueden infectar quemaduras, heridas y las vías respiratorias y urinarias.

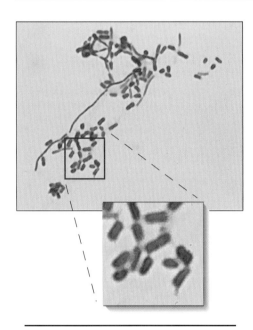

Figura 12-19
Microfotografía que muestra la forma de bastoncillo de las células de *Klebsiella pneumoniae*.

B. *Klebsiella*

Las klebsielas son bacilos grandes e inmóviles con una cápsula gruesa (fig. 12-19); son Lac⁺. *Klebsiella pneumoniae* y *Klebsiella oxytoca* ocasionan neumonía lobular necrosante en individuos comprometidos por alcoholismo, diabetes o enfermedad pulmonar obstructiva crónica. *K. pneumoniae* también causa IU y bacteriemia, en especial en los pacientes hospitalizados. El microorganismo también conocido como *Calymmatobacterium granulomatis* ha sido reclasificado como *Klebsiella granulomatis*, de acuerdo con el análisis de la secuencia de su genoma. *K. granulomatis* causa la donovanosis o granuloma inguinal, que es una infección de transmisión sexual poco frecuente en los Estados Unidos, pero endémica en África, India, América del Sur y Australia. La enfermedad aparece, después de un período de incubación prolongado, como nódulos subcutáneos que se abren, revelando una o más lesiones granulomatosas indoloras. Los bacilos gramnegativos se pueden identificar dentro de las células mononucleares tiñendo el material recogido del borde de las lesiones.

C. *Serratia*

Serratia son microorganismos móviles que fermentan lentamente la lactosa, cuando lo hacen. La especie que provoca infección en los humanos con mayor frecuencia es *Serratia marcescens*. *Serratia* puede causar infecciones extraintestinales, como en las vías respiratorias bajas y urinarias, especialmente en los pacientes hospitalizados.

D. *Proteus, Providencia* y *Morganella*

Los miembros de estos géneros son patógenos de las vías urinarias y otras infecciones extraintestinales. Las especies de *Proteus* son causa relativamente frecuente de IU no complicada e intrahospitalaria. Otras infecciones extraintestinales, como las infecciones de heridas, neumonías y septicemias, se relacionan con los pacientes graves. *Proteus* produce ureasa, que cataliza la hidrólisis de la urea a amoníaco. El entorno alcalino resultante promueve la precipitación de cálculos de estruvita que contienen fosfatos insolubles de magnesio y fosfato.

Preguntas de estudio

Seleccione la respuesta correcta.

12.1 Un bacilo Lac⁺, gramnegativo, fermentador de glucosa, aislado de las heces de un niño previamente sano con diarrea con sangre probablemente sea:

    A. *Shigella sonnei*

    B. *Pseudomonas aeruginosa*

    C. *Escherichia coli*

    D. *Salmonella enterica*

    E. *Helicobacter pylori*

Respuesta correcta = C. *Escherichia coli* es Lac⁺, y las cepas enteroinvasoras causan un síndrome similar a la disentería característico. *Shigella* provoca principalmente una diarrea sanguinolenta (disentería) pero es Lac⁻. *Pseudomonas aeruginosa* produce infecciones en pacientes graves y es Lac⁻. *Salmonella* también es Lac⁻. *Helicobacter pylori* suele ser parte de la microbiota intestinal, y cuando produce infección, causa gastritis, no diarrea.

12.2 Un adulto mayor con alcoholismo desarrolla neumonía lobular grave y necrosante. El microorganismo es Lac$^+$ y produce una cápsula prominente. El patógenos más probable es:

A. *Klebsiella pneumoniae*
B. Especies de *Serratia*
C. *Yersinia pseudotuberculosis*
D. *Pseudomonas aeruginosa*
E. *Campylobacter fetus*

Respuesta correcta = A. La combinación de neumonía necrosante y un paciente alcohólico sugiere *Klebsiella pneumoniae*, y los datos de laboratorio (Lac$^+$ y una cápsula prominente) son congruentes. Aunque *Serratia* puede ocasionar una neumonía en los pacientes graves, la necrosis no es un rasgo característico. Además, el microorganismo fermenta lentamente la lactosa, cuando lo hace, y no tiene una cápsula prominente. *Yersinia pseudotuberculosis* es Lac$^-$ y rara vez provoca neumonía. *Pseudomonas aeruginosa* puede producir una neumonía en los pacientes comprometidos, pero no fermenta la lactosa. *Campylobacter fetus* en general da origen a bacteriemia e infección diseminada.

12.3 Un joven regresó de un viaje de mochilero en México con fiebre alta, dolor abdominal y diarrea acuosa. El médico de la sala de urgencias observó una leve erupción en el abdomen y el tórax del paciente. Se recogió una muestra de sangre para hemocultivo, y una vez que se detectó crecimiento, se procedió a sembrar en agar de MacConkey; se incubó a 37 °C en aire ambiente. Crecieron colonias Lac$^-$ en las placas. El microorganismo cultivado era un bacilo gramnegativo que no produjo toxinas Shiga o similares a Shiga. El agente etiológico más probable para la enfermedad de este hombre es:

A. *Escherichia coli* enterohemorrágica
B. *Shigella dysenteriae*
C. *Salmonella enterica* serovar Typhi
D. *Helicobacter pylori*
E. *Campylobacter jejuni*

Respuesta correcta = C. Esta persona padece fiebre tifoidea, causada por *Salmonella enterica* serovar Typhi. Tanto *Escherichia coli* enterohemorrágica como *Shigella dysenteriae* producen toxinas Shiga o similares a Shiga, que no se detectaron en este caso. Tanto *Helicobacter pylori* como *Campylobacter jejuni* son microorganismos curvos, lo que no concuerda con la morfología celular del microorganismo que provoca esta infección. Además, ni *H. pylori* ni *C. jejuni* se pueden cultivar en medios primarios típicos como el agar de MacConkey.

13 Otros bacilos gramnegativos

I. PERSPECTIVA GENERAL

Aunque no forman parte de una familia estrechamente relacionada, los microorganismos estudiados en este capítulo sí comparten dos características significativas respecto a su estructura y fisiología. Primero, todos tienen una envoltura de células gramnegativas y, por lo tanto, contienen lipopolisacáridos (LPS), que es un factor de virulencia. Segundo, crecen en presencia de oxígeno y, en consecuencia, causan infecciones en sitios donde la tensión de oxígeno es alta (p. ej., en los pulmones y otros tejidos vitales). Es útil considerar estos microorganismos de la siguiente manera: 1) aquellos que son principal o exclusivamente patógenos de las vías respiratorias humanas (*Haemophilus*, *Bordetella* y *Legionella*); 2) un microorganismo que puede infectar una amplia variedad de tejidos y cuya virulencia se ve potenciada por cierto compromiso inmunitario (*Pseudomonas*); y 3) aquellos que son principalmente patógenos de animales (microorganismos zoonóticos), como *Brucella*, *Francisella* y *Pasteurella*, para los cuales los humanos son hospederos accidentales. Aunque *Yersinia pestis* es un miembro de la familia *Enterobacteriaceae* (analizada en el cap. 12), se incluye en este capítulo porque es un bacilo gramnegativo no entérico. *Bartonella*, otro bacilo gramnegativo poco frecuente, responsable de la fiebre de las trincheras y la enfermedad por arañazo de gato, también se describe aquí. Los microorganismos estudiados en este capítulo se enumeran en la figura 13-1.

II. *HAEMOPHILUS*

Las células de *Haemophilus influenzae* (el principal patógeno humano de este género) son pleomorfas y van desde cocobacilos hasta filamentos largos y delgados. *H. influenzae* puede producir una cápsula (se han diferenciado seis tipos capsulares) o puede no estar encapsulado (fig. 13-2). La cápsula es un factor de virulencia importante. La enfermedad grave invasora por *H. influenzae* se asocia particularmente con el tipo capsular b (Hib), compuesta por fosfato de polirribosa (PRP, *polyribose phosphate*). El Hib es especialmente importante como patógeno en los niños pequeños, aunque puede causar enfermedades en personas de todos los grupos etarios. Las cepas no tipificables (no encapsuladas) también pueden producir enfermedades graves y son una causa importante de neumonía en adultos mayores e individuos con enfermedad pulmonar crónica.

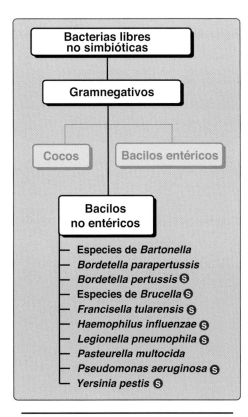

Figura 13-1
Clasificación de otros bacilos gramnegativos. Ⓢ En las pp. 343, 344, 350-352 y 363 pueden verse las síntesis sobre estos microorganismos.

A. Epidemiología

H. influenzae es un componente normal de la flora de las vías respiratorias superiores en los seres humanos y también puede colonizar la conjuntiva y el aparato genital. Los seres humanos son su único hospedero natural; la colonización comienza poco después del nacimiento, y las cepas no encapsuladas y Hib son las más abundantes. Las enfermedades por *H. influenzae* en general son esporádicas.

B. Patogenia

H. influenzae es transmitido por las gotitas respiratorias. La proteasa de la inmunoglobulina A (IgA) producida por el microorganismo degrada la IgA secretora, lo que facilita la colonización de la mucosa de las vías respiratorias superiores. Desde este sitio, *H. influenzae* puede ingresar en el torrente sanguíneo y diseminarse a sitios distantes. Por lo tanto, las enfermedades causadas por este patógeno se dividen en dos categorías (fig. 13-3). En primer lugar, alteraciones como la otitis media, la sinusitis, la epiglotitis y la bronconeumonía se deben a la propagación por contigüidad del microorganismo desde su sitio de colonización en las vías respiratorias. En segundo lugar, afecciones como la meningitis, la artritis séptica y la celulitis se deben a la invasión del torrente sanguíneo, seguida de la localización de *H. influenzae* en estas y otras áreas del cuerpo.

C. Importancia clínica

H. influenzae fue alguna vez la causa principal de meningitis bacteriana, en especial en lactantes y niños pequeños, a menudo en conjunción con un episodio de otitis media. Una vacuna contra *H. influenzae* de tipo b, administrada a lactantes, ha reducido drásticamente la frecuencia de tales infecciones (fig. 13-4). En la clínica, la meningitis por *H. influenzae* es indistinguible de otras meningitis purulentas y puede ser de inicio gradual o fulminante (inicio repentino y de mucha gravedad). La mortalidad por meningitis es alta en los pacientes no tratados; sin embargo, el tratamiento adecuado reduce la mortalidad a más o menos el 5%. Los sobrevivientes pueden padecer secuelas neurológicas permanentes, en especial sordera.

D. Identificación en el laboratorio

El diagnóstico definitivo en general requiere la identificación del microorganismo (p. ej., mediante cultivo en agar chocolate). *H. influenzae* es difícil de cultivar y requiere suplementación con hemina (factor X) y dinucleótido de nicotinamida y adenina (NAD+, factor V). *H. influenzae* puede cultivarse en agar chocolate (las células sanguíneas lisadas proporcionan estos factores de crecimiento), pero no en agar sangre o de MacConkey. El aislamiento de sitios y líquidos generalmente estériles, como la sangre, el líquido cefalorraquídeo (LCR) y el líquido sinovial, es significativo, mientras que el de los cultivos faríngeos no es concluyente. El diagnóstico rápido es crucial debido al curso potencialmente fulminante de las infecciones de tipo b. En los casos de meningitis, la tinción de Gram del LCR en general muestra cocobacilos pleomorfos gramnegativos (fig. 13-5). La cápsula de tipo b se puede identificar de manera directa en el LCR, ya sea por la reacción de hinchamiento capsular (de Quellung) (*véase* p. 26) o por tinción con inmunofluorescencia (*véase* p. 28). El antígeno capsular se puede detectar en el LCR u otros líquidos corporales mediante pruebas inmunológicas, y los genotipos capsulares se pueden determinar mediante la reacción en cadena de la polimerasa (PCR, *polymerase chain reaction*) por medio de cebadores específicos para los genes capsulares de Hib.

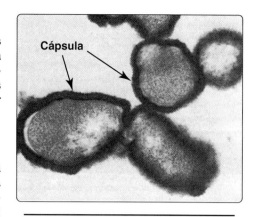

Figura 13-2
Microfotografía electrónica de *Haemophilus influenzae* que muestra las cápsulas gruesas.

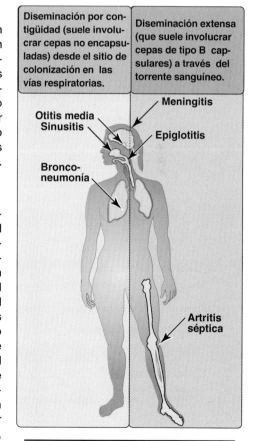

Figura 13-3
Infecciones causadas por *Haemophilus influenzae*.

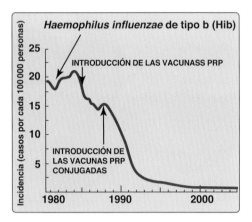

Figura 13-4
Incidencia de meningitis causada por
Haemophilus influenzae de tipo b en
una población pediátrica de los Estados
Unidos. PRP = fosfato de polirribosa.

E. Tratamiento

Cuando se sospecha una enfermedad invasora por *H. influenzae*, debe iniciarse un antibiótico adecuado (p. ej., una cefalosporina de tercera generación, como ceftriaxona o cefotaxima) tan pronto como se hayan tomado las muestras apropiadas para el cultivo (*véase* fig. 13-5). El antibiograma es imprescindible debido a la aparición de cepas resistentes a los antibióticos más utilizados para tratar *H. influenzae* (p. ej., cepas con resistencia a la ampicilina mediada por β-lactamasa). La sinusitis, la otitis media y otras infecciones de las vías respiratorias superiores se tratan con trimetoprima-sulfametoxazol o ampicilina más clavulanato.

F. Prevención

La inmunización activa contra Hib es eficaz para prevenir enfermedades invasoras y también reduce el estado de portador respiratorio de Hib (*véase* fig. 13-4). La vacuna actual, que en general se administra a niños menores de 2 años de edad, consiste en hidratos de carbono capsulares Hib PRP conjugados con una proteína transportadora (*véase* p. 36). Se administra rifampicina de forma profiláctica a los contactos cercanos de un paciente infectado por *H. influenzae*, en especial aquellos con enfermedad invasora (p. ej., meningitis por *H. influenzae*).

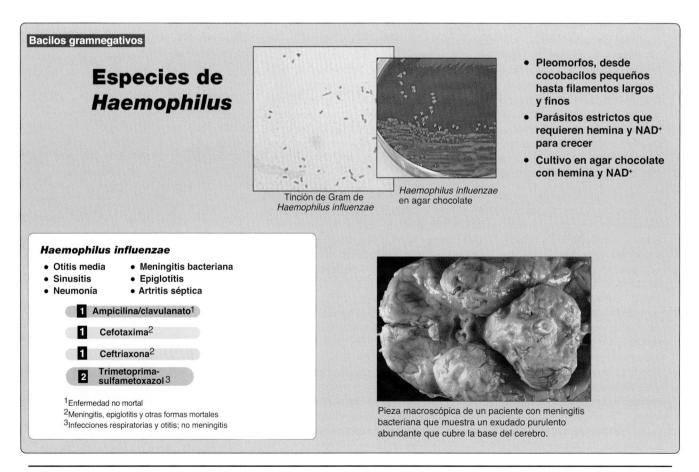

Figura 13-5
Resumen de las enfermedades provocadas por *Haemophilus*. **1** Indica medicamentos de primera línea; **2** indica fármacos alternativos. NAD = dinucleótido de nicotinamida y adenina.

III. *BORDETELLA*

Bordetella pertussis y *Bordetella parapertussis* son los patógenos humanos de este género. La primera produce la tos ferina (también conocida como *pertussis*, *coqueluche* o *tos convulsa*), y la segunda, una enfermedad leve similar. La tos ferina es una enfermedad extremadamente contagiosa y una causa importante de morbilidad y mortalidad en todo el mundo (2.4 millones de casos y 160 000 muertes por año). Los miembros del género *Bordetella* son aerobios. Son cocobacilos pequeños y encapsulados que crecen solos o en pares. Pueden ser serotipificados con base en las moléculas de su superficie celular, incluidas adhesinas y fimbrias.

A. Epidemiología

El principal modo de transmisión de *Bordetella* es a través de las gotitas que se propagan por la tos, pero el microorganismo sobrevive muy poco tiempo fuera de las vías respiratorias humanas. La incidencia de tos ferina entre los diferentes grupos etarios puede variar de forma sustancial, dependiendo de si la inmunización activa de los niños pequeños está generalizada en la comunidad. En ausencia de un programa de vacunación, la enfermedad es más frecuente entre los niños pequeños (1-5 años). Los adolescentes y los miembros adultos del hogar, cuya inmunidad contra la tos ferina ha disminuido, son una importante reserva de tos ferina para niños pequeños.

B. Patogenia

B. pertussis se une al epitelio ciliado en las vías respiratorias superiores (*véase* fig. 13-8). Ahí, las bacterias producen una variedad de toxinas y otros factores de virulencia que interfieren con la actividad ciliar y, finalmente, provocan la muerte de estas células (fig. 13-6).

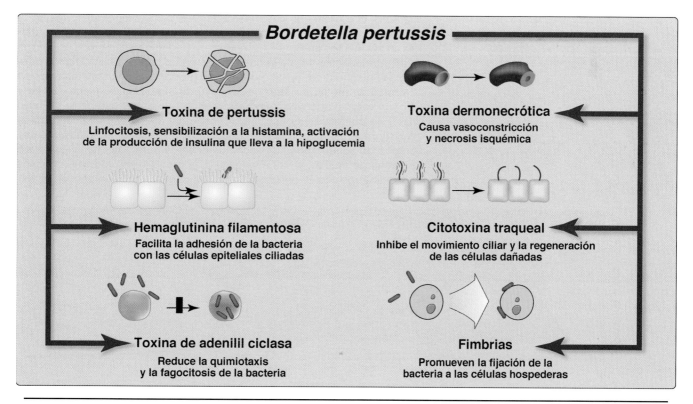

Figura 13-6
Toxinas y factores de virulencia producidos por *Bordetella pertussis*.

C. **Importancia clínica**

El período de incubación para la tos ferina en general es de 1-3 semanas (fig. 13-7). La enfermedad se puede dividir en dos fases: la catarral y la paroxística.

1. **Fase catarral.** Esta fase comienza con síntomas relativamente inespecíficos, como rinorrea, infección conjuntival leve (conjuntiva hiperémica o inyectada en sangre), malestar o fiebre leve, y después progresa incluyendo tos seca y no productiva. Los pacientes en esta fase de la enfermedad son muy contagiosos.

2. **Fase paroxística.** Con el empeoramiento de la tos, inicia la fase paroxística. El término "tos ferina" deriva de los paroxismos de la tos convulsiva con espasmos y estertores que provocan sonidos parecidos a rugidos (ferina = fiera). Se pueden producir grandes cantidades de moco. Los paroxismos pueden causar cianosis o terminar con vómitos (nota: los accesos de tos pueden no ocurrir en todos los pacientes). Por lo general, la tos ferina presenta leucocitosis que puede ser bastante sorprendente, ya que el recuento total de leucocitos a veces excede 50 000 células/μL (rango normal = 4 500-11 000 leucocitos/μL), con un predominio notable de linfocitos. Después de la fase paroxística, la convalecencia requiere al menos un período adicional de 3-4 semanas. Durante este período, pueden ocurrir complicaciones secundarias, como infecciones (p. ej., otitis media y neumonía) y disfunción del sistema nervioso central (SNC) (p. ej., encefalopatía o convulsiones). La enfermedad en general es más grave en los lactantes.

D. **Identificación en el laboratorio**

El diagnóstico presuntivo se puede realizar por clínica cuando comienza la fase paroxística de la tos ferina clásica. Puede sospecharse en una persona que presenta síntomas catarrales 1-3 semanas después de la exposición a un caso diagnosticado de tos ferina. El cultivo de *B. pertussis* en los medios de Bordet-Gengou o de Regan-Lowe (medios selectivos y de enriquecimiento) de la nasofaringe de un paciente sintomático confirma el diagnóstico. El microorganismo produce colonias puntiformes en 3-6 días en medio de agar selectivo (p. ej., uno que contiene sangre y carbón vegetal que sirve para absorber o neutralizar sustancias inhibitorias y se complementa con antibióticos para inhibir el crecimiento de la flora normal). Se puede realizar un diagnóstico más rápido utilizando una prueba de anticuerpos fluorescentes directos para detectar *B. pertussis* en frotis de muestras nasofaríngeas. Las pruebas serológicas en busca de anticuerpos de *B. pertussis* son útiles para estudios epidemiológicos.

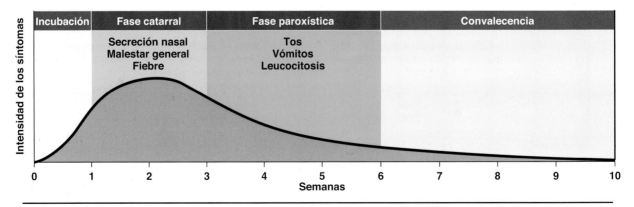

Figura 13-7
Presentación clínica de las enfermedades por *Bordetella pertussis*.

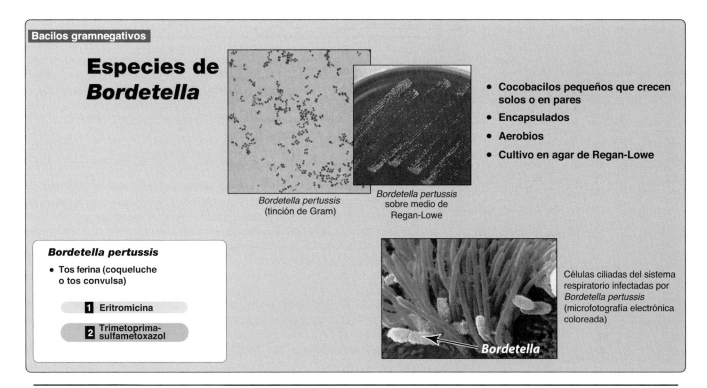

Bacilos gramnegativos

Especies de *Bordetella*

Bordetella pertussis (tinción de Gram)

Bordetella pertussis sobre medio de Regan-Lowe

- Cocobacilos pequeños que crecen solos o en pares
- Encapsulados
- Aerobios
- Cultivo en agar de Regan-Lowe

Bordetella pertussis
- Tos ferina (coqueluche o tos convulsa)

  1 Eritromicina

  2 Trimetoprima-sulfametoxazol

Células ciliadas del sistema respiratorio infectadas por *Bordetella pertussis* (microfotografía electrónica coloreada)

Bordetella

Figura 13-8
Resumen de las enfermedades causadas por *Bordetella*. **1** Indica los medicamentos de primera línea; **2** indica los fármacos alternativos.

E. Tratamiento

La eritromicina es el medicamento de elección para las infecciones por *B. pertussis*, como antibioticoterapia (reduce tanto la duración como la gravedad de la enfermedad) y como profilaxis para los contactos en el hogar (fig. 13-8). Para los fracasos terapéuticos con eritromicina, la trimetoprima-sulfametoxazol es una opción alterna. Los pacientes son más contagiosos durante la etapa catarral y durante las primeras 2 semanas después del inicio de la tos. El tratamiento de las personas infectadas durante este período limita la propagación de la infección entre los contactos domésticos.

F. Prevención

Hay vacunas disponibles contra la tos ferina que han tenido efectos significativos en la reducción de la incidencia de la enfermedad. Las vacunas contienen proteínas purificadas de *B. pertussis* y se formulan en combinación con los toxoides diftérico y tetánico (*véase* p. 37). Para proteger a los lactantes, quienes son cuya vida corre más peligro, la vacunación contra *B. pertussis* en general se inicia cuando el bebé tiene 2 meses de edad. El empleo generalizado de la vacuna contra la tos ferina vino seguido por una disminución drástica de la enfermedad informada en los Estados Unidos durante décadas, hasta mediados de la primera década del siglo XXI (fig. 13-9). Sin embargo, como ni la inmunidad inducida por la enfermedad ni la inducida por la vacuna son duraderas, ha habido un resurgimiento, y el número de casos informados en 2010 fue el más alto desde la década de 1950. Una nueva vacuna, autorizada para adolescentes y adultos, y la vacunación de mujeres incluso durante el último trimestre del embarazo, han reducido la incidencia de tos ferina en los Estados Unidos desde que se introdujeron las nuevas recomendaciones.

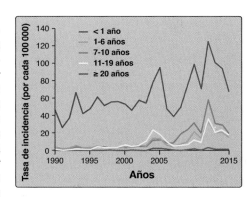

Figura 13-9
Incidencia de tos ferina notificada por grupo etario en los Estados Unidos, 1990-2015.

IV. *LEGIONELLA*

Legionellaceae son bacterias intracelulares facultativas que causan principalmente infecciones de las vías respiratorias. En la naturaleza, las células de *Legionella* son bacilos no encapsulados relativamente finos, mientras que en el material clínico aparecen en forma cocobacilar (*véase* fig. 13-11). Los miembros de la familia *Legionellaceae* son aerobios difíciles de cultivar, con requerimientos especiales de L-cisteína.

A. Epidemiología

La familia *Legionellaceae* incluye 34 especies cuyo hábitat normal se encuentra dentro de protozoos y amebas ambientales en el suelo y el agua, incluida el agua en torres de enfriamiento y sistemas de distribución. Alrededor del 85-90% de las enfermedades humanas son causadas por una sola especie: *Legionella pneumophila*. La mayoría de las infecciones se deben a la inhalación de microorganismos en aerosol dentro de las amebas o las biopelículas ambientales, pero a veces se pueden deber a otras exposiciones (p. ej., nadar en aguas contaminadas). Puede haber tanto casos esporádicos como brotes localizados. Un brote famoso ocurrió en 1976 durante una convención de miembros de la Legión Americana (de ahí el nombre *Legionella*, enfermedad del legionario). Los casos de legionelosis en los Estados Unidos se multiplicaron por cinco entre 2000 y 2015. El microorganismo es tolerante al cloro y, por lo tanto, sobrevive a los procedimientos de tratamiento del agua. No hay propagación de persona a persona de la enfermedad. El crecimiento dentro de las amebas del entorno induce la expresión de factores de virulencia claves que hacen que *Legionella* sea más apta para la infección de los macrófagos humanos.

B. Patogenia

El organismo ingresa en las vías respiratorias superiores por aspiración de agua que contiene el microorganismo o por inhalación de un aerosol contaminado. El fracaso en la eliminación de los microorganismos les permite llegar a los pulmones. Los macrófagos alveolares en el lecho pulmonar por lo general constituyen una importante línea de defensa para eliminar los microorganismos invasores. Aunque los macrófagos fagocitan el germen *L. pneumophila*, el fagosoma resultante no se fusiona con un lisosoma. En cambio, los microorganismos se multiplican dentro del ambiente protegido del fagosoma hasta que la célula se rompe, por lo que se libera un nuevo cultivo de bacterias.

C. Importancia clínica

L. pneumophila causa principalmente infecciones respiratorias. Hay dos presentaciones distintivamente diferentes: la enfermedad del legionario (EL) y la fiebre de Pontiac. El estado de la inmunidad mediada por células del hospedero desempeña un papel fundamental para determinar la forma de manifestación. Los pacientes inmunosuprimidos tienen más probabilidades de desarrollar una neumonía grave cuando se infectan por *L. pneumophila*, mientras que la fiebre de Pontiac suele presentarse en individuos por lo demás sanos.

1. **Enfermedad del legionario.** Se trata de una neumonía lobular aguda atípica con síntomas multisistémicos. Puede aparecer esporádicamente o en brotes (p. ej., ha habido brotes intrahospitalarios). La EL en general aparece solo en el 1-5% de los individuos expuestos a una fuente en común. Se estima que las legionelas causan el 2-5% de los casos de neumonías extrahospitalarias (fig. 13-10) en los adultos que requieren

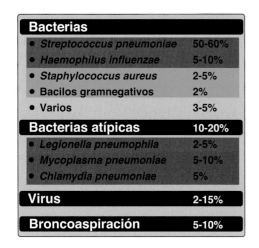

Bacterias
- *Streptococcus pneumoniae* — 50-60%
- *Haemophilus influenzae* — 5-10%
- *Staphylococcus aureus* — 2-5%
- Bacilos gramnegativos — 2%
- Varios — 3-5%

Bacterias atípicas — 10-20%
- *Legionella pneumophila* — 2-5%
- *Mycoplasma pneumoniae* — 5-10%
- *Chlamydia pneumoniae* — 5%

Virus — 2-15%

Broncoaspiración — 5-10%

Figura 13-10
Patógenos que causan neumonías extrahospitalarias con frecuencia.

hospitalización. La tasa de letalidad por EL asciende hasta el 50% en los pacientes hospitalizados, una tasa que puede reflejar el hecho de que muchos pacientes con EL tienen factores contribuyentes adicionales, como enfermedad pulmonar o factores de inmunocompromiso. Los síntomas aparecen después de un período de incubación que varía de 2 a 10 días. Los primeros síntomas pueden ser relativamente inespecíficos: fiebre, malestar general, mialgias, anorexia o cefaleas. La gravedad y el rango de los síntomas asociados con la EL varían de forma sustancial. Entonces, aparece una tos que es solo un poco productiva, a veces con compromiso respiratorio. En el 25-50% de los casos hay diarrea (heces acuosas más que sanguinolentas). También puede haber náuseas, vómitos y síntomas neurológicos. Los factores de riesgo asociados con la EL incluyen edad avanzada, tabaquismo o enfermedad pulmonar crónica, supresión inmunitaria debido a cáncer o su tratamiento, nefropatías y diabetes.

2. **Fiebre de Pontiac.** Esta es una enfermedad similar a la gripe que infecta de manera característica a personas sanas. La tasa de ataque entre las personas expuestas a una fuente común suele ser del 90% o más. La recuperación generalmente se completa dentro de 1 semana. No se requiere tratamiento específico.

D. Identificación en el laboratorio

La EL no puede diagnosticarse de forma inequívoca con base en la presentación clínica o la apariencia radiográfica de los pulmones. Aunque el microorganismo se puede teñir con Gram, la tinción de Giménez es más útil para la visualización. El método de diagnóstico definitivo implica el cultivo de *L. pneumophila* a partir de las secreciones respiratorias, mediante el uso del agar de extracto de levadura y carbón tamponado (pH 6.9) (fig. 13-11) enriquecido con L-cisteína, hierro y α-cetoglutarato. Las colonias visibles se forman en 3-5 días. Se dispone de una prueba de antígeno urinario que utiliza un inmunoanálisis enzimático y tiene varias ventajas sobre el cultivo. Por ejemplo, la positividad de la prueba puede persistir varios días, incluso durante la administración de antibioticoterapia, por lo que es útil en pacientes que reciben tratamiento empírico contra

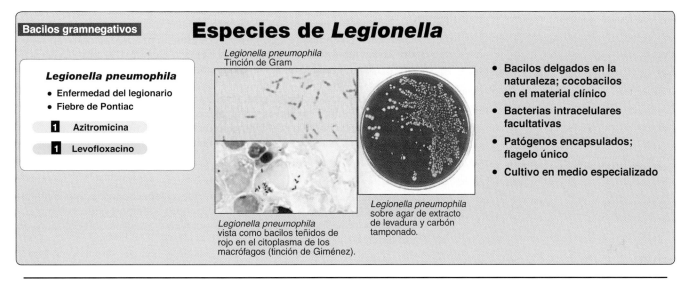

Bacilos gramnegativos

Especies de *Legionella*

Legionella pneumophila
- Enfermedad del legionario
- Fiebre de Pontiac

1 Azitromicina

1 Levofloxacino

Legionella pneumophila
Tinción de Gram

Legionella pneumophila
vista como bacilos teñidos de rojo en el citoplasma de los macrófagos (tinción de Giménez).

Legionella pneumophila
sobre agar de extracto de levadura y carbón tamponado.

- Bacilos delgados en la naturaleza; cocobacilos en el material clínico
- Bacterias intracelulares facultativas
- Patógenos encapsulados; flagelo único
- Cultivo en medio especializado

Figura 13-11
Resumen de las enfermedades causadas por *Legionella*. **1** Indica el fármaco de elección.

Legionella. Además, los resultados de la prueba del antígeno urinario pueden estar disponibles en cuestión de horas, mientras que los resultados del cultivo requieren 3-5 días. Sin embargo, es importante tener en cuenta que la prueba del antígeno urinario solo detecta la infección por *L. pneumophila* serogrupo A. En consecuencia, una prueba de antígeno negativa no descarta la infección por alguno de los serogrupos de *L. pneumophila*. Cuando se sospecha EL, se debe ordenar una prueba de antígeno urinario y un cultivo de *Legionella* de una muestra respiratoria.

E. Tratamiento

Los macrólidos, como la eritromicina o la azitromicina, son los fármacos de elección para la EL. Las fluoroquinolonas también son eficaces (*véase* fig. 13-11). La fiebre de Pontiac generalmente se trata de forma sintomática, sin antibióticos.

V. *PSEUDOMONAS*

Pseudomonas aeruginosa, el principal patógeno humano del género *Pseudomonas*, está ampliamente distribuido en la naturaleza. Se encuentra en el suelo, el agua, las plantas y los animales. Aunque puede colonizar humanos sanos sin causar enfermedad, también es un patógeno oportunista y provoca un número importante de infecciones intrahospitalarias. *P. aeruginosa* es una causa frecuente de neumonía e infecciones urinarias intrahospitalarias, del sitio quirúrgico, por quemaduras graves y en pacientes que reciben quimioterapia para enfermedades neoplásicas o tratamiento con antibióticos. *P. aeruginosa* es móvil (tiene un flagelo polar) y es aerobio o facultativo. No fermenta los hidratos de carbono, pero puede utilizar aceptadores de electrones alternativos, como nitratos, en la respiración anaerobia. Sus necesidades nutricionales son mínimas, y el microorganismo puede crecer en una amplia variedad de sustratos orgánicos. De hecho, *P. aeruginosa* puede crecer incluso en cubetas de agua del laboratorio, jacuzzis, sondas intravenosas (i.v.) y otros recipientes que contengan agua. Esto explica por qué el microorganismo es responsable de tantas infecciones intrahospitalarias.

A. Patogenia

La enfermedad por *P. aeruginosa* comienza con la adherencia y la colonización del tejido del hospedero. Los *pili* en la bacteria median la adherencia, y en los pacientes con fibrosis quística (FQ) predominan las cepas mucoides. La cápsula mucoide está compuesta por un polímero repetitivo de ácidos manurónico y glucurónico llamado *alginato*. La cápsula de alginato solo se expresa una vez producida la llamada *mutación patoadaptativa*. La producción de alginato le confiere resistencia a la fagocitosis y a la desobstrucción de las vías aéreas en el pulmón con FQ. El daño tisular del hospedero facilita la adherencia y la colonización. *P. aeruginosa* fabrica numerosas toxinas y productos extracelulares que promueven la invasión local y la diseminación del microorganismo.

B. Importancia clínica

P. aeruginosa provoca enfermedades tanto localizadas como sistémicas. Prácticamente cualquier tejido, órgano o sistema puede verse afectado. Los individuos en mayor riesgo incluyen a aquellos con deterioro de las defensas inmunitarias.

1. **Infecciones localizadas.** Estas pueden ocurrir en el ojo (queratitis y endoftalmitis después de un traumatismo), el oído (otitis externa u oído de nadador, y otitis externa invasora y necrosante, en especial en adultos mayores con diabetes o pacientes con traumatismos), la piel (infección de la herida, como se muestra en la fig. 13-12, y erupciones pustulosas que ocurren en epidemias asociadas con el empleo de bañeras de hidromasaje, jacuzzis y piscinas contaminadas), vías urinarias (en especial en pacientes hospitalizados que han sido sometidos a cateterismos, instrumentación, cirugía o trasplante renal), vías respiratorias (neumonía en personas con enfermedad pulmonar crónica, insuficiencia cardíaca congestiva o fibrosis quística, en particular en pacientes intubados o en ventiladores por varios días), tubo digestivo (infecciones que van desde enfermedad diarreica relativamente leve en niños hasta enterocolitis necrosante grave en lactantes y pacientes con cáncer neutropénico) y SNC (meningitis y abscesos cerebrales, especialmente en relación con traumatismos, cirugías o tumores de cabeza y cuello). Las infecciones localizadas pueden conducir a infección diseminada (nota: el microorganismo tiene la propensión a invadir las paredes de los vasos sanguíneos).

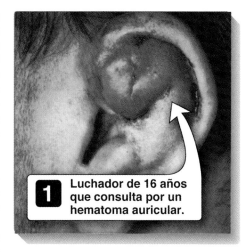

1 Luchador de 16 años que consulta por un hematoma auricular.

2. **Infecciones sistémicas.** Las infecciones que reflejan la diseminación sistémica del microorganismo incluyen bacteriemias (más frecuentes en pacientes cuyo sistema inmunitario está comprometido), neumonía secundaria, infecciones óseas y articulares (en consumidores de drogas intravenosas y pacientes con infecciones urinarias o pélvicas), endocarditis (en consumidores de drogas intravenosas y pacientes con válvulas cardíacas protésicas), SNC (principalmente cuando se rompen las meninges) e infecciones de la piel/tejidos blandos. *P. aeruginosa* es temida porque puede ocasionar infecciones intrahospitalarias graves, en especial en hospederos inmunocomprometidos. A menudo es resistente a los antibióticos debido a la expresión de varias bombas de eflujo, lo que complica la elección terapéutica.

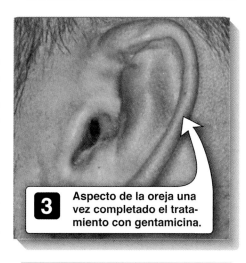

2 Un día después de la cirugía para reparación del cartílago, se genera una infección por *Pseudomonas aeruginosa*.

C. Identificación en el laboratorio

P. aeruginosa se puede aislar en varios medios, tanto no selectivos (p. ej., agar sangre) como moderadamente selectivos (p. ej., agar de MacConkey, como se ve en la fig. 13-13). La identificación se basa en los resultados de una batería de pruebas de diagnóstico bioquímicas y de otros tipos. La tipificación serológica se utiliza en la investigación de grupos de casos, que puede deberse a la exposición a una fuente común (nota: una clave de su presencia es un olor afrutado característico, tanto en el laboratorio como en la cama del enfermo). *P. aeruginosa* típicamente produce un pigmento azul verdoso llamado *piocianina* y es positiva a la oxidasa.

D. Tratamiento y prevención

El tratamiento específico varía con la presentación clínica y el patrón de sensibilidad a los antibióticos del aislamiento. Es difícil encontrar antibióticos eficaces contra *P. aeruginosa* debido a su rápido desarrollo de mutaciones de resistencia y sus propios mecanismos innatos de resistencia a los antibióticos. Las infecciones por *Pseudomonas* en general aparecen en pacientes con deterioro de las defensas. Por lo tanto, generalmente se requiere una terapia antimicrobiana intensiva (a menudo, una combinación de dos antibióticos bactericidas, como un aminoglucósido, un β-lactámico antiseudomónico o una quinolona; *véase* fig. 13-13).

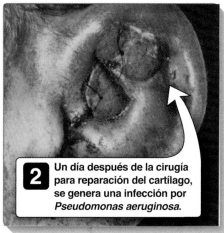

3 Aspecto de la oreja una vez completado el tratamiento con gentamicina.

Figura 13-12
Infección de la oreja por *Pseudomonas*.

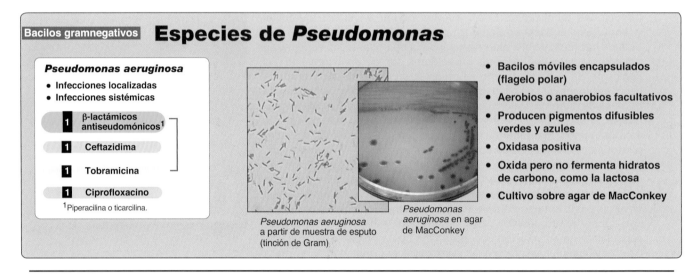

Figura 13-13
Resumen de las enfermedades provocadas por *Pseudomonas.* ■ Indica el fármaco de elección.

VI. *BRUCELLA*

Los miembros del género *Brucella* son principalmente patógenos de animales (domésticos y silvestres). Por lo tanto, la brucelosis (fiebre de Malta u ondulante) es una zoonosis (una enfermedad de animales que puede transmitirse a los seres humanos en condiciones naturales). Las diferentes especies de *Brucella* se asocian con una especie particular de animales: *Brucella abortus* (ganado), *Brucella melitensis* (cabras y ovejas), *Brucella suis* (cerdos), *Brucella canis* (perros) y *Brucella ovis* (ovejas). Todas menos *B. ovis* causan enfermedad en humanos. Las brucelas son bacterias aerobias facultativamente intracelulares que pueden sobrevivir y multiplicarse dentro de los fagocitos del hospedero. Las células de este género son cocobacilos pequeños no encapsulados dispuestos solos o en pares (*véase* fig. 13-15). Los LPS son el principal factor de virulencia y el principal antígeno de la pared celular.

A. Epidemiología

La brucelosis es una infección crónica de por vida en los animales. Los microorganismos se localizan en los órganos reproductores (masculinos y femeninos) y se eliminan en grandes cantidades en la leche, la orina, la placenta y otros tejidos durante el parto o el aborto espontáneo. Las manifestaciones primarias de la infección en los animales son esterilidad y abortos espontáneos. La transmisión a seres humanos se produce de manera característica como resultado del contacto directo con tejido animal infectado o la ingesta de leche o productos lácteos sin pasteurizar (fig. 13-14).

B. Patogenia

Por lo general, el microorganismo ingresa en el cuerpo a través de cortes o abrasiones en la piel, o a través del tubo digestivo. Los medicamentos que reducen la acidez gástrica pueden aumentar la probabilidad de transmisión a través de la vía digestiva. La inhalación de aerosoles infectados también puede ocasionar enfermedades entre los trabajadores de mataderos. Una vez que los microorganismos ingresan, son transportados a través del sistema linfático a los ganglios linfáticos regionales, donde se multiplican. Después, la sangre los lleva a los órganos involucrados en el sistema reticuloendotelial, que incluye hígado, bazo, riñones, médula ósea y ganglios linfáticos.

C. Importancia clínica

El período de incubación de las infecciones por *Brucella* va de 5 días a varios meses, pero en general es de algunas semanas. Los síntomas son inespecíficos y parecidos a la gripe (malestar general, fiebre, sudoración, anorexia, síntomas digestivos, cefaleas y dolores de espalda) y también pueden incluir depresión. El inicio de los síntomas puede ser repentino o lento. Los hallazgos clínicos objetivos suelen ser escasos y leves, en contraste con la evaluación subjetiva del paciente. Los pacientes que no reciben tratamiento pueden desarrollar un patrón ondulatorio de fiebre (las temperaturas aumentan y luego disminuyen, de ahí el nombre de "fiebre ondulante", el nombre tradicional para la brucelosis). También hay infecciones subclínicas. Las manifestaciones de brucelosis pueden involucrar cualquiera de una variedad de aparatos y sistemas, incluyendo los sistemas digestivo, esquelético, neurológico, cardiovascular y pulmonar. En los países industrializados, la brucelosis es en gran parte una enfermedad ocupacional que se presenta en ganaderos, productores de leche, trabajadores de mataderos y veterinarios.

D. Identificación en el laboratorio

Como los síntomas inespecíficos pueden no apuntar a un diagnóstico de brucelosis, con frecuencia es crucial una anamnesis detallada, que incluya la ocupación del paciente, la exposición a los animales, los viajes a países en los que prevalece la infección por *Brucella* y la ingesta de alimentos potencialmente contaminados. El microorganismo puede cultivarse a partir de sangre y otros líquidos corporales o de muestras de tejidos. Se deben cultivar varias muestras de sangre. Para los materiales en placas de Petri, las colonias pueden aparecer en 4-5 días, mientras que se requieren tiempos más largos para los hemocultivos, y estos se examinan rutinariamente hasta 1 mes antes de declararlos negativos. Esta bacteria es extremadamente infecciosa, por lo que los laboratorios deben tomar precauciones especiales al cultivar las muestras para evitar su transmisión a los trabajadores del laboratorio.

E. Tratamiento

Para la brucelosis en general se recomienda el tratamiento combinado con doxiciclina y estreptomicina (fig. 13-15). Es frecuente que se requiera un tratamiento prolongado (p. ej., 6 semanas) para prevenir la recaída y reducir la incidencia de complicaciones.

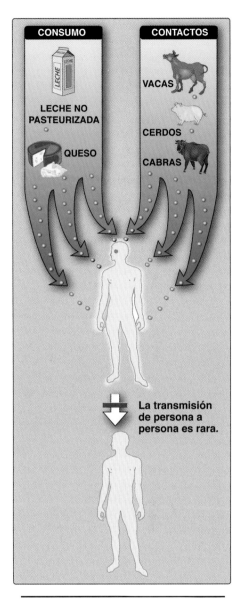

Figura 13-14
Transmisión de *Brucella*.

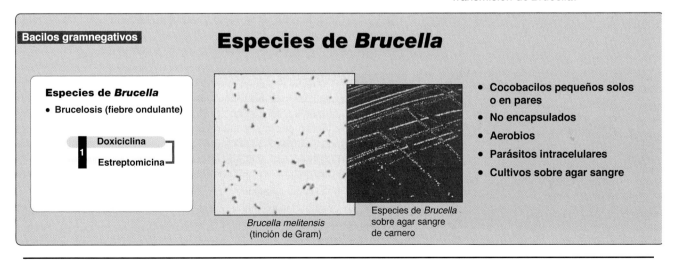

Figura 13-15
Resumen de las enfermedades provocadas por *Brucella*. **1** Indica el fármaco de elección.

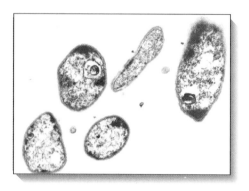

Figura 13-16
Microfotografía electrónica que muestra las células pleomórficas de *Francisella tularensis*.

VII. *FRANCISELLA TULARENSIS*

Francisella tularensis es principalmente un patógeno de los animales. Por lo tanto, la tularemia (también conocida como *fiebre del conejo* o *de la mosca del venado*) es una zoonosis. El patógeno es un cocobacilo pleomórfico pequeño (fig. 13-16) con una cápsula de polisacáridos, que es un factor de virulencia. Los miembros de *Francisella* son bacterias intracelulares facultativas que pueden sobrevivir y multiplicarse dentro de los macrófagos del hospedero, así como en otros tipos de células. Estos microorganismos son anaerobios facultativos.

A. Epidemiología

El rango de hospederos de *F. tularensis* es amplio e incluye mamíferos y aves silvestres. Varios artrópodos que pican o chupan la sangre (p. ej., garrapatas, piojos y ácaros) pueden servir como vectores. La infección en humanos se produce como resultado del contacto con tejidos animales infectados o la picadura de un artrópodo infectado. Dentro de cada región geográfica particular hay vertebrados e invertebrados vectores específicos relacionados con la transmisión. Por ejemplo, en los Estados Unidos, el área tularémica endémica principal (pero no exclusiva) incluye Arkansas, Missouri y Oklahoma. La incidencia es mayor en los meses de verano, un hecho que refleja la transmisión de la enfermedad por artrópodos. Durante los meses de invierno hay una incidencia pico más baja, lo que refleja la exposición de los cazadores a los cadáveres de animales infectados. La infección también es más frecuente en los hombres, porque tienen un mayor riesgo de exposición. La tularemia es un riesgo ocupacional para veterinarios, cazadores y tramperos (*véase* fig. 13-18), trabajadores del ganado y manipuladores de carne. Las actividades recreativas que aumentan la exposición a las garrapatas y las moscas también incrementan el riesgo de contagiarse de tularemia. No hay transmisión de persona a persona.

B. Patogenia

En los casos que implican inoculación cutánea, el microorganismo se multiplica localmente durante 3-5 días. De manera típica, produce una pápula que se ulcera después de varios días y puede persistir durante semanas o más. Los microorganismos se diseminan desde la lesión local hasta los ganglios linfáticos regionales, que se vuelven grandes y dolorosos, y pueden supurar. Desde los ganglios linfáticos, los microorganismos se propagan a través del sistema linfático a diversos órganos y tejidos, incluyendo piel, pulmones, hígado, bazo, riñones y SNC. *F. tularensis* es una de las bacterias patógenas más infecciosas que se conocen, y requiere la inoculación o inhalación de tan solo diez microorganismos para causar la enfermedad. Se considera un arma biológica potencialmente peligrosa debido a su extrema capacidad de infección, facilidad de diseminación y capacidad sustancial para ocasionar enfermedades y la muerte.

C. Importancia clínica

La tularemia varía en gravedad de leve a fulminante y letal. La presentación clínica, la dosis infecciosa y la duración del período de incubación dependen de la virulencia del microorganismo, la puerta de entrada y la inmunidad del hospedero. El inicio de los síntomas suele ser abrupto. Los síntomas más frecuentes son similares a los de la gripe (escalofríos, fiebre, dolor de cabeza, malestar general, anorexia y cansancio), aunque también pueden aparecer síntomas respiratorios y digestivos.

1. **Tularemia ulceroglandular.** Su presentación más frecuente es ulceroglandular (fig. 13-17). Las úlceras pueden producirse por el contacto con productos animales contaminados (por lo general, en manos o antebrazos) o por picaduras de insectos (en el tórax o los miembros inferiores). Pueden aparecer múltiples lesiones. La ubicación de

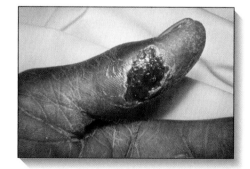

Figura 13-17
Pulgar con úlcera cutánea por tularemia.

los ganglios linfáticos afectados también refleja el tipo de exposición. Las linfadenopatías son características.

2. **Otras formas de tularemia.** Cuando se caracteriza por linfadenopatías sin evidencia de ulceración, se conoce como *tularemia glandular*. En estos casos, la úlcera puede haber sido mínima o haberse curado antes de la consulta. En la tularemia oculoglandular, el microorganismo ingresa a través de la conjuntiva, que se inflama; en la faríngea, el microorganismo entra por la faringe y causa un dolor intenso en la garganta; en la neumónica, la característica predominante de la presentación inicial es pulmonar. La neumonía puede ser primaria, como resultado de la inhalación de aerosoles infecciosos, o secundaria, por la diseminación hematógena de los microorganismos de un sitio primario en otra parte del cuerpo a los pulmones. La enfermedad sistémica sin linfadenopatías o ulceraciones se llama *tularemia tifoidea*.

D. Identificación en el laboratorio

Una presentación clínica y anamnesis compatibles con una posible exposición son de gran importancia para el diagnóstico. Los resultados de las pruebas de laboratorio de rutina no son específicos de la tularemia. El patógeno se puede cultivar a partir de raspados de úlceras, biopsias de ganglios linfáticos, lavados gástricos y esputo, pero rara vez de la sangre. *F. tularensis* tiene necesidades nutricionales complejas y requiere una fuente de sulfhidrilo (p. ej., cisteína). Es extremadamente infeccioso y los laboratorios deben tomar precauciones especiales al cultivar las muestras para evitar la transmisión a los trabajadores del laboratorio. Por ello, el laboratorio debe ser notificado cuando exista sospecha de un paciente con tularemia.

E. Tratamiento

Los fármacos de elección para el tratamiento de las formas de tularemia ya mencionadas son estreptomicina, gentamicina o una tetraciclina. También se ha empleado con éxito el ciprofloxacino (fig. 13-18).

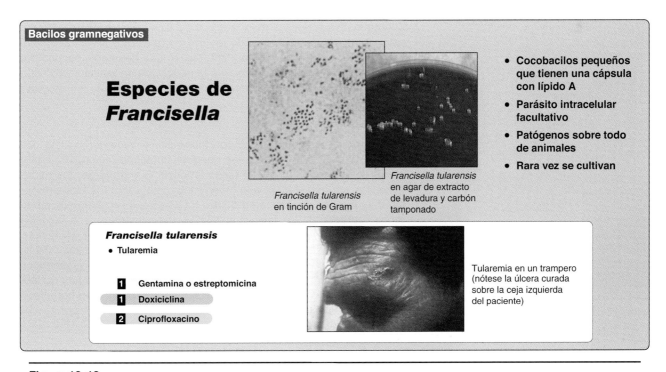

Figura 13-18
Resumen de las enfermedades provocadas por especies de *Francisella*. **1** Indica los medicamentos de primera línea; **2** indica los fármacos alternativos.

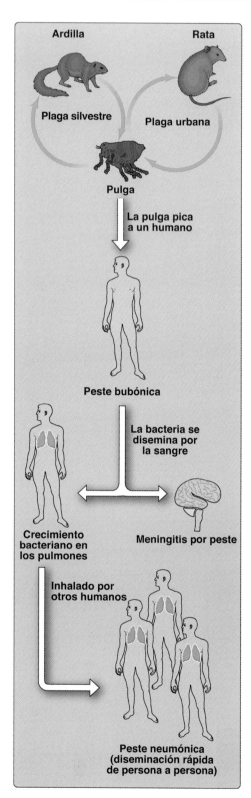

Figura 13-19
Epidemiología y patología de la peste.

VIII. *YERSINIA PESTIS*

El género *Yersinia* es un miembro de la familia *Enterobacteriaceae*, que se analiza en el capítulo 12. El miembro clínicamente más importante de este género es *Yersinia pestis*, que causa la peste, en lugar de enfermedad entérica, y, por lo tanto, se estudia por separado del resto de la familia. Al igual que otros miembros de este género, *Y. pestis* es un bacilo pequeño (*véase* fig. 13-21) que muestra tinción bipolar (como se muestra en la fig. 13-23). *Y. pestis* produce numerosos factores de virulencia codificados por plásmidos que son inmunosupresores o antifagocíticos. Estos factores incluyen las proteínas Yop, que son secretadas por un sistema de secreción de tipo III; la proteasa Pla, que es un activador del plasminógeno que impide la coagulación de la sangre; y una cápsula proteica (antígeno F1), que es antifagocítica.

A. Epidemiología

La peste se considera principalmente una zoonosis de distribución mundial. En los Estados Unidos, el sureste ha sido uno de los focos principales de infección por *Y. pestis*, aunque la distribución de casos humanos se ha expandido hacia los estados del noreste y centro-sur. El microorganismo puede infectar a diferentes mamíferos. Por ejemplo, las ratas son el reservorio habitual en las áreas urbanas de algunos países (peste urbana). Sin embargo, en los Estados Unidos, la peste se encuentra predominantemente en el medio silvestre, donde los perritos de las praderas y las ardillas son los reservorios más importantes (peste silvestre). Las mascotas domésticas, en especial los gatos que tienden a vagar en las áreas enzoóticas de la peste, también pueden infectarse. Los carnívoros silvestres que ingieren roedores infectados también pueden ser una fuente de transmisión para los humanos que cazan o entran en contacto con estos animales. La plaga es transmitida de forma característica por las pulgas, que sirven para mantener la infección dentro del reservorio animal. Los humanos en general son hospederos accidentales y terminales. La peste también puede transmitirse por ingesta de tejidos animales contaminados o por vía respiratoria (peste neumónica; fig. 13-19) (nota: esta última se presenta cuando los microorganismos llegan al pulmón a través del torrente sanguíneo y establecen una neumonía secundaria, o después de la exposición debido a la inhalación de las secreciones respiratorias de un paciente o animal con neumonía por esta enfermedad).

B. Patogenia

Los microorganismos son transportados por el sistema linfático desde el sitio de inoculación hasta los ganglios linfáticos regionales. Las yersinias tienen tropismo por el tejido linfático. Sin embargo, los microorganismos son resistentes a la muerte intracelular por los fagocitos y, en cambio, pueden multiplicarse dentro de estas células. Además, las bacterias liberadas de los fagocitos lisados son resistentes a la fagocitosis subsiguiente en virtud de la expresión de un sistema de secreción de tipo III que despliega proteínas efectoras (Yops) en las células del hospedero para paralizarlas. Los ganglios linfáticos afectados presentan una necrosis hemorrágica acompañada por altas concentraciones de leucocitos polimorfos y bacterias extracelulares. La propagación hematógena de las bacterias a otros órganos o tejidos puede producir lesiones hemorrágicas adicionales en esos sitios.

C. Importancia clínica

La peste puede presentar varios tipos de cuadros clínicos diferentes. El más frecuente es la peste bubónica/septisémica. La peste neumónica puede aparecer como resultado de la diseminación a los pulmones durante la peste septicémica o propagarse de persona a persona por vía respiratoria. Las presentaciones menos frecuentes incluyen meningitis por peste (típicamente un foco secundario debido a la propagación hematógena de los microorganismos), peste cutánea y faringitis (las dos últimas en general se contagian al manipular o ingerir tejido animal contaminado).

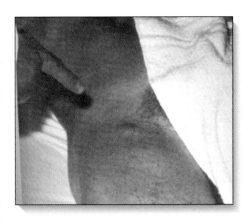

Figura 13-20
Bubón característico de las infecciones por *Yersinia pestis*.

1. **Peste bubónica (septicémica).** El ciclo infeccioso comienza cuando una pulga ingiere sangre de un animal infectado y bacteriémico. *Y. pestis* produce una biopelícula que bloquea el intestino anterior de la pulga. Este bloqueo impide que la pulga digiera la sangre, por lo que se siente hambrienta y se alimenta vorazmente en busca de una comida productiva. *Y. pestis* se multiplica en este ambiente. Cuando la pulga trata de alimentarse, regurgita estas bacterias desde el intestino anterior hasta la piel del nuevo animal. El período de incubación (desde la picadura de la pulga hasta el desarrollo de los síntomas) es de 2-8 días. La aparición de síntomas inespecíficos, como fiebre alta, escalofríos, cefaleas, mialgias y debilidad que proceden a la postración, es característicamente repentina. Al poco tiempo aparece un bubón característico y doloroso (fig. 13-20). Los bubones (hinchazones enormes que incluyen uno o más ganglios infectados y edema circundante que llevaron al término "peste bubónica") se localizan típicamente en las ingles, pero también pueden aparecer en las axilas o el cuello. A medida que avanza la enfermedad, la presión sanguínea en general cae, lo que puede provocar un choque séptico y la muerte. La mortalidad de la peste bubónica no tratada supera el 50%, y la peste neumónica no tratada y extremadamente contagiosa es siempre mortal, a menos que se la trate de inmediato. Otras manifestaciones asociadas con la peste bubónica incluyen pústulas o vesículas que contienen leucocitos y *Y. pestis*. Durante la enfermedad sistémica puede haber púrpura y necrosis de los miembros, un resultado que llevó al nombre de "muerte negra" relacionado con esta enfermedad (nota: la ingesta de carne contaminada o la exposición a bacilos en el aire puede producir lesiones primarias en la faringe; estas ocasionan una amigdalitis grave y bubones cervicales). La peste septicémica es una variante en la que el paciente padece una bacteriemia masiva antes de que se desarrollen los bubones característicos.

2. **Peste neumónica.** Si los bacilos de la peste alcanzan los pulmones, causan neumonía hemorrágica que, si no se trata, es rápidamente mortal. También es muy contagiosa de persona a persona. Los microorganismos pueden causar peste neumónica directamente si se inhalan.

3. **Meningitis por peste.** Se produce por la diseminación hematógena de microorganismos hacia las meninges. Puede ocurrir después de una peste bubónica tratada inadecuadamente o, como la peste septicémica, puede ocurrir sin o antes del desarrollo de un bubón. Los microorganismos pueden hallarse en el LCR.

D. Identificación en el laboratorio

El diagnóstico de la infección por *Y. pestis* se puede llevar a cabo presumiblemente en función de la presentación clínica. La identificación en el

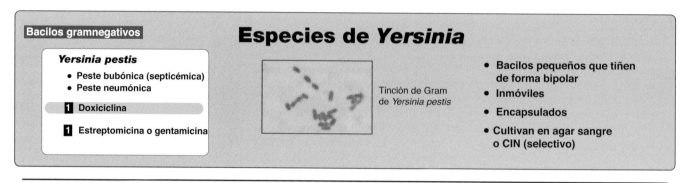

Bacilos gramnegativos

Especies de *Yersinia*

Yersinia pestis
- Peste bubónica (septicémica)
- Peste neumónica

1 Doxiciclina

1 Estreptomicina o gentamicina

Tinción de Gram
de *Yersinia pestis*

- Bacilos pequeños que tiñen de forma bipolar
- Inmóviles
- Encapsulados
- Cultivan en agar sangre o CIN (selectivo)

Figura 13-21
Resumen de las enfermedades causadas por *Yersinia pestis*. **1** Indica fármaco de elección. CIN = cefsulodina-irgasán-novobiocina.

laboratorio puede iniciarse mediante un frotis teñido con Gram y un cultivo del aspirado de un bubón (o de LCR o esputo en el caso de la meningitis o las presentaciones neumónicas). Los cultivos de sangre deben enviarse al laboratorio. El microorganismo crece tanto en medio de MacConkey como en agar sangre, aunque las colonias crecen algo más lentamente que las de otras *Enterobacteriaceae*.

E. Tratamiento y prevención

La estreptomicina es el fármaco de elección, pero la gentamicina y la doxiciclina son alternativas aceptables (fig. 13-21). Para la meningitis por peste, el cloranfenicol ofrece una buena penetración en el LCR. Debido a la posibilidad de una septicemia grave, la institución rápida de la antibioticoterapia es crucial. El tratamiento sintomático es esencial para los pacientes con signos de choque. Existe una vacuna de microbio muerto con formol disponible para quienes tienen un alto riesgo de contraer la peste. Para las personas en áreas enzoóticas, los esfuerzos para reducir la exposición a roedores y pulgas son importantes. Los roedores enfermos o muertos nunca deben tocarse con las manos descubiertas, ya que las pulgas infectadas buscarán a un animal caliente y vivo.

IX. *BARTONELLA*

Los miembros del género *Bartonella*, parásitos facultativos intracelulares, pueden cultivarse en medios especiales en el laboratorio. Dos especies han sido implicadas en enfermedades humanas.

A. *Bartonella quintana*

Bartonella quintana produce la fiebre de las trincheras, una fiebre a menudo leve y recurrente con una erupción maculopapular. El microorganismo tiene su reservorio en los humanos, y su vector es el piojo del cuerpo. Por lo tanto, la enfermedad se asocia con humanos que viven en malas condiciones de higiene. El diagnóstico específico puede alcanzarse mediante el cultivo de materiales clínicos y pruebas serológicas. Los antibióticos de amplio espectro son eficaces para el tratamiento de la enfermedad (fig. 13-22).

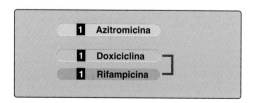

1 Azitromicina

1 Doxiciclina

1 Rifampicina

Figura 13-22
Antibióticos útiles para el tratamiento de infecciones ocasionadas por especies de *Bartonella*. **1** Indica el fármaco de elección.

B. *Bartonella henselae*

Bartonella henselae se relaciona con la mayoría de los casos de enfermedad por arañazo de gato. Esta enfermedad se caracteriza por pequeños abscesos en el sitio del rasguño o la mordedura de un gato (y con menos frecuencia, otras mascotas). Después, aparece fiebre y linfadenopatías localizadas. *B. henselae* también es responsable de varios otros tipos de infecciones, como la angiomatosis bacilar (una enfermedad de los vasos sanguíneos pequeños de la piel y los órganos viscerales) que se observa principalmente en pacientes inmunocomprometidos, como aquellos con síndrome de inmunodeficiencia adquirida (sida). Las infecciones por *B. henselae* se tratan exitosamente con rifampicina en combinación con doxiciclina (*véase* fig. 13-22).

X. *PASTEURELLA*

Los miembros del género *Pasteurella* colonizan principalmente mamíferos y aves tanto domésticos como silvestres. Por lo tanto, las infecciones por *Pasteurella* se consideran zoonosis. El principal patógeno humano en este género es *Pasteurella multocida*, que puede provocar una enfermedad o infecciones asintomáticas. Las pasteurelas son cocobacilos o bacilos que con frecuencia muestran tinción bipolar, y algunas cepas están encapsuladas (fig. 13-23). Los factores de virulencia incluyen la cápsula y la endotoxina del microorganismo. Las pasteurelas son aerobios o anaerobios facultativos.

A. Epidemiología

La mayoría de las infecciones por *Pasteurella* en humanos son infecciones de tejidos blandos que aparecen después de la mordida de un animal o el arañazo de un gato. Una pequeña proporción de las infecciones humanas por *Pasteurella* aparecen sin una mordedura ni ningún otro tipo de exposición conocida a animales. Se sospecha que la fuente de pasteurela en estas últimas infecciones es la colonización nasofaríngea del paciente.

B. Importancia clínica

Se debe sospechar una infección por *P. multocida* en caso de una celulitis aguda y dolorosa que aparece dentro de las 24 h posteriores a la mordedura de un animal o al arañazo de un gato. Las infecciones de tejidos blandos se caracterizan por el rápido inicio de la inflamación local aguda a las pocas horas de la mordedura o el arañazo. Las lesiones a menudo comienzan a drenar en 1-2 días. Las manifestaciones de la infección por *P. multocida* incluyen celulitis, linfangitis, linfadenitis, fiebre y complicaciones locales, como osteomielitis y artritis, que pueden ocasionar una incapacidad prolongada.

C. Identificación en el laboratorio

El diagnóstico de laboratorio (esencial en casos no relacionados con mordeduras/arañazos) puede realizarse cultivando el microorganismo en agar sangre y realizando pruebas bioquímicas apropiadas.

D. Tratamiento

Para las infecciones de tejidos blandos, las heridas deben limpiarse, irrigarse y desbridarse. Las infecciones profundas requieren drenaje quirúrgico y tratamiento antibiótico prolongado. La penicilina es el fármaco de elección (fig. 13-24). Las infecciones letales son poco frecuentes y, en general, se deben a un compromiso subyacente del hospedero.

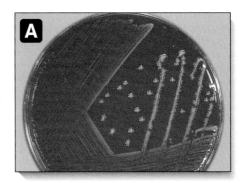
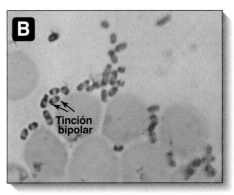

Figura 13-23
Pasteurella multocida. **A.** Cultivo en agar sangre que muestra colonias no hemolíticas translúcidas y pequeñas. **B.** Frotis de sangre, tinción de Wright (obsérvese la tinción bipolar).

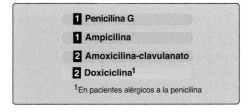

Figura 13-24
Antibióticos útiles para el tratamiento de las infecciones causadas por *Pasteurella multocida*. **1** Indica los medicamentos de primera línea; **2** indica los fármacos alternativos.

Preguntas de estudio

Seleccione la respuesta correcta.

13.1 ¿Cuál de las siguientes afirmaciones es cierta para *Haemophilus influenzae*?

   A. Las infecciones invasoras se asocian con mayor frecuencia con cepas encapsuladas
   B. La mayoría de las infecciones invasoras ocurren en lactantes durante el período neonatal
   C. La mayoría de las infecciones humanas se contagian de animales domésticos
   D. El microorganismo se puede cultivar fácilmente en agar sangre de carnero en un entorno de CO_2 elevado
   E. Los adultos mayores rara vez corren el riesgo de infección por este microorganismo porque, en general, tienen un alto nivel de inmunidad

> Respuesta correcta = A. La cápsula es antifagocítica y facilita la diseminación hematógena de *H. influenzae*. Aunque *H. influenzae* es un patógeno importante para los lactantes y niños pequeños, la transferencia pasiva de inmunoglobulina G materna puede brindar protección a los neonatos. La inmunidad comienza a disminuir en los adultos mayores, lo que aumenta el riesgo de infección para esta población. Los humanos son el único hospedero natural de *H. influenzae*. Esta bacteria requiere tanto hemina (factor X) como dinucleótido de nicotinamida y adenina (NAD, factor V), que no están disponibles en el agar sangre de carnero. Al calentar la sangre, se lisan los eritrocitos, se liberan los factores X y V, y se contrarresta simultáneamente una enzima inactivadora de NAD presente en la sangre. Los medios elaborados con esta sangre caliente se denominan "agar chocolate". El microorganismo requiere concentraciones altas de CO_2.

13.2 ¿Para cuál de los siguientes microorganismos no hay un reservorio animal conocido?

   A. *Francisella tularensis*
   B. *Pasteurella multocida*
   C. *Bordetella pertussis*
   D. *Brucella melitensis*
   E. *Yersinia pestis*

> Respuesta correcta = C. *Bordetella pertussis* es un patógeno humano exclusivo. *Francisella tularensis* tiene un amplio rango de hospederos, que incluye mamíferos silvestres y domésticos, aves y mascotas. *Pasteurella multocida* coloniza principalmente mamíferos y aves tanto domésticos como silvestres. *Brucella melitensis* infecta principalmente ovejas y cabras. *Yersinia pestis* infecta una variedad de mamíferos.

13.3 Un adulto mayor hospitalizado, en recuperación de una cirugía de revascularización coronaria, desarrolla neumonía. El cultivo de esputo revela un bacilo gramnegativo que produce un pigmento azul verdoso, pero no fermenta los hidratos de carbono. El microorganismo más probable es:

   A. *Klebsiella pneumoniae*
   B. Especies de *Serratia*
   C. Especies de *Proteus*
   D. Especies de *Enterobacter*
   E. *Pseudomonas aeruginosa*

> Respuesta correcta = E. Los cinco son microorganismos oportunistas capaces de causar neumonía en pacientes comprometidos. Sin embargo, los cuatro primeros son miembros de la familia *Enterobacteriaceae* y, por definición, pueden fermentar los hidratos de carbono. Además, se sabe que ninguno de estos microorganismos produce un pigmento verde, aunque *Serratia* puede producir un pigmento rojo. *Pseudomonas aeruginosa* es un aerobio obligado que utiliza exclusivamente las vías respiratorias. La producción de pigmento de piocianina azul verdoso es sistemática.

13.4 ¿Cuál de los siguientes patógenos se transmite a los seres humanos a través de un vector artrópodo?

   A. *Pseudomonas aeruginosa*
   B. *Legionella pneumophila*
   C. *Yersinia pestis*
   D. *Brucella abortus*
   E. *Pasteurella multocida*

> Respuesta correcta = C. *Yersinia pestis* se puede transmitir a los humanos a través de la picadura de una pulga infectada. El microorganismo también puede transmitirse de persona a persona por vía respiratoria si los pulmones del paciente o el animal de origen están infectados. La infección por *Brucella abortus* se contagia a través de abrasiones de la piel o por ingesta. *Pseudomonas aeruginosa* se transmite a través de la inoculación directa en las vías respiratorias, las vías urinarias o las heridas en el entorno hospitalario. *Legionella pneumophila* se contagia por inhalación de una ameba ambiental que contiene la bacteria. Después de multiplicarse en protozoos en un sistema acuático, *L. pneumophila* también puede inhalarse, lo que produce la enfermedad del legionario o la fiebre de Pontiac. *Pasteurella multocida* en general es transmitida a los humanos a través de la mordedura de un animal infectado.

Clostridios y otros bacilos anaerobios

14

I. PERSPECTIVA GENERAL

Los microorganismos analizados en este capítulo son todos anaerobios estrictos. Estas bacterias obtienen su energía exclusivamente por fermentación o respiración anaerobia, y la presencia de oxígeno de hecho inhibe su crecimiento. Su sensibilidad al oxígeno limita las condiciones bajo las cuales estos microorganismos pueden colonizar el cuerpo humano o causar enfermedades. El género anaerobio estricto *Clostridium* está formado por bacilos grampositivos formadores de esporas asociados con infecciones de tejidos blandos y piel (p. ej., celulitis y fascitis), así como colitis y diarrea relacionadas con antibióticos. Estos microorganismos también sintetizan algunas de las exotoxinas más potentes conocidas. Por ejemplo, las toxinas de las especies específicas de clostridios causan botulismo, tétanos, gangrena gaseosa y colitis seudomembranosa (CSM). Varios bacilos gramnegativos anaerobios, como *Bacteroides* y algunos géneros relacionados, están frecuentemente involucrados en abscesos viscerales y otros, aunque en general son infecciones polimicrobianas (mixtas) en las que también participan algunas bacterias facultativas. Los microorganismos estudiados en este capítulo se enumeran en la figura 14-1.

II. *CLOSTRIDIUM*

Los clostridios son los bacilos anaerobios grampositivos de mayor importancia clínica. Otros bacilos grampositivos clínicamente importantes son aerobios. Las especies más significativas de este género incluyen *Clostridium perfringens*, que causa infecciones histotóxicas (destructoras de tejidos; mionecrosis) e intoxicación alimentaria; *Clostridium difficile*, que produce la CSM asociada con el uso de antibióticos; *Clostridium tetani*, que ocasiona el tétanos ("pasmo"); y *Clostridium botulinum*, que causa el botulismo.

A. Características generales de los clostridios

Clostridium son bacilos grandes grampositivos de extremos romos. Forman endosporas, y la posición de la espora en desarrollo dentro de la célula vegetativa es útil para identificar la especie (*véase* fig. 14-10). La mayoría de las especies son móviles.

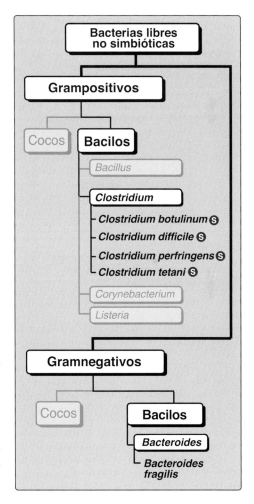

Figura 14-1
Clasificación de los microorganismos en este capítulo. Ⓢ En las pp. 346-347 pueden verse las síntesis sobre estos microorganismos.

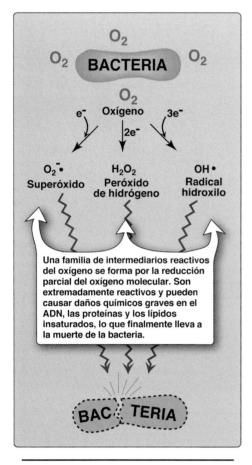

Figura 14-2
Efectos tóxicos de las especies reactivas de oxígeno que actúan sobre las bacterias anaerobias.

1. **Fisiología.** Los clostridios no pueden emplear el oxígeno libre como aceptor de electrones terminal en la producción de energía, como lo hacen los microorganismos aerobios (*véase* p. 22). En su lugar, utilizan una variedad de pequeñas moléculas orgánicas (p. ej., piruvato) como aceptores finales de electrones en la generación de energía. En su estado vegetativo, los patógenos de este género también son inhibidos o dañados de forma variable por el O_2 (fig. 14-2) (nota: las razones de este daño no están bien esclarecidas; una explicación es que algunos *Clostridium* carecen de enzimas como peroxidasas, catalasas o superóxido dismutasas; estas enzimas permiten a los aerobios destruir las especies reactivas de oxígeno, incluidos los peróxidos y los radicales hidroxilo. Sin la capacidad de producir estas enzimas desintoxicantes, los clostridios resultan dañados o se inhibe su crecimiento en condiciones aeróbicas). *Clostridium* crece en medios enriquecidos en presencia de un agente reductor, como la cisteína o el tioglicolato (para mantener un bajo potencial de óxido-reducción), o en una atmósfera gaseosa libre de O_2 proporcionada por una caja seca sin aire, un frasco sellado u otros dispositivos.

2. **Epidemiología.** *Clostridium* forma parte de la flora intestinal normal en los humanos y otros mamíferos, aunque también se puede encontrar en el suelo, las aguas residuales y los entornos acuáticos, en especial en aquellos con alto contenido orgánico. Varias especies de clostridios producen infecciones destructivas e invasivas cuando se introducen en los tejidos (p. ej., por una rotura en la piel como resultado de una cirugía o un traumatismo). Su presencia en el proceso infeccioso es oportunista y a menudo pertenecen a la flora normal del paciente. La formación de esporas facilita su presencia en el ambiente. Las esporas son resistentes a los desinfectantes químicos y pueden soportar la radiación ultravioleta o las temperaturas de ebullición durante algún tiempo, aunque no toleran las condiciones estándar de esterilización con autoclave (121 °C durante 15 min a presión elevada).

B. ***Clostridium perfringens***

C. perfringens es un bacilo grande, inmóvil, grampositivo y encapsulado. Es ubicuo y su forma vegetativa es parte de la flora normal de la vagina y el tubo digestivo. Sus esporas se encuentran en el suelo (nota: las esporas rara vez se observan en el cuerpo o después de un cultivo *in vitro*). Sin embargo, cuando se introduce en un tejido, *C. perfringens* puede causar celulitis anaerobia y mionecrosis (gangrena gaseosa). Algunas cepas de *C. perfringens* también producen una forma habitual de intoxicación alimentaria.

1. **Patogenia.** *C. perfringens* segrega una variedad de exotoxinas, enterotoxinas y enzimas hidrolíticas que facilitan el proceso de la enfermedad (fig. 14-3).

   a. **Exotoxinas.** *C. perfringens* elabora al menos 12 exotoxinas, designadas con letras griegas. La más importante de ellas, y la que parece ser necesaria para la virulencia en el tejido, es la toxina alfa (α). Esta toxina α es una lecitinasa (fosfolipasa C) que degrada la lecitina en las membranas de las células de los mamíferos, por lo que provoca la lisis de las células endoteliales, así como de eritrocitos, leucocitos y plaquetas. Otras exotoxinas de *C. perfringens* tienen efectos hemolíticos o citotóxicos y necróticos, de forma local o cuando se dispersan en el torrente sanguíneo. La perfringolisina O, o toxina theta (θ), es una hemolisina dependiente del colesterol y un importante factor de virulencia. La cepas de *C. perfringens* se agrupan de la A a la E en función de su espectro de exotoxinas. Las cepas de tipo A, que producen tanto la toxina α como la enterotoxina, son responsables de la mayoría de las infecciones humanas por clostridios.

b. **Enterotoxinas.** La enterotoxina de *C. perfringens*, una proteína pequeña lábil al calor, actúa en la porción inferior del intestino delgado. La molécula se une a los receptores en la superficie de la célula epitelial y altera la membrana celular, por lo que interrumpe el transporte de iones (principalmente en el íleon) y ocasiona una pérdida de líquidos y proteínas intracelulares. Las cepas productoras de enterotoxinas son particularmente resistentes al calor y sus esporas permanecen viables durante más de una hora a 100 °C, lo que incrementa su amenaza como patógenos transmitidos por los alimentos.

c. **Enzimas degradativas.** *C. perfringens* es un microorganismo metabólicamente vigoroso que produce una variedad de enzimas hidrolíticas, entre ellas proteasas, ADNasas, hialuronidasas y colagenasas, que licuan el tejido y promueven la propagación de la infección. Los productos de degradación resultantes sirven como nutrientes de fermentación para el metabolismo rápido de *C. perfringens*. Este microorganismo tiene uno de los tiempos de duplicación más rápidos registrados: menos de 10 min.

2. **Importancia clínica.** Los procesos patológicos que tienen su origen como consecuencia de la presencia de *C. perfringens* son el resultado de una combinación de infección y producción de exotoxinas o enterotoxinas más enzimas degradativas.

a. **Mionecrosis (gangrena gaseosa).** Las esporas clostridiales se introducen en el tejido, por ejemplo, por contaminación con suelo infectado o por transferencia endógena desde el tubo digestivo. Las heridas graves y abiertas, como las fracturas compuestas y otras lesiones que producen isquemia (p. ej., las lesiones por aplastamiento), son factores predisponentes de gran importancia. El microorganismo segrega toxina α y otras exotoxinas y ocurre la muerte celular. La producción de enzimas que descomponen la matriz extracelular facilita la propagación de la infección. La fermentación de los hidratos de carbono, lípidos y aminoácidos tisulares produce gas, y la acumulación de burbujas de gas en los espacios subcutáneos genera una sensación de crepitación a la palpación, de ahí el nombre de "gangrena gaseosa" (fig. 14-4) (nota: el gas que se acumula con rapidez es un factor de virulencia en sí mismo porque diseca a lo largo de los planos tisulares. Al separar estos espacios potenciales, los clostridios progresan mucho más rápido debido a la reducción de la resistencia que crean con el gas). La mayoría de las infecciones que terminan con una necrosis muscular se deben a especies de *Clostridium* (gangrena gaseosa) y estreptococos del grupo A. Los exudados son abundantes y tienen mal olor. A medida que avanza la enfermedad, el aumento de la permeabilidad capilar permite que las exotoxinas sean transmitidas desde el tejido dañado a otros órganos, lo que produce efectos sistémicos, como choque, insuficiencia renal y hemólisis intravascular. La mionecrosis por clostridios no tratada es invariablemente mortal a los pocos días del inicio de la gangrena.

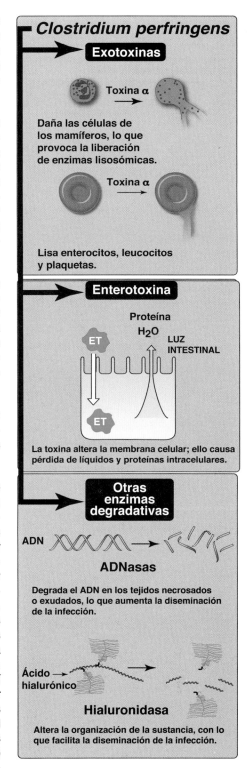

Figura 14-3
Toxinas y enzimas degradativas producidas por *Clostridium perfringens*. ET = enterotoxina.

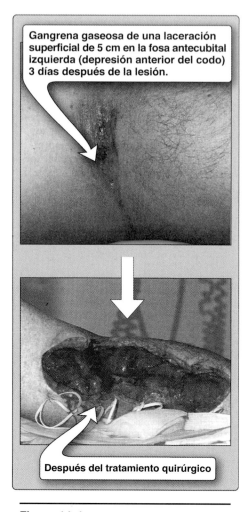

Gangrena gaseosa de una laceración superficial de 5 cm en la fosa antecubital izquierda (depresión anterior del codo) 3 días después de la lesión.

Después del tratamiento quirúrgico

Figura 14-4
Gangrena gaseosa del brazo.

b. **Celulitis anaerobia.** Esta es una infección del tejido conjuntivo en la que la propagación del crecimiento bacteriano a lo largo de los planos fasciales o aponeuróticos (fascitis) no implica la invasión del tejido muscular. Los procesos necrosantes desempeñan un papel más limitado, pero la intervención quirúrgica en general no tiene éxito (a menos que se lleve a cabo de manera muy rápida e intensiva) debido a la rápida propagación de la infección y el compromiso de la irrigación a causa de la hinchazón debajo de la fascia comprimida.

c. **Infecciones transmitidas por los alimentos.** *C. perfringens* es una causa habitual de infección transmitida por alimentos en los Estados Unidos. De forma típica, la aparición de náuseas, cólicos y diarrea ocurre 8-18 h después de ingerir alimentos contaminados. No se presenta fiebre y en raras ocasiones hay vómitos. El ataque suele ser autolimitado y la recuperación se produce en 1-2 días. La aparición de síntomas clínicos requiere un inóculo grande de 10^8 microorganismos o más. Por lo tanto, un episodio típico de intoxicación alimentaria por enterotoxinas clostridiales implica una cocción que no logró inactivar las esporas, seguida del almacenamiento del alimento durante varias horas en condiciones que permiten la germinación bacteriana y varios ciclos de crecimiento. Las células vegetativas se consumen con el producto contaminado y *C. perfringens* se reproduce después de la ingesta (infección por alimentos) y produce la toxina *in vivo*. Las carnes, los productos cárnicos y la salsa son los alimentos más frecuentemente implicados en las enfermedades por *C. perfringens* transmitidas a través de los alimentos.

d. **Enteritis necrótica.** De forma esporádica se informan brotes de una enfermedad intestinal necrosante con alta mortalidad (> 50%) causada por *C. perfringens*.

e. **Endometritis por clostridios.** Esta alteración es una complicación grave de un aborto incompleto o el empleo de instrumental esterilizado de manera inadecuada. La infección gangrenosa del tejido uterino viene seguida por una enfermedad debido a las toxinas y la bacteriemia.

3. **Identificación en el laboratorio.** El diagnóstico de mionecrosis o celulitis por clostridios se basa principalmente en la presentación clínica. La presencia de *Clostridium* en materiales clínicos puede ser una contaminación accidental. Sin embargo, con la tinción de Gram, las muestras de tejido enfermo en general adoptan formas clostridiales vegetativas (bacilos grampositivos grandes), acompañadas de otras bacterias y desechos celulares. Cuando se cultiva de forma anaerobia en agar sangre, *C. perfringens* crece rápidamente, de manera que forma colonias con una zona doble única de hemólisis debido a la producción de toxina α (hemólisis parcial) y perfringolisina O (hemólisis total), como se muestra en la figura 14-5. En la infección alimentaria, el microorganismo se puede buscar en comidas sospechosas y en las heces del paciente. La tinción de Gram y otros hallazgos de laboratorio ayudan a planificar el tratamiento con antibióticos en los pacientes con manifestaciones clínicas de gangrena gaseosa.

4. **Tratamiento y prevención.** La clave tanto para la prevención como para el tratamiento de la gangrena gaseosa es la resección inmediata y completa del material extraño y el tejido desvitalizado, así como la exposición de la herida a O_2. Las cámaras hiperbáricas con

oxígeno aumentan la tensión del O_2 en el tejido de la parte afectada e inhiben el proceso patológico. Si el desbridamiento no puede controlar la progresión de la gangrena, la amputación, cuando es anatómicamente posible, es obligatoria. También deben administrarse antibióticos en altas dosis. *C. perfringens* es sensible a la penicilina y a varios inhibidores habituales de la síntesis de proteínas procarióticas (*véase* fig. 14-10). Como las infecciones clostridiales en general involucran una mezcla de especies, el empleo de antibióticos de amplio espectro es apropiado.

C. *Clostridium botulinum*

C. botulinum produce el botulismo, que tiene varias formas clínicas. El botulismo es ocasionado por la acción de una neurotoxina, la cual es uno de los venenos más potentes conocidos y provoca parálisis flácida. No se requiere contacto con el microorganismo por sí solo y la enfermedad puede deberse únicamente a la ingesta de alimentos contaminados con toxinas.

1. **Epidemiología.** *C. botulinum* se encuentra en todo el mundo en los sedimentos acuáticos y del suelo, y las esporas a menudo contaminan las verduras, la carne y el pescado. En condiciones apropiadas, incluido un ambiente estrictamente anaerobio con pH neutro o alcalino, el microorganismo germina y produce la toxina durante el crecimiento vegetativo. Como la toxina a menudo se genera en los alimentos, los brotes ocurren con frecuencia en familias o comunidades que comen juntas.

2. **Patogenia.** Existen varios tipos de toxina botulínica, designados de la A a la G, pero la enfermedad humana casi siempre se debe a los tipos A, B o E. Las toxinas botulínica y tetánica constituyen un conjunto homólogo de proteínas cuya neurotoxicidad se debe a la escisión proteolítica de los péptidos de una vesícula sináptica específica, lo que produce un fallo en la neurotransmisión. A diferencia de la toxina tetánica, que causa una contracción constante (espasmos; *véase* p. 157), las toxinas botulínicas afectan las sinapsis colinérgicas periféricas al bloquear la unión neuromuscular e inhibir la liberación del neurotransmisor acetilcolina, lo que evita la contracción y causa una parálisis flácida (fig. 14-6). Las toxinas botulínicas y tetánicas son toxinas de tipo AB que incluyen un dominio de actividad (A) y un dominio de unión (B, *binding*).

3. **Importancia clínica**

   a. **Botulismo clásico.** El botulismo clásico es una intoxicación alimentaria en la que un paciente comienza a experimentar dificultades para enfocar la visión, deglutir y realizar otras funciones de los nervios craneales 12-36 h después de ingerir alimentos que contienen la toxina, pero no necesariamente microorganismos viables. No hay fiebre ni signos de septicemia. Se desarrolla una parálisis progresiva de los grupos musculares estriados, y la tasa de mortalidad es de alrededor del 15%. El paciente suele morir por parálisis respiratoria. La recuperación, que implica la regeneración de los nervios dañados, es prolongada y dura varias semanas.

   b. **Botulismo infantil.** Hoy en día, la forma más frecuente de botulismo en los Estados Unidos es el botulismo infantil, una causa de síndrome del bebé flácido (*véase* fig. 14-10). Los lactantes aún no han desarrollado una microflora colónica madura. Por lo tanto, sin competencia, *C. botulinum* puede colonizar el intestino grueso

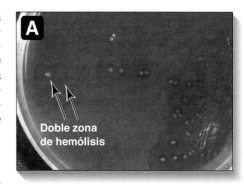
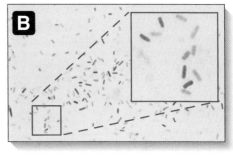

Figura 14-5
Clostridium perfringens. **A.** Colonias sobre agar sangre que muestran la doble zona de hemólisis. **B.** Microfotografía de tinción de Gram.

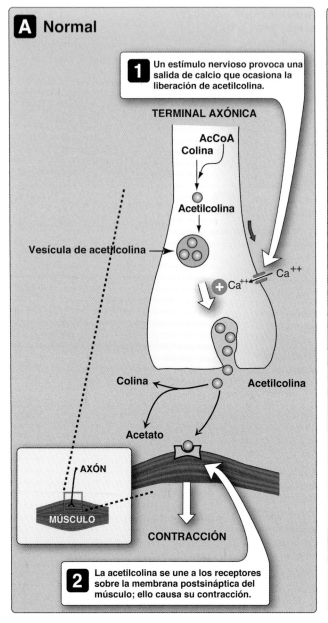
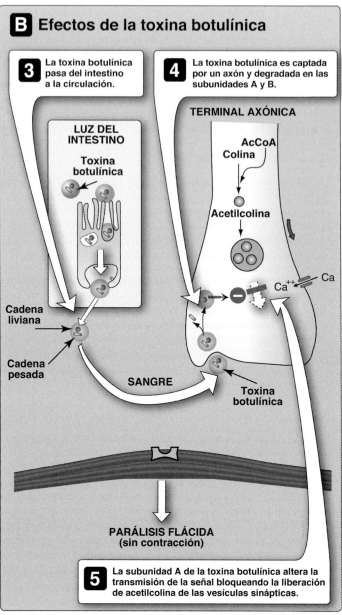

Figura 14-6
Mecanismos de la toxina botulínica. AcCoA = acetil CoA.

de los lactantes y producir toxinas. La toxina botulínica se produce *in vivo* y se absorbe lentamente. Los signos tempranos habituales son estreñimiento, problemas de alimentación, letargia y tono muscular deficiente. La suplementación de alimentos infantiles (cereales o leche maternizada) con miel cruda contaminada con *C. botulinum* puede transmitir el microorganismo. La afección es una posible causa del síndrome de muerte súbita del lactante, pero la recuperación es habitual después de un tratamiento sintomático que puede durar mucho tiempo.

c. **Botulismo de las heridas.** Una forma rara de botulismo ocurre cuando una herida se contamina con el microorganismo y la toxina se absorbe en ese sitio. La patogenia molecular de esta infección es similar a la del tétanos.

4. **Identificación en el laboratorio.** El organismo puede cultivarse e identificarse por métodos anaerobios estándar (*véase* p. 22). La toxina también puede identificarse en suero, heces y comida.

5. **Tratamiento y prevención.** La antitoxina, que neutraliza la toxina botulínica no unida, debe administrarse tan pronto como sea posible en caso de sospecha de intoxicación botulínica. Hay un antisuero de caballo trivalente (A, B, E) disponible en los Centers for Disease Control and Prevention. Puede requerirse tratamiento sintomático, incluida la ventilación mecánica. En el botulismo de las heridas y en el infantil, la infección puede tratarse con penicilina u otros antibióticos a los que es sensible el microorganismo. La toxina se inactiva a temperaturas de ebullición, aunque la eliminación de las esporas botulínicas requiere calor húmedo a alta presión (autoclave) (nota: incluso los casos más graves de botulismo no producen inmunidad).

D. *Clostridium tetani*

La introducción de esporas de *C. tetani*, incluso en heridas pequeñas a través de suelo contaminado, es probablemente un hecho frecuente. Sin embargo, una combinación de la extrema sensibilidad al O_2 de la forma vegetativa de *C. tetani* y la inmunización generalizada contra su exotoxina hacen que la enfermedad originada, el tétanos, sea rara en los países desarrollados. En los Estados Unidos, la enfermedad se observa con mayor frecuencia en las personas mayores que no han recibido sus refuerzos de vacunación con regularidad y cuya inmunidad ha disminuido. El crecimiento de *C. tetani* es localizado, pero el patógeno produce una potente neurotoxina que se transporta al sistema nervioso central, donde causa parálisis espástica.

1. **Epidemiología.** Las esporas de *C. tetani* son frecuentes en los corrales, los jardines y otros suelos. El foco más típico de infección de tétanos es una herida punzante causada, por ejemplo, por una astilla. Los cuerpos extraños introducidos o las pequeñas áreas de destrucción celular crean un nido de material desvitalizado en el que las esporas del tétanos pueden germinar y crecer. Algunas circunstancias especiales también pueden provocar tétanos, por ejemplo, quemaduras graves, cirugías o isquemia. Las drogas ilegales pueden contener esporas que se introducen por medio de inyección.

2. **Patogenia.** La toxina tetánica, llamada *tetanospasmina*, es muy potente. Se transporta desde un lugar infectado por medio del flujo neuronal retrógrado o por la sangre. Una exotoxina codificada por un plásmido de un tipo antigénico único se produce como un polipéptido único que se escinde para generar la toxina madura de dos cadenas unidas por un enlace disulfuro. El fragmento pesado (B, o subunidad de unión) media la adhesión a las neuronas y la penetración celular del fragmento liviano (A, o subunidad de actividad). La subunidad A bloquea la liberación de neurotransmisores en las sinapsis inhibitorias, lo que provoca espasmos musculares prolongados e intensos (fig. 14-7). Se ha demostrado que el fragmento A es una proteasa que escinde una pequeña proteína de la vesícula sináptica

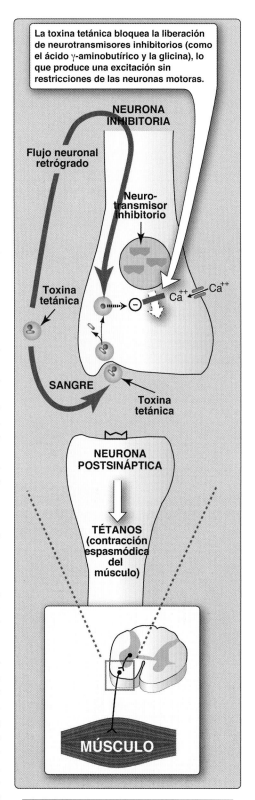

Figura 14-7
Mecanismos de la toxina tetánica.

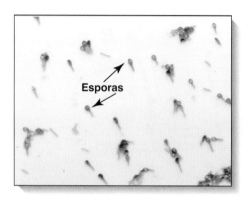

Figura 14-8
Microfotografía de *Clostridium tetani* que muestra las esporas terminales.

(sinaptobrevina) y suprime la secreción de neurotransmisores inhibidores, incluida la glicina y el ácido γ-aminobutírico.

3. **Importancia clínica.** El tétanos tiene un período de incubación variable de entre 4 días y varias semanas. Un tiempo más corto en general se asocia con una enfermedad más grave y heridas más cercanas al cerebro. El tétanos se presenta como una parálisis espástica, en la cual los espasmos musculares a menudo comprometen primero el sitio de la infección. Durante las primeras etapas de la enfermedad, los músculos de la mandíbula resultan afectados, por lo que la boca no se puede abrir (trismo). De manera gradual, otros músculos voluntarios se ven comprometidos (*véase* fig. 14-10) y cualquier estímulo externo (p. ej., ruido o luz brillante) precipita un espasmo doloroso y, a veces, convulsiones. La muerte, que se produce en el 50-60% de los casos, suele ser el resultado de la parálisis de los músculos del tórax que provoca insuficiencia respiratoria.

4. **Identificación en el laboratorio.** Como el tratamiento debe iniciarse de inmediato, el diagnóstico del tétanos se basa principalmente en los hallazgos clínicos. El foco de infección a menudo es una herida trivial que puede ser difícil de localizar. *C. tetani* tiene una morfología característica, con un bacilo largo y fino y una espora terminal redonda (bacilo en forma de raqueta), como se muestra en la figura 14-8, y un crecimiento característico de enjambre en placas de agar sangre incubadas de forma anaerobia.

5. **Tratamiento.** La administración inmediata de antitoxina para neutralizar cualquier toxina que aún no esté unida a las neuronas es el primer paso terapéutico. Es preferible el tratamiento con globulina hiperinmune humana (inmunoglobulina antitetánica), pero en países donde no está disponible se usa antitoxina de caballo. El microorganismo es sensible a la penicilina, y este fármaco se puede emplear para erradicar la infección, junto con el desbridamiento del tejido necrótico en la herida de entrada. La terapia incluye soporte respiratorio y tratamiento con sedantes y relajantes musculares para reducir los espasmos.

6. **Prevención.** La inmunización activa con toxoide tetánico (toxina inactivada con formol) previene el tétanos. En general, se administra a los niños como vacuna triple con toxoide diftérico y antígenos de tos ferina acelular (DTaP). Algunos estudios recientes han confirmado que las concentraciones de anticuerpos circulantes disminuyen gradualmente y que muchos adultos mayores pierden la protección. Por lo tanto, se recomiendan las vacunas de refuerzo con una preparación de toxoides diftérico y tetánico, con o sin componentes de tos ferina, administrados cada 10 años a lo largo de la vida. La inmunoglobulina antitetánica se puede usar para brindar inmunidad pasiva inmediata a las víctimas de lesiones sin antecedentes de vacunación. La inmunización activa también debe aplicarse. La antitoxina y el toxoide, administrados en diferentes áreas del cuerpo, pueden aplicarse simultáneamente.

E. *Clostridium difficile*

La diarrea, una complicación frecuente del tratamiento con antibióticos, puede variar desde deposiciones sueltas hasta una CSM potencialmente mortal, como se muestra en la figura 14-10. Se estima que *C. difficile* es responsable de, al menos, un cuarto de las diarreas asociadas con antibióticos (DAA) en los pacientes hospitalizados y en casi todos los casos de CSM. Una vez contaminado con *C. difficile*, el entorno (el polvo, la ropa de cama, los inodoros, etc.) está colonizado de forma persistente con esporas bacterianas, y los nuevos pacientes o residentes se colonizan fácilmente. Estos corren un mayor riesgo de desarrollar efectos intestinales adversos después del tratamiento con antibióticos.

1. **Patogenia.** *C. difficile* es un componente menor de la flora normal del intestino grueso. Cuando el tratamiento antimicrobiano suprime las especies predominantes en esta comunidad, *C. difficile* prolifera. Las cepas patógenas producen dos polipéptidos tóxicos, llamados *toxinas A* y *B*. La toxina A provoca una secreción excesiva de líquidos, pero también estimula una respuesta inflamatoria y tiene cierto efecto citopático en el cultivo de tejidos. La toxina B es una citotoxina. En los cultivos tisulares, interrumpe la síntesis de proteínas y provoca la desorganización del citoesqueleto. Ambas toxinas, A y B, son glucosiltransferasas que glucosilan e inactivan las proteínas de unión al trifosfato de guanosina de la familia Rho.

2. **Importancia clínica.** Prácticamente todos los antibióticos se han descrito como factores predisponentes para la DAA y la colitis por clostridios (fig. 14-9). Los medicamentos implicados con mayor frecuencia son la clindamicina, la ampicilina y las cefalosporinas. La gravedad de la enfermedad varía mucho, desde una diarrea leve hasta diversos grados de inflamación del intestino grueso o una CSM fulminante. El exudado seudomembranoso, compuesto por moco, fibrina, células inflamatorias y residuos celulares que recubren un epitelio ulcerado, se observa mejor mediante endoscopia. La CSM a menudo comienza cierto tiempo después del cese del tratamiento farmacológico o puede recurrir después de lo que debería ser un tratamiento adecuado. Esto es consecuencia de la estabilidad y la persistencia de las esporas formadas por *C. difficile*.

3. **Identificación en el laboratorio.** *C. difficile* puede cultivarse de heces e identificarse mediante procedimientos anaerobios de rutina, pero las pruebas más rápidas y útiles están dirigidas a demostrar la producción de toxinas en extractos de heces. Los inmunoanálisis enzimáticos (ELISA, *véase* p. 27) para las exotoxinas A y B han reemplazado a los análisis inmunológicos o de citotoxicidad en cultivos tisulares previos. También existen estrategias de detección que se basan en la reacción en cadena de la polimerasa.

4. **Tratamiento.** La interrupción de los fármacos predisponentes y la administración de líquidos en general conduce a la resolución de los síntomas. Sin embargo, las recurrencias son frecuentes. En general, se agrega metronidazol oral o vancomicina (fig. 14-10). La reconstitución de la flora colónica normal del hospedero ayuda a su recuperación.

Frecuentemente asociados

Ampicilina
Amoxicilina
Cefalosporinas
Clindamicina

Ocasionalmente asociados

Penicilinas diferentes a ampicilina
Sulfonamidas
Eritromicina
Trimetoprima
Quinolonas

Rara vez o nunca asociados

Aminoglucósidos parenterales
Tetraciclinas
Cloranfenicol
Metronidazol
Vancomicina

Figura 14-9
Potencial de los antibióticos para inducir diarrea y colitis por *C. difficile*.

III. BACILOS ANAEROBIOS GRAMNEGATIVOS

Por lo general, los bacilos anaerobios gramnegativos son los microorganismos más abundantes de la cavidad bucal (en especial en las encías), el aparato genital femenino y el tubo digestivo inferior, donde superan en número a *Escherichia coli* (1000:1). Por lo tanto, se pueden encontrar con frecuencia en infecciones de diversas partes del cuerpo (p. ej., los bacilos anaerobios gramnegativos se encuentran en casi el 10% de las bacteriemias). Los bacilos gramnegativos en general constituyen la mayoría de los microorganismos

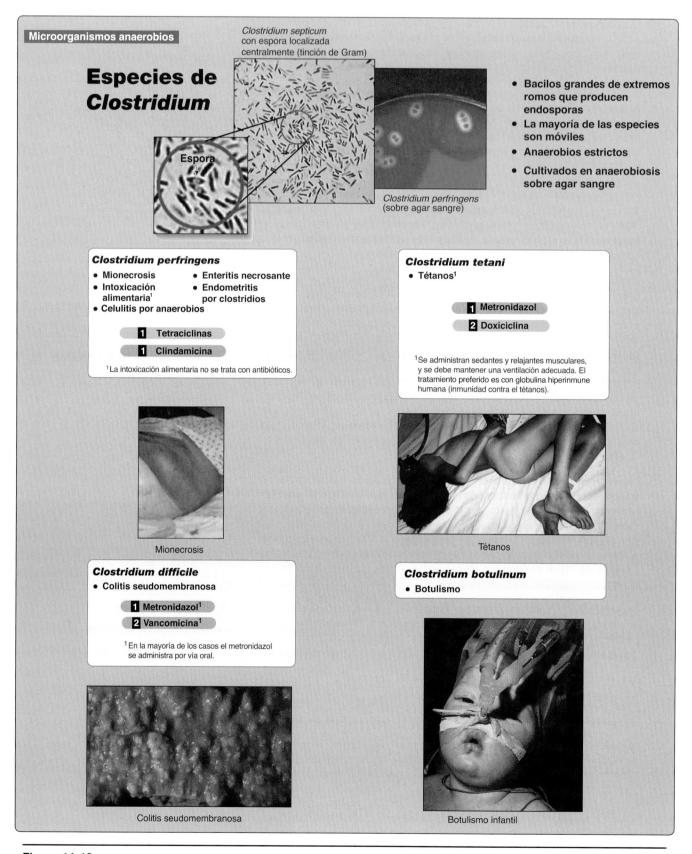

Microorganismos anaerobios

Especies de *Clostridium*

Clostridium septicum con espora localizada centralmente (tinción de Gram)

Espora

Clostridium perfringens (sobre agar sangre)

- Bacilos grandes de extremos romos que producen endosporas
- La mayoría de las especies son móviles
- Anaerobios estrictos
- Cultivados en anaerobiosis sobre agar sangre

Clostridium perfringens
- Mionecrosis
- Intoxicación alimentaria[1]
- Celulitis por anaerobios
- Enteritis necrosante
- Endometritis por clostridios

1 Tetraciclinas
1 Clindamicina

[1] La intoxicación alimentaria no se trata con antibióticos.

Clostridium tetani
- Tétanos[1]

1 Metronidazol
2 Doxiciclina

[1] Se administran sedantes y relajantes musculares, y se debe mantener una ventilación adecuada. El tratamiento preferido es con globulina hiperinmune humana (inmunidad contra el tétanos).

Mionecrosis

Tétanos

Clostridium difficile
- Colitis seudomembranosa

1 Metronidazol[1]
2 Vancomicina[1]

[1] En la mayoría de los casos el metronidazol se administra por vía oral.

Clostridium botulinum
- Botulismo

Colitis seudomembranosa

Botulismo infantil

Figura 14-10
Resumen de las especies de *Clostridium*. **1** Indica los medicamentos de primera línea; **2** indica los fármacos alternativos.

relacionados con los abscesos por anaerobios. Los microorganismos de este grupo pueden romper la barrera epitelial del hospedero y establecer una infección en cualquier tejido corporal. Lo anterior, por lo general, ocurre debido a un traumatismo, un incidente como la rotura del apéndice o a causa de un estado inmunitario comprometido. Un absceso localizado es la lesión más frecuente, y el proceso infeccioso suele involucrar a dos o más especies de microorganismos. Por ejemplo, varios microorganismos facultativos ayudan a reducir la PO_2, lo que proporciona el ambiente anaerobio requerido por los bacilos gramnegativos coinfectantes (fig. 14-11).

A. *Bacteroides*

Los miembros del género *Bacteroides* son los anaerobios predominantes en el colon humano. Son parte de la flora normal y solo causan enfermedades cuando tienen acceso a los tejidos o la sangre durante la penetración intestinal (p. ej., durante una cirugía o un traumatismo). Sin embargo, son la causa más frecuente de infecciones graves por anaerobios. *Bacteroides* son bacilos finos o cocobacilos. Su cápsula de polisacáridos es un importante factor de virulencia, que transmite resistencia a la fagocitosis. La cápsula purificada sola es suficiente para inducir la formación de abscesos en animales de laboratorio, lo que indica que este polisacárido es clave para la patología observada en las infecciones por *Bacteroides*.

1. **Epidemiología.** *Bacteroides* se transmite desde el colon hasta la sangre o el peritoneo después de un traumatismo abdominal. Por lo tanto, la fuente de infección es endógena (no se transmite de persona a persona).

2. **Patogenia e importancia clínica.** La especie principal del género en ocasionar enfermedades es *Bacteroides fragilis*. Cuando entra desde el colon en la sangre, *B. fragilis* se multiplica rápidamente, de manera que produce una bacteriemia. Si ingresa en la cavidad abdominal, provoca peritonitis o abscesos abdominales.

3. **Identificación en el laboratorio.** Los exudados de las lesiones anaerobias mixtas con frecuencia son abundantes y tienen un olor muy desagradable. Una tinción de Gram de estos exudados muestra numerosos bacilos gramnegativos apenas visibles y finos, en general una flora mixta. Los microorganismos son rápidamente ocultados por los restos tisulares y los polimorfonucleares. *B. fragilis* se puede cultivar en agar sangre bajo condiciones anaerobias. La cromatografía de gas puede emplearse para identificar los ácidos grasos de cadena corta característicos producidos por el microorganismo, y las pruebas bioquímicas pueden determinar su patrón de fermentación de azúcar.

4. **Tratamiento y prevención.** La resistencia a los fármacos es habitual entre los *Bacteroides*. El metronidazol es el antibiótico de elección para las infecciones por *B. fragilis*. Las alternativas incluyen ampicilina-sulbactam, imipenem-cilastatina o ticarcilina-clavulanato. Los aminoglucósidos no son eficaces contra los anaerobios (*véase* p. 43). El drenaje quirúrgico de cualquier absceso es esencial para garantizar la penetración de los fármacos. Para evitar la contaminación de la herida quirúrgica con *Bacteroides*, puede administrarse un antibiótico perioperatorio.

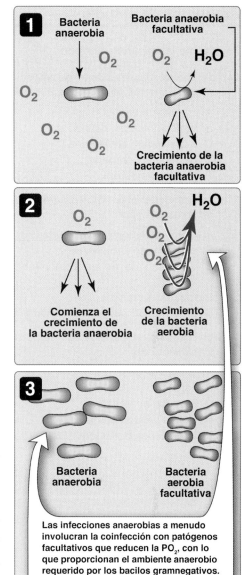

Figura 14-11
El crecimiento del microorganismo anaerobio es facilitado por bacterias aerobias facultativas.

Preguntas de estudio

Seleccione la respuesta correcta.

14.1 La forma más frecuente de infección causada por *Clostridium botulinum* en los Estados Unidos es:

    A. Botulismo infantil

    B. Infección de las heridas

    C. Intoxicación alimentaria

    D. Septicemia primaria

    E. Celulitis anaerobia

> Respuesta correcta = A. Actualmente, la forma más frecuente de botulismo en los Estados Unidos se presenta en los lactantes. La intoxicación alimentaria maligna (C) fue la primera forma de infección descrita y es probablemente la más conocida. El foco en una herida no es tan habitual como la manifestación infantil (B). *Clostridium botulinum* no es invasor y no causa septicemia (D) ni celulitis (E).

14.2 Las infecciones por *Clostridium perfringens* en general se asocian con:

    A. Contaminación de las heridas

    B. Tratamiento antibiótico

    C. Consumo de aguas contaminadas con materia fecal

    D. Inmunosupresión

    E. Enfermedad pulmonar preexistente

> Respuesta correcta = A. La contaminación de las heridas es la vía más frecuente de infección por este microorganismo. Sin embargo, los síntomas de gastroenteritis asociados con algunas cepas de *Clostridium perfringens* en general se deben a la contaminación de los alimentos.

14.3 La antitoxina específica es una parte importante del tratamiento de:

    A. Gangrena gaseosa

    B. Tétanos

    C. Enteritis necrótica

    D. Colitis seudomembranosa

    E. Infecciones por *Bacteroides* y *Prevotella*

> Respuesta correcta = B. La antitoxina tetánica es un reactivo esencial en la profilaxis de heridas y en el tratamiento de enfermedades clínicas. Neutraliza solo la toxina que no está unida a los receptores neuronales. En el caso de la gangrena gaseosa (A), los estudios clínicos no han demostrado ninguna ventaja en el uso de preparaciones de antitoxina y, presumiblemente, lo mismo sería cierto para la enteritis necrosante y la colitis seudomembranosa (C y D). Las posibles toxinas entre los anaerobios gramnegativos están mal descritas y no se dispone de antisueros terapéuticos (E).

14.4 Un factor predisponente para la colitis seudomembranosa es:

    A. Tratamiento con clindamicina

    B. Edad neonatal

    C. Dieta elevada en productos lácteos

    D. Colecistitis

    E. Mayores de 60 años de edad

> Respuesta correcta = A. El tratamiento con antibióticos a menudo produce alteraciones gastrointestinales, incluida la colitis seudomembranosa. Ciertos fármacos, incluida la clindamicina, son más propensos a causar esta complicación.

14.5 Un jardinero de 67 años de edad es llevado al servicio de urgencias. Sufre de parálisis espástica, que comenzó en su mano derecha y ahora se extiende hasta los músculos de la mandíbula. ¿Para cuál de las siguientes actividades el agente causal de esta infección produce un factor de virulencia?

    A. Sobreestimulación de linfocitos T con liberación masiva resultante de citocinas

    B. Bloqueo de la liberación del neurotransmisor acetilcolina por parte de las vesículas en la sinapsis

    C. Ribosilación de difosfato de adenosina de EF-2, lo que causa la inhibición de la síntesis de proteínas

    D. Bloqueo de la liberación del neurotransmisor inhibitorio glicina

    E. Glucosilación de la familia Rho de las GTPasas

> Respuesta correcta = D. Este hombre sufre de tétanos causado por la exotoxina que produce *Clostridium tetani*. Este es un microorganismo ubicuo y se encuentra ampliamente distribuido en el suelo. Aunque la mayoría de las personas están vacunadas contra el tétanos, la inmunidad no dura toda la vida y requiere refuerzos periódicos. La tetanospasmina producida por *C. tetani* previene la liberación de neurotransmisores inhibitorios mediante la escisión de las sinaptobrevinas en las vesículas sinápticas. El efecto de esta toxina es una parálisis sistémica y espástica que puede causar la muerte si no se trata de forma intensiva con antitoxina.

Espiroquetas

15

I. PERSPECTIVA GENERAL

Las espiroquetas son bacilos gramnegativos, largos, finos, móviles, flexibles y ondulados que presentan una forma característica de sacacorchos o helicoidal. Según la especie, pueden ser microaerófilas, aerobias o anaerobias. Algunas especies se pueden cultivar en el laboratorio (ya sea en cultivos acelulares o de tejidos), mientras que otras no se pueden cultivar. Algunas especies son libres no simbióticas y otras son parte de la flora normal de los humanos y los animales. Las espiroquetas que son patógenos humanos importantes se limitan a tres géneros (fig. 15-1): *Treponema* (*Treponema pallidum*, que causa la sífilis), *Borrelia* (*Borrelia burgdorferi*, que produce la enfermedad de Lyme, y *Borrelia recurrentis* y *Borrelia hermsii*, que ocasionan la borreliosis o fiebre recurrente) y *Leptospira* (*Leptospira interrogans*, que provoca la leptospirosis).

II. CARACTERÍSTICAS ESTRUCTURALES DE LAS ESPIROQUETAS

Las espiroquetas tienen una estructura muy particular que es responsable de su motilidad. Como se ilustra en la figura 15-2, la célula de las espiroquetas tiene un cilindro protoplasmático central limitado por una membrana plasmática y una pared celular gramnegativa típica. A diferencia de otros bacilos, este cilindro está envuelto por una membrana externa compuesta por glucolípidos y lipoproteínas.[1] Entre los peptidoglucanos y la vaina externa se encuentran múltiples flagelos periplasmáticos que no sobresalen de la célula pero están orientados axialmente. Los haces de estos endoflagelos (filamentos axiales) abarcan toda la longitud de la célula y se anclan en ambos extremos. Aunque la mecánica no es totalmente clara, es probable que estos flagelos periplasmáticos axiales giren como los flagelos externos de otras bacterias móviles, por lo que impulsan a la célula de forma similar a un sacacorchos. Las espiroquetas pueden moverse a través de soluciones extremadamente viscosas casi sin problemas, y se piensa que este tipo de movimiento es responsable de la capacidad de las espiroquetas patógenas para penetrar e invadir el tejido del hospedero, al igual que un sacacorchos penetra en el corcho.

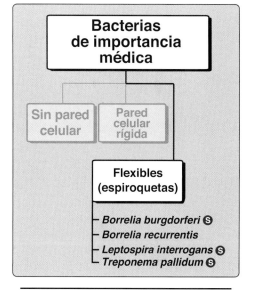

Figura 15-1

Clasificación de las espiroquetas. Ⓢ En las pp. 344, 352 y 362 pueden verse las síntesis sobre estos microorganismos.

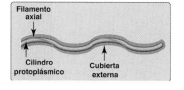

Figura 15-2
Morfología de la espiroqueta.

[1] *Véanse* los capítulos 17 y 18 en **LIR. Bioquímica** para un análisis sobre los glucolípidos y las lipoproteínas.

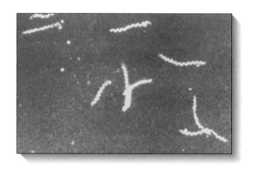

Figura 15-3
Microscopía de campo oscuro
de *Treponema pallidum*.

III. *TREPONEMA PALLIDUM*

La *sífilis* es principalmente una infección de transmisión sexual causada por *T. pallidum*. Comienza con una lesión pequeña (chancro) a la que le siguen varias etapas progresivas de la enfermedad, que pueden abarcar un período de 30 años o más, y que con frecuencia terminan en demencia sifilítica o daño cardiovascular. El microorganismo causal de la sífilis es muy sensible y difícil de cultivar. No puede cultivarse en sistemas acelulares y es sensible a los desinfectantes, el calor y la desecación. *T. pallidum* es tan delgado que no se puede observar con un microscopio óptico convencional, sino que se requieren técnicas de campo oscuro o de inmunofluorescencia (fig. 15-3). La superficie externa de la espiroqueta tiene pocas proteínas y el microorganismo es débilmente antigénico. *T. pallidum* secreta hialuronidasa, una enzima que altera el material de la matriz extracelular y probablemente facilita la diseminación del microorganismo. A diferencia de las bacterias gramnegativas típicas, la mayoría de las espiroquetas, incluyendo *T. pallidum*, no tienen lipopolisacáridos (LPS) o endotoxinas en la capa externa de la membrana externa. El análisis de la secuencia del genoma identificó genes similares a los que codifican las citolisinas o hemolisinas típicas, pero los genes para la secreción de estas sustancias están ausentes. La variación antigénica de las proteínas de la superficie desempeña un papel importante en la evasión inmunitaria.

A. Patogenia

La transmisión de *T. pallidum* es casi siempre por contacto sexual o transplacentaria (sífilis congénita). Esta es congruente con las observaciones de que el microorganismo es muy sensible a los factores ambientales y es poco probable que sobreviva fuera del hospedero durante más de unos cuantos minutos. El microorganismo ingresa en el cuerpo a través de una abertura en la piel o penetrando las mucosas, como las genitales.

B. Importancia clínica

1. **Sífilis.** La sífilis tiene tres estadios (fig. 15-4). El primer síntoma de la sífilis primaria es una úlcera bucal o genital (chancro) dura e indolora que aparece en el sitio de inoculación. El período promedio entre la infec-

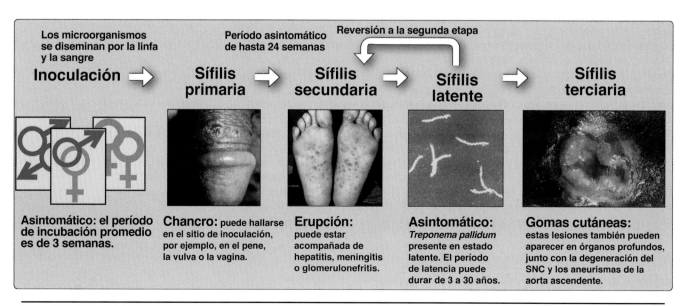

Figura 15-4
Estados clínicos de la sífilis sin tratamiento. SNC, sistema nervioso central.

ción y la aparición del chancro es de unas 3 semanas; sin embargo, esto varía con el número de microorganismos infectantes. Las lesiones primarias se curan de forma espontánea; no obstante, el microorganismo continúa diseminándose por todo el cuerpo a través de la linfa y la sangre. Se produce un período asintomático, que dura hasta 24 semanas, seguido de la etapa secundaria. Esta etapa se caracteriza por la aparición de una erupción maculopapular roja en casi cualquier parte del cuerpo, incluidas las palmas de las manos y las plantas de los pies. También aparecen pápulas planas, húmedas y pálidas que se observan principalmente en la región anogenital (donde se les llama *condilomas planos* o *sifilíticos*), axilas y boca. Ambas lesiones primarias y secundarias están llenas de *T. pallidum* y son extremadamente infecciosas. La etapa secundaria puede estar acompañada por una afectación multiorgánica, que causa hepatitis, meningitis, nefritis o coriorretinitis. Después de la curación de las lesiones secundarias, la enfermedad entra en un período de latencia que puede durar muchos años. En aproximadamente el 40% de los individuos infectados no tratados, la enfermedad progresa a una etapa terciaria, caracterizada por la degeneración del sistema nervioso; lesiones cardiovasculares, como los aneurismas aórticos ascendentes; y lesiones granulomatosas (gomas) en el hígado, la piel y los huesos.

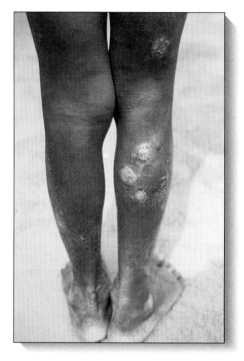

2. **Sífilis congénita.** *T. pallidum* se puede contagiar a través de la placenta al feto después de las primeras 10-15 semanas de embarazo. La infección causa la muerte fetal o el aborto espontáneo. Los lactantes infectados que viven desarrollan una afección similar a la sífilis secundaria, que incluye una variedad de anomalías del sistema nervioso central (SNC) y estructurales. El tratamiento de la madre embarazada con antibióticos apropiados previene la sífilis congénita.

3. **Infecciones por otros treponemas.** Tres enfermedades treponémicas geográficamente localizadas (treponematosis endémicas, causadas por subespecies de *T. pallidum* o especies estrechamente relacionadas) se parecen mucho a la sífilis. Incluyen el bejel o sífilis endémica (que se encuentra en áreas cálidas y áridas de África, sudeste de Asia y Medio Oriente), el pian (que se localiza en países húmedos y tropicales, como se muestra en la fig. 15-5) y la pinta (que se encuentra en América del Sur y Central, México y las Filipinas). A diferencia de la sífilis, el contacto directo con la piel, el hacinamiento y la falta de higiene contribuyen a la propagación de estas enfermedades. El contacto sexual no suele ser el modo de transmisión, y las infecciones congénitas rara vez ocurren. Las tres enfermedades son curables con penicilina.

Figura 15-5
Etapa temprana del pian.

C. Identificación en el laboratorio

Aunque las espiroquetas treponémicas de las lesiones primarias y secundarias pueden detectarse microscópicamente mediante tinción inmunofluorescente o iluminación de campo oscuro (*véase* fig. 15-3), la sífilis en general se diagnostica serológicamente. La infección por *T. pallidum* produce dos tipos de anticuerpos: 1) anticuerpos antitreponémicos, específicos para las proteínas treponémicas de superficie, y 2) anticuerpos no treponémicos (reaginas), dirigidos contra los componentes normales de fosfolípidos de las membranas de los mamíferos, como la cardiolipina.[2] Existen pruebas serológicas que utilizan ambos tipos de anticuerpos. Las pruebas de anticuerpos antitreponémicos son más específicas

 [2] *Véase* el capítulo 17 en ***LIR. Bioquímica*** para un análisis sobre la estructura de las cardiolipinas.

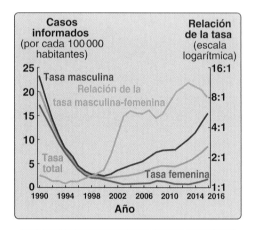

Figura 15-6
Incidencia notificada de sífilis primaria
y secundaria en los Estados Unidos,
1990-2016.

que aquellas con base en reaginas, pero siguen siendo positivas durante y después del tratamiento exitoso y, por lo tanto, no son útiles para controlar la respuesta al tratamiento. Las pruebas con base en las cardiolipinas son menos específicas y pueden dar más falsos positivos (nota: por lo tanto, las pruebas inespecíficas se confirman a través de una prueba específica, en general un anticuerpo treponémico fluorescente). Sin embargo, son útiles en la detección y el control del resultado terapéutico porque las pruebas de reagina en general se vuelven negativas aproximadamente 1 año después de un tratamiento exitoso.

D. Tratamiento y prevención

El tratamiento con penicilina G es curativo para la sífilis primaria y secundaria, y aún no se ha informado la aparición de resistencia a la penicilina. Si el paciente es alérgico a la penicilina, el tratamiento alternativo con eritromicina o tetraciclinas también puede ser eficaz, pero ha surgido resistencia a los macrólidos. A pesar de que existe una cura económica y muy eficaz, aún hay más de 30 000 casos nuevos de sífilis en los Estados Unidos por año (figs. 15-6 y 15-7). No existe una vacuna contra *T. pallidum* y la prevención depende de las prácticas sexuales seguras. Es posible transmitir más de una infección de transmisión sexual (ITS) al mismo tiempo. Por lo tanto, cuando se diagnostica una ITS, se debe considerar la probabilidad de que la persona infectada también tenga sífilis. Por ejemplo, la infección concomitante con VIH hace que el tratamiento contra la sífilis sea más difícil y, a veces, requiere terapias más prolongadas y definitivamente un seguimiento más prolongado e intensivo.

IV. ESPECIES DE *BORRELIA*

Los miembros del género *Borrelia* son espiroquetas relativamente grandes que, como *Treponema*, poseen endoflagelos que las hacen muy móviles (*véase* fig. 15-12). Las borrelias son poco frecuentes entre las bacterias porque su genoma se compone de un cromosoma lineal y numerosos plásmidos lineales y circulares. Como *T. pallidum*, *Borrelia* no produce endotoxinas ni exotoxinas.

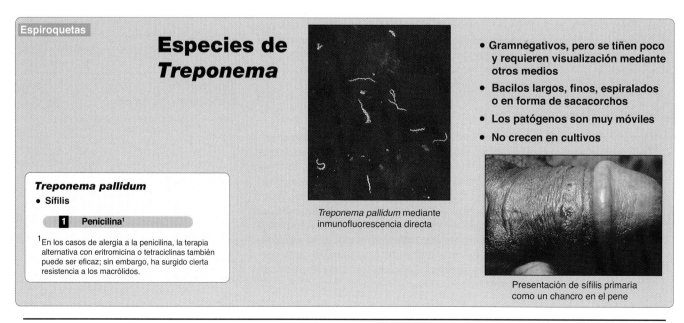

Figura 15-7
Resumen de las especies de *Treponema*. **1** Indica el fármaco de elección.

A. Patogenia

La enfermedad de Lyme es ocasionada por la espiroqueta *B. burgdorferi*, que es transmitida por la picadura de una ninfa de garrapata del género *Ixodes* (fig. 15-8) (nota: la garrapata debe estar adherida por lo menos durante 24 h para poder transmitir las bacterias; la ingesta de sangre da como resultado una garrapata muy ingurgitada). Los ratones y otros roedores pequeños sirven como reservorios primarios para la espiroqueta, pero los ciervos y otros mamíferos son los hospederos de las garrapatas. Actualmente, la de Lyme es la enfermedad transmitida por artrópodos más frecuente en los Estados Unidos y se informan unos 30 000 casos por año. La enfermedad de Lyme en Europa y Asia puede deberse a otras especies del género, incluidas *Borrelia garinii* y *Borrelia afzelii*, que se asocian con diferentes síntomas tardíos (nota: el género que incluye todas las espiroquetas de la enfermedad de Lyme a veces se denomina *Borreliella* en lugar de *Borrelia*, aunque este cambio de nomenclatura no se ha adoptado ampliamente).

B. Importancia clínica

La primera etapa de la enfermedad de Lyme comienza 3-32 días después de una picadura de la garrapata, cuando aparece una lesión roja y circular característica con un centro claro (eritema migratorio) en el sitio de la picadura (fig. 15-9) (nota: NO todos los casos presentan este síntoma característico). A menudo, el eritema va acompañado de síntomas similares a los de la gripe. El microorganismo se disemina a través de la linfa o la sangre a los sitios musculoesqueléticos, la piel, el SNC, el corazón y otros tejidos y órganos. Semanas o meses más tarde, pueden aparecer otros síntomas como artritis, artralgias, complicaciones cardíacas y neurológicas, por ejemplo, la meningitis. La enfermedad de Lyme rara vez es mortal, pero puede ocasionar una mala calidad de vida si no se trata.

C. Identificación en el laboratorio

A diferencia de *T. pallidum*, *B. burgdorferi* puede cultivarse *in vitro*, pero el procedimiento es difícil y puede requerir semanas. Se han utilizado pruebas serológicas para diagnosticar la enfermedad de Lyme, pero los resultados falsos positivos son frecuentes. Estas pruebas deben usarse solo como confirmación de una fuerte sospecha clínica. Se recomienda utilizar un proceso de prueba de dos etapas que involucra un análisis de inmunoadsorción enzimática (ELISA, *enzyme-linked immunosorbent assay*) seguido de un Western blot para detectar anticuerpos específicos contra *B. burgdorferi* a fin de confirmar de forma definitiva el diagnóstico serológico.

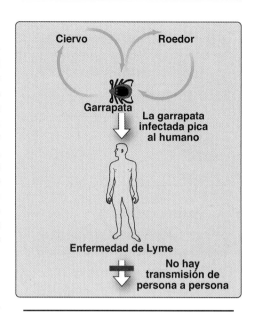

Figura 15-8
Transmisión de la enfermedad de Lyme.

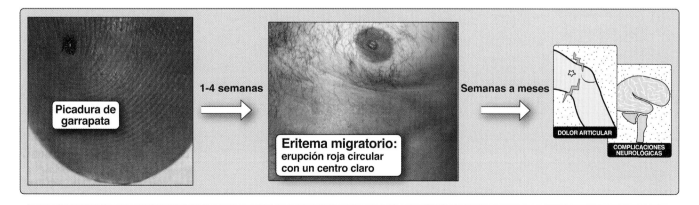

Figura 15-9
Manifestaciones clínicas de la enfermedad de Lyme no tratada.

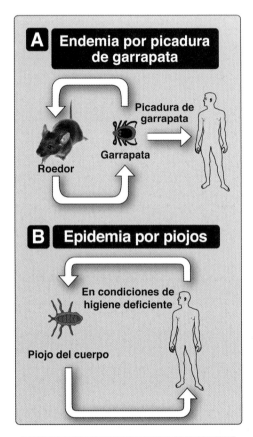

Figura 15-10
A,B. Fiebre recurrente epidémica frente
a la endémica causada por *Borrelia*
recurrentis.

D. Tratamiento y prevención

La doxiciclina es el tratamiento más recomendado para las etapas tempranas de la enfermedad (*véase* fig. 15-12). Si ya han aparecido síntomas artríticos, se utilizan ciclos más prolongados de antibióticos (ceftriaxona). La prevención de infecciones incluye el empleo de repelentes de insectos y ropa que proteja suficientemente el cuerpo de las picaduras de garrapatas; no existe una vacuna para la enfermedad de Lyme humana.

V. ESPIROQUETAS DE LA FIEBRE RECURRENTE

La fiebre recurrente epidémica es ocasionada por *B. recurrentis*, mientras que la fiebre recurrente endémica puede deberse a varias especies de *Borrelia*, incluidas *Borrelia hermsii*, *Borrelia turicatae* y *Borrelia parkeri*. La fiebre recurrente se caracteriza por varios ciclos de recuperación aparente, cada uno seguido de una recaída. Una de las características más llamativas de las espiroquetas de la fiebre recurrente es su capacidad para cambiar los antígenos de las proteínas de superficie. Esta capacidad explica la naturaleza recurrente de la enfermedad porque con cada recaída surge una nueva variante antigénica.

A. Patogenia

Se pueden hacer distinciones entre las fiebres recurrentes epidémica y endémica. La fiebre recurrente endémica puede ser causada por varias especies de *Borrelia*, aparece en gran parte del mundo y es transmitida por garrapatas de cuerpos blandos. La fiebre recurrente endémica es una zoonosis, ya que se transmite desde pequeños reservorios de mamíferos a los humanos mediante vectores. Las garrapatas sirven como vectores y como reservorios, porque las especies de *Borrelia* se mantienen en la población de garrapatas mediante la transmisión transovárica. Por el contrario, la fiebre recurrente epidémica se transmite de humano a humano por los piojos del cuerpo (fig. 15-10), por lo que no es una zoonosis. La fiebre epidémica recurrente se asocia con ambientes hacinados, insalubres e infestados de piojos. En esta situación, las muertes pueden llegar al 30% si no se implementa el tratamiento.

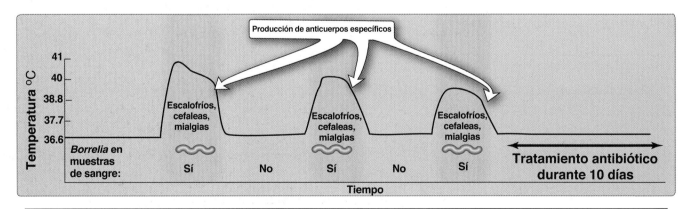

Figura 15-11
Estadios clínicos de la fiebre recurrente.

B. Importancia clínica

Los primeros síntomas de la fiebre recurrente aparecen 3-10 días después de la exposición a un artrópodo infectado (fig. 15-11). Estos síntomas incluyen fiebre elevada de inicio repentino acompañada de cefaleas intensas, dolor muscular y malestar general. Durante este período febril, que dura 3-5 días, hay muchas espiroquetas en la sangre. La fiebre disminuye junto con el número de espiroquetas. Se produce una recuperación durante un período de 4-10 días, seguida de una recurrencia de los síntomas iniciales. Puede haber hasta diez repeticiones y, en general, la gravedad disminuye. En los casos mortales, la espiroqueta invade numerosos órganos (p. ej., corazón, bazo, hígado y riñón) y, en general, la muerte se debe a una miocarditis con choque.

C. Diagnóstico y tratamiento

Por lo general, el diagnóstico se realiza con base en la aparición de espiroquetas poco enrolladas (visualizadas con tinción de Giemsa o Wright) en la sangre durante la etapa febril de la enfermedad. Las tetraciclinas, la eritromicina y la penicilina han demostrado ser tratamientos eficaces (fig. 15-12). Sin embargo, la naturaleza recurrente de la enfermedad dificulta la distinción de las remisiones espontáneas de la respuesta al tratamiento. No existe vacuna.

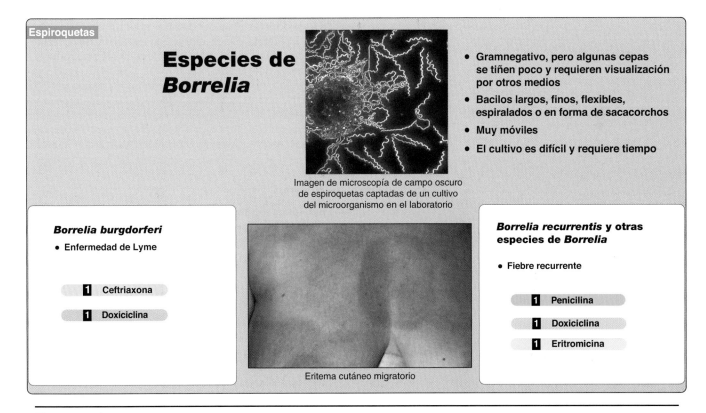

Espiroquetas

Especies de *Borrelia*

Imagen de microscopía de campo oscuro de espiroquetas captadas de un cultivo del microorganismo en el laboratorio

- Gramnegativo, pero algunas cepas se tiñen poco y requieren visualización por otros medios
- Bacilos largos, finos, flexibles, espiralados o en forma de sacacorchos
- Muy móviles
- El cultivo es difícil y requiere tiempo

Borrelia burgdorferi
- Enfermedad de Lyme

 1 Ceftriaxona

 1 Doxiciclina

Eritema cutáneo migratorio

Borrelia recurrentis* y otras especies de *Borrelia

- Fiebre recurrente

 1 Penicilina

 1 Doxiciclina

 1 Eritromicina

Figura 15-12
Resumen de especies de *Borrelia*. 1 Indica el fármaco de elección.

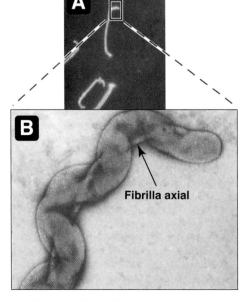

Figura 15-13
A. Microfotografía de campo oscuro de *Leptospira interrogans*.
B. Microfotografía electrónica de un extremo de *L. interrogans* teñida negativamente que muestra la fibrilla axial.

VI. *LEPTOSPIRA INTERROGANS*

La infección por *L. interrogans* produce leptospirosis. El microorganismo es una espiroqueta cultivable, fina (*lepto* = delgado), muy enrollada, con un solo filamento axial delgado y extremos con forma de ganchos (fig. 15-13). *L. interrogans* es un aerobio estricto. Se han identificado numerosos serovares en función de las diferencias de polisacáridos en el componente de LPS de la membrana externa, y estos serovares son específicos de distintas localizaciones geográficas. *L. interrogans* es sensible a la desecación y a una amplia gama de desinfectantes. Sin embargo, puede sobrevivir durante semanas en aguas ligeramente alcalinas.

A. Epidemiología y patogenia

La leptospirosis es esencialmente una enfermedad animal que se transmite de forma casual a los humanos mediante el agua o los alimentos contaminados con orina de animales. La entrada en el cuerpo también puede ocurrir a través de pequeñas abrasiones en la piel o las conjuntivas. Aunque la leptospirosis tiene una distribución mundial (bajo varios nombres locales, como ictericia infecciosa, fiebre de los pantanos, enfermedad de Weil y enfermedad del cerdo), hoy en día, la incidencia de la enfermedad en los países desarrollados es muy baja. Anualmente se informan menos de 150 casos de infecciones clínicamente graves por *L. interrogans* en los Estados Unidos, y la mayor proporción de casos ocurren en Puerto Rico.

B. Importancia clínica

La fiebre se presenta 1-2 semanas después de la infección, momento en el que aparecen las espiroquetas en la sangre. Estos síntomas ceden después de más o menos 1 semana. Sin embargo, en los casos de enfermedad bifásica (enfermedad con dos etapas), reaparecen las espiroquetas acompañadas de invasión del hígado, los riñones y el SNC. Esto produce ictericia, hemorragias, necrosis tisular o meningitis aséptica. Esta segunda etapa de la enfermedad, que dura 3 semanas o más, implica un aumento de los anticuerpos de inmunoglobulina M circulantes. Después de la enfermedad se desarrolla inmunidad protectora, pero es específica del serovar. En los casos graves, la mortalidad puede ser tan alta como del 10%.

C. Diagnóstico y tratamiento

Aunque *L. interrogans* puede cultivarse, el diagnóstico suele basarse en las pruebas de aglutinación serológica (*véase* p. 27) y la demostración visual de las espiroquetas en orina, sangre o LCR. La penicilina o la doxiciclina son útiles si se administran durante la primera etapa de la enfermedad, pero ambas son ineficaces después (fig. 15-14). La leptospirosis grave se trata con penicilina G o ceftriaxona. No existe vacuna. La prevención de la exposición a aguas y alimentos potencialmente contaminados ayuda a controlar la transmisión de *L. interrogans*.

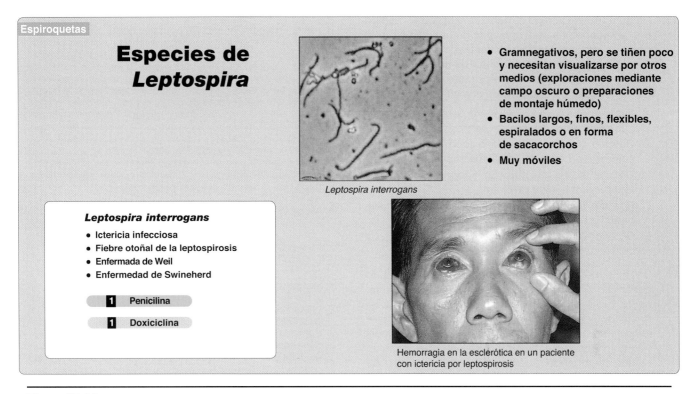

Espiroquetas

Especies de *Leptospira*

Leptospira interrogans

- Gramnegativos, pero se tiñen poco y necesitan visualizarse por otros medios (exploraciones mediante campo oscuro o preparaciones de montaje húmedo)
- Bacilos largos, finos, flexibles, espiralados o en forma de sacacorchos
- Muy móviles

Leptospira interrogans
- Ictericia infecciosa
- Fiebre otoñal de la leptospirosis
- Enfermada de Weil
- Enfermedad de Swineherd

1 Penicilina

1 Doxiciclina

Hemorragia en la esclerótica en un paciente con ictericia por leptospirosis

Figura 15-14
Resumen de especies de *Leptospira*. **1** Indica el fármaco de elección.

Preguntas de estudio

Seleccione la respuesta correcta.

15.1 La causa probable de la naturaleza recurrente de la fiebre producida por *Borrelia recurrentis* es:

A. Aparición secuencial de nuevas variantes resistentes a los antibióticos
B. Estado de inactividad y activación de las esporas
C. Aparición sucesiva de variantes antigénicas
D. Fluctuaciones hormonales periódicas del hospedero
E. Supervivencia y propagación de los microorganismos luego de una fiebre inducida por espiroquetas

Respuesta correcta = C. Cualquiera de estos mecanismos es concebible con varios grados de plausibilidad. Sin embargo, el peso de la evidencia favorece el mecanismo por el cual surgen nuevas variantes antigénicas que eluden, durante un período, las defensas inmunitarias del hospedero, para luego ser reemplazadas por otra variante.

15.2 ¿Cuál de las siguientes enfermedades causadas por espiroquetas es transmitida por un artrópodo?

A. Leptospirosis
B. Pinta
C. Fiebre recurrente
D. Pian
E. Sífilis

Respuesta correcta = C. *Borrelia hermsii* es una de varias especies de *Borrelia* que causan fiebre recurrente, cuando es transmitida por garrapatas. La pinta, el pian y la sífilis se transmiten por contacto directo de persona a persona, mientras que la leptospirosis se transmite a través de aguas contaminadas con orina de animales.

15.3 Una característica distintiva de las espiroquetas es la presencia de:

A. Fimbrias
B. Endoflagelos
C. *Pili* dispuestos de forma helicoidal
D. Nucleosomas
E. Antígenos de superficie variables

Respuesta correcta = B. Se piensa que los endoflagelos son responsables del movimiento en sacacorchos de las espiroquetas. Las otras características estructurales no son específicas de las espiroquetas.

15.4 Un hombre de 22 años de edad consulta a su médico con antecedentes de 2 semanas de una úlcera en el pene. La exploración física muestra un chancro duro, elevado, rojo y sin dolor a mitad de camino entre la base y el glande. ¿Cuál de los siguientes es el curso de acción más apropiado para el médico?

A. Estudiar una muestra de suero para detectar anticuerpos contra el virus del herpes simple

B. Obtener una muestra con hisopo del chancro y cultivarlo en agar de Thayer-Martin

C. Conseguir una muestra con hisopo del chancro y realizar una tinción de Gram

D. Realizar un análisis de campo oscuro del hisopado de la lesión activa

E. Obtener una muestra con hisopo del chancro y cultivarlo en agar sangre

15.5 Un niño de 13 años de edad previamente sano desarrolló síntomas similares a los de la gripe, como fiebre y malestar. Estos síntomas generales estuvieron acompañados por una erupción circular diseminada en su espalda. La anamnesis de los viajes y la actividad recreativa indicaba que el niño había estado acampando recientemente en el área rural de Connecticut. El niño no recordaba ninguna abrasión, picadura ni otra lesión. ¿Cuál de las siguientes características es exclusiva del microorganismo que es la causa más probable de esta infección?

A. La membrana externa contiene lipopolisacáridos

B. La superficie externa está compuesta por ácidos micólicos

C. El genoma está compuesto por un cromosoma lineal y una serie de plásmidos circulares y lineales

D. La enfermedad es causada por la síntesis de una exotoxina poderosa

E. La enfermedad es transmitida por la picadura de un piojo del cuerpo

Respuesta correcta = D. Es probable que el paciente tenga sífilis primaria en lugar del virus del herpes simple porque el chancro del pene no es doloroso. Las lesiones herpéticas en general son muy dolorosas. *Treponema pallidum*, el agente etiológico de la sífilis, no puede cultivarse fácilmente en el laboratorio de microbiología clínica habitual. Las espiroquetas treponémicas de las lesiones primarias y secundarias pueden detectarse por microscopía usando tinción inmunofluorescente o iluminación de campo oscuro. Sin embargo, la sífilis en general se diagnostica serológicamente mediante la detección de 1) anticuerpos antitreponémicos que son específicos de las proteínas treponémicas de superficie y 2) anticuerpos no treponémicos (reaginas) que se dirigen contra los componentes normales de los fosfolípidos.

Respuesta correcta = C. *Borrelia burgdorferi*, el agente causante de la enfermedad de Lyme, tiene un genoma único compuesto por un cromosoma lineal y un complemento de plásmidos circulares y lineales. La vaina externa de las espiroquetas también es relativamente singular, ya que no contiene lipopolisacáridos o endotoxinas. La superficie exterior no contiene ácidos micólicos, que se encuentran en las especies de *Mycobacterium*. *B. burgdorferi* no produce ninguna exotoxina conocida y se transmite a los humanos por la picadura de una garrapata. Sin embargo, muchos pacientes no saben que han sido picados hasta que aparece la erupción característica. La mayor incidencia de enfermedad de Lyme causada por *B. burgdorferi* está en el noreste y en la parte alta del medio oeste de los Estados Unidos.

Micoplasmas

16

I. PERSPECTIVA GENERAL

Los micoplasmas son microorganismos procariotas pequeños sin peptidoglucanos en sus paredes celulares. En lugar de ello, están rodeados por una
membrana celular simple. Debido a su tamaño tan pequeño, los micoplasmas
pasan con frecuencia a través de los filtros bacteriológicos. Las especies
de *Mycoplasma* están ampliamente distribuidas en la naturaleza e incluyen
varios comensales que se encuentran frecuentemente en la boca y el aparato urinario de humanos y otros mamíferos. Por estas razones, a menudo
se hallan como flora contaminante en materiales biológicos, incluidas las
muestras clínicas. Tres especies de micoplasmas están definitivamente asociadas con enfermedades humanas: *Mycoplasma pneumoniae*, que causa
la neumonía atípica, y las especies *Mycoplasma hominis* y *Ureaplasma*, que
se asocian con una variedad de enfermedades urogenitales, como la uretritis, la enfermedad pélvica inflamatoria (EPI) y algunas infecciones intraparto
(fig. 16-1). Sin embargo, las especies *M. hominis* y *Ureaplasma* también se
aíslan a menudo de las vías genitales de individuos sanos. *Mycoplasma genitalium* es un patógeno de transmisión sexual recientemente reconocido que
causa uretritis no gonocócica (UNG). Al carecer de paredes celulares, los
micoplasmas son insensibles a los antibióticos que inhiben la división celular
impidiendo la síntesis de la pared celular (como la penicilina, *véase* p. 41). No
obstante, son susceptibles a otros inhibidores del metabolismo procariota.

II. CARACTERÍSTICAS GENERALES DE LOS MICOPLASMAS

Al carecer de paredes celulares, los micoplasmas están rodeados por una
membrana compuesta por una bicapa lipídica (fig. 16-2). En consecuencia,
son plásticos y pleomorfos, y no pueden clasificarse como cocos ni como
bacilos. Los micoplasmas también son las células procariotas autorreplicantes de vida libre no simbiótica más pequeñas conocidas. Sus genomas de
ADN de doble cadena se encuentran entre los más pequeños conocidos, que
contienen menos de 1200 pares de kilobases (kb) (nota: esto puede aproxi-
marse a la capacidad mínima de codificación de ADN requerida para considerarse el estado de vida libre).

A. Fisiología

Los micoplasmas tienen capacidades biosintéticas limitadas y requieren
una variedad de moléculas orgánicas pequeñas para su crecimiento. A
diferencia de los procariotas, los micoplasmas contienen esteroles en sus
membranas. Como la mayoría de las especies de micoplasmas no pueden

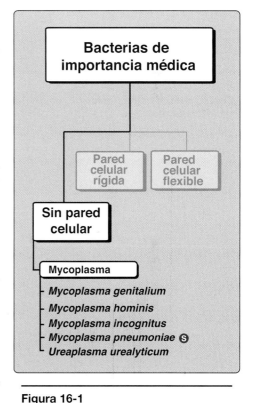

Figura 16-1
Clasificación de *Mycoplasma*. Ⓢ En la
p. 354 puede verse una síntesis sobre
estos microorganismos.

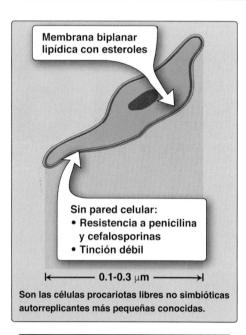

Membrana biplanar lipídica con esteroles

Sin pared celular:
- **Resistencia a penicilina y cefalosporinas**
- **Tinción débil**

|←——— 0.1-0.3 μm ———→|

Son las células procariotas libres no simbióticas autorreplicantes más pequeñas conocidas.

Figura 16-2
Características estructurales de *Mycoplasma*.

sintetizar el anillo de esterol, requieren una fuente externa de colesterol del suero o de un medio suplementario similar. Dada la suplementación apropiada, se pueden cultivar en medios libres de células. Sin embargo, debido a sus exigentes requisitos de crecimiento, estos microorganismos en general no se cultivan en los laboratorios clínicos.

B. Producción de colonias

Los micoplasmas producen colonias diminutas en agar especializado después de varios días o semanas de incubación. Estos se visualizan mejor con una ampliación de 30× a 100×. Para algunas especies, la porción central de la colonia penetra el agar, mientras que la periferia se extiende sobre la superficie adyacente, lo que en algunos casos le brinda a la colonia una apariencia característica de "huevo frito".

III. *MYCOPLASMA PNEUMONIAE*

M. pneumoniae se transmite por gotículas respiratorias y causa infecciones de las vías respiratorias inferiores (*neumonía atípica*, denominada así porque sus signos y síntomas son diferentes de los de la neumonía lobular típica). El microorganismo es responsable de ~20% de las neumonías, así como de infecciones más leves como bronquitis, faringitis y otitis media purulentas y no purulentas. Las infecciones aparecen en todo el mundo, durante todo el año, con un aumento de la incidencia al final del verano e inicio del otoño. Los casos suelen ser esporádicos, aunque se notifican epidemias ocasionales entre personas con contacto cercano en entornos civiles (p. ej., escuelas y prisiones), así como entre la población militar. La mayor incidencia de la enfermedad clínica se observa en los niños mayores y los adultos jóvenes (5-20 años de edad). Sin embargo, la incidencia entre adultos mayores de 65 años de edad ha aumentado recientemente.

A. Patogenia

M. pneumoniae tiene una proteína asociada con la membrana (P1) que funciona como una citoadhesina. Se concentra en un organelo especializado visible bajo microscopía electrónica, que se une a los glucolípidos ricos en ácido siálico que se encuentran en ciertas membranas de células del hospedero. Entre los tipos celulares susceptibles se encuentran las células epiteliales bronquiales ciliadas. El microorganismo crece adherido a la célula hospedera de la superficie luminal e inhibe la acción ciliar. Por último, se forman parches de mucosa afectada y se desarrolla una respuesta inflamatoria en los tejidos bronquiales y adyacentes en la que participan linfocitos y otras células mononucleares. *M. pneumoniae* produce una exotoxina que es similar a la toxina pertussis. La toxina es una adenosina difosfato-ribosilasa y da como resultado una extensa vacuolización y la muerte de las células hospederas. En los individuos infectados, los microorganismos se diseminan a través de la saliva durante varios días antes del inicio de la enfermedad clínica. La reinfección es habitual y los síntomas son más graves en niños mayores y adultos jóvenes que han enfrentado previamente al microorganismo.

B. Importancia clínica

La neumonía atípica (afección de las vías respiratorias inferiores) es la forma más conocida de infección por *M. pneumoniae*. Sin embargo, esta enfermedad representa una minoría de los episodios infecciosos con este microorganismo, ya que las infecciones de vías respiratorias superiores y oído son mucho más frecuentes. La neumonía atípica se parece clínicamente a la neumonía causada por una serie de virus y bacterias, como las especies de *Chlamydia*. El período de incubación es en promedio de 3 semanas. El inicio suele ser gradual, comenzando con síntomas inespecíficos, como cefaleas que no ceden, acompañadas de fiebre, escalofríos y malestar general. Después de 2-4 días, aparece una tos seca o escasamente productiva. El dolor de oído es a veces una consulta complementaria. Las radiografías de tórax revelan una bronconeumonía difusa en parches que afecta a uno o más lóbulos (fig. 16-3). Los pacientes a menudo permanecen ambulatorios durante toda la enfermedad ("neumonía ambulatoria"). En ausencia de un compromiso preexistente (p. ej., inmunodeficiencia o enfisema), la enfermedad remite después de 3-10 días sin tratamiento específico. Las anomalías radiográficas resuelven lentamente en 2 semanas a 2 meses. Las complicaciones son poco frecuentes, pero incluyen alteraciones del sistema nervioso central (SNC), una erupción (eritema multiforme) y anemia hemolítica leve (esta última asociada con la producción de aglutininas frías, *véase* más adelante). El paciente puede consultar por molestias graves, a pesar de las anomalías mínimas en la exploración física.

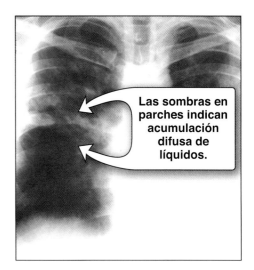

Las sombras en parches indican acumulación difusa de líquidos.

Figura 16-3
Radiografía pulmonar de un individuo con una neumonía atípica inducida por *Mycoplasma pneumoniae*.

C. Inmunidad

La infección por *M. pneumoniae* provoca respuestas inmunitarias locales y sistémicas. Se ha descrito un solo tipo de serotipo de *M. pneumoniae*. El anticuerpo sérico para los glucolípidos de la membrana externa y para la adhesina P1 se puede determinar con un pico de anticuerpos 2-4 semanas después de la infección, que desaparece gradualmente durante el siguiente año. Un 60% de los pacientes infectados producen un anticuerpo inmunoglobulina M, conocido como aglutinina fría (nota: el nombre de este anticuerpo se deriva del hecho de que reacciona con el antígeno eritrocitario humano I, de manera que aglutina reversiblemente los eritrocitos I$^+$ a temperaturas de 0-4 °C, pero no a 37 °C). Algunos pacientes desarrollan títulos muy altos de aglutininas frías. Con la exposición a temperaturas frías, esto puede producir isquemia e incluso necrosis de las extremidades distales (manos y pies) debido al agrupamiento *in vivo* de los eritrocitos.

D. Identificación en el laboratorio

El análisis microscópico directo del material clínico para *M. pneumoniae* tiene valor limitado. El esputo es escaso y no purulento, y el patógeno se tiñe muy poco o nada en absoluto con las tinciones bacteriológicas estándar. Las muestras de esputo o los frotis de garganta pueden cultivarse en medios especiales, pero debido a que el aislamiento del microorganismo requiere de 8 a 15 días, no sirve para la toma de decisiones terapéuticas tempranas. *M. pneumoniae* crece bajo condiciones aerobias y anaerobias, y puede aislarse en medios especializados suplementados con suero. Sin embargo, el organismo es muy exigente y el estudio en general no se realiza en los laboratorios clínicos. Las pruebas serológicas son los procedimientos más utilizados para establecer un diagnóstico de neumonía atípica por *M. pneumoniae*. El anticuerpo específico puede detectarse mediante análisis de inmunoadsorción enzimática (ELISA, *enzyme-linked immunosorbent assay*), con el uso de un extracto de glucolípidos micoplásmicos. El diagnóstico se establece por medio de un aumento de cuatro veces en el título entre muestras agudas y convalecientes. Como los síntomas de la enfermedad se desarrollan con lentitud, la muestra de suero inicial puede ser positiva. Los diagnósticos moleculares, incluida la amplificación de la reacción en cadena de la polimerasa (PCR, *polymerase chain reaction*), están reemplazando las pruebas serológicas. Dos pruebas moleculares disponibles en el mercado y aprobadas por la Food and Drug Administration (FDA) están disponibles para detectar *M. pneumoniae*.

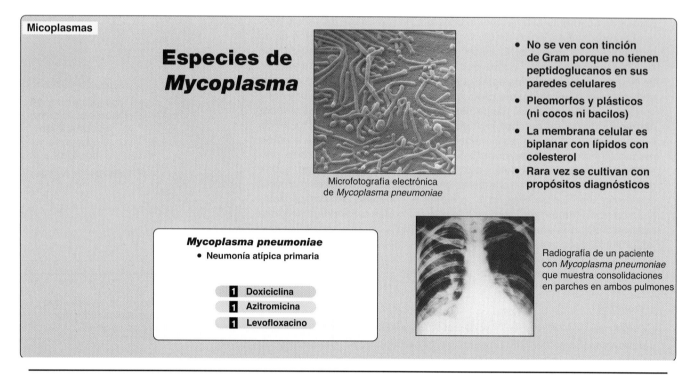

Figura 16-4
Resumen de especies de *Mycoplasma*. **1** Indica el fármaco de elección.

E. Tratamiento

M. pneumoniae es sensible a doxiciclina, azitromicina o levofloxacino (fig. 16-4). Cuando se administra temprano, el tratamiento antibiótico acorta el curso de la enfermedad, aunque los síntomas desaparecen lentamente. Sin embargo, el microorganismo puede persistir en las vías respiratorias durante semanas. Como es difícil cultivar el microorganismo para probar su sensibilidad a los antibióticos, el tratamiento de la neumonía atípica por *M. pneumoniae* a menudo comienza de forma empírica (la mayoría de las veces con antibióticos macrólidos).

IV. MICOPLASMAS GENITALES

Tres especies de micoplasmas (*M. genitalium*, *M. hominis* y *U. urealyticum*) son patógenos humanos urogenitales. A menudo se asocian con infecciones de transmisión sexual, como UNG o infecciones puerperales (infecciones relacionadas o que ocurren durante el parto o el período inmediatamente posterior al parto).

A. *Mycoplasma hominis* y *Ureaplasma urealyticum*

M. hominis y *U. urealyticum* son habitantes frecuentes de las vías urogenitales, en especial en los adultos sexualmente activos. Como las tasas de colonización en algunas poblaciones superan el 50%, es difícil establecer un papel causal inequívoco respecto a las diversas enfermedades con las cuales los microorganismos están asociados. Ambos pueden cultivarse. Crecen más rápido que *M. pneumoniae* y pueden diferenciarse por sus patrones de utilización de carbono: *M. hominis* degrada arginina, mientras que *U. urealyticum* hidroliza la urea. La principal alteración clínica relacionada con *M. hominis* es la fiebre puerperal y postaborto (fig. 16-5). El microorganismo se ha aislado de hemocultivos en hasta un 10% de las mujeres afectadas. También se ha recuperado en casos de EPI, aunque a veces en mezclas de cultivos. Se han descrito varios serotipos de *M. hominis*. Es importante saber que los aislados de *M. hominis* son uniformemente resistentes a la eritromicina, a diferencia de otros micoplasmas. Una tetraciclina, como la doxiciclina, es eficaz para el tratamiento específico. *U. urealyticum* es una causa habitual de uretritis cuando no se puede demostrar la presencia de gonococos ni clamidias, especialmente en los hombres. En las mujeres, el microorganismo se ha aislado en el endometrio de pacientes con endometritis y en las secreciones vaginales en las mujeres con partos prematuros o que dan a luz a bebés con bajo peso. A menudo, los lactantes están colonizados, y se ha aislado *U. urealyticum* de las vías respiratorias y el SNC de lactantes con y sin evidencia de respuesta inflamatoria.

B. *Mycoplasma genitalium*

Se ha reconocido a *M. genitalium* como un patógeno de transmisión sexual que produce una serie de síndromes similares a los causados por *Neisseria gonorrhoeae* (*véase* p. 103) y *Chlamydia trachomatis* (*véase* p. 179). *M. genitalium* causa UNG en los hombres y se asocia con cervicitis y EPI en las mujeres. El microorganismo parece ser resistente a la doxiciclina, que es el tratamiento de elección para la UNG causada por *C. trachomatis*. Por lo tanto, las recomendaciones para buscar *M. genitalium* incluyen casos en los que el paciente no responde al tratamiento con doxiciclina. Se recomienda la prueba de amplificación de ácido nucleico para el diagnóstico específico de infecciones por *M. genitalium*. A menudo se recomienda la azitromicina para tratar infecciones por *M. genitalium*; sin embargo, el aumento de la resistencia a los macrólidos y la resistencia emergente a las quinolonas amenazan la utilidad continua de estos antibióticos.

V. OTROS MICOPLASMAS

Se pueden recuperar varias otras especies de micoplasmas de fuentes humanas. Hasta la fecha, no se ha establecido claramente ningún papel patógeno para estos microorganismos.

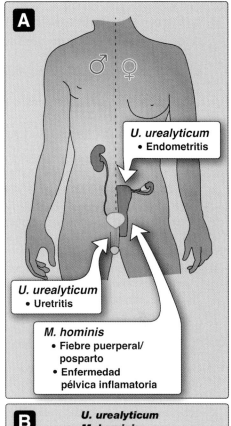

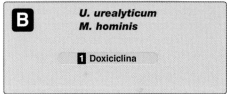

Figura 16-5
A. La enfermedad es causada por *Mycoplasma hominis* y *Ureaplasma urealyticum*. **B.** Antibiótico empleado para tratar las infecciones. **1** Indica el fármaco de elección.

Preguntas de estudio

Seleccione la respuesta correcta.

16.1 La fiebre posparto por *Mycoplasma hominis* se trata con el siguiente fármaco:

    A. Tetraciclinas

    B. Eritromicina

    C. Penicilina G

    D. Cefalosporina de segunda generación

    E. Vancomicina

Respuesta correcta = A. Los micoplasmas son pequeños microorganismos procariotas sin paredes celulares de peptidoglucanos. Por lo tanto, los inhibidores de la síntesis de la pared celular, como penicilinas, cefalosporinas y vancomicina, no son eficaces. A diferencia de otros micoplasmas, los aislados de *Mycoplasma hominis* son uniformemente resistentes a la eritromicina. Las tetraciclinas son el tratamiento específico.

16.2 Una característica distintiva de la especie patógena para el humano de *Mycoplasma* es la siguiente:

    A. Se tiñe bien con la tinción de Giemsa, pero no con la de Gram

    B. No contiene peptidoglucanos bacterianos

    C. No es inmunogénica porque imita los componentes de la membrana de la célula hospedera

    D. No puede cultivarse *in vitro*

    E. Depende de las fuentes de trifosfato de adenosina del hospedero

> Respuesta correcta = B. La característica distintiva de los micoplasmas es su completa falta de pared celular.

16.3 ¿Cuál de las siguientes opciones es la más característica de la infección por *Mycoplasma pneumoniae*?

    A. La infección da como resultado una fiebre de inicio repentino acompañada de tos productiva

    B. La infección ocurre con mayor frecuencia en las vías respiratorias superiores

    C. La infección se diagnostica definitivamente mediante análisis microscópico directo del esputo

    D. La reinfección es rara y menos grave que la infección primaria

    E. La infección causa una extensa cicatrización y calcificación del tejido pulmonar afectado

> Respuesta correcta = B. La neumonía atípica es la forma más conocida de infección por *Mycoplasma pneumoniae*. Sin embargo, las infecciones de las vías respiratorias superiores y del oído son mucho más frecuentes. La neumonía atípica se caracteriza por un inicio gradual y tos escasamente productiva. El análisis microscópico directo del material clínico para *M. pneumoniae* tiene un valor limitado. El esputo es escaso y no purulento, y el patógeno se tiñe muy poco o nada en absoluto con las tinciones bacteriológicas estándar. Las reinfecciones causan lesiones más graves y una respuesta inflamatoria crónica más extendida. La recuperación es lenta, pero sin daño residual.

16.4 Una mujer de 30 años de edad consultó por cefaleas que no cedían acompañadas de fiebre, escalofríos y malestar general. Después de 2-4 días, comenzó con tos seca. Las radiografías de tórax revelaron una bronconeumonía difusa en parches en ambos lóbulos. Su recuento de leucocitos fue normal. ¿Cuál de los siguientes es el diagnóstico más probable?

    A. Legionelosis

    B. Infección por el virus paragripal

    C. Infección por *Streptococcus pneumoniae*

    D. Infección por *Haemophilus influenzae*

    E. Infección por *Mycoplasma pneumoniae*

> Respuesta correcta = E. La descripción sugiere una neumonía atípica causada por *Mycoplasma pneumoniae*. Los pacientes a menudo permanecen ambulatorios a lo largo de la enfermedad, de ahí el nombre de "neumonía ambulatoria". En ausencia de compromiso preexistente (como inmunodeficiencia, enfisema, etc.), la enfermedad remite después de 3-10 días sin tratamiento específico. Las anomalías radiográficas resuelven lentamente en 2 semanas a 2 meses. Con la legionelosis y las infecciones bacterianas convencionales, el recuento de leucocitos suele ser elevado, y con muchas infecciones víricas, incluida la gripe, suele ser inferior a lo normal.

Clamidias

17

I. PERSPECTIVA GENERAL

La familia *Chlamydiaceae* está formada por pequeñas bacterias intracelulares estrictas dependientes de la célula hospedera para obtener energía en la forma de trifosfato de adenosina (ATP, *adenosine triphosphate*) y dinucleótido de nicotinamida y adenina (NAD+, *nicotinamide adenine dinucleotide*). Crecen en vacuolas citoplasmáticas, o inclusiones, en varios tipos de células hospederas, y reclutan varios lípidos derivados de los hospederos para la membrana de inclusión. La familia tiene tres patógenos importantes: *Chlamydia trachomatis, Chlamydophila psittaci* y *Chlamydophila pneumoniae* (nota: la nomenclatura recientemente descrita que separa estos patógenos en dos géneros diferentes [*Chlamydia* y *Chlamydophila*] no ha sido ampliamente adoptada; además, los análisis completos de la secuencia del genoma sugieren que la separación de estas bacterias en dos géneros se contradice con su historia evolutiva). Las infecciones por *Chlamydia trachomatis* causan enfermedades de las vías urogenitales y el ojo, incluidos muchos casos de uretritis no gonocócica (UNG) e infecciones oculares como el tracoma. *C. psittaci* y *C. pneumoniae* infectan las vías respiratorias. *C. psittaci* es el agente causal de la psitacosis, y se propaga a las vías respiratorias de los humanos mediante la inhalación de heces de aves infectadas o secreciones respiratorias. *C. pneumoniae* es un agente causal de neumonías atípicas y se disemina de persona a persona a través de las gotículas respiratorias. En la figura 17-1 se resume la importancia clínica de las clamidias.

II. CARACTERÍSTICAS GENERALES DE LAS CLAMIDIAS

Las clamidias son microorganismos pequeños redondos a ovoides que varían en tamaño durante las diferentes etapas de su ciclo replicativo (fig. 17-2). La cubierta de la célula clamidial está formada por dos bicapas lipídicas que se parecen a una envoltura gramnegativa. El peptidoglucano típico no se ha demostrado directamente en los microorganismos aislados, pero la mayoría de los genes para la biosíntesis del peptidoglucano están presentes en los genomas de la familia. Históricamente, se pensaba que las clamidias carecían de peptidoglucano por completo. Si bien no parece formarse un saco (red formada por peptidoglucanos que rodea a una célula bacteriana), sus componentes pueden detectarse en los planos de división de las clamidias que crecen dentro de las células eucarióticas. Estas observaciones recientes son congruentes con el fenómeno reconocido hace mucho tiempo de la sensibilidad de la clamidia a los fármacos activos de la pared celular, como la ampicilina. Los antibióticos activos de la pared celular tienen un impacto negativo sobre el ciclo de vida de las clamidias, lo que induce un estado persistente

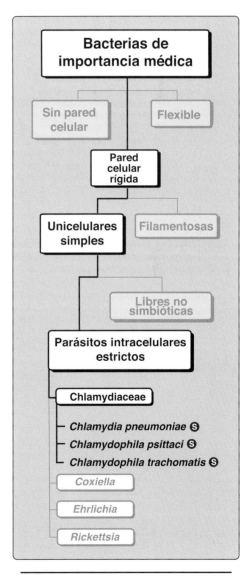

Figura 17-1

Clasificación de *Chlamydia*. Ⓢ En las pp. 345-346 pueden verse las síntesis sobre estos microorganismos.

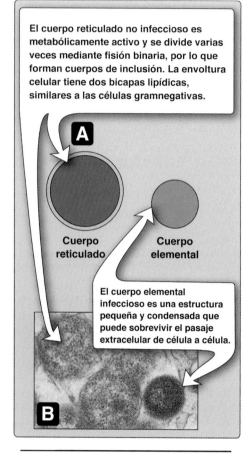

El cuerpo reticulado no infeccioso es metabólicamente activo y se divide varias veces mediante fisión binaria, por lo que forman cuerpos de inclusión. La envoltura celular tiene dos bicapas lipídicas, similares a las células gramnegativas.

A

Cuerpo reticulado

Cuerpo elemental

El cuerpo elemental infeccioso es una estructura pequeña y condensada que puede sobrevivir el pasaje extracelular de célula a célula.

B

Figura 17-2
Características estructurales de *Chlamydia*. **A.** Dibujo esquemático. **B.** Microfotografía electrónica.

que puede contribuir a la cronicidad de la infección. El ADN de las clamidias es pequeño. Por ejemplo, el genoma de *C. pneumoniae* incluye 1230 pares de kilobases (kb); esto lo hace uno de los más pequeños encontrados en las células procariotas. Las clamidias tienen ribosomas y sintetizan sus propias proteínas y, por lo tanto, son sensibles a los antibióticos que inhiben este proceso, como las tetraciclinas y los macrólidos (*véanse* pp. 42 y 43).

A. Fisiología

Las clamidias son parásitos energéticos que requieren células vivas para crecer. No pueden sintetizar su propio depósito de ATP o regenerar NAD$^+$ mediante oxidación. Con estas moléculas de alta energía suministradas de forma exógena, las clamidias producen CO_2 a partir de compuestos como la glucosa, el piruvato y el glutamato, y llevan a cabo las actividades metabólicas bacterianas habituales.

B. Patogenia

Las clamidias tienen un ciclo de vida muy particular, con formas infecciosas y reproductivas morfológicamente distintas (fig. 17-3). La forma infecciosa extracelular, el cuerpo elemental, es una estructura diminuta, condensada y aparentemente inerte que puede sobrevivir el paso extracelular e iniciar una infección en una nueva célula o un nuevo hospedero. El cuerpo elemental es captado por fagocitosis en las células hospederas susceptibles, un proceso facilitado por proteínas de la envoltura de la célula clamidial que funcionan como adhesinas. Ello dirige la unión a los receptores de glucolípidos o glucopolisacáridos en la membrana de la célula hospedera. Una vez dentro de la célula, el cuerpo elemental evita la fusión del fagosoma con el lisosoma, y de esta manera se protege de la destrucción enzimática. La partícula se reorganiza durante las siguientes 8 h en un cuerpo reticulado no infeccioso más grande, el cual se vuelve metabólicamente activo y se divide varias veces por fisión binaria dentro de una inclusión en el citoplasma de la célula hospedera. A medida que se divide el cuerpo reticulado, llena el endosoma con su progenie, por lo que forma un

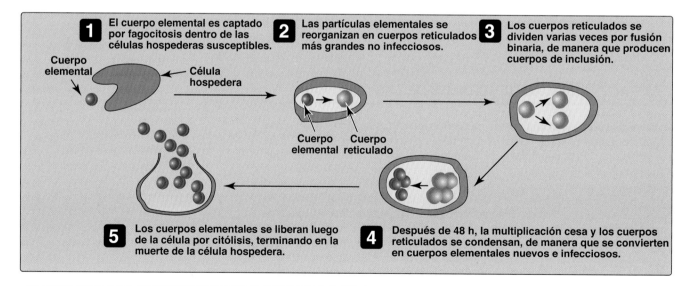

1 El cuerpo elemental es captado por fagocitosis dentro de las células hospederas susceptibles.

2 Las partículas elementales se reorganizan en cuerpos reticulados más grandes no infecciosos.

3 Los cuerpos reticulados se dividen varias veces por fusión binaria, de manera que producen cuerpos de inclusión.

Cuerpo elemental

Célula hospedera

Cuerpo elemental Cuerpo reticulado

5 Los cuerpos elementales se liberan luego de la célula por citólisis, terminando en la muerte de la célula hospedera.

4 Después de 48 h, la multiplicación cesa y los cuerpos reticulados se condensan, de manera que se convierten en cuerpos elementales nuevos e infecciosos.

Figura 17-3
Ciclo reproductivo de *Chlamydiaceae*.

cuerpo de inclusión. Después de 48 h, la multiplicación cesa y los cuerpos reticulados se condensan para convertirse en nuevos cuerpos elementales infecciosos. Entonces, los cuerpos elementales se liberan de la célula por citólisis, terminando en la muerte de la célula hospedera.

C. Identificación en el laboratorio

1. **Tinciones útiles.** Las clamidias no se tiñen con Gram; sin embargo, pueden visualizarse bajo microscopia óptica con tinciones que conservan la arquitectura de la célula hospedera. La inmunofluorescencia directa también es un procedimiento frecuente y útil. En *C. trachomatis*, solamente una matriz de material similar al glucógeno se acumula en las inclusiones, la cual puede identificarse mediante la tinción con yodo. Otras especies no producen esta reacción.

2. **Antígenos de las clamidias.** Aunque la identidad del ADN entre la familia *Chlamydiaceae* es menor al 30%, comparten antígenos de lipopolisacáridos. Además, existe una clase de proteínas de membrana externa abundantes que tienen especificidad de especie o subespecie y pueden producir anticuerpos protectores. La clasificación antigénica en este género se realiza en general mediante inmunofluorescencia, utilizando anticuerpos monoclonales.

III. *CHLAMYDIA TRACHOMATIS*

C. trachomatis se divide en una serie de serotipos que se correlacionan con el síndrome clínico que causan (fig. 17-4). Por ejemplo, la infección por los serotipos genitales (D-K) de *C. trachomatis*, los principales agentes causales de UNG en hombres y cervicitis en mujeres, es actualmente la enfermedad infecciosa notificable más frecuente en los Estados Unidos. Los serotipos oculares (A-C) de *C. trachomatis* causan infecciones en los ojos, con síntomas que van desde la irritación hasta la ceguera. El tracoma, que es una enfermedad antigua, fue descrita en los escritos egipcios alrededor de 3800 a.C. Esta enfermedad sigue siendo ampliamente prevalente en las áreas en desarrollo del mundo.

A. Importancia clínica

C. trachomatis causa un rango amplio de infecciones de las vías urinarias y los ojos.

1. **Uretritis y cervicitis no gonocócicas.** Al año, casi 1.6 millones de casos de infecciones urogenitales por *C. trachomatis* son informadas en los Estados Unidos entre individuos jóvenes y sexualmente activos de todos los grupos socioeconómicos. En los hombres, la uretra es el sitio inicial de infección. Las mujeres pueden consultar por cervicitis o uretritis (*véase* p. 182). Las infecciones a menudo son asintomáticas, aunque de notificación obligatoria (nota: entre las mujeres, la tasa asintomática es superior al 50%). Ya sea localmente sintomática o no, la infección cervical puede ascender hacia la parte superior del aparato reproductor y comprometer el epidídimo en los hombres y las trompas uterinas y tejidos adyacentes en las mujeres (enfermedad pélvica inflamatoria). La uretritis por clamidia es sintomáticamente similar a las infecciones causadas por *Neisseria gonorrhoeae* (*véase* p. 103), aunque el tiempo promedio de incubación es más largo (2-3 semanas) y las secreciones tienden a ser más mucoides y menos purulentas (menos leucocitos). La UNG es causada por los serotipos D-K de *C. trachomatis* (*véase* fig. 17-4) (nota: otros patógenos

Especie y serotipo	Enfermedad
C. trachomatis A, B y C	• Tracoma
D-K	• Cervicitis • Endometritis • Epididimitis • Conjuntivitis de inclusión del lactante o el adulto • Síndrome de la neumonía neonatal • Uretritis no gonocócica • Proctitis • Salpingitis
L_1, L_2, L_3	• Linfogranuloma venéreo
C. psittaci Varios serotipos	• Neumonía (psitacosis)
C. pneumoniae Un serotipo	Enfermedad respiratoria aguda: • Bronquitis • Faringitis • Neumonía • Sinusitis

Figura 17-4
Correlación entre especies/serotipos de clamidia y enfermedades.

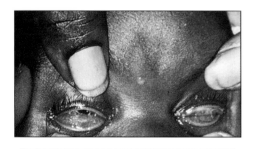

Figura 17-5

Conjuntivitis neonatal debido a infección por clamidia.

de transmisión sexual, como la bacteria *Mycoplasma genitalium* y el parásito protozoario *Trichomonas vaginalis*, también son causas reconocidas de UNG). Los serotipos genitales de clamidia también pueden causar infecciones oculares, por ejemplo, en bebés nacidos de mujeres con infección genital (fig. 17-5). La infección por *C. trachomatis* confiere poca protección frente a la reinfección, la cual es frecuente. Los episodios repetidos o crónicos pueden llevar a infertilidad en ambos sexos, así como a embarazos ectópicos.

2. **Linfogranuloma venéreo.** Los serotipos de *C. trachomatis* L_1, L_2 y L_3 causan linfogranuloma venéreo (LGV), una forma más invasora de infección por clamidia. Es relativamente infrecuente en los Estados Unidos, pero ha resurgido como una infección de transmisión sexual entre hombres que tienen sexo con hombres, en especial en el contexto de la infección por el virus de la inmunodeficiencia humana (VIH). Es endémico de Asia, África y Sudamérica. El LGV se caracteriza por pápulas transitorias en los genitales externos, seguidas en 1-2 meses por una inflamación dolorosa de los ganglios linfáticos inguinales y perirrectales. Las adenopatías (inflamación de los ganglios linfáticos) se acompañan frecuentemente de síntomas generales leves. El ligamento inguinal a menudo forma una hendidura conocida como "signo de surco" entre las masas de los ganglios linfáticos inguinales. Los ganglios linfáticos afectados supuran (formando o segregando pus), y la inflamación crónica y la fibrosis conducen a una ulceración extensa y al bloqueo del drenaje linfático regional (*véanse* las pp. 378-381 para un resumen de las enfermedades de transmisión sexual).

3. **Tracoma.** *C. trachomatis* serotipos A, B, B_a y C causan una queratoconjuntivitis crónica que a menudo provoca ceguera (*véase* p. 182). La infección se transmite por transferencia directa o indirecta mediante secreciones oculares y nasales de personas infectadas, sobre todo en niños pequeños, que son el principal reservorio de la infección. Esto incluye el contacto de superficies contaminadas con las manos, que transportan la bacteria al ojo, o por moscas. Debido a la infección persistente o repetida durante varios años, la respuesta inflamatoria con cicatrices concomitantes conduce a opacidades permanentes de la córnea y distorsión de los párpados.

4. **Conjuntivitis neonatal y otras infecciones.** Más del 50% de los neonatos de mujeres infectadas por *C. trachomatis*, serotipos D-K (*véase* fig. 17-4), contraerán una infección sintomática al pasar por el canal del parto. La presentación más frecuente es la conjuntivitis de inclusión del recién nacido (*véase* fig. 17-5). Esta conjuntivitis aguda y purulenta (llamada así por los cuerpos de inclusión [*véase* p. 180] que se observan en las células epiteliales conjuntivales infectadas) en general se cura después de una terapia adecuada con antibióticos, sin daño permanente al ojo. Si no se trata, la infección puede llevar a la cicatrización permanente de la córnea o la conjuntiva. Casi 1 de cada 10 neonatos infectados presentarán o desarrollarán una neumonía, que puede tratarse con eritromicina.

5. **Conjuntivitis de inclusión en los adultos.** Individuos de cualquier edad pueden desarrollar conjuntivitis purulenta transitoria causada por *C. trachomatis*, serotipos D-K (*véase* fig. 17-4). Estas personas a menudo también tienen infección en los genitales.

B. Identificación en el laboratorio

C. trachomatis se puede identificar en el material clínico mediante varios procedimientos directos y cultivos en líneas celulares humanas. Las muestras, en especial las de la uretra y el cuello uterino en la infección urogenital, y las conjuntivas en la enfermedad ocular, deben obtenerse limpiando el exudado suprayacente y raspando con cuidado para conseguir las células epiteliales infectadas.

1. **Pruebas directas.** El análisis microscópico con tinción directa de anticuerpos fluorescentes revela las inclusiones citoplasmáticas celulares características. Las infecciones por *C. trachomatis* pueden detectarse con alta sensibilidad y especificidad por medio de pruebas de amplificación de ácidos nucleicos (NAAT, *nucleic acid amplification tests*) realizadas en muestras de orina o cepillados endocervicales (*véase* el cap. 11 para un análisis detallado de este método de prueba molecular). Esto permite una detección rentable de un gran número de personas sin la necesidad de acceder a una clínica médica o realizar una exploración pélvica. La figura 17-6 muestra la alta prevalencia de infección entre las mujeres jóvenes.

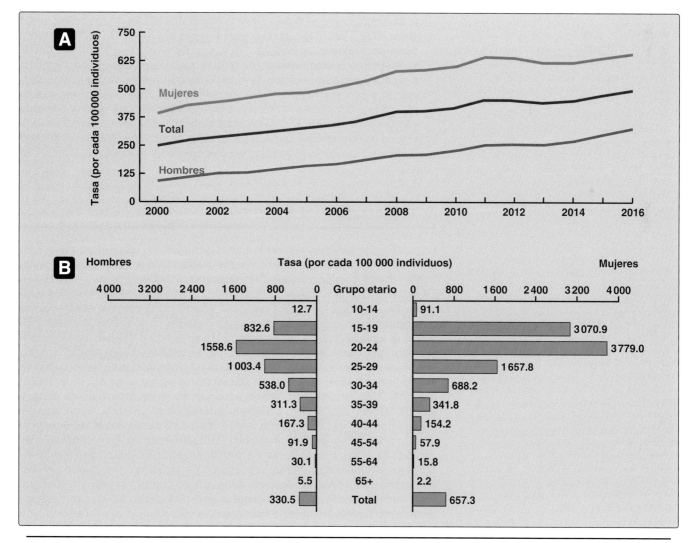

Figura 17-6
A. Tasas informadas de clamidia por sexo en los Estados Unidos, 2000-2016. **B.** Tasas informadas de clamidia según el grupo etario en los Estados Unidos, 2016.

2. **Métodos de cultivo.** *C. trachomatis* puede cultivarse en tejidos de varias líneas celulares humanas. En el procedimiento estándar, que utiliza células de McCoy, la adición al medio de cultivo de un inhibidor metabólico eucariota, como la ciclohexímida, aumenta el crecimiento de la bacteria. La presencia de inclusiones de clamidia se puede demostrar después de 2-7 días de incubación.

3. **Detección de serotipos.** Los serotipos de *C. trachomatis* se pueden determinar mediante tinción de inmunofluorescencia con anticuerpos monoclonales. Sin embargo, el procedimiento no se utiliza ampliamente porque agrega poco al tratamiento clínico. Las pruebas serológicas para anticuerpos específicos tampoco son útiles, excepto en la sospecha de infección por LGV, en la que un solo resultado con títulos altos es diagnóstica.

C. Tratamiento y prevención

Las clamidias son sensibles a varios antibióticos de amplio espectro. La azitromicina y la doxiciclina son actualmente los fármacos de elección, ya que penetran con facilidad las células del hospedero. No se han informado cepas resistentes en el entorno clínico. En niños pequeños y mujeres embarazadas, se debe utilizar eritromicina, debido a los efectos de las tetraciclinas sobre los dientes y los huesos (fig. 17-7). Como la infección de transmisión sexual por clamidia y la gonorrea a menudo ocurren juntas, se recomienda el tratamiento de ambas infecciones cuando se sospecha o se diagnostica cualquiera de ellas. El único tratamiento para una infección gonocócica recurrente es la ceftriaxona. Una preparación ocular tópica que contiene eritromicina proporciona profilaxis moderadamente eficaz en los recién nacidos. La detección (un problema particular en individuos asintomáticos) seguida de un tratamiento específico es el método de control clave. No existe una vacuna contra la clamidia.

IV. *CHLAMYDOPHILA PSITTACI*

La *psitacosis*, también conocida como *ornitosis*, es una enfermedad zoonótica (animal) que se transmite a los humanos por inhalación de polvo contaminado con secreciones respiratorias o heces de aves infectadas. La enfermedad humana en general se instala en las vías respiratorias inferiores (fig. 17-8). Se produce un inicio agudo de fiebre, tos seca y síntomas parecidos a la gripe. Se observan infiltrados pulmonares bilaterales en placa. El agrandamiento del hígado y el bazo son manifestaciones frecuentes. Algunas veces se produce hepatitis, encefalitis o miocarditis francas. La gravedad de la enfermedad varía desde una infección esencialmente asintomática hasta, rara vez, un desenlace letal, en general en pacientes mayores. Una amplia variedad de especies de aves, incluidas las psitácidas (la familia de los loros), son portadores de *C. psittaci*, a menudo de forma latente, y el contacto con aves enfermas o sanas es un factor importante para el diagnóstico diferencial. Los veterinarios, los cuidadores de zoológicos y los trabajadores de procesamiento de aves, que las manipulan con regularidad, están especialmente en riesgo. Se puede realizar un diagnóstico específico con un aumento de cuatro veces en el título de anticuerpos con fijación del complemento (*véase* p. 26) o con pruebas de inmunofluorescencia indirecta (*véase* p. 28). Aunque el microorganismo puede proliferar en un cultivo de tejidos a partir de esputo y otros materiales clínicos, esto no se intenta de forma rutinaria. Algunas cepas son muy contagiosas y representan un riesgo de laboratorio considerable. Si se administran temprano en la enfermedad, la doxiciclina o la azitromicina son eficaces para erradicar los síntomas, pero los microorganismos a veces

Especies de clamidias

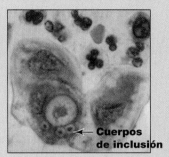

← **Cuerpos de inclusión**

Cuerpos de inclusión de *Chlamydia trachomatis*

- No se tiñen con Gram
- Microorganismos pequeños redondos a ovoides
- Cubierta formada por dos bicapas lipídicas
- Bacterias intracelulares estrictas; se replican en vacuolas endocíticas, creando cuerpos de inclusión citoplasmáticos característicos

Chlamydophila pneumoniae
- Infecciones respiratorias extrahospitalarias
- Contagio por humanos infectados

Chlamydophila psittaci
- Psitacosis (ornitosis)
- Infección respiratoria contagiada por aves infectadas

Chlamydia trachomatis
- Uretritis y cervicitis no gonocócica
- Tracoma
- Conjuntivitis por inclusión del neonato
- Linfogranuloma venéreo

1 Doxiciclina
1 Azitromicina[1]
1 Eritromicina[1]

[1] La azitromicina o eritromicina deben sustituirse por doxiciclina en niños pequeños y mujeres embarazadas debido a los efectos de las tetraciclinas en la calcificación de huesos y dientes.

Uretritis no gonocócica

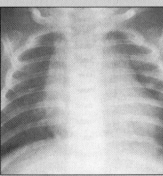

Tracoma

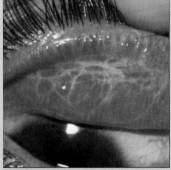

Linfogranuloma venéreo

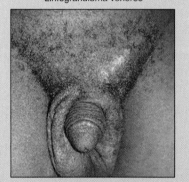

Infecciones respiratorias

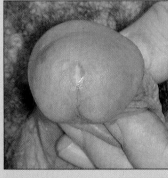

Conjuntivitis por inclusión del lactante

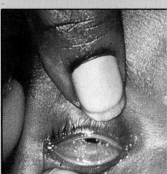

Cervicitis por clamidia

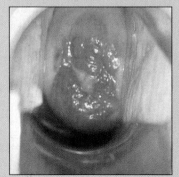

Figura 17-7
Resumen de *Chlamydia*. **1** Indica el fármaco de elección.

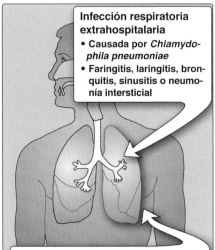

Infección respiratoria extrahospitalaria
- Causada por *Chlamydophila pneumoniae*
- Faringitis, laringitis, bronquitis, sinusitis o neumonía intersticial

Psitacosis (ornitosis)
- Causada por *Chlamydophila psittaci.*
- Transmitida a los humanos mediante la inhalación de polvo contaminado con, por ejemplo, heces de pájaros.
- Afecta la vía aérea inferior; causa fiebre, tos seca, síntomas parecidos a la gripe e infiltración pulmonar irregular en parches. También puede haber agrandamiento del hígado y el bazo.

Figura 17-8
Enfermedades causadas por *C. psittaci* y *C. pneumoniae*.

persisten en la convalecencia, porque los medicamentos son bacteriostáticos, no bactericidas (*véase* p. 40).

V. *CHLAMYDOPHILA PNEUMONIAE*

C. pneumoniae es un patógeno respiratorio que causa faringitis, a veces seguido de laringitis, bronquitis o neumonía intersticial (atípica). Es una causa importante de infección respiratoria extrahospitalaria a nivel mundial y sin incidencia estacional. Se han informado brotes epidémicos. Alrededor del 50% de los adultos en los Estados Unidos tienen anticuerpos frente a *C. pneumoniae*. Sin embargo, se sabe que se producen reinfecciones. Algunos estudios asocian los antígenos contra *C. pneumoniae* (o los títulos de anticuerpos más altos para el microorganismo) con procesos ateroescleróticos y asma. Sin embargo, no se ha establecido de forma definitiva la participación del microorganismo en estas enfermedades. El cultivo no se realiza de forma rutinaria para el diagnóstico, pero se dispone de pruebas serológicas y moleculares (nota: el diagnóstico diferencial de la neumonía atípica incluye *C. pneumoniae*, *Mycoplasma pneumoniae* y *Legionella pneumophila*; hay pruebas de NAAT múltiples que permiten la detección de cualquiera de estos patógenos). *C. pneumoniae* es sensible a la doxiciclina y la eritromicina. Algunos pacientes tienen una recidiva clínica después de completar los 10-14 días de antibioticoterapia. En estos individuos, un segundo curso terapéutico puede ser útil para lograr una mejoría más duradera.

Preguntas de estudio

Seleccione la respuesta correcta.

17.1 ¿Cuál de las siguientes es una característica de las clamidias?

A. Los cuerpos reticulados son una forma infecciosa y extracelular del microorganismo

B. La mayoría de las infecciones del aparato reproductor son asintomáticas, no se diagnostican ni se tratan

C. Los cuerpos elementales son capaces de replicarse y de fisión binaria

D. Se tiñen de forma grampositiva

E. Los cuerpos de inclusión se forman a partir de la división activa de los cuerpos elementales

Respuesta correcta = B. La forma infecciosa extracelular se conoce como *cuerpo elemental*, no cuerpo reticulado. Una vez dentro de la célula, el cuerpo elemental se reorganiza en un cuerpo reticulado no infeccioso más grande, que se vuelve metabólicamente activo y se divide varias veces por fisión binaria dentro del citoplasma de la célula hospedera, de manera que forma un cuerpo de inclusión. Las clamidias no se tiñen con Gram.

17.2 Una característica de las clamidias que es exclusiva de este grupo es:

A. La necesidad de un hábitat intracelular obligatorio

B. Su ciclo replicativo se distingue por dos formas morfológicas que se desarrollan dentro de vacuolas citoplasmáticas

C. El secuestro de lípidos y cofactores del hospedero

D. El empleo de las coenzimas del metabolismo energético del hospedero

E. Todo lo anterior

Respuesta correcta = B. Extracelularmente, las clamidias existen como cuerpos elementales pequeños y densos que son muy infecciosos pero metabólicamente inertes. En las vacuolas citoplasmáticas de la célula hospedera, se desarrollan en cuerpos reticulados metabólicamente activos más grandes, que se dividen, y la progenie madura formando cuerpos elementales que se liberan. Las rickettsias también son intracelulares y utilizan ciertas coenzimas de energía del hospedero. Ciertas especies no relacionadas parecen requerir células hospederas vivas para el crecimiento.

17.3 Un joven de 19 años de edad acude a una clínica de ITS con secreción uretral y disuria. Se recogió una muestra de hisopado y se examinó mediante tinción de Gram, seguida de microscopía óptica. Había algunos leucocitos, pero no se observaron microorganismos teñidos con Gram. Una prueba molecular fue positiva para un patógeno de ITS. ¿Cómo debe tratarse la infección de este paciente?

A. No se requiere tratamiento

B. Con una tetraciclina como la doxiciclina

C. Con una cefalosporina de tercera generación, como la ceftriaxona

D. Con ampicilina

E. Con penicilina

Respuesta correcta = B. La presentación y los hallazgos microbiológicos sugieren que el paciente sufre de uretritis no gonocócica causada por *Chlamydia trachomatis*. El tratamiento adecuado para este paciente sería con azitromicina o doxiciclina. El tratamiento con fármacos activos de la pared celular no es eficaz porque *Chlamydia* carece del peptidoglucano típico. Además, el tratamiento con ampicilina u otros betalactámicos hace que *Chlamydia* entre en un estado latente y, quizá, más resistente.

17.4 Un veterinario de 35 años de edad asiste a consulta debido a cefaleas intensas, mialgias y esplenomegalia, además de hallazgos pulmonares. Se obtuvo un esputo escaso, que contenía algunas bacterias mixtas y células mononucleares dispersas en la tinción de Gram de rutina. ¿Cuál de los siguientes microorganismos es más probable que cause estos síntomas?

A. *Chlamydia pneumoniae*

B. *Chlamydia psittaci*

C. *Chlamydia trachomatis*

D. *Legionella pneumophila*

E. *Mycoplasma pneumoniae*

Respuesta correcta = B. El veterinario probablemente padezca psitacosis, que se transmite a los humanos por inhalación de polvo contaminado con secreciones respiratorias de aves infectadas.

17.5 ¿Cuál de los siguientes antibióticos es probable que sea más eficaz para las infecciones por clamidia?

A. Penicilinas

B. Vancomicina

C. Cefalosporinas

D. Carbapenémicos

E. Macrólidos

Respuesta correcta = E. Las clamidias tienen ribosomas y sintetizan sus propias proteínas y, por lo tanto, son sensibles a los antibióticos que inhiben este proceso, como las tetraciclinas y los macrólidos (*véanse* pp. 42 y 43). Las clamidias no tienen el peptidoglucano típico en su pared celular, pero los genes que codifican sus enzimas de biosíntesis de peptidoglucanos están codificados en sus genomas. Los antibióticos que interfieren con la síntesis de peptidoglucanos, como la penicilina y las cefalosporinas, no son eficaces para eliminar estos microorganismos intracelulares.

18 Micobacterias y actinomicetos

I. PERSPECTIVA GENERAL

Las *micobacterias* son bacilos delgados con paredes celulares ricas en lípidos que son resistentes a la penetración de los tintes químicos, como los que se emplean en la tinción de Gram. Se tiñen poco pero, una vez teñidos, no se pueden decolorar con facilidad por tratamiento con solventes orgánicos acidificados. Por lo tanto, se denominan *acidorresistentes* (*véase* p. 21). Las micobacterias sobreviven y se replican dentro de las células. En general, las infecciones por micobacterias forman lesiones granulomatosas de crecimiento lento que son responsables de una destrucción importante de los tejidos. Por ejemplo, *Mycobacterium tuberculosis* causa la tuberculosis, la principal enfermedad bacteriana crónica en humanos y la principal causa mundial de muerte por infección. Este microorganismo es un motivo de especial preocupación en los pacientes inmunocomprometidos, en particular en aquellos infectados con el virus de la inmunodeficiencia humana (VIH). Otros miembros del género *Mycobacterium* también causan la lepra, así como varias infecciones humanas similares a la tuberculosis. Este género pertenece al orden de microorganismos (actinomicetos) que también incluye los géneros *Actinomyces* y *Nocardia*. Todos estos microorganismos causan lesiones granulomatosas con diversas presentaciones clínicas. Las micobacterias y otros actinomicetos clínicamente importantes estudiados en este capítulo se enumeran en la figura 18-1.

II. MICOBACTERIAS

Las micobacterias son bacilos largos y finos, inmóviles, que no forman esporas (fig. 18-2). Las paredes celulares de las micobacterias son inusuales, ya que tienen ~60% de lípidos, incluida una clase única de cadenas muy largas (75-90 carbonos), los ácidos grasos β-hidroxilados (ácidos micólicos). Estos complejos con una variedad de polisacáridos y péptidos crean una superficie de células cerosas que hacen que las micobacterias sean fuertemente hidrófobas y dan cuenta de su característica de tinción ácida. Sus particulares paredes celulares hacen que las micobacterias sean impermeables a numerosos desinfectantes químicos y transmiten resistencia a la acción corrosiva de ácidos o álcalis fuertes. Se hace uso de este hecho en la descontaminación para cultivo de muestras clínicas, como el esputo, en el que los microorganismos no micobacterianos son digeridos por tales tratamientos. Las micobacterias también son resistentes a la desecación, pero no al calor ni a la radiación ultravioleta. Las micobacterias son aerobios estrictos. La mayoría de las especies crecen lentamente con tiempos de generación de 8-24 h.

Bacterias de importancia médica

- Sin pared celular
- Flexibles
- Rígidas
  - Unicelulares simples
  - Filamentosas
    - **Micobacterias**
      - *Mycobacterium abscessus*
      - *Mycobacterium avium-intracellulare*
      - *Mycobacterium bovis*
      - *Mycobacterium chelonei*
      - *Mycobacterium fortuitum*
      - *Mycobacterium kansasii*
      - *Mycobacterium leprae* Ⓢ
      - *Mycobacterium marinum*
      - *Mycobacterium scrofulaceum*
      - *Mycobacterium tuberculosis* Ⓢ
      - *Mycobacterium ulcerans*
    - **Actinomicetos**
      - *Actinomyces israelii*
      - *Nocardia asteroides*
      - *Nocardia brasiliensis*

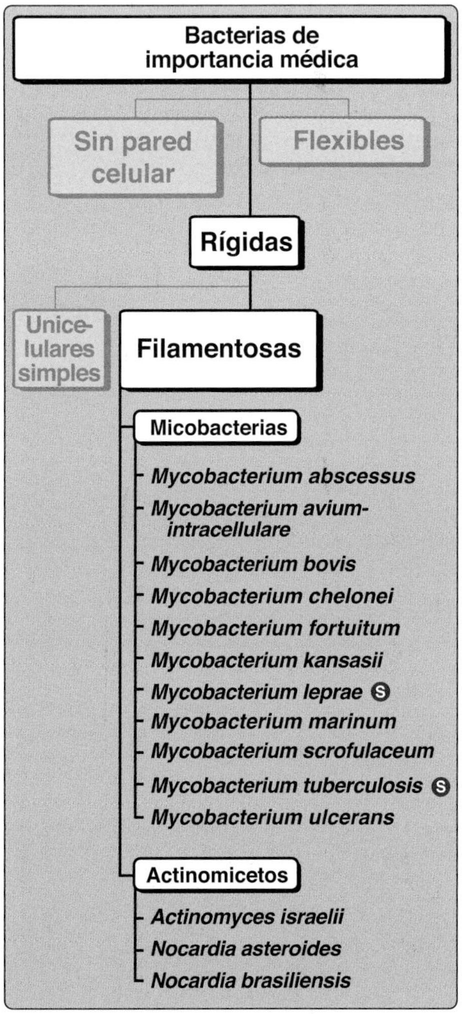

Figura 18-1
Clasificación de micobacterias y actinomicetos. Ⓢ En las pp. 353-354 pueden verse las síntesis sobre estos microorganismos.

A. *Mycobacterium tuberculosis*

Actualmente, se estima que casi un tercio de la población mundial está infectada con *M. tuberculosis* (bacilo tuberculoso), con 10.4 millones de personas con enfermedad activa y 1.7 millones de muertes por año. La incidencia de la tuberculosis (TB) en los Estados Unidos ha disminuido desde hace muchos años, pero aún se encuentra en todos los estados, los distritos y otras jurisdicciones (fig. 18-3). En contraste con el declive de la tuberculosis en Occidente, la incidencia de la enfermedad en algunas naciones asiáticas y del África subsahariana ha aumentado drásticamente. En algunas de estas naciones, casi el 50% de la población infectada por el VIH está coinfectada con *M. tuberculosis*.

1. **Epidemiología.** Los pacientes con tuberculosis pulmonar activa diseminan grandes cantidades de microorganismos al toser, creando núcleos de gotitas en aerosol. Debido a la resistencia a la desecación, los microorganismos pueden permanecer viables como núcleos de gotitas suspendidas en el aire de la habitación durante al menos 30 min. El principal modo de transmisión es de persona a persona por inhalación del aerosol. Una sola persona infectada puede transmitir el microorganismo a muchas otras en un grupo expuesto, como una familia, un aula o un hospital sin el aislamiento adecuado.

2. **Patogenia.** Una vez inhaladas, las micobacterias alcanzan los alvéolos, donde se multiplican en el epitelio pulmonar o los macrófagos. En 2-4 semanas, el sistema inmunitario destruye muchos bacilos, pero algunos sobreviven y se propagan por la sangre a sitios extrapulmonares. La virulencia de *M. tuberculosis* se basa en su capacidad para sobrevivir y crecer dentro de las células del hospedero (fig. 18-4). Aunque el microorganismo no produce toxinas demostrables, cuando es absorbido por los macrófagos, los sulfolípidos bacterianos inhiben la fusión de las vesículas fagocíticas con los lisosomas. La capacidad de *M. tuberculosis* para crecer inclusive en macrófagos inmunitariamente activados y permanecer viable dentro del hospedero durante décadas es una característica única del patógeno.

3. **Inmunidad.** *M. tuberculosis* estimula la respuesta inmunitaria tanto humoral como celular. Aunque aparecen anticuerpos circulantes, no contribuyen a eliminar el microorganismo. En cambio, en el curso de la infección aparecen una inmunidad celular (linfocitos T CD4+) y una hipersensibilidad tardía asociada contra una serie de antígenos de proteínas bacterianas que contribuyen tanto a la patología como a la inmunidad contra la enfermedad.

4. **Importancia clínica.** La tuberculosis primaria aparece en una persona que no ha tenido contacto previo con el microorganismo. En la mayoría de los casos (alrededor del 95%), la infección está contenida en granulomas, y gran parte de las personas no son conscientes de este encuentro inicial. La única evidencia de tuberculosis puede ser una prueba positiva a la tuberculina (*véase* p. 192). En la figura 18-4 se ilustra el curso de la tuberculosis que permanece latente o progresa a una enfermedad clínica. Una radiografía de tórax a veces muestra el nódulo pulmonar inicial (un tubérculo de cicatrización; *véase* más adelante) y algo de fibrosis, como se muestra en la figura 18-5. Aproximadamente el 10% de las personas con una infección primaria detenida desarrollan tuberculosis clínica en algún momento posterior de sus vidas. En el contexto de la coinfección con VIH, la progresión a enfermedad activa aumenta al 10% por año.

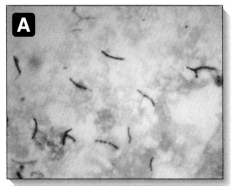
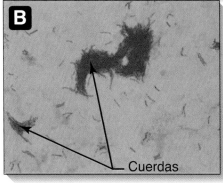

Figura 18-2
Mycobacterium tuberculosis. **A.** Tinción acidorresistente de esputo de un paciente con tuberculosis. **B.** Patrón de crecimiento típico en cuerdas en medio de cultivo líquido.

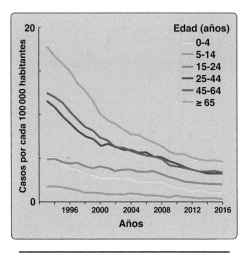

Figura 18-3
Tasas de tuberculosis por grupo etario en los Estados Unidos, 1993-2016.

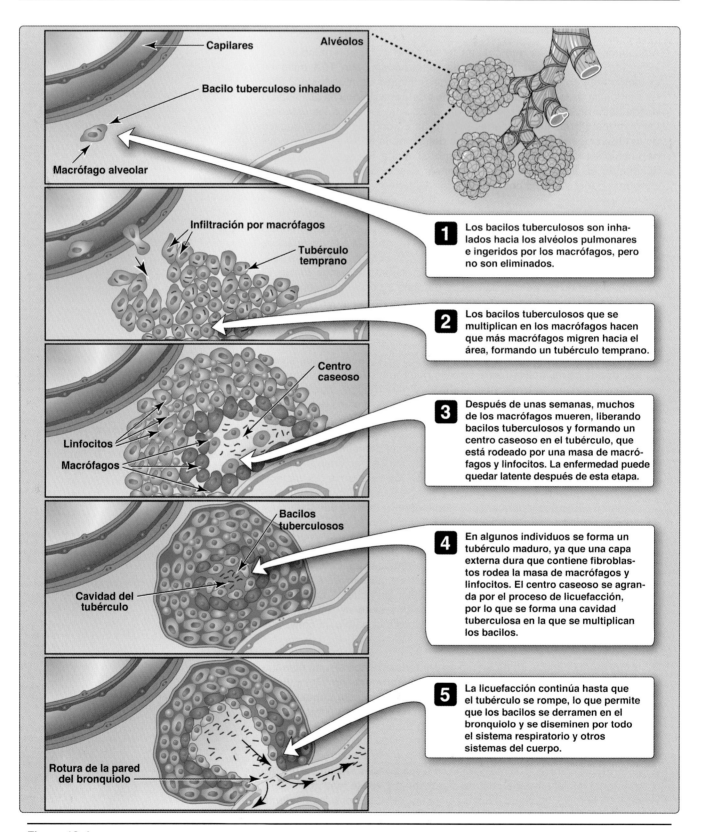

Figura 18-4
Progresión de la infección activa de la tuberculosis.

a. **Enfermedad primaria (fase inicial).** Debido a que la tuberculosis primaria por lo general se contagia a través de las vías respiratorias, la lesión inicial se produce en un pequeño bronquiolo o alvéolo en la periferia centropulmonar. Los microorganismos son rodeados por fagocitos mononucleares locales (macrófagos alveolares), cuya presencia inicia una reacción inflamatoria. Sin embargo, como los bacilos tuberculosos crecen bien en las células fagocíticas, las bacterias proliferan y son transportadas por el drenaje linfático hacia los ganglios linfáticos y más allá para establecer focos adicionales. Esta fase inicial de la infección suele ser leve o asintomática y produce lesiones exudativas en las que se acumulan líquidos y leucocitos polimorfonucleares alrededor de los bacilos. Después de aproximadamente 1 mes, se produce una respuesta inmunitaria específica, lo que cambia el carácter de las lesiones. La inmunidad mediada por células contra *M. tuberculosis* y la hipersensibilidad a sus antígenos no solo le confieren una mayor capacidad para localizar la infección y frenar el crecimiento del microorganismo, sino que también causan una mayor capacidad de daño al hospedero. Los macrófagos, activados por linfocitos T específicos, comienzan a actuar acumulando y destruyendo los bacilos.

b. **Enfermedad primaria (formación del tubérculo).** La lesión productiva que se desarrolla se conoce como *granuloma* o *tubérculo* (*véase* fig. 18-4). Consiste en un área central de células gigantes multinucleadas grandes (macrófagos sincitiales) que contienen bacilos tuberculosos, una zona media de células epitelioides pálidas y un collar periférico de fibroblastos y células mononucleares. El daño tisular se produce por la destrucción de bacilos y fagocitos, lo que conduce a la liberación de enzimas degradativas y especies reactivas de oxígeno, como los radicales superóxido. El centro del tubérculo desarrolla una característica necrosis expansiva caseosa (como el queso; *véase* fig. 18-4).

c. **Enfermedad primaria (curso).** La tuberculosis primaria sigue uno de dos cursos: si la lesión se detiene, el tubérculo sufre fibrosis y calcificación, aunque persisten microorganismos viables pero no proliferativos (fig. 18-6). De forma alternativa, si la lesión se rompe, el material caseoso se disemina y se crea una cavidad que puede facilitar la propagación de la infección. Los microorganismos son transportados por la linfa y el torrente sanguíneo y pueden depositarse en los pulmones, los ganglios linfáticos regionales o varios tejidos distantes, como el hígado, el bazo, los riñones, los huesos o las meninges. En la enfermedad progresiva, uno o más de los tubérculos resultantes pueden expandirse, lo que ocasiona mayor destrucción tisular y una enfermedad clínica (p. ej., neumonitis crónica, osteomielitis tuberculosa y meningitis tuberculosa). En el caso extremo, los tubérculos activos se desarrollan en todo el cuerpo, un alteración grave conocida como *tuberculosis miliar* (diseminada).

d. **Enfermedad secundaria (reactivación).** En general, es causada por *M. tuberculosis* que han sobrevivido en una lesión tuberculosa primaria latente (*véase* fig. 18-6). Cualquiera de los tubérculos preexistentes puede estar implicado, pero los sitios pulmonares son los más frecuentes, en especial en los ápices pulmonares, donde la alta tensión de oxígeno favorece el crecimiento de micobacterias. La patología resultante se conoce como *necrosis caseosa*. La destrucción del tejido pulmonar conduce a la aparición de cavidades llenas de aire donde las bacterias se replican de forma activa. Las

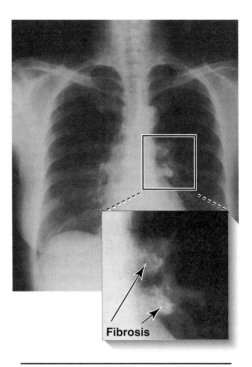

Fibrosis

Figura 18-5
Radiografía de tórax con cierto grado de fibrosis: complejo clásico de Ghon.

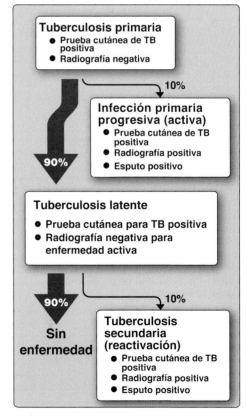

Figura 18-6
Etapas en la patogenia de la tuberculosis (TB).

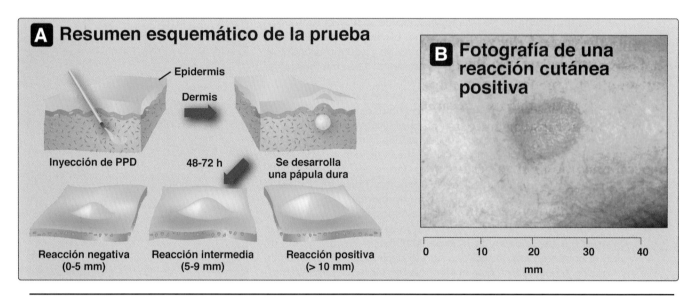

Figura 18-7
Prueba de Mantoux para la tuberculosis. **A.** Resumen de la prueba. **B.** Ejemplo de induración característica de la reacción positiva (nota: en algunas personas, la determinación de una reacción positiva puede interpretarse de manera más estricta [*véase* fig. 18-8]). PPD = derivado proteico purificado.

Una induración > 5 mm se interpreta como positiva en las siguientes poblaciones:

- Personas que han tenido contacto con individuos infecciosos.
- Personas con radiografías de tórax anómalas.
- Infectados con VIH y otras inmunodepresiones.

Una induración > 10 mm se interpreta como positiva en las siguientes poblaciones:

- Extranjeros de países de alta prevalencia.
- Residentes de prisiones, asilos y otras instituciones.
- Profesionales de la salud.
- Personas con otros factores de riesgo médicos.

Una induración > 15 mm se interpreta como positiva en las siguientes poblaciones:

- Personas sin factores de riesgo.

Figura 18-8
Interpretaciones de la prueba de Mantoux para la tuberculosis.

poblaciones bacterianas en estas lesiones a menudo se vuelven bastante grandes, y se diseminan muchos microorganismos (p. ej., en el esputo). El paciente puede exponer a otros a la enfermedad. Aparentemente, la reactivación es causada por un deterioro en el estado inmunitario, a menudo asociado con desnutrición, alcoholismo, edad avanzada o estrés intenso. Los fármacos o las enfermedades inmunodepresoras (como la diabetes y, en particular, el sida) son condiciones previas habituales que conducen a la reactivación.

5. **Reacción tuberculínica.** La prueba de reacción a la tuberculina es una manifestación de hipersensibilidad tardía a los antígenos proteicos de *M. tuberculosis*. Aunque estas pruebas se pueden emplear para documentar el contacto con el bacilo de la tuberculosis, no confirman que el paciente tenga en ese momento una enfermedad activa. En la prueba de Mantoux, se prepara un derivado proteico purificado (PPD, *purified protein derivative*) a partir de filtrados de cultivo del microorganismo y se estandariza biológicamente. La actividad se expresa en unidades tuberculínicas. En el procedimiento de rutina (prueba de Mantoux), se inyecta una cantidad medida de PPD por vía intradérmica en el antebrazo (fig. 18-7). Se revisa 48-72 h más tarde para determinar la presencia y el tamaño de un área de induración (endurecimiento) en el sitio de la inyección, que debe observarse para que la prueba sea positiva (fig. 18-8). Una reacción positiva generalmente se desarrolla 4-6 semanas después del contacto inicial con el microorganismo. Sigue siendo positiva de por vida, aunque puede disminuir después de algunos años o en presencia de inmunosupresión por medicamentos o enfermedades. La vacunación previa con una preparación atenuada de la especie micobacteriana estrechamente relacionada *Mycobacterium bovis* (el agente causante de la tuberculosis bovina, también conocida como BCG; *véase* "Vacunas" a continuación) también da lugar a una prueba cutánea positiva de tuberculina. A pesar de que no es muy eficaz para prevenir la tuberculosis, la vacuna BCG se usa ampliamente en otros países distintos a los Estados Unidos.

6. **Prueba de liberación de interferón gamma (IGRA, *interferon gamma release assay*).** Una alternativa a la prueba cutánea de tuberculina, la IGRA, se realiza con linfocitos T aislados de la sangre del paciente y expuestos *in vitro* a antígenos de *M. tuberculosis* que no son compartidos con *M. bovis*. Los linfocitos T de pacientes inmunocompetentes que han sido expuestos a *M. tuberculosis* producirán interferón gamma, que se detecta en el análisis. Esta prueba es más específica que la prueba cutánea tradicional y no es positiva en las personas que recibieron la vacuna BCG, pero que no tienen tuberculosis. La prueba requiere respuestas de linfocitos T intactos y, por lo tanto, los individuos infectados con VIH y recuentos bajos de linfocitos T pueden tener resultados falsos negativos, al igual que con la prueba cutánea de tuberculina. De forma similar a una prueba cutánea positiva, un resultado IGRA positivo no distingue entre tuberculosis latente y activa.

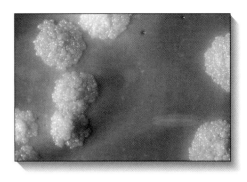

Figura 18-9
Colonias de *Mycobacterium tuberculosis* creciendo en un medio de Lowenstein-Jensen.

7. **Identificación en el laboratorio.** El diagnóstico de tuberculosis pulmonar activa incluye la demostración de síntomas clínicos y radiografías de tórax anómalas, así como la confirmación por aislamiento de *M. tuberculosis* de material clínico relevante.

   a. **Identificación en muestras clínicas.** Una búsqueda microscópica de bacilos acidorresistentes mediante técnicas como la tinción de Ziehl-Neelsen en muestras de esputo es la prueba más rápida para detectar micobacterias. Sin embargo, *M. tuberculosis* no se puede distinguir de manera fiable por razones morfológicas de otros patógenos del género, de algunas especies de micobacterias saprófitas que pueden contaminar los elementos de cristal y los reactantes en el laboratorio, o de aquellas micobacterias que pueden formar parte de la flora normal. Por lo tanto, solo se puede identificar de forma definitiva a *M. tuberculosis* cultivando el microorganismo o mediante uno de los métodos moleculares más modernos que se describen a continuación. Aunque se requieren 2-8 semanas para cultivar el bacilo tuberculoso debido a su lento crecimiento en medios de laboratorio, estos cultivos pueden detectar pequeñas cantidades de microorganismos en la muestra original. En la figura 18-9 se muestra un cultivo de *M. tuberculosis*. El aislamiento del microorganismo es esencial para determinar su sensibilidad a los antibióticos, además de confirmar la identidad específica del bacilo por el crecimiento y las características bioquímicas.

   b. **Amplificación de ácidos nucleicos.** Las técnicas moleculares son cada vez más importantes para el diagnóstico de la tuberculosis porque tienen el potencial de acortar el tiempo requerido para detectar e identificar *M. tuberculosis* en muestras clínicas. Por ejemplo, la prueba directa amplificada para *M. tuberculosis* emplea enzimas que rápidamente hacen copias del ARN ribosómico 16S de *M. tuberculosis*, que puede detectarse mediante sondas genéticas. La sensibilidad de la prueba varía del 75 al 100%, con una especificidad del 95 al 100%, y se utiliza para pacientes cuyos frotis clínicos son positivos para bacilos acidorresistentes y con cultivos en vías de ser procesados. Una segunda técnica, la reacción en cadena de la polimerasa (PCR, *polymerase chain reaction*), amplifica una pequeña porción de una región objetivo predeterminada del ADN de *M. tuberculosis*. Mediante el uso de esputo humano, los equipos de PCR comerciales pueden confirmar el diagnóstico de tuberculosis en 8 h, con una sensibilidad y especificidad que compite con las técnicas de cultivo. También hay disponibles pruebas moleculares que combinan la detección específica de *M. tuberculosis* y susceptibilidad a la rifampicina (uno de los medicamentos

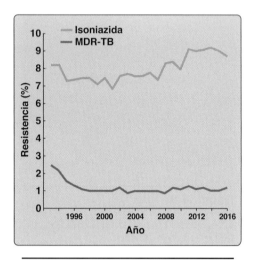

Figura 18-10
Resistencia primaria a los agentes contra
la tuberculosis en los Estados Unidos,
1993-2016.

de primera línea utilizados para tratar la infección; *véase* más adelante). Además, el análisis de PCR facilita la toma de las "huellas
genéticas" de ADN de cepas específicas, lo que permite estudios
del progreso de las epidemias.

8. **Tratamiento.** Existen varios quimioterápicos eficaces para muchas de
las cepas de *M. tuberculosis*. Debido a que el microorganismo
desarrolla resistencia con rapidez a un fármaco en particular durante
el tratamiento, se emplea una terapia con múltiples medicamentos
para retrasar o prevenir la recidiva. La isoniazida, la rifampicina, el
etambutol, la estreptomicina y la pirazinamida son los fármacos principales o de "primera línea" debido a su eficacia y grado aceptable de
toxicidad (*véase* fig. 18-14).

   a. **Resistencia a fármacos.** Se han aislado mutantes resistentes a
   cada uno de estos agentes aun antes de comenzar el tratamiento.
   Por lo tanto, el procedimiento estándar es iniciar el tratamiento con
   dos o más fármacos para evitar el crecimiento de cepas resistentes.
   Las pruebas de sensibilidad, realizadas tan pronto como se dispone
   de suficientes microorganismos cultivados, son una guía importante
   para modificar el tratamiento. En los Estados Unidos, el 9% de las
   cepas de *M. tuberculosis* son resistentes a la isoniazida cuando se
   aíslan inicialmente de nuevos casos de tuberculosis (fig. 18-10). La
   incidencia creciente de cepas resistentes a múltiples fármacos
   (MDR-TB, *multiple drug-resistant*, definida como resistencia a dos o
   más medicamentos de primera línea), cepas ampliamente resistentes a los fármacos (XDR-TB, *extensively drug-resistant*, definida
   como cepas MDR con resistencia adicional a algunos fármacos de
   segunda línea) e incluso las cepas totalmente resistentes a los fármacos (TDR-TB, *totally drug-resistant*, resistentes a todos los medicamentos antituberculosos) en algunos lugares y poblaciones de
   pacientes (p. ej., prisiones) es motivo de gran preocupación.

   b. **Curso terapéutico.** La tuberculosis clínica requiere un tratamiento largo debido a las características de los microorganismos
   y las lesiones que producen. Por ejemplo, como patógenos intracelulares, los bacilos están protegidos de los antibióticos que no
   penetran en las células del hospedero, mientras que en las cavidades grandes con centros avasculares, los antibióticos tienen dificultad para alcanzar las concentraciones adecuadas. Además, en
   los tubérculos crónicos o detenidos, los microorganismos no proliferan y, por lo tanto, no son susceptibles a muchos antibióticos. El
   régimen terapéutico preferido es de 2 meses con isoniazida, rifampicina, pirazinamida y etambutol, seguido de 4 meses con isoniazida y rifampicina. Se recomienda una dosis diaria o al menos tres
   veces a la semana en dosis intermitentes. Si los fármacos son eficaces en la forma pulmonar de la tuberculosis, los frotis de bacterias
   acidorresistentes en las muestras de esputo se vuelven negativos y
   el paciente deja de ser contagioso en 2-3 semanas.

   c. **Terapia observada directamente.** El cumplimiento del paciente a
   menudo es escaso cuando los programas de medicamentos múltiples duran 6 meses o más. Una estrategia exitosa para lograr mejo-
   res tasas de finalización del tratamiento es la "terapia observada
   directamente" (fig. 18-11), en la que los pacientes toman sus medicamentos mientras son supervisados y observados. La mayoría
   de los proveedores de atención a la salud han adoptado el con-
   cepto de terapia observada directamente.

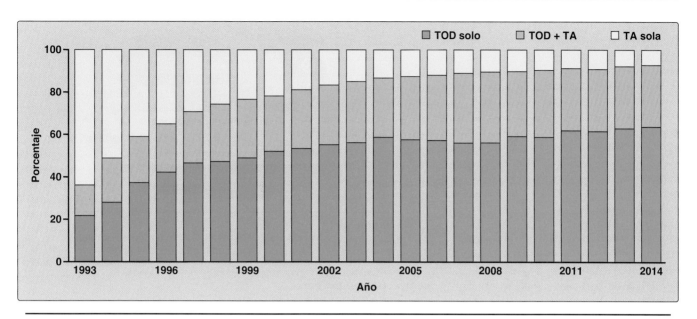

Figura 18-11
Modo de administración del tratamiento en personas con tuberculosis informadas en los Estados Unidos, 1993-2014.
TOD, terapia observada directamente; TA, terapia autoadministrada.

9. **Prevención.** Las medidas de salud pública, como las pruebas de tuberculina, las radiografías de tórax, los registros de casos y el seguimiento de los contactos, han contribuido mucho a controlar la tuberculosis a nivel poblacional.

   a. **Quimioterapia de la enfermedad latente.** La quimioterapia está indicada en varias situaciones para personas asintomáticas, pero con tuberculina positiva, en general solo con un antibiótico, isoniazida. Por ejemplo, las personas en las que se documenta una conversión cutánea reciente o en los pacientes con tuberculosis positiva que necesitan terapia inmunosupresora para otra enfermedad, se pueden proteger de la tuberculosis activa mediante este tratamiento.

   b. **Vacunas.** Desde principios del siglo xx ha estado disponible una vacuna contra la tuberculosis. Se produce a partir del bacilo de Calmette-Guérin (BCG), una cepa atenuada de *M. bovis*. Cuando se inyecta por vía intradérmica, puede conferir hipersensibilidad a la tuberculina y una mejoría en la capacidad para activar los macrófagos que eliminan el patógeno. Esta vacuna provee un 80% de protección frente a las formas graves de tuberculosis, como la meningitis en niños, y ha sido empleada en campañas masivas de vacunación por la Organización Mundial de la Salud (OMS) y en varios países europeos. Sin embargo, los funcionarios de salud pública en los Estados Unidos recomiendan que se considere la vacunación solo para personas con tuberculosis negativa que tienen un alto riesgo de infección, como grupos especiales de trabajadores de la salud y aquellos con alto riesgo en áreas donde es frecuente la MDR-TB (fig. 18-12). La vacunación da como resultado la conversión de PPD negativa en PPD positiva, de manera que elimina su utilidad como método de vigilancia disponible.

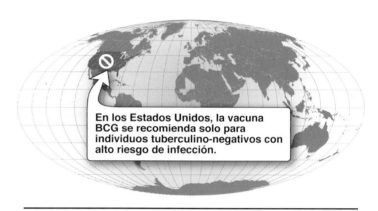

Figura 18-12
La vacuna con el bacilo de Calmette-Guérin (BCG) se emplea
en todo el mundo, pero rara vez en los Estados Unidos.

B. *Mycobacterium leprae*

La lepra, llamada *enfermedad de Hansen* en publicaciones del Servicio
de Salud Pública de los Estados Unidos, es rara en dicho país, pero
cada año se registra una pequeña cantidad de casos tanto importados
como contagiados en el país. En todo el mundo es un problema mucho
mayor, con un estimado de 10-12 millones de casos. Docenas de casos
en los Estados Unidos se han relacionado con el contacto o la ingesta de
armadillos, un reservorio conocido del patógeno.

1. **Patogenia.** *Mycobacterium leprae* se transmite de persona a persona a
   través de un contacto prolongado, por ejemplo, entre los exudados de
   las lesiones de la piel de un paciente con lepra y la piel lesionada de otro
   individuo. La infectividad de *M. leprae* es baja y el período de incubación, prolongado, por lo que la enfermedad clínica puede desarrollarse años o incluso décadas después del contacto inicial con el
   microorganismo.

2. **Importancia clínica.** La lepra es una afección granulomatosa crónica
   de los nervios periféricos y los tejidos mucocutáneos, en particular de la mucosa nasal. Ocurre como un continuo entre dos extremos clínicos: la lepra tuberculoide y la lepromatosa (fig. 18-13). En la
   lepra tuberculoide, las lesiones se producen como grandes máculas
   (manchas) en los tejidos corporales más fríos, como la piel (especialmente la nariz, las orejas y los testículos), y en las terminaciones
   nerviosas superficiales. La neuritis produce parches de anestesia en
   la piel. Las lesiones están infiltradas por linfocitos y células gigantes
   y epitelioides, pero no se produce caseificación. El paciente produce
   una fuerte respuesta inmunitaria mediada por células y desarrolla una hipersensibilidad tardía, que puede demostrarse mediante una
   prueba cutánea con lepromina, un extracto similar a la tuberculina
   del tejido lepromatoso. Hay pocas bacterias en las lesiones (pauci-
   bacilar). El curso de la lepra lepromatosa es lento pero progresivo
   (fig. 18-14). Un gran número de microorganismos están presentes en
   las lesiones y en el sistema reticuloendotelial (multibacilar), debido a
   un sistema inmunitario gravemente deprimido. No se producen granulomas bien formados.

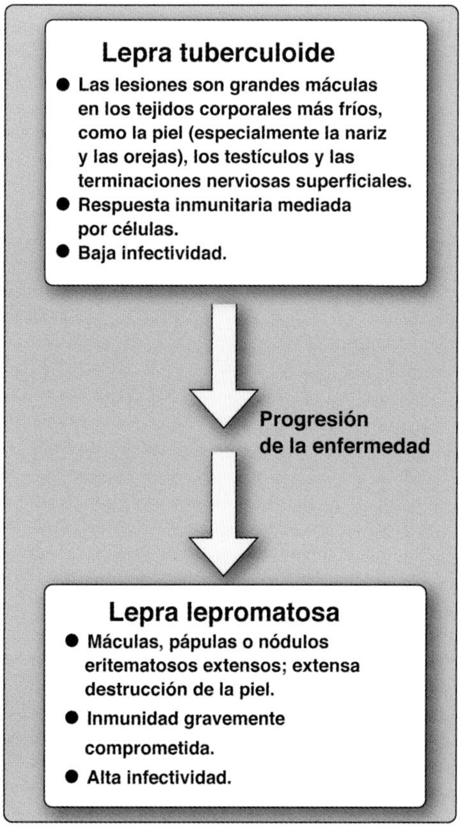

3. **Identificación en el laboratorio.** *M. leprae* es un bacilo acidorresistente.
   No se ha mantenido con éxito en cultivos artificiales; sin embargo, se
   puede cultivar en las patas de los ratones y en el armadillo, que es un

---

Lepra tuberculoide
- Las lesiones son grandes máculas
  en los tejidos corporales más fríos,
  como la piel (especialmente la nariz
  y las orejas), los testículos y las
  terminaciones nerviosas superficiales.
- Respuesta inmunitaria mediada
  por células.
- Baja infectividad.

**Progresión
de la enfermedad**

Lepra lepromatosa
- Máculas, pápulas o nódulos
  eritematosos extensos; extensa
  destrucción de la piel.
- Inmunidad gravemente
  comprometida.
- Alta infectividad.

Figura 18-13
Clasificación de la lepra.

hospedero natural y reservorio del patógeno. El diagnóstico de laboratorio de la lepra lepromatosa, en la cual los microorganismos son numerosos, implica el uso de tinciones ácidas de muestras de mucosa nasal u otras áreas infectadas. En la lepra tuberculoide, los microorganismos son muy raros y el diagnóstico depende de los hallazgos clínicos y la histología del material de biopsia.

4. **Tratamiento y prevención.** Varios medicamentos son eficaces para el tratamiento de la lepra, incluidas las sulfonas como la dapsona, la rifampicina y la clofazimina (fig. 18-15). El tratamiento es prolongado, y se requiere una terapia combinada para garantizar la supresión de mutantes resistentes. El hecho de que la vacunación con BCG (*véase* p. 195) haya mostrado algún efecto protector contra la lepra ha fomentado un mayor interés en el desarrollo de una vacuna. La talidomida, un inhibidor del factor de necrosis tumoral α, se está distribuyendo bajo estrictas restricciones para su uso como tratamiento para el eritema nudoso leproso, una complicación cutánea grave de la lepra.

III. ACTINOMICETOS

Los actinomicetos son un grupo de microorganismos filamentosos, ramificados y grampositivos que se fragmentan de manera fácil en bacilos finos (fig. 18-16). Aunque superficialmente se parecen a los hongos por razones morfológicas, son procariotas de tamaño bacteriano. Son de vida libre, en su mayoría microorganismos del suelo que están relacionados con las corinebacterias y las micobacterias, así como con los estreptomicetos que son fuentes importantes de antibióticos.

A. *Actinomyces israelii*

Actinomyces israelii es parte de la flora bucal e intestinal normal en los humanos. El microorganismo es un anaerobio estricto.

1. **Importancia clínica.** La actinomicosis es una infección en la que un absceso supurativo crónico produce cicatrización y desfiguración. La infección probablemente sea iniciada por la introducción accidental de microorganismos en el tejido blando subyacente en condiciones de suficiente anaerobiosis para apoyar su crecimiento. Aproximadamente la mitad de los casos tienen una localización cervicofacial y están asociados con una higiene dental deficiente o extracción de dientes ("mandíbula abultada"). Otros casos implican los pulmones y la pared torácica, el ciego, el apéndice, la pared abdominal y los órganos pélvicos. La lesión (micetoma) comienza como una hinchazón dura, roja y relativamente insensible que se desarrolla lentamente, se llena de líquido y se rompe hacia la superficie, descargando grandes cantidades de pus. También se propaga lateralmente, de manera que drena pus a través de varios conductos sinusales.

2. **Identificación en el laboratorio.** El hallazgo más típico y diagnóstico en la actinomicosis es la presencia de "gránulos amarillos" (a veces llamados *sulfurosos* por su nombre en inglés) en el pus segregado. Estas son partículas pequeñas, firmes, en general amarillentas, que, de hecho, no contienen azufre. Cuando se examinan bajo el microscopio, los gránulos amarillos aparecen como microcolonias compuestas por filamentos del microorganismo en un material amorfo eosinófilo que se piensa que son complejos antígeno-anticuerpo. El microorganismo puede cultivarse de forma anaerobia en medios enriquecidos,

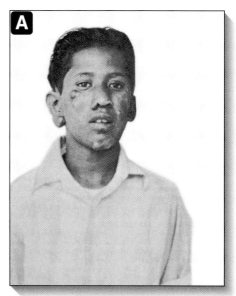

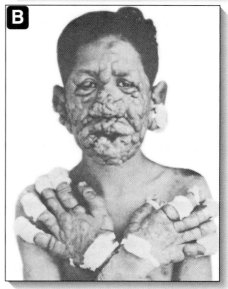

Figura 18-14
A. Lepra en un niño hawaiano de 13 años de edad en 1931. **B.** El mismo niño 2 años más tarde (nota: este paciente tuvo la desgracia de contraer lepra antes de la era de los antibióticos eficaces).

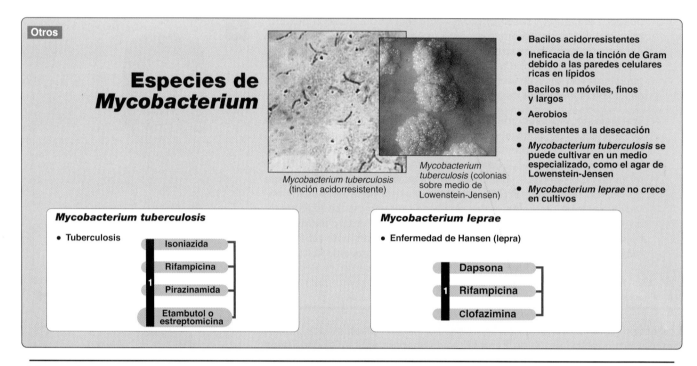

Otros

Especies de *Mycobacterium*

Mycobacterium tuberculosis (tinción acidorresistente)

Mycobacterium tuberculosis (colonias sobre medio de Lowenstein-Jensen)

- Bacilos acidorresistentes
- Ineficacia de la tinción de Gram debido a las paredes celulares ricas en lípidos
- Bacilos no móviles, finos y largos
- Aerobios
- Resistentes a la desecación
- *Mycobacterium tuberculosis* se puede cultivar en un medio especializado, como el agar de Lowenstein-Jensen
- *Mycobacterium leprae* no crece en cultivos

Mycobacterium tuberculosis

- Tuberculosis

  1
  - Isoniazida
  - Rifampicina
  - Pirazinamida
  - Etambutol o estreptomicina

Mycobacterium leprae

- Enfermedad de Hansen (lepra)

  1
  - Dapsona
  - Rifampicina
  - Clofazimina

Figura 18-15
Resumen de las especies de *Mycobacterium*. Las *líneas rojas* que conectan las fármacos indican el empleo concomitante de múltiples medicamentos. **1** Indica el fármaco de elección.

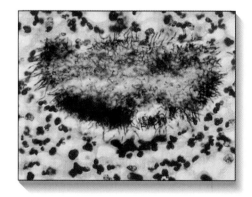

Figura 18-16
Actinomicetoma del pie con tinción de Brown-Brenn. El actinomicetoma es una infección granulomatosa crónica de la piel y el tejido subcutáneo causada por *Actinomyces*.

como el de tioglicolato o el agar sangre. El crecimiento es lento y suele requerir 10-14 días para las colonias visibles.

3. **Tratamiento.** La penicilina G es el tratamiento de elección para la actinomicosis, aunque se ha demostrado que varios antibióticos (clindamicina, eritromicina y tetraciclina) tienen efectos clínicos. El tratamiento debe mantenerse durante semanas o meses y debe ir acompañado de desbridamiento quirúrgico o drenaje. No se ha informado una resistencia importante a la penicilina G (nota: la buena higiene bucal es una medida preventiva importante).

B. *Nocardia asteroides* y *Nocardia brasiliensis*

Las nocardias son microorganismos aerobios del suelo. Las infecciones en seres humanos y animales domésticos son oportunistas y no son transmisibles de persona a persona. En cambio, las nocardias son inhaladas o contagiadas por contaminación de las heridas de la piel.

1. **Importancia clínica.** La presentación más frecuente de la nocardiosis humana es una neumonía de curso bastante crónico con abscesos, necrosis extensa y formación de cavidades. Los microorganismos pueden metastatizar, y el cerebro y los riñones son las ubicaciones secundarias más frecuentes. Las alteraciones predisponentes importantes son la inmunosupresión asociada con los linfomas u otras enfermedades malignas o con medicamentos. En los Estados Unidos, *Nocardia asteroides* es el microorganismo más habitualmente asociado con esta infección.

2. **Identificación en el laboratorio.** Las nocardias son filamentos grampositivos ramificados que se tiñen de forma irregular (fig. 18-17). Suelen ser numerosos en el material clínico y no forman gránulos amarillos. Se tiñen débilmente con técnicas acidorresistentes después de la decoloración con alcohol de ácido sulfúrico al 1%; sin embargo, se decoloran completamente con el procedimiento de rutina Ziehl-Neelsen. Las nocardias son aerobios estrictos. Crecen de manera lenta en una variedad de medios simples (como medios micóticos sin antibióticos) y en agar sangre estándar.

3. **Tratamiento.** La trimetoprima-sulfametoxazol (TMP-SMX) es considerada por la mayoría de los médicos como el fármaco de elección. Dado que algunos aislamientos son resistentes a TMP-SMX, siempre es necesario realizar antibiogramas formales para garantizar un tratamiento antibiótico óptimo. Otros antibióticos, como la ceftriaxona y la minociclina, pueden ser eficaces si se demuestra la sensibilidad *in vitro*. Las nocardias son relativamente resistentes a la penicilina. El drenaje quirúrgico de las lesiones es importante y puede requerirse una terapia prolongada para eliminar la infección.

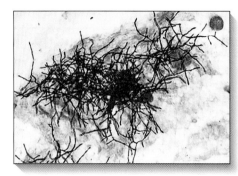

Figura 18-17
Nocardia, bacilos grampositivos ramificados.

IV. MICOBACTERIAS ATÍPICAS

Las micobacterias atípicas son distintas de las clásicas, ya que están muy extendidas en el medio ambiente y no son patógenas en modelos animales de roedores. Las micobacterias atípicas se clasifican en cuatro grupos (los de Runyon I a IV) según varias características fenotípicas, incluida la producción de pigmento y la tasa de crecimiento. El grupo I contiene los fotocromógenos, que producen pigmento en la luz. Este grupo crece de forma muy lenta e incluye las especies *Mycobacterium kansasii* y *Mycobacterium marinum*. *M. kansasii* produce una enfermedad pulmonar crónica que puede diseminarse dentro de los pulmones de una manera similar a la tuberculosis. El microorganismo se encuentra en el agua del grifo, principalmente en los estados del medio oeste y Texas. *M. marinum* causa una infección cutánea y se localiza en hábitats de agua dulce y salada. El grupo II incluye *Mycobacterium scrofulaceum*, que es una especie atípica de crecimiento lento del género que genera pigmento tanto en la luz como en la oscuridad. El patógeno causa una adenitis cervical en los niños y se encuentra en la leche sin procesar, los productos lácteos, el suelo y el agua. La eliminación de este patógeno requiere la extirpación de los ganglios linfáticos afectados. El grupo III contiene gérmenes no fitocromógenos de crecimiento lento, incluyendo el complejo *Mycobacterium avium-intracellulare* y *Mycobacterium ulcerans*. *M. avium* y *M. intracellulare* son casi indistinguibles en el diagnóstico. Ambos son ubicuos en el medio ambiente y causan una enfermedad grave diseminada, muy similar a la tuberculosis, en los pacientes inmunocomprometidos, en particular aquellos con sida. Estas micobacterias atípicas son particularmente resistentes a los fármacos antituberculosos. *M. ulcerans* causa infecciones cutáneas de lenta evolución, conocidas como *úlceras de Buruli* en países tropicales, incluida África. Las micobacterias atípicas dentro del grupo IV crecen rápidamente, pero no producen ningún pigmento. Este grupo incluye tres patógenos potenciales, aunque todos se encuentran de forma ubicua en el entorno. *Mycobacterium abscessus* produce una enfermedad pulmonar crónica que puede diseminarse a piel, huesos y articulaciones. *Mycobacterium fortuitum* y *Mycobacterium chelonei* infectan principalmente a individuos inmunocomprometidos, de manera que causan infecciones de piel y tejidos blandos.

Preguntas de estudio

Seleccione la respuesta correcta.

18.1 ¿Cuál de las siguientes opciones es una característica de las micobacterias?

A. Contienen ácidos micólicos
B. Son resistentes a la inactivación por calor
C. Crecen fuera de las células
D. Son anaerobias
E. Forman esporas

Opción correcta = A. Las micobacterias son únicas porque sus paredes celulares contienen altas concentraciones de ácidos micólicos. Las micobacterias no son particularmente resistentes al calor, como lo demuestra su susceptibilidad a la pasteurización. Son microorganismos aerobios intracelulares que no forman esporas.

18.2 Un frotis acidorresistente en el esputo de un paciente es positivo. Sin embargo, la prueba de tuberculina es negativa. Un diagnóstico más definitivo puede obtenerse mediante:

A. Atención a los antecedentes del paciente
B. Exploración física exhaustiva
C. Radiografía de tórax
D. Repitiendo el frotis del esputo
E. Cultivo e identificación en el laboratorio

Respuesta correcta = E. El cultivo y la identificación de laboratorio resolverían mejor la pregunta, aunque cualquiera de los procedimientos enumerados podría proveer información útil. La posibilidad de anergia podría investigarse mediante pruebas cutáneas para detectar hipersensibilidad tardía a antígenos no relacionados, pero el paciente podría ser anérgico y aún estar infectado con una micobacteria.

18.3 ¿Cuál de las siguientes afirmaciones con respecto a *Actinomyces* y *Nocardia* es verdadera?

A. Ambos microorganismos tienen un crecimiento ramificado, pero son procariotas
B. Ninguno se puede cultivar en el laboratorio
C. Las infecciones por *Nocardia* son endógenas y muchas veces se inician con un traumatismo
D. *Actinomyces* en general causa infecciones en pacientes con compromiso sistémico
E. Ninguno es sensible a los antibacterianos

Respuesta correcta = A. Ambas especies aparecen como bacilos filamentosos o formas de ramificación en preparaciones de tinción. *Actinomyces* se ve a menudo junto con material amorfo de "gránulos amarillos" en tales frotis. Tanto *Actinomyces* como *Nocardia* pueden cultivarse. Las colonias producidas por ambos géneros tienen hifas aéreas que se parecen a las producidas por hongos. Las infecciones por *Actinomyces* pueden ser endógenas y muchas veces inician con un traumatismo. *Nocardia* en general causa infecciones en pacientes con compromiso sistémico.

18.4 El tratamiento para la tuberculosis:

A. Inicia con un solo fármaco "de primera línea"
B. Inicia una vez obtenidos los resultados del antibiograma
C. Es más eficaz en los pacientes con tubérculos crónicos o sin crecimiento
D. Puede durar 2-3 semanas
E. Debe dirigirse directamente cada vez que sea posible

Respuesta correcta = E. Cuando se emplea la terapia observada directamente, la incidencia de nuevos casos se reduce de manera drástica y el éxito del tratamiento es mucho más probable. El procedimiento estándar consiste en comenzar el tratamiento con dos o más fármacos para impedir la aparición de cepas resistentes. Las pruebas de sensibilidad son una guía importante para modificar el tratamiento, pero no se requieren datos de sensibilidad para iniciar la terapia. Además, en los tubérculos crónicos o sin crecimiento, los microorganismos no proliferan y, por lo tanto, no son susceptibles a muchos antibióticos. El tratamiento puede durar entre 6 y 18 meses.

18.5 La virulencia en las micobacterias está fuertemente correlacionada con:

A. Producción de micotoxinas
B. Crecimiento lento
C. Composición de la cubierta celular
D. Células pequeñas
E. Dependencia del oxígeno para su crecimiento

Respuesta correcta = C. Varios componentes de la pared celular promueven el crecimiento intracelular de los microorganismos y su diseminación en el hospedero infectado.

Rickettsia, Ehrlichia, Anaplasma y Coxiella

19

I. PERSPECTIVA GENERAL

Rickettsia, Ehrlichia, Anaplasma y *Coxiella* (fig. 19-1) tienen varias características en común. Por ejemplo: 1) solo crecen dentro de células hospederas vivas (nota: numerosas bacterias patógenas crecen bien dentro de tipos específicos de células, pero no requieren este entorno para su multiplicación, las cuales se conocen como *bacterias intracelulares facultativas*; los microorganismos estudiados aquí, al igual que las clamidias, son bacterias intracelulares estrictas). 2) La mayoría de las infecciones son transmitidas por vectores artrópodos infectados (p. ej., piojos, garrapatas, pulgas y ácaros). 3) Las enfermedades causadas por estos microorganismos, como el tifus, las fiebres maculosas, la erliquiosis humana y la fiebre Q, son infecciones generalizadas, con erupciones como característica prominente. Las tasas de mortalidad de estas enfermedades son variables, pero pueden ser altas sin un tratamiento adecuado.

II. *RICKETTSIA*

Rickettsia tiene las características estructurales de las células procariotas típicas. Es pequeña, con forma de bacilo o cocobacilar (fig. 19-2), y tiene una pared celular gramnegativa típica de doble capa. Sin embargo, se tiñe poco y, debido a su presencia habitual dentro de las células hospederas, se visualiza mejor bajo el microscopio óptico con una de las tinciones policromáticas, como la de Giemsa o la de Macchiavello.

A. Fisiología

El requisito obligatorio de un entorno intracelular para la replicación rickettsial no se comprende del todo; sin embargo, su membrana plasmática tiene una filtración y, por lo tanto, es fácilmente permeable a los nutrientes y coenzimas de la célula hospedera. Estas bacterias intracelulares emplean fuentes de carbono, aminoácidos y nucleósidos derivados del hospedero para su propio metabolismo. Carecen de una vía glucolítica, pero retienen las enzimas necesarias para el ciclo de Krebs. Este género está estrechamente relacionado con el ancestro de las mitocondrias que se encuentran dentro de las células eucariotas. La cadena rickettsial de transporte de electrones y la maquinaria generadora de trifosfato de adenosina se parecen mucho a las encontradas en las mitocondrias actuales. *Rickettsia* contiene una serie de antígenos que transmiten especificidad de grupo y especie.

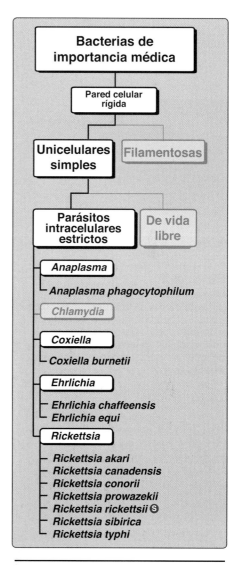

Figura 19-1
Clasificación de las bacterias intracelulares estrictas. Ⓢ En la p. 357 puede verse la síntesis sobre este microorganismo.

201

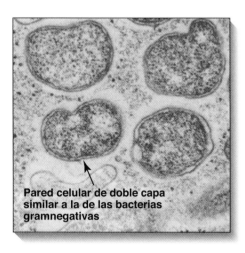

Figura 19-2
Microfotografía electrónica de *Rickettsia prowazekii* en tejido de garrapata infectado experimentalmente.

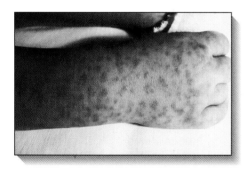

Figura 19-3
La mano derecha y la muñeca del lactante muestran la erupción maculosa característica con púrpura elevada o palpable, que es patognomónica de una vasculitis (la lesión fundamental de la fiebre maculosa de las Montañas Rocosas).

B. Patogenia

Rickettsia se transmite a los humanos por medio de artrópodos, como pulgas, garrapatas, ácaros y piojos. Según la especie rickettsial, los roedores, los humanos o los artrópodos pueden servir como reservorios de los microorganismos infecciosos. Las especies de *Rickettsia* tienen afinidad por las células endoteliales ubicadas en todo el sistema circulatorio. Tras la picadura de un artrópodo infectado, los patógenos se introducen en las células mediante un proceso similar a la fagocitosis. Ya dentro, degradan la membrana del fagosoma produciendo una fosfolipasa C. Las rickettsias en el grupo de la fiebre maculosa se multiplican tanto en el núcleo como en el citoplasma de las células hospederas. Parece que movilizan las fibrillas de actina de las células hospederas que facilitan su salida a las células adyacentes de una manera similar a la de los géneros *Listeria* y *Shigella* (*véanse* pp. 99 y 122). Las rickettsias dentro del grupo del tifus no tienen motilidad con base en actina, no pueden salir de la célula mediante extensiones citoplasmáticas y, por lo tanto, están limitadas al crecimiento dentro del citoplasma hasta que la célula hospedera finalmente muere, y libera así a la bacteria. En ambos casos, las rickettsias se diseminan por todo el cuerpo a través del torrente sanguíneo o linfático. Se forman trombos focales en varios órganos, incluida la piel (fig. 19-3), y una variedad de pequeñas hemorragias y alteraciones hemodinámicas crean los síntomas de la enfermedad.

C. Importancia clínica: grupo de la fiebre maculosa

1. **Fiebre de las Montañas Rocosas.** La fiebre maculosa de las Montañas Rocosas es una enfermedad potencialmente mortal, pero en general curable, transmitida por garrapatas, y es la infección rickettsial más frecuente en los Estados Unidos (nota: esta enfermedad se reconoció y se identificó inicialmente en las Montañas Rocosas en la década de 1920, pero la fiebre de las Montañas Rocosas se distribuye ampliamente en los Estados Unidos, en especial en el sureste). La enfermedad es causada por *Rickettsia rickettsii*. La infección humana se inicia con la picadura de una garrapata de madera o de perro infectada. Las garrapatas pueden transmitir el microorganismo por vía transovárica a su progenie y, por lo tanto, el microorganismo puede mantenerse sin hospederos mamíferos en regiones geográficas específicas durante muchos años. Actualmente, en los Estados Unidos, estas poblaciones de garrapatas infectadas prevalecen en los estados del centro-sur y en la costa mesoatlántica. En general, la enfermedad aparece con mayor frecuencia durante los meses más cálidos, cuando la actividad de la garrapata es mayor. Los síntomas comienzan a aparecer en promedio unos 7 días después del contagio. La enfermedad se caracteriza por fiebre alta y malestar general, seguida de una erupción importante que en principio es macular, pero que puede llegar a ser petequial o francamente hemorrágica (*véase* fig. 19-3). La erupción suele comenzar en las extremidades, e involucra las palmas y las plantas de los pies, y se desarrolla rápidamente hasta cubrir el cuerpo (diseminación centrípeta). En los casos no tratados, pueden producirse alteraciones vasculares que conducen al infarto de tejidos e insuficiencia miocárdica o renal. Dos tercios de los casos de fiebre maculosa de las Montañas Rocosas se presentan en niños menores de 15 años de edad, con un pico de incidencia entre los 5 y 9 años de edad. Un problema de diagnóstico potencial ocurre en aquellos pacientes infectados (~10%) en quienes no se produce una erupción. Estos casos de fiebre de las Montañas Rocosas "sin manchas" pueden ser graves y mortales.

2. **Otras fiebres maculosas.** Se observan fiebres maculosas por garrapatas similares a la fiebre maculosa de las Montañas Rocosas en varias

regiones del mundo. Varían en gravedad y son causadas por microorganismos como *Rickettsia conorii*, *Rickettsia canadensis* y *Rickettsia sibirica*. Una enfermedad clínicamente diferente, la rickettsiosis exantemática o variceliforme, es causada por *Rickettsia akari*. Se ha informado en los Estados Unidos y la antigua Unión Soviética. El vector de *R. akari* es un ácaro, y su reservorio es el ratón común o roedores pequeños similares. La rickettsiosis exantemática o variceliforme se caracteriza por papulovesículas dispersas que están precedidas por una escara en el sitio de la picadura del ácaro, así como síntomas constitucionales leves de algunos días de duración. La figura 19-4 ilustra las fiebres maculosas causadas por microorganismos rickettsiales.

D. Importancia clínica: grupo del tifus

1. **Tifus transmitido por piojos (epidemia).** El tifus transmitido por piojos es causado por *Rickettsia prowazekii* (nota: el tifus epidémico es una enfermedad diferente de la fiebre tifoidea inducida por *Salmonella* [*véase* p. 119]). Originalmente, se pensaba que ambas eran variaciones de la misma enfermedad, que se llamaba "tifus" debido a la palabra griega que significa "estupor". Cuando se determinó que las dos enfermedades se debían a diferentes microorganismos, la enfermedad inducida por *Salmonella* se denominó "tifoidea", que significa "similar al tifus"). *R. prowazekii* es transmitida de persona a persona por un piojo del cuerpo humano infectado que excreta microorganismos en sus heces. Rascarse las picaduras de los piojos facilita la introducción del patógeno que se encuentra en las heces del piojo cerca de la picadura. Los piojos infectados finalmente mueren debido a la bacteria infectante. En consecuencia, esta enfermedad no se mantiene en la población de piojos, sino que, más bien, los piojos sirven como vectores, por lo que transmiten el microorganismo entre los humanos.

   a. **Tifus epidémico.** El tifus aparece con mayor frecuencia en grandes epidemias bajo condiciones de desplazamiento de personas, hacinamiento e higiene deficiente. Actualmente, un foco importante de estos brotes se encuentra en el noreste de África. La forma epidémica del tifus no ha aparecido en los Estados Unidos desde principios del siglo xx. Sin embargo, han aparecido casos esporádicos de tifus en la mitad oriental de los Estados Unidos, donde el reservorio parece ser una ardilla voladora. El patógeno probablemente se transmita de las ardillas voladoras a los humanos a través de la picadura de ectoparásitos. Los síntomas clínicos del tifus aparecen en un promedio de 8 días después del contagio e incluyen fiebre alta, escalofríos, cefaleas intensas y, a menudo, un grado considerable de postración y estupor. Aunque se puede observar una erupción, a diferencia de la asociada con la fiebre maculosa de las Montañas Rocosas, la erupción epidémica del tifus se propaga de manera centrífuga desde el tórax hasta las extremidades. La enfermedad dura 2 semanas o más y tiende a ser más grave en los adultos mayores. Las complicaciones del tifus epidémico pueden incluir disfunción del sistema nervioso central, miocarditis y muerte.

   b. **Enfermedad de Brill-Zinser (tifus recurrente).** Esta es una forma en general más leve de tifus que se presenta en personas que previamente se recuperaron de infecciones primarias (10-40 años antes). Se piensa que la infección latente se mantiene en el sistema reticuloendotelial y probablemente sirva como reservorio para el microorganismo en períodos interepidémicos.

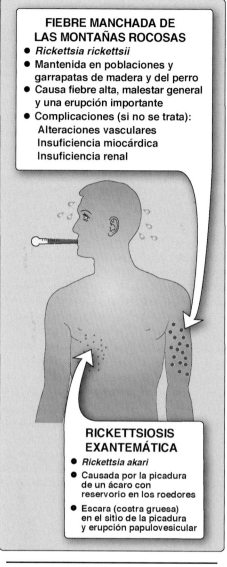

FIEBRE MANCHADA DE LAS MONTAÑAS ROCOSAS
- *Rickettsia rickettsii*
- Mantenida en poblaciones y garrapatas de madera y del perro
- Causa fiebre alta, malestar general y una erupción importante
- Complicaciones (si no se trata):
  Alteraciones vasculares
  Insuficiencia miocárdica
  Insuficiencia renal

RICKETTSIOSIS EXANTEMÁTICA
- *Rickettsia akari*
- Causada por la picadura de un ácaro con reservorio en los roedores
- Escara (costra gruesa) en el sitio de la picadura y erupción papulovesicular

Figura 19-4
Fiebre maculosa causada por *Rickettsia*.

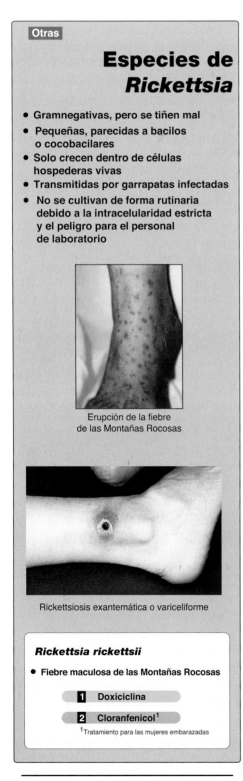

Otras

Especies de *Rickettsia*

- Gramnegativas, pero se tiñen mal
- Pequeñas, parecidas a bacilos o cocobacilares
- Solo crecen dentro de células hospederas vivas
- Transmitidas por garrapatas infectadas
- No se cultivan de forma rutinaria debido a la intracelularidad estricta y el peligro para el personal de laboratorio

Erupción de la fiebre
de las Montañas Rocosas

Rickettsiosis exantemática o variceliforme

Rickettsia rickettsii

- Fiebre maculosa de las Montañas Rocosas

1 Doxiciclina

2 Cloranfenicol[1]

[1]Tratamiento para las mujeres embarazadas

Figura 19-5
Resumen de las enfermedades causadas por *Rickettsia*.
1 Indica los medicamentos de primera línea; **2** indica los fármacos alternativos.

2. **Otras formas de fiebre parecidas al tifus.** El tifus murino (endémico), causado por *Rickettsia typhi*, es una enfermedad clínicamente similar, pero más leve, que la causada por *R. prowazekii*. Las infecciones en humanos inician con la picadura de pulgas de ratas infectadas. El reservorio mundial para *R. typhi* son los roedores urbanos. El tifus murino fue endémico en áreas infestadas de ratas, en especial en el sureste de los Estados Unidos y la región del Golfo de México. Sin embargo, con un mejor control de los roedores, se ha vuelto raro en aquel país (nota: la pulga felina, que también reside en mofetas, zarigüeyas y mapaches, todavía es un vector importante en los Estados Unidos).

E. Identificación en el laboratorio

Se ha desarrollado una variedad de procedimientos serológicos, la mayoría de los cuales se basan en la demostración de una respuesta de anticuerpos específicos contra *Rickettsia* durante el curso de la infección. Se emplean suspensiones o extractos solubles de *Rickettsia* para confirmar anticuerpos específicos de grupo y de especie mediante inmunofluorescencia indirecta. Como alternativa, aunque no está ampliamente disponible, las células infectadas pueden detectarse mediante inmunofluorescencia o procedimientos histoquímicos en algunas muestras clínicas, como biopsias por punción de las áreas de erupción. La amplificación mediante reacción en cadena de la polimerasa también puede emplearse para el diagnóstico específico de enfermedades rickettsiales.

F. Tratamiento

La doxiciclina es el fármaco de elección para tratar la fiebre maculosa de las Montañas Rocosas tanto en adultos como en niños, con excepción de las mujeres embarazadas que deben recibir tratamiento con cloranfenicol (fig. 19-5). El riesgo de tinción dental con doxiciclina es mínimo si se administra un curso corto. La decisión de tratar debe tomarse por motivos clínicos, junto con antecedentes o sospecha de contacto con un vector artrópodo apropiado, antes de que estén disponibles los datos de seroconversión. La terapia temprana para la fiebre maculosa de las Montañas Rocosas es importante porque el retraso más allá del quinto día de la enfermedad se asocia con un aumento en la tasa de mortalidad.

G. Prevención de la infección

La prevención depende del control de los vectores, por ejemplo, despiojamiento, edificios a prueba de roedores o cepillado en áreas infestadas de garrapatas o ácaros, según corresponda. La protección personal debe incluir ropa que cubra la piel expuesta, repelentes contra garrapatas e inspección frecuente del cuerpo y eliminación de las garrapatas. Es interesante que las garrapatas infectadas no transmitan la infección hasta haber pasado varias horas de la alimentación. No se recomienda el tratamiento profiláctico con doxiciclina u otra tetraciclina después de la exposición a las garrapatas porque menos del 1% de las garrapatas en áreas endémicas están infectadas con *R. rickettsii*. Los pacientes que presentan picaduras de garrapata deben buscar tratamiento si aparecen síntomas sistémicos, en especial fiebre y cefalea, en los siguientes 14 días. Las vacunas no están autorizadas actualmente para su empleo en los Estados Unidos.

III. *EHRLICHIA* Y *ANAPLASMA*

Ehrlichia y *Anaplasma* se parecen a *Rickettsia* en aspecto y comportamiento. Sin embargo, estos microorganismos parasitan monocitos y neutrófilos, respectivamente, y solo crecen dentro de vacuolas citoplasmáticas derivadas del hospedero, de forma que crean inclusiones características llamadas *mórulas*.

A. Importancia clínica

La erliquiosis monocítica humana (EMH) es causada por *Ehrlichia chaffeensis*. La anaplasmosis granulocítica humana (AGH) es producida por el microorganismo *Anaplasma phagocytophilum* (fig. 19-6). Los síntomas de la EMH y la AGH son similares y, a menudo, inespecíficos. Los síntomas habituales incluyen fiebre, escalofríos, cefaleas, mialgias y artralgias. La EMH a menudo se presenta con náuseas, que son raras en la AGH. Las manifestaciones más graves de la EMH incluyen meningoencefalitis, miocarditis e insuficiencia renal aguda. Las manifestaciones graves de la AGH incluyen leucocitopenia grave y trombocitopenia debido al daño de las poblaciones de células infectadas. La erupción rara vez se ve en la EMH o la AGH, pero ha habido muertes por estas enfermedades. La EMH se ha confirmado en unos 30 estados en el sureste y centro-sur de los Estados Unidos y se ha asociado frecuentemente con las picaduras de la garrapata solitaria (*Amblyomma americanum*). La AGH se ha relacionado con las picaduras de las garrapatas del venado y el perro, y se ha informado en Norteamérica, Sudamérica, Europa y Asia.

B. Identificación en el laboratorio

Los análisis de anticuerpos y un método de reacción en cadena de la polimerasa han sido útiles para el diagnóstico en laboratorios de investigación. En ocasiones, las mórulas características pueden verse en el frotis de sangre periférica durante la enfermedad aguda.

C. Tratamiento

El tratamiento de elección es la doxiciclina.

IV. *COXIELLA*

Coxiella burnetii, el agente causal de la fiebre Q, se encuentra en todo el mundo (la "Q" es por "*query*", "en consulta o investigación", porque la causa de la fiebre fue desconocida durante muchos años). Tiene varias características que lo distinguen de otras *Rickettsias*. Por ejemplo: 1) crece en vacuolas citoplasmáticas y parece ser estimulada por el pH bajo de un fagolisosoma, por lo que es resistente a las enzimas degradativas del hospedero dentro de esa estructura; 2) es extremadamente resistente al calor y la desecación, y puede persistir fuera del hospedero durante largos períodos; y 3) causa enfermedades en el ganado, como el vacuno, y en otros mamíferos, pero no es transmitida a los humanos por los artrópodos. Aunque se ha informado que el microorganismo se ha recuperado de las garrapatas, la infección humana en general ocurre después de la inhalación del polvo infectado, por ejemplo en corrales y mataderos (una vía de transmisión posible debido a la capacidad de *C. burnetii* para soportar la desecación) (nota: también se sabe que *C. burnetii* ingresa en el cuerpo a través de otras mucosas, abrasiones y el tubo digestivo por el consumo de leche de animales infectados).

A. Importancia clínica

C. burnetii se reproduce en las vías respiratorias y luego (en ausencia de tratamiento) se disemina a otros órganos. La enfermedad clínica presenta distintas formas. La fiebre Q clásica es una neumonitis intersticial (no muy diferente de algunas enfermedades víricas o por micoplasma) que puede complicarse con hepatitis, miocarditis o encefalitis. *C. burnetii* también debe considerarse un agente causal potencial de endocarditis con cultivos negativos. Las infecciones suelen ser autolimitadas; sin embargo, en casos raros (en especial la endocarditis) pueden volverse crónicas.

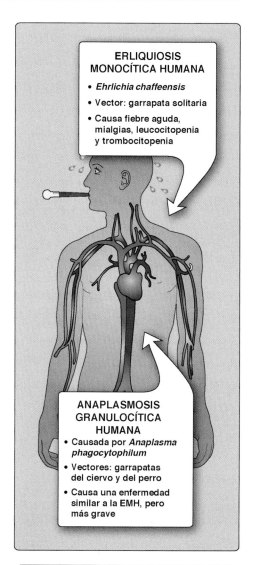

Figura 19-6
Enfermedades causadas por *Ehrlichia* y *Anaplasma*.

B. Identificación en el laboratorio

Los análisis serológicos son los medios principales de diagnóstico específico, y las investigaciones serológicas indican que las infecciones asintomáticas son muy frecuentes.

C. Tratamiento y prevención

La doxiciclina es el fármaco terapéutico de elección. Se ha informado de una vacuna con uso limitado para individuos expuestos en su ambiente de trabajo, pero no está disponible en los Estados Unidos.

Preguntas de estudio

Seleccione la respuesta correcta.

19.1 Los patógenos del género *Rickettsia*:

A. Crecen solo de forma extracelular

B. Tienen una organización celular de tipo eucariota

C. Causan infecciones contagiosas porque se diseminan por las gotitas respiratorias

D. Son clínicamente sensibles a la penicilina

E. En general, invaden el endotelio capilar, por lo que causan pequeñas hemorragias

> Respuesta correcta = E. La mayoría de las rickettsias causan erupciones debido al daño en el sistema vascular. Son parásitos procariotas intracelulares estrictos. Las especies de *Rickettsia* se transmiten por la picadura de un artrópodo. Son sensibles a las tetraciclinas, pero no a la penicilina.

19.2 El vector de la fiebre maculosa de las Montañas Rocosas es:

A. Piojo del cuerpo humano

B. Mosca de la rata

C. Garrapata del ciervo

D. Garrapata del perro

E. Mosquito

> Respuesta correcta = D. La fiebre maculosa de las Montañas Rocosas se inicia con la picadura de una garrapata de la madera o del perro infectada. El piojo humano está involucrado en la transmisión de *Rickettsia prowazekii*, que ocasiona tifus. Las garrapatas del venado están involucradas en la transmisión de la enfermedad de Lyme (*véase* p. 167). Las enfermedades transmitidas por mosquitos incluyen el dengue, la malaria y la fiebre amarilla.

19.3 La erliquiosis y la fiebre maculosa de las Montañas Rocosas tienen todas menos cuáles de las siguientes características clínicas en común:

A. Ambas implican células sanguíneas parasitadas

B. Ambas son fiebres agudas

C. Ambas son transmitidas por el mismo vector

D. Ambas se tratan con doxiciclina

E. Ambas son potencialmente mortales

> Respuesta correcta = A. *Ehrlichia* parasita los leucocitos, mientras que *Rickettsia rickettsii* invade el endotelio capilar, por lo que causa la erupción "manchada" de la fiebre maculosa de las Montañas Rocosas.

19.4 *Coxiella burnetii*:

A. No puede sobrevivir fuera de su hospedero

B. No tiene reservorio más que los humanos

C. Causa una neumonitis llamada fiebre Q

D. Ocasiona una enfermedad sintomática solo en las vías respiratorias inferiores

E. Se encuentra solo en los Estados Unidos

> Respuesta correcta = C. Mientras que la enfermedad de las vías respiratorias inferiores es la más característica, el microorganismo con frecuencia causa hepatitis, miocarditis o endocarditis y otras infecciones viscerales. Es resistente a la desecación y al calor e infecta una variedad de animales (incluidas las garrapatas, pero no desempeñan ningún papel en las enfermedades humanas). Su distribución es mundial.

19.5 Un hombre de 14 años de edad es llevado a una sala de urgencias en Carolina del Norte con fiebre y una erupción distintiva en sus extremidades. La erupción es más prominente en las palmas de las manos, pero también se ha extendido a la parte inferior de sus brazos. El paciente estaba bien antes de un viaje de campamento una semana antes del inicio de los síntomas. ¿Cuál de los siguientes patógenos bacterianos es el agente causal más probable de esta enfermedad?

A. *Coxiella burnetii*
B. *Ehrlichia chaffeensis*
C. *Rickettsia rickettsii*
D. *Anaplasma phagocytophilum*
E. *Rickettsia prowazekii*

Respuesta correcta = C. Los síntomas y la presentación de esta enfermedad son más congruentes con la fiebre maculosa de las Montañas Rocosas, causada por *Rickettsia rickettsii*. La erupción es el síntoma más importante de la infección, que en general comienza en las extremidades y se extiende hacia el tórax. La infección se transmite a los humanos por la picadura de una garrapata, acontecimiento frecuente durante las actividades al aire libre. La fiebre Q, causada por *Coxiella burnetii*, en general se presenta con síntomas respiratorios y tiene mayor probabilidad de deberse al contacto reciente con ganado. *Ehrlichia chaffeensis* causa erliquiosis monocítica humana, que se presenta con signos sistémicos pero sin erupción. La anaplasmosis granulocítica humana, ocasionada por *Anaplasma phagocytophilum*, tampoco incluye una erupción distintiva. *Rickettsia prowazekii* causa el tifus epidémico, que es raro en los Estados Unidos. Sin embargo, si aparece, la erupción es diferente de la ocasionada por *R. rickettsii* en que se propaga desde el tórax.

Hongos

20

I. PERSPECTIVA GENERAL

Los hongos son un grupo diverso de saprófitos (que se nutren de la materia orgánica muerta) y microorganismos eucariotas parásitos. Aunque antes se consideraban plantas, ahora se les asigna su propio reino, Fungi (o Mycota). Prácticamente todos los organismos están sujetos a infecciones por hongos. De las casi 200 000 especies de hongos, solo unas 100 tienen potencial patógeno para los humanos. De estas, solo unas pocas especies representan la mayoría de las infecciones micóticas clínicamente importantes (fig. 20-1). Las enfermedades micóticas humanas (micosis) se clasifican según su localización en el cuerpo donde producen la infección. Se llaman *cutáneas* cuando se limitan a la epidermis, *subcutáneas* cuando la infección penetra significativamente debajo de la piel y *sistémicas* si la infección es profunda dentro del cuerpo o se disemina a los órganos internos. Las micosis sistémicas pueden dividirse en aquellas provocadas por hongos patógenos verdaderos capaces de infectar a individuos sanos, y las oportunistas, que infectan principalmente a las personas con alteraciones predisponentes, como inmunodeficientes o con enfermedades debilitantes (p. ej., diabetes, leucemias y linfoma de Hodgkin u otros linfomas). Los hongos producen y segregan una variedad de productos metabólicos poco frecuentes, algunos de los cuales, cuando se ingieren, son muy tóxicos para los animales, incluidos los humanos. Así, los hongos pueden causar intoxicaciones al igual que infecciones. Por último, las esporas micóticas, críticas para la dispersión y la transmisión del hongo, también son importantes como alérgenos humanos.

II. CARACTERÍSTICAS DE LOS PRINCIPALES GRUPOS DE HONGOS

Los hongos pueden distinguirse de otros microorganismos infecciosos, como las bacterias o los virus, ya que son eucariotas (tienen un núcleo envuelto por una membrana y otros organelos internos). Los hongos no tienen clorofila o cloroplastos, por lo que se distinguen de las plantas. Sus estructuras, hábitats y modos de crecimiento y reproducción característicos se utilizan para distinguir entre diferentes grupos de hongos.

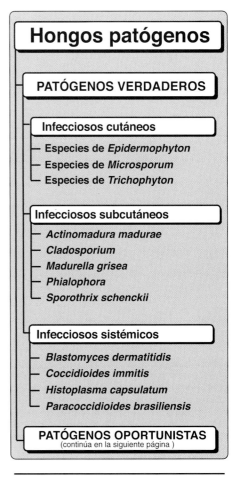

Figura 20-1
Clasificación de los hongos patógenos (la figura continúa en la siguiente página).

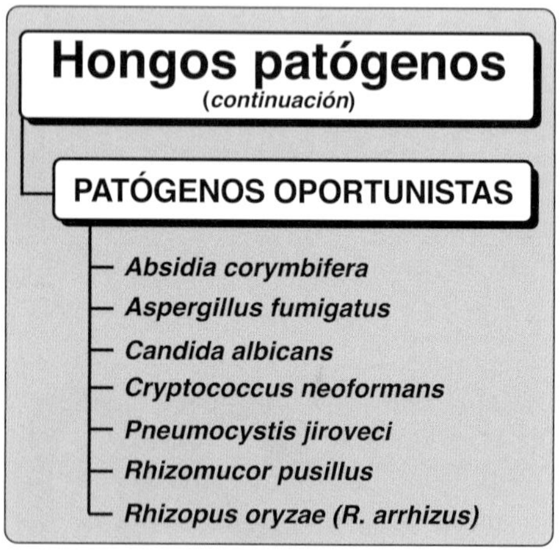

Hongos patógenos
(continuación)

PATÓGENOS OPORTUNISTAS

— *Absidia corymbifera*
— *Aspergillus fumigatus*
— *Candida albicans*
— *Cryptococcus neoformans*
— *Pneumocystis jiroveci*
— *Rhizomucor pusillus*
— *Rhizopus oryzae (R. arrhizus)*

Figura 20-1 *(continuación)*
Clasificación de hongos patógenos.

A. Estructuras y dianas de los fármacos antimicóticos

La pared y la membrana celulares de los hongos son fundamentalmente diferentes de las de otros eucariotas y bacterias. Las paredes celulares micóticas están compuestas en gran parte por quitina, un polímero de *N*-acetilglucosamina, en lugar de peptidoglucano, que es un componente característico de las paredes celulares bacterianas. Por lo tanto, los hongos no se ven afectados por los antibióticos activos contra la pared celular (p. ej., penicilina) que inhiben la síntesis de peptidoglucanos. La membrana micótica contiene ergosterol en lugar del colesterol que se encuentra en las membranas de los mamíferos. Estas características químicas son útiles como diana de los medicamentos para las infecciones por hongos. Muchos de estos fármacos interfieren con la síntesis o la función de la membrana micótica. Por ejemplo, la anfotericina B y la nistatina se unen al ergosterol presente en las membranas celulares de los hongos. Ahí, forman poros que interrumpen la función de la membrana, lo que conduce a la muerte celular. Los imidazoles (clotrimazol, ketoconazol y miconazol) y los triazoles (fluconazol, itraconazol, voriconazol, posaconazol e isavuconazol) interactúan con la enzima P450 14 α-esterol-demetilasa bloqueando la desmetilación del lanosterol. Como el ergosterol es un componente vital de las membranas celulares de los hongos, la interrupción de su biosíntesis produce la muerte celular.

El glucano es el principal componente polisacárido de la pared celular del hongo. Los polímeros compuestos por residuos de glucosa unidos en una variedad de enlaces químicos se sintetizan en la membrana celular del hongo y luego son exportados a las porciones externas de la pared celular. La mayoría de los glucanos de la pared celular muestran un patrón de enlace β-1,3, pero hay otros glucanos en varias paredes celulares de los hongos. El β-1,3-glucano es un componente estructural importante para la unión de otros constituyentes de la pared celular. La clase de antimicóticos pertenecientes a las equinocandinas (caspofungina, micafungina y anidulafungina) inhibe la síntesis de β-1,3-glucano, que ocasiona la inestabilidad de la pared celular y la muerte celular del hongo.

El ADN fúngico y la síntesis de proteínas son inhibidos por la 5-fluorocitosina (flucitosina o 5FC), que es un análogo de la pirimidina. El fármaco ingresa en la célula micótica a través de una citosina permeasa y se convierte en la forma activa, 5-fluorouracilo (5FU), mediante la enzima micótica citosina desaminasa, que no se encuentra en las células de los mamíferos. La flucitosina no se emplea como monoterapia porque las mutaciones en la citosina permeasa o la desaminasa hacen que se desarrolle resistencia rápidamente.

B. Hábitat y nutrición

Todos los hongos son quimioheterótrofos, es decir, requieren una fuente de carbono orgánico para su crecimiento. Los hongos no ingieren partículas de alimentos, como lo hacen microorganismos como los protozoos (*véase* p. 223), sino que dependen del transporte de nutrientes solubles a través de sus membranas celulares. Para obtener estos nutrientes solubles, los hongos segregan enzimas degradativas (p. ej., celulasas, proteasas, nucleasas) en su entorno inmediato, lo que les permite vivir de forma saprofítica sobre desechos orgánicos. Por lo tanto, el hábitat natural de casi todos los hongos es el suelo o el agua que contiene materia orgánica en descomposición. Algunos hongos pueden ser parásitos de microorganismos vivos. Sin embargo, estas infecciones fúngicas en general se originan por el contacto del individuo con el suelo contaminado con hongos, con la excepción de *Candida*, que forma parte de la microbiota humana (*véase* p. 7).

C. Modos de crecimiento de los hongos

La mayoría de los hongos existen en una de dos formas morfológicas básicas (mohos filamentosos o levaduras unicelulares). Sin embargo, algunos hongos son dimorfos, o dimórficos, y pueden cambiar entre estas dos formas en respuesta a las condiciones ambientales.

1. **Hongos filamentosos (mohos).** El cuerpo vegetativo, o talo, de los hongos similares al moho es típicamente una masa de hilos con muchas ramas (fig. 20-2A). Esta masa se denomina *micelio*, que crece por ramificación y alargamiento de sus extremos. Los hilos (hifas) son en realidad células tubulares que, en algunos hongos, se dividen en segmentos (septos o tabiques), mientras que en otros, no están interrumpidas por paredes transversales (no tabicadas). Sin embargo, incluso en hongos tabicados, estos tabiques están perforados, de manera que el citoplasma de las hifas es continuo. Cuando los filamentos de las hifas se empaquetan densamente, el micelio puede tener la apariencia de un tejido cohesivo (p. ej., como se ve en el cuerpo de una seta).

2. **Hongos levaduriformes.** Estos hongos existen como poblaciones de células esferoideas individuales no conectadas, no muy diferentes a muchas bacterias, aunque son unas diez veces más grandes que una célula bacteriana típica (fig. 20-2B). Los hongos levaduriformes generalmente se reproducen por gemación.

3. **Hongos dimorfos.** Algunas especies de hongos, especialmente aquellas que causan micosis sistémicas, son dimorfas, es decir, en determinadas situaciones poseen la forma de hongos filamentosos y bajo ciertas condiciones se convierten en levaduras. Las condiciones que pueden afectar su morfología incluyen la temperatura y el nivel de dióxido de carbono. Algunos ejemplos de hongos dimorfos son *Blastomyces dermatitidis* e *Histoplasma capsulatum*.

D. Esporulación

La *esporulación* es el principal medio por el cual los hongos se reproducen y se propagan a través del medio ambiente. Las esporas fúngicas son células metabólicamente inactivas, protegidas y liberadas por el micelio en cantidades enormes. Pueden transmitirse a través del aire o el agua a nuevos sitios, donde germinan y establecen colonias. Las esporas se pueden generar de manera sexual o asexual (fig. 20-3).

1. **Esporulación asexual.** Las esporas asexuales (conidios) se forman por mitosis en hifas especializadas (conidióforos), como se muestra en la figura 20-3A. El color de una colonia fúngica típica que se observa en el pan, la fruta o la placa de cultivo es causado por los conidios, que pueden sumar decenas de millones de células por centímetro cúbico de superficie. Debido a que pueden desprenderse fácilmente de sus matrices miceliales subyacentes, los conidios pueden transmitirse por el aire y, por lo tanto, son una fuente importante de micosis.

2. **Esporulación sexual.** Este proceso inicia cuando dos núcleos haploides de dos cepas compatibles de la misma especie se fusionan para formar un diploide transitorio (*véase* fig. 20-3B). Los productos de la meiosis de este diploide transitorio se convierten en esporas sexuales (ascosporas). En comparación con la esporulación asexual, la sexual es relativamente rara entre los hongos patógenos humanos. Las esporas, especialmente las esporas sexuales, a menudo tienen una forma característica y un patrón superficial que puede servir como el principal o único medio de identificación de especies.

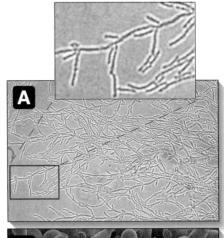
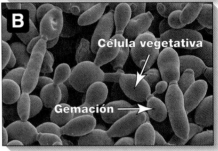

Figura 20-2
A. Hongos filamentosos (parecidos al moho; microfotografía óptica). **B.** Hongos semejantes a levaduras en gemación (microfotografía electrónica de barrido).

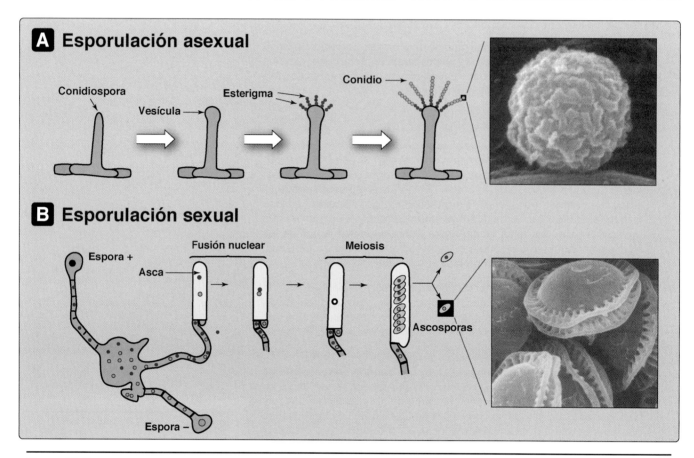

Figura 20-3
Esporulación en *Aspergillus nidulans*. **A.** Asexual. **B.** Sexual.

E. Identificación en el laboratorio

La mayoría de los hongos se pueden propagar en cualquier superficie de agar nutriente. El medio estándar es medio de Sabouraud dextrosa, que, debido a su bajo pH (5.0), inhibe el crecimiento bacteriano y permite que se formen colonias de hongos (fig. 20-4). También se pueden agregar varios antibióticos al medio para inhibir aún más la formación de colonias bacterianas. Los cultivos se pueden iniciar a partir de esporas o fragmentos de hifas. La identificación se basa en la morfología microscópica de las estructuras de los conidios. Las muestras clínicas pueden ser pus, sangre, líquido cefalorraquídeo, esputo, biopsias de tejido o raspados de piel. Estas muestras también pueden evaluarse histológicamente mediante técnicas de tinción directa para identificar hifas o formas de levadura. Las pruebas serológicas y las técnicas de inmunofluorescencia también son útiles para la identificación de hongos de aislados clínicos.

III. MICOSIS CUTÁNEAS (SUPERFICIALES)

También llamadas *dermatofitosis*, estas enfermedades habituales son causadas por un grupo de hongos relacionados: los dermatofitos. Los dermatofitos se dividen en tres géneros, cada uno con muchas especies: *Trichophyton*, *Epidermophyton* y *Microsporum*.

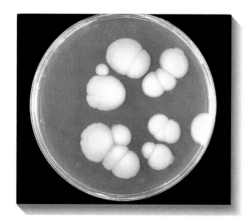

Figura 20-4
Colonias de *Candida albicans* que crecen en medio de Sabouraud dextrosa.

A. Epidemiología

Los microorganismos causales de las dermatofitosis se distinguen a menudo según sus hábitats naturales: antropofílicos (que residen en la piel humana), zoofílicos (que residen en la piel de animales domésticos y de granja) o geofílicos (que residen en el suelo). La mayoría de las infecciones humanas son por microorganismos antropofílicos y zoofílicos. La transmisión de humano a humano o de animal a humano se produce a través de escamas de piel infectadas sobre objetos inanimados. Solo los hongos patógenos son capaces de propagarse de humano a humano.

B. Patogenia

Una característica definitoria de los dermatofitos es su capacidad para emplear la queratina como fuente de nutrición. Esta capacidad les permite infectar tejidos y estructuras queratinizados, como piel, cabello y uñas. Sin embargo, existe cierta especificidad. Aunque los tres géneros atacan la piel, *Microsporum* no infecta las uñas y *Epidermophyton* no infecta el cabello. Ninguno invade el tejido no queratinizado subyacente.

C. Importancia clínica

Las dermatofitosis se caracterizan por parches de piel pruriginosos que se descaman y que pueden inflamarse y supurar. Las enfermedades específicas en general se identifican de acuerdo con el tejido afectado (p. ej., cuero cabelludo, área púbica o pies), pero una enfermedad determinada puede ser causada por cualquiera de varios microorganismos, y algunos pueden producir más de una afección, dependiendo, por ejemplo, del sitio de la infección o la condición de la piel. Las siguientes son las dermatofitosis más frecuentes:

1. **Tiña de los pies o pie de atleta (*tinea pedis*).** Los microorganismos aislados con mayor frecuencia de tejidos infectados son *Trichophyton rubrum*, *Trichophyton mentagrophytes* y *Epidermophyton floccosum*. El tejido infectado inicialmente está entre los dedos de los pies, pero puede extenderse a las uñas, que se vuelven amarillas y quebradizas. Las fisuras de la piel pueden causar infecciones bacterianas secundarias con la consiguiente inflamación de ganglios linfáticos (fig. 20-5A).

2. **Tiña corporal (*tinea corporis*).** Los microorganismos aislados de forma más frecuente son *E. floccosum* y varias especies de *Trichophyton* y *Microsporum*. Las lesiones aparecen como anillos que se agrandan con centros escamosos (*véase* fig. 20-5B). La periferia del anillo, que es el sitio del crecimiento activo de los hongos, suele estar inflamada y vesiculada. Aunque cualquier sitio del cuerpo puede verse afectado, las lesiones aparecen con mayor frecuencia en las áreas lampiñas del tórax.

3. **Tiña de la cabeza (*tinea capitis*).** Se han aislado varias especies de *Trichophyton* y *Microsporum* de las lesiones por tiña de la cabeza en el cuero cabelludo; las especies infectantes predominantes dependen de la ubicación geográfica. En los Estados Unidos, por ejemplo, la especie infectante predominante es *Trichophyton tonsurans*. Las manifestaciones de la enfermedad varían desde parches pequeños que se descaman hasta la afectación de todo el cuero cabelludo con pérdida extensa de cabello (*véase* fig. 20-5C). Los tallos de los cabellos pueden ser invadidos por hifas de *Microsporum*, como lo demuestra su fluorescencia verde en luz ultravioleta de onda larga (lámpara de Wood).

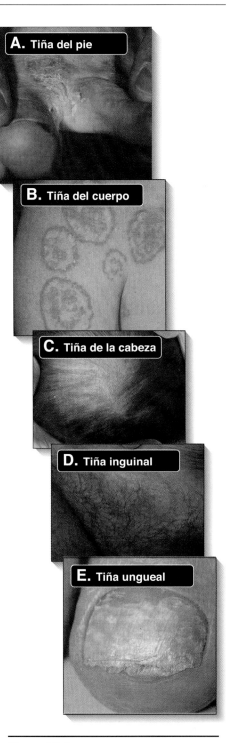

Figura 20-5
A-E. Micosis cutáneas.

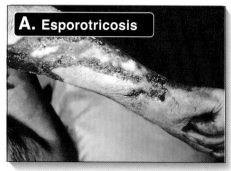

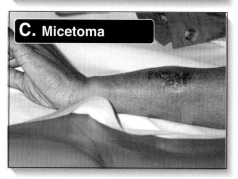

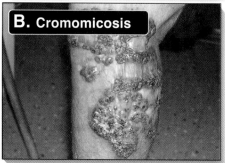

Figura 20-6
Micosis subcutáneas **A.** Esporotricosis.
Antebrazo de un jardinero que muestra
la forma linfática cutánea de la
esporotricosis. **B.** Cromomicosis que
muestra múltiples placas en la parte
inferior de la pierna. **C.** Micetoma del
brazo.

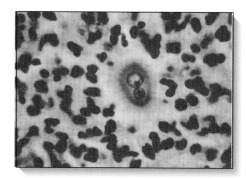

Figura 20-7
Sección de tejido que muestra la levadura
en gemación de *Sporothrix schenckii*.

4. **Tiña inguinal (crural).** Los microorganismos causales son *E. flocco-sum* y *T. rubrum*. Las manifestaciones de la enfermedad son similares a las de la tiña de la piel lampiña, excepto que las lesiones se producen en el área húmeda de la ingle, donde pueden extenderse desde la parte superior de los muslos y alcanzar los genitales (*véase* fig. 20-5D).

5. **Tiña ungueal u onicomicosis.** Con mayor frecuencia, el agente causal es *T. rubrum*. Las uñas se engrosan y se vuelven descoloridas y quebradizas. El tratamiento debe continuar durante 3-4 meses hasta que todas las partes infectadas de la uña hayan crecido y se hayan cortado (*véase* fig. 20-5E).

D. Tratamiento

La eliminación de la piel infectada, seguida de la aplicación tópica de antimicóticos, como miconazol y clotrimazol, es el primer tratamiento. Las infecciones refractarias en general responden bien a la griseofulvina y el itraconazol por vía oral. Las infecciones del cabello y las uñas por lo general requieren tratamiento sistémico (oral). La terbinafina es el fármaco de elección para la onicomicosis.

IV. MICOSIS SUBCUTÁNEAS

Las micosis subcutáneas son infecciones por hongos de la dermis, el tejido subcutáneo y el hueso. Los microorganismos causales residen en el suelo y en vegetación viva o en descomposición.

A. Epidemiología

Las micosis subcutáneas casi siempre se contagian a través de laceraciones, traumatismos o heridas punzantes. La esporotricosis, por ejemplo, a menudo se contagia con el pinchazo de una espina. Como es de esperar, estas infecciones son más frecuentes en individuos que tienen contacto frecuente con el suelo y la vegetación y utilizan ropa protectora inadecuada. Las micosis subcutáneas no son transmisibles de persona a persona.

B. Importancia clínica

Con la rara excepción de la esporotricosis, que muestra una amplia distribución geográfica en los Estados Unidos, las micosis subcutáneas habituales que se analizan a continuación se limitan a las regiones tropicales y subtropicales.

1. **Esporotricosis.** Esta infección, caracterizada por una úlcera granulomatosa en el sitio de la punción, puede producir lesiones secundarias a lo largo de los drenajes linfáticos (fig. 20-6A). El microorganismo causal, *Sporothrix schenckii*, es un hongo dimórfico que muestra la forma de levadura en el tejido infectado (fig. 20-7) y la forma micelial en el ambiente y en el cultivo de laboratorio. En la mayoría de los pacientes, la enfermedad es autolimitada, pero puede persistir de forma crónica. La diseminación a sitios distantes es posible en los pacientes con deficiencias en la función de los linfocitos T (como en el síndrome de inmunodeficiencia adquirida [sida] y los linfomas). El itraconazol oral es el fármaco de elección.

2. **Cromomicosis.** También conocida como *cromoblastomicosis*, esta infección se caracteriza por la presencia de nódulos verrugosos que

se diseminan de manera lenta a lo largo de los ganglios linfáticos y el desarrollo de abscesos costrosos (*véase* fig. 20-6B). Los patógenos que ocasionan esta micosis incluyen varias especies de hongos pigmentados del suelo (p. ej., *Phialophora* y *Cladosporium*), y la infección es más frecuente en los trópicos. El tratamiento es complejo. La extirpación quirúrgica de las lesiones pequeñas es eficaz, pero debe realizarse con precaución y con amplios márgenes para evitar la diseminación. Las etapas más avanzadas de la enfermedad se tratan con itraconazol y terbinafina.

3. **Micetoma ("pie de Madura" o maduromicosis).** El micetoma aparece como un absceso localizado, en general en los pies, pero no se limita al miembro inferior (*véase* fig. 20-6C). El absceso segrega pus, suero y sangre a través de trayectos fistulosos. La infección se puede diseminar al hueso subyacente y generar deformidades paralizantes. Los agentes patógenos son diversos hongos del suelo. Los más frecuentes son *Madurella grisea* y *Exophiala jeanselmei*. Los micetomas se parecen a las lesiones de la cromomicosis; sin embargo, la característica definitoria del micetoma es la presencia de granos coloreados, compuestos por hifas compactadas, en el exudado. El color de los granos (negro, blanco, rojo o amarillo) es característico del microorganismo causal y, por lo tanto, es útil para identificar el patógeno en particular. No existe una quimioterapia eficaz para el micetoma micótico. El tratamiento en general es la resección.

V. MICOSIS SISTÉMICAS

Los microorganismos responsables de las micosis sistémicas se clasifican en dos categorías generales: 1) aquellos que infectan a individuos sanos normales (patógenos "verdaderos"), y 2) aquellos que infectan principalmente a individuos debilitados o inmunocomprometidos ("patógenos oportunistas", *véase* p. 396). En los Estados Unidos, la coccidioidomicosis, la histoplasmosis y la blastomicosis son las infecciones micóticas sistémicas más frecuentes en los hospederos inmunocompetentes. Estas infecciones se presentan en áreas geográficas definidas donde los patógenos micóticos se encuentran en el suelo y se pueden aerosolizar. Las manifestaciones clínicas se parecen mucho a las observadas en la tuberculosis, en la cual es habitual la infección pulmonar primaria asintomática, mientras que la infección pulmonar crónica o diseminada es rara. Los hongos que causan estas enfermedades son uniformemente dimórficos, por lo que exhiben la forma de levadura en el tejido infectado y la forma micelial en el cultivo o en su entorno natural.

A. Epidemiología y patogenia

La entrada al hospedero es mediante inhalación de conidios en el aire, los cuales germinan en los pulmones. Desde los pulmones, la diseminación puede ocurrir a cualquier órgano del cuerpo, donde los hongos invaden y destruyen el tejido (fig. 20-8).

B. Importancia clínica

A pesar de la naturaleza aparentemente grave de una enfermedad potencialmente sistémica, la mayoría de los casos de coccidioidomicosis, histoplasmosis y paracoccidioidomicosis en pacientes por lo demás sanos solamente presentan síntomas leves y son autolimitados. Sin embargo, en los individuos inmunosuprimidos, las mismas infecciones pueden ser mortales.

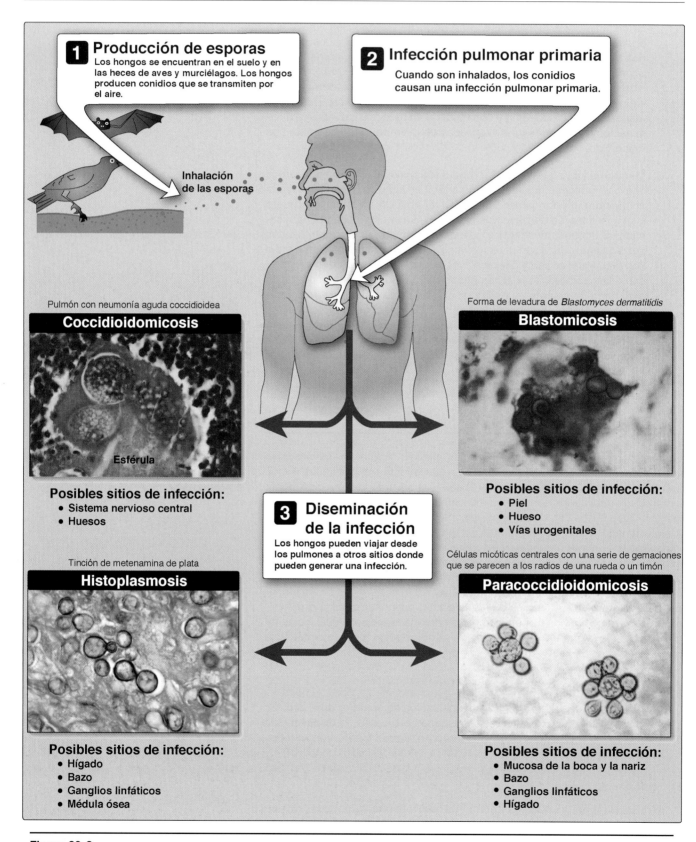

Figura 20-8
Micosis sistémicas.

1. **Coccidioidomicosis.** Causada por *Coccidioides immitis*, la mayoría de los casos se producen en las zonas áridas del suroeste de los Estados Unidos (fig. 20-9) y en Centro y Sudamérica. La infección inicial por *C. immitis* puede causar fiebre con diversos grados de enfermedad respiratoria (llamada *fiebre del Valle* debido a su prevalencia en el Valle de San Joaquín, en el suroeste de los Estados Unidos). En el suelo, el hongo genera esporas por tabicación (septación) de los filamentos de hifas (artrosporas). Estas esporas son fácilmente transportadas por el aire y entran en los pulmones, donde germinan y se desarrollan en grandes esferas (20-40 µm) llenas de muchas endosporas. La rotura de las esferas libera las endosporas, cada una de las cuales puede propagarse por el torrente sanguíneo y luego formar una nueva esfera. En los casos de enfermedad diseminada, las lesiones aparecen con mayor frecuencia en los huesos y en el sistema nervioso central, donde producen meningitis. Las esporas de los filamentos hifales se propagan con facilidad, por lo que el cultivo conlleva un riesgo importante de infección accidental del personal de laboratorio.

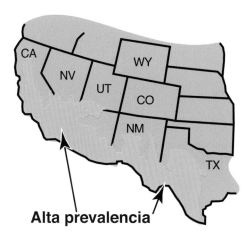

Figura 20-9
Prevalencia geográfica de la coccidioido-micosis en los Estados Unidos.

2. **Histoplasmosis.** La histoplasmosis es causada por *Histoplasma capsulatum*. En el suelo, el hongo genera conidios que, cuando están en el aire, entran en los pulmones y germinan en células levaduriformes. Estas células son fagocitadas por macrófagos, en los cuales se multiplican. Las infecciones pulmonares pueden ser agudas pero relativamente benignas y autolimitadas, o pueden ser crónicas, progresivas y letales. La diseminación es rara; sin embargo, puede ocurrir en adultos mayores, personas muy jóvenes y pacientes con deficiencias en la función de los linfocitos T. La enfermedad diseminada ocasiona la invasión de las células del sistema reticuloendotelial, lo que distingue a este microorganismo como el único hongo que exhibe parasitismo intracelular. El diagnóstico definitivo es por aislamiento y cultivo del microorganismo, que es un proceso lento (4-6 semanas), o por detección del exoantígeno en muestras de orina. La enfermedad tiene distribución mundial, pero es más frecuente en el centro de Norteamérica, sobre todo en los valles de los ríos Ohio y Mississippi (fig. 20-10). Los suelos que están cargados de excrementos de aves, pollos o murciélagos son una fuente rica de esporas de *H. capsulatum*. Puede haber epidemias locales de la enfermedad, en particular en áreas donde la construcción ha invadido el ambiente de aves, pollos y murciélagos. Los pacientes inmunocomprometidos (incluidos aquellos con infección por el virus de inmunodeficiencia humana [VIH] no tratados) que viven o viajan por áreas endémicas están especialmente en riesgo. La amplia gama de manifestaciones clínicas de la histoplasmosis la convierte en una enfermedad particularmente compleja, a menudo parecida a la tuberculosis.

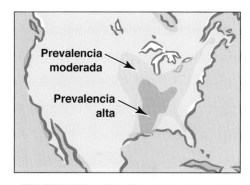

Figura 20-10
Áreas endémicas de histoplasmosis en Norteamérica.

3. **Blastomicosis.** *Blastomyces dermatitidis* causa la blastomicosis. Al igual que *Histoplasma*, el hongo produce microconidios, la mayoría de las veces en el suelo, que se transmiten por el aire y entran en los pulmones. Ahí germinan en levaduras de pared gruesa que a menudo tienen brotes unipolares de base amplia. Aunque las infecciones pulmonares iniciales (fig. 20-11) rara vez se diseminan a otros sitios, cuando ocurre la diseminación, los sitios secundarios incluyen la piel (70%), el hueso (30%) y las vías urinarias (20%), donde se manifiestan como granulomas ulcerados. El diagnóstico definitivo se realiza mediante aislamiento y cultivo del microorganismo. Las colonias identificables pueden obtenerse en 1-3 semanas, pero la identidad se puede establecer con mayor rapidez al someter a las colonias de micelios jóvenes a una prueba de exoantígeno. Las infecciones son mucho más frecuentes en el centro-sur y sureste de los Estados Unidos y en hombres adultos que en mujeres o niños.

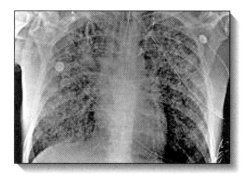

Figura 20-11
Radiografía de tórax que muestra un infiltrado reticulonodular difuso de los pulmones en un jardinero. Lavado broncoalveolar recuperado con *Blastomyces dermatitidis*.

4. **Paracoccidioidomicosis.** También conocida como *blastomicosis suda-mericana*, la paracoccidioidomicosis es ocasionada principalmente por *Paracoccidioides brasiliensis*. La presentación clínica es muy similar a la de la histoplasmosis y la blastomicosis, excepto que el sitio secundario más frecuente de infección es la mucosa de la boca y la nariz, donde se pueden desarrollar lesiones dolorosas y destructivas. Al igual que otros hongos dimórficos, la identificación morfológica a través de los conidios es lenta; sin embargo, la forma de levadura observada en tejidos o exudados infectados tiene una apariencia característica que se asemeja al timón de un barco debido a la presencia de múltiples brotes (*véase* fig. 20-8). La enfermedad se limita a Centro y Sudamérica, y más del 90% de los pacientes con enfermedad sintomática son hombres adultos. Se especula que los estrógenos pueden inhibir la formación de levaduras.

C. Identificación en el laboratorio

Estas enfermedades no se contagian de persona a persona. Sin embargo, los cultivos de laboratorio deben manipularse con precaución, en especial los de *C. immitis*, porque, en condiciones de cultivo, los hongos vuelven a la forma infecciosa que contiene esporas. Como estos organismos tienen tasas de crecimiento lentas, la identificación morfológica de los conidios característicos puede tomar varias semanas. El análisis histológico de los líquidos corporales (esputo, pus, gasto de las fístulas) para detectar la presencia de levaduras, hifas o conidios permite una rápida identificación del agente etiológico antes de disponer de los resultados del cultivo. Un método rápido para identificar los cuatro patógenos sistémicos estudiados es la prueba de exoantígenos, en la que los antígenos libres de células producidos por colonias de micelios jóvenes (o cultivos líquidos) se detectan mediante un análisis de inmunodifusión. La prueba de exoantígeno también puede aplicarse a muestras de orina recolectadas de pacientes que padecen histoplasmosis. La reacción en cadena de la polimerasa es otro método de diagnóstico rápido y preciso que detecta secuencias de ADN micóticas específicas.

D. Tratamiento

Las micosis sistémicas en general se tratan con anfotericina B, a veces en combinación con flucitosina. También se emplean ketoconazol, fluconazol e itraconazol, según el microorganismo infeccioso y la etapa y el sitio de la enfermedad.

VI. MICOSIS OPORTUNISTAS

Las micosis oportunistas afectan a individuos debilitados o inmunocomprometidos; no obstante, son poco frecuentes en las personas sanas. El empleo de fármacos inmunosupresores para el trasplante de órganos y la quimioterapia en el tratamiento del cáncer, así como la persistencia de infecciones por VIH no tratadas, generan una población inmunocomprometida significativa, lo que amplía el espectro de patógenos micóticos oportunistas. Las infecciones micóticas representan alrededor del 15% de todas las infecciones intrahospitalarias en las unidades de cuidados intensivos de los Estados Unidos, donde las especies de *Candida* son el patógeno micótico intrahospitalario más frecuente (fig. 20-12). A continuación se analizan las micosis oportunistas más observadas en la actualidad.

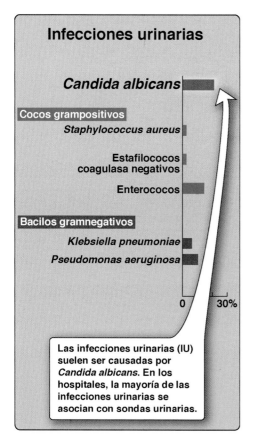

Infecciones urinarias

Candida albicans

Cocos grampositivos
Staphylococcus aureus
Estafilococos coagulasa negativos
Enterococos

Bacilos gramnegativos
Klebsiella pneumoniae
Pseudomonas aeruginosa

0   30%

Las infecciones urinarias (IU) suelen ser causadas por *Candida albicans*. En los hospitales, la mayoría de las infecciones urinarias se asocian con sondas urinarias.

Figura 20-12
Patógenos con fecuencia informados a partir de infecciones urinarias en pacientes en unidades de cuidados intensivos para adultos.

A. Candidosis

La candidosis es causada por la levadura *Candida albicans* y otras especies de *Candida*, que son parte de la microbiota corporal en la piel, la boca, la vagina y los intestinos. Aunque se considera una levadura, *C. albicans* es técnicamente un hongo dimórfico y puede formar un micelio verdadero (fig. 20-13), así como seudohifas, típicamente identificadas en la prueba del tubo germinativo, en la cual se visualiza la formación de hifas iniciales a partir de levaduras en el laboratorio. Las infecciones por *C. albicans* se presentan cuando la microbiota bacteriana competidora es eliminada, por ejemplo, con antibióticos, lo que permite que la levadura crezca en exceso. Las infecciones por *Candida* se manifiestan de diversas formas según el sitio y el grado de inmunoincompetencia del paciente. Por ejemplo, la candidosis oral (*muguet*) se presenta como placas elevadas y blancas en la mucosa bucal, la lengua o las encías (fig. 20-14). Las placas pueden volverse confluentes y ulceradas y extenderse a la garganta. La mayoría de las personas con VIH finalmente desarrollan candidosis oral, que a menudo se propaga al esófago. La candidosis esofágica se considera un trastorno definitorio de sida. La candidosis vaginal se presenta con picazón y dolor ardiente de la vulva y la vagina, acompañados de una secreción blanca. La candidosis sistémica es una infección potencialmente mortal que aparece en individuos debilitados, pacientes con cáncer (con neutropenia secundaria a quimioterapia), individuos que utilizan corticoesteroides sistémicos y pacientes tratados con antibióticos de amplio espectro, en especial aquellos con catéteres intravenosos. La candidosis sistémica puede afectar el tubo digestivo, los riñones, el hígado y el bazo. Las infecciones orales y vaginales se tratan tópicamente con nistatina o clotrimazol. Según la gravedad y la extensión de la candidosis, el tratamiento con un fármaco azólico, como ketoconazol, fluconazol e itraconazol, puede iniciarse por vía oral o intravenosa. La anfotericina B, sola o en combinación con flucitosina, se usa en la enfermedad sistémica. Las equinocandinas, como la caspofungina, la micafungina y la anidulafungina, son activas contra *Aspergillus* y la mayoría de las especies de *Candida*, incluidas aquellas resistentes a los azólicos.

B. Criptococosis

La criptococosis es causada por la levadura *Cryptococcus neoformans* (fig. 20-15), que se encuentra en todo el mundo. El microorganismo es especialmente abundante en el suelo que contiene excrementos de aves (sobre todo palomas), aunque las aves no estén infectadas. El microorganismo tiene una cápsula de polisacárido característica que rodea la célula de levadura en gemación, que se puede observar en un fondo de tinta china (*véase* fig. 34-26). Una tinción de cápsula positiva en el líquido cefalorraquídeo puede ofrecer un diagnóstico rápido de meningitis criptocócica, pero los falsos negativos son frecuentes. También está disponible una prueba de aglutinación en látex. La forma más habitual de criptococosis es una infección pulmonar subclínica leve. En los pacientes inmunocomprometidos, la infección suele diseminarse al cerebro y las meninges, con consecuencias letales. Sin embargo, alrededor del 20% de los pacientes con meningitis criptocócica no tienen un defecto inmunitario evidente. A pesar del mayor acceso al tratamiento antirretroviral, la criptococosis relacionada con el VIH es la segunda infección micótica más frecuente (después de la candidosis) y puede ser la más grave. La meningitis criptocócica es una alteración definitoria del sida. Los agentes antimicóticos que se emplean para tratar la criptococosis son la anfotericina B y la flucitosina; el régimen terapéutico preciso depende de la etapa de la enfermedad,

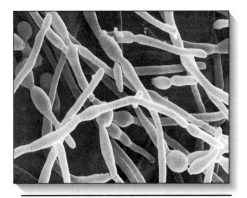

Figura 20-13
Candida albicans.

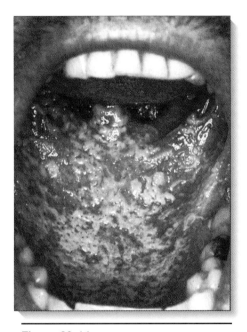

Figura 20-14
Candidosis oral (*muguet*).

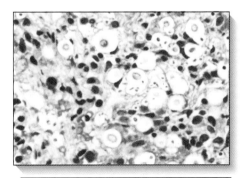

Figura 20-15
Cryptococcus neoformans (nota: las cápsulas son visibles porque no absorben la tinción de hematoxilina y eosina).

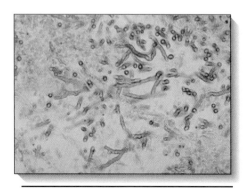

Figura 20-16
Especies de *Aspergillus.*

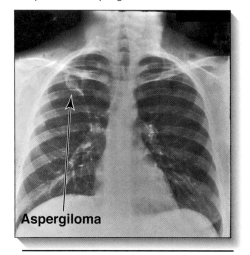

Figura 20-17
Aspergiloma.

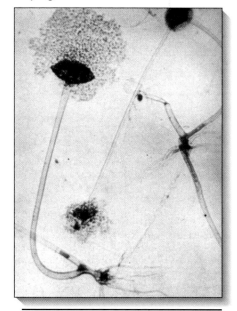

Figura 20-18
Rhizopus oryzae.

el sitio de la infección y el estado inmunitario del paciente. Cuando el recuento de células CD4 cae por debajo de 100 células/μL, la infección criptocócica es tan probable que el fluconazol se usa profilácticamente.

C. Aspergilosis

La aspergilosis se debe a varias especies del género *Aspergillus*, pero principalmente a *Aspergillus fumigatus*. Estos hongos rara vez son patógenos en el hospedero normal; sin embargo, pueden producir enfermedad en individuos inmunodeprimidos y pacientes tratados con antibióticos de amplio espectro. La afección tiene una distribución mundial. Los aspergilos son ubicuos, crecen solo como mohos filamentosos (fig. 20-16) y producen cantidades enormes de conidiosporas. Residen en el polvo, el suelo y la materia orgánica en descomposición. De hecho, los brotes hospitalarios que afectan a pacientes neutropénicos (los que tienen neutrófilos disminuidos en su sangre) se han atribuido al polvo de proyectos de construcción cercanos. La aspergilosis se manifiesta de varias formas, con base, en parte, en el estado inmunitario del paciente.

1. **Infecciones agudas por *Aspergillus*.** La forma más grave y frecuentemente mortal de aspergilosis es la infección invasora aguda del pulmón, desde la cual la infección puede diseminarse al cerebro, el tubo digestivo y otros órganos. Una infección pulmonar no invasora menos grave da lugar a un nódulo micótico (aspergiloma), una masa de tejido hifal que se puede formar en cavidades pulmonares derivadas de enfermedades previas, como la tuberculosis (fig. 20-17). Aunque el pulmón es el sitio primario de infección más habitual, el ojo, el oído, los senos nasales y la piel también pueden ser sitios primarios.

2. **Diagnóstico y tratamiento.** El diagnóstico definitivo de una infección por *Aspergillus* se logra mediante la detección de masas hifales y el aislamiento del microorganismo a partir de las muestras clínicas. Las hifas de *Aspergillus* tienen ramas en forma de "V" características (hifas tabicadas que se ramifican en un ángulo de 45°; *véase* fig. 20-16) que las distinguen de las especies de *Mucor*, las cuales forman ramas en ángulo recto. Además, los tabiques están presentes en las hifas de *Aspergillus*, pero faltan en las de *Mucor*. En el cultivo, las estructuras que contienen esporas de *Aspergillus* son inconfundibles, pero debido a que estos microorganismos son tan omnipresentes, la contaminación externa de las muestras clínicas puede dar falsos positivos. El tratamiento de las infecciones por *Aspergillus* es típicamente mediante anfotericina B y extirpación quirúrgica de las masas micóticas o el tejido infectado. Los antimicóticos miconazol, ketoconazol y fluconazol no han demostrado ser útiles, aunque el itraconazol se ha empleado con cierta eficacia para la osteomielitis por *Aspergillus*.

D. Mucormicosis

Con mayor frecuencia, la mucormicosis es ocasionada por *Rhizopus oryzae* (también denominado *R. arrhizus*), como se muestra en la figura 20-18, y con menor frecuencia por otros miembros del orden *Mucorales*, como *Absidia corymbifera* y *Rhizomucor pusillus*. Al igual que *Aspergillus*, estos microorganismos son de naturaleza ubicua y sus esporas se encuentran en gran abundancia en la fruta podrida y el pan viejo. Las infecciones por *Mucor* aparecen en todo el mundo, pero se limitan casi exclusivamente a individuos con alguna alteración predisponente subyacente, como quemaduras, leucemias o estados acidóticos, como la diabetes mellitus. La forma más frecuente de la enfermedad, que puede ser letal en una semana, es la mucormicosis rinocerebral, en la cual la infección comienza en la mucosa nasal o los senos nasales y progresa hacia las órbitas, el paladar y el cerebro. Como la enfermedad es tan agresiva, muchos casos no se diagnostican hasta después de la muerte. El tratamiento se basa en altas dosis de anfotericina B; sin embargo, debe ir acompañado, cuando sea posible, del desbridamiento quirúrgico del tejido necrótico y la corrección de la alteración predisponente subyacente. Los antimicóticos diferentes de la anfotericina no han demostrado ser útiles. Con el diagnóstico temprano y el tratamiento óptimo, alrededor de la mitad de los pacientes diabéticos sobreviven a la mucormicosis rinocerebral, pero el pronóstico es muy malo para los pacientes con leucemia.

E. *Pneumocystis jiroveci*

La neumonía por *Pneumocystis jiroveci* (antes, *P. carinii*) es causada por un hongo parecido a la levadura, como se muestra en la figura 20-19. La enfermedad todavía se conoce a menudo como *neumonía por* P. carinii (NPC). Antes del uso de medicamentos inmunosupresores y el inicio de la epidemia del VIH, la infección por este microorganismo era rara. En algún momento fue una de las enfermedades oportunistas más frecuentes en las personas infectadas por el VIH-1 (*véase* fig. 33-10) y casi 100% mortal si no se trataba. Sin embargo, la incidencia de neumonía por *Pneumocystis* ha disminuido drásticamente con el empleo generalizado de la terapia antirretroviral y la profilaxis de la NPC (*véase* "Diagnóstico y tratamiento"). Hoy en día, la mayoría de los casos ocurren en pacientes que desconocen su estado de VIH o que no reciben atención continua para el virus, y en aquellos con inmunosupresión intensiva.

1. **Clasificación.** Anteriormente, *P. jiroveci* se consideraba un protozoo, pero los estudios moleculares más recientes de las secuencias de proteínas y los ácidos nucleicos indican que se trata de un hongo relacionado con las levaduras ascomicetas. Sin embargo, el ergosterol, que es un componente esencial de la mayoría de las membranas de los hongos, no se encuentra en *P. jiroveci*. Hasta ahora no ha sido posible cultivar *in vitro* este microorganismo, lo que limita la comprensión de su ciclo vital.

2. **Patogenia.** La forma infecciosa y el reservorio natural de este microorganismo no se han identificado, pero deben ser de naturaleza ubicua, porque casi el 100% de los niños en todo el mundo tienen anticuerpos antineumocísticos. La enfermedad no se transmite de persona a persona. En cambio, se piensa que el desarrollo de *P. jiroveci* en los pacientes inmunodeficientes se debe a la reactivación de células inactivas preexistentes en los pulmones. Las formas enquistadas inducen inflamación de los alvéolos, lo que lleva a la producción de un exudado que bloquea el intercambio de gases. La figura 20-20 muestra los hallazgos radiográficos típicos en la neumonía por *Pneumocystis*.

3. **Diagnóstico y tratamiento.** Como *P. jiroveci* no se puede cultivar, el diagnóstico se basa en un análisis microscópico de la biopsia del tejido pulmonar o los lavados. La terapia más eficaz es una combinación de trimetoprima/sulfametoxazol, que también se utiliza de forma profiláctica para prevenir la infección en los pacientes inmunodeprimidos con VIH. Debido a que el mecanismo de acción de muchos antimicóticos, como la anfotericina, implica interferir con la función o la síntesis de ergosterol, estos medicamentos no son eficaces frente a los hongos que carecen de este compuesto.

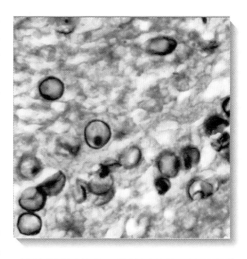

Figura 20-19
Tinción argéntica de quistes por *Pneumocystis jiroveci* en los tejidos de un paciente con sida.

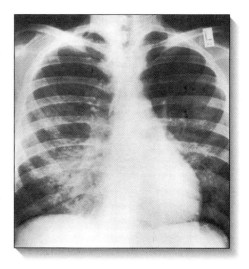

Figura 20-20
Neumonía por *Pneumocystis*.

Preguntas de estudio

Seleccione la respuesta correcta.

20.1 Un componente de la membrana celular de la mayoría de los hongos es:

A. Colesterol

B. Quitina

C. Ergosterol

D. Peptidoglucanos

E. Queratina

> Respuesta correcta = C. El ergosterol en los hongos es el equivalente funcional del colesterol en los microorganismos superiores. Los peptidoglucanos son componentes de la pared celular bacteriana, mientras que la quitina es un componente de la pared celular de los hongos (nota: la quitina también constituye el exoesqueleto de insectos y crustáceos). La queratina es la proteína principal del cabello y las uñas.

20.2 Un médico que visita una aldea rural de América Latina encuentra que muchos hombres adultos, pero pocos hombres jóvenes o mujeres de cualquier edad, son afectados por una enfermedad micótica en particular. ¿Cuál es el diagnóstico probable?

A. Micetoma

B. Blastomicosis

C. Paracoccidioidomicosis

D. Mucormicosis

E. Histoplasmosis

> Respuesta correcta = C. Por alguna razón, posiblemente hormonal, esta enfermedad es más frecuente en los hombres adultos.

20.3 Un hongo que puede atacar el cabello es:

A. *Trichophyton*

B. *Rhizopus*

C. *Microsporum*

D. *Sporothrix*

E. *Epidermophyton*

> Respuesta correcta = C. Todos atacan la piel, pero solo *Microsporum* ataca el cabello.

20.4 Un granjero en Mississippi consulta por tos crónica. La radiografía de tórax revela una masa opaca y la biopsia pulmonar muestra macrófagos con múltiples formas de levadura. ¿Cuál de los siguientes diagnósticos es más probable?

A. Coccidioidomicosis

B. Histoplasmosis

C. Blastomicosis

D. Paracoccidioidomicosis

E. Esporotricosis

> Respuesta correcta = B. La histoplasmosis es causada por *Histoplasma capsulatum*. En el suelo, el hongo genera conidios que, cuando están en el aire, entran en los pulmones y germinan en células levaduriformes. Estas células de levaduras son fagocitadas por macrófagos, en los cuales se multiplican. Las infecciones pulmonares pueden ser agudas, pero relativamente benignas y autolimitadas, o pueden ser crónicas, progresivas y mortales. La diseminación es rara, pero da como resultado la invasión de células del sistema reticuloendotelial, lo que distingue a este microorganismo como el único hongo que exhibe parasitismo intracelular. La enfermedad tiene distribución mundial, pero es más frecuente en el centro de Norteamérica, especialmente en los valles de los ríos Ohio y Mississippi (fig. 20-10).

Protozoos

21

I. PERSPECTIVA GENERAL

Los *protozoos* son un grupo diverso de microorganismos eucariotas unicelulares. Muchos tienen características estructurales (organelos) similares a los de los microorganismos multicelulares. En general, su reproducción es por fisión binaria mitótica, aunque en algunas especies de protozoos también ocurre una reproducción sexual (meiótica) con diferentes variaciones. Solo unas pocas de las muchas decenas de miles de especies de protozoos son patógenas para los humanos. En la figura 21-1 se enumeran las especies que se analizan en este capítulo. Estos patógenos son de dos tipos generales: los que parasitan las vías intestinal y urogenital y los que parasitan células y tejidos de la sangre. Las infecciones por protozoos son frecuentes en los países en desarrollo, tropicales y subtropicales, donde las condiciones de higiene y el control de los vectores de transmisión son deficientes. Sin embargo, con el aumento de los viajes alrededor del mundo y la inmigración, las enfermedades protozoarias ya no se limitan a lugares geográficos específicos. Dado que son eucariotas, los protozoos, al igual que los hongos, tienen procesos metabólicos más cercanos a los del hospedero humano que a los de patógenos bacterianos procariotas. Las enfermedades por protozoos son, por lo tanto, más difíciles de tratar que las bacterianas, ya que muchos fármacos antiprotozoarios son tóxicos para el hospedero humano.

II. CLASIFICACIÓN DE LOS PROTOZOOS CLÍNICAMENTE IMPORTANTES

Entre los protozoos patógenos, hay características comunes importantes que son clínicamente relevantes. Por ejemplo, numerosos protozoos tienen una etapa de quiste inmóvil e inactiva que permite su supervivencia cuando las condiciones ambientales son hostiles, y una etapa móvil, de alimentación y reproducción activa, o vegetativa (trofozoíto). Por conveniencia, los protozoos se clasifican de acuerdo con la forma de locomoción. Los protozoos clínicamente relevantes se dividen en cuatro grupos (fig. 21-2).

A. Amebas

Las amebas se mueven extendiendo proyecciones citoplasmáticas (seudópodos) hacia afuera del cuerpo celular principal. Una sola célula puede tener varios seudópodos que se proyectan en la misma dirección general, y el resto del citoplasma fluye hacia los seudópodos. Las amebas se alimentan rodeando partículas de comida con sus seudópodos. Algunas amebas también tienen flagelos.

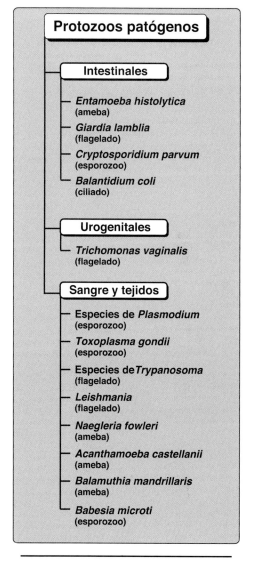

Protozoos patógenos

Intestinales

- *Entamoeba histolytica* (ameba)
- *Giardia lamblia* (flagelado)
- *Cryptosporidium parvum* (esporozoo)
- *Balantidium coli* (ciliado)

Urogenitales

- *Trichomonas vaginalis* (flagelado)

Sangre y tejidos

- Especies de *Plasmodium* (esporozoo)
- *Toxoplasma gondii* (esporozoo)
- Especies de *Trypanosoma* (flagelado)
- *Leishmania* (flagelado)
- *Naegleria fowleri* (ameba)
- *Acanthamoeba castellanii* (ameba)
- *Balamuthia mandrillaris* (ameba)
- *Babesia microti* (esporozoo)

Figura 21-1
Protozoos clínicamente importantes, clasificados de acuerdo con el sitio de infección.

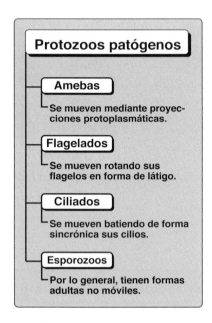

Protozoos patógenos

Amebas
Se mueven mediante proyecciones protoplasmáticas.

Flagelados
Se mueven rotando sus flagelos en forma de látigo.

Ciliados
Se mueven batiendo de forma sincrónica sus cilios.

Esporozoos
Por lo general, tienen formas adultas no móviles.

Figura 21-2
Los cuatro grupos principales de protozoos, clasificados según el modo de locomoción.

B. Flagelados

Los flagelados se mueven por medio de dos o más proyecciones en forma de látigo (flagelos) que giran y propulsan la célula a través de su entorno líquido. Algunos flagelados, como *Trichomonas vaginalis*, también tienen membranas onduladas que le ayudan a nadar. Los flagelados ingieren partículas de comida a través de un surco oral (citostoma).

C. Ciliados

Los ciliados se mueven por medio de muchas proyecciones pilosas (cilios) dispuestas en filas que cubren la superficie de la célula y se baten en sincronía, impulsando la célula como un bote de remos. La mayoría de los ciliados tienen un citostoma (o boca celular) que introduce partículas de alimento a través de una citofaringe y, finalmente, a vacuolas donde tiene lugar la digestión. Aunque hay unas 7000 especies de ciliados, solo *Balantidium coli* es patógeno para los humanos, y su enfermedad (la balantidiosis) es rara.

D. Esporozoos

Los esporozoos (también llamados *apicomplejos* o *Apicomplexa*) son parásitos intracelulares estrictos. Aunque en general tienen formas adultas inmóviles, en algunas especies los gametos masculinos tienen flagelos. Algunos ejemplos de esporozoos incluyen los parásitos del paludismo *Plasmodium vivax*, *Plasmodium falciparum* y otras especies de *Plasmodium* (*véase* p. 227). Los esporozoos pueden tener ciclos de vida complejos con más de un hospedero. El hospedero definitivo es aquel que alberga la etapa de reproducción sexual, mientras que el hospedero intermedio brinda el entorno en el que se produce la reproducción asexual.

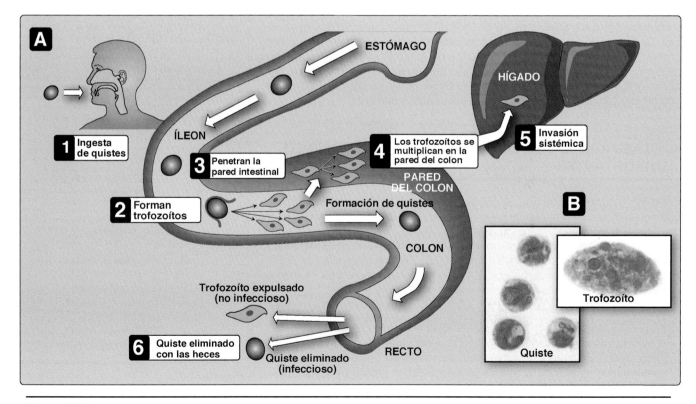

Figura 21-3
A. Ciclo vital de *Entamoeba histolytica*. **B.** Microfotografía de trofozoítos y formas quísticas.

III. INFECCIONES INTESTINALES POR PROTOZOOS

Existen cuatro parásitos intestinales protozoarios principales: la ameba *Entamoeba histolytica*, el flagelado *Giardia lamblia*, el esporozoo *Cryptosporidium* (varias especies) y *Balantidium coli* (el único protozoo ciliado que produce enfermedad en los seres humanos). Todos estos patógenos causan diarrea; sin embargo, difieren en el sitio de infección dentro del tubo digestivo, la gravedad clínica y las consecuencias secundarias de la enfermedad.

A. Disentería amebiana (*Entamoeba histolytica*)

Los quistes ingeridos en alimentos o agua contaminados forman trofozoítos en el intestino delgado (fig. 21-3). Estos pasan al colon, donde se alimentan de bacterias intestinales y pueden invadir el epitelio, lo que puede inducir una ulceración. Entonces, el parásito se puede diseminar al hígado y causar abscesos. En el colon, los trofozoítos forman quistes que pasan a las heces, completando su ciclo vital. Los quistes amebianos son resistentes a las concentraciones de cloro que se emplean en la mayoría de las plantas de tratamiento de agua. El diagnóstico se lleva a cabo mediante el análisis de muestras fecales para detectar trofozoítos o quistes móviles (fig. 21-4). Existen pruebas serológicas útiles para aquellos casos en los que el análisis microscópico es negativo. Deben realizarse biopsias de los abscesos hepáticos desde su borde, donde se acumulan las amebas activas. Los casos leves de disentería amebiana luminal se tratan con yodoquinol, paromomicina o furoato de diloxanida. Los casos más graves, incluidas las infecciones hepáticas, se tratan con metronidazol (que también tiene actividad antibacteriana) en combinación con cloroquina o furoato de diloxanida o emetina. Hasta el 80% de las infecciones por *E. histolytica* son asintomáticas. Las personas infectadas que no presentan síntomas liberan quistes y son una fuente de infección para los demás.

B. Giardiosis (*Giardia lamblia*)

La giardiosis es la enfermedad intestinal parasitaria diagnosticada con mayor frecuencia en los Estados Unidos. Al igual que *E. histolytica*, *G. lamblia* tiene dos etapas en su ciclo vital: el trofozoíto binucleado que tiene cuatro flagelos y el quiste de cuatro núcleos resistente a los medicamentos. Los quistes ingeridos forman trofozoítos en el duodeno, donde se adhieren a la pared pero no la invaden (fig. 21-5). Las infecciones por *Giardia* a menudo son clínicamente leves, aunque en algunas personas una infección masiva puede dañar la mucosa duodenal. Debido a que *Giardia* parasita de forma preferente el duodeno, el análisis coproparasitoscópico puede ser negativo. Un análisis de inmunoadsorción enzimática comercial para medir el antígeno de *Giardia* en material fecal ha demostrado ser útil. El metronidazol es un tratamiento eficaz. Los quistes de *G. lamblia* son resistentes a las concentraciones de cloro utilizadas en la mayoría de las plantas de tratamiento de agua, al igual que en el caso de *E. histolytica*.

C. Criptosporidiosis (especies de *Cryptosporidium*)

Cryptosporidium es un parásito intracelular que habita las células epiteliales de las vellosidades del intestino delgado inferior. La fuente de infección a menudo son las heces de los animales domésticos, y los drenajes de las granjas han sido implicados como una fuente de contaminación del agua potable por *Cryptosporidium*. Los casos asintomáticos a leves son habituales, y si el sistema inmunitario del paciente es normal, la enfermedad en general se resuelve sin tratamiento. Sin embargo, en los individuos inmunocomprometidos, la infección puede ser grave e intratable, aunque

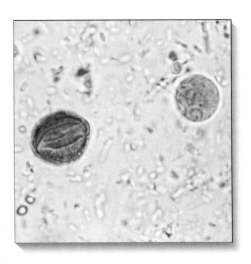

Figura 21-4
Quistes de *Entamoeba histolytica*.

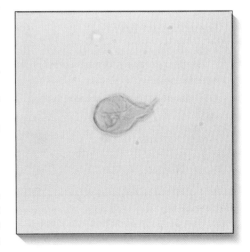

Figura 21-5
Trofozoíto de *Giardia lamblia* en una muestra de materia fecal.

Entamoeba histolytica

- Infecta el colon y, de forma secundaria, el hígado.
- Los pacientes infectados eliminan trofozoítos (no infecciosos) y quistes (infecciosos) en las heces.
- Se diagnostica por la presencia de quistes característicos (con uno a cuatro núcleos) en las heces.
- Tratamiento: iodoquinol y metronidazol.

Giardia lamblia

- La infección en general se debe a la ingesta de agua contaminada.
- Infecta el duodeno, con un período de incubación de 10 días.
- La infección aguda tiene un inicio repentino con diarrea maloliente y acuosa.
- Se diagnostica por la presencia de quistes y trofozoítos en las heces.
- Tratamiento: metronidazol.

Cryptosporidium parvum

- Infecta el intestino delgado.
- Son parásitos intracelulares en las células epiteliales de las vellosidades intestinales.
- Diagnóstico: tinción acidorresistente de muestras de heces.
- Tratamiento: nitazoxanida.

Balantidium coli

- Causa disentería al infectar el intestino grueso y forma úlceras.
- No es invasivo.
- Se diagnostica por la presencia de quistes o trofozoítos en las heces.
- Tratamiento: tetraciclinas o metronidazol.

Figura 21-6
Resumen de las infecciones intestinales por protozoos.

la paromomicina puede proporcionar cierta mejoría. El diagnóstico se realiza mediante tinción acidorresistente de los pequeños ooquistes (4-6 µm) en muestras de heces frescas.

D. Balantidiosis (*Balantidium coli*)

La balantidiosis es una enfermedad debida al protozoo ciliado *B. coli*, que ocasiona disentería al infectar el intestino grueso. Este microorganismo es localmente invasor, con lo que genera úlceras intestinales. Aunque puede producir una perforación y llevar a una peritonitis, difiere de *E. histolytica* en que rara vez se asocia con diseminación a órganos distantes. Las manifestaciones pueden ir desde el estado de portador asintomático hasta un malestar abdominal y diarreas leves y, finalmente, disentería aguda con sangre y pus en las heces. El ciclo vital incluye tanto trofozoítos como formas de quistes, y la identificación de cualquiera de ellas en las heces puede ser diagnóstica. Los quistes, que son la etapa infecciosa, se pueden encontrar en el agua contaminada y no se desactivan por cloración. Los cerdos son el reservorio natural de *B. coli*. La infección puede tratarse con tetraciclinas o metronidazol. En la figura 21-6 se muestra un resumen de las infecciones por protozoos intestinales.

IV. INFECCIÓN URINARIA: TRICOMONOSIS

La tricomonosis es causada por *Trichomonas vaginalis* (fig. 21-7). La tricomonosis es la infección urogenital por protozoos más frecuente en los seres humanos, y es la causa de la infección de transmisión sexual no vírica de mayor frecuencia en todo el mundo. Las *tricomonas* son flagelados con forma de pera y membranas onduladas. No existe una forma de quiste en el ciclo vital de *Trichomonas*. Varias especies no patógenas, incluidas *Trichomonas tenax* y *Trichomonas hominis*, se pueden encontrar en la boca humana y los intestinos, respectivamente. Estas especies, que forman parte de la flora normal, no se distinguen con facilidad de la especie patógena *T. vaginalis* en cuanto a su forma. En las mujeres, el patógeno causa inflamación del tejido mucoso de la vagina, la vulva y el cuello uterino, acompañada de una secreción abundante, amarillenta y maloliente. En los hombres, la uretra, la próstata y las vesículas seminales se pueden infectar, lo que da lugar a una secreción blanca. Sin embargo, la tricomonosis con frecuencia causa una infección asintomática, en especial en los hombres. Como el pH óptimo para el crecimiento de este microorganismo es de 6.0, *T. vaginalis* no se desarrolla en la vagina ácida normal, que tiene un pH de 4.0. El aumento del pH vaginal, por lo tanto, favorece el contagio de la enfermedad. El diagnóstico a menudo se realiza mediante la detección microscópica de trofozoítos móviles en las secreciones vaginales o uretrales. Si la concentración de parásitos es demasiado baja para ser observada directamente, se puede emplear el cultivo de laboratorio para obtener microorganismos visibles. Sin embargo, la microscopía y el cultivo no son sensibles, y muchas infecciones no se detectan con estas técnicas. Hoy en día, existen pruebas de amplificación de ácidos nucleicos (NAAT, *nucleic acid amplification test*) altamente sensibles y específicas, las cuales se recomiendan para el diagnóstico. Las NAAT disponibles comercialmente distinguen entre *T. vaginalis* y las otras especies humanas de *Trichomonas*. El metronidazol es un tratamiento eficaz. De forma similar a otras infecciones de transmisión sexual, las parejas sexuales deben ser tratadas. En la figura 21-8 se resumen las infecciones urogenitales causadas por *T. vaginalis*.

V. INFECCIONES SANGUÍNEAS Y TISULARES POR PROTOZOOS

Las principales enfermedades por protozoos que afectan la sangre y los órganos internos son el paludismo o malaria (*Plasmodium*), la toxoplasmosis (*Toxoplasma*), la tripanosomosis (*Trypanosoma*) y la leishmaniosis (*Leishmania*). *Plasmodium* y *Toxoplasma* son *Apicomplexa*, mientras que *Trypanosoma* y *Leishmania* son flagelados, también llamados *hemoflagelados*. Tres amebas de vida libre no simbiótica causan encefalitis en los humanos. *Babesia microti* causa babesiosis, que se transmite a las personas por la picadura de una garrapata *Ixodes* y produce una infección de eritrocitos, similar a la causada por especies de *Plasmodium*.

A. Paludismo o malaria (*Plasmodium falciparum* y otras especies)

El *paludismo* es una enfermedad infecciosa aguda de la sangre, causada por una de las cinco especies del género protozoario *Plasmodium*, que es un esporozoo. *P. falciparum* se encuentra en todo el mundo en áreas tropicales y subtropicales, y es la especie predominante en África. *P. vivax* se encuentra principalmente en Asia, América Latina y algunas partes de África, y es responsable de la mayoría de los casos de paludismo. El parásito plasmodio se transmite a los humanos principalmente a través de la picadura del mosquito *Anopheles* hembra. Los esporozoos se reproducen asexualmente en las células humanas mediante un proceso llamado *esquizogonia*, en el que múltiples divisiones nucleares vienen seguidas por la envoltura de los núcleos por paredes celulares, produciendo merozoítos. Estos, a su vez, se convierten en trofozoítos. La reproducción sexual ocurre en el mosquito, donde se forman nuevas esporas (esporozoítos). *Plasmodium ovale* se encuentra sobre todo en África occidental, *Plasmodium malariae* en todo el mundo y *Plasmodium knowlesi* (principalmente como patógeno de primates no humanos) en el sudeste asiático. Rara vez, el paludismo se transmite de manera distinta a la picadura de un mosquito infectado (p. ej., mediante transfusión, trasplante de órganos o agujas compartidas).

1. **Patogenia e importancia clínica.** Los esporozoítos de *Plasmodium* son inyectados en el torrente sanguíneo, donde migran con rapidez hacia el hígado. Ahí, forman estructuras similares a quistes que contienen miles de merozoítos. Una vez liberados, los merozoítos invaden los eritrocitos, utilizando la hemoglobina como nutriente. Al final, los eritrocitos infectados se rompen, por lo que liberan los merozoítos, que pueden invadir otros eritrocitos. Si se destruye una gran cantidad de eritrocitos más o menos al mismo tiempo, la liberación masiva de sustancias tóxicas puede provocar un paroxismo (aparición repentina) de fiebre. Una consecuencia predecible de la lisis de eritrocitos es la anemia, que es típica de las infecciones por *Plasmodium*. *P. falciparum* es la especie más peligrosa de plasmodios. Puede causar una enfermedad rápidamente mortal, caracterizada por fiebre alta persistente e hipotensión ortostática. La infección puede conducir a la obstrucción capilar y la muerte si el tratamiento no es rápido. *P. malariae*, *P. vivax* y *P. ovale* causan formas más leves de enfermedad, probablemente porque invaden los eritrocitos jóvenes o viejos, pero no ambos. Esa es la diferencia con *P. falciparum*, que invade las células de todas las edades. En la figura 21-9 se muestra un resumen del ciclo vital de *Plasmodium*. El paludismo aún es una enfermedad frecuente y grave, y se estima que en 2015 causó alrededor de 429 000 muertes en todo el mundo. El aumento en las medidas de prevención y control ha logrado una reducción del 29% en las tasas de mortalidad a nivel mundial desde 2010.

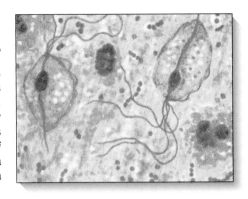

Figura 21-7
Trichomonas vaginalis.

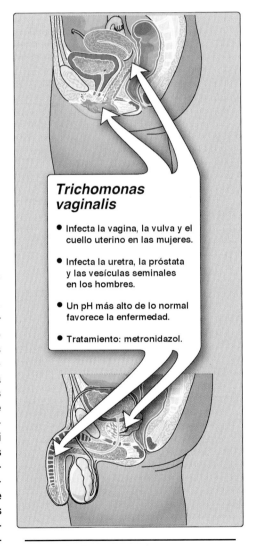

Trichomonas vaginalis

● Infecta la vagina, la vulva y el cuello uterino en las mujeres.

● Infecta la uretra, la próstata y las vesículas seminales en los hombres.

● Un pH más alto de lo normal favorece la enfermedad.

● Tratamiento: metronidazol.

Figura 21-8
Resumen de las infecciones urogenitales.

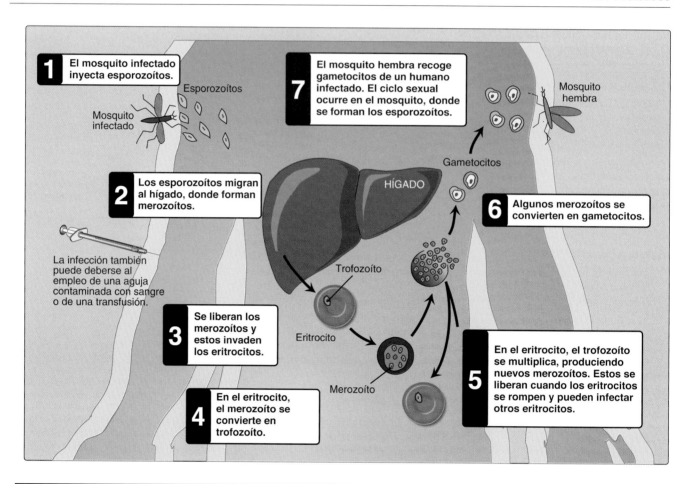

Figura 21-9
Ciclo vital del parásito del paludismo, *Plasmodium falciparum*.

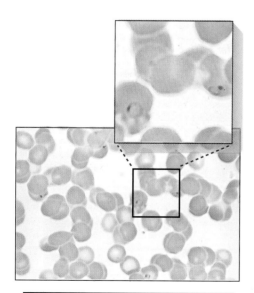

Figura 21-10
Forma de anillo de *Plasmodium falciparum* en un eritrocito.

2. **Diagnóstico y tratamiento.** El diagnóstico depende de la detección del parásito dentro de los eritrocitos (fig. 21-10). Los frotis de gota gruesa teñidos con Giemsa proporcionan la prueba visual más sensible. Los frotis de sangre fina, en los cuales se pueden discernir más detalles, se utilizan para determinar las especies involucradas, lo cual es importante para la planificación del curso terapéutico. Las pruebas serológicas suelen ser demasiado lentas para el diagnóstico de la enfermedad aguda. El tratamiento farmacológico es determinado por la especie de *Plasmodium* que causa la infección. Los fármacos empleados, como quinina, cloroquina, mefloquina, doxiciclina y artemisinina, fueron tratamientos eficaces para el paludismo; sin embargo, *P. falciparum* ha desarrollado resistencia contra casi todos los antipalúdicos disponibles. Se necesitan de forma urgente tratamientos y estrategias más eficaces para evitar la resistencia a los fármacos. Las terapias con base en cloroquina y artemisinina siguen siendo eficaces contra *P. malariae*, *P. ovale* y la mayoría de las infecciones por *P. vivax*. Para las infecciones por *P. ovale* o *P. vivax*, después del tratamiento antipalúdico inicial, se necesita un curso de primaquina de 2 semanas para lograr una "cura radical" y eliminar los microorganismos exoeritrocíticos que persisten en el hígado. Si en la ubicación geográfica de la infección hay resistencia a la cloroquina entre *P. vivax* o *P. ovale*, entonces debe usarse un fármaco alternativo antes de la cura radical. Antes del tratamiento con primaquina, los pacientes deben ser sometidos a un análisis de detección

de deficiencia de glucosa-6-fosfato deshidrogenasa, ya que los individuos con deficiencia de esta enzima desarrollan anemia hemolítica, a veces muy grave, cuando se tratan con primaquina.

B. Toxoplasmosis (*Toxoplasma gondii*)

Toxoplasma gondii es un esporozoo intracelular distribuido en todo el mundo, el cual infecta a todas las especies de vertebrados, aunque su hospedero definitivo es el gato. Los seres humanos pueden infectarse por la ingesta accidental de ooquistes presentes en las heces de los gatos, al comer carne cruda o poco cocida, de forma congénita (de una madre infectada) o por una transfusión de sangre.

1. **Patogenia e importancia clínica.** Existen dos tipos de trofozoítos de *Toxoplasma* que se encuentran en las infecciones humanas: los taquizoítos de crecimiento rápido ("taqui" = rápido), que se ven en los líquidos corporales en las infecciones tempranas agudas, y los bradizoítos de crecimiento lento ("bradi" = lento), que están contenidos en los quistes del tejido muscular y cerebral, así como en el ojo. Los taquizoítos destruyen directamente las células, en especial las parenquimatosas y reticuloendoteliales, mientras que los bradizoítos liberados por la rotura de quistes tisulares causan inflamación local con bloqueo de los vasos sanguíneos y necrosis. Las infecciones de hospederos normales son frecuentes y, en general, asintomáticas. Sin embargo, pueden ser muy graves en individuos inmunocomprometidos, que también pueden sufrir recrudecimiento (recaídas) de la infección. Las infecciones congénitas también pueden ser graves, lo que da lugar a mortinatos, lesiones cerebrales e hidrocefalia, y son una causa importante de ceguera en los recién nacidos.

2. **Diagnóstico y tratamiento.** El abordaje de diagnóstico inicial implica la detección de parásitos en muestras de tejido, pero a menudo esto no es concluyente. Con la disponibilidad reciente de equipos de diagnóstico comerciales, las pruebas serológicas para identificar el toxoplasma ya se utilizan de forma rutinaria. Estas incluyen pruebas para inmunoglobulina (Ig) G e IgM específicas para *Toxoplasma*. El tratamiento de elección para esta infección es el fármaco antifolato pirimetamina, administrado en combinación con sulfadiazina. Para los pacientes que no pueden recibir sulfamidas, se puede agregar clindamicina a la pirimetamina.

C. Tripanosomosis (varios tipos de especies de tripanosomas)

La *tripanosomosis* se refiere a dos enfermedades crónicas, finalmente mortales (la enfermedad del sueño africana y la tripanosomosis americana, también conocida como *enfermedad de Chagas*), causadas por varias especies de tripanosomas. En la figura 21-11 se resumen algunas de las diferencias entre estas enfermedades y los fármacos quimioterápicos disponibles para su tratamiento.

1. **Patogenia e importancia clínica.** La enfermedad del sueño africana es causada por los flagelados estrechamente relacionados *Trypanosoma brucei gambiense* o *T. brucei rhodesiense* (fig. 21-12). Estos parásitos colonizan a los humanos mediante la picadura de una mosca tsetsé infectada, que produce una lesión primaria o chancro. Luego, el microorganismo se disemina al tejido linfático y se reproduce extracelularmente en la sangre. Más tarde, el parásito invade el sistema nervioso central (SNC), por lo que causa inflamación del cerebro y la médula espinal mediada por toxinas liberadas. Esta inflamación produce una letargia característica y, finalmente, el

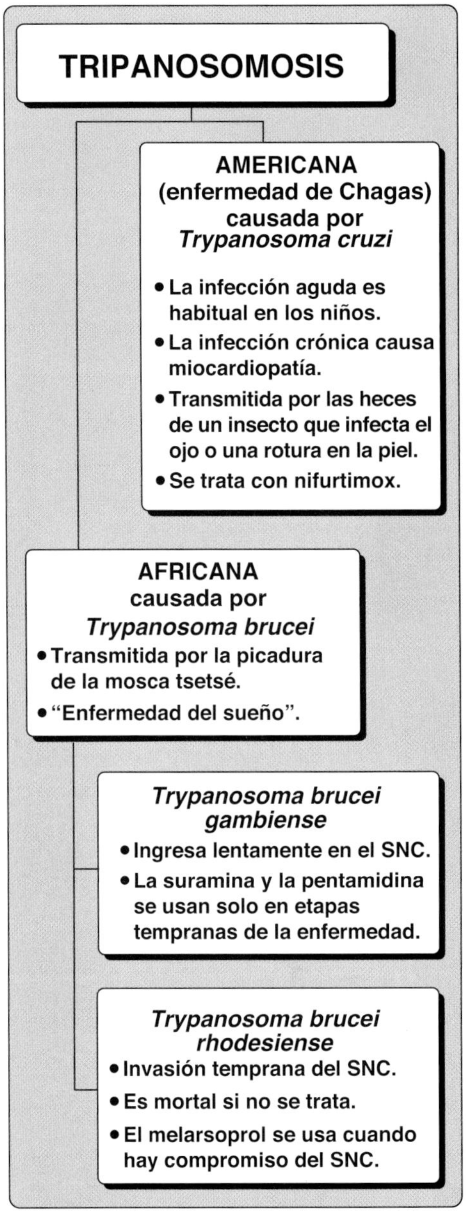

TRIPANOSOMOSIS

AMERICANA (enfermedad de Chagas)
causada por *Trypanosoma cruzi*

- La infección aguda es habitual en los niños.
- La infección crónica causa miocardiopatía.
- Transmitida por las heces de un insecto que infecta el ojo o una rotura en la piel.
- Se trata con nifurtimox.

AFRICANA
causada por *Trypanosoma brucei*
- Transmitida por la picadura de la mosca tsetsé.
- "Enfermedad del sueño".

Trypanosoma brucei gambiense
- Ingresa lentamente en el SNC.
- La suramina y la pentamidina se usan solo en etapas tempranas de la enfermedad.

Trypanosoma brucei rhodesiense
- Invasión temprana del SNC.
- Es mortal si no se trata.
- El melarsoprol se usa cuando hay compromiso del SNC.

Figura 21-11
Tripanosomosis. SNC, sistema nervioso central.

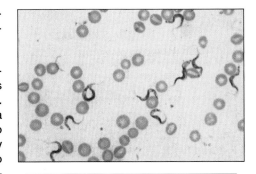

Figura 21-12
Trypanosoma brucei.

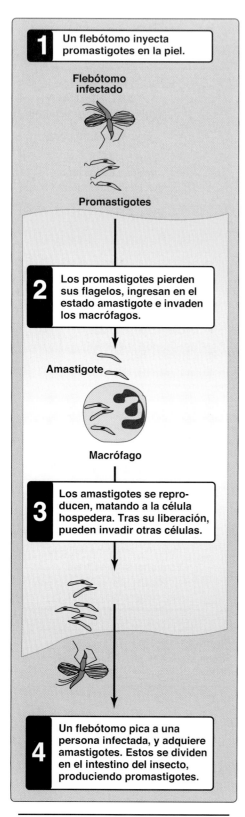

Figura 21-13
Ciclo vital de *Leishmania*.

sueño continuo y la muerte. La tripanosomosis americana (enfermedad de Chagas), causada por *Trypanosoma cruzi*, ocurre en Centro y Sudamérica. A diferencia de las formas africanas de la enfermedad, la infección no se transmite por la picadura de un insecto, sino por las heces de los insectos que contaminan la conjuntiva o una abertura en la piel. El primer síntoma es una lesión granulomatosa en el sitio de entrada del patógeno, seguida de una enfermedad aguda caracterizada por fiebre y hepatoesplenomegalia. Después, la enfermedad puede entrar en remisión, pero reaparecer como una alteración del sistema digestivo. Las posibles complicaciones a largo plazo incluyen las miocardiopatías y el megacolon.

2. **Diagnóstico y tratamiento.** El diagnóstico de la tripanosomosis africana se realiza principalmente mediante la detección de tripanosomas móviles en frotis de líquidos corporales teñidos con Giemsa (p. ej., sangre, líquido cefalorraquídeo y aspirados de ganglios linfáticos). También existen pruebas serológicas extremadamente específicas para la confirmación diagnóstica. La tripanosomosis africana en etapa temprana se trata con suramina o pentamidina. El melarsoprol se emplea en la enfermedad en etapa tardía cuando el SNC está comprometido. La tripanosomosis americana se trata con nifurtimox, pero la eficacia del medicamento es limitada.

D. Leishmaniosis (varias especies de *Leishmania*)

La *leishmaniosis* se refiere a un grupo de infecciones causadas por los protozoos flagelados del género *Leishmania*. Cerca de medio millón de casos nuevos se informan cada año, y se estima que 12 millones de personas están infectadas con este parásito. Existen tres tipos clínicos de leishmaniosis: cutánea, mucocutánea y visceral. Los diversos microorganismos infecciosos son morfológicamente indistinguibles, pero pueden diferenciarse por bioquímica. Se reconocen dos subgéneros (*L. leishmania* y *L. viannia*), cada uno con varias especies. Cualquier especie tiene el potencial de causar una de tres manifestaciones clínicas. El reservorio natural del parásito varía según la geografía y las especies, pero suelen ser roedores, perros y humanos. La transmisión a los seres humanos se produce por la picadura del flebótomo hembra de los géneros *Phlebotomus* o *Lutzomyia*. En la figura 21-13 se muestra el ciclo vital de *Leishmania*.

1. **Leishmaniosis cutánea ("llaga oriental").** Esta enfermedad es causada por *Leishmania tropica* en el norte y oeste de África, Irán e Irak. La forma cutánea de la enfermedad se caracteriza por una o varias llagas ulcerosas en la piel (fig. 21-14). La mayoría de los casos se curan de forma espontánea, pero las úlceras dejan cicatrices antiestéticas. En México y Guatemala, la forma cutánea se debe a *Leishmania mexicana*, que produce lesiones únicas que sanan con rapidez.

2. **Leishmaniosis mucocutánea ("espundia").** Esta enfermedad es provocada por *Leishmania viannia brasiliensis* en Centroamérica y Sudamérica, en especial en las regiones del Amazonas. En esta forma de la enfermedad, el parásito ataca el tejido en las uniones mucosa-dermis de la nariz y la boca, por lo que genera múltiples lesiones. La diseminación extensa en el tejido de la mucosa puede destruir el tabique nasal y la cavidad bucal, lo que lleva a la muerte por una infección secundaria.

3. **Leishmaniosis visceral (*kala-azar*).** Esta enfermedad se debe a *Leishmania donovani* en India, África oriental y China. En la forma visceral, el parásito infecta inicialmente los macrófagos, que, a su vez, migran a bazo, hígado y médula ósea, donde se multiplica rápi-

damente. Los síntomas incluyen fiebres intermitentes y pérdida de peso. El bazo y el hígado se agrandan, y puede aparecer ictericia. La mortalidad es cercana al 100% dentro de los 2 años si no se trata la enfermedad. En algunos casos, las complicaciones derivadas de una infección secundaria y el adelgazamiento ocasionan la muerte.

4. **Diagnóstico y tratamiento.** El diagnóstico se realiza por medio del análisis de muestras de tejido y líquido teñidas con Giemsa para determinar la forma no flagelada (amastigote), la única del microorganismo que aparece en los seres humanos y otros mamíferos. La enfermedad cutánea y mucocutánea se puede diagnosticar a partir de muestras de tejido tomadas de los bordes de lesiones o aspirados de ganglios linfáticos. La enfermedad visceral es más difícil de diagnosticar y requiere biopsia de hígado, bazo o médula ósea. También existen pruebas moleculares en las que se detecta ADN de *Leishmania* en las muestras clínicas. Los Centers for Disease Control and Prevention (CDC) emplean pruebas serológicas (p. ej., anticuerpos fluorescentes indirectos, *véase* p. 28, y fijación del complemento, *véase* p. 26). El tratamiento de la leishmaniosis es difícil porque los fármacos disponibles tienen una toxicidad considerable y altas tasas de fracaso. Los antimoniales pentavalentes, como el estibogluconato de sodio, son la terapia convencional junto con pentamidina y anfotericina B como fármacos de segunda línea. En 2014, la FDA aprobó el fármaco oral miltefosina para el tratamiento de todas las formas de leishmaniosis.

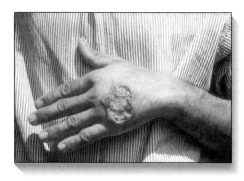

Figura 21-14
Úlcera en piel por leishmaniosis en la mano de un adulto centroamericano.

E. Encefalitis amebiana (*Naegleria fowleri*, *Acanthamoeba castellanii* y *Balamuthia mandrillaris*)

Varias amebas ambientales son capaces de causar infecciones mortales que pueden afectar el SNC de los humanos. *Naegleria fowleri* puede ocasionar meningoencefalitis amebiana primaria (MAP) en individuos inmunocompetentes. La ameba existe en una de las tres formas morfológicas: flagelada, como trofozoíto o quística. El trofozoíto (la forma infecciosa que se encuentra en el agua dulce) ingresa a través de la cavidad nasal, en general infectando a los niños que nadan. Por las narinas, la ameba invade directamente el cerebro a través de la placa cribiforme. El patógeno produce lesiones necróticas en el cerebro y la infección causa la muerte a los pocos días de la aparición de los síntomas. Los síntomas iniciales son cefaleas, fiebre y náuseas. Más del 95% de los casos son mortales a pesar de la terapia adecuada con anfotericina B. Los CDC informaron varios casos recientes en los que los pacientes sobrevivieron a la MAP debido a un tratamiento intensivo con miltefosina, exitoso contra la leishmaniosis. Las especies de *Acanthamoeba*, también amebas libres no simbióticas, causan encefalitis amebiana granulomatosa (EAG), que no es tan rápidamente progresiva como la MAP. Sin embargo, como la MAP, la EAG a menudo es mortal. Ciertas especies de *Acanthamoeba* también causan acantamebosis cutánea, en especial en los individuos inmunocomprometidos. La queratitis por *Acanthamoeba* es una infección de la córnea que se observa con mayor frecuencia en los usuarios de lentes de contacto que sufren una lesión ocular traumática. La fuente de la ameba es la solución de los lentes de contacto, pero en las personas inmunocompetentes, el daño a la córnea es un requisito previo para la infección. *Balamuthia mandrillaris* también es una ameba de vida libre no simbiótica capaz de causar encefalitis. Se piensa que el contacto se produce en el agua o el suelo con la diseminación posterior al cerebro. Al igual que con las otras encefalitis amebianas, la infección, tanto en personas inmunocompetentes como inmunocomprometidas, puede ser mortal. En 2010 se informaron varios casos de encefalitis por *Balamuthia* en receptores de trasplantes de órganos sólidos.

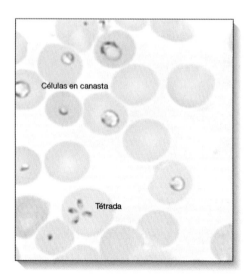

Figura 21-15
Frotis de sangre periférica teñido con
Wright de un recién nacido con una
infección congénita por *Babesia microti*.
El frotis muestra parásitos de tamaño
y apariencia morfológica variables.

F. Babesiosis (*Babesia microti*)

B. microti es un protozoo transmitido por la picadura de una garrapata *Ixodes*, que es el mismo vector artrópodo que transmite la enfermedad de Lyme. Los reservorios para ambos patógenos son pequeños mamíferos y ciervos. *Babesia* infecta los eritrocitos en el hospedero accidental humano, se multiplica dentro de estas células y, en última instancia, ocasiona la lisis de los eritrocitos. Al igual que las especies de *Plasmodium*, las de *Babesia* generan trofozoítos con forma de anillo dentro de los eritrocitos (fig. 21-15), que son diagnósticos. La infección no se propaga más allá de los eritrocitos, pero los síntomas se relacionan con la pérdida de eritrocitos (anemia) y la depuración de los desechos celulares (hepatoesplenomegalia e ictericia).

Preguntas de estudio

Seleccione la respuesta correcta.

21.1 La fase de trofozoíto protozoario se caracteriza por:

    A. Estado vegetativo metabólico

    B. Producción de toxinas

    C. Alimentación activa y reproducción

    D. Locomoción flagelar

    E. Residencia en el hospedero intermediario

> Respuesta correcta = C. El trofozoíto es, en términos generales, la fase activa, en contraste con el quiste, que es la fase inactiva. En algunas especies se reconocen muchas variedades de trofozoítos, como los taquizoítos y bradizoítos de *Toxoplasma gondii*.

21.2 El hospedero definitivo de un parásito es aquel:

    A. En el que ocurre la reproducción asexual

    B. En el que ocurre la reproducción sexual

    C. Que es obligatorio para el parásito

    D. Que es capaz de destruir al parásito

    E. Organismo vector que transporta un parásito de un individuo infectado a uno no infectado

> Respuesta correcta = B. La reproducción sexual ocurre en el hospedero definitivo, mientras que la reproducción asexual ocurre en el hospedero intermedio. Por ejemplo, en el caso del *Plasmodium* en el paludismo, el hospedero definitivo es el mosquito y el intermedio es el humano. En la mayoría de los casos, ambos hospederos son obligatorios para la propagación del parásito.

21.3 *Plasmodium falciparum*, que causa el paludismo, es un ejemplo de:

    A. Protozoo ameboide

    B. Esporozoo

    C. Flagelado

    D. Ciliado

    E. Esquizonte

> Respuesta correcta = B. Los esporozoos también se denominan *Apicomplexa* debido a la presencia de un complejo de organelos en la punta de la célula que facilita la penetración del parásito en el tejido del hospedero. Un esquizonte no es un grupo taxonómico, sino una masa de trofozoítos.

21.4 Un hombre de negocios de los Estados Unidos que recientemente regresó de Haití presenta fiebre alta seguida de hipotensión ortostática. ¿Cuál es el diagnóstico preliminar probable?

A. Enfermedad de Chagas

B. Giardiosis

C. Sífilis

D. Paludismo

E. Toxoplasmosis

Respuesta correcta = D. Todos los signos apuntan a paludismo, especialmente la periodicidad de la fiebre que resulta de la rotura sincrónica de grandes cantidades de eritrocitos.

21.5 Una mujer de 22 años de edad visita a su ginecólogo por una secreción vaginal maloliente y picazón intensa. Se obtuvo una muestra y se examinó mediante microscopía óptica que reveló células nucleadas muy móviles con múltiples flagelos. ¿Cuál es el agente causal más probable de esta infección?

A. *Balantidium coli*

B. *Plasmodium falciparum*

C. *Toxoplasma gondii*

D. *Giardia lamblia*

E. *Trichomonas vaginalis*

Respuesta correcta = E. Los síntomas son congruentes con la infección de transmisión sexual causada por *Trichomonas vaginalis*. Este protozoario flagelado es extremadamente móvil y se distingue de otros patógenos de enfermedades de transmisión sexual mediante microscopía óptica. Los otros patógenos protozoarios enumerados no causan enfermedades que se presentan con síntomas de las vías genitourinarias.

22 Helmintos

I. PERSPECTIVA GENERAL

Los *helmintos* son vermes (gusanos), algunos de los cuales son parásitos de los humanos. Estos parásitos pertenecen a uno de tres grupos: cestodos (tenias), trematodos (duelas) o nematodos (gusanos cilíndricos), como se muestra en la figura 22-1. Aunque cada especie puede mostrar una preferencia por los sitios primarios de infestación (con frecuencia, los intestinos, donde en general causan poco daño), estos organismos pueden diseminarse a órganos vitales (p. ej., el cerebro, los pulmones o el hígado), donde pueden causar daños graves. Se estima que al menos el 70% de la población mundial está infestada por un parásito helminto. El modo de transmisión a los seres humanos varía de una especie a otra, pero incluye la ingesta de larvas en carne de cerdo, res o pescado crudos o poco cocidos, el consumo de huevos de helmintos en heces, la transmisión por picaduras de insectos o la transmisión por penetración directa en la piel. En Norteamérica, las enfermedades helmínticas son cada vez más raras, mientras que son endémicas en regiones del mundo donde las condiciones de higiene de la comunidad son deficientes y se usa material fecal humano como fertilizante.

II. CESTODOS

Los *cestodos* (tenias) son gusanos segmentados aplanados que son principalmente parásitos intestinales. No tienen sistema digestivo y no ingieren partículas, sino que absorben nutrientes solubles directamente a través de sus cutículas. En el intestino delgado, algunas especies (p. ej., la tenia *Diphyllobothrium latum*) pueden alcanzar longitudes enormes de hasta 15 m. Los cestodos causan lesiones clínicas al secuestrar los nutrientes del hospedero, mediante la excreción de residuos tóxicos y, en casos de infestaciones masivas, causando un bloqueo mecánico del intestino. El extremo anterior del gusano consiste en un *escólex*, una estructura bulbosa con ganchos y ventosas que sirve para sujetar al gusano a la pared intestinal (fig. 22-2). El cuerpo (estróbilo) está compuesto por muchos segmentos (proglótides), que se organizan de forma continua en la región justo detrás del escólex. Cada proglótide tiene un conjunto completo de órganos sexuales (masculinos y femeninos) que generan huevos fertilizados. Los proglótides rellenos de huevos maduros se encuentran en el extremo posterior del organismo. Estos pueden desprenderse de la cadena y salir del cuerpo en las heces. Las características de las infecciones por los cuatro cestodos de importancia médica se resumen en la figura 22-3. Obsérvese que *Taenia solium* tiene dos manifestaciones de enfermedad diferentes en función de si la transmisión es por ingesta de larvas en carne de cerdo poco cocido o por la ingesta de sus huevos. En el primer caso, la infestación se limita a los intestinos, mientras que, en el segundo, los huevos se convierten en larvas que forman quistes (cisticercos) en el cerebro y otros tejidos.

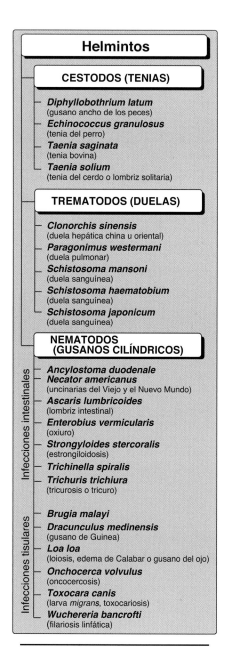

Helmintos

CESTODOS (TENIAS)

Diphyllobothrium latum
(gusano ancho de los peces)
Echinococcus granulosus
(tenia del perro)
Taenia saginata
(tenia bovina)
Taenia solium
(tenia del cerdo o lombriz solitaria)

TREMATODOS (DUELAS)

Clonorchis sinensis
(duela hepática china u oriental)
Paragonimus westermani
(duela pulmonar)
Schistosoma mansoni
(duela sanguínea)
Schistosoma haematobium
(duela sanguínea)
Schistosoma japonicum
(duela sanguínea)

**NEMATODOS
(GUSANOS CILÍNDRICOS)**

Infecciones intestinales

Ancylostoma duodenale
Necator americanus
(uncinarias del Viejo y el Nuevo Mundo)
Ascaris lumbricoides
(lombriz intestinal)
Enterobius vermicularis
(oxiuro)
Strongyloides stercoralis
(estrongiloidosis)
Trichinella spiralis
Trichuris trichiura
(tricurosis o tricuro)

Infecciones tisulares

Brugia malayi
Dracunculus medinensis
(gusano de Guinea)
Loa loa
(loiosis, edema de Calabar o gusano del ojo)
Onchocerca volvulus
(oncocercosis)
Toxocara canis
(larva *migrans*, toxocariosis)
Wuchereria bancrofti
(filariosis linfática)

Figura 22-1
Helmintos clínicamente importantes.

234

III. TREMATODOS

Los trematodos, también conocidos como *duelas*, son gusanos pequeños (~ 1 cm), planos, con forma de hoja que, según la especie, infectan varios órganos del hospedero humano (p. ej., venas intestinales, vejiga urinaria, hígado o pulmón). Todos los trematodos parásitos utilizan caracoles de agua dulce como hospedero intermedio.

A. Duelas hermafroditas

Los acontecimientos evolutivos en el ciclo vital de una duela típica comienzan cuando la duela adulta, que es hermafrodita, produce huevos en el humano (el hospedero definitivo). Los huevos son excretados en el medio ambiente. La primera etapa larvaria (miracidio) se desarrolla dentro de los huevos. Estas larvas buscan e infectan especies adecuadas de caracoles, que son el primer hospedero intermedio. En el caracol, se lleva a cabo la reproducción asexual, en la que pueden distinguirse varias formas evolutivas intermedias, como esporoquistes, redias (una etapa larvaria temprana) y, finalmente, grandes cantidades de la etapa larvaria final, llamada *cercaria*, que sale del caracol y busca un segundo hospedero intermedio (un

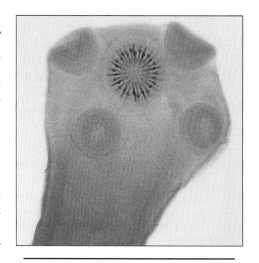

Figura 22-2
El escólex de *Taenia solium* mide 1 mm de ancho y tiene cuatro ventosas.

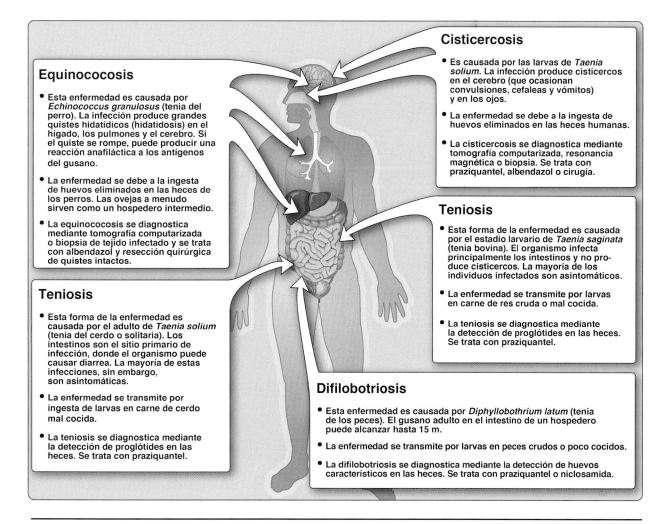

Equinococosis

- Esta enfermedad es causada por *Echinococcus granulosus* (tenia del perro). La infección produce grandes quistes hidatídicos (hidatidosis) en el hígado, los pulmones y el cerebro. Si el quiste se rompe, puede producir una reacción anafiláctica a los antígenos del gusano.

- La enfermedad se debe a la ingesta de huevos eliminados en las heces de los perros. Las ovejas a menudo sirven como un hospedero intermedio.

- La equinococosis se diagnostica mediante tomografía computarizada o biopsia de tejido infectado y se trata con albendazol y resección quirúrgica de quistes intactos.

Teniosis

- Esta forma de la enfermedad es causada por el adulto de *Taenia solium* (tenia del cerdo o solitaria). Los intestinos son el sitio primario de infección, donde el organismo puede causar diarrea. La mayoría de estas infecciones, sin embargo, son asintomáticas.

- La enfermedad se transmite por ingesta de larvas en carne de cerdo mal cocida.

- La teniosis se diagnostica mediante la detección de proglótides en las heces. Se trata con praziquantel.

Cisticercosis

- Es causada por las larvas de *Taenia solium*. La infección produce cisticercos en el cerebro (que ocasionan convulsiones, cefaleas y vómitos) y en los ojos.

- La enfermedad se debe a la ingesta de huevos eliminados en las heces humanas.

- La cisticercosis se diagnostica mediante tomografía computarizada, resonancia magnética o biopsia. Se trata con praziquantel, albendazol o cirugía.

Teniosis

- Esta forma de la enfermedad es causada por el estadio larvario de *Taenia saginata* (tenia bovina). El organismo infecta principalmente los intestinos y no produce cisticercos. La mayoría de los individuos infectados son asintomáticos.

- La enfermedad se transmite por larvas en carne de res cruda o mal cocida.

- La teniosis se diagnostica mediante la detección de proglótides en las heces. Se trata con praziquantel.

Difilobotriosis

- Esta enfermedad es causada por *Diphyllobothrium latum* (tenia de los peces). El gusano adulto en el intestino de un hospedero puede alcanzar hasta 15 m.

- La enfermedad se transmite por larvas en peces crudos o poco cocidos.

- La difilobotriosis se diagnostica mediante la detección de huevos característicos en las heces. Se trata con praziquantel o niclosamida.

Figura 22-3
Características y tratamiento de las infecciones por los cestodos más frecuentes.

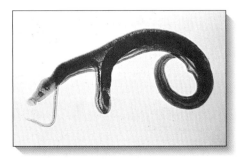

Figura 22-4
El esquistosoma macho tiene un surco largo en el que reside la hembra más pequeña y esta se aparea continuamente con aquel.

pez o un crustáceo, en función de la especie de duela). En este segundo hospedero intermedio, las cercarias forman quistes conocidos como *metacercarias* que pueden permanecer viables de forma indefinida. Por último, si un humano ingiere los pescados o crustáceos infectados crudos o poco cocidos, la metacercaria sale de los quistes y la duela invade tejidos como el pulmón o el hígado y comienza a producir huevos, y así completa el ciclo de vida.

B. Duelas con reproducción sexual (esquistosomas)

El ciclo de vida de los esquistosomas es similar al de las duelas hermafroditas. Una diferencia es que los primeros tienen un solo hospedero intermedio, el caracol. Otra diferencia es que la esquistosomosis no se contagia por la ingesta de alimentos contaminados, sino por las cercarias de los esquistosomas que penetran directamente en la piel de pescadores o nadadores en ríos y lagos contaminados. Tras la diseminación y el desarrollo en el hospedero humano, los gusanos adultos se alojan en varias venas abdominales según la especie; por lo tanto, se denominan *duelas sanguíneas*. También, en contraste con las duelas hermafroditas "típicas" ya descritas, los esquistosomas tienen sexos separados y distintivos. Una característica anatómica notable es el surco largo o *esquisto* en la superficie ventral del macho de gran tamaño, en el que reside la hembra más pequeña que se acopla de forma continua con el macho (fig. 22-4). Este apareamiento ocurre en el hígado humano. Los huevos fertilizados penetran en las pare-

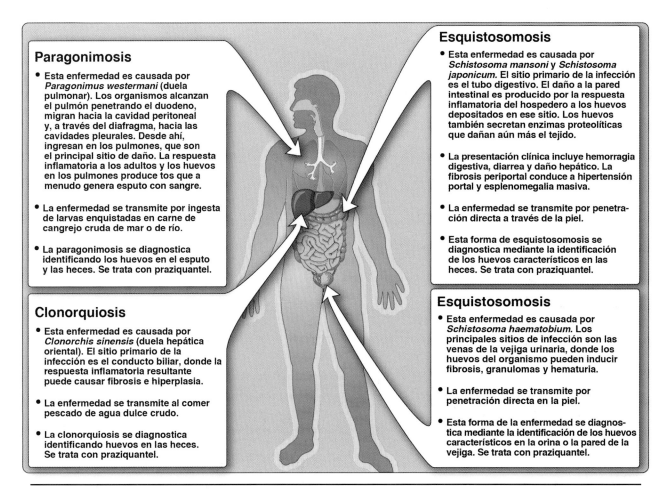

Paragonimosis

- Esta enfermedad es causada por *Paragonimus westermani* (duela pulmonar). Los organismos alcanzan el pulmón penetrando el duodeno, migran hacia la cavidad peritoneal y, a través del diafragma, hacia las cavidades pleurales. Desde ahí, ingresan en los pulmones, que son el principal sitio de daño. La respuesta inflamatoria a los adultos y los huevos en los pulmones produce tos que a menudo genera esputo con sangre.

- La enfermedad se transmite por ingesta de larvas enquistadas en carne de cangrejo cruda de mar o de río.

- La paragonimosis se diagnostica identificando los huevos en el esputo y las heces. Se trata con praziquantel.

Clonorquiosis

- Esta enfermedad es causada por *Clonorchis sinensis* (duela hepática oriental). El sitio primario de la infección es el conducto biliar, donde la respuesta inflamatoria resultante puede causar fibrosis e hiperplasia.

- La enfermedad se transmite al comer pescado de agua dulce crudo.

- La clonorquiosis se diagnostica identificando huevos en las heces. Se trata con praziquantel.

Esquistosomosis

- Esta enfermedad es causada por *Schistosoma mansoni* y *Schistosoma japonicum*. El sitio primario de la infección es el tubo digestivo. El daño a la pared intestinal es producido por la respuesta inflamatoria del hospedero a los huevos depositados en ese sitio. Los huevos también secretan enzimas proteolíticas que dañan aún más el tejido.

- La presentación clínica incluye hemorragia digestiva, diarrea y daño hepático. La fibrosis periportal conduce a hipertensión portal y esplenomegalia masiva.

- La enfermedad se transmite por penetración directa a través de la piel.

- Esta forma de esquistosomosis se diagnostica mediante la identificación de los huevos característicos en las heces. Se trata con praziquantel.

Esquistosomosis

- Esta enfermedad es causada por *Schistosoma haematobium*. Los principales sitios de infección son las venas de la vejiga urinaria, donde los huevos del organismo pueden inducir fibrosis, granulomas y hematuria.

- La enfermedad se transmite por penetración directa en la piel.

- Esta forma de la enfermedad se diagnostica mediante la identificación de los huevos característicos en la orina o la pared de la vejiga. Se trata con praziquantel.

Figura 22-5
Características y tratamiento de las infecciones por los trematodos más frecuentes.

des vasculares del hospedero y entran en el intestino (*Schistosoma mansoni* y *Schistosoma japonicum*) o la vejiga (*Schistosoma haematobium*), y salen del cuerpo con las heces u orina. En el agua dulce, los organismos infectan los caracoles, en los que se multiplican para producir cercarias (etapa larvaria final, que nada libremente) que se liberan en el agua dulce para completar el ciclo. En la figura 22-5 se resumen las características de los trematodos clínicamente importantes.

IV. NEMATODOS

Los *nematodos* (gusanos cilíndricos) son gusanos alargados, no segmentados, que se estrechan en ambos extremos (fig. 22-6). A diferencia de otros helmintos, los nematodos tienen un sistema digestivo completo, que incluye

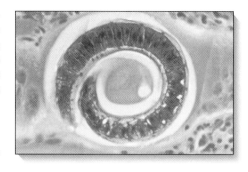

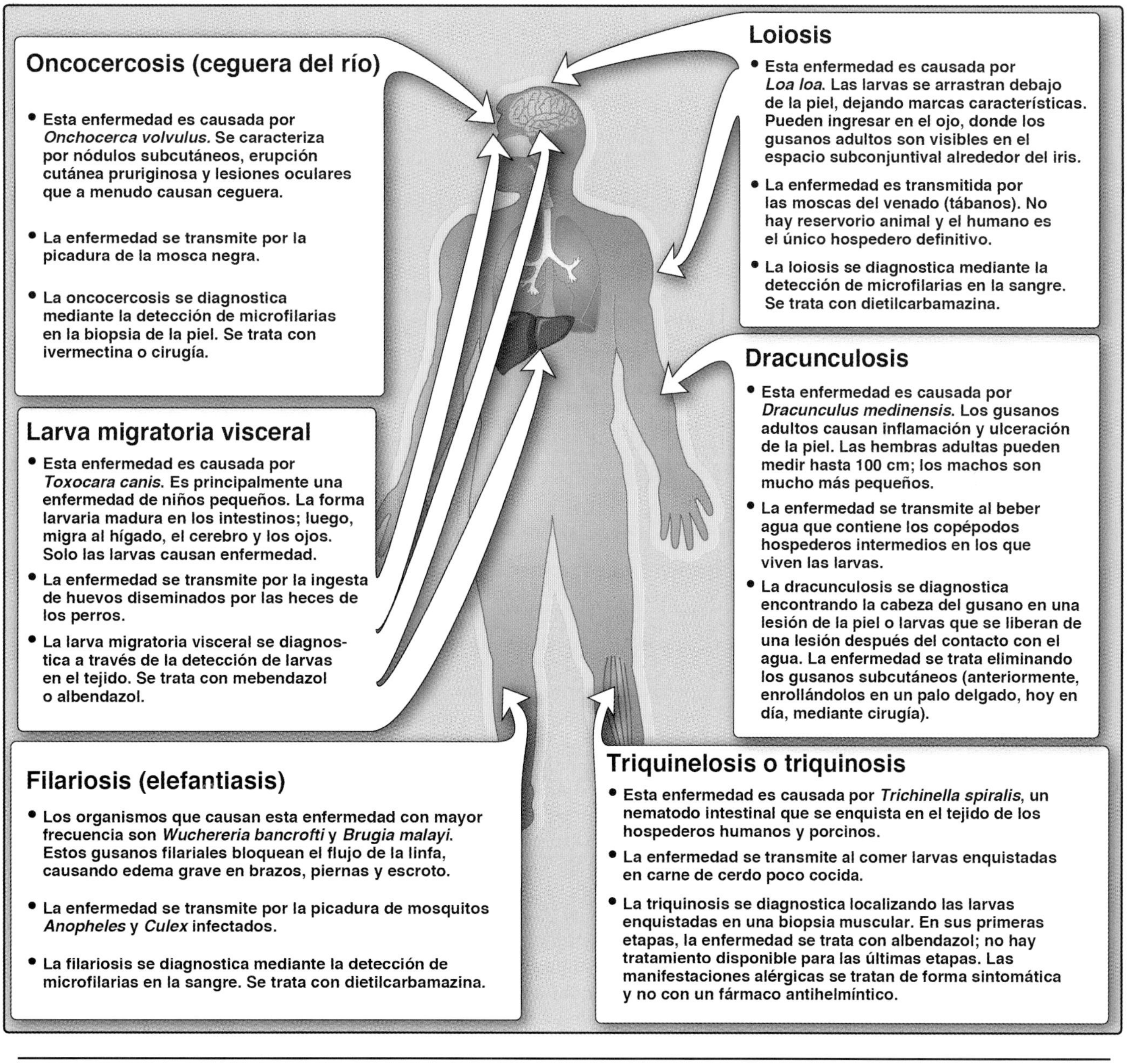

Figura 22-6
Larva de *Trichinella spiralis* en músculo.

Oncocercosis (ceguera del río)

- Esta enfermedad es causada por *Onchocerca volvulus*. Se caracteriza por nódulos subcutáneos, erupción cutánea pruriginosa y lesiones oculares que a menudo causan ceguera.

- La enfermedad se transmite por la picadura de la mosca negra.

- La oncocercosis se diagnostica mediante la detección de microfilarias en la biopsia de la piel. Se trata con ivermectina o cirugía.

Larva migratoria visceral

- Esta enfermedad es causada por *Toxocara canis*. Es principalmente una enfermedad de niños pequeños. La forma larvaria madura en los intestinos; luego, migra al hígado, el cerebro y los ojos. Solo las larvas causan enfermedad.

- La enfermedad se transmite por la ingesta de huevos diseminados por las heces de los perros.

- La larva migratoria visceral se diagnostica a través de la detección de larvas en el tejido. Se trata con mebendazol o albendazol.

Filariosis (elefantiasis)

- Los organismos que causan esta enfermedad con mayor frecuencia son *Wuchereria bancrofti* y *Brugia malayi*. Estos gusanos filariales bloquean el flujo de la linfa, causando edema grave en brazos, piernas y escroto.

- La enfermedad se transmite por la picadura de mosquitos *Anopheles* y *Culex* infectados.

- La filariosis se diagnostica mediante la detección de microfilarias en la sangre. Se trata con dietilcarbamazina.

Loiosis

- Esta enfermedad es causada por *Loa loa*. Las larvas se arrastran debajo de la piel, dejando marcas características. Pueden ingresar en el ojo, donde los gusanos adultos son visibles en el espacio subconjuntival alrededor del iris.

- La enfermedad es transmitida por las moscas del venado (tábanos). No hay reservorio animal y el humano es el único hospedero definitivo.

- La loiosis se diagnostica mediante la detección de microfilarias en la sangre. Se trata con dietilcarbamazina.

Dracunculosis

- Esta enfermedad es causada por *Dracunculus medinensis*. Los gusanos adultos causan inflamación y ulceración de la piel. Las hembras adultas pueden medir hasta 100 cm; los machos son mucho más pequeños.

- La enfermedad se transmite al beber agua que contiene los copépodos hospederos intermedios en los que viven las larvas.

- La dracunculosis se diagnostica encontrando la cabeza del gusano en una lesión de la piel o larvas que se liberan de una lesión después del contacto con el agua. La enfermedad se trata eliminando los gusanos subcutáneos (anteriormente, enrollándolos en un palo delgado, hoy en día, mediante cirugía).

Triquinelosis o triquinosis

- Esta enfermedad es causada por *Trichinella spiralis*, un nematodo intestinal que se enquista en el tejido de los hospederos humanos y porcinos.

- La enfermedad se transmite al comer larvas enquistadas en carne de cerdo poco cocida.

- La triquinosis se diagnostica localizando las larvas enquistadas en una biopsia muscular. En sus primeras etapas, la enfermedad se trata con albendazol; no hay tratamiento disponible para las últimas etapas. Las manifestaciones alérgicas se tratan de forma sintomática y no con un fármaco antihelmíntico.

Figura 22-7
Características y tratamiento de las infecciones por los nematodos más frecuentes en tejidos distintos al intestino.

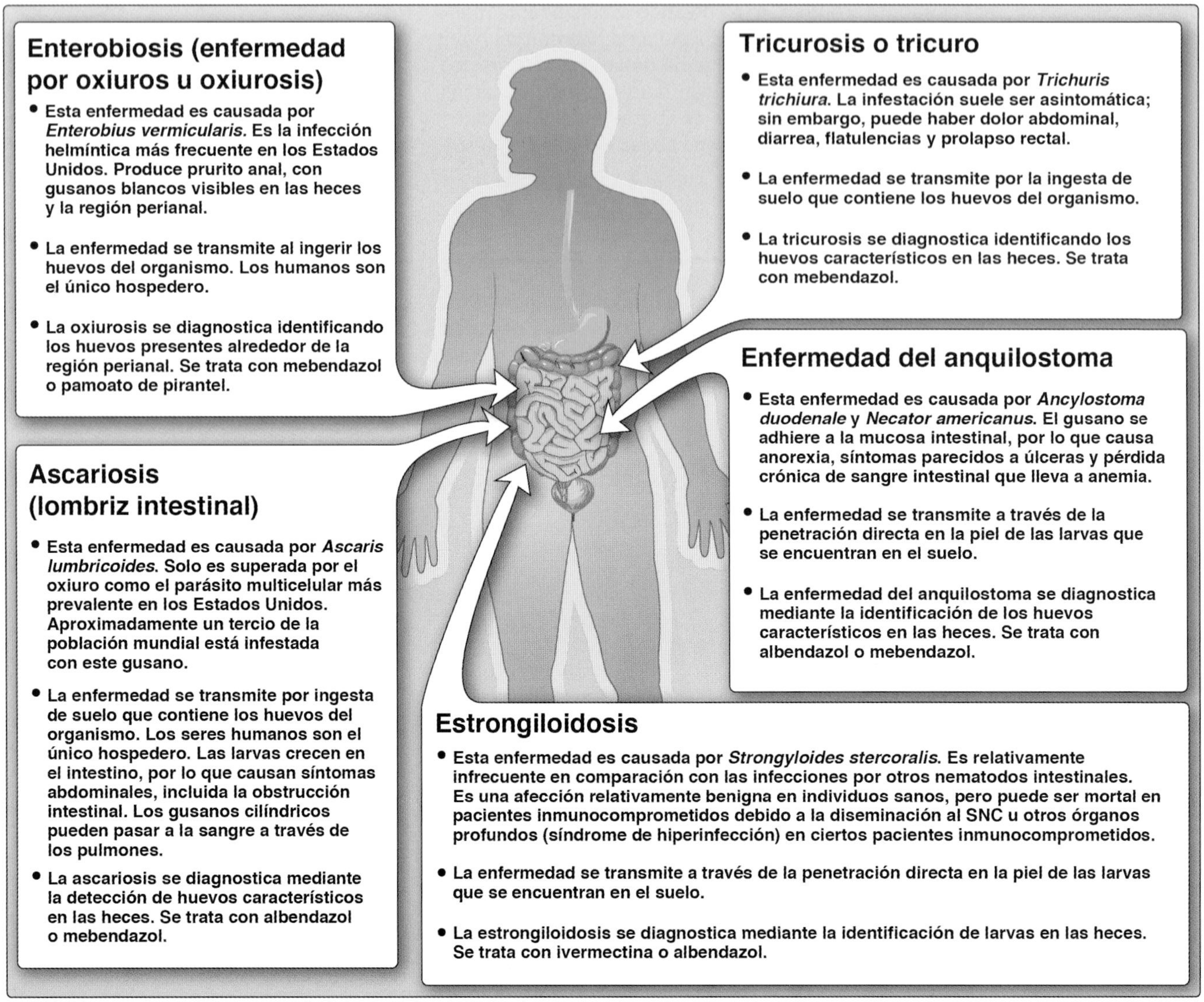

Enterobiosis (enfermedad por oxiuros u oxiurosis)

- Esta enfermedad es causada por *Enterobius vermicularis*. Es la infección helmíntica más frecuente en los Estados Unidos. Produce prurito anal, con gusanos blancos visibles en las heces y la región perianal.

- La enfermedad se transmite al ingerir los huevos del organismo. Los humanos son el único hospedero.

- La oxiurosis se diagnostica identificando los huevos presentes alrededor de la región perianal. Se trata con mebendazol o pamoato de pirantel.

Ascariosis (lombriz intestinal)

- Esta enfermedad es causada por *Ascaris lumbricoides*. Solo es superada por el oxiuro como el parásito multicelular más prevalente en los Estados Unidos. Aproximadamente un tercio de la población mundial está infestada con este gusano.

- La enfermedad se transmite por ingesta de suelo que contiene los huevos del organismo. Los seres humanos son el único hospedero. Las larvas crecen en el intestino, por lo que causan síntomas abdominales, incluida la obstrucción intestinal. Los gusanos cilíndricos pueden pasar a la sangre a través de los pulmones.

- La ascariosis se diagnostica mediante la detección de huevos característicos en las heces. Se trata con albendazol o mebendazol.

Tricurosis o tricuro

- Esta enfermedad es causada por *Trichuris trichiura*. La infestación suele ser asintomática; sin embargo, puede haber dolor abdominal, diarrea, flatulencias y prolapso rectal.

- La enfermedad se transmite por la ingesta de suelo que contiene los huevos del organismo.

- La tricurosis se diagnostica identificando los huevos característicos en las heces. Se trata con mebendazol.

Enfermedad del anquilostoma

- Esta enfermedad es causada por *Ancylostoma duodenale* y *Necator americanus*. El gusano se adhiere a la mucosa intestinal, por lo que causa anorexia, síntomas parecidos a úlceras y pérdida crónica de sangre intestinal que lleva a anemia.

- La enfermedad se transmite a través de la penetración directa en la piel de las larvas que se encuentran en el suelo.

- La enfermedad del anquilostoma se diagnostica mediante la identificación de los huevos característicos en las heces. Se trata con albendazol o mebendazol.

Estrongiloidosis

- Esta enfermedad es causada por *Strongyloides stercoralis*. Es relativamente infrecuente en comparación con las infecciones por otros nematodos intestinales. Es una afección relativamente benigna en individuos sanos, pero puede ser mortal en pacientes inmunocomprometidos debido a la diseminación al SNC u otros órganos profundos (síndrome de hiperinfección) en ciertos pacientes inmunocomprometidos.

- La enfermedad se transmite a través de la penetración directa en la piel de las larvas que se encuentran en el suelo.

- La estrongiloidosis se diagnostica mediante la identificación de larvas en las heces. Se trata con ivermectina o albendazol.

Figura 22-8
Características y tratamiento para las infecciones por los nematodos intestinales más frecuentes.

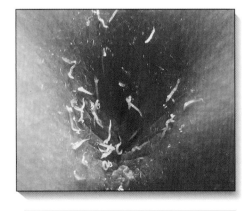

Figura 22-9
Oxiuros saliendo del ano de un niño de 5 años.

una boca, un intestino que abarca la mayor parte de la longitud del cuerpo y un ano. El cuerpo está protegido por una cutícula resistente acelular. La mayoría de los nematodos tienen sexos separados, anatómicamente distintivos. La manera de transmisión varía ampliamente según la especie e incluye la penetración directa de la piel por larvas infecciosas, la ingesta de suelo contaminado, el consumo de carne de cerdo poco cocida y las picaduras de insectos. Los parásitos pueden invadir casi cualquier parte del cuerpo: hígado, riñones, intestinos, tejido subcutáneo y ojos. En general, los nematodos se clasifican en función de si infectan el intestino u otros tejidos (figs. 22-7 y 22-8). Como alternativa, se pueden dividir en aquellos cuyos huevos son infecciosos y aquellos cuyas larvas son infecciosas. La infección por nematodos más frecuente en los Estados Unidos es la enterobiosis (oxiurosis), que causa picazón anal (fig. 22-9), pero por lo demás ocasiona poco daño. Una enfermedad más grave de aparición mundial es la ascariosis, causada por *Ascaris lumbricoides* (*véase* fig. 22-8).

Preguntas de estudio

Seleccione la respuesta correcta.

22.1 A un paciente se le diagnostica una infección por trematodos. Al carecer de una identificación más específica del organismo causal, ¿cuál de los siguientes medicamentos podría ser eficaz?

A. Niclosamida

B. Tiabendazol

C. Praziquantel

D. Dietilcarbamazina

E. Tetraciclinas

> Respuesta correcta = C. El praziquantel es el fármaco de elección para la mayoría de las infecciones por trematodos.

22.2 ¿Cuál de las siguientes es la infección helmíntica más frecuente en los Estados Unidos?

A. Esquistosomosis

B. Difilobotriosis

C. Clonorquiosis

D. Triquinosis

E. Enterobiosis

> Respuesta correcta = E. La enterobiosis se conoce como *enfermedad por oxiuros* u *oxiurosis*.

22.3 ¿Cuál de las siguientes enfermedades helmínticas se transmite por la picadura de un mosquito?

A. Filariosis

B. Oncocercosis

C. Teniosis

D. Esquistosomosis

E. Larva migratoria (*migrans*) visceral

> Respuesta correcta = A. Los mosquitos ingieren embriones filariales (microfilarias) de la sangre infectada. En el insecto, los embriones se convierten en larvas filariformes infecciosas que son inyectadas en el hospedero humano. La oncocercosis se transmite por la picadura de la mosca negra; la teniosis, por la ingesta de larvas en carne de cerdo poco cocida. La esquistosomosis se transmite por penetración directa de la piel. La larva migratoria visceral se transmite por la ingesta de huevos de heces de perros.

22.4 ¿Cuál de las siguientes enfermedades helmínticas se transmite por la penetración directa en la piel de las larvas de helmintos?

A. Filariosis

B. Oncocercosis

C. Dracunculosis

D. Esquistosomosis

E. Larva migratoria (*migrans*) visceral

> Respuesta correcta = D. Las especies de larvas de *Schistosoma* liberadas de caracoles en agua dulce son capaces de penetrar en la piel humana. La filariosis es transmitida por mosquitos. La oncocercosis se transmite por la picadura de la mosca negra. La dracunculosis es transmitida al beber agua que contiene los copépodos (hospederos intermedios) en los que viven las larvas. La larva migratoria visceral se transmite por la ingesta de huevos contenidos en heces de perros.

Introducción a los virus

23

I. PERSPECTIVA GENERAL

Un *virus* es un agente infeccioso acelular mínimamente constituido por dos componentes: 1) un genoma formado por ácido ribonucleico (ARN) o ácido desoxirribonucleico (ADN), pero no por ambos, y 2) una estructura que contiene proteínas (cápside o envoltura vírica), diseñada para proteger el genoma (fig. 23-1A). Numerosos virus tienen características estructurales adicionales, por ejemplo, una envoltura compuesta por una bicapa lipídica que contiene proteínas derivadas de una célula hospedera infectada, cuya presencia o ausencia distingue aún más un grupo de virus de otro (fig. 23-1B). Una partícula de virus completa que combina estos elementos estructurales se denomina *virión*. En términos funcionales, un virión se puede entender como un sistema de administración que rodea una carga útil de ácido nucleico. El sistema de administración está diseñado para proteger el genoma y permitir que el virus se una a las células del hospedero. La carga útil es el genoma vírico y también puede incluir las enzimas necesarias para los pasos iniciales en la replicación vírica, un proceso que es obligatoriamente intracelular. La patogenicidad o virulencia depende de una gran variedad de características estructurales y funcionales del virus. Por lo tanto, incluso dentro de un grupo estrechamente relacionado de virus, diferentes especies pueden producir cuadros clínicos muy distintos.

II. CARACTERÍSTICAS UTILIZADAS PARA DEFINIR FAMILIAS, GÉNEROS Y ESPECIES DE VIRUS

Los virus se dividen en grupos relacionados, o familias, y algunas veces en subfamilias de acuerdo con 1) el tipo y la estructura del ácido nucleico vírico, 2) la estrategia utilizada en su replicación, 3) el tipo de simetría de la cápside (helicoidal o icosaédrica) y 4) la presencia o ausencia de una envoltura lipídica. Dentro de una familia de virus, las diferencias en propiedades específicas adicionales, como el rango de hospederos, las reacciones serológicas, las secuencias de aminoácidos de las proteínas víricas y el grado de homología

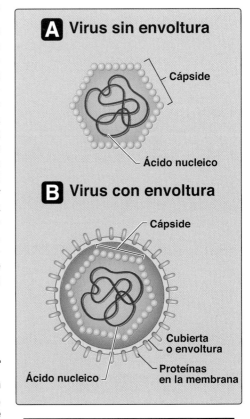

A Virus sin envoltura

Cápside

Ácido nucleico

B Virus con envoltura

Cápside

Cubierta o envoltura

Ácido nucleico

Proteínas en la membrana

Figura 23-1
Estructura general. **A.** Sin envoltura.
B. Con envoltura.

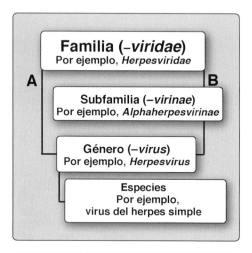

Figura 23-2
Clasificación de los virus. **A.** Sin subfamilias. **B.** Con subfamilias.

del ácido nucleico, entre otras, forman la base para la división en géneros y especies (fig. 23-2). Las especies del mismo virus aisladas de diferentes ubicaciones geográficas pueden diferir entre sí en la secuencia de nucleótidos. En este caso, se conocen como *cepas de la misma especie*.

A. Genoma

El tipo de ácido nucleico encontrado en la partícula del virus es quizá la más fundamental y simple de las propiedades víricas. Puede ser ARN o ADN, cualquiera de los cuales puede ser monocatenario (ss, *single stranded*) o bicatenario (ds, *double stranded*). Las formas más habituales de genomas víricos que se encuentran en la naturaleza son el ARNss y el ADNds. Sin embargo, hay virus de importancia clínica con genomas de ARNds, así como de ADNss (fig. 23-3). Los genomas con ARN vírico monocatenario se subdividen en los de "polaridad positiva" (en el sentido del ARN mensajero, que, por lo tanto, pueden usarse como plantilla para la síntesis de proteínas) y los de "polaridad negativa" o antisentido (complementario al sentido del ARN mensajero, que no puede, por lo tanto, emplearse directamente como un transcrito para la síntesis de proteínas). Los virus que contienen estos dos tipos de genomas de ARN se conocen en general como *virus de ARN de cadena positiva* y *de cadena negativa*, respectivamente.

B. Simetría de la cápside

La cubierta de proteína que encierra el genoma se encuentra, para la mayoría de las familias de virus, en una de dos configuraciones geométri-

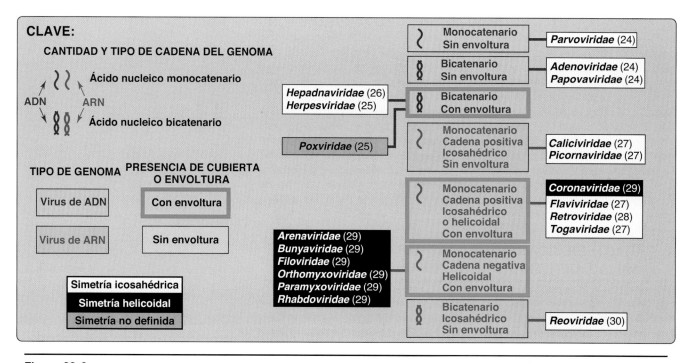

Figura 23-3
Familias víricas clasificadas según el tipo de genoma, la simetría de la cápside y la presencia o ausencia de una envoltura. El ARN se muestra en *azul*, el ADN en *rojo* y la envoltura vírica en *verde* (nota: los números indican capítulos donde se presenta información detallada).

cas (*véase* fig. 23-3): helicoidal (en forma de varilla o enrollada) o icosaédrica (esférica o simétrica). La cápside se construye a partir de múltiples copias de un solo tipo de polipéptido (que se encuentra en las cápsides helicoidales) o un pequeño número de polipéptidos diferentes (que se encuentran en las cápsides icosaédricas), que requieren solo una cantidad limitada de información genética para codificar estos componentes estructurales.

1. **Simetría helicoidal.** Las cápsides con simetría helicoidal, como la de *Paramyxoviridae* (*véase* p. 322), consisten en unidades repetidas de un solo polipéptido que, en asociación con el ácido nucleico vírico, se autoensambla en un cilindro helicoidal (fig. 23-4). Cada unidad polipeptídica (protómero) presenta uniones de hidrógeno con protómeros vecinos. El complejo de protómeros y ácido nucleico se conoce como *nucleocápside*. Como el ácido nucleico de un virus está rodeado por la cápside, está protegido del daño de su entorno.

2. **Simetría icosaédrica.** Las cápsides con simetría icosaédrica son más complejas que aquellas con simetría helicoidal, ya que están formadas por varios polipéptidos diferentes agrupados en subconjuntos estructurales denominados *capsómeros*. Estos, a su vez, mantienen uniones hidrógeno para formar un icosaedro (fig. 23-5). El genoma del ácido nucleico se encuentra dentro del espacio vacío creado por la estructura rígida e icosaédrica. Los poxvirus son poco frecuentes porque no muestran una simetría helicoidal o icosaédrica definida; no tienen ninguna simetría definida.

C. Cubierta o envoltura

Una característica estructural importante que se usa en la definición de una familia vírica es la presencia o la ausencia de una membrana que contiene lípidos que rodea la nucleocápside. Esta membrana se conoce como *cubierta* o *envoltura*. Un virus sin cubierta se conoce como *desnudo*. En los virus con cubierta o envoltura, la nucleocápside es flexible y está enrollada dentro de la envoltura, lo que hace que la mayoría de los virus parezcan más o menos esféricos (fig. 23-6). La cubierta deriva de las membranas celulares del hospedero. Sin embargo, las proteínas de la membrana celular son reemplazadas por proteínas codificadas por el virus, lo que le confiere antigenicidad específica de virus a la partícula. Entre los virus de importancia médica, hay icosaédricos, tanto desnudos como con cubierta, pero todos los virus helicoidales conocidos de animales tienen envoltura y contienen ARN.

III. REPLICACIÓN VÍRICA: LA CURVA DE CRECIMIENTO DE UN SOLO PASO

La *curva de crecimiento de un solo paso* es una representación del cambio general, con el tiempo, en la cantidad de virus infecciosos en una sola célula que ha sido infectada por una sola partícula de virus. En la práctica, esto se determina siguiendo los acontecimientos en una gran población de células infectadas en las que la infección avanza de forma tan sincrónica como se puede lograr mediante la manipulación de las condiciones experimentales. Mientras que la escala de tiempo y el rendimiento de la progenie del virus varían mucho entre familias de virus, las características básicas del ciclo infeccioso son similares para todos los virus. La curva de crecimiento de un paso comienza con el período de eclipse, que viene seguido por un período de crecimiento exponencial (fig. 23-7).

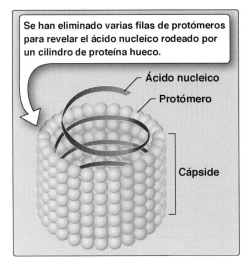

Figura 23-4
Nucleocápside de un virus helicoidal.

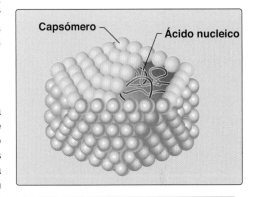

Figura 23-5
Estructura de un virus sin envoltura con simetría icosaédrica.

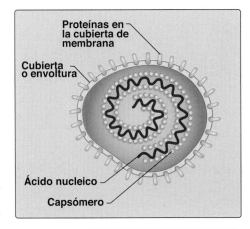

Figura 23-6
Estructura de un virus con envoltura helicoidal.

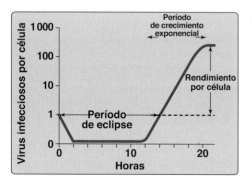

Figura 23-7
Curva de crecimiento de un solo paso
de una célula infectada con una sola
partícula vírica. El comienzo de la
infección es en el tiempo cero.

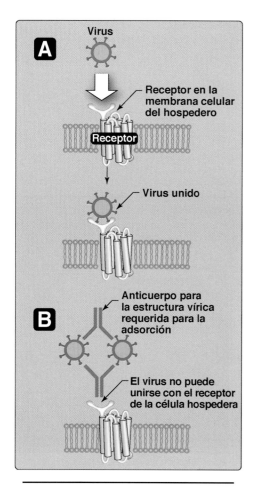

Figura 23-8
A. Unión del virus al receptor sobre
la membrana celular de la célula
hospedera. **B.** El anticuerpo evita
la adsorción del virus.

A. Período de eclipse

Después de la unión inicial de un virus a la célula hospedera, la capacidad de ese virus para infectar otras células desaparece. Este es el período de eclipse y representa el tiempo transcurrido desde la entrada inicial y el desmontaje del virus parental hasta el ensamble del primer virión de la progenie. Durante este período, se está produciendo la síntesis activa de componentes del virus. El período de eclipse para la mayoría de los virus humanos se encuentra dentro de un rango de 1 a 20 h.

B. Crecimiento exponencial

La cantidad de progenie del virus producida dentro de la célula infectada aumenta exponencialmente durante un tiempo y luego alcanza una meseta después de la cual no se produce un aumento adicional en el rendimiento del virus. El rendimiento máximo por célula es característico de cada sistema de célula-virus y refleja el equilibrio entre la velocidad a la que los componentes del virus continúan sintetizándose y ensamblando viriones y la velocidad a la que la célula pierde su capacidad de síntesis y la integridad estructural necesaria para producir nuevas partículas víricas. Esto puede ocurrir en 8-72 h o más, con rendimientos de 100-10 000 viriones por célula.

IV. PASOS EN LOS CICLOS DE REPLICACIÓN DE LOS VIRUS

A continuación se presentan cada uno de los pasos en el ciclo de replicación del virus en secuencia. Comienza con la unión del virus a la célula hospedera y conduce a la penetración y decapsidación del genoma vírico. La expresión génica y la replicación vienen seguidas por el ensamble y la liberación de la progenie vírica.

A. Adsorción

La unión inicial de una partícula de virus a una célula hospedera implica una interacción entre estructuras moleculares específicas en la superficie del virión y moléculas receptoras en la membrana de la célula hospedera que reconocen estas estructuras víricas (fig. 23-8A).

1. **Sitios de unión sobre la superficie vírica.** Algunos virus tienen estructuras de unión especializadas, como los picos de glucoproteínas que se encuentran en envolturas víricas (p. ej., rabdovirus, *véase* p. 319), mientras que, para otros, el singular plegamiento de las proteínas de la cápside forma los sitios de unión (p. ej., picornavirus, *véase* p. 291). En ambos casos, múltiples copias de estas estructuras de unión molecular se distribuyen alrededor de la superficie del virión (fig. 23-8B) (nota: en algunos casos, el mecanismo por el cual los anticuerpos neutralizan la infectividad vírica es a través de la unión del anticuerpo a las estructuras víricas requeridas para la adsorción).

2. **Receptores moleculares de la célula hospedera.** Las moléculas receptoras presentes en la membrana de la célula hospedera son diferentes para cada familia de virus. No es de sorprender que estos receptores sean estructuras moleculares que en general realizan funciones celulares normales. Por ejemplo, los receptores de membrana celular para compuestos como los factores de crecimiento también pueden servir como receptores para un virus en particular. Muchas de

las estructuras que sirven como receptores de virus están presentes solo en células específicamente diferenciadas o son únicas de una especie animal. Por lo tanto, la presencia o ausencia de receptores en la célula hospedera es un determinante importante de la especificidad del tejido dentro de una especie hospedera susceptible y también de la susceptibilidad o resistencia de una especie a un virus dado. La información sobre la estructura tridimensional de los sitios de unión a virus se está utilizando para diseñar fármacos antivirales que interactúen específicamente con estos sitios, con lo que bloquean la adsorción vírica.

B. Penetración

La *penetración* es el paso del virión desde la superficie de la célula a través de la membrana celular hasta el citoplasma. Existen dos mecanismos principales por los cuales los virus ingresan en las células animales: la endocitosis mediada por receptores y la fusión directa de membranas.

1. **Endocitosis mediada por receptores.** Este es básicamente el mismo proceso mediante el cual la célula internaliza los compuestos, como las moléculas reguladoras del crecimiento y las lipoproteínas séricas, excepto que es la partícula del virus infectante la que está unida al receptor de la superficie de la célula hospedera en lugar del ligando normal (fig. 23-9). La membrana celular se invagina, de manera que encierra el virión en una vesícula endocítica (endosoma). La liberación del virión en el citoplasma ocurre por varias vías, según el virus, pero en general, es facilitada por una o más moléculas víricas. En el caso de un virus con envoltura, su membrana se puede fusionar con la del endosoma, lo que conduce a la liberación de la nucleocápside en el citoplasma. Si no se sale del endosoma antes de la fusión con un lisosoma, suele producirse una degradación del virión por las enzimas lisosómicas. Por lo tanto, no todas las partículas potencialmente infecciosas tienen éxito en establecer la infección.

2. **Fusión de la membrana.** Algunos virus con envoltura (p. ej., virus de inmunodeficiencia humana, *véase* p. 303) ingresan en una célula hospedera mediante la fusión de su envoltura con la membrana plasmática de la célula (fig. 23-10). Una o más de las glucoproteínas en la envoltura de estos virus promueve la fusión. El resultado final de este proceso es que la nucleocápside se libera en el citoplasma, mientras que la membrana vírica permanece asociada con la membrana plasmática de la célula hospedera.

C. Decapsidación (liberación del genoma)

La *decapsidación* es el proceso de desmontaje del virión que permite la expresión de los genes víricos que realizan la replicación. Para los virus que presentan envoltura o cubierta, el proceso de penetración por sí solo es el primer paso para la decapsidación. Por lo general, la mayoría de los pasos de este proceso se producen dentro de la célula y dependen de enzimas celulares. Sin embargo, en algunos de los virus más complejos se requieren proteínas víricas recién sintetizadas para completar el proceso. La pérdida de uno o más componentes estructurales del virión durante la decapsidación conduce a una pérdida de la capacidad de esa partícula para infectar otras células, que es la base del período de eclipse de la curva de crecimiento (*véase* fig. 23-7). Durante esta fase del ciclo de replicación comienza la expresión de los genes de los virus.

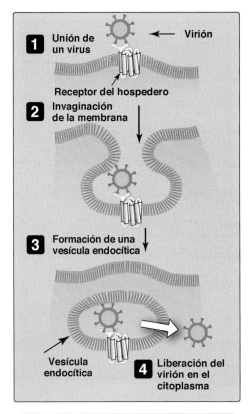

Figura 23-9
Endocitosis mediada por receptores de una partícula vírica.

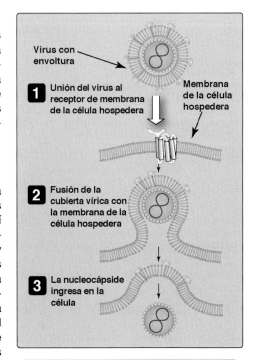

Figura 23-10
Fusión de la cubierta o envoltura vírica con la membrana de la célula hospedera.

D. Mecanismos de replicación del genoma de los virus ADN

Cada familia de virus difiere de manera significativa de todas las demás en términos de los detalles de los eventos macromoleculares que comprenden el ciclo de replicación. La amplia gama de tamaños de genomas víricos da lugar a grandes diferencias en el número de proteínas codificadas. En general, cuanto más pequeño es el genoma vírico, más depende el virus de la célula hospedera para obtener las funciones necesarias para la replicación vírica. Por ejemplo, algunos virus pequeños con ADN, como los poliomavirus (*véase* p. 256), generan solo uno o dos productos génicos relacionados con la replicación, los cuales desvían los procesos de las células hospederas a los de la replicación vírica. Otros virus ADN más grandes, como los poxvirus (*véase* p. 278), codifican prácticamente todas las moléculas enzimáticas y reguladoras necesarias para lograr un ciclo de replicación completo. La mayoría de los virus de ADN se ensamblan en el núcleo, mientras que la mayoría de los virus de ARN se desarrollan completamente en el citoplasma. La figura 23-11 describe las características esenciales de la expresión génica y la replicación de los virus ADN.

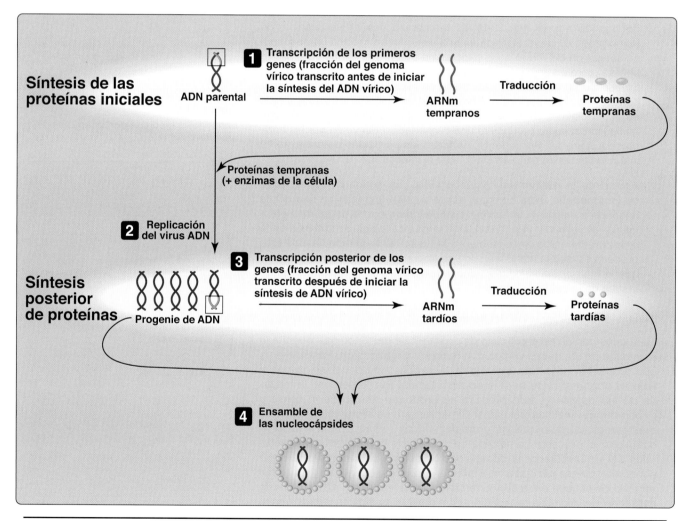

Figura 23-11
Replicación de los virus ADN.

E. Mecanismos de replicación del genoma de los virus ARN

Los virus con genomas de ARN deben superar dos problemas específicos que surgen de la necesidad de replicar su genoma vírico y de producir una serie de proteínas víricas en células hospederas eucariotas. Primero, la célula hospedera no tiene una ARN polimerasa que pueda utilizar el ARN vírico como plantilla para la síntesis de cadenas de ARN complementarias. En segundo lugar, la traducción de los ARNm eucariotas comienza en un único sitio de iniciación y, por lo tanto, se traducen en un solo polipéptido. Sin embargo, los virus ARN, que con frecuencia contienen solo una molécula de ARN, deben expresar la información genética de al menos dos proteínas: una ARN polimerasa dependiente de ARN y como mínimo un tipo de proteína de cápside. Si bien la replicación de cada familia de virus ARN tiene características únicas, los mecanismos desarrollados para superar estas restricciones se pueden agrupar en cuatro patrones generales (o "tipos") de replicación.

1. **Tipo I. Virus ARN con un genoma monocatenario (ARNss) de polaridad (+) que se replica a través de una cadena complementaria (–) intermedia:** en la replicación vírica de tipo I, la molécula de ARN parental infectante sirve como ARNm y, más tarde, como plantilla para la síntesis de la cadena complementaria (–) (fig. 23-12).

   a. **Papel del ARNss (+) como ARNm.** Como el genoma del ARN vírico es de polaridad (+), o ARNm, se puede traducir directamente durante la decapsidación y asociarse con los ribosomas celulares. El producto suele ser una sola poliproteína a partir de la cual se dividen polipéptidos individuales, como una ARN polimerasa dependiente de ARN y varias proteínas estructurales del virión, mediante una serie de acontecimientos de procesamiento proteolítico realizados por un dominio de proteasa de la poliproteína (*véase* fig. 23-12).

   b. **Papel del ARNss (+) como plantilla para la síntesis complementaria de la cadena (–).** El ARNss vírico (+) no solo funciona al principio de la infección como ARNm para la traducción de poliproteínas, sino también como plantilla para la ARN polimerasa dependiente de ARN codificada por virus para sintetizar ARNss complementario (–) (*véase* fig. 23-12). A su vez, las hebras resultantes (–) sirven como plantillas para la síntesis de cadenas para la progenie (+), que también pueden servir como ARNm adicionales, con lo que amplifican la capacidad de producir proteínas para el virión de la progenie. Cuando una cantidad suficiente de proteínas de la cápside se ha acumulado en una fase más tardía de la infección, la progenie (+) ARNss comienza a ensamblarse en nucleocápsides recién formadas.

2. **Tipo II. Virus con un genoma de ARNss de polaridad (–) que se replican a través de una cadena complementaria (+) intermedia.** Los genomas víricos con polaridad (–), similares a los genomas de la cadena (+), también tienen dos funciones: 1) proporcionar información para la síntesis de proteínas y 2) servir como plantillas para la replicación. Sin embargo, a diferencia de los genomas de la cadena (+), los genomas de cadena (–) no pueden lograr estos objetivos sin la

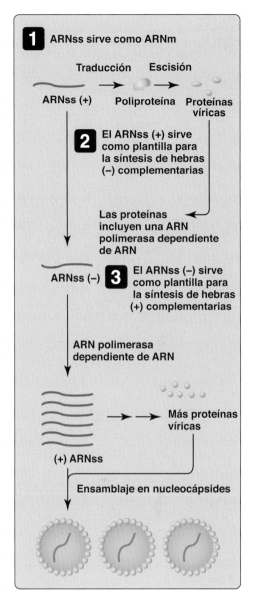

Figura 23-12
Los virus de tipo I con un genoma de ARNss de polaridad (+) se replican a través de una cadena complementaria (–) intermedia.

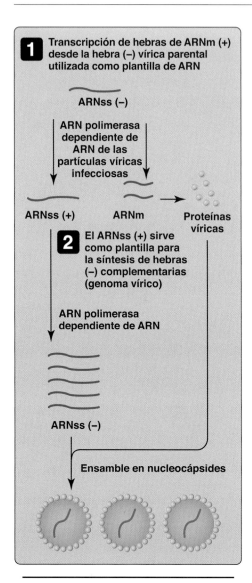

1 Transcripción de hebras de ARNm (+) desde la hebra (−) vírica parental utilizada como plantilla de ARN

ARNss (−)

ARN polimerasa dependiente de ARN de las partículas víricas infecciosas

ARNss (+)   ARNm   Proteínas víricas

2 El ARNss (+) sirve como plantilla para la síntesis de hebras (−) complementarias (genoma vírico)

ARN polimerasa dependiente de ARN

ARNss (−)

Ensamble en nucleocápsides

Figura 23-13
Virus de tipo II con un genoma de ARNss de polaridad (−) que se replica a través de una cadena complementaria (+) intermedia.

construcción previa de una cadena complementaria (+) intermedia (fig. 23-13).

a. **Mecanismos de replicación del ARNss vírico con polaridad (−).** Los problemas de replicación para estos virus son dobles. Primero, el genoma de la cadena (−) no se puede traducir y, por lo tanto, la ARN polimerasa vírica requerida no se puede sintetizar inmediatamente después de la infección. En segundo lugar, la célula hospedera no tiene una enzima capaz de transcribir el genoma del ARN de la cadena (−) en hebras de ARN (+) que se puedan traducir. La solución a estos problemas es que la partícula de virus infectante contenga una ARN polimerasa dependiente de ARN vírico y que lleve esta enzima a la célula hospedera junto con el genoma vírico. Como consecuencia, el primer acontecimiento sintético después de la infección es la generación de ARNm de cadena (+) a partir del molde de ARN de la cadena vírica (−) parental.

b. **Mecanismos para la síntesis de proteínas víricas en los virus de tipo II.** La síntesis de múltiples proteínas se logra de una de las dos maneras siguientes entre las familias de virus de cadena (−): 1) el genoma vírico puede transcribirse en varios ARNm individuales, cada uno de los cuales codifica un solo polipéptido. 2) Como alternativa, el genoma vírico de la cadena (−) puede estar segmentado (compuesto por varias moléculas diferentes de ARN; la mayoría de ellas codifican un único polipéptido).

c. **Producción de partículas infecciosas de virus.** Aunque los detalles difieren, el flujo de información en los virus de genoma segmentado y no segmentado es básicamente el mismo. En el esquema de replicación de tipo II, un punto de control importante es el cambio de la síntesis de ARNm de cadena (+) a la progenie de moléculas de ARN con cadena (−) que se puedan empaquetar en los viriones. Este cambio no es el resultado de la actividad de una polimerasa diferente, sino el de la interacción de las moléculas de ARN de cadena (+) con una o más proteínas recién sintetizadas. Esto mejora la disponibilidad de las cadenas (+) como plantillas para la síntesis de hebras genómicas (−).

3. **Tipo III. Virus con un genoma de ARNds:** el genoma ARNds está segmentado y cada segmento codifica un polipéptido (fig. 23-14). Sin embargo, las células eucariotas no tienen una enzima capaz de transcribir ARNds. Por lo tanto, los transcritos de ARNm vírico de tipo III son producidos por ARN polimerasas (transcriptasas) dependientes de ARN codificadas por virus localizadas en la partícula del núcleo subvírico. Esta partícula está formada por el genoma de ARNds y las proteínas asociadas con el virión, que incluyen a la transcriptasa. El mecanismo de replicación del ARNds es singular, ya que los transcritos de ARN (+) no solo se utilizan para la traducción, sino también como plantillas para la síntesis de cadenas complementarias (−), lo que da como resultado la formación de la progenie ARNds.

4. **Tipo IV. Virus con un genoma de ARNss de polaridad (+) que se replica a través de un intermediario ADN:** la conversión de un ARN de cadena (+) en un ADN bicatenario se realiza mediante una ADN polimerasa dependiente de ARN, en general llamada *transcriptasa inversa*, que está contenida en el virión. El ADNds resultante se integra en el genoma celular mediante la acción de una "integrasa" vírica. Los ARNm víricos y los genomas de ARN de cadena (+) de la progenie se transcriben a partir de este ADN integrado por la ARN polimerasa de la célula hospedera (fig. 23-15).

F. **Ensamble y liberación de la progenie vírica**

En general, el ensamble de las nucleocápsides se realiza en el compartimento de la célula hospedera donde se produce la replicación del ácido nucleico vírico (en el citoplasma para la mayoría de los virus ARN y en el núcleo para la mayoría de los virus ADN). Para los virus ADN, esto requiere que las proteínas de la cápside sean transportadas desde su sitio de síntesis (citoplasma) hacia el núcleo. Los diversos componentes de la cápside comienzan a autoensamblarse y, finalmente, se asocian con el ácido nucleico para completar la nucleocápside.

1. **Virus desnudos.** En los virus desnudos (sin envoltura), el virión está completo en este punto. Por lo general, la liberación de la progenie es un acontecimiento pasivo que resulta de la desintegración de la célula moribunda y, en consecuencia, puede ocurrir en un tiempo relativamente tardío después de la infección.

2. **Virus con envoltura.** En los virus con envoltura o cubierta, las glucoproteínas específicas del virus son sintetizadas y transportadas a la

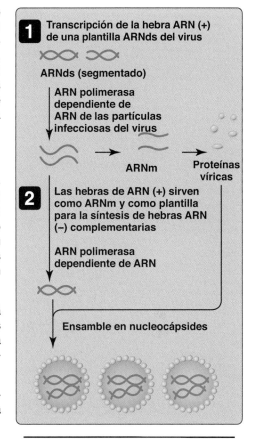

Figura 23-14
Virus de tipo III con un genoma ARNds.

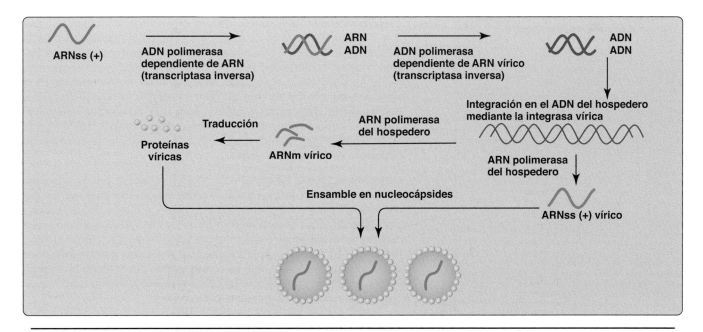

Figura 23-15
Virus de tipo IV con un genoma de ARNss de polaridad (+) que se replica a través de un intermediario ADN.

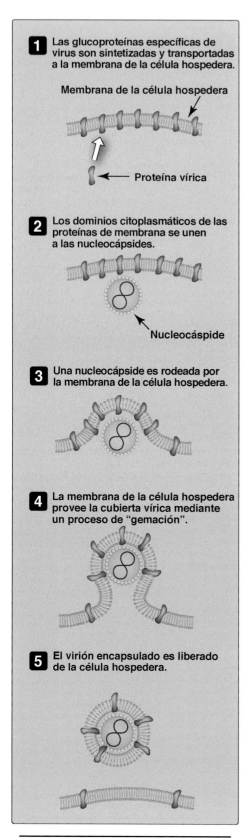

1 Las glucoproteínas específicas de virus son sintetizadas y transportadas a la membrana de la célula hospedera.

Membrana de la célula hospedera

← Proteína vírica

2 Los dominios citoplasmáticos de las proteínas de membrana se unen a las nucleocápsides.

Nucleocáspide

3 Una nucleocápside es rodeada por la membrana de la célula hospedera.

4 La membrana de la célula hospedera provee la cubierta vírica mediante un proceso de "gemación".

5 El virión encapsulado es liberado de la célula hospedera.

Figura 23-16
Liberación de virus con envoltura de una célula hospedera mediante el proceso de "gemación".

membrana de la célula hospedera de la misma manera que las proteínas de la membrana celular.[1] Cuando se insertan en la membrana, desplazan las glucoproteínas celulares, lo que da como resultado parches sobre la superficie de la membrana celular que tienen especificidad antigénica para virus. Los dominios citoplasmáticos de estas proteínas se asocian específicamente con una o más proteínas víricas adicionales (proteínas de la matriz) a las que se unen las nucleocápsides. La maduración final implica la envoltura de la nucleocápside mediante un proceso de "gemación" (fig. 23-16). Una consecuencia de este mecanismo de replicación vírica es que se liberan continuamente virus de la progenie, mientras que la replicación avanza dentro de la célula y termina cuando la célula pierde su capacidad para mantener la integridad de la membrana plasmática. Una segunda consecuencia es que, en la mayoría de los virus con envoltura, toda la progenie infecciosa es extracelular. Las excepciones son aquellos virus que adquieren sus envolturas por gemación a través de membranas celulares internas, como las del retículo endoplasmático o el núcleo. Los virus con envolturas de lípidos son sensibles al daño en ambientes hostiles y, por lo tanto, tienden a transmitirse por las vías respiratoria, parenteral y sexual. Los virus sin envoltura son más estables a las condiciones ambientales hostiles y, a menudo, se trasmiten por vía fecal-oral.

G. Efectos de la infección vírica sobre la célula hospedera

La respuesta de una célula hospedera a la infección por un virus varía desde 1) poco o ningún efecto detectable, hasta 2) la alteración de la especificidad antigénica de la superficie celular debido a la presencia de glucoproteínas del virus, 3) infecciones latentes que, en algunos casos, causan transformación celular o, en última instancia, 4) la muerte celular debido a la expresión de genes víricos que desactivan las funciones esenciales de la célula hospedera (fig. 23-17).

1. **Infecciones víricas en las que no se produce progenie.** En este caso, la infección se conoce como *abortiva*. Una respuesta abortiva a la infección generalmente se debe a 1) un virus normal que infecta células que carecen de enzimas, promotores, factores de transcripción u otros compuestos requeridos para la replicación vírica completa, en cuyo caso las células se denominan *no permisivas*; 2) la infección de una célula que en general admite la replicación vírica por un virus defectuoso (por un virus que ha perdido genéticamente la capacidad de replicarse en ese tipo de célula); o 3) la muerte de la célula como consecuencia de la infección antes de que se haya completado la replicación vírica.

2. **Infecciones víricas en las que la célula hospedera puede alterarse antigénicamente pero no es destruida, aunque se libera la progenie vírica.** En este caso, la célula hospedera es permisiva y la infección es productiva (la progenie vírica es liberada de la célula), pero la replicación y liberación vírica no matan a la célula hospedera ni interfieren con su capacidad para multiplicarse y llevar a cabo funciones diferenciadas. Esta infección se conoce como *persistente*. La especificidad antigénica de la superficie celular puede alterarse como resultado de la inserción de glucoproteínas víricas.

 [1]*Véase* el capítulo 14 de **LIR. Bioquímica** para un análisis sobre el mecanismo de inserción de glucoproteínas en las membranas celulares.

3. **Infecciones víricas que producen un estado vírico latente en la célula hospedera.** Algunas infecciones víricas dan origen a la persistencia del genoma vírico dentro de una célula hospedera sin producción de progenie vírica. Estos virus latentes pueden reactivarse meses o años en el futuro, lo que da lugar a una infección productiva. Algunas células con infección latente contienen genomas víricos que se integran de manera estable en un cromosoma de la célula hospedera. Esto puede causar alteraciones en la superficie de la célula hospedera, las funciones metabólicas celulares y, de manera significativa, el crecimiento celular y sus patrones de replicación. Tales virus pueden inducir tumores en animales, en cuyo caso se dice que son virus tumorales, y las células que infectan se transforman.

4. **Infecciones víricas que conducen a la muerte de la célula hospedera y la producción de progenie vírica.** La eliminación de la competencia en la célula hospedera para la síntesis de enzimas y moléculas precursoras aumenta la eficiencia con la que se pueden sintetizar los constituyentes víricos. Por lo tanto, el resultado típico de una infección productiva (producción de progenie) por un virus citocida es la inhibición de gran parte de la síntesis macromolecular de la célula por uno o más de los productos genéticos del virus, lo que causa la muerte de la célula. Esta infección se conoce como *lítica*. El mecanismo de inhibición varía entre las familias de virus.

En resumen, todos los virus:

- Son partículas acelulares pequeñas.
- Contienen solo una clase de ácido nucleico (ADN o ARN).
- Atacan a las células de su hospedero con una proteína de unión específica.
- Expresan la información contenida en su genoma vírico (ADN o ARN) empleando la maquinaria celular de la célula infectada del hospedero.

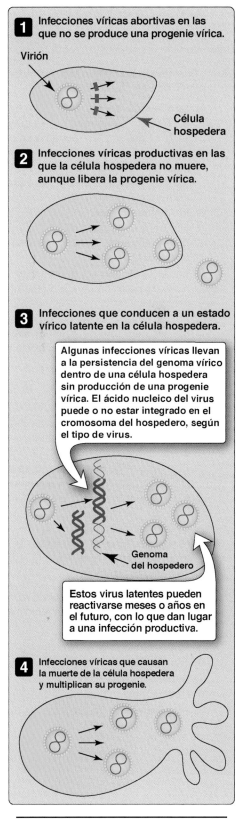

Figura 23-17
Efectos de la infección vírica sobre la célula hospedera.

Preguntas de estudio

Seleccione la respuesta correcta.

23.1 ¿Cuál de las siguientes afirmaciones sobre la replicación vírica es correcta?

A. La mayoría de los virus ARN son ensamblados en el núcleo, mientras que la mayoría de los virus ADN se desarrollan únicamente en el citoplasma

B. Los virus de ADN deben proporcionar virtualmente todas las moléculas enzimáticas y reguladoras necesarias para un ciclo de replicación completo

C. El ARN monocatenario (+) vírico sirve como plantilla para la síntesis de la cadena complementaria (–) utilizando ARN polimerasa dependiente de ARN del hospedero

D. En un virus con un genoma de ARN monocatenario de polaridad (–), el ARNss (–) se traduce en proteínas víricas

E. En un virus con un genoma de ARN bicatenario, las cadenas de ARN (+) sirven como ARNm y como plantilla para la síntesis de la cadena de ARN complementaria (–)

Respuesta correcta = E. El doble papel de las cadenas de ARN (+) permite la síntesis tanto de ARN bicatenario como de las proteínas de la cápside. La mayoría de los virus ADN son ensamblados en el núcleo, mientras que la mayoría de los virus ARN se desarrollan únicamente en el citoplasma. Algunos virus ADN pueden proporcionar solo uno o dos productos genéticos relacionados con la replicación, que funcionan desviando los procesos de la célula hospedera a los de la replicación vírica. El ARN (–) no puede servir como ARNm. El ARN (+) monocatenario sirve como plantilla para la síntesis complementaria de cadenas (–) utilizando la ARN polimerasa dependiente de ARN vírico (no del hospedero).

23.2 El término "período de eclipse" se refiera a:

A. El período entre brotes epidémicos de enfermedades que ocurren en un patrón cíclico

B. El período entre las recidivas de la enfermedad en individuos con infecciones por virus latentes

C. El tiempo entre la exposición de un individuo a un virus y la primera aparición de la enfermedad

D. El tiempo entre la infección de una célula susceptible por un virus citocida y la primera aparición de efectos citopáticos

E. El tiempo entre el ingreso en la célula y el desmontaje del virus parental y la aparición del primer virión de la progenie

Respuesta correcta = E. Después de la unión inicial de un virus con la célula hospedera, la capacidad de ese virus para infectar otras células desaparece. Esto se conoce como *período de eclipse*. Durante este período se está produciendo la síntesis activa de componentes del virus. El tiempo entre la exposición de un individuo a un virus y la primera aparición de la enfermedad se conoce como *período de incubación* (opción C). No hay términos específicos que se apliquen a los períodos descritos en A, B y D.

23.3 Los primeros genes de los virus ADN codifican principalmente proteínas cuyas funciones son necesarias para:

A. Transcripción del ARNm vírico

B. Translocación de las proteínas de la cápside

C. Replicación del ADN vírico

D. Decapsidación final de viriones infecciosos

E. Procesamiento de precursores de ARNm

Respuesta correcta = C. Según la familia de virus, esto puede consistir en una ADN polimerasa y otras enzimas directamente involucradas en la replicación del ADN o, como alternativa, puede ser un producto que estimula a la célula para que produzca todas las enzimas y precursores necesarios para la síntesis de ADN. La transcripción, en su mayor parte, es llevada a cabo por la ARN polimerasa celular. Del mismo modo, la traducción se realiza con el sistema de traducción de la célula. Los poxvirus codifican proteínas que están involucradas en la finalización de la decapsidación, pero esta es una excepción. El procesamiento del ARNm se realiza por medio de enzimas celulares.

Virus ADN sin envoltura

24

I. PERSPECTIVA GENERAL

Los virus ADN que se analizan en este capítulo (*Papovaviridae*, *Adenoviridae* y *Parvoviridae*; fig. 24-1) no presentan cubierta o envoltura y las estructuras y la organización de su genoma son relativamente simples. Sin embargo, las enfermedades frecuentemente asociadas con estos virus y sus mecanismos patogénicos son bastante diferentes, y van desde infecciones de las vías respiratorias superiores hasta tumores.

II. INTRODUCCIÓN A LA FAMILIA *PAPOVAVIRIDAE*

Los papovavirus son virus sin envoltura (desnudos). Tienen nucleocápsides icosaédricas y contienen ADN circular bicatenario superenrollado. Las diferencias en la complejidad del genoma y la regulación de la expresión génica llevaron a la división de esta familia en dos subfamilias: *Papillomaviridae* y *Polyomaviridae*. Los papovavirus inducen tanto infecciones líticas como tumores benignos o malignos, según el tipo de célula infectada.

III. *PAPOVAVIRIDAE*: SUBFAMILIA *PAPILLOMAVIRIDAE*

Todos los papilomavirus inducen lesiones epiteliales hiperplásicas en sus especies hospederas. Hoy en día, se reconocen más de 150 tipos de virus del papiloma humano (VPH) según las diferencias en las secuencias de ADN de ciertos genes víricos bien caracterizados. Los VPH exhiben una gran especificidad de tejidos y células, por lo que infectan solo los epitelios superficiales de piel y mucosas. Los VPH dentro de cada uno de estos grupos específicos de tejido varían en su potencial para causar tumores malignos. Por ejemplo, 1) un pequeño número de tipos de virus (en específico, los tipos 16 y 18) producen lesiones con un alto riesgo de progresión neoplásica, como en el cáncer de cuello uterino; 2) otros tipos de virus causan lesiones de la mucosa que progresan a neoplasias con menor frecuencia, de manera que ocasionan, por ejemplo, verrugas anogenitales (condiloma acuminado, una infección de transmisión sexual habitual) y papilomas laríngeos (los tumores epiteliales benignos más frecuentes de la laringe); y 3) otros tipos de virus se asocian solo con lesiones benignas (p. ej., verrugas comunes, planas y plantares).

A. Epidemiología

La transmisión de la infección por VPH requiere contacto directo con personas infectadas (p. ej., contacto sexual) o con superficies contaminadas (fómites). El VPH también puede transmitirse de madre a hijo durante el paso por el canal de parto. Debido a que la fase inicial, así como el mantenimiento de la infección se producen en las células de la capa basal de la

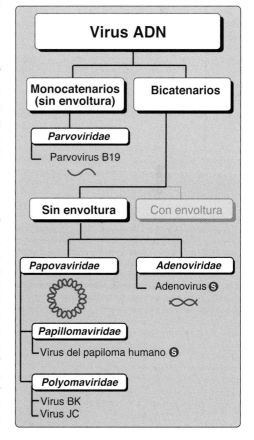

Figura 24-1
Clasificación de los virus ADN sin envoltura. Ⓢ En las pp. 364 y 370-371 pueden verse las síntesis de estos microorganismos.

∿ = ADN lineal monocatenario

✕✕ = ADN lineal bicatenario

🌀 = ADN circular bicatenario

253

piel, el acceso a estas células probablemente ocurra a través de lesiones superficiales epiteliales, como abrasiones.

B. Patogenia

Las características más notorias de la multiplicación y la patogenia del VPH son la especificidad vírica de las células epiteliales y su dependencia del estado de diferenciación de la célula hospedera.

1. **Formación de verrugas.** El desarrollo de una verruga típica es el resultado de la multiplicación celular y la diferenciación tardía inducida por ciertas proteínas tempranas del virus del papiloma. En los tejidos cutáneos, por ejemplo, las células infectadas abandonan la capa basal y migran hacia la superficie de la piel. El ciclo de replicación del virus continúa en paralelo con los pasos de la diferenciación de queratinocitos, que terminan en la capa cornificada diferenciada de la verruga en crecimiento. Una función importante de dos proteínas víricas tempranas es la activación de las células del hospedero, lo que ocasiona su división. Esta activación implica la interacción entre estas proteínas víricas y las proteínas celulares (antioncoproteínas) que generalmente funcionan regulando el ciclo celular. Dos de estas antioncoproteínas celulares son la proteína supresora del crecimiento celular (p53) y el producto génico del retinoblastoma (pRb). El genoma vírico se mantiene en recuentos bajos como un episoma de replicación autónomo en los núcleos de células basales multiplicadoras. La expresión de un solo gen temprano parece ser necesaria para mantener este equilibrio entre la persistencia del episoma y la división de las células basales (en la fig. 24-2 se presenta un resumen de la replicación del papilomavirus y la formación de verrugas).

2. **Desarrollo de neoplasias.** La progresión hacia una neoplasia ocurre principalmente en las verrugas ubicadas en las superficie de las mucosas, en particular las del aparato genital, y se asocia con un número limitado de tipos de virus del papiloma. La afinidad de la unión entre las proteínas tempranas del VPH y las antioncoproteínas celulares p53 y pRb (que inactivan las proteínas reguladoras celulares) se asocia con

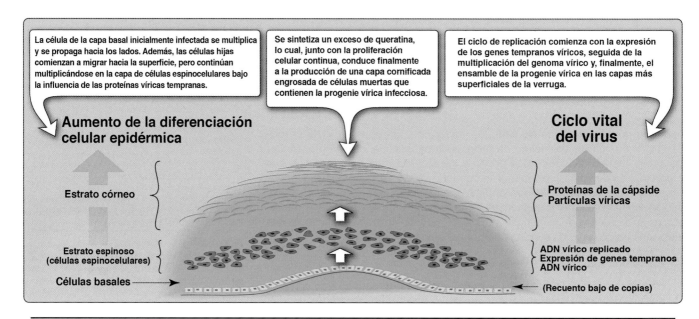

Figura 24-2
Relación entre los pasos en el desarrollo de una verruga cutánea y el ciclo de vida del virus del papiloma.

un alto riesgo de progresión a la neoplasia. Esta interacción es solo el primer paso en un proceso de varias etapas que involucra alteraciones en la expresión de otras oncoproteínas y antioncoproteínas celulares y, en última instancia, incluye la integración "sin sitio específico" de parte del genoma vírico en el cromosoma de una célula hospedera.

C. Importancia clínica

Los VPH causan enfermedades que cubren el espectro desde verrugas simples hasta tumores malignos. Las verrugas pueden aparecer en cualquier parte del cuerpo, incluidas las superficies cutáneas y mucosas (fig. 24-3). Los tipos específicos de VPH tienden a relacionarse con la morfología específica de las verrugas, aunque el tipo morfológico de una verruga también se asocia con su ubicación (fig. 24-4).

1. **Verrugas cutáneas (causadas principalmente por los tipos 1 a 4).** Estas verrugas se pueden clasificar como comunes (dedos y manos), plantares (planta del pie) o planas (brazos, cara y rodillas). Otra categoría de lesión cutánea aparece en pacientes con lo que parece ser una predisposición hereditaria a las verrugas múltiples que no recurren, sino que se diseminan a numerosos sitios del cuerpo (epidermodisplasia verruciforme). De particular interés es que estas lesiones con frecuencia dan lugar a carcinomas epidermoides varios años después de la aparición inicial de las verrugas originales, principalmente en áreas de la piel expuestas a la luz solar.

2. **Infecciones bucales (causadas por los tipos 13 y 32).** Las superficies de la mucosa bucal y nasofaríngea pueden resultar infectadas por algunos tipos de VPH. La mayoría de estas infecciones producen papilomas benignos.

3. **Infecciones de las vías genitales.** Unos 30 tipos diferentes de VPH pueden infectar las vías genitales, pero los tipos 6 y 11 causan el 90% de los papilomas genitales. Las infecciones por VPH de las vías genitales se contagian por contacto sexual. Los tipos 6 y 11 de VPH también pueden propagarse a la mucosa bucal a través del contacto sexual. Además, las infecciones por VPH ocasionadas por estos tipos de virus pueden producir verrugas anogenitales (condilomas acuminados), que en ocasiones son lesiones grandes (pero en general benignas) que a menudo se resuelven de forma espontánea. Las infecciones con otros tipos de VPH no conducen a una formación manifiesta de verrugas; sin embargo, tienen un alto riesgo de malignizarse. De hecho, se ha establecido que el VPH es la causa principal del cáncer cervical. Los tipos de VPH 16 y 18 se vinculan con hasta el 70% de todos los cánceres de cuello uterino. Hay unos 13 tipos más de VPH encontrados con menor frecuencia que también se asocian con el desarrollo del cáncer. En

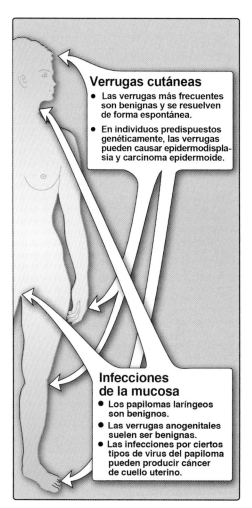

Verrugas cutáneas
- Las verrugas más frecuentes son benignas y se resuelven de forma espontánea.
- En individuos predispuestos genéticamente, las verrugas pueden causar epidermodisplasia y carcinoma epidermoide.

Infecciones de la mucosa
- Los papilomas laríngeos son benignos.
- Las verrugas anogenitales suelen ser benignas.
- Las infecciones por ciertos tipos de virus del papiloma pueden producir cáncer de cuello uterino.

Figura 24-3
Localización y propiedades de las infecciones por papilomas.

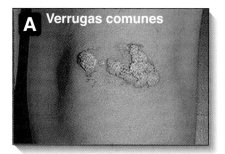

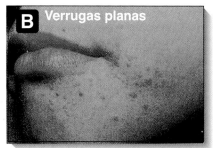

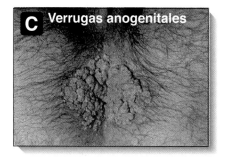

Figura 24-4
A-C. Verrugas por papilomas.

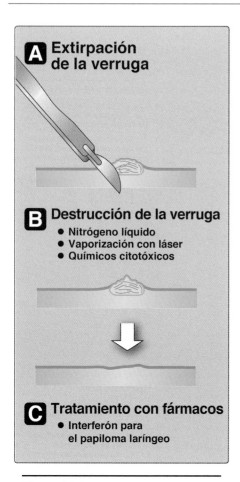

A Extirpación de la verruga

B Destrucción de la verruga
- Nitrógeno líquido
- Vaporización con láser
- Químicos citotóxicos

C Tratamiento con fármacos
- Interferón para el papiloma laríngeo

Figura 24-5
Tratamiento del papiloma.

conjunto, se estima que más del 95% de todos los cánceres de cuello uterino son causados por estos tipos de VPH de alto riesgo. Además del cáncer cervical, los tipos de VPH de alto riesgo se asocian con el desarrollo de cánceres de ano, pene, vagina, vulva y bucofaringe.

D. Identificación en el laboratorio

El diagnóstico de las verrugas cutáneas en general no implica más que una inspección visual. El papel principal de la identificación de laboratorio en las infecciones por papilomavirus es 1) determinar si el VPH está presente en el tejido anómalo recuperado mediante biopsia o hisopado cervical, y 2) si el tipo de VPH detectado es considerado como de alto riesgo de progresión a neoplasia (esta última se aplica principalmente a infecciones genitales). La falta de un sistema de cultivo de tejidos para la recuperación del virus, así como el hecho de que los tipos de VPH se definen por criterios moleculares, significa que la tipificación se realiza mediante técnicas cuantitativas de amplificación de ADN (reacción en cadena de la polimerasa), mediante el uso de cebadores oligonucleótidos específicos del tipo definido (*véase* p. 29). Además, se puede emplear la inmunohistoquímica para detectar la expresión de las proteínas víricas *in situ*.

E. Tratamiento y prevención

El tratamiento de las verrugas implica generalmente la extirpación quirúrgica o la destrucción del tejido de la verruga con nitrógeno líquido, vaporización por láser o sustancias químicas citotóxicas, como la podofilina o el ácido tricloroacético (fig. 24-5). Aunque estos tratamientos eliminan la verruga, el VPH a menudo permanece presente en las células del tejido circundante y se han informado tasas de recidivas del 50%. Las verrugas comunes a menudo regresan de manera espontánea, y la eliminación en general no está justificada, a menos que haya un dolor poco habitual causado por la ubicación o por razones estéticas. El cidofovir, un inhibidor de la síntesis de ADN, parece ser eficaz cuando se aplica de forma tópica. Se ha demostrado que el interferón por vía oral causa la regresión de los papilomas laríngeos. Cuando se inyecta directamente en las verrugas genitales, da resultados favorables en casi la mitad de los pacientes. Debido a que la transmisión de la infección ocurre por inoculación directa, evitar el contacto con el tejido de la verruga es el principal medio de prevención. En las verrugas genitales, todos los procedimientos para la prevención de enfermedades de transmisión sexual son apropiados. En 2006, la Food and Drug Administration aprobó una vacuna contra los cuatro tipos más frecuentes de VPH. La vacuna, denominada Gardasil®, contiene cápsides víricas de los tipos 6, 11, 16 y 18 del VPH. Los dos primeros tipos ocasionan la mayoría de las verrugas genitales, y los dos últimos causan la mayoría de los cánceres de cuello uterino. Gardasil 9®, que contiene cápsides víricas de cinco tipos adicionales de VPH causantes de cáncer, se aprobó en 2014. Las vacunas se recomendaron originalmente para mujeres jóvenes como protección frente al cáncer cervical. Sin embargo, en la actualidad también se recomienda para hombres jóvenes, ya que se ha demostrado que protege a hombres y mujeres contra las verrugas genitales y tipos específicos de cáncer. Una segunda vacuna, Cervarix®, contiene solo dos tipos de cápside y protege frente a la infección por los tipos 16 y 18 de VPH de alto riesgo.

IV. *PAPOVAVIRIDAE*: SUBFAMILIA *POLYOMAVIRIDAE*

Todos los miembros de esta subfamilia de virus tienen la capacidad de transformar células normales en cultivo e inducir tumores en especies distintas de aquellas en las que suelen encontrarse en la naturaleza. "Polioma" significa muchos (*poli*) tumores (*-oma*). Hay tres poliomavirus humanos: BK, JC y poliomavirus de células de Merkel (VBK, VJC y VCM, respectivamente). El VJC se ha asociado con leucoencefalopatía multifocal progresiva (LMP), una enfermedad desmielinizante rara y mortal que se presenta solo en pacientes con un deterioro de la función inmunitaria (p. ej., sida). El VBK puede causar cistitis en la misma población. El VCM se descubrió en 2008 mediante técnicas moleculares. El ADN del VCM puede detectarse en la mayoría de los casos de carcinomas de células de Merkel, una forma rara y agresiva de cáncer de piel.

A. Epidemiología y patogenia

Los poliomavirus VBK y VJC se transmiten a través de las gotículas del las vías respiratorias superiores en personas infectadas y, posiblemente, a través del contacto con su orina. En general, la infección por estos virus se produce en la niñez. Estos virus están muy extendidos, como lo demuestra la presencia de un anticuerpo específico contra uno o ambos poliomavirus humanos en el 70-80% de la población adulta. Hay evidencia de que el VBK y el VJC se propagan desde las vías respiratorias superiores a los riñones, donde persisten en un estado latente en el epitelio tubular de individuos sanos. Los poliomavirus siguen el patrón básico de la replicación del genoma de los virus ADN y la expresión de genes en el núcleo. Las enzimas y los precursores sintetizados en la preparación para la síntesis de ADN celular están altamente codificados para la síntesis de ADN vírico. Este ciclo productivo conduce a la multiplicación vírica y, en última instancia, a la muerte de la célula hospedera.

B. Importancia clínica

Se pueden vincular varios tipos de compromiso inmunitario con el desarrollo de LMP, llamada así porque las lesiones están restringidas a la sustancia blanca (fig. 24-6). La LMP, que se piensa es causada por el VJC reactivado que ha ingresado en el sistema nervioso central a través de la sangre, se presenta como una complicación de una serie de alteraciones linfoproliferativas y enfermedades crónicas que afectan la competencia inmunitaria, incluido el sida. En la LMP, el VJC produce una infección citolítica en el cerebro, en específico en los oligodendrocitos, lo que lleva a la desmielinización. El desarrollo temprano de alteraciones en el habla y la capacidad mental viene seguido rápidamente por parálisis y anomalías sensitivo-sensoriales. La muerte suele ocurrir dentro de los 3-6 meses desde el inicio de los síntomas (nota: el VBK también se halla en la orina [fig. 24-7], pero rara vez tiene consecuencias patológicas, excepto en pacientes inmunocomprometidos, que pueden desarrollar cistitis hemorrágica). Los carcinomas de células de Merkel son relativamente raros, pero agresivos, y aparecen con mayor frecuencia en adultos mayores. Estos carcinomas también surgen a menudo en personas inmunodeprimidas debido al sida u otras inmunodeficiencias, o después de un trasplante de órganos.

C. Identificación en el laboratorio

En general, debido a que la mayoría de las personas tienen anticuerpos contra estos virus, las técnicas serológicas no son útiles en el diagnóstico de infecciones agudas. La identificación por hibridación del VBK en la orina o el VJC en las lesiones por LMP en el tejido cerebral es la técnica más sensible y específica para el diagnóstico de estas infecciones. El ADN vírico del VCM y sus proteínas antigénicas pueden detectarse mediante técnicas moleculares en los tumores de células de Merkel.

D. Tratamiento y prevención

No hay un tratamiento antiviral específico y exitoso disponible. Como la infección por poliomavirus es casi universal y asintomática, y la LMP

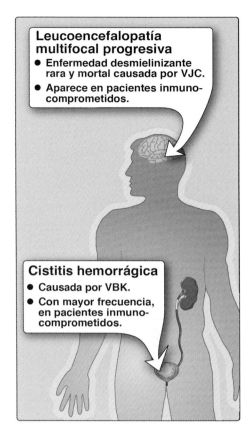

Leucoencefalopatía multifocal progresiva
- Enfermedad desmielinizante rara y mortal causada por VJC.
- Aparece en pacientes inmunocomprometidos.

Cistitis hemorrágica
- Causada por VBK.
- Con mayor frecuencia, en pacientes inmunocomprometidos.

Figura 24-6
Localización y propiedades de las infecciones causadas por poliomavirus. VBK = poliomavirus BK; VJC = poliomavirus JC.

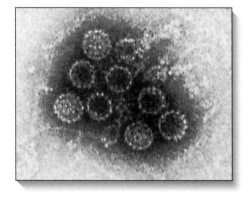

Figura 24-7
Microfotografía electrónica de viriones BK de la orina de un paciente infectado.

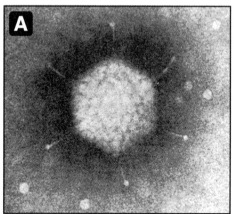

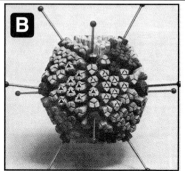

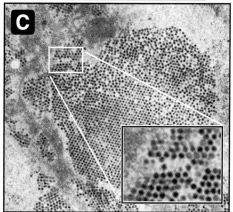

Figura 24-8
A. Microfotografía electrónica de un virión de adenovirus con fibras. **B.** Modelo de adenovirus. **C.** Agregado cristalino de adenovirus en el núcleo de una célula.

representa la reactivación del virus "latente", en la actualidad no hay medidas preventivas viables.

V. *ADENOVIRIDAE*

Los adenovirus sin envoltura icosaédricos contienen ADN lineal bicatenario (fig. 24-8). En general, causan enfermedades como infecciones de las vías respiratorias, gastroenteritis y conjuntivitis. Los adenovirus se descubrieron por primera vez durante los análisis de lavado de garganta y cultivos de adenoides y amígdalas realizados en la búsqueda del virus del resfriado común. Hoy en día, se reconocen como un gran grupo de virus relacionados que en general infectan a humanos, otros mamíferos y aves. Se conocen más de 50 serotipos de adenovirus humanos, y los estudios sistematizados de anticuerpos han demostrado que la mayoría de las personas han sido infectadas por varios tipos diferentes para la edad adulta. Aunque algunos serotipos humanos son muy oncogénicos en animales de experimentación, ninguno se ha relacionado con tumores malignos humanos.

A. Epidemiología y patogenia

En general, el sitio del síndrome clínico causado por una infección por adenovirus se relaciona con el modo de transmisión del virus. Por ejemplo, la mayoría de los adenovirus causan principalmente enfermedades respiratorias, que se transmiten por la vía aérea. Sin embargo, la mayoría de los adenovirus también se replican de manera eficiente y asintomática en el intestino y pueden aislarse de las heces mucho después de que los síntomas de la enfermedad respiratoria han desaparecido, así como de las heces de personas sanas. De manera similar, las infecciones oculares se transmiten mediante la inoculación directa en el ojo por manos contaminadas con virus, instrumental oftalmológico o agua en la que grupos de niños nadan juntos.

B. Estructura y replicación

La cápside de los adenovirus está compuesta por capsómeros hexón que forman las caras triangulares del icosaedro, con un capsómero de pentón en cada uno de los vértices (*véase* fig. 24-8). La replicación de los adenovirus sigue esencialmente el modelo general para los virus ADN (*véase* p. 246). La unión a un receptor de la célula hospedera se produce a través de extremos redondeados en las puntas de las fibras víricas, y viene seguida por la entrada en la célula mediante endocitosis mediada por receptores. El genoma vírico se desnuda de manera progresiva mientras es transportado al núcleo, donde se produce la transcripción de los genes víricos, la replicación del genoma y el ensamble. Dos genes víricos tempranos tienen la misma función que las proteínas tempranas de *Papovaviridae* (la inactivación de proteínas reguladoras celulares [incluidas p53 y pRb] que generalmente impiden la progresión a través del ciclo celular). Sin embargo, el genoma de un adenovirus, considerablemente mayor, codifica varias proteínas tempranas adicionales, incluida una ADN polimerasa y otras, que afectan la transcripción y la replicación del genoma vírico. El ciclo productivo destruye la célula hospedera, ya que el ADN, el ARN y la síntesis de proteínas celulares quedan anulados durante el curso de la infección. La liberación del virus infeccioso se produce por la desintegración lenta de la célula moribunda.

C. Importancia clínica

Todos los adenovirus se replican bien en células epiteliales. Los síntomas observados se asocian principalmente con la muerte de estas células y las infecciones sistémicas son raras. La mayoría de las infecciones por adenovirus son asintomáticas, pero ciertos tipos de virus se asocian con enfermedades más a menudo que otros. Las enfermedades adenovíricas se pueden agrupar de forma práctica en aquellas que afectan a 1) las vías respiratorias, 2) los ojos, 3) el tubo digestivo y, con menor frecuencia, 4) otros tejidos, incluyendo las vías urinarias y el corazón (fig. 24-9).

1. **Enfermedades de las vías respiratorias.** La manifestación más frecuente de la infección por adenovirus en lactantes y niños pequeños es la faringitis febril aguda, caracterizada por tos, dolor de garganta, congestión nasal y fiebre. Los casos aislados pueden ser indistinguibles de otras infecciones respiratorias víricas habituales. Algunos tipos de adenovirus también tienden a producir conjuntivitis, en cuyo caso el síndrome se conoce como *fiebre faringoconjuntival*. Esta entidad es más prevalente en niños en edad escolar y ocurre tanto de forma esporádica como en brotes, a menudo dentro de grupos familiares o en grupos que utilizan las mismas instalaciones de natación ("conjuntivitis de las piscinas"). El síndrome referido como *enfermedad respiratoria aguda* aparece sobre todo en epidemias entre los nuevos reclutas militares. Se piensa que refleja la menor resistencia provocada por la exposición a nuevas cepas, cansancio y hacinamiento, lo que promueve la propagación eficiente de la infección. Por último, los síndromes respiratorios descritos antes pueden progresar a una verdadera neumonía vírica, que tiene una tasa de mortalidad de alrededor del 10% en los lactantes.

2. **Enfermedades oculares.** Además de la conjuntivitis, que a veces acompaña al síndrome respiratorio superior descrito, puede aparecer una conjuntivitis folicular como una enfermedad separada. Es autolimitada y no deja secuelas permanentes. Una infección más grave es la queratoconjuntivitis epidémica, que afecta el epitelio de la córnea y puede ir seguida de una opacidad que dura varios años. La naturaleza epidémica de esta enfermedad se debe en parte a la transmisión a través de toallas o soluciones oftálmicas compartidas, contacto de persona a persona e instrumental oftalmológico mal esterilizado.

3. **Enfermedades digestivas.** La mayoría de los adenovirus humanos se multiplican en el tubo digestivo y se pueden encontrar en las heces. Sin embargo, estas infecciones en general son asintomáticas. Dos serotipos se han asociado específicamente con gastroenteritis infantil. Se ha estimado que las infecciones por adenovirus representan el 5-15% de todas las enfermedades diarreicas víricas en niños.

4. **Enfermedades menos frecuentes.** Varios serotipos de adenovirus se han relacionado con una cistitis hemorrágica aguda autolimitada que se presenta principalmente en niños. Se caracteriza por hematuria (sangre en la orina) y el virus en general se puede recuperar en una muestra. Del mismo modo, recientemente se ha demostrado que la infección por adenovirus del músculo cardíaco es una causa de disfunción ventricular izquierda tanto en niños como en adultos. En pacientes inmunocomprometidos, como los que tienen sida, las infecciones habituales por adenovirus respiratorio tienen un mayor riesgo de complicarse con una neumonía grave, a menudo mortal. Se han informado otras infecciones diseminadas con desenlaces mortales en pacientes con un sistema inmunitario comprometido o inmunodeprimidos por tratamiento farmacológico.

D. Identificación en el laboratorio

El aislamiento del virus para la identificación no se realiza de forma rutinaria; sin embargo, puede ser conveniente en casos de enfermedad epidémica o brotes hospitalarios, en especial en las salas de recién nacidos. La identificación del serotipo de adenovirus puede realizarse mediante neutralización o inhibición de la hemaglutinación utilizando antisueros

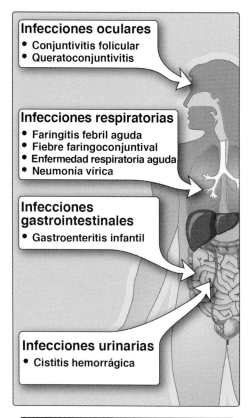

Infecciones oculares
- Conjuntivitis folicular
- Queratoconjuntivitis

Infecciones respiratorias
- Faringitis febril aguda
- Fiebre faringoconjuntival
- Enfermedad respiratoria aguda
- Neumonía vírica

Infecciones gastrointestinales
- Gastroenteritis infantil

Infecciones urinarias
- Cistitis hemorrágica

Figura 24-9
Infección por adenovirus.

específicos del tipo. Los adenovirus se identifican más frecuentemente a través de una prueba directa de muestras de heces mediante análisis de inmunoadsorción enzimática para detectar antígenos víricos.

E. Tratamiento y prevención

En la actualidad, no hay antivirales disponibles para tratar las infecciones por adenovirus. La prevención de las enfermedades respiratorias epidémicas mediante vacunación se ha utilizado solo para proteger a la población militar. Con este propósito se emplea una vacuna de virus vivos atenuados que produce una buena respuesta de anticuerpos neutralizantes. En 2011 se autorizó una nueva vacuna para su uso entre el personal militar de los Estados Unidos. Esta vacuna contiene adenovirus vivos de los tipos 4 y 7 (no atenuados), para administración oral.

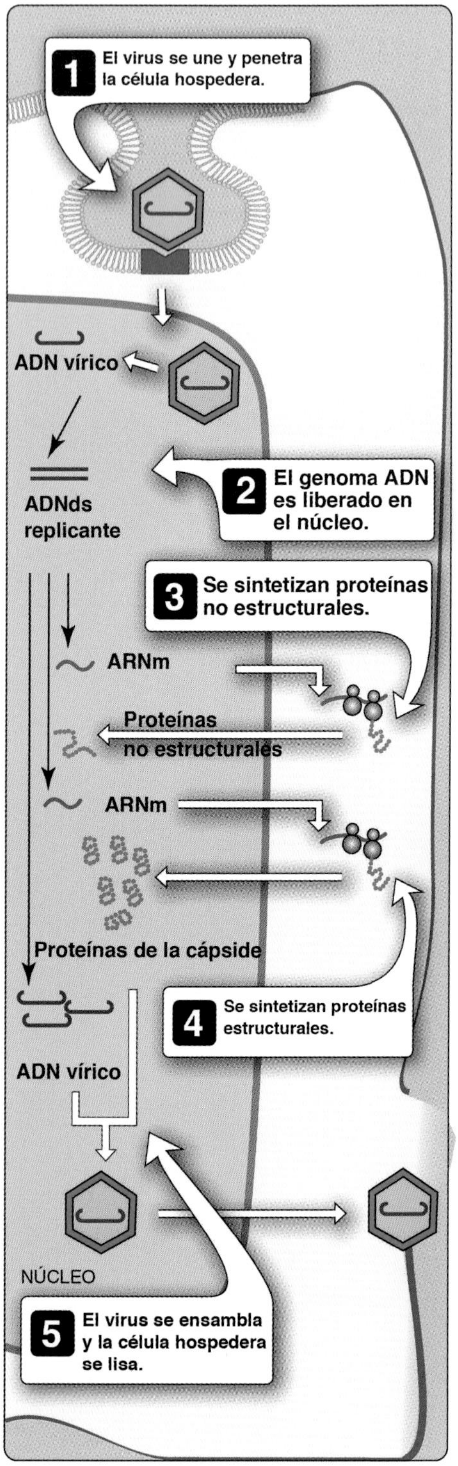

VI. *PARVOVIRIDAE*

Los parvovirus son los virus ADN más pequeños. No presentan envoltura y son icosaédricos, con un ADN monocatenario. Un parvovirus humano, B19, se ha aislado e identificado como la causa de crisis aplásicas transitorias en pacientes con anemia drepanocítica e implicado en la poliartritis aguda en adultos. Este virus también ocasiona una enfermedad habitual en la infancia, el eritema infeccioso, y se asocia con muerte fetal en mujeres embarazadas que experimentan una infección primaria. La familia de parvovirus se divide en dos géneros, con base en si la replicación vírica requiere la coinfección con un virus ADN auxiliar o si son capaces de replicación independiente ("parvovirus autónomos"). Los miembros del primer grupo se denominan *virus adenoasociados* porque en general se encuentran en células infectadas en combinación con un adenovirus auxiliar.

A. Epidemiología y patogenia

La transmisión del parvovirus es a través de las vías respiratorias. Una viremia con títulos elevados que dura unos pocos días aparece 1 semana después de la infección, durante la cual el virus también está presente en las secreciones faríngeas. Rápidamente, se produce una respuesta específica de anticuerpos, que lleva a la supresión de la viremia. La replicación de los parvovirus requiere una célula hospedera en la que esté ocurriendo la síntesis de ADN. Por lo tanto, el daño se limita sobre todo a tejidos específicos con elevada actividad mitótica (nota: en el caso del virus B19, estos son principalmente tejidos de origen eritroide). Dada la naturaleza monocatenaria del genoma, primero debe tener lugar la conversión a una molécula de ADN bicatenario por una ADN polimerasa celular, antes de poder producir genomas de ADN vírico monocatenarios adicionales o de que pueda comenzar la transcripción del ARNm vírico. A pesar de la cantidad limitada de material genético, dos o tres proteínas de la cápside y dos proteínas reguladoras no estructurales surgen mediante una combinación de patrones alternativos de corte y empalme de ARN y un procesamiento de postraducción. En la figura 24-10 se resume el ciclo vital de los parvovirus.

B. Importancia clínica

El único patógeno humano en esta familia es el parvovirus autónomo B19. El espectro de enfermedades causadas por este virus se relaciona con su tropismo único para el ciclo de células progenitoras eritroides. Aunque el B19 se aisló inicialmente en pacientes con drepanocitosis que experimentaban una crisis aplásica transitoria, desde entonces se ha reconocido que la supresión progresiva crónica de la médula ósea se debe a la infección por B19 de pacientes inmunocomprometidos que no pueden desarrollar una respuesta inmunitaria capaz de eliminar el virus.

Figura 24-10
Replicación del parvovirus B19.

Contenido de la figura:

1 El virus se une y penetra la célula hospedera.

ADN vírico

ADNds replicante

2 El genoma ADN es liberado en el núcleo.

3 Se sintetizan proteínas no estructurales.

ARNm

Proteínas no estructurales

ARNm

Proteínas de la cápside

4 Se sintetizan proteínas estructurales.

ADN vírico

NÚCLEO

5 El virus se ensambla y la célula hospedera se lisa.

1. **Eritema infeccioso.** El hallazgo de que entre el 30 y 60% de algunas poblaciones humanas tienen anticuerpos contra B19 condujo finalmente a la identificación de este virus como el agente causal de una erupción infantil habitual, el eritema infeccioso ("quinta enfermedad"), como se muestra en la figura 24-11. La erupción característica (con apariencia de "mejilla abofeteada") se presenta unas 2 semanas después de la exposición inicial, cuando el virus ya no es detectable. La erupción aparentemente es mediada por el sistema inmunitario. Otra complicación que acompaña a la infección por B19 es una artritis aguda que en general compromete las articulaciones de manera simétrica. Esta es considerablemente más frecuente en adultos que en niños y, en general, se resuelve en unas pocas semanas.

2. **Defectos de nacimiento.** La tasa de aborto espontáneo es elevada en las mujeres que tienen una infección primaria durante el primer trimestre, y la infección primaria durante el segundo o tercer trimestre se asocia con algunos casos de hidropesía fetal.

C. Identificación en el laboratorio

La identificación de laboratorio de la infección por B19 no se realiza de forma rutinaria. La gran cantidad de virus presentes durante la fase virémica (en general, asintomática) permite la detección de proteínas víricas por métodos inmunológicos o de ADN vírico por varias técnicas de amplificación. El diagnóstico retrospectivo se puede realizar mediante cualquiera de los procedimientos habituales utilizados para demostrar una respuesta de anticuerpos específica.

D. Tratamiento y prevención

No se dispone de un antiviral o vacuna para tratar las infecciones por B19 en humanos. El aislamiento de los pacientes con signos de enfermedad por parvovirus no es un método útil para el control porque existen infecciones subclínicas y los individuos infectados diseminan el virus antes de que aparezcan los síntomas. La inmunoglobulina G específica para el virus B19 administrada por vía intravenosa puede ser útil en pacientes inmunocomprometidos con infecciones crónicas.

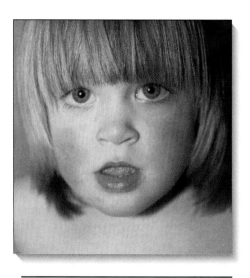

Figura 24-11
Aspecto típico parecido a una "bofetada" en un niño infectado por parvovirus B19 ("quinta enfermedad").

Preguntas de estudio

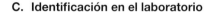

Seleccione la respuesta correcta.

24.1 Un paso importante en el mecanismo propuesto para la oncogénesis por virus del papiloma humano es:

A. Inactivación de un gen regulador celular mediante la integración del virus del papiloma humano en la región de codificación del gen

B. Transactivación de un oncogén celular generalmente silencioso por una proteína temprana del virus del papiloma humano

C. Reversión de la diferenciación de los queratinocitos causada por la replicación activa continua y la producción de la progenie del virus del papiloma humano

D. Unión específica de ciertas proteínas tempranas del virus del papiloma humano a las antioncoproteínas celulares

E. Inducción de una translocación cromosómica específica que lleva a la activación de un oncogén celular

Respuesta correcta = D. Se ha demostrado que las proteínas tempranas de adenovirus y *Papovaviridae* requeridas para la inmortalización y transformación de células normales se unen específicamente a las proteínas celulares p53 y pRb, que son importantes para mantener la regulación del ciclo mitótico. Se piensa que la interacción con proteínas víricas causa la pérdida de sus funciones normales, así como mutaciones que en general se asocian con cánceres que aparecen de forma espontánea. A y B: no se ha observado inactivación de genes por integración ni activación transcripcional por una proteína temprana. C: la replicación del virus ocurre solo en los queratinocitos diferenciados, pero no se produce una desdiferenciación. E: se observan reordenamientos cromosómicos tardíos en la progresión a la malignidad, pero ninguno es específico para células humanas transformadas por virus del papiloma.

24.2 El espectro característico de las enfermedades causadas por parvovirus autónomos se relaciona con el hecho de que:

A. Se integran en un sitio cromosómico específico que altera un gen esencial y conduce a la muerte de la célula

B. Requieren células hospederas que estén progresando activamente a través del ciclo mitótico

C. Infectan solamente células bien diferenciadas

D. Codifican una proteína temprana que detiene la síntesis de proteínas celulares

E. Aumentan la gravedad de la enfermedad frecuentemente causada por sus virus auxiliares asociados

Respuesta correcta = B. Las enfermedades causadas por los parvovirus autónomos se deben a los efectos de eliminar células multiplicadoras que son esenciales para las funciones normales. Por ejemplo, B19 infecta específicamente los eritroblastos, lo que produce anemia en el feto o en pacientes inmunodeficientes. A, C y D: no se observa que los parvovirus se integren durante el ciclo replicativo; estos no pueden replicarse en células diferenciadas y no impiden la síntesis celular. E: por definición, los parvovirus autónomos no requieren un virus auxiliar para la replicación.

24.3 La erupción característica del eritema infeccioso se debe a:

A. Formación de complejos inmunitarios virión/anticuerpo

B. Supresión de la médula ósea causada por la muerte de los precursores eritrocíticos por infección B19

C. Daño hepático

D. Infección de B19 de las células epiteliales

E. Respuesta inflamatoria a la infección B19 del endotelio capilar

Respuesta correcta = A. La aparición de la erupción coincide con la producción de anticuerpos contra B19, que ocurre varios días después del pico de viremia. B: la infección en personas inmunodeficientes puede llevar a un agotamiento crónico y progresivo de los precursores de eritrocitos y anemia grave, pero no a una erupción. C: el rango de hospederos del B19 se restringe a los precursores eritroides, incluidos los que se encuentran en el hígado fetal. Aunque esto puede ser un factor que cause la hidropesía fetal debido a la infección por B19 de una mujer embarazada, no se relaciona con la erupción. D y E: de nuevo, el B19 no parece infectar otras células más que los precursores eritrocíticos.

Virus ADN con envoltura

25

I. PERSPECTIVA GENERAL

En este capítulo se analizan dos de las tres familias de virus ADN con envoltura, *Herpesviridae* y *Poxviridae* (nota: *Hepadnaviridae*, la tercera familia de virus ADN con envoltura, se analiza en el capítulo 26). *Herpesviridae* y *Poxviridae* son estructural y genéticamente más complejos que los virus ADN estudiados en el capítulo 24. Por ejemplo, tienen menos dependencia de las funciones suministradas por la célula hospedera, con un mayor número correspondiente de proteínas codificadas por el virus involucradas en la replicación vírica. Esta última característica contribuye al mayor éxito en el desarrollo de fármacos contra estos virus, puesto que hay más enzimas víricas específicas que pueden servir como dianas para los inhibidores (en contraste con los virus que dependen más de la función de la célula hospedera). La replicación de los herpesvirus y los poxvirus también es independiente del ciclo celular del hospedero. La familia *Herpesviridae* incluye importantes patógenos humanos (fig. 25-1). El único miembro extremadamente virulento de la familia *Poxviridae*, el virus de la viruela, es el único patógeno humano que ha sido erradicado con éxito. Este triunfo sirve como modelo para los intentos de controlar y potencialmente erradicar otras enfermedades infecciosas.

II. *HERPESVIRIDAE*: ESTRUCTURA Y REPLICACIÓN

Se conocen ocho especies de herpesvirus humanos. Todos tienen la capacidad de entrar en un estado latente después de la infección primaria de su hospedero natural y reactivarse luego. Sin embargo, la naturaleza molecular exacta de la latencia y la frecuencia y manifestación de la reactivación varían con el tipo de herpesvirus.

A. Estructura de los herpesvirus

Los viriones de herpesvirus están formados por una cápside icosaédrica rodeada por una envoltura derivada de la membrana nuclear del hospedero (fig. 25-2). Entre la envoltura y la cápside se encuentra un material proteico amorfo denominado *tegumento*, que contiene enzimas codificadas por el virus y factores de transcripción esenciales para el inicio del ciclo infeccioso, aunque ninguno de ellos es una polimerasa. El genoma es una única molécula de ADN bicatenario lineal, la cual codifica de 70 a 200 proteínas en función de la especie. Aunque todos los miembros de la familia tienen algunos genes con funciones homólogas, hay

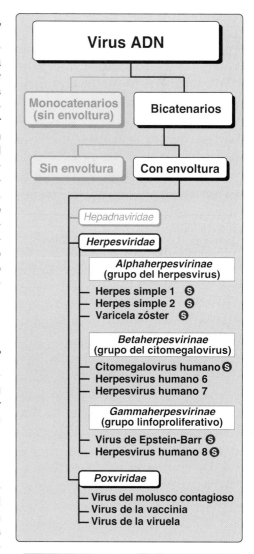

Figura 25-1
Clasificación de virus ADN con envoltura. Ⓢ En las pp. 366-369 pueden verse las síntesis de estos microorganismos.

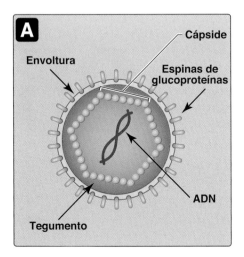

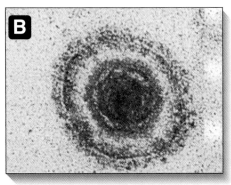

Figura 25-2
Estructura de los herpesvirus. **A.** Dibujo
esquemático. **B.** Microfotografía
electrónica de transmisión.

poca conservación de secuencias de nucleótidos y poca relación antigénica entre las especies.

B. Clasificación de los herpesvirus

Las especies de *Herpesviridae* no se pueden diferenciar fácilmente por
su morfología en el microscopio electrónico porque todas tienen aspecto
similar. Sin embargo, *Herpesviridae* se ha dividido en tres subfamilias con
base principalmente en sus características biológicas (*véase* fig. 25-1).

1. *Alphaherpesvirinae* **(grupo del virus herpes simple).** Estos virus
   tienen un ciclo de crecimiento lítico relativamente rápido, generalmente en las células epiteliales, y establecen infecciones latentes en
   los ganglios nerviosos. Los virus del herpes simple de los tipos 1 y 2
   (VHS-1 y VHS-2) y el virus de la varicela zóster (VVZ) pertenecen a
   este grupo. El VHS-1 y el VHS-2 comparten una importante homología
   de nucleótidos y, por lo tanto, numerosas características similares en
   la replicación y la patogenia. El VVZ tiene un genoma más pequeño
   que el VHS, pero ambos virus tienen muchos genes que comparten la
   identidad de secuencia.

2. *Betaherpesvirinae* **(grupo del citomegalovirus).** Estos virus tienen
   un ciclo de replicación relativamente lento que deriva en la formación
   de células hospederas gigantes y multinucleadas características. La
   latencia se establece en tejidos no neurales, sobre todo en células
   linforreticulares y tejidos glandulares. El citomegalovirus humano
   (CMV) y los herpesvirus humanos de los tipos 6 y 7 (VHH-6 y VHH-7)
   están en este grupo.

3. *Gammaherpesvirinae* **(grupo linfoproliferativo).** Estos virus se replican en el epitelio de la mucosa y establecen infecciones latentes,
   principalmente en los linfocitos B. Inducen la proliferación celular e
   inmortalizan las células linfoblásticas. El virus de Epstein-Barr (VEB)
   y el virus asociado con el sarcoma de Kaposi (VASK o herpesvirus
   humano de tipo 8 [VHH-8]) están en este grupo. El VHH-8 también
   puede establecer latencia e inmortalizar células endoteliales.

C. Replicación de los herpesvirus

Los herpesvirus se replican en el núcleo, de manera que siguen el patrón
básico de replicación de los virus ADN (*véase* p. 246). La regulación de
la transcripción del herpesvirus se conoce como *control en cascada*,
ya que la expresión de un primer conjunto de genes es necesaria para
que comience la expresión de un segundo conjunto, que, a su vez,
es necesaria para la expresión de un tercer conjunto de genes (nota: se
encuentra un patrón similar en algunas otras familias de virus ADN en las
que los genes se denominan *tempranos inmediatos*, *tempranos tardíos* y
tardíos). En la figura 25-3 se resumen las características generales de la
replicación del herpesvirus.

1. **Adsorción y penetración del virus.** Los herpesvirus se adsorben en
   los receptores de la célula hospedera, que difieren según la especie
   de virus y el tipo de tejido que se está infectando. Las glucoproteínas de la envoltura vírica promueven la fusión de la envoltura con la
   membrana plasmática de la célula, con lo que depositan las proteínas
   de la nucleocápside y tegumentarias en el citosol. Una de las proteínas del tegumento es una ARNasa general que degrada de manera
   eficaz todos los ARNm, de forma que evita la síntesis de proteínas de
   la célula hospedera. Como la actividad nucleolítica de esta proteína

ocurre antes del inicio de la síntesis del ARNm vírico, es selectiva para los ARN del hospedero.

2. **Replicación del ADN vírico y ensamble de la nucleocápside.** La nucleocápside es transportada a un poro nuclear, a través del cual el ADN vírico se libera en el núcleo. Otra proteína tegumentaria es un activador de la ARN polimerasa celular que hace que la enzima inicie la transcripción del conjunto de genes tempranos inmediatos víricos, que codifican una variedad de funciones reguladoras, incluida la iniciación de la transcripción génica adicional. A continuación, los genes tempranos tardíos se expresan y codifican principalmente las enzimas requeridas para la replicación del ADN vírico, como la ADN polimerasa vírica, la helicasa y la timidina cinasa. Como estas enzimas son específicas del virus, brindan excelentes dianas para los fármacos antiherpéticos (como el aciclovir), que relativamente carecen de toxicidad para la célula. Como en el caso de otros virus ADN, los genes tardíos codifican proteínas estructurales del virión y proteínas involucradas en el ensamble y la maduración de la progenie vírica.

3. **Adquisición de la envoltura vírica.** Las nucleocápsides que se han ensamblado en el núcleo adquieren una envoltura por gemación a través de la membrana nuclear interna. Sin embargo, esta envoltura se pierde por fusión y el paso a través de la membrana nuclear externa. Las cápsides víricas adquieren la envoltura final del aparato de Golgi de la célula hospedera. El virus ensamblado con su envoltura derivada del Golgi es transportado por una vacuola a la superficie de la célula. Copias adicionales de las glucoproteínas de la envoltura también son transportadas a la membrana plasmática, que adquiere determinantes antigénicos del herpesvirus. Las glucoproteínas específicas del virus también pueden causar la fusión con células adyacentes, en algunos casos produciendo las células gigantes multinucleadas características. El resultado final de este ciclo lítico productivo es la muerte celular, porque la mayoría de las vías sintéticas celulares son desactivadas de manera eficaz durante la replicación vírica.

4. **Latencia.** Todos los herpesvirus pueden experimentar un ciclo de infección alternativo, de manera que entran en un estado inactivo, de latencia, desde el cual pueden reactivarse después. El tipo de célula en la que ocurre esto generalmente no es el mismo tipo que en la que se presenta la infección lítica productiva. Para cada uno de los herpesvirus, el mecanismo de latencia, la naturaleza de las células hospederas, la frecuencia de reactivación y la naturaleza de la enfermedad recurrente son característicos. Por ello, el tema de la latencia se trata en este capítulo en el contexto de cada especie de virus individual.

III. VIRUS DEL HERPES SIMPLE DE TIPOS 1 Y 2

El VHS-1 y el VHS-2 son los únicos herpesvirus humanos con una identidad de secuencia de nucleótidos sustancial (alrededor del 50%). Por lo tanto, comparten numerosas características en común en la replicación, la producción de enfermedades y la latencia.

A. Epidemiología y patogenia

La transmisión de ambos tipos de VHS ocurre por contacto directo con las secreciones que contienen virus o con lesiones en la mucosa o superficies

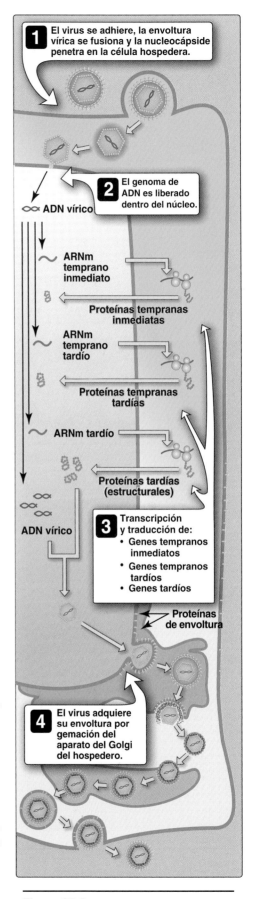

1 El virus se adhiere, la envoltura vírica se fusiona y la nucleocápside penetra en la célula hospedera.

2 El genoma de ADN es liberado dentro del núcleo.

∞ ADN vírico

~ ARNm temprano inmediato

Proteínas tempranas inmediatas

~ ARNm temprano tardío

Proteínas tempranas tardías

~ ARNm tardío

Proteínas tardías (estructurales)

∞∞∞ ADN vírico

3 Transcripción y traducción de:
- Genes tempranos inmediatos
- Genes tempranos tardíos
- Genes tardíos

Proteínas de envoltura

4 El virus adquiere su envoltura por gemación del aparato del Golgi del hospedero.

Figura 25-3
Replicación de los herpesvirus.

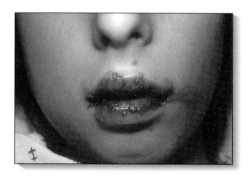

Figura 25-4
Estomatitis por herpes simple.

cutáneas. Las infecciones primarias o recurrentes en la región bucofa-ríngea, causadas principalmente por el VHS-1, están acompañadas por la liberación de virus en la saliva, por lo que los besos y los dedos contaminados con saliva son los principales modos de transmisión. En las infecciones genitales, causadas principalmente por el VHS-2, el virus está presente en las secreciones del aparato genital. En consecuencia, las relaciones sexuales y el paso de los recién nacidos a través del canal del parto de las madres infectadas son las principales formas de transmisión. Tanto el VHS-1 como el VHS-2 se multiplican en las células epiteliales de la superficie de la mucosa en las que se han inoculado, lo que ocasiona la producción de vesículas o úlceras poco profundas que contienen virus infecciosos. En individuos inmunocompetentes, la infección epitelial permanece localizada porque los linfocitos T citotóxicos reconocen los antígenos específicos del VHS en la superficie de las células infectadas y eliminan estas células antes de que se produzca la progenie vírica. En general se establece una infección latente de por vida en los ganglios regionales como resultado de la entrada de viriones infecciosos en las neuronas sensitivas que terminan en el sitio de la infección.

B. Importancia clínica

Aunque el VHS-1 se encuentra a menudo en las lesiones bucales u oculares (por encima de la cintura) y el VHS-2 suele ser la causa de las lesiones genitales (por debajo de la cintura), el VHS-1 puede infectar los genitales, con lo que causa lesiones similares, y el VHS-2 puede ocasionar lesiones en la cavidad bucal.

1. **Infecciones primarias en la parte superior del cuerpo.** Muchas de las infecciones primarias por VHS son subclínicas; sin embargo, cuando son sintomáticas, las más frecuentes en la parte superior del cuerpo son la gingivoestomatitis en los niños pequeños (fig. 25-4) y la faringitis o la amigdalitis en los adultos. Las lesiones dolorosas suelen consistir en vesículas y úlceras poco profundas, que a menudo se acompañan de síntomas sistémicos, como fiebre, malestar general y mialgias. Otro sitio de infección clínicamente importante es el ojo, en el que la queratoconjuntivitis puede provocar cicatrización de la córnea con ceguera. Si la infección por VHS se propaga al sistema nervioso central (SNC), puede causar encefalitis, la cual, si no se trata, tiene una tasa de mortalidad estimada del 70%. En general, los supervivientes presentan deficiencias neurológicas. En los Estados Unidos, la infección ocular por VHS-1 es la segunda causa más frecuente de ceguera corneal (después de los traumatismos). Las infecciones por VHS del SNC representan el 10-20% de los casos de encefalitis vírica.

2. **Infecciones primarias del aparato genital.** Las lesiones primarias del aparato genital son similares a las de la bucofaringe. Sin embargo, la frecuencia de anticuerpos específicos contra VHS-2 en la población sugiere que la mayoría de estas infecciones son asintomáticas. Cuando son sintomáticas (herpes genital), los síntomas locales incluyen lesiones vesiculoulcerativas dolorosas en la vulva, el cuello uterino, la vagina y el área perianal en las mujeres, y el pene o el ano en los hombres (fig. 25-5). Los síntomas sistémicos de fiebre, malestar general y mialgias pueden ser más graves que los que acompañan a las infecciones primarias de la cavidad bucal. En las mujeres embarazadas con una infección genital primaria por VHS, el riesgo de infectar al recién nacido durante el parto (herpes neonatal) se estima en un 30-40%. Como los neonatos no tienen un anticuerpo materno protector, puede producirse una infección diseminada, que a menudo afecta al SNC. El herpes neonatal no tratado tiene una alta tasa de mortalidad y los supervivientes pueden tener secuelas neurológicas permanentes. Un recién

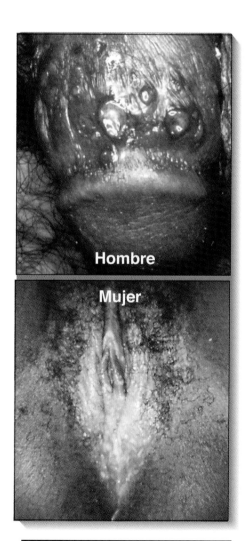

Figura 25-5
Infecciones por herpes simple genital.

nacido también está en riesgo de contraer una infección de una madre infectada por la transferencia del virus desde los dedos o la saliva contaminados. Sin embargo, la infección *in utero* es muy rara.

3. **Latencia.** En las células de los ganglios infectadas de forma latente (VHS-1 en los ganglios del trigémino y VHS-2 en los ganglios sacros o lumbares) se encuentran de una a miles de copias del genoma vírico como moléculas no integradas (episómicas) de ADN en los núcleos (fig. 25-6). Durante la latencia se expresa un número limitado de genes víricos. Estos transcritos relacionados con la latencia (LAT, *latency-associated transcripts*) suprimen la producción de la progenie.

4. **Reactivación.** Se sabe que varios factores, como los cambios hormonales, la fiebre y el daño físico a las neuronas de la infección latente, inducen la reactivación y la replicación del virus (*véase* fig. 25-6). Los viriones recién sintetizados son transportados por el axón a las terminaciones nerviosas desde donde se libera el virus, con lo que infectan las células epiteliales adyacentes. Las lesiones características aparecen en la misma área general que las primarias (nota: la replicación del virus ocurre solo en una fracción de las neuronas infectadas de forma latente, y estas células nerviosas finalmente mueren). La presencia de anticuerpos circulantes no previene la reactivación vírica, pero limita la propagación del virus al tejido circundante en la enfermedad recurrente. Ciertos síntomas en el nervio sensitivo, como dolor y hormigueo, a menudo preceden (pródromo) y acompañan la aparición de las lesiones. En general, la gravedad de los síntomas sistémicos es menor que la de una infección primaria, y muchas recidivas se caracterizan por la propagación de virus infecciosos sin lesiones visibles.

   a. **Virus del herpes simple de tipo 1.** La frecuencia de las recidivas bucofaríngeas sintomáticas es variable, y van desde ninguna a varias por año. Las lesiones se presentan como grupos de vesículas en el borde de los labios (herpes labial o queilitis herpética) y se curan sin dejar cicatrices en 8-10 días.

   b. **Virus del herpes simple de tipo 2.** La reactivación de las infecciones genitales por VHS-2 puede ocurrir con mayor frecuencia (p. ej., mensualmente) y a menudo es asintomática, pero produce diseminación vírica. En consecuencia, las parejas sexuales o los recién nacidos pueden tener un mayor riesgo de infección si no se toman precauciones contra la transmisión. El riesgo de transmisión al recién nacido es mucho menor que con una infección materna primaria porque hay menos virus diseminados y el bebé tiene algunos anticuerpos maternos contra el VHS, lo que también puede disminuir la gravedad de la enfermedad si ocurre el contagio.

C. Identificación en el laboratorio

No se requiere identificación de laboratorio para el diagnóstico de las lesiones características del VHS en individuos normales. Sin embargo, la identificación es importante para evitar la infección neonatal y la encefalitis y la queratoconjuntivitis por VHS, para las cuales es esencial el inicio temprano del tratamiento; sin embargo, no suelen presentarse lesiones características. Además, para guiar la terapia en los pacientes inmunocomprometidos, la infección por VHS debe distinguirse de la del VVZ (*véase* p. 268) y de los exantemas (erupciones cutáneas) similares causados por otros virus, bacterias o reacciones no infecciosas por alergias. Existen varias pruebas para la detección del VHS. El cultivo del virus requiere la inoculación del cultivo de tejido celular humano con una muestra de raspado de vesículas, líquido o hisopado genital. La presencia del virus

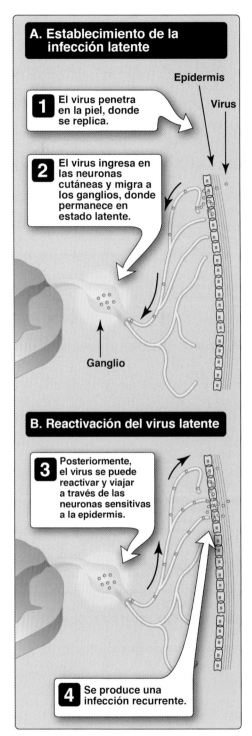

A. Establecimiento de la infección latente

Epidermis

Virus

1 El virus penetra en la piel, donde se replica.

2 El virus ingresa en las neuronas cutáneas y migra a los ganglios, donde permanece en estado latente.

Ganglio

B. Reactivación del virus latente

3 Posteriormente, el virus se puede reactivar y viajar a través de las neuronas sensitivas a la epidermis.

4 Se produce una infección recurrente.

Figura 25-6
Infecciones primarias y recurrentes por herpes simple. **A.** Infección latente después de una infección primaria. **B.** La reactivación produce infecciones recurrentes.

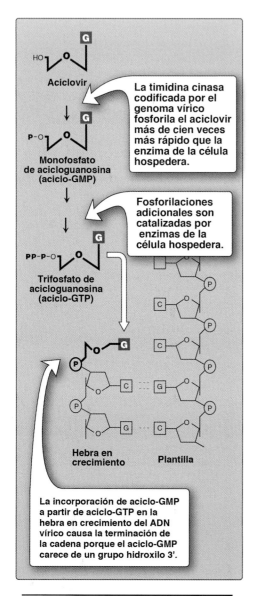

Figura 25-7
Mecanismo de acción del aciclovir.

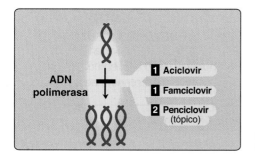

Figura 25-8
Fármacos para la infección por herpes simple. **1** Indica fármacos de primera línea; **2** indica medicamentos alternativos.

puede dar como resultado la formación de sincitios entre las células y la aparición de cuerpos de tipo A de Cowdry dentro del núcleo de la célula hospedera. Los cambios citopáticos graves pueden requerir varios días para aparecer; no obstante, las células infectadas individuales pueden detectarse dentro de las 24 h mediante inmunofluorescencia (*véase* p. 28) o tinción de inmunoperoxidasa con anticuerpos dirigidos contra proteínas víricas tempranas. Con estas mismas técnicas, las células infectadas también se pueden confirmar directamente en muestras clínicas, aunque este método en general es menos sensible que el aislamiento del virus en el cultivo de tejidos. La detección directa del ADN vírico mediante técnicas de hibridación y en combinación con la amplificación del ADN mediante la reacción en cadena de la polimerasa (PCR, *polymerase chain reaction*; u otras técnicas de amplificación de ácido nucleico, *véase* p. 29) es considerablemente más sensible que el cultivo vírico o la microscopía directa. La mayor sensibilidad de las técnicas moleculares puede permitir el empleo de muestras menos invasivas. Por ejemplo, en los pacientes con encefalitis, la etiología del VHS puede confirmarse por medio de la demostración del ADN vírico en el líquido cefalorraquídeo (LCR) en lugar de una biopsia cerebral.

D. Tratamiento

El análogo de guanina acicloguanosina (aciclovir) es selectivamente eficaz frente al VHS porque se convierte en un inhibidor activo de la síntesis de ADN solamente después de la fosforilación por la timidina cinasa del VHS (fig. 25-7). El fármaco de elección para cualquier infección primaria por VHS, el aciclovir, es especialmente importante en el tratamiento de la encefalitis por herpes, el herpes neonatal y las infecciones diseminadas en los pacientes inmunocomprometidos. Otros fármacos eficaces para tratar la infección por herpes simple incluyen el famciclovir y el penciclovir tópico (fig. 25-8). El famciclovir es un profármaco que se metaboliza en penciclovir activo. Proporciona una dosificación más conveniente y una mayor biodisponibilidad que el aciclovir oral. El penciclovir es activo contra VHS-1, VHS-2 y VVZ. Ninguno de estos medicamentos puede curar una infección latente, solo pueden reducir, pero no eliminar, la propagación vírica asintomática y la recurrencia de los síntomas (fig. 25-9).

E. Prevención

La prevención de la transmisión del VHS mejora evitando el contacto con posibles lesiones causadas por la propagación del virus y mediante las prácticas sexuales seguras. Aunque la prevención de las infecciones neonatales por VHS es importante, la infección genital de la madre puede ser difícil de detectar porque a menudo es asintomática. Cuando se detectan lesiones evidentes en el aparato genital al momento del parto, en general se justifica la cesárea. La terapia profiláctica de la madre y el recién nacido con aciclovir se puede utilizar si la presencia de VHS se detecta justo antes o en el momento del nacimiento. Las medidas para prevenir la transmisión física después del nacimiento también son importantes. Hoy en día, no existe una vacuna.

IV. VIRUS DE LA VARICELA ZÓSTER

El VVZ tiene similitudes biológicas y genéticas con el VHS y está clasificado junto con este virus en la subfamilia *Alphaherpesvirinae*. Las similitudes biológicas entre el VVZ y el VHS incluyen infecciones citolíticas rápidas y latencia en los ganglios sensitivos. Las infecciones primarias por el VVZ causan la varicela, mientras que la reactivación del virus latente produce el herpes zóster ("culebrilla").

A. Epidemiología y patogenia

El VVZ es el único herpesvirus que puede diseminarse rápidamente de persona a persona mediante el contacto casual. La transmisión del VVZ en general es por vía respiratoria a través de las gotículas en la infección inicial de la mucosa respiratoria, seguida de la diseminación a los ganglios linfáticos (fig. 25-10). La progenie vírica ingresa en el torrente sanguíneo, se somete a una segunda ronda de replicación en las células del hígado y el bazo, y se disemina en todo el cuerpo a través de los leucocitos mononucleares infectados. Las células endoteliales de los capilares y, finalmente, las células epiteliales cutáneas se infectan, lo que da lugar a las vesículas características de la varicela que contienen virus y aparecen 14-21 días después de la exposición. El individuo infectado es contagioso durante 1 o 2 días antes de la aparición del exantema, lo que implica que los virus infectan las células de la mucosa respiratoria cerca del final del período de incubación. El líquido vesicular de la erupción de la varicela también es extremadamente contagioso y puede propagarse a personas no inmunes si se transmite por el aire.

B. Importancia clínica

A diferencia de las infecciones por VHS, las enfermedades primarias y las reactivaciones del VVZ (varicela y zóster) son muy distintas. En general, ninguna de las dos es potencialmente mortal en un individuo normal y sano; sin embargo, ambas pueden tener complicaciones graves en pacientes inmunocomprometidos.

1. **Infección primaria (varicela).** En un niño normal y sano, el período de incubación suele ser de 14-16 días. La primera aparición de exantema suele ir precedida por 1-2 días de un pródromo de fiebre, malestar general, cefaleas y dolor abdominal. El exantema comienza en el cuero cabelludo, la cara o el tronco como máculas eritematosas, que evolucionan a vesículas que contienen virus que comienzan a formar una costra después de unas 48 h (fig. 25-11). La picazón es más intensa durante la etapa temprana del desarrollo de la vesícula. Mientras el

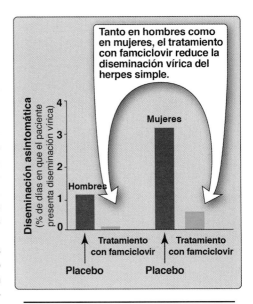

Figura 25-9
El tratamiento antiviral supresor crónico reduce la frecuencia de la propagación asintomática del virus del herpes simple.

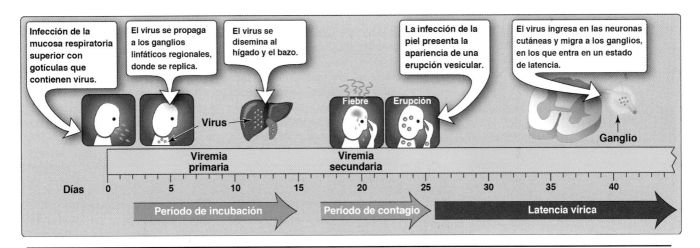

Figura 25-10
Evolución temporal de la varicela en los niños. En los adultos, la enfermedad muestra una evolución más larga y más grave.

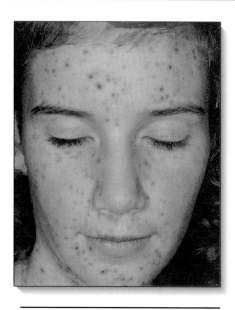

Figura 25-11
Lesiones de la varicela en varias
etapas de desarrollo.

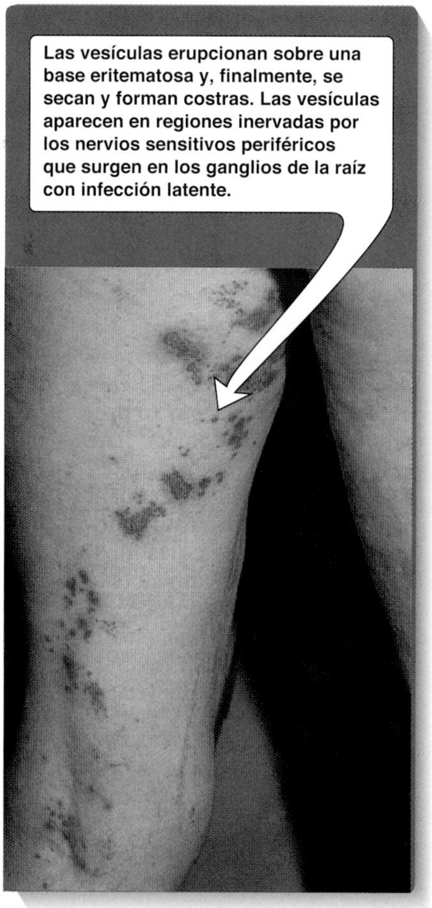

Las vesículas erupcionan sobre una
base eritematosa y, finalmente, se
secan y forman costras. Las vesículas
aparecen en regiones inervadas por
los nervios sensitivos periféricos
que surgen en los ganglios de la raíz
con infección latente.

Figura 25-12
Manifestaciones cutáneas del herpes
zóster agudo en la zona de un ganglio
de la raíz dorsal (dermatoma).

primer brote de lesiones está evolucionando, aparecen nuevos brotes en el tronco y las extremidades. En los adultos mayores y en las personas inmunocomprometidas, también pueden aparecer lesiones en las mucosas, como en la bucofaringe, la conjuntiva y la vagina. Las nuevas lesiones siguen apareciendo durante un período de hasta 6 o 7 días. En general no tiene consecuencias a largo plazo tras la curación; no obstante, las cicatrices similares a cráteres pueden permanecer después de que sanan las lesiones. La varicela es una enfermedad más grave en los adultos sanos e inmunocomprometidos que en los niños. La neumonía varicelosa es la más frecuente de las complicaciones graves, pero también pueden producirse insuficiencia hepática fulminante y encefalitis varicelosa. La infección primaria de una mujer embarazada puede hacer que contraiga una enfermedad más grave y también puede afectar al feto o al neonato. La infección fetal en las primeras etapas del embarazo es poco frecuente, pero puede ocasionar múltiples anomalías del desarrollo. A menudo, un feto no afectado cerca del momento del parto puede exhibir una varicela típica al nacer o poco después. La gravedad de la enfermedad depende de si la madre ha comenzado a producir inmunoglobulina (Ig) G anti-VVZ al momento del parto.

2. **Síndrome de Reye.** El síndrome de Reye, una encefalopatía aguda acompañada de hígado graso, a veces puede aparecer después de las infecciones por VVZ o una gripe en los niños. La evidencia epidemiológica sugiere que el uso de ácido acetilsalicílico u otros compuestos que contienen salicilato para tratar el dolor y la fiebre durante la enfermedad vírica se asocian con el desarrollo del síndrome de Reye. También es importante evitar el ácido acetilsalicílico después de la vacunación contra la varicela.

3. **Reactivación (herpes zóster o culebrilla).** Debido a la naturaleza diseminada de la infección primaria, la latencia se establece en múltiples ganglios sensitivos, siendo los de la raíz dorsal del trigémino, los torácicos y los lumbares los más frecuentes. A diferencia de la mayoría de los herpesvirus, la diseminación asintomática del virus es un acontecimiento raro. El herpes zóster es el resultado de la reactivación del virus latente en lugar de una exposición nueva y exógena. La reactivación se produce hasta en el 30% de los individuos que han sido infectados en algún momento de su vida, y la probabilidad aumenta al avanzar la edad. La característica más sorprendente del herpes zóster es que la distribución de las lesiones vesiculares agrupadas es dermatómica (que afecta el área de la piel provista por ramos cutáneos de un solo nervio espinal con infección latente), como se muestra en la figura 25-12. Incluso después de la curación de las lesiones, algunos individuos siguen sufriendo un dolor debilitante durante meses o años. Esta neuralgia postherpética (NPH) es la secuela más importante del herpes zóster, pero puede mitigarse con un tratamiento temprano con antivirales y medicamentos para el control del dolor.

C. **Identificación en el laboratorio**

En general, si no hay complicaciones, el diagnóstico de laboratorio de varicela o zóster no es necesario y no se realiza debido al aspecto clínico y la distribución típica de las lesiones. Sin embargo, en el paciente inmunocomprometido en el que se justifica la terapia, es importante distinguir la infección por VVZ de otros exantemas similares. Se puede realizar un diagnóstico rápido mediante PCR para detectar el ADN del virus en los tejidos, el líquido vesicular, las lesiones maculopapulares o las costras de las lesiones. El VVZ también se puede detectar causando una reacción en células epiteliales raspadas de la base de vesículas con inmunofluorescencia o tinción con inmunoperoxidasa con anticuerpos contra las proteínas víricas tempranas o mediante la hibridación *in situ* con sondas de ADN específicas para VVZ. También se pueden hacer cultivos víricos; los cultivos de tejido celular inoculados con una muestra de líquido vesicular muestran grandes cambios citopáticos en varios días. Las células infectadas individuales se pueden detectar dentro de las 24 h utilizando las tinciones ya descritas.

D. Tratamiento

El tratamiento de la varicela primaria en los pacientes inmunocomprometidos, adultos y neonatos está justificado por la gravedad de la enfermedad (fig. 25-13). El aciclovir ha sido el fármaco de elección para estos pacientes; sin embargo, requiere administración intravenosa para lograr concentraciones séricas eficaces. La administración temprana de aciclovir oral disminuye la evolución temporal y el dolor agudo del zóster. El famciclovir y el valaciclovir (análogos de bases similares al aciclovir) tienen mayor actividad contra el VVZ.

E. Prevención

Ciertos individuos susceptibles (p. ej., neonatos nacidos de madres con varicela activa desde 2 días antes hasta 5 días después del parto y pacientes muy inmunocomprometidos) pueden protegerse mediante la administración de inmunoglobulina varicela zóster (VariZIG®). La administración de VariZIG no tiene efectos sobre el zóster. Una vacuna de virus vivo atenuado contra la varicela, aprobada en 1995 para su empleo en los Estados Unidos en niños de 1 año de edad o más, hoy en día se recomienda como una de las vacunas de rutina para la niñez. Se han informado casos leves de varicela como un efecto secundario de la administración de la vacuna. Esta vacuna también está indicada para adultos no inmunes con riesgo de exposición a personas contagiosas. Hay dos vacunas aprobadas por la Food and Drug Administration de los Estados Unidos para empleo en adultos de 50 años de edad o más para la prevención del zóster y los efectos debilitantes de la NPH. Shingrix® es una vacuna recombinante que contiene la glucoproteína E del VVZ administrada en dos dosis, separadas entre 2 y 6 meses. Los Centers for Disease Control and Prevention recomiendan Shingrix sobre la vacuna VVZ de dosis única atenuada viva previa, Zostavax®; ninguna de las vacunas contra zóster está indicada para la prevención de la infección primaria por varicela.

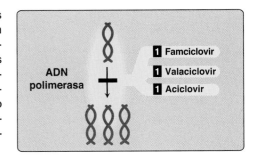

Figura 25-13
Fármacos para el virus de la varicela.
1 Indica medicamentos de primera línea.

V. CITOMEGALOVIRUS HUMANO

El CMV es un miembro de la subfamilia *Betaherpesvirinae* y, como tal, difiere del VHS y el VVZ de varias formas. Su ciclo de replicación es significativamente más largo y las células infectadas en general están muy agrandadas y multinucleadas (por eso "citomegalo-"), como se muestra en la figura 25-14. Solo hay una especie humana reconocida de CMV, pero hay muchas cepas distintas que pueden distinguirse por las diferencias antigénicas, así como por el análisis de fragmentos de restricción de sus genomas. El CMV es la causa más frecuente de infecciones intrauterinas y anomalías congénitas en los Estados Unidos. También representa una grave amenaza para los pacientes inmunodeficientes e inmunodeprimidos.

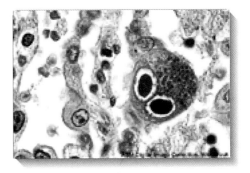

Figura 25-14
Infección por citomegalovirus. Corte del pulmón que muestra las típicas inclusiones en ojo de búho.

A. Epidemiología y patogenia

En general, la infección inicial por CMV ocurre durante la infancia. Según la ubicación geográfica y el grupo socioeconómico, entre el 60 y 90% de la población tiene anticuerpos contra el virus en la edad adulta.

1. **Transmisión.** La infección en los niños suele ser asintomática y estos pacientes siguen transmitiendo el virus durante meses en prácticamente todos los líquidos corporales, incluidas las lágrimas, la orina y la saliva. La transmisión es por contacto íntimo con estos líquidos; la saliva puede ser la fuente más frecuente. En los adultos, el virus también puede transmitirse mediante 1) la vía sexual porque está presente en el semen y las secreciones vaginales, 2) los trasplantes de órganos y 3) las transfusiones de sangre. El virus también está presente en la leche materna de las madres infectadas, y los neonatos pueden infectarse por esta vía. El CMV también puede atravesar la placenta e infectar a un feto *in utero*. La replicación inicial del virus en las células epiteliales de las vías respiratorias y digestivas viene seguida por la viremia e infección de todos los órganos del cuerpo. En los casos sintomáticos, el epitelio de los túbulos renales, el hígado y el SNC, además de las vías respiratorias y digestivas, son los más afectados.

2. **Latencia y reactivación.** Una característica distintiva de la latencia del CMV es el fenómeno de episodios asintomáticos repetidos de diseminación vírica durante períodos prolongados. La latencia probablemente se establezca en monocitos y macrófagos, pero también están involucrados otros tipos de células, como las renales.

B. Importancia clínica

En los individuos sanos, la infección primaria por CMV generalmente es subclínica (sin síntomas evidentes). Aunque la mayoría de las infecciones se presentan en la niñez, la infección primaria en un adulto puede producir un síndrome mononucleótico clínicamente idéntico al causado por el VEB (*véase* p. 275). Se estima que alrededor del 8% de los casos de mononucleosis infecciosa (MI) son causados por CMV. La fiebre persistente, el dolor muscular y las linfadenopatías son síntomas característicos de MI, al igual que las concentraciones elevadas de linfocitos anómalos y enzimas hepáticas. La principal característica para distinguir la MI por CMV es la ausencia de anticuerpos heterófilos que caracterizan a la causada por el VEB (*véase* p. 275). Dos situaciones específicas tienen mayor importancia clínica, a saber, las infecciones congénitas y la infección en pacientes inmunocomprometidos.

1. **Infecciones congénitas.** El CMV es la infección vírica intrauterina más frecuente. Sin embargo, existe una gran disparidad en la incidencia de la infección fetal y la gravedad del resultado en función de si la madre padece una infección primaria o una recurrente. Las mujeres que presentan su primera infección por CMV durante el embarazo (quienes, por lo tanto, aún no han producido anticuerpos contra el CMV) infectarán al 35-50% de los fetos, y el 10% de estos serán sintomáticos (fig. 25-15). Se conoce como *enfermedad de inclusión citomegálica* y la gravedad de los síntomas es mayor cuando la infección tiene lugar durante el primer trimestre. Los resultados de la infección varían desde diversos grados de daño al hígado, el bazo, los órganos formadores de sangre y los componentes del sistema nervioso hasta la muerte fetal. El daño al sistema nervioso es una causa habitual de pérdida de la audición y retraso mental. Inclusive en bebés que son asintomáticos al nacer, las deficiencias auditivas y el daño ocular (p. ej., coriorretinitis) pueden aparecer más tarde y continuar progresando durante los primeros años de vida. Los bebés

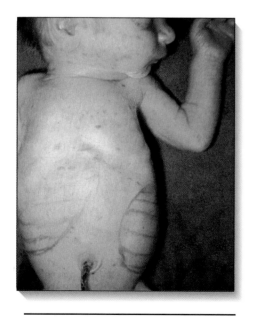

Figura 25-15
Recién nacido con enfermedad congénita por citomegalovirus, que muestra hepatoesplenomegalia y erupción cutánea.

infectados de forma congénita y perinatal pueden seguir diseminando el virus durante años después del nacimiento, lo que constituye un importante reservorio de virus.

2. **Infecciones de pacientes inmunodeprimidos e inmunodeficientes.** Los receptores de trasplantes inmunosuprimidos tienen un mayor riesgo de 1) contagio de CMV en el tejido que se está trasplantando, 2) virus transportados en leucocitos en las transfusiones de sangre asociadas y 3) reactivación de su propio virus latente endógeno. La supresión inmunitaria para el trasplante puede anular cualquier ventaja protectora de un receptor seropositivo. La destrucción del tejido del aparato digestivo, la hepatitis y la neumonía son frecuentes, donde esta última es una de las principales causas de muerte en los receptores de trasplante de médula ósea. La infección por CMV también se asocia con una reducción en la supervivencia de los injertos de tejidos sólidos (corazón, hígado, riñón). La coinfección con CMV de pacientes con VIH es frecuente, probablemente debido a sus modos de transmisión similares (*véase* p. 399). Como una infección oportunista habitual en los pacientes con sida, las infecciones invasoras por CMV causadas por la reactivación del virus latente se vuelven cada vez más importantes a medida que disminuyen los recuentos de linfocitos CD4+ y la competencia inmunitaria (*véase* p. 309). Aunque cualquier aparato o sistema puede verse afectado, la neumonía y la ceguera causadas por la retinitis por CMV son especialmente frecuentes. La encefalitis, la demencia, la esofagitis, la enterocolitis y la gastritis son otros problemas importantes. Además, la coinfección con CMV puede acelerar la progresión patológica del sida (fig. 25-16).

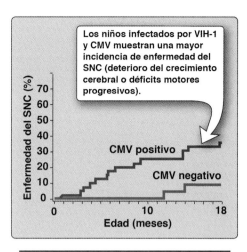

Figura 25-16
Incidencia de la enfermedad del sistema nervioso central (SNC) en niños infectados por VIH-1, con o sin infección por citomegalovirus (CMV).

C. Identificación en el laboratorio

Debido a que la incidencia de la infección por CMV en la población es tan alta y las infecciones recurrentes periódicas son frecuentes, la detección simple del virus o los anticuerpos anti-CMV en general no es útil. La recuperación del virus no suele intentarse. El diagnóstico serológico con técnicas de análisis de inmunoadsorción enzimática puede distinguir la infección primaria de la recurrente demostrando la seroconversión de IgG o la presencia de IgM específica de CMV. La determinación directa de la presencia y la cantidad de ADN vírico (por PCR) o proteínas en los leucocitos es útil como indicador de enfermedad invasora, mientras que el virus extracelular en la orina o la saliva puede derivarse de una recurrencia asintomática. Cualquiera de estas técnicas también se puede utilizar para evaluar a los donantes de trasplantes y los receptores para determinar el estado del CMV. La prueba de laboratorio estándar para diagnosticar la infección congénita por CMV es la PCR en la saliva, y, en general, se recoge una muestra de orina para su confirmación (a fin de descartar los posibles resultados falsos positivos en la saliva recolectada poco después de que el bebé haya amamantado, ya que la mayoría de las madres seropositivas al CMV diseminan el virus en su leche).

D. Tratamiento y prevención

El tratamiento de la infección por CMV está indicado principalmente en los pacientes inmunocomprometidos (fig. 25-17). El aciclovir no es eficaz porque el CMV carece de la timidina cinasa vírica requerida para la actividad antiviral. Sin embargo, existen dos inhibidores de la ADN polimerasa del CMV: el ganciclovir, un análogo de guanina que es fosforilado por una proteína cinasa codificada por CMV, y el cidofovir, un análogo de la desoxicitidina. El tercer inhibidor de la ADN polimerasa, no relacionado con los dos que se acaban de describir, es el ácido fosfonofórmico (foscarnet). El ganciclovir se emplea para infecciones invasoras en receptores

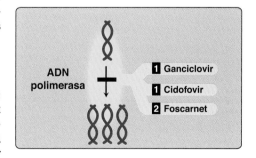

Figura 25-17
Fármacos para el citomegalovirus.
1 Indica fármacos de primera línea;
2 indica medicamentos alternativos.

de trasplantes y pacientes con sida; sin embargo, tiene una toxicidad considerable. En el caso de la retinitis en los pacientes con sida, se pueden evitar los efectos adversos tóxicos mediante la colocación intraocular directa de un implante impregnado con ganciclovir. Después de los trasplantes de órganos, los pacientes se tratan de forma profiláctica con ganciclovir o Ig anti-CMV. También se puede vigilar a los pacientes para detectar el primer signo de replicación del CMV y, entonces, se tratan de manera preventiva con antivirales. No existe vacuna.

VI. VIRUS DEL HERPES HUMANO DE TIPOS 6 Y 7

El VHH-6 y el VHH-7, clasificados como miembros de *Betaherpesvirinae*, tienen marcadas similitudes con el CMV en sus características biológicas y genómicas. Tanto el VHH-6 como el VHH-7 son causantes de roséola infantil (exantema súbito), aunque la infección por VHH-7 en general es asintomática. Se han reconocido dos variantes del VHH-6: VHH-6A y VHH-6B. El VHH-6B es prácticamente ubicuo y es el agente causal de la roséola infantil. El VHH-6A se ha detectado en pacientes inmunosuprimidos.

A. Epidemiología y patogenia

La mayoría de las infecciones por VHH-6 y VHH-7 ocurren durante los primeros 3 años de vida, con una incidencia general de anticuerpos que se aproxima al 90% de la población a los 3 años de edad. Se piensa que la transmisión se produce a través de las secreciones orales, porque los virus se replican en la bucofaringe, así como en los linfocitos B y T. El VHH-7, en particular, se recupera de forma habitual de la saliva de individuos sanos. Estos virus también infectan los linfocitos de la sangre periférica y las células de varios órganos sólidos. La infección por VHH-6A de las células linfoides induce una cantidad de respuestas celulares significativas, que incluyen la síntesis de glucoproteína CD4, interferón α, factor de necrosis tumoral α e interleucina 1β. La capacidad del VHH-6A para inducir la expresión de CD4 en células que generalmente no lo expresan extiende el intervalo de células que pueden ser infectadas por el VIH. Además, el VHH-6A transactiva la transcripción del VIH, con lo que acelera la tasa de muerte en células coinfectadas. Las células infectadas de forma latente se encuentran en la población de linfocitos de sangre periférica. Se demostró que el VHH-6A acelera la progresión del sida en un modelo animal.

B. Importancia clínica

Las infecciones por VHH-6 que derivan en enfermedades son más frecuentes en lactantes e individuos inmunocomprometidos.

1. **Infecciones primarias.** La roséola sintomática o exantema súbito sintomático aparece en alrededor de un tercio a la mitad de los lactantes con una infección primaria por VHH-6. Se caracteriza por una fiebre alta de 3-5 días de duración, después de la cual aparece una erupción macular eritematosa característica en el cuello y el tronco, la cual se resuelve luego de varios días sin secuelas (fig. 25-18). Se ha demostrado que la infección por VHH-7 produce un cuadro clínico idéntico. De mayor importancia clínica es que la infección primaria por VHH-6 en los lactantes es la causa de numerosas enfermedades febriles agudas

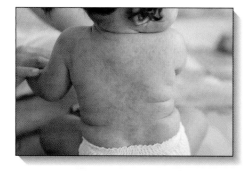

Figura 25-18
Roséola infantil.

y convulsiones febriles en ausencia de la erupción característica. En algunos de estos casos, se ha demostrado que el VHH-7 es el agente causal, mientras que, en otros, el paciente fue coinfectado con VHH-6 y VHH-7. Más del 20% de las consultas en Urgencias por enfermedad febril en bebés y un tercio de las convulsiones febriles son causadas por una infección primaria por VHH-6 o VHH-7 (fig. 25-19).

2. **Infecciones recurrentes.** Tras la inmunosupresión para el trasplante de órganos o la inmunodepresión relacionada con la infección por VIH, la reactivación del VHH-6 latente, frecuentemente junto con CMV, se ha asociado con neumonitis intersticial a veces mortal, fiebre, hepatitis y encefalitis, así como con el rechazo de los trasplantes. La relación del VHH-6A con el sida no se ha aclarado en su totalidad. Tres factores pueden acelerar la progresión desde la infección temprana por VIH hasta el sida terminal: 1) el VHH-6A amplía el rango de tipos de células infectadas por el VIH al inducir CD4, 2) las células coinfectadas se destruyen más rápidamente y 3) la infección por VHH-6A ampliamente diseminada ocurre con frecuencia en pacientes con sida terminal. El síndrome clínico más habitual asociado con el VHH-6 en los pacientes con sida es la encefalitis (fig. 25-20).

C. Identificación en el laboratorio

No existe una prueba de diagnóstico simple para la infección primaria por VHH-6 o VHH-7. Se ha empleado la amplificación por PCR para confirmar el ADN del VHH-6 en el LCR de pacientes con enfermedad neurológica y en el suero de pacientes que padecen una reactivación postrasplante de una infección latente.

D. Tratamiento y prevención

Debido a su relación genética con el CMV, el VHH-6 en general es inhibido por los mismos fármacos (ganciclovir, cidofovir y foscarnet); sin embargo, aún no se realizan estudios clínicos exhaustivos. En los pacientes con sida, el tratamiento de la infección por VIH también parece reducir la cantidad de VHH-6. Hoy en día, no existe una vacuna para estos virus.

VII. VIRUS DEL HERPES HUMANO DE TIPO 8

La infección por VHH-8 no parece tan frecuente como la de los otros herpesvirus humanos en la población normal y sana. Sin embargo, el genoma del virus o las proteínas víricas se han detectado en más del 90% de los pacientes con sarcoma de Kaposi (SK), pero en menos del 1% de los tejidos que no son SK. El método principal para la detección del VHH-8 es la amplificación por PCR.

VIII. VIRUS DE EPSTEIN-BARR

El VEB es mejor conocido como el agente causal de la MI en adultos jóvenes. Su descubrimiento inicial en asociación con la enfermedad infantil linfoma de Burkitt (LB) llevó a su reconocimiento como el primer virus humano claramente relacionado con una enfermedad maligna. Recientemente, el VEB se ha asociado con otras neoplasias humanas.

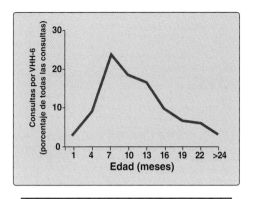

Figura 25-19
Porcentaje de consultas al servicio de urgencias por enfermedad febril asociada con el herpesvirus humano de tipo 6 (VHH-6).

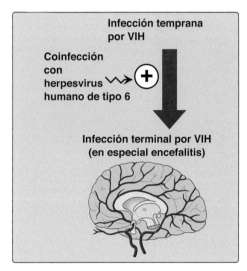

Figura 25-20
La coinfección con el herpesvirus humano de tipo 6 acelera la progresión de los síntomas del VIH.

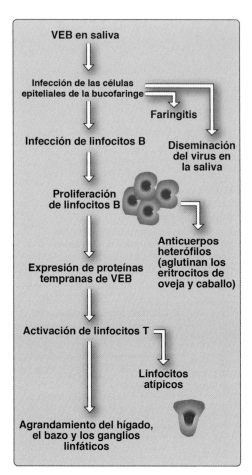

Figura 25-21
Patogenia de la mononucleosis
infecciosa causada por el virus
de Epstein-Barr (VEB).

A. Epidemiología y patogenia

La mayoría de los contagios por VEB se producen por contacto íntimo con la saliva que contiene virus durante la infección primaria o episodios repetidos de diseminación asintomática. El sitio inicial de la replicación del virus parece ser el epitelio bucofaríngeo, después del cual algunos de los virus de la progenie infectan los linfocitos B (fig. 25-21). El receptor de los linfocitos B utilizado por el VEB es el receptor del componente del complemento C3b. Durante la infección de los linfocitos B, solo se sintetiza un número limitado de proteínas víricas tempranas. La expresión de estos productos genéticos ocasiona la latencia vírica y la inmortalización del linfocito B. El genoma del VEB se mantiene con una forma circular de tipo plásmido llamada *episoma* durante la latencia. Una proteína que se expresa durante la latencia se llama EBNA1, y una de sus funciones clave es segregar los episomas en las células hijas después de la división celular. La infección por VEB de los linfocitos B también causa la inducción de varias linfocinas celulares, incluidos los factores de crecimiento de los linfocitos B. A diferencia de otros herpesvirus, los genes tempranos del VEB inducen la multiplicación celular y la inmortalización en lugar de la muerte celular. Así, la infección induce una proliferación de linfocitos B policlonales y un aumento inespecífico de IgM, IgG e IgA. La clase IgM contiene anticuerpos heterófilos (inespecíficos) que aglutinan a los eritrocitos de las ovejas y los caballos. Estos anticuerpos son la base de la prueba de diagnóstico clásica para la MI asociada con el VEB (*véase* p. 277).

B. Importancia clínica

La infección primaria en la infancia suele ser asintomática; sin embargo, hasta el 50% de las personas infectadas más adelante en la vida desarrollan una MI. Aunque los linfocitos B son las dianas principales de la infección como resultado de la presencia de la molécula receptora para VEB, recientemente se ha visto que el VEB se asocia con una pequeña cantidad de tumores malignos de linfocitos T. En algunos pacientes inmunodeficientes o inmunodeprimidos, la falta de control inmunitario mediado por células aumenta la probabilidad de alteraciones linfoproliferativas de diversos tipos. A lo largo de la vida, los portadores de VEB sanos siguen teniendo episodios de diseminación vírica asintomática. La fuente de este virus parece ser las células bucofaríngeas infectadas que adquiere el virus de linfocitos B infectados de forma latente en los que se ha activado el ciclo lítico.

1. **Mononucleosis infecciosa.** Las manifestaciones y la gravedad de la infección primaria por VEB varían mucho, pero el síndrome típico de la MI aparece después de un período de incubación de 4-7 semanas e incluye faringitis, linfadenopatías, fiebre, esplenomegalia y concentraciones elevadas de enzimas hepáticas en la sangre (fig. 25-22). Las cefaleas y el malestar general a menudo preceden y acompañan a la enfermedad, que puede durar varias semanas. La recuperación completa puede requerir bastante tiempo.

2. **VEB y neoplasias.** Después del descubrimiento inicial del VEB y su asociación con el LB, se ha demostrado que también se relaciona con un conjunto de otras neoplasias humanas.

   a. **Linfoma de Burkitt.** El LB se describió por primera vez en 1958 como una neoplasia maligna rara en la mandíbula, encontrada con una frecuencia particularmente alta en niños de las regiones de África ecuatorial. Todas las células del LB contienen una de las tres translocaciones cromosómicas características. Los puntos de interrupción de estas translocaciones son tantos que el protooncogén *c-Myc* en el cromosoma 8 se activa de forma constitutiva. Además de la infección por VEB, el paludismo y la infección por VIH son factores de riesgo conocidos para el desarrollo de LB.

b. Carcinoma nasofaríngeo asociado con el virus de Epstein-Barr. El carcinoma nasofaríngeo (CNF) es uno de los cánceres más frecuentes en el sudeste asiático, el norte de África y en la población inuit; no obstante, es menos frecuente en otros lugares. El CNF difiere del LB en que no hay una alteración cromosómica característica, y las células involucradas son de origen epitelial. Se ha sugerido un papel para el VEB porque todas las células del tumor contienen moléculas citoplasmáticas de ADN vírico (episomas).

c. Infecciones por el virus de Epstein-Barr en pacientes inmunodeprimidos e inmunosuprimidos. En el LB y el CNF, la infección por VEB parece ser solo un paso en un proceso de múltiples etapas. El proceso patológico y el papel específico del virus aún no está bien definido. En contraste, el VEB solo parece ser suficiente para la inducción de linfomas de linfocitos B en pacientes inmunocomprometidos, como los receptores de trasplantes y los individuos con sida, que no pueden controlar la multiplicación celular inducida por las proteínas tempranas. Por ejemplo, muchos pacientes con sida desarrollan una enfermedad maligna de linfocitos B de algún tipo: el LB del tipo esporádico aparece con mucha frecuencia en las etapas tempranas de la progresión del sida, mientras que los linfomas linfoblásticos de tipo no LB son más característicos en los pacientes con sida en etapa tardía. No todos los casos de LB asociados con el VIH contienen el genoma del VEB. Los pacientes con sida infectados con VEB pueden presentar lesiones no malignas de color blanco grisáceo en la lengua ("leucoplasia vellosa"), como se muestra en la figura 25-23.

C. Identificación en el laboratorio

En el frotis de sangre de un paciente con MI, se pueden observar linfocitos atípicos (linfocitos T citotóxicos) (fig. 25-24). La prueba clásica para MI (prueba de Paul-Bunnell) se basa en la elevación inespecífica de todas las inmunoglobulinas (Ig), incluidos los anticuerpos heterófilos que aglutinan específicamente los eritrocitos del caballo y la oveja, durante la estimulación policlonal de los linfocitos B por la infección por VEB. Estos anticuerpos heterófilos son diagnósticos para la MI relacionada con el VEB, aunque no están presentes en todos los casos de MI por VEB. Durante la infección también se producen anticuerpos específicos para EBV. Los anticuerpos IgM e IgG específicos para EBNA1 y las proteínas de la cápside pueden detectarse mediante técnicas serológicas.

D. Tratamiento y prevención

Aunque el aciclovir inhibe la replicación del VEB, ninguno de los fármacos antiherpéticos ha sido eficaz para modificar el curso o la gravedad de la MI por VEB o para prevenir el desarrollo de tumores malignos de linfocitos B relacionados con el VEB. El aciclovir ha tenido éxito en el tratamiento de la leucoplasia vellosa bucal, en la que el virus se está replicando activamente en las células epiteliales de la lengua. En la actualidad, no se dispone de ninguna vacuna para la prevención de infecciones por VEB. En la figura 25-25 se resumen algunas propiedades de las infecciones por herpesvirus habituales.

A Análisis clínico clásico de la mononucleosis infecciosa

- Fiebre
- Faringitis
- Linfadenopatías
  (en general, agrandamiento de los ganglios linfáticos cervicales anteriores y posteriores)

Nota: la infección aguda a menudo es asintomática en los niños, mientras que los adolescentes y adultos jóvenes muestran los síntomas típicos de la mononucleosis infecciosa.

B Transmisión

- Exposición a secreciones bucofaríngeas.

C Manifestaciones clínicas de la mononucleosis infecciosa asociada con el virus de Epstein-Barr por grupo etario:

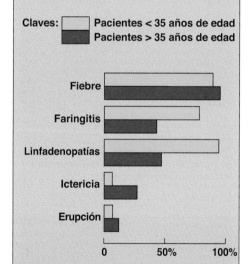

Claves:
- ☐ Pacientes < 35 años de edad
- ■ Pacientes > 35 años de edad

Fiebre
Faringitis
Linfadenopatías
Ictericia
Erupción

0   50%   100%

D Incidencia de la mononucleosis infecciosa asociada con el virus de Epstein-Barr

- La incidencia máxima se produce entre los 15 y 19 años de edad.
- La incidencia es 30 veces mayor en negros que en blancos en los Estados Unidos.
- No hay diferencia en la incidencia entre sexos.
- El 90% de la población general muestra evidencia de infección previa con el virus de Epstein-Barr.

Figura 25-22
Características de la mononucleosis infecciosa. **A.** Síntomas. **B.** Transmisión. **C.** Diferencias asociadas con la edad en los síntomas. **D.** Epidemiología de la mononucleosis asociada con el VEB.

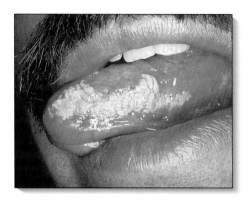

Figura 25-23
Leucoplasia vellosa causada por la
infección por el virus de Epstein-Barr.

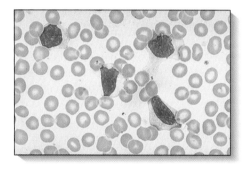

Figura 25-24
Células mononucleares anómalas que
se presentan de forma frecuente en la
mononucleosis infecciosa.

IX. *POXVIRIDAE*

Los poxvirus pertenecen a una familia de virus grandes y genéticamente complejos que no tienen una simetría evidente. Los miembros de esta familia están ampliamente distribuidos en la naturaleza. El patógeno que antes tenía gran importancia médica para los seres humanos, el virus variólico, era el agente causal de la viruela, la primera enfermedad infecciosa que se declaró erradicada de la Tierra. Entre los factores que llevaron a este éxito están: 1) la disponibilidad de una vacuna eficaz, 2) la estabilidad antigénica de la viruela (solo existía un único tipo antigénico), 3) la ausencia de casos asintomáticos o portadores persistentes, 4) la ausencia de un reservorio animal y 5) el efecto emocional de esta enfermedad extremadamente letal y desfigurante, que ayudó a galvanizar el apoyo público y la cooperación con los esfuerzos de erradicación. La vacuna, extremadamente eficaz contra el virus de la viruela, contiene el virus vivo de la vaccinia (agente causal de la viruela vacuna), y el genoma vírico se está utilizando actualmente en intentos por construir vectores que porten genes inmunizantes de otros patógenos infecciosos. Por último, el virus del molusco contagioso (VMC) causa pequeños tumores similares a verrugas (que no deben confundirse con verrugas verdaderas causadas por el virus del papiloma, *véase* p. 253).

A. Estructura y clasificación de la familia

El genoma es una sola molécula lineal de ADN bicatenario, con una capacidad de codificación para más de 200 polipéptidos. El virión contiene enzimas que están involucradas en los primeros pasos de la replicación. Los poxvirus de los vertebrados están relacionados por un antígeno nucleoproteínico común, pero por lo demás son bastante distintos. Los seres humanos son el hospedero natural del virus de la viruela y el VMC; no obstante, la viruela del mono, la viruela vacuna y varios otros poxvirus animales también pueden causar enfermedades en el humano.

B. Replicación de los poxvirus

Los poxvirus siguen el patrón de replicación básico para los virus ADN (*véase* p. 246), con algunas excepciones notables. Lo más sorprendente

VIRUS	SUBFAMILIA	MANIFESTACIONES DE LA INFECCIÓN PRIMARIA	MANIFESTACIONES DE LA INFECCIÓN RECURRENTE	SITIO INICIAL DE LA INFECCIÓN	SITIO DE LATENCIA
Herpes simple 1	α	Queratoconjuntivitis, gingivoestomatitis, faringitis, amigdalitis	Herpes labial o queilitis herpética	Mucoepitelial	Ganglio sensitivo del trigémino
Herpes simple 2	α	Herpes genital, enfermedad perinatal diseminada	Herpes genital	Mucoepitelial	Ganglios sensitivos lumbares y sacros
Varicela zóster	α	Varicela	Herpes zóster (culebrilla)	Mucoepitelial	Ganglios del trigémino y de las raíces dorsales
Citomegalovirus	β	Infección congénita (intrauterina), síndrome similar a la mononucleosis infecciosa	Diseminación asintomática del virus	Monocitos, linfocitos y células epiteliales	Monocitos, linfocitos
Virus de Epstein-Barr	γ	Mononucleosis infecciosa, linfoma de Burkitt	Diseminación asintomática del virus	Epitelio mucoso, linfocitos B	Linfocitos B

Figura 25-25
Propiedades de las infecciones frecuentes por herpesvirus.

es que todo el ciclo de replicación tiene lugar en el citoplasma, y el virus proporciona todas las enzimas (incluida una ARN polimerasa vírica dependiente de ADN) necesarias para la replicación del ADN y la expresión génica. La maduración final por adquisición de una envoltura de lipoproteínas ocurre cuando el virus sale de la célula por gemación. El ciclo de replicación es rápido y ocasiona la interrupción temprana de la síntesis de todas las macromoléculas celulares, lo que causa la muerte de la célula.

C. Epidemiología e importancia clínica

En la figura 25-26 se ilustran las etapas de la viruela. Aunque la viruela natural ya no es una amenaza, la mutación de uno de los poxvirus animales a una forma más virulenta para los seres humanos sigue siendo motivo de preocupación. Las infecciones humanas con viruela del mono son clínicamente similares a las de la viruela humana y, aunque menos graves, tienen una tasa de mortalidad de alrededor del 11%. Estas infecciones solo se han observado cuando la población humana entra en contacto cercano con animales infectados. En su estado natural, la viruela del mono no se transmite fácilmente entre los humanos. La infección por el VMC ocurre solo en humanos, de manera que causa tumores benignos similares a verrugas en varias áreas del cuerpo. En general, se transmite por contacto directo; el virus se puede propagar entre los adultos por contacto sexual.

D. Identificación en el laboratorio

La localización celular singular de la replicación de los poxvirus ha permitido un diagnóstico rápido mediante la observación de cuerpos de inclusión intracitoplasmáticos que contienen ADN en células raspadas de lesiones de la piel.

E. Tratamiento y prevención

Aunque la inmunización con el virus de la vaccinia ya no se realiza de manera rutinaria, todavía se lleva a cabo en ciertos grupos, como los militares y los trabajadores de laboratorio. Aunque es una de las vacunas más seguras en los receptores sanos, las personas con eccema pueden desarrollar una erupción generalizada contra la vacuna que cubre la superficie del cuerpo. Los pacientes inmunocomprometidos pueden padecer una viruela vacuna progresiva, que tiene una alta tasa de mortalidad. La encefalitis posvacunal, con una mortalidad del 40%, es un raro riesgo secundario que acompaña a la vacunación.

F. La viruela como arma biológica

La viruela es potencialmente un arma biológica devastadora porque es extremadamente contagiosa y tiene una alta tasa de letalidad (más del 30% entre las personas no vacunadas). En 1972, los Estados Unidos dejaron de proporcionar la vacunación de rutina contra la viruela a los civiles. En consecuencia, más del 40% de la población hoy en día es susceptible a la infección por este virus, y el porcentaje aumenta cada año. Como resultado del proyecto *Bioshield*, los Estados Unidos apoyaron el desarrollo de una vacuna contra la viruela de nueva generación que se administraría en caso de un ataque de bioterrorismo. La nueva vacuna (denominada *vacuna Ankara modificada* [MVA, *modified vaccinia Ankara*]) contiene una forma mutante del virus de la vaccinia que no puede replicarse en humanos. La vacuna es segura, incluso en individuos inmunocomprometidos, y protege contra la viruela del mono en un modelo de infección en primates.

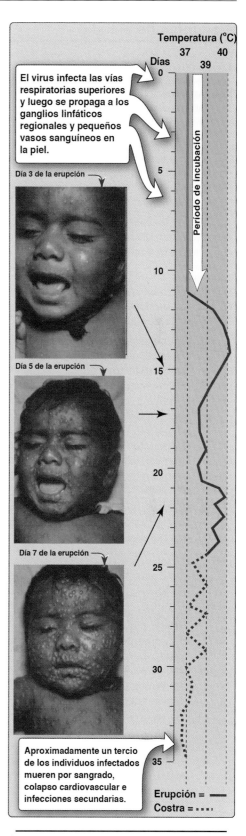

El virus infecta las vías respiratorias superiores y luego se propaga a los ganglios linfáticos regionales y pequeños vasos sanguíneos en la piel.

Día 3 de la erupción

Día 5 de la erupción

Día 7 de la erupción

Aproximadamente un tercio de los individuos infectados mueren por sangrado, colapso cardiovascular e infecciones secundarias.

Temperatura (°C)

Período de incubación

Erupción = ——
Costra = ····

Figura 25-26
Evolución temporal de la viruela.

Preguntas de estudio

Seleccione la respuesta correcta.

25.1 La infección inicial por el citomegalovirus humano ocurre con mayor frecuencia:

A. Durante la primera infancia, por intercambio de líquidos corporales

B. *In utero*, por transmisión transplacentaria de una mujer embarazada con infección latente

C. Mediante transferencia de saliva entre adultos jóvenes

D. A través de las relaciones sexuales

E. Como resultado de una transfusión o un trasplante de órganos

Respuesta correcta = A. De acuerdo con la población, hasta el 90% tienen anticuerpos en la edad adulta. B: las complicaciones más graves de la infección son aquellas causadas por la transmisión transplacentaria, pero esta no es la forma habitual de transmisión. C y D: puede producirse transmisión por besos o relaciones sexuales, pero la mayoría de los individuos ya se habrían infectado antes de volverse sexualmente activos. E: este modo de transmisión tiene graves consecuencias en los receptores con anticuerpos negativos, pero la mayoría de los receptores se infectaron a una edad más temprana. Más frecuente es la reactivación del CMV latente en receptores que han sido inmunosuprimidos con fines de trasplante.

25.2 Las anomalías histológicas e inmunitarias típicas de la mononucleosis infecciosa causadas por el virus de Epstein-Barr se deben a:

A. Estimulación de la proliferación de linfocitos B por las proteínas tempranas del virus de Epstein-Barr sintetizadas en las células infectadas

B. Proliferación de linfocitos T citotóxicos que responden a los antígenos del virus Epstein-Barr expresados en la superficie de los linfocitos B infectados

C. Respuesta inmunitaria humoral primaria a la infección por el virus de Epstein-Barr

D. Macrófagos que responden a la muerte de células infectadas con el virus de Epstein-Barr

E. Activación de un oncogén resultante de una translocación cromosómica en linfocitos infectados por el virus de Epstein-Barr

Respuesta correcta = B. La proliferación de linfocitos T citotóxicos causa un aumento en la cantidad de linfocitos atípicos detectados en los frotis de sangre de los pacientes infectados por el virus de Epstein-Barr (VEB). A: se produce una estimulación policlonal de los linfocitos B por la infección por VEB que da lugar a la aparición de los anticuerpos heterófilos característicos, pero es la respuesta de los linfocitos T citotóxicos la que produce la linfocitosis atípica de la mononucleosis infecciosa. C: la respuesta inmunitaria humoral específica del VEB no está relacionada con la linfocitosis. D: los linfocitos B no se destruyen por la infección por VEB. E: aunque este es el proceso que conduce a un LB asociado con el VEB, ocurre solo años después de la infección inicial por el virus.

25.3 El aciclovir es en gran medida ineficaz para el tratamiento de las infecciones por citomegalovirus humanos porque:

A. El citomegalovirus humano exhibe una elevada tasa de mutación en la enzima diana

B. El citomegalovirus humano depende de la ADN polimerasa de la célula hospedera para la replicación de su ADN

C. El citomegalovirus humano carece de la timidina cinasa requerida para la activación del aciclovir

D. Los tejidos en los que se multiplica el citomegalovirus humano son en gran parte inaccesibles al fármaco

E. El citomegalovirus humano codifica una enzima que inactiva el medicamento

Respuesta correcta = C. La especificidad del aciclovir deriva de su necesaria fosforilación por la timidina cinasa del virus herpes simple o del virus varicela zóster para ser un inhibidor activo de la síntesis de ADN vírico. El citomegalovirus humano (CMV) no tiene una enzima correspondiente. A: el CMV desarrolla resistencia a aquellos fármacos que son eficaces, como el ganciclovir y el cidofovir, después de una terapia a largo plazo; sin embargo, debido a que sus mecanismos de acción son diferentes, los mutantes resistentes a uno generalmente no son resistentes al otro. B: todos los herpesvirus codifican su propia ADN polimerasa. D: en aquellos casos en los que el acceso es un problema para el tratamiento de las infecciones por herpesvirus, se ha realizado la inoculación directa del medicamento. E: la resistencia a los fármacos antiherpesvirus en general ha implicado la mutación de la enzima que interactúa con el fármaco, no la inactivación del fármaco.

Virus de la hepatitis B y D (delta)

26

I. PERSPECTIVA GENERAL

La hepatitis (inflamación del hígado) puede ser causada por una variedad de organismos y toxinas. Por ejemplo, hay muchas enfermedades víricas que implican cierto grado de daño hepático como efecto secundario (p. ej., la mononucleosis infecciosa causada por el virus de Epstein-Barr; *véase* p. 275). Sin embargo, los virus a los que se hace referencia como "virus de la hepatitis" son aquellos cuya patogenia involucra específicamente la replicación y destrucción de los hepatocitos. Este capítulo describe el único virus de la hepatitis humana que tiene un genoma de ADN, el virus de la hepatitis B (VHB), como se muestra en la figura 26-1. Este capítulo también analiza el agente defectuoso que a veces acompaña al VHB durante las infecciones: el "agente delta" o el virus de la hepatitis D (VHD). Con la excepción del VHB, los virus de la hepatitis identificados hasta ahora (virus de la hepatitis A, C, D y E) contienen ARN y pertenecen a varias familias diferentes (*véase* fig. 26-1), pero la enfermedad aguda producida por cada uno es similar (*véanse* las pp. 389-390 para síntesis sobre la hepatitis). No obstante, el resultado de la infección y el modo de transmisión difieren de manera significativa de un virus a otro (fig. 26-2). En todo el mundo, la infección crónica por VHB afecta a casi 250 millones de personas. El VHB es una de las causas principales de hepatitis crónica, cirrosis y carcinoma hepatocelular (CHC), y representa casi 1 millón de muertes por año.

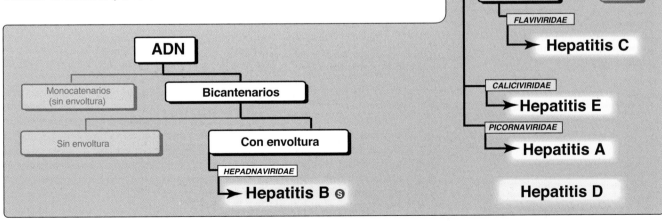

Figura 26-1
Clasificación de los principales virus causantes de hepatitis (nota: el de la hepatitis D es un virus defectuoso y se clasifica en su propio género "flotante"; las hepatitis A, C y E se analizan en el cap. 27). Ⓢ En las pp. 365-366 pueden verse las síntesis de estos virus.

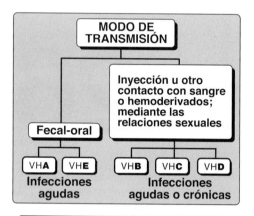

Figura 26-2

Clasificación de los virus de la hepatitis según el modo de transmisión. VHA, VHE, VHB, VHC y VHD se refieren a los virus de la hepatitis específicos.

Partículas incompletas   Partícula vírica completa

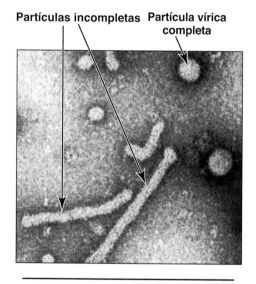

Figura 26-3

Microfotografía electrónica de una fracción de suero de un paciente con hepatitis grave.

II. *HEPADNAVIRIDAE*

La familia *Hepadnaviridae* (virus ADN hepatotrópico) está formada por virus causantes de hepatitis con genomas de ADN. Cada hepadnavirus tiene un intervalo estrecho de hospederos en el que produce infecciones agudas y crónicas persistentes, pero el VHB es el único miembro de esta familia que infecta a los humanos. Dado que este virus extremadamente infeccioso está presente en la sangre de los pacientes, tanto sintomáticos como asintomáticos, aquellos con una infección crónica representan una grave amenaza para todos los trabajadores de la salud, quienes deben vacunarse. Hay una vacuna muy eficaz producida en células de levaduras genéticamente modificadas e incluida entre las vacunas infantiles de rutina (*véase* p. 39). Biológicamente, el VHB es único entre los patógenos de las enfermedades humanas porque su replicación del genoma del ADN se realiza a través de un ARN intermedio, que, a su vez, es "transcrito a la inversa" por una enzima vírica homóloga a la transcriptasa inversa de los retrovirus (*véase* p. 305). Sin embargo, aunque los retrovirus empaquetan un genoma ARN, *Hepadnaviridae* empaqueta un genoma ADN.

A. Estructura y replicación del virus de la hepatitis B

El virión del VHB, también conocido como la "partícula de Dane", consiste en una nucleocápside icosaédrica encerrada en una envoltura lipídica (fig. 26-3).

1. **Organización del genoma del virus de la hepatitis B.** El genoma corto de ADN del VHB es poco habitual, ya que es una molécula de ADN circular parcialmente monocatenaria-parcialmente bicatenaria, no cerrada de forma covalente (una hebra es más larga que la otra), como se muestra en la figura 26-4. La cadena corta "positiva" puede variar en longitud y representa el 50-80% de la cadena complementaria, la cadena "negativa". La estructura circular del genoma es mantenida por pareamiento de bases entre las cadenas en un extremo. En la figura 26-4 se muestra un resumen de la replicación del VHB.

2. **Proteínas víricas.** Las cuatro proteínas codificadas por el ADN vírico son: 1) la proteína del núcleo (antígeno del núcleo de la nucleocápside de la hepatitis B [HBcAg]); 2) la proteína de la cubierta (una glucoproteína denominada *antígeno de superficie de la hepatitis B* [HBsAg]); 3) la multifuncional transcriptasa inversa/ADN polimerasa, que se encuentra formando un complejo con el genoma del ADN dentro de la cápside; y 4) una proteína reguladora no estructural designada "proteína X" (nota: el HBeAg es producido a partir de un sitio de inicio alternativo corriente arriba respecto al inicio para el HBcAg, seguido de un procesamiento proteolítico de la proteína *precore*).

B. Transmisión

El VHB infeccioso está presente en todos los líquidos corporales del individuo infectado. Por lo tanto, la sangre, el semen, la saliva y la leche materna, por ejemplo, sirven como fuentes de infección. La concentración de virus infecciosos en la sangre de un paciente con una infección aguda puede ser tan alta como 10^8 partículas de virus por mililitro, pero en general es menor en otros líquidos corporales. En áreas geográficas de alta endemicidad (p. ej., sudeste asiático, África y Medio Oriente), la mayor parte de la población se infecta al momento o poco después del nacimiento de una madre con una infección crónica o de hermanos infectados. Las personas infectadas a esta edad temprana tienen un riesgo significativo de convertirse en portadores crónicos, con lo que mantienen la alta prevalencia del virus en la población. Las personas infectadas a una edad temprana también tienen un mayor riesgo de desarrollar CHC más adelante en la vida. En los Estados Unidos y otros países occidentales, la tasa de portadores del VHB es mucho más baja y la infección primaria rara vez ocurre en los recién nacidos. En los países en desarrollo, la hepatitis B es principalmente una enfermedad de los lactantes; sin embargo, en los países occidentales se limita más a los adultos que contraen la infección por VHB a través de las relaciones sexuales o de la exposición a la sangre por agujas compartidas utilizadas para el consumo de drogas.

C. Patogenia

Los hepatocitos totalmente diferenciados son el tipo de célula primaria infectado por el VHB. La causa principal de la destrucción de las células hepáticas parece ser la respuesta inmunitaria mediada por células contra la infección vírica, que produce inflamación y necrosis. Las células involucradas son los linfocitos T citotóxicos, que reaccionan de forma específica con los fragmentos de proteínas de la nucleocápside (HBcAg y HBeAg), expresadas en la superficie de los hepatocitos infectados. Esta respuesta también contribuye al control de la infección al eliminar las células productoras de virus. La potenciación de la actividad de las células citolíticas naturales (linfocitos NK), así como la producción de interferón γ, también pueden limitar la extensión de la infección. Los anticuerpos anti-HBsAg, que son los anticuerpos neutralizantes, no aparecen hasta bien entrado el período de convalecencia, cuando pueden ayudar a eliminar cualquier virus libre circulante remanente. Más importante aún, estos anticuerpos proporcionan protección contra la reinfección. Sin embargo, estos mismos anticuerpos humorales se consideran la fuente del daño extrahepático observado en el 10-20% de los pacientes, a través de la formación y el depósito de complejos inmunitarios de anticuerpos HBsAg/anti-HBsAg y la consiguiente activación del complemento.

D. Importancia clínica. Enfermedad aguda

El VHB es importante desde el punto de vista médico y en la salud pública, no solo como causa de enfermedad hepática aguda, sino también como causa de infecciones crónicas y persistentes que pueden ocasionar la muerte de las personas infectadas por cirrosis y cáncer de hígado. Las personas con infecciones crónicas sirven de reservorio del virus para su transmisión a la población. En la mayoría de las personas, la infección primaria es asintomática y se resuelve mediante una respuesta inmunitaria eficaz mediada por células (fig. 26-5).

1. **Fases en las infecciones agudas por el virus de la hepatitis B.** Una vez producida la infección, el VHB tiene un período de incubación largo y variable de entre 45 y 120 días. Después de este período, se presenta una fase preictérica, que dura varios días e incluso semanas. Esta se caracteriza por fiebre leve, malestar general, anorexia, mialgias y náuseas. Sigue la fase aguda (ictérica), que dura 1 o 2 meses. Durante esta fase se hacen evidentes la orina oscura (a causa de la bilirrubinuria) y la ictericia (coloración amarillenta de las mucosas, la conjuntiva y la piel). En general, el hígado está agrandado y duele. En el 80-90% de los adultos, al período de convalecencia de varios meses más le sigue una recuperación completa (fig. 26-6).

2. **Control del curso evolutivo de la infección aguda por el virus de la hepatitis B.** Mientras que las enzimas específicas del hígado son determinantes clínicos importantes de todas las hepatitis víricas, la

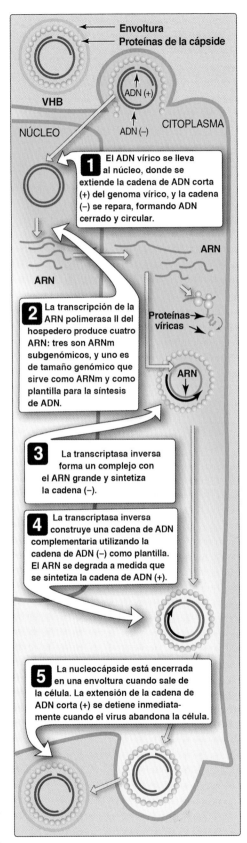

Figura 26-4
Replicación del virus de la hepatitis B (VHB).

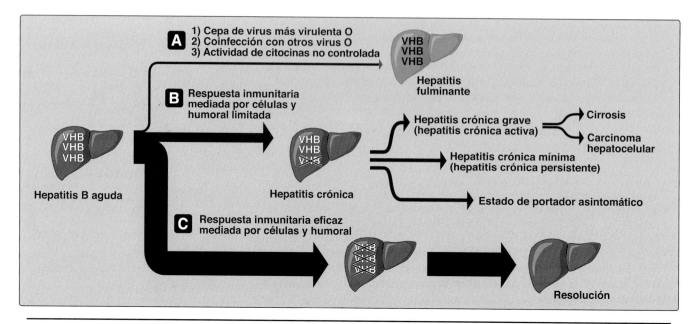

Figura 26-5

Los resultados clínicos de la infección aguda por el virus de la hepatitis B (VHB) incluyen hepatitis fulminante con aparición grave y repentina (*A*), hepatitis crónica (*B*) y resolución de la infección (*C*).

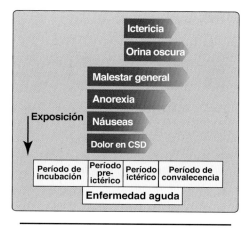

Figura 26-6

Síntomas de la infección aguda por hepatitis B. CSD = cuadrante superior derecho.

infección por VHB es poco frecuente, porque las cantidades de viriones y componentes del virión en la sangre son tan grandes que el curso de su aparición y eliminación, junto con las de los anticuerpos dirigidos contra ellos, sirven como marcadores de la etapa de la enfermedad y del probable curso futuro.

a. **Aparición de los antígenos víricos.** Durante el período de incubación, el HBsAg y el antígeno e de la hepatitis B (HBeAg) son los primeros indicadores de la infección por VHB que aparecen en la sangre (fig. 26-7). Su presencia indica una infección activa, pero no distingue entre infecciones agudas y crónicas. Después, se pueden detectar el ADN vírico, la ADN polimerasa vírica y los viriones completos. Estos siguen aumentando durante la fase de enfermedad aguda, cuando la sangre de un paciente tiene la mayor concentración de virus infecciosos.

b. **Aparición de los anticuerpos antivirales.** Los anticuerpos contra HBcAg aumentan de forma simultánea con las enzimas hepáticas en el suero durante la enfermedad aguda, mientras que los anticuerpos anti-HBeAg y, aún más tarde, los anticuerpos anti-HBsAg, no aparecen hasta el comienzo de la convalecencia (en general, una vez que los respectivos antígenos han desaparecido de la sangre; *véase* fig. 26-7). En los pacientes en quienes la infección se resuelve totalmente, los anticuerpos anti-HBcAg y anti-HBsAg permanecen presentes de por vida, lo que proporciona inmunidad contra la reinfección. La presencia continua de HBsAg durante más de 6 meses y la ausencia de anti-HBsAg indican que la infección se ha vuelto crónica (fig. 26-8). Un paciente que padece una infección crónica por VHB puede originar una respuesta inmunitaria contra el HbsAg, pero las concentraciones de anticuerpos anti-HB son demasiado bajas para ser detectables. Cualquier anticuerpo que se desarrolla se combina para dar lugar a un complejo con el HBsAg circulante.

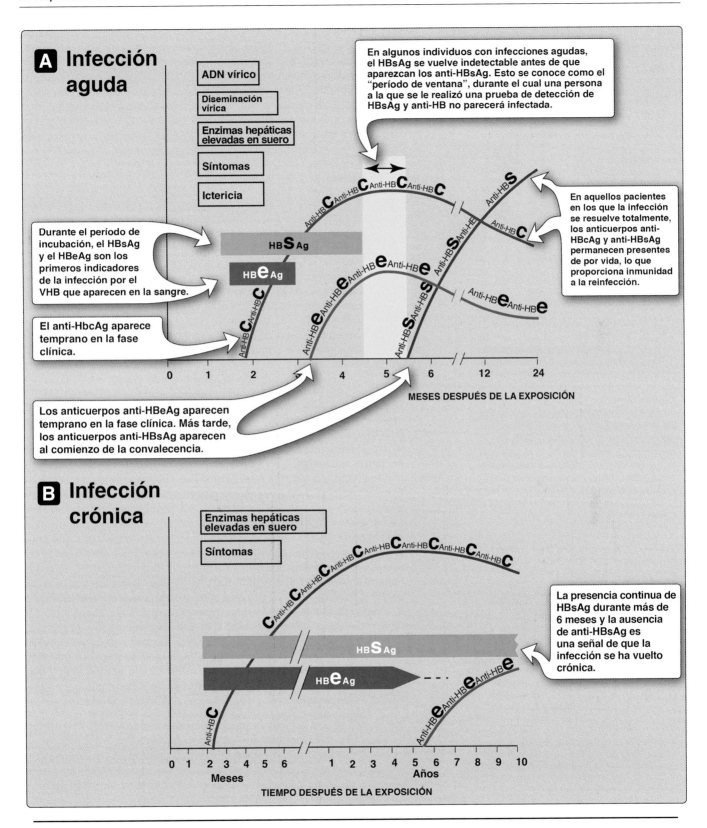

A Infección aguda

ADN vírico

Diseminación vírica

Enzimas hepáticas elevadas en suero

Síntomas

Ictericia

En algunos individuos con infecciones agudas, el HBsAg se vuelve indetectable antes de que aparezcan los anti-HBsAg. Esto se conoce como el "período de ventana", durante el cual una persona a la que se le realizó una prueba de detección de HBsAg y anti-HB no parecerá infectada.

Durante el período de incubación, el HBsAg y el HBeAg son los primeros indicadores de la infección por el VHB que aparecen en la sangre.

El anti-HbcAg aparece temprano en la fase clínica.

Los anticuerpos anti-HBeAg aparecen temprano en la fase clínica. Más tarde, los anticuerpos anti-HBsAg aparecen al comienzo de la convalecencia.

En aquellos pacientes en los que la infección se resuelve totalmente, los anticuerpos anti-HBcAg y anti-HBsAg permanecen presentes de por vida, lo que proporciona inmunidad a la reinfección.

HBSAg

HBeAg

0 1 2 3 4 5 6 12 24

MESES DESPUÉS DE LA EXPOSICIÓN

B Infección crónica

Enzimas hepáticas elevadas en suero

Síntomas

La presencia continua de HBsAg durante más de 6 meses y la ausencia de anti-HBsAg es una señal de que la infección se ha vuelto crónica.

HBSAg

HBeAg

0 1 2 3 4 5 6   1 2 3 4 5 6 7 8 9 10

Meses   Años

TIEMPO DESPUÉS DE LA EXPOSICIÓN

Figura 26-7
Curso típico de la infección por el virus de la hepatitis B. **A.** Infección aguda. **B.** Infección crónica. HBcAg = antígeno del núcleo de la nucleocápside de la hepatitis B; HBeAg = antígeno e de la hepatitis B; HBsAg = antígeno de superficie de la hepatitis B; anti-HBsAg, anti-HBeAg y anti-HBcAg se refieren a los anticuerpos contra los antígenos correspondientes.

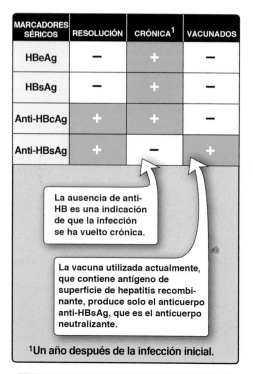

MARCADORES SÉRICOS	RESOLUCIÓN	CRÓNICA[1]	VACUNADOS
HBeAg	–	+	–
HBsAg	–	+	–
Anti-HBcAg	+	+	–
Anti-HBsAg	+	–	+

La ausencia de anti-HB es una indicación de que la infección se ha vuelto crónica.

La vacuna utilizada actualmente, que contiene antígeno de superficie de hepatitis recombinante, produce solo el anticuerpo anti-HBsAg, que es el anticuerpo neutralizante.

[1]Un año después de la infección inicial.

Figura 26-8

Interpretación de marcadores serológicos de la infección por hepatitis B. HBeAg = antígeno e de la hepatitis B; HBsAg = antígeno de superficie de la hepatitis B; anti-HBcAg y anti-HBsAg se refieren a los anticuerpos contra los antígenos correspondientes.

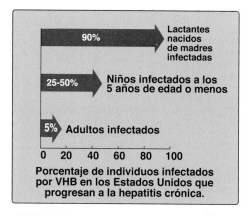

90% — Lactantes nacidos de madres infectadas

25-50% — Niños infectados a los 5 años de edad o menos

5% — Adultos infectados

0 20 40 60 80 100

Porcentaje de individuos infectados por VHB en los Estados Unidos que progresan a la hepatitis crónica.

Figura 26-9

Efectos de la edad del paciente sobre la tendencia de la infección por el virus de la hepatitis B (VHB) aguda a progresar a una enfermedad crónica.

3. **Hepatitis fulminante.** En el 1-2% de los casos sintomáticos agudos se produce una necrosis hepática mucho más extensa durante las primeras 8 semanas de la enfermedad aguda. Esto se acompaña de fiebre alta, dolor abdominal y, finalmente, disfunción renal, coma y convulsiones. La hepatitis fulminante es mortal en alrededor del 8% de los casos. Aunque no está claro por qué la enfermedad aguda sigue este curso, se piensa que una cepa más virulenta del VHB, la coinfección con el VHD u otro virus de la hepatitis (p. ej., VHC), y quizás una respuesta inmunitaria descontrolada del paciente, desempeñan un papel.

E. **Importancia clínica. Enfermedad crónica**

En casi dos tercios de los individuos, la infección primaria es asintomática, aunque estos pacientes pueden desarrollar más adelante una enfermedad hepática crónica sintomática, lo que indica la persistencia del virus. Después de la resolución de la enfermedad aguda (o de una infección asintomática), el 2-10% de los adultos y más del 25% de los niños pequeños siguen infectados de forma crónica (fig. 26-9). Se piensa que la elevada tasa de progresión a la hepatopatía crónica observada en bebés nacidos de madres infectadas por VHB se relaciona con el estado inmunitario menos competente de los recién nacidos. Los adultos con deficiencias inmunitarias también tienen una mayor probabilidad de desarrollar una infección crónica que las personas con sistemas inmunitarios normales.

1. **Tipos de portadores crónicos.** Los portadores asintomáticos de HBsAg son el tipo más frecuente de individuos con infección persistente. En general, tienen anticuerpos anti-HBeAg y poco o ningún virus infeccioso en la sangre (*véanse* figs. 26-7B y 26-8). Luego, la progresión del daño hepático o la recidiva de los episodios agudos son raros en estos pacientes. Los portadores del VHB con hepatitis crónica mínima (también llamada *hepatitis crónica persistente*) son asintomáticos la mayoría de las veces, pero tienen un mayor riesgo de reactivación de la enfermedad y una pequeña fracción progresa a cirrosis. La hepatitis crónica grave (también conocida como *hepatitis crónica activa*) produce exacerbaciones más frecuentes de los síntomas agudos, incluido el daño hepático progresivo, que puede ocasionar cirrosis o CHC (*véase* más adelante), cansancio crónico, anorexia, malestar general y ansiedad. Estos síntomas están acompañados por la replicación continua del virus y la presencia correspondiente de HBeAg en la sangre. Las concentraciones séricas de enzimas hepáticas y bilirrubina aumentan en diversos grados, lo que refleja el grado de necrosis. El riesgo de desarrollar cirrosis es mayor en los portadores de VHB con recidivas más frecuentes de la enfermedad aguda y en aquellos en los que el HBeAg no es eliminado de la sangre, lo que indica una replicación continua del virus. La esperanza de vida en general es significativamente más corta en aquellas personas con cirrosis.

2. **Desarrollo de carcinoma hepatocelular (hepatoma).** El CHC es poco frecuente en los Estados Unidos, mientras que es de 10 a 100 veces más habitual en áreas de alta endemicidad del VHB, incluyendo Asia y África. En todas las poblaciones, los hombres experimentan una tasa más alta de infecciones crónicas por VHB, una tasa más alta de progresión a cirrosis y, en última instancia, una tasa más alta de CHC, en la cual la proporción de hombres y mujeres es de hasta 6:1. El CHC suele aparecer muchos años después de la infección primaria por el VHB, y el tumor en sí es de crecimiento bastante lento y solo en ocasiones hace metástasis. Clínicamente, un paciente con CHC

muestra pérdida de peso, dolor en el cuadrante superior derecho, fiebre y hemorragias digestivas. Aunque no hay duda de que la infección crónica por VHB aumenta enormemente el riesgo de CHC, los mecanismos relacionados entre el VHB y el CHC no se comprenden del todo. Al causar una necrosis hepática continua, seguida de la regeneración del tejido dañado, la infección crónica por VHB brinda la oportunidad de reordenamientos y mutaciones cromosómicas. Debido a que el VHB es un virus ADN, la integración del genoma vírico en los cromosomas del hospedero también puede dar origen a mutaciones e inserciones, con cambios concomitantes en el control del crecimiento celular. De hecho, las evidencias más recientes sugieren que el producto X del gen del VHB participa de manera activa en la formación de tumores, después de la integración del gen en un cromosoma del hospedero. El CHC es una causa importante de muerte por neoplasia maligna en todo el mundo, y su distribución es paralela a la incidencia del VHB (alrededor del 80% de los CHC primarios aparecen en individuos infectados por el VHB).

F. Identificación en el laboratorio

El propósito de los estudios de laboratorio de diagnóstico de los pacientes con hepatitis clínica es, primero, determinar qué virus de la hepatitis es el que causa la enfermedad y, en segundo lugar (para el VHB), distinguir las infecciones agudas de las crónicas. El diagnóstico de hepatitis es clínico, con ayuda de las pruebas bioquímicas que evalúan el daño hepático. La elevación de las aminotransferasas, la bilirrubina y el tiempo de protrombina permite la evaluación inicial de la hepatitis. En general, conocido como ELISA, el análisis de inmunoadsorción enzimática (*véase* p. 27), y otras técnicas inmunológicas para la detección de antígenos víricos y anticuerpos son los medios principales para distinguir entre VHA, VHB, VHC y VHD. Además, la identificación de la presencia o ausencia de anticuerpos antivirales y antígenos víricos específicos permite diferenciar entre infecciones agudas y crónicas por el VHB (*véase* fig. 26-7). El ADN del VHB se puede detectar mediante PCR (*véase* p. 29), que se utiliza junto con la presentación clínica y otros marcadores de laboratorio como un indicador del pronóstico de la enfermedad y ayuda a evaluar la respuesta vírica al tratamiento.

G. Tratamiento

1. **Hepatitis aguda.** En general, no se requiere un tratamiento específico para la hepatitis B aguda, ya que, en el 95% de los adultos, el sistema inmunitario controla la infección y elimina el virus en 6 meses. Aunque, en general, el tratamiento farmacológico solo se requiere en la hepatitis crónica, también puede ser necesario en la insuficiencia hepática grave aguda que acompaña a la hepatitis fulminante.

2. **Hepatitis crónica.** El objetivo terapéutico en los pacientes con hepatitis crónica es reducir el riesgo de hepatopatía crónica progresiva y otras complicaciones a largo plazo del VHB crónico, como la cirrosis y el CHC. Los fármacos frecuentemente utilizados incluyen interferón α y alguno de una gran cantidad de antivirales nucleósidos/nucleótidos (fig. 26-10). El fármaco de elección depende de múltiples factores, incluidos los anticuerpos y el estado de los antígenos en el paciente. Para el tratamiento inicial, suele emplearse interferón pegilado α (si el paciente no tiene cirrosis), entecavir y tenofovir. Los dos marcadores más utilizados para controlar la eficiencia de la terapia son la seroconversión a anti-HBeAg y la supresión sostenida del ADN del VHB.

Interferón solo y pegilado

- Numerosos efectos secundarios.
- Sin resistencia a los medicamentos.
- Administrado por vía subcutánea.
- Alto costo.
- Interferón pegilado: de acción prolongada; se toma una vez a la semana y se administra durante 1 año.[1]

[1]Esto contrasta con los otros tratamientos para la hepatitis, que se administran por vía oral durante muchos años hasta que se logra la respuesta deseada.

Lamivudina

- Alta tasa de resistencia a los fármacos.
- Bajo costo.
- Muchos años de experiencia confirman su seguridad, incluido su empleo durante el embarazo.

Adefovir

- Nefrotoxicidad potencial.
- Actividad contra el VHB resistente a la lamivudina.

Entecavir

- Alto costo.
- Tiene una potente actividad antiviral y una baja tasa de resistencia a los medicamentos.

Telbivudina

- Alta tasa de resistencia a los fármacos.
- Su papel como tratamiento primario es limitado.

Tenofovir

- Problema de nefrotoxicidad.
- Tratamiento de primera línea en pacientes sin tratamiento previo y en aquellos con resistencia a la lamivudina, la telbivudina y el entecavir, preferiblemente como tratamiento adicional en estos pacientes.

Figura 26-10
Fármacos usados en el tratamiento de la hepatitis B. VHB = virus de la hepatitis B.

Inmunización de rutina

● Todos los bebés y a la edad de 11 años en niños no vacunados previamente.

Mayor riesgo de hepatitis B

● Personas con múltiples parejas sexuales.
● Compañeros sexuales o contactos en el hogar de personas con HBsAg positivo.
● Hombres que tienen sexo con hombres.
● Consumidores de drogas ilegales inyectables.
● Viajeros a regiones de enfermedad endémica.
● Personas expuestas ocupacionalmente a sangre o líquidos corporales.
● Pacientes en hemodiálisis.
● Pacientes que reciben concentrados de factores de la coagulación.

Figura 26-11
Candidatos para la vacunación contra la hepatitis B. HBsAg = antígeno de superficie de la hepatitis B.

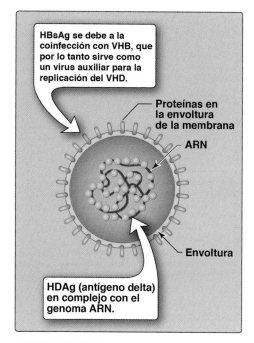

HBsAg se debe a la coinfección con VHB, que por lo tanto sirve como un virus auxiliar para la replicación del VHD.

Proteínas en la envoltura de la membrana

ARN

Envoltura

HDAg (antígeno delta) en complejo con el genoma ARN.

Figura 26-12
Estructura del virus de la hepatitis D. HBsAg = antígeno de superficie de la hepatitis B.

H. Prevención

El propósito de controlar la propagación de la infección por VHB es prevenir los casos de hepatitis aguda. Un objetivo adicional es reducir el grupo de personas con infección crónica que sirven como reservorios para virus infecciosos en la población y que tienen un riesgo mucho mayor de desarrollar cirrosis y cáncer de hígado. La disponibilidad de una vacuna extremadamente eficaz ha hecho posible un abordaje múltiple: 1) la protección de los adultos en riesgo debido a su estilo de vida o su ocupación, 2) la protección de los recién nacidos contra la infección transmitida por madres VHB positivas (importante debido a la alta tasa de infecciones crónicas resultantes; *véase* p. 284) y 3) la protección de los hermanos y otros niños contra la infección por miembros de familias crónicamente infectadas.

1. **Inmunización activa (vacunación).** El HBsAg se utiliza en vacunas protectoras porque el anticuerpo contra el componente del virión neutraliza la infectividad. Hoy en día, la vacunación contra el VHB se recomienda como una inmunización infantil de rutina, al igual que la vacunación de adolescentes que no recibieron la vacuna cuando eran bebés. Una característica poco frecuente del calendario de vacunación recomendado es iniciar una serie de vacunas contra el VHB al nacer. Esto es posible porque los lactantes tienen una respuesta de anticuerpos adecuada a la vacunación neonatal con la vacuna contra el VHB. En la figura 26-11 se muestran otros individuos que son candidatos para la vacuna contra el VHB.

2. **Inmunización pasiva.** La inmunoglobulina contra la hepatitis B (HBIG) se prepara a partir de la sangre de donantes que tienen un título alto de anticuerpo anti-HBsAg. Se recomienda la administración inmediata de la HBIG como paso inicial para prevenir la infección de personas expuestas accidentalmente a sangre contaminada con VHB por pinchazo con agujas u otros medios y de las personas expuestas a la infección por contacto sexual con un compañero VHB positivo. En estos casos, la protección pasiva debe ir acompañada de un curso de inmunización activa con la vacuna contra la hepatitis B. También se recomienda que las mujeres embarazadas se realicen una prueba de detección de HBsAg. Los neonatos con madres que son VHB positivas reciben la HBIG más la vacuna contra la hepatitis B al nacer, seguidas de dosis adicionales de vacuna a los 1 y 6 meses.

III. VIRUS DE LA HEPATITIS D (AGENTE DELTA)

El VHD se encuentra en la naturaleza solo como una coinfección con el VHB. Es importante porque su presencia conduce a una enfermedad aguda más grave, con un mayor riesgo de hepatitis fulminante, así como de cirrosis y cáncer de hígado en los pacientes con infección crónica.

A. Estructura y replicación

El VHD no entra en ningún grupo conocido de virus animales. Tiene un genoma de ARN circular monocatenario con polaridad negativa que codifica una proteína (antígeno delta), con la cual el genoma se une como un complejo en el virión (fig. 26-12). En la partícula infecciosa, el complejo de nucleoproteínas está encerrado dentro de una envoltura que contiene

HBsAg codificado por VHB. Por lo tanto, el VHD requiere que el VHB sirva como un virus auxiliar para la producción infecciosa del VHD. El genoma ARN del VHD se replica y transcribe en el núcleo por enzimas celulares, cuya especificidad probablemente se modifique al formarse complejos con la proteína delta (nota: esta fase de la replicación del VHD es independiente del VHB, cuya única función auxiliar es suministrar HBsAg para la envoltura).

B. Transmisión y patogenia

Como el VHD existe solo en asociación con el VHB, se transmite por las mismas vías. Sin embargo, no parece transmitirse sexualmente con la misma frecuencia que el VHB o el virus de inmunodeficiencia humana (VIH). Patológicamente, el daño hepático es esencialmente el mismo que en otras hepatitis víricas, pero la presencia de VHD en general produce un daño más extenso y grave.

C. Importancia clínica

La enfermedad por VHD puede aparecer en una de tres variaciones (fig. 26-13). Primero, la coinfección primaria simultánea con VHB y VHD puede causar una enfermedad aguda similar a la provocada por el VHB solo, excepto que, según las concentraciones relativas de los dos patógenos, pueden producirse dos episodios sucesivos de hepatitis aguda. El riesgo de hepatitis fulminante debido a la presencia de VHD también es considerablemente mayor que con el VHB solo. La probabilidad de progresión a la segunda variante de la enfermedad por VHD (coinfección crónica con VHB) también aumenta de manera considerable. En este caso, la cirrosis y el CHC o la muerte por insuficiencia hepática también se desarrollan con mayor frecuencia que con la infección por VHB sola. La tercera variante, la infección primaria por VHD de una persona con infección crónica por VHB, conduce a un episodio de hepatitis aguda grave después de un breve período de incubación, y se presenta como una infección crónica con VHD en más del 70% de los casos. De nuevo, en esta situación, el riesgo de que la hepatitis aguda se vuelva fulminante aumenta considerablemente, y la infección persistente a menudo es de tipo crónico grave (*véase* p. 284).

D. Identificación en el laboratorio

Los métodos con base en la inmunología utilizados para diagnosticar el VHB también se aplican al VHD. El antígeno delta (D) y sus anticuerpos IgM pueden detectarse en el suero. La presencia de ARN de VHD en suero o tejido hepático, detectada por hibridación con o sin el uso de transcriptasa inversa y amplificación de la reacción en cadena de la polimerasa, es un indicador de infección activa.

E. Tratamiento y prevención

No hay tratamiento específico para la infección por VHD. Como el VHD depende de la coinfección con el VHB, los métodos para prevenir la infección por VHB también son eficaces para prevenir la infección por VHD. No hay vacuna específica para el VDH. Por lo tanto, quienes están infectados crónicamente con VHB solo pueden protegerse de la infección por VHD limitando las posibilidades de exposición. Los individuos que están protegidos frente a la infección por VHB a través de la vacunación no se verán afectados por el VHD.

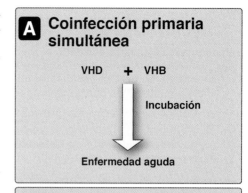
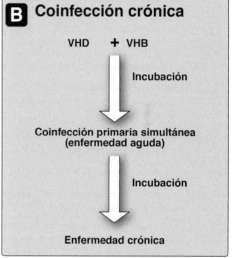
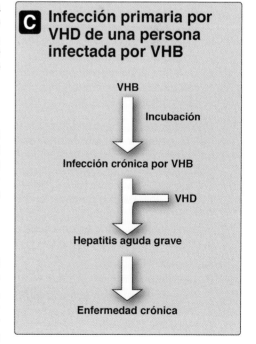

Figura 26-13
Consecuencias de la infección por el VHD. **A.** Coinfección aguda. **B.** Coinfección crónica. **C.** Infección primaria por VHD en pacientes con infección crónica por VHB.

Preguntas de estudio

Seleccione la respuesta correcta.

26.1 La muerte de células hepáticas causada por el virus de la hepatitis B es principalmente el resultado de:

A. Detención de la síntesis proteica celular

B. Acumulación intracitoplasmática de agregados de antígeno del virus de la hepatitis B

C. Degradación del ARNm celular

D. Ataque de los linfocitos T citotóxicos dirigidos contra los antígenos del virus de la hepatitis B

E. Reorganizaciones y eliminaciones de cromosomas aberrantes inducidas por el virus

Respuesta correcta = D. No hay evidencia de que la infección por el virus de la hepatitis B (VHB) sea citocida. La síntesis de proteínas no se detiene y el ARNm no se degrada en las células infectadas. No se observa acumulación de proteínas del VHB; más bien, se exportan de forma activa. Aunque se observa daño cromosómico en las células de CHC primario, este no es característico en las células hepáticas infectadas no malignas.

26.2 El modo natural más frecuente de transmisión de la infección por el virus de la hepatitis B es a través de:

A. Suministro de agua contaminada

B. Líquidos corporales, como la orina o el semen

C. Inhalación de gotitas respiratorias

D. Contacto directo de piel a piel

E. Picadura de un insecto vector infectado

Respuesta correcta = B. El virus de la hepatitis B está en concentraciones elevadas en todos los líquidos corporales, lo que produce la transmisión de la madre al recién nacido, de un hermano a otro y a través de las relaciones sexuales, así como mediante la infección por la sangre que contiene el virus. El agua o los alimentos contaminados son la fuente típica de la infección por hepatitis A y E.

26.3 El virus de la hepatitis D es único porque:

A. Requiere una proteína de envoltura proporcionada por un virus auxiliar

B. Tiene un genoma de ARN que se replica por una replicasa suministrada por un virus auxiliar coinfectante

C. Su ARNm se transcribe mediante una transcriptasa suministrada por un virus auxiliar

D. El virión contiene una transcriptasa inversa proporcionada por un virus auxiliar

E. Codifica un antígeno proteico delta (HDAg) que reemplaza las glucoproteínas del virus auxiliar en la envoltura de las partículas víricas auxiliares

Respuesta correcta = A. La única función del virus de la hepatitis B (VHB) auxiliar es suministrar la envoltura. B: la replicación del genoma requiere una ARN polimerasa celular, presumiblemente modificada por la proteína delta del virus de la hepatitis D (VHD), de manera que pueda emplear el ARN del VHD como plantilla. C: la transcripción también depende de las enzimas celulares. D: el virión solo contiene proteína delta. E: HDAg forma un complejo con el genoma ARN en el virión de VHD y no se encuentra en el virión de VHB.

26.4 Un paciente con hepatitis fue sometido a una batería de pruebas de laboratorio para determinar la causa de la enfermedad. Los siguientes resultados se obtuvieron de las pruebas serológicas y bioquímicas del suero del paciente: HBsAg positivo, HBeAg positivo, IgM anti-HBcAg positivo, anti-HBsAg negativo, ARN de VHD negativo y enzimas hepáticas elevadas. Según estos resultados, ¿cuál sería el diagnóstico de la infección de este paciente?

A. Hepatitis B aguda

B. Hepatitis B crónica

C. Hepatitis B crónica con sobreinfección por hepatitis D

D. Hepatitis D aguda

E. Hepatitis D crónica

Respuesta correcta = A. La presencia de antígenos HBs (de superficie) y HBe es compatible con la enfermedad temprana o aguda del virus de la hepatitis B (VHB). Los anticuerpos contra el HBsAg aún no se han desarrollado, y la inmunoglobulina (Ig) M contra el HBcAg (núcleo de la nucleocápside) se produce al inicio en el curso de la infección. El isotipo IgM cambia después a IgG durante la convalecencia. La ausencia de ARN del virus de la hepatitis D (VHD) indica que esta persona no está sobreinfectada con VHD. D y E son incorrectos porque el VHD no infecta solo, sino que requiere del VHB como un virus auxiliar. Por lo tanto, una persona que tiene una infección por el VHD debe estar infectada simultáneamente con el VHB.

Virus ARN de cadena positiva

27

I. PERSPECTIVA GENERAL

Los virus con un genoma ARN de cadena positiva (uno que puede servir como ARN mensajero en la célula infectada) incluyen las familias *Picornaviridae*, *Togaviridae*, *Flaviviridae*, *Caliciviridae* y *Coronaviridae*. Los virus en estas familias causan un amplio espectro de enfermedades; sin embargo, comparten las siguientes características: 1) se replican en el citoplasma, 2) los ARN genómicos sirven como ARN mensajeros y son infecciosos, 3) los ARN genómicos no están segmentados, 4) los viriones no contienen enzimas y 5) las proteínas específicas del virus se sintetizan como poliproteínas que son procesadas por proteasas víricas y celulares, lo que da lugar a proteínas víricas individuales. Algunos virus ARN de cadena positiva tienen envoltura, mientras que otros no. La figura 27-1 resume los virus ARN de hebra positiva abordados en este capítulo.

II. *PICORNAVIRIDAE*

Los *picornavirus* son virus pequeños, desnudos (sin envoltura o no encapsulados), icosaédricos (fig. 27-2) que contienen un genoma ARN monocatenario no segmentado y cuatro proteínas estructurales. *Picornaviridae* se divide en cinco géneros: *Enterovirus*, *Rhinovirus*, *Cardiovirus*, *Aphthovirus* y *Hepatovirus*. Las especies de *Cardiovirus* causan encefalitis y miocarditis en ratones, mientras que la especie *Aphthovirus* está representada por el virus de la glosopeda o fiebre aftosa, que infecta al ganado. Las especies de *Enterovirus*, *Rhinovirus* y *Hepatovirus* causan una amplia variedad de síndromes clínicos en los humanos. Aunque el picornavirus estudiado con mayor profundidad es el poliovirus (*Enterovirus*), lo que se ha aprendido acerca de la estructura y la replicación del poliovirus también se aplica en gran medida a los otros virus de esta familia.

A. Enterovirus

Se han identificado más de 70 enterovirus. Hoy en día, a medida que se identifican nuevos enterovirus, no se asignan a uno de estos grupos, sino que simplemente reciben designaciones numéricas (p. ej., enterovirus 68, enterovirus 69, etc.).

1. **Epidemiología.** Las personas se infectan con enterovirus por la ingesta de alimentos o agua contaminados. Los enterovirus son estables en el bajo pH del estómago, se replican en el tubo digestivo y se excretan en las heces. En consecuencia, se dice que estos virus se transmiten por vía fecal-oral. Los virus pueden replicarse en varios tejidos. Por

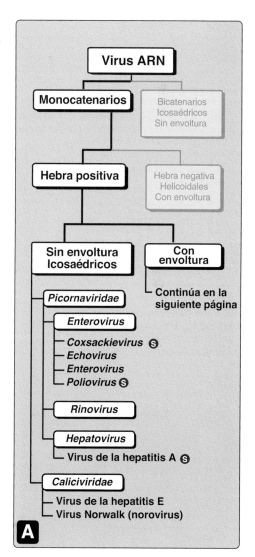

Figura 27-1
Clasificación de los virus ARN de cadena positiva (continúa en la página siguiente). A. Virus sin envoltura. Ⓢ En las pp. 372-373 pueden verse las síntesis de estos microorganismos.

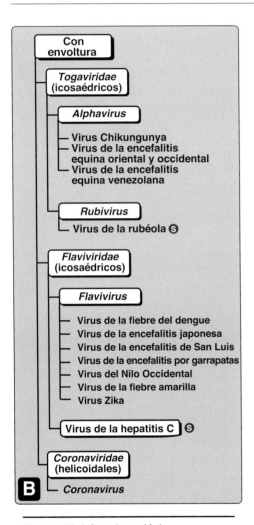

Figura 27-1 *(continuación)*
B. Virus RNA con hebra positiva con envoltura. Ⓢ En las pp. 365 y 376 pueden verse las síntesis de estos microorganismos.

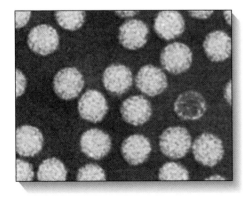

Figura 27-2
El poliovirus, un tipo de *Picornavirus*, es uno de los virus más simples y pequeños.

ejemplo, después de la infección inicial en la bucofaringe y el tejido linfoide del tubo digestivo, los enterovirus pueden entrar en el torrente sanguíneo y, por lo tanto, propagarse a varios órganos diana (p. ej., el poliovirus se propaga al sistema nervioso central [SNC]). La gran mayoría de las infecciones son asintomáticas, y la infección, ya sea clínica o subclínica, en general proporciona una inmunidad protectora. Los enterovirus representan un estimado de 10-15 millones de infecciones por año en los Estados Unidos.

2. **Replicación vírica.** Los enterovirus se unen a receptores específicos en la superficie de las células hospederas. Por ejemplo, el poliovirus se une a un receptor (CD155) que es un miembro de la superfamilia de las proteínas inmunoglobulina (Ig). Las células que no tienen receptores específicos no son susceptibles a la infección.

   a. **Mecanismos de replicación del genoma.** Este es el mismo proceso que se describe para los virus ARN de tipo I (*véase* p. 247): a saber, el ARN parental entrante sirve como plantilla para un ARN de cadena negativa del tamaño del genoma, y este, a su vez, sirve como plantilla para múltiples copias de ARN de cadena positiva de progenie.

   b. **Traducción.** El ARN de los enterovirus contiene un único marco de lectura largo y abierto. La traducción del mensaje vírico da lugar a la síntesis de una sola poliproteína larga, que se procesa mediante proteasas víricas en proteínas estructurales y proteínas no estructurales, incluida la ARN polimerasa vírica necesaria para sintetizar copias adicionales del genoma vírico.

3. **Importancia clínica general de las infecciones por *Enterovirus*.** Todos los enterovirus causan enfermedades en el SNC. Por ejemplo, los enterovirus son actualmente la principal causa reconocible del síndrome de meningitis aséptica aguda, que se refiere a cualquier meningitis (infecciosa o no infecciosa) para la cual la causa no está clara después del análisis inicial más las tinciones y cultivos de rutina del líquido cefalorraquídeo (LCR). La meningitis vírica es una infección frecuente en los Estados Unidos, con un estimado de 75 000 casos por año. En general, la meningitis vírica se puede distinguir de la bacteriana por lo siguiente: 1) la enfermedad vírica es más leve, 2) hay un incremento de linfocitos en el LCR, en lugar del aumento de los neutrófilos observado en la meningitis bacteriana, y 3) la concentración de glucosa en el LCR no disminuye. La meningitis vírica ocurre principalmente en verano y otoño, y afecta tanto a niños como a adultos. El tratamiento es sintomático y el curso de la enfermedad suele ser benigno. Los virus pueden aislarse en las heces o en diversos órganos diana (SNC, en casos de meningitis, y líquido conjuntival, en casos de conjuntivitis). La demostración de un aumento en el título de anticuerpos contra una especie específica de *Enterovirus* también puede ofrecer evidencia de infección. No hay antivirales disponibles para el tratamiento de infecciones causadas por las especies de *Enterovirus*.

4. **Importancia clínica de la infección por *Poliovirus*.** La *poliomielitis* es una enfermedad aguda en la que el poliovirus destruye de manera selectiva las motoneuronas inferiores de la médula espinal y el tronco encefálico, lo que produce flacidez, debilidad asimétrica o parálisis. Desde 1979, no han aparecido casos de poliomielitis paralítica causada por poliovirus de tipo silvestre en los Estados Unidos. El último caso importado de polio silvestre ocurrió en 1999; en 2017, solo se informaron 22 casos en todo el mundo, en Afganistán y Pakistán. En Medio Oriente y África Central, 91 casos se atribuyeron a la reversión de la vacuna de la polio Sabin atenuada hacia un estado virulento

(*véase* más adelante). El número de países se ha reducido de manera significativa de los 125 registrados en 1988. En particular, India quedó libre de polio por primera vez en 2011. Si bien esto representa un progreso importante hacia el objetivo de erradicar la poliomielitis en el mundo, en el período 2009-2010, 23 países previamente libres de polio se reinfectaron debido a la importación del virus.

a. **Transmisión y patogenia.** Las infecciones por poliovirus pueden seguir uno de varios cursos: 1) una infección asintomática, que ocurre en el 90-95% de los casos y no causa ninguna enfermedad ni secuelas, 2) una enfermedad menor similar a la gripe que no afecta al SNC (a veces llamada *polio abortiva*), 3) una infección no paralítica o 4) poliomielitis paralítica (fig. 27-3). La presentación clásica de la poliomielitis paralítica es la parálisis flácida, que afecta con mayor frecuencia a los miembros inferiores. Esto se debe a la replicación vírica y la destrucción de las motoneuronas inferiores en las astas anteriores de la médula espinal (fig. 27-4). También puede producirse parálisis respiratoria después de la infección del tronco encefálico. La poliomielitis debe considerarse en cualquier persona no vacunada con una combinación de fiebre, cefaleas, dolor de cuello y espalda, parálisis flácida asimétrica sin pérdida sensitiva y pleocitosis linfocítica (un aumento en el número de linfocitos en el LCR).

b. **Pronóstico.** La debilidad permanente se observa en casi dos de cada tres pacientes con poliomielitis paralítica. La recuperación completa es menos probable cuando la parálisis aguda es grave, y los pacientes que requieren ventilación mecánica debido a la parálisis respiratoria rara vez se recuperan sin alguna discapacidad permanente.

c. **Síndrome pospoliomielítico.** El 20-30% de los pacientes que se recuperan de manera parcial o total de la poliomielitis paralítica experimentan un nuevo inicio de debilidad muscular, dolor, atrofia y cansancio 25-35 años después de la enfermedad aguda.

d. **Tratamiento y prevención.** No se dispone de antivirales específicos para el tratamiento de la poliomielitis. Por lo tanto, el tratamiento es sintomático. La vacunación es el único método eficaz para prevenir la poliomielitis. Las vacunas de polio son de virus vivos atenuados (Sabin) o muertos (Salk). Estas vacunas han llevado a la eliminación de la polio de tipo silvestre en gran parte del mundo. La vacuna contra la polio con virus muertos no tiene efectos adversos, mientras que la vacuna con virus vivos contiene un virus atenuado y competente para la replicación, que puede sufrir una reversión a una forma virulenta mientras se multiplica en el tubo digestivo humano y causar una poliomielitis paralítica relacionada con la vacuna en quienes la reciben. Como un pequeño número de casos de poliomielitis paralítica en los Estados Unidos después de 1979 se debieron a cepas derivadas de la vacuna, los CDC han recomendado solo la vacuna contra la poliomielitis con virus muertos inactivados (IPV, *inactivated polio vaccine*) desde el año 2000.

5. **Importancia clínica de las infecciones por virus coxsackie y echovirus.** Estas especies de *Enterovirus* dan lugar a una gran variedad de síndromes clínicos, incluyendo meningitis, infecciones respiratorias superiores, gastroenteritis, angina herpética (dolor de garganta intenso con lesiones vesiculoulcerativas), pleuritis, pericarditis, miocarditis y miositis.

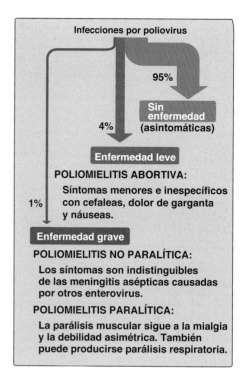

Figura 27-3
Evolución clínica de la infección por poliovirus.

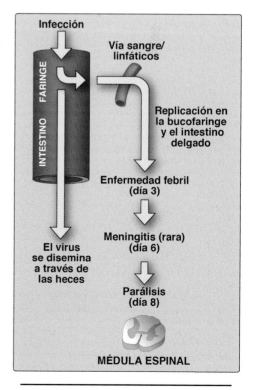

Figura 27-4
Invasión del sistema nervioso central por poliovirus.

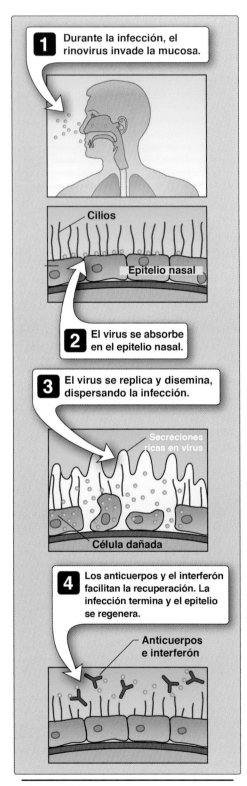

1 Durante la infección, el rinovirus invade la mucosa.

Cilios

Epitelio nasal

2 El virus se absorbe en el epitelio nasal.

3 El virus se replica y disemina, dispersando la infección.

Secreciones ricas en virus

Célula dañada

4 Los anticuerpos y el interferón facilitan la recuperación. La infección termina y el epitelio se regenera.

Anticuerpos e interferón

Figura 27-5
Patogenia del resfriado común que muestra las etapas de la infección hasta la recuperación.

6. **Importancia clínica de las infecciones por enterovirus 70 y 71.** Estos virus se han relacionado con enfermedades graves del SNC. Una forma especialmente aguda de conjuntivitis hemorrágica extremadamente contagiosa también se ha asociado con el enterovirus 70.

B. *Rhinovirus*

Los rinovirus causan el síndrome del resfriado común (fig. 27-5). Se diferencian de los enterovirus en dos aspectos importantes. Primero, mientras que los enterovirus son estables a los ácidos (deben sobrevivir al ambiente ácido del estómago), los rinovirus son lábiles a los ácidos. En segundo lugar, los rinovirus, que se replican en las vías nasales, tienen una temperatura óptima para la replicación inferior a la de los enterovirus. Esto permite que los rinovirus se repliquen eficientemente en las vías respiratorias superiores a temperaturas varios grados por debajo de la temperatura corporal central. La replicación de los rinovirus es similar a la del poliovirus (*véase* p. 292). Como hay más de 100 serotipos de rinovirus, el desarrollo de una vacuna no es práctico. Los estudios han demostrado que, además de propagarse por gotículas respiratorias, los rinovirus también pueden propagarse por contacto de mano a mano. Por lo tanto, lavarse las manos con frecuencia puede ser una medida preventiva útil.

C. *Hepatovirus*

El único miembro de este género es el virus de la hepatitis A (VHA). Aunque en algún momento el VHA también se conoció como *enterovirus 72*, se han encontrado diferencias suficientes entre el VHA y los enterovirus para justificar la colocación del VHA en un género propio. El VHA, del cual solo hay un serotipo, causa la hepatitis vírica y se elimina en las heces de los individuos infectados. Al igual que con los enterovirus, la transmisión es por vía fecal-oral. Por ejemplo, un modo habitual de transmisión del virus es a través del consumo de mariscos crudos obtenidos de aguas contaminadas con desechos cloacales. El principal sitio de replicación es el hepatocito. La replicación vírica ocasiona alteraciones citopatológicas graves y un deterioro importante de la función hepática (fig. 27-6). En general, el pronóstico para los pacientes con hepatitis A aguda es favorable, y no se produce infección persistente o hepatitis crónica. La infección por VHA es más frecuente en los países en desarrollo con higiene deficiente (fig. 27-7). La prevención depende de tomar medidas para evitar la contaminación fecal de los alimentos y el agua. Se ha empleado la inmunoglobulina durante muchos años, principalmente como profilaxis posterior a la exposición. Hay disponibles dos vacunas contra la hepatitis A de un solo antígeno y una vacuna combinada contra la hepatitis A y B; todas se preparan a partir de virus completos inactivados con formol. La vacuna contra el VHA se recomienda para niños mayores de 1 año y para personas que viajan a países en desarrollo.

III. *CALICIVIRIDAE*

Los *calicivirus* son partículas pequeñas esféricas sin envoltura. Cada uno contiene un genoma ARN no segmentado de una sola hebra y una única especie de proteína de cápside. A diferencia de los picornavirus con un solo marco de lectura abierto, el genoma de los calicivirus contiene tres marcos de lectura abiertos. *Norovirus* es el prototipo de calicivirus humano. Hay al menos cuatro cepas de calicivirus humanos.

A. Calicivirus

El norovirus (también conocido como *virus de tipo Norwalk*) se replica en el tubo digestivo y se elimina en las heces. La transmisión del norovirus es por vía fecal-oral; el virus puede transmitirse por ingesta de alimentos o agua contaminados, por contacto personal o por contacto con superficies contaminadas. El norovirus es una causa importante de gastroenteritis aguda epidémica, sobre todo en escuelas, campamentos, bases militares, prisiones y otros entornos cerrados, como los cruceros. Afecta principalmente a adultos y niños en edad escolar, pero no a bebés. La presentación clínica se caracteriza por náuseas, vómitos y diarrea. Los síntomas duran 24-48 h y la enfermedad es autolimitada. Existen pruebas de radioinmunoanálisis y análisis de inmunoadsorción enzimática (ELISA, *enzyme-linked immunosorbent assay*) para la detección de anticuerpos contra el virus (*véase* p. 27). No existe un tratamiento antiviral específico. La atención cuidadosa al lavado de manos y las medidas para prevenir la contaminación de los alimentos y el suministro de agua disminuyen la incidencia de estas infecciones.

B. Virus de la hepatitis E

El virus de la hepatitis E (VHE) es un virus ARN monocatenario no envuelto que se clasificó previamente en la familia *Caliciviridae*. Hoy en día, se incluye en el género *Orthohepevirus*, familia *Hepeviridae*. Es una de las principales causas de la forma entérica de la hepatitis transmitida por el agua en los países en desarrollo, que tienen un suministro inadecuado de agua y saneamiento ambiental deficiente. La mayor incidencia ocurre en los adultos jóvenes y la enfermedad es especialmente grave en mujeres embarazadas, en quienes puede ser mortal. El ARN vírico se puede detectar en las heces de individuos infectados mediante reacción en cadena de la polimerasa con transcriptasa inversa (RT-PCR, *reverse transcriptase-polymerase chain reaction*) (*véase* p. 29), y casi todas las epidemias de VHE confirmadas por serología se pueden atribuir al agua contaminada con heces. Fuera de las epidemias, el diagnóstico del VHE no se puede realizar en una persona infectada solo por motivos clínicos. Sin embargo, hay pruebas específicas disponibles para detectar anticuerpos contra el VHE. Los signos y síntomas son similares a los observados con otras formas de hepatitis vírica aguda, pero, al igual que con la hepatitis A, no se observa progresión a la hepatitis crónica. Es interesante que, en las regiones del mundo donde rara vez se diagnostica el VHE, aún se pueden encontrar anticuerpos contra el virus, lo que sugiere que la infección asintomática puede ser frecuente. Hoy en día, no se dispone de tratamiento antiviral ni de vacunas.

IV. *TOGAVIRIDAE*

Los *togavirus* son virus icosaédricos envueltos que contienen un genoma ARN monocatenario de sentido positivo y, en general, tres proteínas estructurales. La proteína de la cápside (C) encierra el ARN vírico, de manera que forma la nucleocápside, y las otras dos proteínas (E1 y E2) son glucoproteínas que forman las espigas víricas con hemaglutinina que se proyectan desde la envoltura vírica. La familia *Togaviridae* se divide en dos géneros: *Alphavirus* y *Rubivirus*.

A. *Alphavirus*

Los *alfavirus*, unos 26 en total, son virus transmitidos por artrópodos (arbovirus), que pasan a los humanos y animales domésticos a través

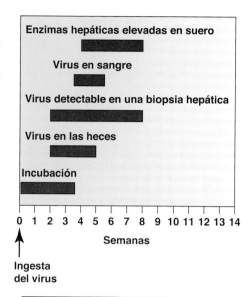

Figura 27-6
Evolución temporal de la infección por hepatitis A.

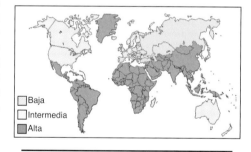

Figura 27-7
Distribución mundial de la infección por hepatitis A.

de mosquitos. Todos los alfavirus comparten un antígeno de grupo en común. Algunos arbovirus fueron aislados inicialmente de los caballos; por lo tanto, la palabra "equino" aparece en el nombre de la enfermedad que causan (*véase* más adelante).

1. **Epidemiología y patogenia.** Los alfavirus tienen un amplio rango de hospederos y son capaces de replicarse en organismos que están muy separados filogenéticamente, como los mosquitos y los humanos. Después de la transmisión de un alfavirus a través de un mosquito, se desarrolla una viremia (virus en la sangre) en el paciente infectado, tras lo cual el virus puede sembrarse en varios órganos diana (p. ej., SNC en la encefalitis).

2. **Replicación vírica.** Después de adherirse a la superficie celular, el virus se internaliza por endocitosis mediada por receptores. Al igual que los picornavirus, la replicación del genoma es como se describe para los virus ARN de tipo I (*véase* p. 247).

3. **Importancia clínica.** Varios síndromes clínicos diferentes se asocian con infecciones por alfavirus en humanos. Estos incluyen: 1) encefalitis aguda (virus de las encefalitis equinas oriental y occidental), 2) artropatía aguda (virus Chikungunya) y 3) una enfermedad febril con un síndrome similar a la gripe (virus de la encefalitis equina venezolana). Sin embargo, la mayoría de las infecciones son subclínicas y solo se pueden diagnosticar mediante la demostración de una respuesta inmunitaria.

4. **Identificación en el laboratorio.** En general, se logra mediante la demostración de un aumento en el título de anticuerpos (comparando sueros agudos y convalecientes). El anticuerpo IgM específico para el patógeno puede detectarse en el LCR de pacientes que padecen una infección aguda. El virus también se puede aislar de LCR, sangre o tejido, y el ARN vírico se puede detectar mediante PCR con transcriptasa inversa.

5. **Prevención.** La medida más importante para la prevención de las infecciones causadas por *Alphavirus* es el control de la población de mosquitos vectores. Existe una vacuna contra el virus de la encefalitis equina venezolana.

B. *Rubivirus*

El único miembro del género *Rubivirus* es el virus de la rubéola. La estructura y la replicación del virus de la rubéola es básicamente la descrita para los alfavirus (*véase* p. 295). Las secreciones respiratorias de una persona infectada son los vehículos principales para la transmisión del virus de la rubéola. Este causa un síndrome clínico leve que se caracteriza por una erupción maculopapular generalizada y linfadenopatías occipitales (nota: también se conoce como *sarampión alemán*, que no debe confundirse con el sarampión, causado por el virus de este nombre [*véase* p. 323]). En la mayoría de los casos, estos síntomas pueden ser apenas perceptibles y la infección permanece subclínica. Por esta razón, la única evidencia confiable de una infección previa con el virus de la rubéola es la demostración de anticuerpos contra el virus. La importancia clínica de la rubéola no radica en la infección primaria antes descrita, sino en la posibilidad de daño grave en el feto en desarrollo (rubéola congénita) cuando una mujer se contagia durante el embarazo, sobre todo en el primer trimestre. Este daño puede incluir cardiopatías congénitas, cataratas, hepatitis y anomalías relacionadas con el SNC, como retraso mental, disfunción motora y sordera (fig. 27-8). El daño fetal resultante

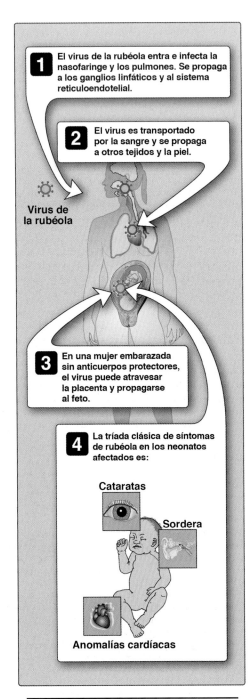

1 El virus de la rubéola entra e infecta la nasofaringe y los pulmones. Se propaga a los ganglios linfáticos y al sistema reticuloendotelial.

2 El virus es transportado por la sangre y se propaga a otros tejidos y la piel.

Virus de la rubéola

3 En una mujer embarazada sin anticuerpos protectores, el virus puede atravesar la placenta y propagarse al feto.

4 La tríada clásica de síntomas de rubéola en los neonatos afectados es:

Cataratas

Sordera

Anomalías cardíacas

Figura 27-8
Patología de la infección por el virus de la rubéola.

de la infección por rubéola se puede prevenir mediante el empleo de la vacuna con virus vivos atenuados (*véase* p. 40) que se incluye con las vacunas de rutina para la infancia. Esta vacuna, que tiene pocas complicaciones, es eficaz para prevenir la rubéola congénita porque reduce el reservorio del virus en las poblaciones infantiles y también garantiza que las mujeres que llegan a la edad fértil sean inmunes a la infección por rubéola. La vacuna no debe administrarse a mujeres que ya están embarazadas ni a pacientes inmunocomprometidos, incluidos los bebés. En los Estados Unidos, los brotes de la enfermedad a menudo comienzan entre personas infectadas de países donde la rubéola no está incluida en la vacunación de rutina.

V. *FLAVIVIRIDAE*

Los miembros de esta familia son virus envueltos que contienen un genoma ARN monocatenario y tres proteínas estructurales. La proteína de la cápside (C) y el ARN vírico forman la nucleocápside icosaédrica, y las otras dos proteínas están relacionadas con la envoltura. Actualmente, la familia *Flaviviridae* se divide en tres géneros: *Flavivirus*, virus de la hepatitis C y *Pestivirus*. Sin embargo, los virus del género *Pestivirus* (el virus de la peste porcina clásica y el virus de la diarrea vírica bovina) son solo de interés veterinario.

A. *Flavivirus*

El género *Flavivirus* incluye más de 60 virus. Muchos de ellos son de importancia médica, como el virus de la fiebre amarilla, el de la encefalitis de San Luis, el de la encefalitis japonesa, los virus del dengue, el virus del Nilo Occidental y el Zika, todos ellos transmitidos por mosquitos. El virus de la encefalitis transmitida por garrapatas, como su nombre lo indica, es transmitido por estos artrópodos (nota: al igual que los virus en el género *Alphavirus* de la familia *Togaviridae* [*véase* p. 295], la mayoría de los virus en este género se conocen como *arbovirus*). Todos los virus del género *Flavivirus* comparten un antígeno de grupo en común.

1. **Epidemiología y patogenia.** Al igual que los arbovirus, los miembros de este género de importancia médica se transmiten a los humanos por la picadura de un mosquito o garrapata infectado. Estos virus se mantienen en la naturaleza replicándose alternativamente en un vector artrópodo y un hospedero vertebrado. En la figura 27-9 se muestra la distribución global de la fiebre amarilla y el dengue.

2. **Replicación.** Después de la adhesión a la superficie celular, el virus es captado por endocitosis mediada por receptor (*véase* fig. 23-9). La replicación del ARN vírico ocurre como se describe para los virus de ARN de tipo I (*véase* p. 247). Solo una especie de ARNm vírico, el ARN genómico, se encuentra en las células infectadas. Este se traduce en una sola poliproteína larga, que es procesada por proteasas codificadas por virus y celulares, lo cual produce tres proteínas estructurales y siete no estructurales. Las nucleocápsides se forman en el citoplasma y la maduración de la partícula vírica ocurre mediante la envoltura de la nucleocápside, no en la membrana plasmática, como en el caso de los virus de la familia *Togaviridae*, sino más bien en las membranas citoplasmáticas del aparato de Golgi. Las partículas de virus se acumulan en las vesículas y son extruidas cuando las vesículas se mueven hacia la superficie celular.

3. **Importancia clínica.** Los virus en el género *Flavivirus* están asociados con varios síndromes clínicos diferentes. Estos incluyen la encefalitis

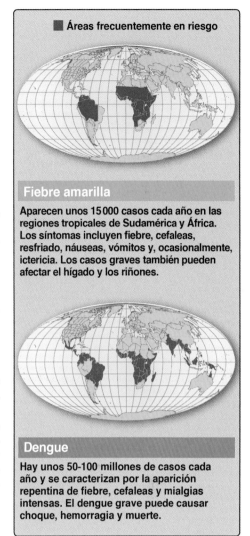

■ Áreas frecuentemente en riesgo

Fiebre amarilla

Aparecen unos 15000 casos cada año en las regiones tropicales de Sudamérica y África. Los síntomas incluyen fiebre, cefaleas, resfriado, náuseas, vómitos y, ocasionalmente, ictericia. Los casos graves también pueden afectar el hígado y los riñones.

Dengue

Hay unos 50-100 millones de casos cada año y se caracterizan por la aparición repentina de fiebre, cefaleas y mialgias intensas. El dengue grave puede causar choque, hemorragia y muerte.

Figura 27-9
Distribución global de la fiebre amarilla y el dengue.

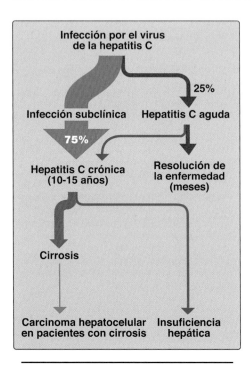

Figura 27-10
Historia natural de la infección por el
virus de la hepatitis C.

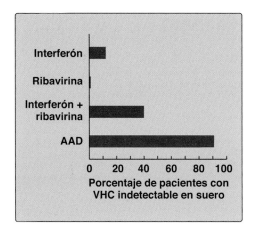

Figura 27-11
Respuestas virológicas relativas después
del tratamiento de una hepatitis crónica
con ribavirina, interferón y antivirales de
acción directa (AAD).

(de San Luis, japonesa y transmitida por garrapatas), la fiebre hemorrágica (virus de la fiebre amarilla), la microcefalia (virus Zika) y la fiebre,
las mialgias y las erupciones (virus del dengue). Aunque la mortalidad
vinculada con la fiebre clásica del dengue es baja, en ciertas partes del
mundo, como en el sureste asiático, se produce una forma grave de
infección del dengue, especialmente en lactantes y niños pequeños.
Llamado *dengue hemorrágico* o *síndrome de choque del dengue*, se
relaciona con una mortalidad significativa (10% o más) si no se trata. Al
igual que la fiebre del dengue, la fiebre del Nilo Occidental es una enfermedad aguda transmitida por mosquitos, en general autolimitada, que
se presenta principalmente con fiebre, malestar general, linfadenopatías y erupción cutánea. La infección también puede ocasionar meningitis aséptica o meningoencefalitis, sobre todo en adultos mayores.
La primera epidemia de encefalitis del Nilo Occidental en los Estados
Unidos ocurrió en el área de la ciudad de Nueva York en el verano
de 1999. El brote estuvo precedido por la muerte generalizada de
los cuervos silvestres y las aves exóticas en el zoológico del Bronx.
Después de la migración de las aves, el virus del Nilo Occidental ahora
se ha propagado a los 48 estados contiguos de los Estados Unidos.
La infección por el virus Zika es una enfermedad infecciosa de reciente
aparición; se identificó por primera vez en África en 1947, pero antes
de 2007 se habían descrito pocos casos humanos. A partir de 2007,
se produjeron brotes de Zika en Micronesia, Polinesia y otras islas del
Pacífico, y para 2014 se había extendido a América, con una epidemia
importante en Brasil. Además de la transmisión a través de mosquitos,
el Zika puede transmitirse sexualmente y de una mujer embarazada al
feto. Aunque la mayoría de las infecciones por el virus del Zika tienen
solo síntomas leves como fiebre, erupción cutánea, dolor de cabeza o
articulaciones, o son asintomáticos, el brote en Brasil se relacionó con
microcefalia en bebés nacidos de madres infectadas y otros resultados adversos del embarazo.

4. **Identificación en el laboratorio.** El diagnóstico específico se realiza con frecuencia por medios serológicos (mostrando un aumento
de al menos cuatro veces en el título de anticuerpos, al comparar el
suero agudo y el convaleciente). En algunos casos, también es fac-
tible el aislamiento del virus o la demostración de antígenos víricos
específicos.

5. **Prevención.** Desde hace muchos años existe una vacuna segura,
altamente eficaz y viva atenuada contra la fiebre amarilla. En China
y Japón, se utiliza una vacuna contra el virus de la encefalitis japonesa inactivada con formol, y en Europa central se usa ampliamente
otra vacuna inactivada con formol para prevenir la encefalitis transmitida por garrapatas. Aunque se realizan esfuerzos dirigidos al desarrollo de vacunas para los virus del dengue y Zika, actualmente no hay
ninguna disponible. La mejor forma de prevenir las infecciones por
virus transmitidos por mosquitos es limitar la exposición a los vectores mediante ropas protectoras, repelentes de insectos y mosquiteros.
Otro método importante de prevención es el control de los vectores. En las zonas urbanas, la eliminación de los sitios de reproducción
puede reducir de forma drástica la población de los mosquitos *Aedes
aegypti*, que sirven como vectores para los virus de la fiebre amarilla,
el Zika y el dengue.

B. Virus de la hepatitis C

El virus de la hepatitis C (VHC) se descubrió en 1988 en el curso de una
búsqueda de la causa de una hepatitis no asociada con transfusión
no A-no B. En ese momento, el VHC representaba el 90% de los casos de

hepatitis no A-no B. Los virus de la hepatitis C son heterogéneos y pueden dividirse en seis tipos en función de sus secuencias de nucleótidos.

1. **Transmisión y patogenia.** Aunque el VHC se identificó inicialmente como una causa importante de hepatitis postransfusional, los usuarios de drogas intravenosas y los pacientes en hemodiálisis también tienen un alto riesgo de infección por VHC. Los tatuajes también son una causa importante de infección por VHC. Además, hay evidencia de la transmisión sexual del VHC, así como de transmisión de la madre al lactante. En el individuo infectado, la replicación vírica se produce en el hepatocito y probablemente también en células mononucleares (linfocitos y macrófagos). La destrucción de las células hepáticas puede deberse tanto a un efecto directo de las actividades de los productos génicos víricos como a la respuesta inmunitaria del hospedero, incluidos los linfocitos T citotóxicos. Aunque los virus ADN se asocian con una infección crónica y el desarrollo de cáncer, este no es en general el caso de los virus ARN. Sin embargo, ciertas cepas de VHC se han relacionado con el desarrollo de carcinoma hepatocelular, inclusive en ausencia de cirrosis. Ciertos alelos particulares del gen *core* del VHC se han asociado estrechamente con el desarrollo de carcinoma hepatocelular. Variantes de los alelos del gen *core* también se vincularon con el fracaso del tratamiento con interferón γ (IFN-γ).

2. **Importancia clínica.** La mayoría de las infecciones por VHC son subclínicas. Sin embargo, casi el 25% de los individuos infectados presentan hepatitis aguda, incluyendo ictericia (fig. 27-10). Más importante aún, una proporción significativa de infecciones avanza a la hepatitis crónica y la cirrosis. Por último, algunos de estos individuos desarrollan carcinoma hepatocelular muchos años después de la infección primaria.

3. **Identificación en el laboratorio.** Se puede realizar un diagnóstico específico mediante la demostración de anticuerpos que reaccionan con una combinación de proteínas víricas recombinantes. Ahora también se dispone de pruebas sensibles para la detección del ácido nucleico vírico mediante RT-PCR; *véase* p. 29).

4. **Tratamiento y prevención.** Las pruebas para detectar la presencia de VHC en la sangre han estado disponibles durante varios años, por lo que hoy en día es raro el VHC como causa de hepatitis asociada con transfusiones. El tratamiento de pacientes con hepatitis C crónica ha evolucionado desde la introducción en 2011 de antivirales altamente eficaces que inhiben la proteasa del VHC. Desde entonces, sigue habiendo disponibles nuevos antivirales de acción directa (AAD) con diferentes mecanismos de acción. Antes del desarrollo de AAD para la infección por VHC, el pilar terapéutico era el tratamiento con preparaciones de IFN-α, solo o en combinación con ribavirina, pero tienen una eficacia limitada y se están reemplazando por una nueva combinación de terapias AAD sin interferón (fig. 27-11). Una hepatitis crónica que produce daño hepático grave puede ser indicación para un trasplante de hígado. En la figura 27-12 se resumen las hepatitis A, B y C.

VI. *CORONAVIRIDAE*

Los *coronavirus* son partículas pleomorfas grandes envueltas con una disposición distintiva en picos (peplómeros) que se proyectan desde sus superficies (nota: estas proyecciones tienen la apariencia de una corona solar, que le da al virus su nombre). El genoma de los coronavirus es el más grande descrito hasta ahora para cualquier virus ARN. Algunos coronavirus humanos se conocen desde hace mucho tiempo y en general están implicados

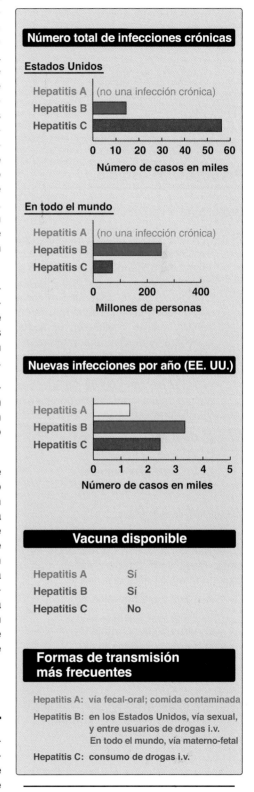

Figura 27-12
Resumen de las hepatitis A, B y C.

en infecciones respiratorias, por lo que causan el 10-30% de los casos de resfriado común. Dos coronavirus más nuevos suelen causar enfermedades graves: síndrome respiratorio agudo y grave (SARS, *severe acute respiratory syndrome*) y síndrome respiratorio del Medio Oriente (MERS, *Middle East respiratory syndrome*). El coronavirus del SARS se identificó por primera vez en China en 2002; causó un brote mundial en 2003, pero no se han identificado nuevos casos desde 2004. El coronavirus del MERS se identificó por primera vez en Arabia Saudita en 2012 y desde entonces se ha extendido a otros países, incluidos los Estados Unidos. Estos coronavirus pueden causar enfermedades respiratorias graves con tasas de mortalidad elevadas. Hay muy pocos datos clínicos; los CDC ofrecen orientación y recomendaciones provisionales a los profesionales de la atención a la salud para aumentar su consciencia y preparación para evaluar a los pacientes y detectar infecciones nuevas y emergentes, como el SARS y el MERS.

Preguntas de estudio

Seleccione la respuesta correcta.

27.1 Una empresa organizó una cena para sus 42 empleados. En un plazo de 3-4 semanas, muchos de los asistentes al banquete se quejaron de cansancio, fiebre, náuseas y orina oscura, y se observó que tenían ictericia. El grupo no mostró infecciones bacterianas en común. Los empleados que se enfermaron habían comido ostras crudas en la fiesta. El médico de la compañía analizó una muestra de la sangre de los empleados para detectar anticuerpos contra la hepatitis B, pero todas fueron negativas para la inmunoglobulina M del antígeno de superficie anti-hepatitis B. El agente causal compatible con esta anécdota es:

A. Virus de la hepatitis A
B. Virus de la hepatitis B
C. Virus de la hepatitis C
D. Virus de la hepatitis D
E. Virus de la hepatitis E

Respuesta correcta = A. La hepatitis A se transmite por vía fecal-oral y se contagia con mayor frecuencia al comer mariscos contaminados o por el contacto con un portador. Los síntomas que presentaron los asistentes al banquete son congruentes con el daño hepático causado, por ejemplo, por la hepatitis. La infección por hepatitis B se excluye debido a la prueba negativa para anticuerpos. Los usuarios de drogas intravenosas, los pacientes en diálisis y las personas que se realizan tatuajes son quienes se contagian de hepatitis C con mayor frecuencia. La infección por hepatitis D aparece solo en combinación con la infección por hepatitis B. La hepatitis E es una causa importante de hepatitis transmitida por el agua por vía entérica en países en desarrollo.

Preguntas 27.2 a 27.5:

Haga coincidir el virus apropiado de la siguiente lista con la afirmación a la que corresponde de manera más cercana. Cada virus puede coincidir con una, más de una o ninguna de las afirmaciones.

A. Virus de la hepatitis A
B. Virus coxsackie
C. Virus de la hepatitis C
D. Virus de la hepatitis E
E. Virus de la fiebre amarilla
F. Virus de la rubéola

27.2 Los usuarios de drogas intravenosas tienen un alto riesgo de contagiarse el virus.

Respuesta correcta = C. Hasta el desarrollo de pruebas para detectar la presencia del virus de la hepatitis C en la sangre, este fue una causa importante de hepatitis asociada con la transfusión. Los usuarios de drogas i.v. son uno de varios grupos que aún tienen un alto riesgo de infección por este virus.

27.3 La infección es causada por la picadura de un mosquito infectado.

Respuesta correcta = E. El virus de la fiebre amarilla es transmitido por artrópodos; se contagia por la picadura de un mosquito *Aedes aegypti* infectado. El virus no se contagia de persona a persona.

27.4 La infección predispone al carcinoma hepatocelular.

> Respuesta correcta = C. A diferencia del virus de la hepatitis A, la infección por el virus de la hepatitis C tiene una fuerte tendencia a producir hepatitis crónica y cirrosis, que a menudo causan, después de muchos años, carcinoma hepatocelular.

27.5 La infección causa malformaciones congénitas.

> Respuesta correcta = F. La infección por el virus de la rubéola en general tiene poca importancia para el adulto. La excepción es la mujer embarazada, en la que la infección por el virus de la rubéola puede causar malformaciones congénitas en el feto. El riesgo es mayor durante el primer trimestre. Estas malformaciones pueden afectar el sistema nervioso central, el hígado, el corazón y los ojos.

27.6 ¿Cuál de los siguientes grupos de virus ARN son causas frecuentes de meningitis vírica?

A. *Rhinovirus*
B. *Calicivirus*
C. Virus de la hepatitis C
D. *Flavivirus*
E. *Enterovirus*

> Respuesta correcta = E. Todos los enterovirus pueden causar enfermedad en el SNC. Los enterovirus son la principal causa de meningitis aséptica. Los rinovirus producen el resfriado común, mientras que los calicivirus provocan enfermedades digestivas. El virus de la hepatitis C ocasiona hepatitis y cirrosis. Los flavivirus causan encefalitis y fiebre hemorrágica. Si bien el virus del Nilo Occidental puede causar meningitis, esta manifestación no es típica de todo el grupo *Flavivirus*.

28 Retrovirus

I. PERSPECTIVA GENERAL

La famila *Retroviridae* incluye una gran cantidad de virus animales que producen enfermedades, y varios de ellos son de importancia clínica para los seres humanos (fig. 28-1). Esta familia se distingue de todos los demás virus ARN por la presencia de una enzima poco frecuente, la transcriptasa inversa, que convierte un genoma de ARN vírico monocatenario en uno de ADN vírico bicatenario. Debido a que estos virus invierten el orden de la transferencia de información celular (el ARN sirve como plantilla para la síntesis de ADN, en lugar de como ocurre casi universalmente, que el ADN sirve como plantilla para la síntesis de ARN), se denominan *retrovirus* (nota: "retro", en latín, hacia atrás). *Retroviridae* contiene dos géneros que son de interés humano: 1) *Lentivirus*, que incluye los virus de la inmunodeficiencia humana 1 y 2 (VIH-1 y VIH-2), y 2) el grupo del virus linfotrópico de los linfocitos T humanos-virus de la leucemia bovina (grupo VLTH-VLB), que contiene los virus linfotrópicos de linfocitos T humanos 1 y 2 (VLTH-1 y VLTH-2). Los lentivirus causan enfermedades neurológicas e inmunitarias; sin embargo, no tienen las propiedades oncogénicas del grupo VLTH-VLB. En este capítulo se presenta un análisis de las características comunes a todos los retrovirus, después de lo cual se analizan en detalle el VIH y el VLTH.

II. ESTRUCTURA DE LOS RETROVIRUS

A pesar de la amplia gama de manifestaciones de enfermedad, todos los retrovirus son similares en estructura, organización del genoma y modo de replicación. Los *retrovirus* son partículas con envoltura (fig. 28-2). La envoltura vírica, formada a partir de la membrana de la célula hospedera, contiene una proteína compleja del VIH que sobresale a través de la superficie de la partícula del virus y se observa como botones puntiagudos en las micrografías electrónicas. Toda la proteína, llamada *gp160*, es dividida en dos péptidos por una proteasa vírica (nota: la designación "gp" indica que la proteína está glucosilada). La proteína transmembranaria resultante se llama *gp41* o *TM*, mientras que la porción de la proteína expuesta en la superficie se llama *gp120* o *SU*. Las proteínas de la célula hospedera, incluidas las proteínas de clase II del complejo mayor de histocompatibilidad, también se encuentran en la envoltura. El virión tiene un núcleo icosaédrico en forma de cono que contiene la principal proteína de la cápside, llamada *p24* o *CA*. Entre la cápside y la envoltura hay una proteína de la matriz externa (p17 o MA), que dirige la entrada del provirus ADN bicatenario en el núcleo y, luego, es esencial para el proceso de ensamble del virus. En la cápside, hay dos copias idénticas del genoma de ARN monocatenario de sentido positivo

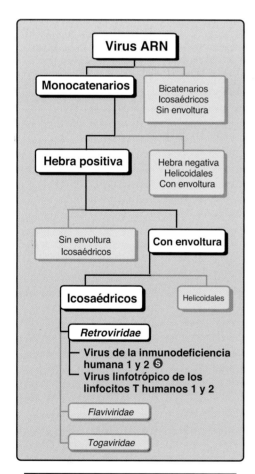

Figura 28-1
Clasificación de los retrovirus que causan enfermedades en los humanos. Ⓢ En la p. 374 puede verse la síntesis de estos microorganismos.

(a diferencia de otros virus, los retrovirus son diploides). El ARN forma un estrecho complejo con una proteína básica (p7 o NC) en una estructura de nucleocápside que difiere en cuanto a morfología entre los diversos géneros de retrovirus. También se encuentran dentro de la cápside las enzimas transcriptasa inversa e integrasa (que son necesarias para la síntesis e integración del ADN vírico en el cromosoma de la célula hospedera) y la proteasa (esencial para la maduración del virus).

III. VIRUS DE LA INMUNODEFICIENCIA HUMANA

El síndrome de inmunodeficiencia adquirida (sida) se informó por primera vez en los Estados Unidos en 1981. Los primeros casos de sida se observaron en grandes centros urbanos, como Los Ángeles, San Francisco y la ciudad de Nueva York. Grupos de hombres jóvenes que tenían relaciones sexuales con hombres exhibieron un conjunto desconcertante de síntomas, incluida una neumonía grave causada por *Pneumocystis jirovecii* (en general, un microorganismo eucariota inocuo), sarcoma de Kaposi (SK, una forma extremadamente rara de cáncer), pérdida repentina de peso, ganglios linfáticos inflamados y supresión general de la función inmunitaria. Esta constelación de signos y síntomas asociados con la enfermedad llegó a ser conocida como *sida*. Los primeros intentos para comprender la enfermedad se centraron en la posibilidad de supresión inmunitaria inducida por el empleo crónico de drogas inyectables o infecciones. Pronto, se notificaron casos en pacientes que no eran hombres que tenían sexo con hombres y en pacientes que no utilizaban drogas inyectables, sino que habían recibido sangre o hemoderivados por transfusión. En 1984, el sida se reconoció como una enfermedad infecciosa causada por un virus; finalmente, se aisló el VIH de pacientes con sida. Desde el comienzo de la epidemia, más de 70 millones de personas han sido infectadas con el VIH y alrededor de 35 millones han muerto. Según las estimaciones de la Organización Mundial de la Salud (OMS) (fig. 28-3), más de 36 millones de personas en todo el mundo vivían con el VIH a finales de 2016 (más de 1.1 millones en los Estados Unidos). Se estimó que hubo alrededor de 1.8 millones de nuevas infecciones en todo el mundo y 1 millón de muertes por causas relacionadas con el VIH en 2016. En todo el mundo, las nuevas infecciones se distribuyen casi por igual entre hombres y mujeres, y la actividad heterosexual representa la mayoría de los casos. Aunque el Programa Conjunto de las Naciones Unidas sobre el VIH/sida (ONUSIDA) estima que solo el 60% de las personas con VIH saben que están infectadas, en 2017, 20.9 millones de personas que viven con el VIH tuvieron acceso a terapia antirretroviral, un aumento desde los 15.8 millones en 2015, y los menos de 1 millón en 2000. La figura 28-4 muestra la incidencia y muertes a causa del sida en los Estados Unidos. Los dos tipos de VIH, VIH-1 y VIH-2, son similares, pero tienen diferentes potenciales patogénicos y distribuciones geográficas. El VIH-1 es más virulento, más infeccioso y está más extendido geográficamente, mientras que el VIH-2 no es tan virulento y está localizado de forma exclusiva en África occidental.

A. Organización del genoma del VIH

El genoma ARN del VIH contiene tres genes principales: *gag*, *pol* y *env* (fig. 28-5). El gen *gag* codifica p17 (MA), p24 (CA) y p7 (NC) (proteínas de la matriz, la cápside y el núcleo). El gen *pol* codifica la transcriptasa inversa, la proteasa, la integrasa y la ribonucleasa. Por último, el gen *env* codifica gp41 (TM) y gp120 (SU) (proteínas transmembranarias y de

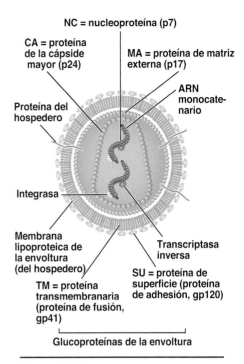

Figura 28-2
Estructura de un virus de la inmunodeficiencia humana.

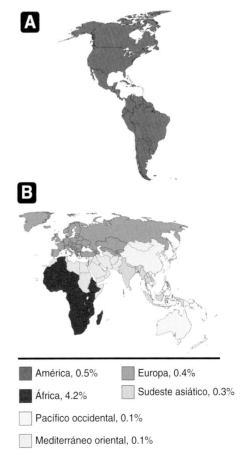

■ América, 0.5%   ■ Europa, 0.4%

■ África, 4.2%   □ Sudeste asiático, 0.3%

□ Pacífico occidental, 0.1%

□ Mediterráneo oriental, 0.1%

Figura 28-3
Estimación de la OMS de la prevalencia en la población de VIH por región (2016).
A. América. **B.** Europa, África, Asia y Australia.

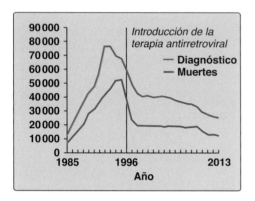

Figura 28-4
Diagnóstico de sida y muertes en los Estados Unidos.

superficie). Los genes para proteínas reguladoras y accesorias adicionales de diversas funciones se encuentran entre los genes *pol* y *env*. El extremo 5′ del ARN vírico contiene una secuencia única, U5, que incluye parte del sitio requerido para la integración vírica en el cromosoma de la célula hospedera y también el sitio de unión del cebador del ARNt para el inicio de la transcripción inversa. El extremo 3′ del ARN vírico contiene la secuencia de nucleótidos U3, que contiene secuencias que son importantes para el control de la transcripción del provirus del ADN. Al igual que con los ARNm celulares sintetizados por la ARN polimerasa II, el extremo 5′ del ARN vírico sintetizado a partir del ADN provírico tiene un borde metilado, y el extremo 3′ tiene una cola poli-A.[1] En ambos extremos del genoma vírico hay una secuencia repetida R que participa en la transcripción inversa. La síntesis del provirus ADN bicatenario lleva a la duplicación de las secuencias R y U, por lo que se producen dos unidades de repetición idénticas denominadas *repeticiones terminales largas* (RTL). En la figura 28-5 se ilustra la organización genómica del provirus ADN. En el capítulo 23 (*véase* fig. 23-15) se presenta una breve descripción general de la replicación de un retrovirus (virus tipo IV), mientras que los detalles adicionales de algunos pasos en el ciclo se explican a continuación.

B. Replicación del VIH

La primera fase de la replicación del VIH, que incluye la adhesión vírica, el ingreso, la transcripción inversa y la integración del virus en el genoma del hospedero, se realiza mediante proteínas proporcionadas por el virus. La segunda fase de la replicación, que incluye la síntesis y el procesamiento de genomas víricos, ARNm y proteínas estructurales, utiliza la maquinaria de la célula hospedera para la transcripción y la síntesis de proteínas. El resultado final de la replicación del VIH en la mayoría de los tipos de células es la muerte celular.

1. **Acoplamiento a un receptor de superficie celular específico.** La adhesión se realiza a través de la porción gp120 del producto del gen *env* en la superficie del VIH, que se une preferentemente a la molécula CD4 (fig. 28-6). Por lo tanto, el virus infecta los linfocitos T auxiliares,

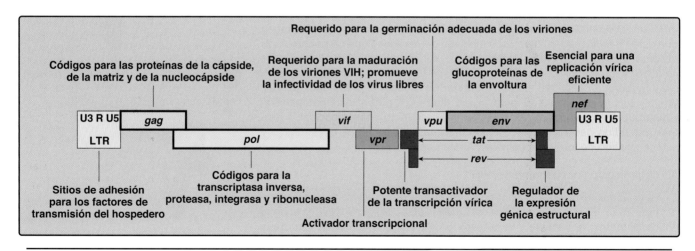

Figura 28-5
Genoma provírico del virus de inmunodeficiencia humana (VIH). Los genes *rev* y *tat* se dividen en partes no contiguas, y los segmentos genéticos se unen en el transcrito del ARN. RTL = repeticiones terminales largas.

 [1]*Véase* el capítulo 30 en *LIR. Bioquímica* para un análisis del casquete y la cola poli-A del ARNm.

otros linfocitos, los monocitos y las células dendríticas, que producen esta glucoproteína en su superficie (fig. 28-7).

2. **Ingreso del virus en la célula.** Se requiere un correceptor adicional, un receptor de quimiocinas, para el ingreso del núcleo vírico en la célula (*véase* fig. 28-6) (nota: una quimiocina es una citocina con propiedades quimiotácticas, producida por linfocitos y macrófagos). Los macrófagos y los linfocitos T expresan diferentes receptores de quimiocinas que cumplen esta función. Dos receptores de quimiocinas empleados por el VIH como receptores son CCR5 y CXCR4, que se expresan diferencialmente en diversos tipos de células. El tropismo de variantes particulares del VIH está determinado, en parte, por la presencia del correceptor. La adhesión a un correceptor activa el producto del gen *gp41* vírico, lo que desencadena la fusión entre la envoltura vírica y la membrana celular (fig. 28-8).

3. **Transcripción inversa del ARN vírico.** Después de ingresar en la célula hospedera, el ARN del VIH no se traduce de forma inmediata. En su lugar, es utilizado como plantilla para la síntesis de ADN vírico por la transcriptasa inversa, una ADN polimerasa dependiente de ARN que ingresa en las células hospederas como parte de la nucleocápside vírica (*véase* fig. 28-8). Un ARN de transferencia de la célula hospedera (ARNt) se liga mediante uniones de hidrógeno a un sitio específico en cada molécula de ARN vírico, donde funciona como cebador para el inicio de la transcripción inversa. Este proceso tiene lugar en el citoplasma. La transcriptasa inversa vírica primero sintetiza una molécula híbrida de ADN-ARN y, después, su actividad ARNasa degrada la molécula de ARN parental mientras sintetiza la segunda cadena de ADN. Este proceso ocasiona la duplicación de los extremos para formar RTL. La molécula lineal resultante de ADN bicatenario es el provirus. Las RTL en cada extremo del provirus contienen secuencias promotoras y potenciadoras[2] que controlan la expresión del ADN vírico. Debido a que la enzima transcriptasa inversa no tiene capacidad de lectura y corrección, a menudo se producen errores durante la conversión del ARN genómico en el provirus del ADN. Este proceso propenso a errores origina de una a tres mutaciones por cada partícula de virus recién sintetizada.

4. **Integración del provirus en el ADN de la célula hospedera.** El provirus, todavía asociado con los componentes del núcleo del virión, se transporta al núcleo con la ayuda de p17 (MA). En el núcleo, la integrasa vírica escinde el ADN cromosómico e inserta de manera covalente el provirus. El provirus integrado, por lo tanto, se convierte en una parte estable del genoma celular y no se puede eliminar fácilmente (*véase* fig. 28-8). La inserción es aleatoria con respecto al sitio de integración en el ADN receptor. En consecuencia, el VIH tiene dos formas genómicas, a saber, el ARN monocatenario presente en el virus extracelular y el ADN provírico bicatenario dentro de la célula.

5. **Transcripción y traducción de secuencias de ADN vírico integradas.** El provirus se transcribe en un ARNm de longitud completa por la ARN polimerasa II celular. El ARNm de longitud del genoma tiene al menos tres funciones. 1) Algunas copias serán los genomas del virus de la progenie y se transportarán al citoplasma en preparación para el ensamble vírico. 2) Algunas copias se traducen para

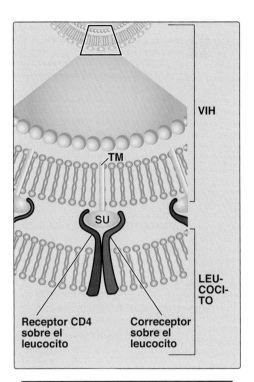

Figura 28-6
Adhesión del VIH a la superficie del linfocito.

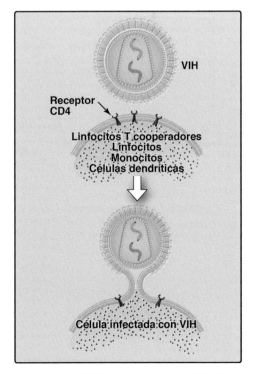

Figura 28-7
Adherencia e ingreso del VIH.

 [1]*Véase* el capítulo 30 en *LIR. Bioquímica* para un análisis sobre el papel de los promotores y potenciadores en la regulación génica.

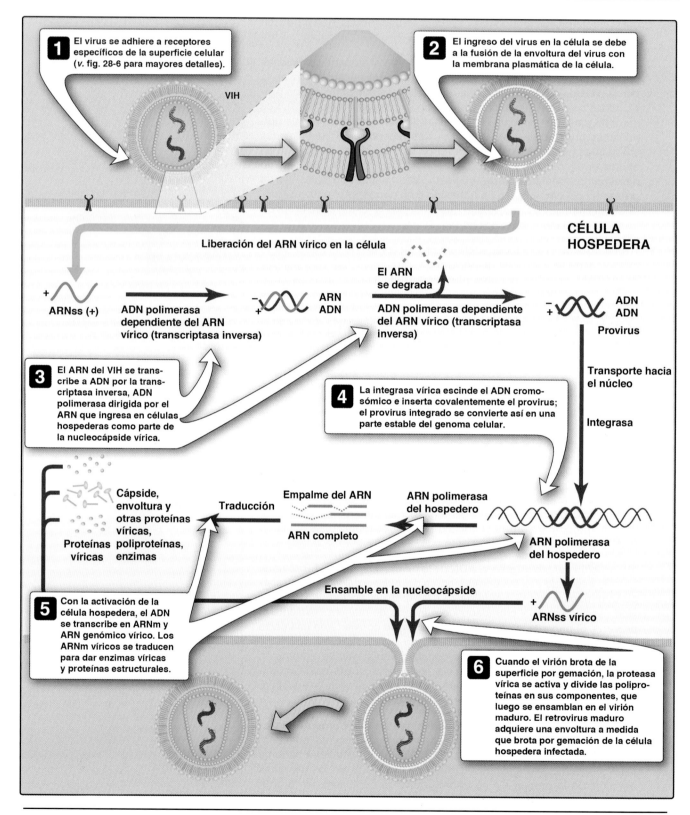

Figura 28-8

Ciclo de replicación del VIH. ARNss = RNA monocatenario (*single strand*).

producir las proteínas Gag del virión. Además, al leer más allá del codón de detención al final del gen *gag* aproximadamente 1 de cada 20 veces, se produce una poliproteína gag-pol. Esta es la fuente de la transcriptasa inversa vírica y la integrasa que se incorporarán en el virión. 3) Asimismo, se hacen otras copias de ARN vírico, lo que crea nuevos mensajes víricos (*véase* fig. 28-8). En todos los retrovirus, uno de los ARNm empalmados se traduce en las proteínas de la envoltura. En los virus complejos, como el VIH y el VLTH, las moléculas adicionales empalmadas producen proteínas accesorias que son importantes para regular la transcripción y otros aspectos de la replicación.

6. **Regulación.** Los genes no estructurales codifican una variedad de proteínas reguladoras que tienen diversos efectos sobre la célula hospedera y la replicación vírica. Los productos de los genes *nef* y *vpu* regulan mediante la disminución de los receptores de la célula hospedera, incluidos CD4 y las moléculas de clase I del complejo mayor de histocompatibilidad. Estos productos permiten la replicación eficaz y la producción de virus. Las proteínas Rev y Tat se producen a partir de ARNm empalmados diferencialmente. La proteína Tat hace que la ARN polimerasa de la célula hospedera procese más evitando la disociación prematura de la plantilla de ADN, lo que da lugar a un ARN del VIH de longitud completa. La proteína Rev interactúa con los ARNm víricos específicos para permitir su transporte fuera del núcleo, de manera que evitan la maquinaria de empalme. Este proceso, por lo tanto, permite que los ARNm víricos se traduzcan correctamente en polipéptidos, que se empaquetarán en nuevos viriones.

7. **Montaje y maduración de la progenie infecciosa.** Estas vías difieren de las de la mayoría de los otros virus envueltos. La poliproteína Env es procesada y transportada a la membrana plasmática por la vía celular habitual a través del aparato de Golgi y es escindida en moléculas SU y TM por una proteasa de la célula hospedera. El ensamble comienza cuando los genomas y las poliproteínas Gag y Gag-Pol no escindidas se asocian con la membrana plasmática modificada con TM. A medida que el virión brota por gemación de la superficie, la proteasa vírica se activa y divide las poliproteínas en sus proteínas componentes, que luego se ensamblan en el virión maduro (fig. 28-9). La escisión proteolítica es un paso necesario en la maduración del virus infeccioso.

C. Transmisión del VIH

El primer caso documentado de infección humana por VIH-1 ocurrió en un hombre adulto que vivía en África central occidental en 1959. Se considera que el virus surgió de primates no humanos y pasó a la población humana en África a principios del siglo xx. Las infecciones iniciales fueron probablemente esporádicas y aisladas hasta que las mutaciones dieron como resultado virus más virulentos que se transmitieron fácilmente de un ser humano a otro. Hoy en día, la transmisión del VIH en general ocurre por una de las cuatro vías que se enumeran a continuación (fig. 28-10). No ha habido evidencia firme de transmisión por saliva, orina, contacto no sexual en el que no se intercambie sangre o una picadura de insecto.

1. **Contacto sexual.** El VIH, presente tanto en el semen como en las secreciones vaginales, se transmite principalmente como virus asociado con las células o libre de células en el curso del contacto heterosexual o entre los hombres que tienen sexo con hombres; el riesgo de transmisión es menor entre las mujeres que tienen relaciones sexuales con mujeres, probablemente porque se intercambian volúmenes más pequeños de líquidos corporales entre ellas. Las roturas de las

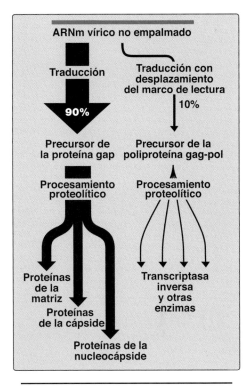

Figura 28-9
Procesamiento de las proteínas precursoras de la poliproteína gag y gag-pol por la proteasa vírica.

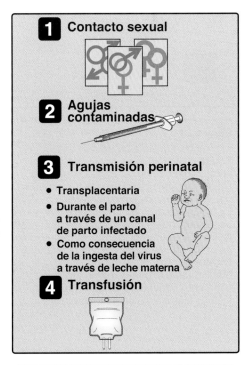

Figura 28-10
Posibles modos de transmisión del VIH.

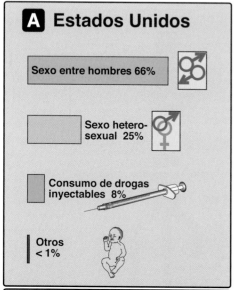

A Estados Unidos

Sexo entre hombres 66%

Sexo hetero-sexual 25%

Consumo de drogas inyectables 8%

Otros < 1%

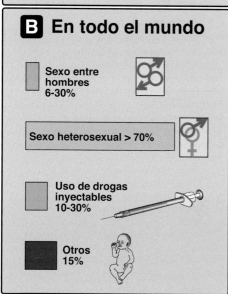

B En todo el mundo

Sexo entre hombres 6-30%

Sexo heterosexual > 70%

Uso de drogas inyectables 10-30%

Otros 15%

Figura 28-11
Modos de transmisión del VIH en los
Estados Unidos en comparación con
el resto del mundo. **A.** En los Estados
Unidos, el principal modo de transmisión
del VIH es el sexo entre hombres.
La transmisión en Europa occidental
es similar a la de los Estados Unidos.
B. En gran parte del mundo, la transmisión
es principalmente por sexo heterosexual.
Otros modos de transmisión varían
ampliamente según la región (nota: el
segmento etiquetado como "Otros"
incluye la transmisión perinatal).

superficies mucosas por otras enfermedades de transmisión sexual, en especial el herpes genital, la sífilis y el chancroide, que dan lugar a ulceraciones genitales, aumentan significativamente la transmisión y el contagio del VIH-1. También se ha documentado que las enfermedades de transmisión sexual no ulcerativas (gonorrea, infección por clamidia, tricomonosis y micoplasmosis genital), así como las alteraciones en la microbiota vaginal (vaginosis bacteriana) fomentan la transmisión del VIH, al menos en parte debido a la sinergia replicativa entre el VIH y otros microbios.

2. **Administración de sangre y hemoderivados.** Al inicio de la epidemia, la sangre y los hemoderivados contaminados, incluyendo sangre total, plasma, factores de coagulación y fracciones celulares de la sangre, contribuyeron de manera significativa a la transmisión del VIH. El desarrollo de pruebas sensibles y específicas y el análisis de rutina de la sangre y los hemoderivados han reducido este modo de transmisión en la mayor parte del mundo. Aunque el riesgo de exposición es bajo, el riesgo de transmisión cuando ocurre la exposición es alta.

3. **Agujas contaminadas.** La transmisión puede ocurrir mediante la inoculación con agujas o jeringas contaminadas con VIH entre usuarios de drogas o, accidentalmente, si una aguja contaminada pincha la piel de un trabajador de atención a la salud.

4. **Transmisión perinatal.** Sin un tratamiento antirretroviral eficaz, una mujer infectada por VIH tiene un 15-45% de probabilidades de transmitir la infección al recién nacido, ya sea de forma transplacentaria, durante el paso del bebé por el canal del parto o a través del amamantamiento. Esta cifra cae drásticamente aplicando intervenciones eficaces. En 2016, la OMS estimó que ~76% de las mujeres embarazadas con VIH en todo el mundo recibieron tratamientos antirretrovirales que impiden la transmisión de madre a hijo. A finales de 2015, en los Estados Unidos, los Centers for Disease Control and Prevention (CDC) estimaron que entre el 1 y 2% de las personas con VIH fueron infectadas perinatalmente. En la figura 28-11 se comparan los modos de transmisión en todo el mundo con los que ocurren en los Estados Unidos.

D. Patogenia e importancia clínica de la infección por VIH

La patología de la enfermedad por VIH se debe a la destrucción del tejido por el propio virus o la respuesta del hospedero a las células infectadas. Además, una infección por VIH no tratada da lugar a un estado inmunodeficiente que conduce a enfermedades oportunistas consideradas raras en los hospederos inmunocompetentes. El curso natural de la infección por VIH no tratada es muy variable entre los individuos. En la mayoría de las personas, la infección avanza desde la replicación vírica en curso hasta el agotamiento progresivo de las células CD4, lo que lleva al desarrollo del sida y la muerte. Una pequeña proporción de personas infectadas por el VIH experimentan una infección más leve y permanecen libres de sida durante períodos prolongados (los llamados *no progresores a largo plazo*). La evolución típica de la infección por VIH no tratada hasta el sida en etapa terminal progresa a través de varias fases (fig. 28-12).

1. **Infección inicial.** Después del contagio con VIH, las células inicialmente infectadas en general son macrófagos dentro de las vías genitales. Desde esta infección localizada inicial, el VIH se disemina a través de la sangre y el virus puede localizarse en las células dendríticas en todo el tejido linfático. Desde la superficie de las células dendríticas foliculares, el VIH puede infectar los linfocitos CD4⁺ que se mueven a través de los centros germinales de los ganglios linfáticos. Este pro-

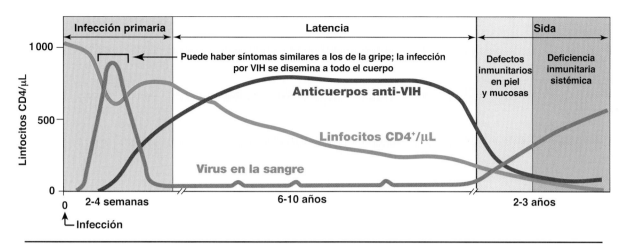

Figura 28-12
Curso típico de la infección por VIH no tratada.

ceso crea un reservorio de células crónicamente infectadas con VIH dentro del tejido linfático en todo el cuerpo. Algunos individuos son resistentes a algunas variantes del VIH-1 debido a una deleción en el gen que codifica el correceptor (receptor de quimiocinas C-C de tipo 5 o CCR5) para el virus.

2. **Viremia de fase aguda.** Varias semanas después de la infección inicial por el VIH, entre uno y dos tercios de los individuos experimentan un síndrome de enfermedad aguda similar a la mononucleosis infecciosa. Durante este período, existe un nivel elevado de replicación de virus en las células CD4+. En la sangre hay grandes cantidades de virus y proteínas de la cápside (antígeno CA), pero el anticuerpo circulante no aparece hasta 1-10 semanas después de la infección inicial (seroconversión). En esta ventana temporal, las pruebas de anticuerpos no identifican a las personas infectadas por VIH. Los ganglios linfáticos también se infectan durante este tiempo y más tarde sirven como sitios de persistencia del virus durante el período asintomático.

3. **Período de latencia.** La viremia de fase aguda finalmente se reduce con la aparición de una respuesta de linfocitos T citotóxicos específica contra el VIH, seguida de una respuesta de anticuerpos humorales. Después de la infección aguda, sigue un período clínicamente asintomático o "latente" que dura de meses a muchos años. Durante este período de latencia, la mayoría (90%) de los virus del VIH son transcripcionalmente silenciosos, de modo que solo el 10% de las células que contienen ADN de VIH integrado también contienen ARNm vírico o proteínas víricas. Se mantiene una concentración constante de virus y células infectadas por el virus mediante una combinación de reemplazo de las células CD4+ destruidas por la infección por VIH con células recién producidas en órganos linfáticos y la posterior infección de estas nuevas células con la progenie vírica. Hay picos transitorios de viremia que a menudo se relacionan con la estimulación del sistema inmunitario por infecciones con otros patógenos o por vacunaciones. Aunque hay una pérdida continua de esas células CD4+ en las que el VIH se está replicando, el reemplazo activo a través de la multiplicación de células madre compensa esta pérdida, y el recuento de CD4+ disminuye lentamente durante un período de años. Además, la respuesta inmunitaria del hospedero es lo suficientemente eficaz como para mantener un nivel bajo y estable de producción vírica. Se ha estimado que cada día se

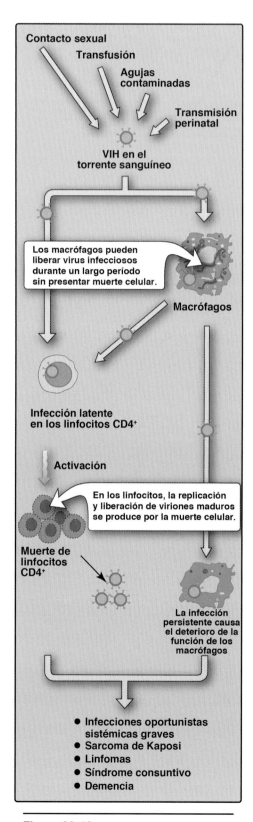

Figura 28-13
Patogenia del VIH.

producen 10^{11} viriones y 10^9 linfocitos T CD4. El virus aislado durante este período también es menos citopático para los linfocitos CD4+ y se replica con mayor lentitud que el virus aislado más tarde durante el sida sintomático. Sin embargo, a pesar de las concentraciones casi normales de CD4+, el deterioro de la respuestas de los linfocitos T a antígenos específicos es evidente. La infección sigue siendo relativamente asintomática mientras el sistema inmunitario sea funcional. El nivel real de replicación del virus en las células de la sangre periférica varía mucho entre los pacientes, y aquellos con una mayor carga vírica en estado estacionario progresan de manera más rápida hacia el sida sintomático y la muerte.

4. **Complicaciones clínicas de la infección por VIH durante el período de latencia.** Durante este período (de duración variable, pero en promedio unos 10 años), existen múltiples afecciones inespecíficas, como linfadenopatías persistentes y generalizadas (ganglios linfáticos inflamados), diarrea, fiebres crónicas, sudores nocturnos y pérdida de peso. Pueden aparecer infecciones oportunistas más frecuentes, como herpes zóster y candidosis, repetidas veces durante este período, así como cuando los pacientes progresan al sida.

5. **Progresión al sida.** La progresión de la infección asintomática al sida no es repentina, sino que ocurre como un continuo de estados clínicos. Hay una serie de cambios virológicos e inmunitarios que afectan la velocidad de esta progresión. Por ejemplo, la coinfección con varios herpesvirus, como el herpesvirus humano de tipo 6 (*véase* p. 274), puede transactivar la transcripción del provirus VIH silencioso, con lo que aumenta su replicación. Cualquier estimulación de una respuesta inmunitaria que provoque la activación de linfocitos T en reposo también activa la replicación del VIH. Esto no solo aumenta el número de células CD4+ infectadas, sino que también incrementa la oportunidad de crear generaciones de virus mutantes. Finalmente, aparece una variante extremadamente citocida y de multiplicación más rápida. Esta transición también suele ir acompañada de la aparición de una variante del virus del trópico CXCR4, mientras que las variantes infecciosas tienden a ser del trópico CCR5 (nota: el CXCR4 es uno de los varios receptores de quimiocinas que el VIH puede utilizar como correceptor para infectar los linfocitos T CD4+). Además, estas variantes a menudo inducen una gran cantidad de sincitios y promueven la fusión entre células infectadas y no infectadas previamente. Los precursores de linfocitos T en los órganos linfáticos también se infectan y mueren, por lo que la capacidad de generar nuevos linfocitos CD4+ se pierde de forma gradual. La capacidad de contener la infección se ve comprometida aún más por la aparición de mutantes de VIH con especificidad antigénica alterada, que no son reconocidos por los anticuerpos humorales existentes o los linfocitos T citotóxicos. El resultado final de estos factores acumulativos e interactivos es un descenso cada vez más rápido en el recuento de CD4+, acompañado por la pérdida de capacidad inmunitaria. Con el recuento de CD4+ por debajo de 200/µL y la aparición de enfermedades cada vez más frecuentes y graves e infecciones oportunistas ("enfermedades definitorias del sida"), se dice que el paciente tiene *sida*.

6. **Etapa final del sida.** Casi todos los aparatos y sistemas del cuerpo pueden verse afectados como resultado de la infección por VIH, ya sea por el VIH mismo o por microorganismos oportunistas. El debilitamiento del sistema inmunitario lleva a muchas complicaciones, incluidos tumores malignos.

   a. **Diseminación del VIH a otros sitios del cuerpo.** Otros tipos de células distintos de los linfocitos CD4+ pueden ser infectados por el VIH (fig. 28-13). La infección de estas células produce algunas de las manifestaciones adicionales de la enfermedad en etapa terminal. Las principales son las células infectadas del linaje monocito-macrófago, que no son destruidas tan rápidamente como los linfocitos T CD4+ y pueden transportar el virus a otros órganos. Por ejemplo, la infección de las células de la microglía por el VIH en los cerebros de pacientes con encefalopatía por sida conduce a un deterioro gradual durante un período de 1 año que deriva en una demencia grave. Esto parece no estar relacionado con el agotamiento de CD4+, sino más bien con un tropismo expandido de una variante de VIH. Sin embargo, se desconoce la causa del daño a las células neuronales. De manera similar, el síndrome consuntivo que se observa en las últimas etapas del sida probablemente se relacione con los macrófagos infectados por el VIH en los que se induce la producción de varias citocinas, especialmente el factor de necrosis tumoral. La infección por VIH de células progenitoras de la sangre en la médula ósea conduce a la anemia que se observa en la mayoría de los pacientes con sida.

b. **Infecciones oportunistas en el VIH y el sida.** A pesar de la disponibilidad del tratamiento antirretroviral de gran actividad (HAART, *highly active antiretroviral therapy*), las infecciones oportunistas siguen siendo una causa importante de morbimortalidad en las personas que viven con el VIH. A medida que disminuye el recuento de células CD4+, se producen múltiples episodios recurrentes de infecciones por hongos, bacterias y virus (fig. 28-14). Por ejemplo, el sistema nervioso puede ser el sitio de infecciones oportunistas por *Toxoplasma* (un parásito protozoario), *Cryptococcus* (un patógeno micótico), virus JC y micobacterias. El ojo puede infectarse con el VIH, pero también con patógenos oportunistas, y el más importante de ellos es el citomegalovirus (CMV, un herpesvirus), que puede destruir la retina. Los pulmones también resultan afectados por infecciones oportunistas, donde la neumonía micótica por *P. jirovecii* es una de las más habituales. Las infecciones por micobacterias también son un problema frecuente en los pulmones y la tuberculosis (TB) es la infección oportunista más habitual en las personas infectadas por el VIH en todo el mundo. El VIH es el factor de riesgo más importante para desarrollar una infección activa por *Mycobacterium tuberculosis* (*véase* p. 189), y la TB es la principal causa de muerte entre las personas que conviven con el VIH. Las enfermedades graves del tubo digestivo se deben a patógenos oportunistas, pero pueden coexistir con la infección por VIH en el intestino. La colitis por CMV es un problema habitual; sin embargo, el VIH también suele estar presente. Las enfermedades parasitarias por protozoos, así como las infecciones por bacterias entéricas gramnegativas, son otras fuentes de alteraciones digestivas. La inmunodeficiencia avanzada también brinda la oportunidad de que las infecciones latentes se repitan varias veces o se vuelvan crónicas y se extiendan. Las infecciones recurrentes por el virus de Epstein-Barr (VEB), el virus varicela zóster, los virus del papiloma humano y el virus del herpes simple son habituales. La candidosis mucocutánea (p. ej., bucal, esofágica o vaginal) es un problema continuo en las personas que viven con el VIH; la candidosis vaginal es una de las razones más usuales por las que las mujeres infectadas por el VIH buscan atención médica. *Véase* la figura 28-14 para un resumen de las infecciones oportunistas comunes definitorias de sida.

c. **Neoplasias asociadas con el VIH y el sida.** En los pacientes infectados con VIH, suelen aparecer varias neoplasias malignas. Los llamados *cánceres definitorios del sida* incluyen el SK (asociado con el herpesvirus humano de tipo 8 [VHH-8]; fig. 28-15),

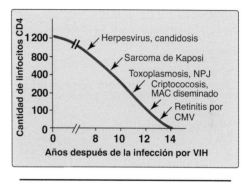

Figura 28-14
Patrón de infecciones oportunistas asociadas con la disminución del recuento de linfocitos CD4+. El riesgo de tuberculosis aumenta con la reducción del recuento de CD4. MAC = complejo *Mycobacterium avium*; CMV = citomegalovirus; NPJ = neumonía por *Pneumocystis jiroveci*.

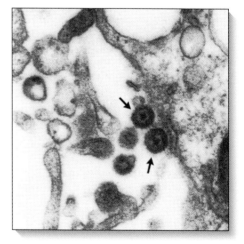

Figura 28-15
Viriones del herpesvirus 8 (*flechas*) asociados con sarcoma de Kaposi.

que afecta la piel, las mucosas y las vísceras profundas; los linfomas primarios del sistema nervioso central (SNC); algunas formas de linfoma no hodgkiniano, y el cáncer de cuello uterino. En los pacientes con sida, los linfomas de las cavidades corporales también suelen relacionarse con infecciones por VHH-8, mientras que muchos otros linfomas se asocian con el VEB (*véase* p. 275). Con el aumento de la disponibilidad de la terapia antirretroviral y, en consecuencia, vidas más largas de personas infectadas por VIH en tratamiento, la incidencia de cánceres no definitorios de sida que son habituales en la población general está aumentando entre las personas con VIH.

E. **Pruebas diagnósticas**

Hay tres tipos de pruebas diagnósticas de VIH: las pruebas de anticuerpos, las pruebas combinadas antígeno/anticuerpo y las pruebas de ácido nucleico. Cada una tiene un "período de ventana" durante el cual no puede detectar la infección por VIH. Las pruebas de ácido nucleico tienen el período de ventana más corto, seguidas de las de antígeno/anticuerpo, y las pruebas de anticuerpos tienen el período de ventana más largo.

1. **Detección de los anticuerpos específicos contra el VIH o del antígeno vírico.** Las pruebas de detección de anticuerpos contra el VIH confirman la respuesta inmunitaria adaptativa contra el virus, que en general aparece dentro de las 2-8 semanas posteriores a la infección inicial. Las pruebas de anticuerpos se pueden realizar en muestras de sangre o líquidos bucales, aunque su período de ventana es más largo que el de las pruebas de sangre. Las pruebas combinadas de anticuerpos y antígenos detectan ambos anticuerpos, contra el VIH y el antígeno vírico de la cápside p24; estas pruebas tienen un período de ventana más corto que las pruebas para anticuerpos porque el antígeno p24 se puede detectar antes de que se desarrollen los anticuerpos. El procedimiento habitual de detección de la infección por VIH consta de varios pasos y se utiliza tanto para diagnosticar a las personas que pueden estar infectadas como para proteger los bancos de sangre. El primer paso en la selección es una prueba combinada de anticuerpo/antígeno que detecta anticuerpos contra VIH-1 y VIH-2 y contra el antígeno p24 del VIH-1. Los resultados positivos justifican la realización de pruebas adicionales para la diferenciación entre VIH-1 y VIH-2, así como de pruebas de ácido nucleico según la necesidad.

2. **Detección del ácido nucleico vírico.** La amplificación del ARN vírico o los provirus ADN mediante técnicas de amplificación de ácido nucleico (*véase* p. 30) es el método más sensible para la detección temprana de virus en muestras de sangre o tejidos. Las estimaciones cuantitativas de la carga vírica (p. ej., medidas como copias de ARN vírico por mililitro de plasma sanguíneo) permiten la evaluación de la etapa de la enfermedad, la eficacia de un régimen farmacológico y el pronóstico. Además, el virus circulante puede ser genotipado mediante secuenciación para identificar marcadores de resistencia antirretroviral, que pueden guiar la terapia.

F. **Tratamiento**

Debido a la naturaleza progresiva de la enfermedad, la infección por VIH se trata como un problema clínico, en lugar de centrarse solo en la etapa final (el sida). Prácticamente cada paso en el ciclo de replicación del VIH es un objetivo potencial para un fármaco antiviral; se han utilizado con éxito medicamentos dirigidos contra la transcriptasa inversa, la proteasa vírica, la entrada vírica, la fusión vírica y la integración (fig. 28-16).

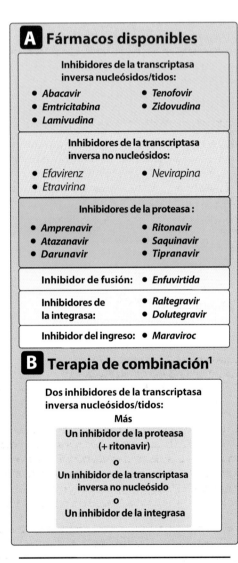

Figura 28-16
Tratamiento antirretroviral de gran actividad (HAART) **A.** Clases de fármacos antirretrovirales. **B.** El HAART incluye combinaciones de agentes pertenecientes a diferentes clases.[1] La elección de un régimen farmacológico se individualiza en función de criterios como la tolerancia, las interacciones farmacológicas, la practicidad/cumplimiento y la posible resistencia inicial. La disponibilidad de comprimidos antirretrovirales combinados bien tolerados que pueden administrarse una vez al día ha simplificado mucho el tratamiento temprano de la infección por el VIH.

1. **Estrategia para la terapia con múltiples fármacos en el tratamiento de las infecciones por VIH.** A diferencia de la ADN polimerasa, que comete pocos errores en la replicación del ADN debido a su actividad de corrección, la transcriptasa inversa no tiene capacidad de revisión. Por lo tanto, la síntesis de ADN por la transcriptasa inversa vírica produce numerosos errores (casi uno por ciclo de síntesis). Esto ocasiona mutaciones en todos los genes del VIH y la acumulación de un grupo de virus mutantes en cada paciente. En presencia de un antiviral, existe una fuerte selección de mutaciones que confieren resistencia a ese fármaco, y la alta tasa de mutaciones asegura que estas se produzcan. La respuesta a este dilema terapéutico ha sido el empleo simultáneo de múltiples fármacos que actúen en diferentes pasos en el ciclo de replicación vírica, porque la probabilidad de que ocurran varias mutaciones diferentes simultáneamente en los genes diana en el mismo genoma es baja. Además, ciertas combinaciones de fármacos son sinérgicas: el efecto en la reducción de la carga vírica es considerablemente mayor que la simple suma de los efectos individuales de los medicamentos. El uso de regímenes combinados potentes puede limitar la replicación vírica y la diseminación al tejido linfático, de manera que se crea un reservorio más pequeño de células infectadas crónicamente y se limita el potencial de mutaciones víricas (adquiridas durante el proceso replicativo) que podrían conducir a resistencia farmacológica. Los objetivos de la terapia antirretroviral son la supresión máxima y duradera del ARN del VIH en el plasma, la restauración y preservación de la función inmunitaria, la reducción de la morbilidad y mortalidad asociadas con el VIH y la prevención de la transmisión del VIH.

2. **Tratamiento temprano.** La estabilidad en el estado de la replicación del virus en el plasma (la "carga vírica") es un indicador pronóstico de la tasa de progresión al sida. Esto ha llevado al principio de que la infección por VIH debe tratarse de la manera más intensiva y temprana posible, de manera que se reduzca la propagación inicial del virus. Este abordaje no solo produce un nivel más bajo de virus en estado estable, sino que también tiene la ventaja adicional de una mayor eficacia de los fármacos en la medida en la que estos se administren en un momento en el que los mutantes aún son raros.

3. **Terapia antirretroviral combinada.** Las combinaciones de varios fármacos (descritos a continuación) que se administran de tres en tres, son eficaces tanto para la reducción a corto plazo de la carga vírica como para el aumento del recuento de células CD4$^+$ y la supervivencia a largo plazo. La elección de un régimen farmacológico se personaliza en función de criterios como la tolerancia, las interacciones farmacológicas, la practicidad/cumplimiento y la posible resistencia inicial (nota: estas terapias con múltiples fármacos se denominan en general *tratamiento antirretroviral de gran actividad* [HAART] [*véase* fig. 28-16]). Por desgracia, aunque las terapias con múltiples fármacos pueden reducir la carga vírica a concentraciones indetectables, el virus reaparece si se suspende el HAART, lo que indica que no ha sido erradicado. Por lo tanto, con la terapia farmacológica actual, un reservorio de VIH latente permanece en sitios como SNC, testículos, tejido linfático, tubo digestivo y linfocitos T no replicantes. Así, la infección por VIH actualmente es crónica e incurable. El empleo temprano del HAART en la infección por VIH disminuye de manera eficaz el grupo de células infectadas de forma latente, y los científicos están trabajando para desarrollar terapias dirigidas al reservorio latente en busca de una estrategia terapéutica que erradique la infección.

   a. **Inhibidores de la transcriptasa inversa análogos de nucleótidos y nucleósidos.** Los inhibidores de la transcriptasa inversa evitan la

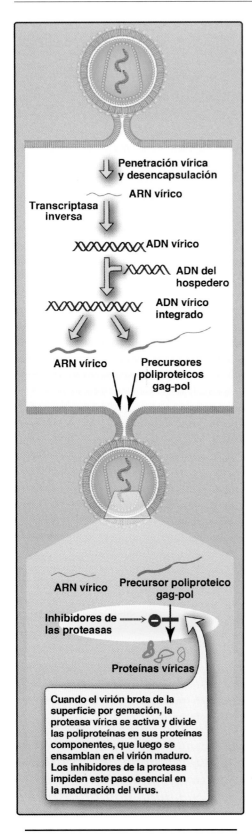

Figura 28-17
Función de la proteasa del virus de la inmunodeficiencia humana en la replicación vírica.

copia del genoma ARN del VIH en un genoma ADN provírico. Existen análogos de nucleósidos e inhibidores no nucleósidos de la transcriptasa inversa vírica.[3] Los análogos de nucleósidos y nucleótidos realizan su inhibición principalmente al servir como terminadores de la cadena después de su inserción en la cadena de ADN en crecimiento por la transcriptasa inversa. Inevitablemente surgen mutantes resistentes después de un tratamiento prolongado con cualquiera de estos fármacos.

b. **Inhibidores no nucleosídicos de la transcriptasa inversa.** Estos fármacos actúan sobre la propia transcriptasa inversa. Se unen de manera no competitiva y reversible a un sitio único en la enzima, con lo que alteran su capacidad para funcionar. Su principal ventaja es su falta de efecto sobre los elementos formadores de sangre del hospedero y la falta de resistencia cruzada con los inhibidores de la transcriptasa inversa análogos de nucleósidos.

c. **Inhibidores de las proteasas.** Los productos de los genes *gag* y *pol* son traducidos inicialmente en grandes precursores poliproteicos que deben ser escindidos por la proteasa vírica para formar proteínas maduras. Los inhibidores de las proteasas, que incluyen ritonavir, nelfinavir, saquinavir, amprenavir, indinavir y lopinavir, se relacionan con el procesamiento de las poliproteínas en el virión en gemación y producen partículas no infecciosas (fig. 28-17). Sin embargo, si los inhibidores de las proteasas se usan solos, se genera resistencia. Además, con estos fármacos puede haber lipodistrofia (redistribución de la grasa, de manera que los miembros se adelgazan y la grasa se deposita a lo largo del abdomen y la parte superior de la espalda) e hiperglucemia.

d. **Inhibidores del ingreso.** El maraviroc es un antagonista de CCR5 que interfiere en la adhesión con el correceptor y el ingreso del virus en las células susceptibles. El virus circulante debe ser genotipado antes de utilizar el fármaco para determinar si el inhibidor bloqueará el ingreso del virus, ya que no todas las variantes son trópicos a CCR5.

e. **Inhibidores de la fusión.** La enfuvirtida es un péptido de 36 aminoácidos que se une a gp41 e inhibe la fusión del VIH con la membrana de la célula hospedera.

f. **Inhibidores de la integrasa.** El raltegravir y el dolutegravir tienen como diana la enzima vírica que cataliza la integración del ADN provírico en el genoma del hospedero.

4. **Efecto del HAART en la incidencia de infecciones oportunistas.** La incidencia de infecciones oportunistas en las personas que viven con el VIH está disminuyendo debido al empleo generalizado del tratamiento intensivo de múltiples fármacos. Sin embargo, estas infecciones siguen siendo una de las principales causas de morbilidad y mortalidad entre las personas con VIH, en particular aquellas que desconocen su estado de infección o que no están recibiendo terapia antirretroviral. La progresión al sida se caracteriza por un recuento persistente de linfocitos T CD4+ (< 200 células/µL en adultos) y un aumento de la incidencia de infecciones oportunistas (fig. 28-18).

[3]*Véase* el capítulo 29 en *LIR. Bioquímica* para un análisis de la transcriptasa inversa.

5. **Tratamiento perinatal.** La transmisión del VIH de madre a hijo puede ocurrir *in utero*, durante el parto o durante la lactancia. Por lo tanto, la prueba voluntaria universal de VIH se recomienda como estándar de atención para toda mujer embarazada en los Estados Unidos. La terapia antirretroviral administrada a las mujeres embarazadas que viven con el VIH y a los recién nacidos expuestos durante el período neonatal reduce drásticamente el riesgo de transmisión materno-infantil. Los regímenes antirretrovirales para mujeres embarazadas en general son los mismos que los de las mujeres adultas no embarazadas, a menos que los efectos adversos conocidos para mujeres, fetos o neonatos superen los beneficios. La terapia antirretroviral para recién nacidos se inicia idealmente tan pronto como sea posible tras el nacimiento; la selección de un régimen específico depende de los factores maternos e infantiles que influyen en el riesgo de transmisión del VIH.

6. **Profilaxis preexposición.** Numerosos estudios han demostrado la eficacia de la profilaxis previa a la exposición (PrEP) para reducir el contagio del VIH en hombres y mujeres. Truvada®, un comprimido que se administra una vez al día con tenofovir y emtricitabina, es el único medicamento actualmente aprobado por la Food and Drug Administration (FDA) y recomendado por los CDC para la PrEP con el fin de reducir el riesgo de contagio del VIH en adultos. El medicamento se recomienda como una opción de prevención para las personas con alto riesgo de infección, incluidos hombres que tienen sexo con hombres y con múltiples parejas sexuales y las personas que tienen relaciones con alguien que es VIH positivo.

G. Prevención

Las opciones para reducir el riesgo de contraer o transmitir el VIH incluyen el tratamiento antirretroviral contra VIH (para reducir las cargas víricas en sangre y líquidos corporales), el uso correcto y constante del preservativo, evitar prácticas sexuales de alto riesgo, la circuncisión en hombres adultos y la abstinencia sexual. Algunas opciones son más eficaces que otras, y la combinación de estrategias de prevención puede ser incluso mejor.

1. **Intentos por producir una vacuna.** Aún no existe una vacuna eficaz, a pesar de los intensos esfuerzos para producirla. El VIH tiene una elevada tasa de mutación, y existen cepas antigénicamente distintas en todo el mundo.

2. **Otras medidas.** El análisis sistemático de la sangre donada para bancos casi ha eliminado la transmisión por esa vía. El estricto cumplimiento de las precauciones estándares por parte de los profesionales de la salud puede disminuir el riesgo en ese entorno. Los CDC recomiendan la prueba de detección sistemática de VIH para todas las personas de 13-64 años de edad en todos los entornos de atención médica, y todas las personas que buscan atención para enfermedades de transmisión sexual deben ser examinadas.

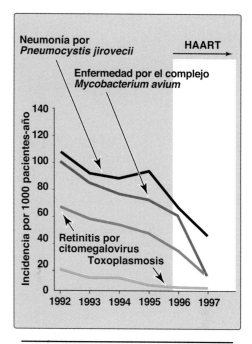

Figura 28-18
Incidencia de infecciones oportunistas seleccionadas en pacientes con infección por VIH (nota: el *área sombreada* etiquetada como HAART indica el período de amplia disponibilidad de este tratamiento; la disminución de las infecciones oportunistas después de 1995 refleja en gran medida el efecto del HAART).

IV. VIRUS LINFOTRÓPICO DE LOS LINFOCITOS T HUMANOS

Los VLTH fueron los primeros retrovirus humanos descubiertos. Hoy en día, se reconocen cuatro tipos diferentes, y su distribución mundial difiere. Solo el VLTH-1 se ha asociado de forma definitiva con la enfermedad humana; causa leucemia de linfocitos T en adultos (LLTA) y una afección neurológica menos frecuente llamada *mielopatía/paraparesia espástica tropical asociada con VLTH*. Hay seis subclases de VLTH-1, cada una de las cuales es endémica de diferentes regiones del mundo.

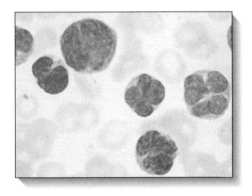

Figura 28-19
Aspecto típico de "trébol" de los núcleos de linfocitos T leucémicas de adultos infectados por VLTH-1.

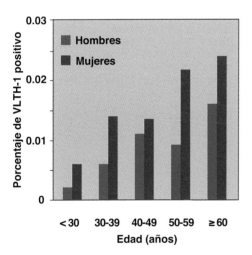

Figura 28-20
Seroprevalencia específica por edad y sexo del virus linfotrópico de linfocitos T humano de tipo I en donantes de sangre de los Estados Unidos.

A. Transmisión del VLTH

La distribución de la infección por VLTH varía mucho según el área geográfica y el grupo socioeconómico. La transmisión del VLTH se produce principalmente por virus asociados con células a través de una de tres vías. Primero, en las regiones muy endémicas, el modo más frecuente de transmisión es de madre a feto o recién nacido. Esto se logra a través de los linfocitos infectados, ya sea de forma transplacentaria o en la leche materna. En segundo lugar, la infección puede transmitirse sexualmente, por los linfocitos infectados contenidos en el semen. En tercer lugar, cualquier hemoderivado que contenga células intactas también es una fuente potencial de infección. Hay poca evidencia de la transmisión por líquidos sin células.

B. Patogenia e importancia clínica de la leucemia de linfocitos T del adulto

El VLTH-1 tiene tropismo por los linfocitos T CD4. La infección por VLTH-1 estimula la mitosis e inmortaliza los linfocitos T, que adquieren un fenotipo "activado por antígenos". Tras el contagio, el virus se integra en la célula hospedera como un provirus y transforma una población policlonal de linfocitos T. Aunque todas estas células tienen un provirus integrado, no hay un sitio de integración común en los diferentes tumores. No se transcribe ningún ARNm de VLTH y no se activa un oncogén reconocido. La multiplicación continua de linfocitos T durante un período de muchos años ocasiona la acumulación de muchas aberraciones cromosómicas. Los frotis de sangre periférica muestran células linfoides con núcleos hiperlobulados (fig. 28-19). La selección de poblaciones monoclonales produce células que tienen un fenotipo cada vez más maligno. Las tasas de seroprevalencia del VLTH-I son muy dependientes de la edad y el sexo, con tasas más elevadas asociadas con la edad avanzada y con el sexo femenino (fig. 28-20). La mayoría de los individuos infectados son portadores asintomáticos que tienen una probabilidad estimada del 2-4% de desarrollar LLTA durante su vida. La LLTA aparece típicamente 20-30 años después de la infección inicial, cuando surge una población cada vez mayor de células de LLTA malignas monoclonales y se produce la infiltración de varios órganos viscerales por estas células. Hay anomalías acompañantes en la química del suero, y el deterioro del sistema inmunitario lleva a infecciones oportunistas. La mediana de la supervivencia después de la aparición de la LLTA aguda es de unos 6 meses.

C. Patogenia e importancia clínica de la mielopatía/paraparesia espástica tropical asociada con VLTH (M/PPET-VLTH)

Alrededor del 1-2% de las personas infectadas por VLTH-1 desarrollarán M/PPET-VLTH. La M/PPET-VLTH es claramente diferente de la LLTA en que generalmente aparece solo unos años después de la infección. El compromiso del SNC queda demostrado por: 1) la presencia de anticuerpos anti-VLTH-1 en el líquido cefalorraquídeo, 2) la infiltración linfocítica y la desmielinización de la médula espinal torácica y 3) las lesiones cerebrales. El recuento de linfocitos es normal, aunque hay una fracción policlonal no maligna con VLTH integrado. La mielopatía asociada aparece con menor frecuencia que la LLTA entre las poblaciones infectadas por VLTH. Se caracteriza por espasticidad y debilidad progresivas de los miembros, incontinencia urinaria y fecal, hiperreflexia y alguna pérdida sensitiva periférica.

D. Otras manifestaciones de la infección por VLTH-1

Las infecciones por VLTH-1 también se han relacionado con uveítis y vasculitis retiniana. Además, puede producirse una forma crónica y grave de dermatitis infecciosa por la transmisión vertical del virus VLTH-1, y se ha asociado con un inicio más temprano de M/PPET-VLTH.

E. Identificación en el laboratorio

El análisis de los donantes de sangre para detectar el VLTH se realiza mediante análisis de inmunoadsorción enzimática o pruebas de aglutinación (*véase* p. 27), pero la existencia de falsos positivos requiere pruebas confirmatorias por Western blot. La sensibilidad de la prueba también es un problema causado por títulos de anticuerpos bajos y variables en individuos infectados. La amplificación por PCR se puede utilizar para distinguir entre las infecciones por VLTH-1 y VLTH-2, así como para cuantificar la carga vírica, que es un marcador de la progresión a M/PPET-VLTH.

F. Tratamiento y prevención

Los fármacos de uso frecuente en la quimioterapia contra el cáncer han demostrado ser ineficaces en el tratamiento de la LLTA, y los intentos de tratar la M/PPET-VLTH, en su mayor parte, tampoco han tenido éxito. El tratamiento de ambas enfermedades es sintomático. Se estima que entre 15 y 20 millones de personas en todo el mundo están infectadas por VLTH-1 o VLTH-2, y el 5% de ellas finalmente desarrollarán LLTA o M/PPET-VLTH.

Preguntas de estudio

Seleccione la respuesta correcta.

28.1 Los abordajes actuales para la terapia del sida involucran el uso de múltiples fármacos porque:

    A. No se sabe cuál será eficaz

    B. Aparecen rápidamente mutaciones resistentes a cada fármaco, pero la posibilidad de que aparezcan mutaciones resistentes a todos ellos es pequeña

    C. Todos inhiben el mismo paso en la replicación, lo que aumenta su eficacia

    D. Es el medio más eficaz para curar las células de los genomas de virus de inmunodeficiencia humana integrados

    E. Cada uno tiende a neutralizar la toxicidad de los demás

Respuesta correcta = B. El principal problema con la quimioterapia del síndrome de inmunodeficiencia adquirida es la elevada tasa de mutación del virus, lo que lleva a una rápida aparición de mutaciones resistentes a cualquier fármaco individual. Al elegir fármacos que actúan en diferentes pasos en el ciclo de replicación o con diferentes mecanismos de acción, las mutaciones en cada una de las proteínas afectadas tendrían que ocurrir en el mismo genoma del virus. La posibilidad de que esto se presente es considerablemente menor que para cualquiera de los dos de forma individual. D: no hay forma conocida de curar las células de sus genomas integrados. E: aunque estos fármacos no neutralizan la toxicidad de los demás, en algunos casos se puede emplear una dosis más baja de cada uno de ellos, lo que disminuye los efectos adversos tóxicos.

28.2 El "período asintomático" después de la enfermedad aguda inicial causada por la infección por el virus de la inmunodeficiencia humana se caracteriza por:

    A. Niveles elevados de replicación del virus de inmunodeficiencia humana en el tejido linfático

    B. Niveles elevados de replicación del virus de inmunodeficiencia humana en los linfocitos T circulantes

    C. Incapacidad del sistema inmunitario para responder a estímulos antigénicos

    D. La ausencia de genomas detectables de virus de inmunodeficiencia humana o ARNm en linfocitos circulantes

    E. Títulos elevados de virus libres en la sangre

Respuesta correcta = A. Durante este período, se puede demostrar que una fracción relativamente grande de linfocitos circulantes contiene genomas integrados del virus de inmunodeficiencia humana (VIH), pero una fracción considerablemente menor tiene ARNm del VIH y la replicación del virus ocurre en muy pocas células. El virus infeccioso se limita en gran medida a los órganos linfáticos, aunque se producen crisis ocasionales de viremia, generalmente como resultado de la estimulación antigénica. El sistema inmunitario conserva su capacidad para responder a los estímulos mitogénicos en general, pero existe un deterioro en las respuestas a antígenos específicos.

28.3 Después de la infección de una célula por un retrovirus, la síntesis de los genomas de la progenie se
lleva a cabo mediante:

A. La actividad de la ARN polimerasa dependiente
de ADN de la transcriptasa inversa vírica

B. La ARN polimerasa dependiente de ARN del
retrovirus

C. La ADN polimerasa de la célula hospedera

D. Una ARN polimerasa de la célula hospedera

E. Un complejo de transcriptasa inversa y una
segunda proteína vírica que le permite sintetizar
ARN en lugar de ADN

Respuesta correcta = D. El ARN de la progenie vírica se sintetiza mediante el mismo proceso de transcripción que el de
los genes celulares. A y E: la transcriptasa inversa está involucrada solo en el paso inicial y convierte el genoma ARN
parental infectante en ADN bicatenario. B: a diferencia de
otros virus ARN, los retrovirus no codifican una ARN polimerasa dependiente de ARN. C: la ADN polimerasa de la célula
hospedera replica el provirus integrado, pero no desempeña
ningún papel en la síntesis de la progenie.

28.4 ¿Cuál de las siguientes opciones describe correctamente el virus linfotrópico humano de linfocitos T de
tipo 1 (VLTH-1)?

A. La mayoría de los individuos infectados desarrollan leucemia de linfocitos T del adulto (LLTA)

B. El VLTH-1 causa mielopatía con mayor frecuencia
que LLTA

C. La LLTA típicamente aparece 2-3 años después
de la infección inicial

D. El ingreso de viriones en los linfocitos se produce
de manera más eficiente por contacto directo de
célula a célula, en lugar de viriones libres en el
plasma

E. El VLTH-1 produce la muerte de los linfocitos
infectados

Respuesta correcta = D. La transmisión rara vez se produce
por viriones libres en el plasma. La mayoría de los individuos infectados son portadores asintomáticos que tienen
una probabilidad estimada del 2-4% de desarrollar LLTA
durante su vida. La LLTA aparece típicamente 20-30 años
después de la infección inicial. La LLTA es más frecuente
que la mielopatía asociada con el VLTH. La LLTA en adultos
suele aparecer de 20-30 años después de la infección inicial.
El VLTH-1 no produce la muerte de los linfocitos, sino que
causa proliferación y transformación celular.

Virus ARN de cadena negativa

29

I. PERSPECTIVA GENERAL

En la figura 29-1 se enumeran los virus ARN de cadena negativa de importancia médica. Estos tienen varias características en común: 1) todos son virus con envoltura; 2) sus viriones contienen una ARN polimerasa dependiente de ARN que sintetiza ARNm víricos utilizando el ARN de cadena negativa genómica como plantilla; 3) los ARN víricos de cadena negativa genómica no son infecciosos, en contraste con los ARN genómicos de los virus de cadena positiva (*véase* p. 291); y 4) después del ingreso y la penetración, el primer paso en la replicación de los virus ARN de cadena negativa es la síntesis de ARNm, mientras que con los virus ARN de cadena positiva el primer paso en la replicación es la traducción del ARN genómico invasor (*véase* p. 247). Algunos virus ARN de cadena negativa tienen genomas segmentados, en tanto que otros tienen genomas no segmentados. Aunque la mayoría de estos virus se replican en el citosol, la replicación del ARN del virus de la gripe (un ortomixovirus) ocurre en el núcleo.

II. *RHABDOVIRIDAE*

Los rabdovirus son virus con envoltura (fig. 29-2). Todos tienen una nucleocápside helicoidal (*véase* p. 243). Los virus de la familia *Rhabdoviridae* que se sabe que infectan a los mamíferos se dividen en dos géneros: *Lyssavirus* (virus de la rabia, el rabdovirus de mayor importancia médica para los seres humanos) y *Vesiculovirus* (virus de la estomatitis vesicular [VEV], un virus de los caballos y el ganado, el mejor estudiado en esta familia). Otros rabdovirus infectan invertebrados, plantas u otros vertebrados.

A. Epidemiología

Una amplia variedad de vida silvestre, como mapaches, zorrillos (mofetas), ardillas, zorros y murciélagos, son el reservorio del virus de la rabia (fig. 29-3B). En los países en desarrollo, los perros y los gatos domésticos también constituyen importantes reservorios para la rabia. Los casos de rabia humana son raros en los Estados Unidos. Sin embargo, en los países en desarrollo, como en África y Asia rural, la rabia causa ~55 000 muertes por año. Los seres humanos suelen contagiarse por la mordedura de un animal; sin embargo, en algunos casos la infección ocurre por inhalación (p. ej., de excrementos de murciélagos infectados). El análisis de la secuencia del ARN vírico ha demostrado que la mayoría de los

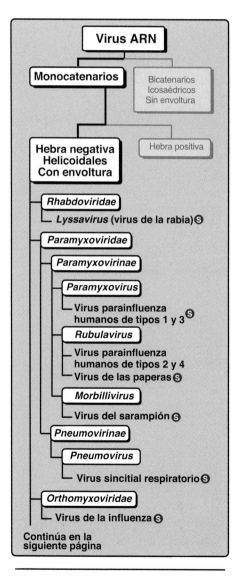

Figura 29-1
Clasificación de los virus ARN de cadena negativa (continúa). Ⓢ En las pp. 370-372 y 375 pueden verse las síntesis de estos microorganismos.

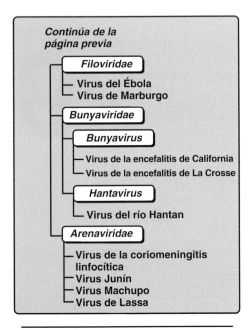

Continúa de la
página previa

Filoviridae
— Virus del Ébola
— Virus de Marburgo

Bunyaviridae

Bunyavirus
— Virus de la encefalitis de California
— Virus de la encefalitis de La Crosse

Hantavirus
— Virus del río Hantan

Arenaviridae
— Virus de la coriomeningitis
  linfocítica
— Virus Junín
— Virus Machupo
— Virus de Lassa

Figura 29-1 *(continuación)*

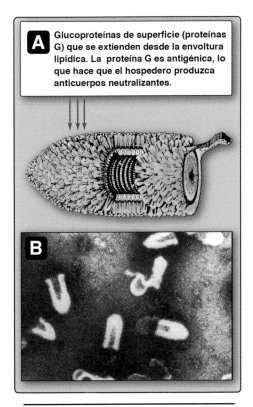

A Glucoproteínas de superficie (proteínas G) que se extienden desde la envoltura lipídica. La proteína G es antigénica, lo que hace que el hospedero produzca anticuerpos neutralizantes.

B

Figura 29-2
Virus de la rabia. **A.** Ilustración.
B. Microfotografía electrónica.

casos humanos en los Estados Unidos provienen de una cepa del virus de la rabia de un murciélago.

B. Replicación vírica

El ARN genómico de cadena negativa no está segmentado. El virión contiene cinco proteínas, una de las cuales, la proteína G (por "gluco-"), es una proteína de la envoltura compuesta por proteínas (o estructuras) de fusión víricas (*véase* fig. 29-2). El virión de la rabia se adhiere a través de sus estructuras de fusión de glucoproteína a los receptores de la superficie celular. Ingresa en la célula a través de endocitosis mediada por un receptor, después de lo cual la envoltura vírica se fusiona con la membrana de la vesícula endocítica, por lo que se libera la nucleocápside vírica en el citosol, donde se produce la replicación. Cinco ARNm diferentes son transcritos a partir de la plantilla de ARN genómico por la ARN polimerasa dependiente de ARN del virión, cada uno de los cuales codifica una proteína vírica. La polimerasa que produce el ARNm también sintetiza copias de cadena positiva de la plantilla de ARN vírico, a partir de las cuales se pueden transcribir nuevas moléculas genómicas de ARN de hebra negativa. Este proceso es un ejemplo de la replicación del genoma del virus de tipo II que se describe en la página 241. Las proteínas víricas estructurales en conjunto con el ARN vírico de cadena negativa forman nuevas nucleocápsides helicoidales, que se mueven hacia la superficie celular. Ahí, cada nucleocápside adquiere su envoltura por gemación a través de una región de la membrana plasmática modificada por el virus (*véase* fig. 23-16).

C. Patogenia

Tras la inoculación, el virus puede replicarse de forma local, pero después viaja por medio de transporte retrógrado a través de las neuronas periféricas hacia el cerebro, donde se replica principalmente en la sustancia gris (fig. 29-3A). Desde el cerebro, el virus de la rabia puede viajar a lo largo de los nervios autónomos, lo que ocasiona infección de los pulmones, los riñones, la médula suprarrenal y las glándulas salivales (nota: la contaminación de la saliva es la responsable de la mayoría de los contagios de la enfermedad; p. ej., a través de la mordedura de animales infectados). El período de incubación, extremadamente variable, depende de la resistencia del hospedero, la cantidad de virus transferidos y la distancia del sitio de infección inicial hasta el sistema nervioso central (SNC). En general, la incubación dura de 1 a 8 semanas, pero puede ser de varios meses o, en casos raros, hasta varios años después de la exposición. La enfermedad clínica puede iniciar con una sensibilidad anómala en el sitio de la mordedura y luego progresar a una encefalitis letal, con degeneración neuronal del cerebro y la médula espinal. Los síntomas incluyen alucinaciones, convulsiones, debilidad, disfunción mental, parálisis, coma y, finalmente, la muerte. Muchos de los pacientes (pero no todos) muestran el clásico signo de la rabia: la hidrofobia. En este caso, *hidrofobia* se refiere a la dolorosa incapacidad del individuo infectado para tragar líquidos (debido a los espasmos faríngeos), lo que lo lleva a evitar beber. Una vez que los síntomas comienzan, la muerte es casi inevitable.

D. Identificación en el laboratorio

Clínicamente, el diagnóstico se basa en los antecedentes de exposición y signos y síntomas característicos de la rabia. Sin embargo, a menudo no se puede obtener una anamnesis confiable de exposición, y la presentación clínica, en especial en las etapas iniciales, puede no ser lo suficientemente característica. Por lo tanto, el diagnóstico clínico puede

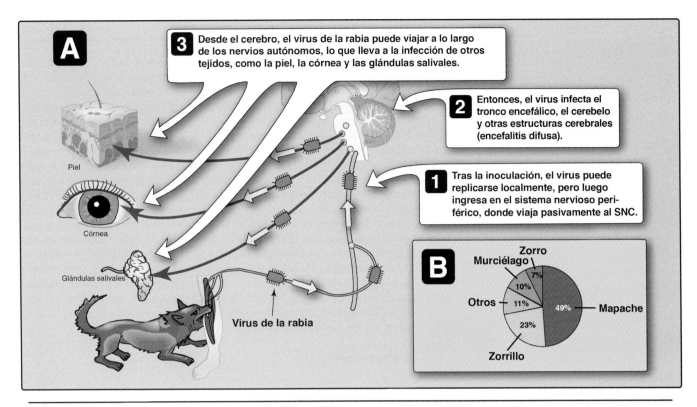

Figura 29-3
A. Representación esquemática de la patogenia de la rabia. **B.** Rabia silvestre en los Estados Unidos.

ser difícil. En cerca del 80% de los casos, en la autopsia pueden observarse las inclusiones citoplasmáticas eosinófilas características (cuerpos de Negri) en ciertas regiones del cerebro, como el hipocampo. Estos cuerpos de inclusión citoplasmáticos son centros de producción del virus y son diagnósticos de rabia (fig. 29-4). Antes de la muerte, el diagnóstico se puede realizar por medio de la identificación de antígenos víricos en biopsias de la piel de la parte posterior del cuello o células de la córnea, o mediante la demostración del ácido nucleico vírico a través de la reacción en cadena de la polimerasa de transcripción inversa (RT-PCR, *reverse transcription-polymerase chain reaction*) en saliva infectada (*véase* p. 30).

E. Tratamiento y prevención

Una vez que una persona tiene los síntomas clínicos de la rabia, no existe un tratamiento eficaz. Sin embargo, se dispone de una vacuna contra el virus de la rabia como profilaxis. En los Estados Unidos, dos formulaciones de vacunas están aprobadas por la Food and Drug Administration (FDA). Ambas contienen virus inactivados que crecen en células cultivadas (células de embrión de pollo o células diploides humanas). La profilaxis previa a la exposición está indicada para personas con alto riesgo debido al trabajo que realizan (p. ej., veterinarios). La profilaxis posterior a la exposición es el tratamiento iniciado después de la mordedura de un animal o la exposición a un animal (o humano) sospechoso de rabia y consiste en la limpieza completa de la herida, la inmunización pasiva con inmunoglobulina antirrábica y la inmunización activa con una de las vacunas contra esta enfermedad. Sin embargo, la prevención de la exposición inicial es claramente el mecanismo más importante para controlar la rabia humana.

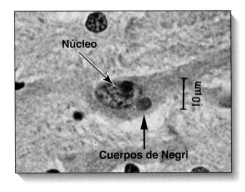

Figura 29-4
Cuerpo ovalado de Negri en una célula cerebral de un caso de rabia humana.

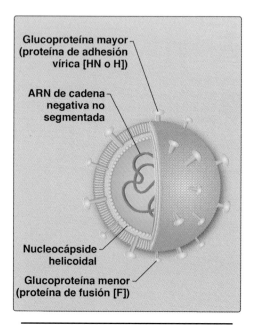

Glucoproteína mayor
(proteína de adhesión
vírica [HN o H])

ARN de cadena
negativa no
segmentada

Nucleocápside
helicoidal

Glucoproteína menor
(proteína de fusión [F])

Figura 29-5
Modelo de *Paramyxovirus*.

III. *PARAMYXOVIRIDAE*

Los miembros de la familia *Paramyxoviridae* se han subdividido en dos subfamilias (*véase* fig. 29-1). La primera, *Paramyxovirinae*, incluye tres géneros: 1) *Paramyxovirus* (virus parainfluenza, que causan infecciones en las vías respiratorias superiores), 2) *Rubulavirus* (virus de las paperas) y 3) *Morbillivirus* (virus del sarampión). La segunda subfamilia es *Pneumovirinae*, que incluye el virus sincitial respiratorio (VSR), un patógeno de la vía aérea importante en la población pediátrica, y el metapneumovirus humano (MPVh). Los paramixovirus son partículas con envoltura esférica que contienen un genoma ARN de cadena negativa no segmentada (fig. 29-5). Los miembros de *Paramyxoviridae* típicamente presentan una nucleocápside helicoidal rodeada por una envoltura que contiene dos tipos de proteínas integrales de membrana o envoltura. La primera, la proteína hemaglutinina-neuraminidasa (proteína HN), está involucrada en la unión del virus a una célula (nota: el virus del sarampión carece de la actividad neuraminidasa). La segunda, la proteína de fusión (proteína F), fusiona las membranas vírica y celular, lo que facilita el ingreso del virus en el citoplasma, donde se produce la replicación vírica (*véase* fig. 23-10). La transcripción del ARNm, la replicación del genoma y el ensamble y la liberación vírica de paramixovirus se parecen a los de los rabdovirus (*véase* p. 319).

A. *Paramyxovirus*

Los virus clínicamente importantes de este género son los de la parainfluenza humanos de los tipos 1 y 3 (VPIh). Estos causan crup, neumonía y bronquiolitis, principalmente en lactantes y niños. El término *parainfluenza* o *paragripal* se acuñó porque las personas infectadas pueden presentar síntomas similares a los de la gripe y, al igual que el virus de la influenza, estos tienen actividad tanto hemaglutinante como de neuraminidasa.

B. *Rubulavirus*

Este género contiene los virus VPIh de tipos 2 y 4 y el virus de las paperas.

1. **Virus parainfluenza humanos de tipos 2 y 4.** Las características clínicas de la infección por virus parainfluenza de tipo 2 son similares a las de los virus de los tipos 1 y 3. El VPIh de tipo 4 se ha asociado solamente con una enfermedad leve de las vías respiratorias superiores, que afecta tanto a niños como a adultos.

2. **Virus de las paperas.** Las paperas solían ser una de las infecciones infantiles contagiosas más frecuentes. Los adultos que no tenían la enfermedad en la infancia también podían infectarse. En el período anterior a la vacunación, las paperas fueron la causa más habitual de encefalitis vírica. Sin embargo, la recuperación casi siempre era total. El virus se disemina mediante las gotículas respiratorias. Aunque alrededor de un tercio de las infecciones son subclínicas, la presentación clínica clásica y el diagnóstico se centran en la infección y la inflamación de las glándulas salivales, sobre todo las parótidas (fig. 29-6). Sin embargo, la infección se extiende a través del cuerpo y puede afectar no solo las glándulas salivales, sino también el páncreas, el SNC y los testículos. La orquitis (inflamación de los testículos) provocada por el virus de las paperas puede causar esterilidad. Una vacuna de virus vivos atenuados ha estado disponible durante muchos años y ha dado lugar a una reducción drástica en el número de casos de paperas (nota: las personas que han tenido la enfermedad desarrollan inmunidad de por vida).

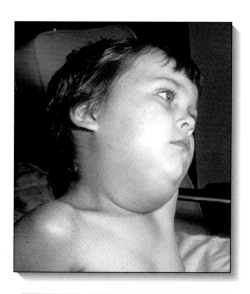

Figura 29-6
Niño con paperas que presenta una glándula parótida inflamada.

C. *Morbillivirus*

El virus del sarampión es el único virus de este género que causa enfermedades en los seres humanos. Otros virus del género *Morbillivirus* son responsables de enfermedades en animales (p. ej., virus del moquillo canino). El virus del sarampión se diferencia de varias maneras de los otros virus de la familia *Paramyxoviridae*.

1. **Replicación vírica.** El receptor celular del virus del sarampión es la molécula CD46, una proteína cuya función normal es unirse a ciertos componentes del complemento. Aunque la proteína de unión vírica tiene actividad hemaglutinante, carece de actividad de neuraminidasa. Por ello, se conoce como *proteína H*, en lugar de proteína HN. Una proteína F facilita la captación del virión. La replicación del virus del sarampión en el cultivo de tejidos y en ciertos órganos del cuerpo se caracteriza por la formación de células multinucleadas gigantes (formación de sincitios), como resultado de la acción de la proteína F vírica de estructura de fusión.

2. **Patogenia.** El virus del sarampión se transmite por las gotículas respiratorias producidas por la tos o los estornudos. Es en extremo contagioso y casi todos los individuos infectados presentan una enfermedad clínica. El virus del sarampión se replica de forma inicial en el epitelio respiratorio y, luego, en varios órganos linfáticos. En su forma clásica, el sarampión comienza con un período prodrómico de fiebre, tos, coriza (secreción nasal) y conjuntivitis. Dos o tres días después, aparecen signos diagnósticos específicos. Primero, aparecen las manchas de Koplik (pequeñas manchas blancas sobre las mucosas de color rojo brillante de la boca y la garganta) (fig. 29-7), seguidas de una erupción macular generalizada, que comienza en la cabeza y se desplaza con lentitud hacia los miembros inferiores (fig. 29-8). Poco después de que aparece la erupción, el paciente ya no es contagioso. La mayor morbilidad y mortalidad causada por el sarampión se relaciona con diversas complicaciones de la infección, en especial las que afectan las vías respiratorias inferiores y el SNC. La complicación más importante es la encefalomielitis postinfecciosa (se calcula que afecta a 1 de 1000 casos de sarampión), que en general aparece dentro de las 2 semanas posteriores al inicio de la erupción. Esta es una enfermedad autoinmunitaria asociada con una respuesta a la proteína básica de la mielina. En la figura 29-9 se muestra la evolución de la infección por el virus del sarampión. Los niños son particularmente susceptibles, sobre todo aquellos debilitados por otras enfermedades o la desnutrición. Por lo tanto, el sarampión es una causa importante de mortalidad infantil en los países en desarrollo.

3. **Diagnóstico.** En la mayoría de los casos, no es difícil hacer el diagnóstico clínico de sarampión, en especial en una situación epidémica. La presencia de manchas de Koplik proporciona un diagnóstico definitivo. Si es necesario un diagnóstico de laboratorio, en general se realiza demostrando un aumento en el título de anticuerpos contra el virus.

4. **Prevención.** En general, el sarampión es una enfermedad de la niñez y proporciona inmunidad de por vida. Una vacuna contra el sarampión de virus vivos y atenuados, que ha estado disponible durante muchos años, ha reducido en gran medida la incidencia de la enfermedad. Sin embargo, siguen produciéndose brotes ocasionales de sarampión, sobre todo en niños más grandes y adultos jóvenes, posiblemente debido a la disminución de la inmunidad. Por esta razón, hoy en día se recomiendan dos dosis de la vacuna, que se administran en una formulación contra el

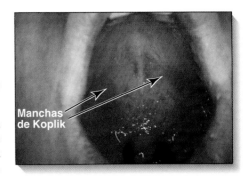

Figura 29-7
Manchas de Koplik en la boca causadas por el virus del sarampión.

Figura 29-8
La erupción por sarampión consiste en lesiones grandes y ligeramente sobreelevadas llamadas *maculopápulas*. Estas se unen formando máculas cutáneas irregulares.

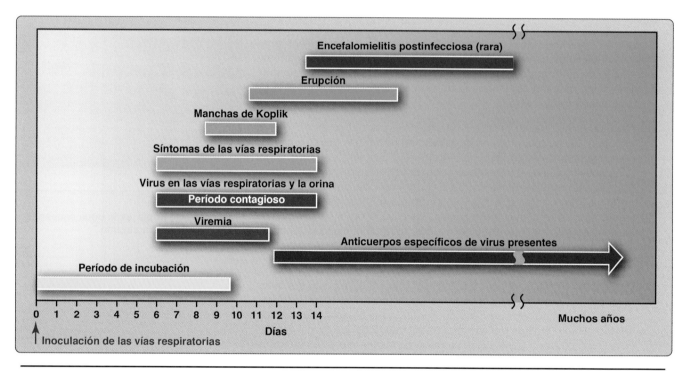

Figura 29-9
Evolución temporal de la infección por el virus del sarampión.

sarampión, las paperas y la rubéola (triple viral) (*véase* p. 40), la primera a los 12-18 meses y la segunda a los 4-6 años. La resistencia de los progenitores a la aplicación de la vacuna triple viral ha permitido que haya poblaciones de niños susceptibles al sarampión. La importación del virus por los viajeros internacionales ha ocasionado brotes recientes en los Estados Unidos entre los niños no vacunados.

D. *Pneumovirus*

Existen dos virus en este género que son de importancia médica: el VSR y el MPVh. El VSR es el principal patógeno vírico de las vías respiratorias en la población pediátrica y la causa más importante de bronquiolitis en los lactantes. El MPVh es la segunda causa principal de bronquiolitis en lactantes; sin embargo, también puede ocasionar neumonía y crup en los niños. El VSR también puede causar neumonía en niños pequeños, un síndrome similar a la gripe en adultos, y bronquitis grave con neumonía en adultos mayores y receptores de trasplantes de órganos. Los virus de la subfamilia *Pneumovirinae*, género *Pneumovirus*, se catalogan separados de los otros tres géneros de la familia *Paramyxovirus* porque tienen un genoma un poco más complejo y una mayor cantidad de proteínas víricas específicas. Sin embargo, la estrategia básica de replicación es la que se describe para los otros virus de esta familia (*véase* p. 320). El VSR posee una envoltura proteica que funciona como una proteína de adhesión y otra que sirve como proteína de fusión, pero, al igual que el virus del sarampión, el VSR no tiene actividad neuraminidasa. El VSR se contagia mediante gotículas respiratorias o las manos contaminadas con el virus, que lo transportan de la nariz a la boca. Las recidivas de las infecciones son frecuentes. El diagnóstico definitivo de infección por VSR o MPVh puede realizarse solo con los hallazgos de laboratorio, incluyendo el cultivo del virus de las secreciones nasofaríngeas, la detección del ARN vírico mediante RT-PCR o la detección del antígeno vírico mediante técnicas de análisis de inmunoadsorción enzimática (ELISA, *enzyme-linked immunosorbent assay*). El único tratamiento específico para el VSR es la ribavirina, administrada mediante aerosol, y su eficacia es limitada. Lavarse las manos y evitar a las personas infectadas son las principales medidas preventivas, ya que no hay vacunas disponibles para prevenir la infección por ninguno de estos virus.

IV. *ORTHOMYXOVIRIDAE*

Los *ortomixovirus* son virus con envoltura y esféricos que contienen un genoma ARN de cadena negativa segmentado. Los virus de esta familia infectan humanos, caballos y cerdos, así como aves acuáticas no domésticas, y son la causa de la gripe o influenza. Los ortomixovirus se dividen en tres tipos: virus de la influenza A, B y C. Solo los tipos A y B son de importancia médica. Los virus de la influenza de tipo A difieren de los de tipo B en que tienen un reservorio animal y se dividen en subtipos.

A. Estructura

Los viriones de la gripe son partículas pleomorfas esféricas y con envoltura (fig. 29-10). Dos tipos de proteínas de fusión se proyectan desde su superficie: una está compuesta por la proteína H y la segunda por la proteína N (nota: esto contrasta con los paramixovirus, en los que las actividades de estas proteínas residen en la misma estructura de fusión). Tanto las proteínas H como las N son integrales de la membrana. Las proteínas matriz (proteínas M) se encuentran debajo de la membrana lipídica vírica. El genoma ARN, ubicado en una nucleocápside helicoidal, está compuesto por ocho segmentos distintos de ARN, cada uno de los cuales codifica una o más proteínas víricas. Cada segmento de la nucleocápside contiene no solo el ARN vírico, sino también cuatro proteínas (NP, o proteína nucleocápside principal, y tres proteínas P [polimerasa] en cantidades mucho más pequeñas que la NP y que están involucradas en la síntesis y la replicación del ARN vírico).

B. Replicación vírica

Hay dos características poco frecuentes asociadas con la síntesis y la replicación de los ARN víricos de la influenza que los distinguen de otros virus ARN que se han visto hasta este momento. Primero, la síntesis de los ARNm del virus de la influenza y la replicación del genoma vírico se producen en el núcleo. Esto contrasta con la replicación de otros virus ARN, en los que la replicación ocurre completamente en el citoplasma (nota: los retrovirus son una excepción a esta generalización [*véase* p. 304]). Segundo, los compuestos como la actinomicina D y la α-amanitina, que inhiben la transcripción del ARNm por la ARN polimerasa II eucariota (Pol II), también inhiben la replicación del virus de la influenza.

1. **Ingreso del virus en la célula.** El virus de la influenza se adhiere a los residuos de ácido siálico en las glucoproteínas o glucolípidos de las células hospederas. Luego, se produce el ingreso a través de una endocitosis mediada por un receptor (*véase* fig. 23-10). Las funciones tanto de adhesión como de fusión se asocian con la proteína H.

2. **Síntesis y traducción del ARNm vírico.** Los segmentos de la nucleocápside son liberados en el citosol y, al igual que con otros virus ARN de cadena negativa, el ARN genómico vírico sirve como plantilla para la síntesis de ARNm víricos. Cada uno de los ocho segmentos del genoma dirige la síntesis de un ARNm de cadena positiva. Sin embargo, el virus de la influenza se distingue de los otros virus de

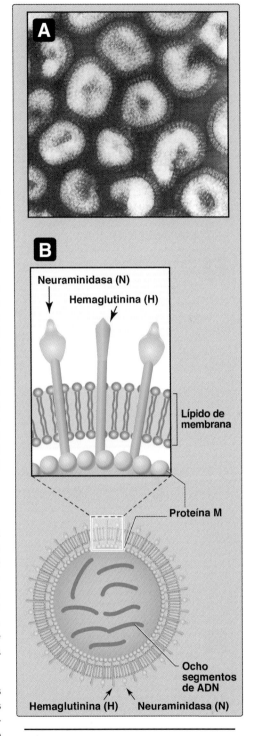

Figura 29-10
Virus de la influenza. **A.** Microfotografía electrónica. **B.** Dibujo esquemático que muestra estructuras de la envoltura, llamadas *proteínas de fusión H y N*, que sobresalen de la superficie. Proteína M = proteína de matriz.

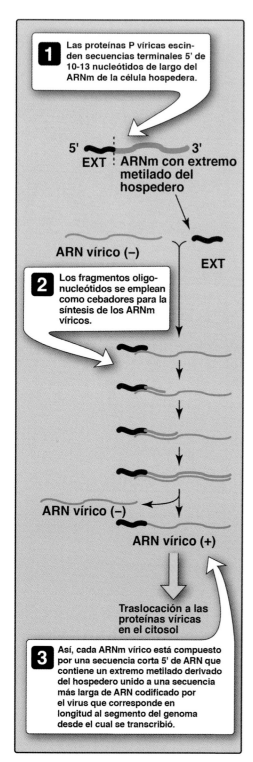

Figura 29-11
"Robo del extremo metilado" por el virus de la influenza antes de la traducción del ARNm vírico. EXT = extremo metilado.

cadena negativa en que, aunque los viriones contienen proteínas que pueden transcribir ARNm, estas enzimas carecen de la capacidad para captar y metilar los ARNm víricos. Por lo tanto, la síntesis del ARNm del virus de la influenza comienza con el "robo del extremo metilado", en el que las proteínas P víricas escinden las secuencias terminales 5′ (de 10-13 nucleótidos de longitud) transcritas de la Pol II naciente del hospedero que han sido previamente sintetizadas, cubiertas y metiladas en el núcleo. Los fragmentos de oligonucleótidos se utilizan como cebadores para la síntesis de los ARNm víricos (fig. 29-11). Por lo tanto, cada ARNm vírico está compuesto por una secuencia 5′ corta de ARN que contiene un extremo metilado derivado del hospedero unido a una secuencia más larga de ARN codificado por el virus que corresponde en longitud al segmento del genoma del cual fue transcrito.

3. **Ensamble y liberación de partículas de los virus de la influenza.** Una vez que se crean y traducen los ARNm víricos, la NP y las tres proteínas P se mueven hacia el núcleo, con lo que comienza la replicación de los ocho segmentos genómicos y el ensamble de las nucleocápsides de la progenie. Mientras tanto, ciertas regiones de la membrana plasmática son modificadas por el virus mediante la inserción de proteínas H y N, y la alineación de la proteína M en el lado interno de la membrana plasmática. Las nucleocápsides se mueven desde el núcleo al citosol y, finalmente, a las regiones de la membrana plasmática modificadas por el virus, a través de las cuales brotan por gemación, dando lugar a partículas víricas extracelulares (fig. 29-12). La liberación del virus es facilitada por la proteína N, que escinde el ácido neuramínico en la superficie celular.

C. Patogenia e importancia clínica

En los seres humanos, la gripe se contagia por las gotículas respiratorias (gotitas de Flügge) y es una infección exclusiva de las vías respiratorias (fig. 29-13). Rara vez se produce viremia o diseminación a otros aparatos o sistemas. La destrucción de las células epiteliales respiratorias se atribuye a la respuesta inmunitaria del hospedero, específicamente a los linfocitos T citotóxicos. En general, la gripe tiene un inicio agudo, con síntomas que incluyen tos y escalofríos no productivos, seguidos de fiebre alta, dolores musculares (causados por citocinas circulantes) y somnolencia extrema. La rinorrea es poco frecuente, lo que diferencia la gripe del resfriado común. La enfermedad sigue su curso en 4-5 días, después de lo cual la recuperación es gradual. Los problemas más graves, como el desarrollo de una neumonía, se presentan en individuos muy jóvenes, adultos mayores y personas con enfermedades cardíacas o pulmonares crónicas, o en personas inmunodeficientes. El síndrome de Reye es una complicación rara y grave de las infecciones víricas en los niños, sobre todo en aquellos que han tenido varicela o influenza de tipo B. El ácido acetilsalicílico, utilizado para reducir la fiebre inducida por el virus, contribuye a la aparición de este síndrome. Por lo tanto, suele recomendarse paracetamol para las fiebres de origen desconocido en los niños.

D. Epidemiología

Las infecciones por el virus de la influenza son estacionales, con picos de incidencia de octubre a mayo en el hemisferio norte. Aunque el impacto de la gripe varía de una estación a otra en función de las cepas específicas de virus circulantes y la composición de la vacuna, los Centers for

Disease Control and Prevention (CDC) estiman que el virus de la influenza causa entre 9 y 60 millones de casos, lo que da lugar a 140 000-700 000 hospitalizaciones y 12 000-56 000 muertes por año.

E. Inmunología del virus de la influenza

Cuando los individuos están infectados por el virus de la influenza, se producen anticuerpos contra las diversas proteínas víricas. Sin embargo, los anticuerpos producidos contra la proteína H neutralizan el virus y son el mejor índice de protección. Las propiedades antigénicas de las proteínas del virus de la influenza también son importantes porque sirven como base para su clasificación.

1. **Tipos y subtipos.** Los virus de la influenza se clasifican como tipos A, B y C, según sus proteínas internas, principalmente las proteínas M y NP. Por lo tanto, todos los virus del tipo A comparten antígenos internos que son distintos de los compartidos por los virus del tipo B. Solo los virus A se dividen en subtipos. La clasificación en subtipos depende de los antígenos asociados con las proteínas víricas externas, H y N. Se han descrito 16 subtipos H y 9 subtipos N de virus de la influenza humana y animal. Así, los subtipos de virus de la influenza se designan según las combinaciones singulares de sus antígenos H y N, por ejemplo, H1N1, H2N2 y H3N2.

2. **Variabilidad antigénica de los virus de la influenza.** A diferencia de virus como el de la poliomielitis o el sarampión, que han mantenido su estabilidad antigénica desde que se aislaron por primera vez, los virus de la influenza han mostrado una marcada variación a lo largo de los años en sus propiedades antigénicas, en específico en las proteínas H y N. Dos fenómenos distintos explican este hallazgo: la variación antigénica del virus (deriva antigénica) y el cambio antigénico mayor (desplazamiento antigénico).

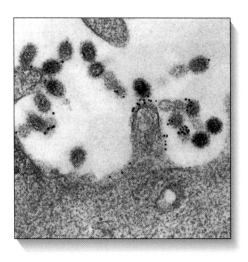

Figura 29-12
Virus de la influenza que brota por gemación de la superficie de una célula infectada (microfotografía electrónica).

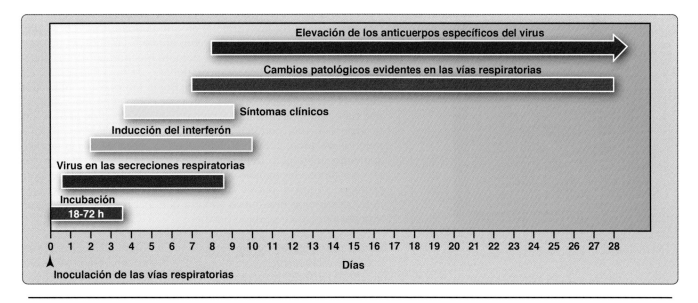

Figura 29-13
Evolución de la infección por el virus de la influenza de tipo A. El "síndrome gripal" clásico aparece con rapidez. Después, puede producirse una neumonía debido a una infección bacteriana secundaria.

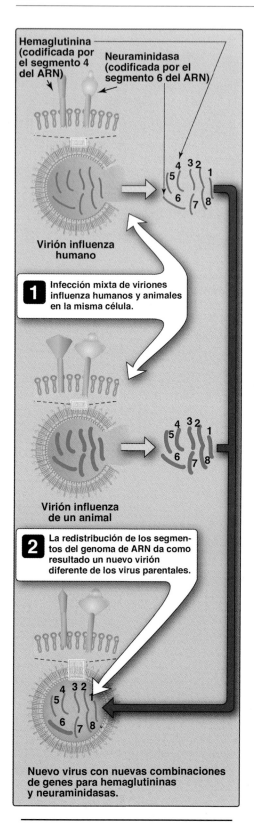

Figura 29-14
Mecanismo del desplazamiento
antigénico en el virus de la influenza.

a. **Variación antigénica del virus o deriva antigénica.** Estos se refieren a cambios antigénicos menores en las proteínas H y N que ocurren cada año. La deriva antigénica no implica un cambio en el subtipo vírico. Este fenómeno puede explicarse con facilidad por mutaciones aleatorias en el ARN vírico y un solo o una pequeña cantidad de sustituciones de aminoácidos en las proteínas H y N.

b. **Cambio antigénico mayor o desplazamiento antigénico.** Este fenómeno implica un cambio mucho más drástico en las propiedades antigénicas de las proteínas H o N (fig. 29-14), así como un cambio en el subtipo, por ejemplo, de H1N1 a H3N2. El cambio antigénico mayor, o el desplazamiento antigénico, es poco frecuente. Ocurre quizá una vez cada 10 o 20 años. Por ejemplo, la aparición de un nuevo virus H1N1 extremadamente virulento debido a una variación mayor o desplazamiento antigénico puede haber sido la causa de la pandemia de 1918-1919 que provocó la muerte de unas 20 millones de personas en todo el mundo, incluidos más de 500 000 individuos en los Estados Unidos (fig. 29-15). En 1957, nuevamente se produjo un desplazamiento antigénico y el virus H1N1 fue reemplazado por el subtipo H2N2. En 1968, el H2N2 dio paso al H3N2. Desde 1977, múltiples subtipos de influenza A han estado circulando por todo el mundo. En la mayoría de los años, los virus de la influenza A y B pudieron aislarse de los pacientes. Los virus tanto A como B presentan deriva antigénica, pero solo los primeros muestran un desplazamiento antigénico. El H5N1 (un subtipo de gripe aviar) se aisló por primera vez en 1997 de un humano. El virus afecta a individuos que viven cerca de aves domésticas, como los pollos. No se ha observado el contagio de humano a humano, sino más bien de ave a ave, incluidas las aves silvestres que migran. Las infecciones primarias ocurrieron en Asia y Oriente Medio. Más del 50% de los casos informados han sido mortales.

c. **Consecuencias de las variaciones antigénicas.** Cuando se produce un desplazamiento antigénico, aparece un subtipo de virus que no ha estado en circulación durante muchos años. Los sistemas inmunitarios de una gran proporción de la población nunca han encontrado este nuevo serotipo. Por lo tanto, estos individuos carecen de protección inmunitaria y se establecen las condiciones para una epidemia (enfermedad que prevalece en una región) o, inclusive, una pandemia (afección que prevalece en todo el mundo) de gripe, como se muestra en la figura 29-15. El desplazamiento antigénico también implica que la vacuna que estaba en uso antes del cambio antigénico mayor no será eficaz para proteger contra el nuevo subtipo de virus. En consecuencia, se debe desarrollar una nueva vacuna que incorpore el nuevo subtipo del virus lo más rápido posible.

d. **Bases moleculares de las variaciones antigénicas.** Los enormes cambios relacionados con el desplazamiento antigénico se deben al reordenamiento de segmentos de ARN vírico, un proceso observado con todos los virus ARN que tienen un genoma segmentado. La redistribución se produce cuando una célula se infecta con dos virus de la influenza genéticamente distintos. Los ARN genómicos de ambos virus parentales son replicados y los virus de la progenie se ensamblan y contienen segmentos de ARN genómico de uno de los virus parentales y otros segmentos genómicos del

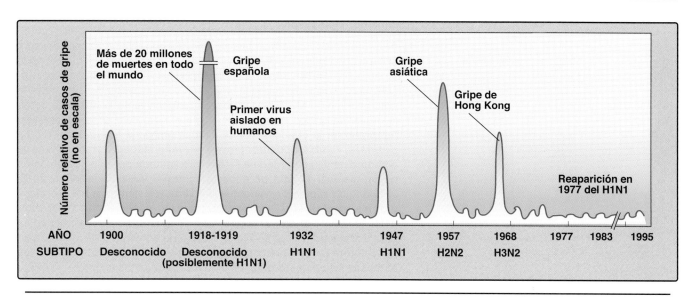

Figura 29-15
Cronología que muestra la aparición de algunos de los principales brotes epidémicos y desplazamientos antigénicos relacionados con el virus de la influenza de tipo A durante la primera década del siglo xx.

segundo progenitor (*véase* fig. 29-14). De esta manera, se pueden generar nuevos virus que difieren de los originales. Si bien los ocho segmentos del genoma ARN del virus de la influenza se reagrupan, para que se produzca un desplazamiento antigénico, lo que es más importante es la redistribución de los segmentos de ARN que especifican los ARNm para las proteínas H y N (las proteínas que definen los subtipos antigénicos). ¿Cómo se produce este reordenamiento? Sabemos que los virus de la influenza de tipo A se encuentran en muchos animales diferentes, incluidos los caballos, cerdos y aves acuáticas migratorias silvestres. Además, se ha demostrado que puede producirse una reorganización entre los virus de la influenza A que infectan diferentes especies de animales y aves. Por ejemplo, los cerdos pueden infectarse con virus de la influenza específicos de humanos y aves. En ambientes donde coexisten cerdos, pájaros y seres humanos, es posible que un cerdo se infecte de manera simultánea con múltiples subtipos de virus de la influenza. Así, pueden producirse virus "reordenados" dentro de un animal hospedero (el cerdo), en el que los ARNm que codifican los antígenos H y N tienen combinaciones únicas. El virus "reordenado" puede diseminarse después entre humanos, aves y cerdos.

F. Diagnóstico

El conjunto de síntomas similares a la gripe que se describen antes también pueden ser ocasionados por otros virus, como el VSR (*véase* p. 234). Por lo tanto, no se puede hacer un diagnóstico clínico definitivo, excepto en una situación epidémica. El aislamiento del virus de los lavados nasofaríngeos en cultivo es el patrón de referencia para el diagnóstico, pero es difícil y requiere mucho tiempo. La detección del ARN vírico mediante RT-PCR es sensible y específica. Existen pruebas rápidas con las que se pueden detectar antígenos víricos (neuraminidasa o nucleoproteína) en muestras de hisopo nasofaríngeo.

G. Tratamiento y prevención

1. **Adamantanos.** Los antivirales de primera generación eficaces contra el virus de la influenza de tipo A incluyen dos fármacos relacionados: la amantadina y la rimantadina. Ambos medicamentos detienen el encapsulamiento vírico mediante la inhibición de la proteína de la membrana del canal iónico M2. Estos fármacos reducen tanto la duración como la gravedad de los síntomas de la gripe, pero solo si se administran temprano en la infección. Si se aplican antes de la aparición de los síntomas, también pueden prevenir la enfermedad. La utilidad de la amantadina y la rimantadina se ha visto limitada por una combinación de problemas: 1) falta de eficacia contra el virus de la influenza B, 2) aparición rápida de variantes del virus resistentes a los fármacos y 3) los efectos adversos neurológicos (en especial con la amantadina). Hoy en día, no se recomiendan la amantadina y la rimantadina para el tratamiento o la profilaxis de la gripe por virus de la influenza en los Estados Unidos hasta que se restablezca la susceptibilidad a los fármacos entre los aislados de influenza A en circulación.

2. **Inhibidores de la neuraminidasa.** Los antivirales de segunda generación eficaces contra la influenza A y B incluyen zanamivir, oseltamivir y peramivir. Estos fármacos inhiben la neuraminidasa vírica, presente en los virus de la influenza A y B. La neuraminidasa es una enzima esencial para la producción de la progenie vírica. Esta enzima escinde los residuos terminales de ácido siálico de los glucoconjugados para permitir la liberación del virus de las células infectadas. Los inhibidores de la neuraminidasa están indicados para la enfermedad aguda no complicada en individuos que han estado sintomáticos durante no más de 2 días. El zanamivir es un preparado inhalatorio para pacientes de 7 años de edad o más. Por otro lado, el oseltamivir se absorbe bien cuando se administra por vía oral y ha demostrado ser eficaz en pacientes sintomáticos mayores de 1 año de edad, así como para la profilaxis (p. ej., para prevenir la diseminación del virus de la influenza en hospitales y centros de atención a largo plazo). El peramivir es un fármaco intravenoso aprobado para pacientes de 2 años de edad o más. Para obtener el máximo beneficio, la terapia debe comenzar dentro de los 2 días de la aparición de los síntomas. Por ejemplo, el oseltamivir administrado dentro de las 24 h posteriores al inicio de los síntomas acorta la duración de la enfermedad unos 2 días, y los pacientes dicen sentirse mejor dentro del primer día de inicio del tratamiento.

3. **Vacuna.** Aunque estos fármacos nuevos sean útiles, no son un sustituto de la vacuna. Hay varias vacunas disponibles contra la gripe, y se recomienda la vacunación anual para todas las personas de 6 meses de edad o más. La vacunación para prevenir la gripe es especialmente importante en las personas con mayor riesgo de complicaciones graves, el personal de atención a la salud y otros individuos que viven o cuidan a personas con riesgo alto de complicaciones. Existen vacunas inyectables trivalentes (que incluyen los componentes víricos de tres cepas de virus de la influenza diferentes) y tetra o cuadrivalentes (que incluyen los componentes de cuatro cepas) como preparaciones de virus completos inactivados o de proteínas hemaglutininas víricas recombinantes. Es de vital importancia que las vacunas contengan los subtipos específicos del virus de la influenza que están en circulación en un momento dado. Las cepas circulantes en todo el mundo se vigilan cada temporada, y la vacuna del año siguiente incluye las principales cepas recuperadas durante el año anterior (en general, una de tipo B y dos de tipo A). También fue aprobada una vacuna de virus vivos atenuados contra el virus de la influenza para su empleo en per-

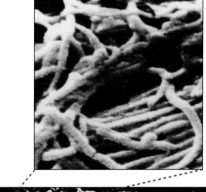
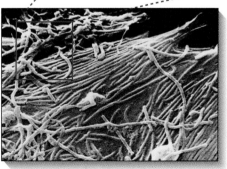

Figura 29-16
Microfotografía electrónica del virus del Ébola.

sonas de entre 2 y 49 años de edad. El virus es sensible a la temperatura, puede replicarse solo a las temperaturas más bajas de la nariz, pero no con las más altas típicas de las vías respiratorias inferiores. La vacuna, que consta de los subtipos H1N1 y H2N3 y se administra por vía intranasal, produce una inmunidad protectora muy buena, incluida la inmunoglobulina A mucosa, en especial en niños, durante los años en los que las cepas circulantes coinciden con las de la vacuna. Sin embargo, en las temporadas de gripe 2016-2017 y 2017-2018, los CDC recomendaron la vacuna nasal de virus vivos atenuados.

V. *FILOVIRIDAE*

Los filovirus son virus pleomorfos con morfologías poco habituales (fig. 29-16) que causan infecciones zoonóticas raras. En general, se ven como partículas largas, filamentosas y con envoltura, que pueden estar ramificadas. El virus de Marburgo fue aislado primero en Alemania y Yugoslavia (ahora Serbia) en trabajadores de laboratorio que se enfermaron gravemente mientras preparaban cultivos celulares primarios de monos verdes africanos. Desde este brote, solo se han informado algunos casos esporádicos, todos en África. El virus del Ébola se aisló por primera vez de pacientes con fiebre hemorrágica en Zaire (ahora República Democrática del Congo) y Sudán. Los virus del Ébola y de Marburgo no están relacionados antigénicamente; sin embargo, ambos causan fiebre hemorrágica grave, que se caracteriza por sangrado generalizado en la piel, las mucosas, los órganos viscerales y el tubo digestivo. La tasa de mortalidad es elevada, a menudo mayor del 50%. Se piensa que la muerte se debe a una necrosis visceral. Aunque se desconoce el reservorio natural de estos virus, pueden transmitirse a los humanos a través de monos infectados y, probablemente, de otros animales, o por exposición a sangre u otros líquidos corporales de un paciente infectado. Siguen ocurriendo brotes de fiebre hemorrágica causados por estos virus en centros de investigación y en África. La identificación de laboratorio se realiza mediante la confirmación de anticuerpos contra el virus, por ejemplo, con ELISA (*véase* p. 27) o pruebas de amplificación de ácidos nucleicos (*véase* p. 29). Si se puede recuperar el virus, la morfología de las partículas es bastante característica. No existe un tratamiento específico para las infecciones ocasionadas por estos virus. Cuando se atiende a personas infectadas o se manipulan muestras infectadas, es esencial respetar estrictamente las técnicas de barrera. Debido a los peligros de trabajar con filovirus, estos son estudiados en muy pocos laboratorios de referencia en el mundo.

VI. *BUNYAVIRIDAE*

En los Estados Unidos, los virus de mayor importancia clínica de esta familia son el virus de La Crosse (género *Bunyavirus*), que causa meningitis y encefalitis, y los virus Hanta (género *Hantavirus*), que se relacionan con la fiebre hemorrágica y el síndrome pulmonar por hantavirus, una alteración con una mortalidad elevada. Los virus en esta familia son partículas esféricas con envoltura, con proteínas de fusión que se proyectan desde la superficie de los viriones. Como el genoma de ARN se divide en tres segmentos, es posible el reordenamiento de estos segmentos entre virus estrechamente relacionados. La mayoría de los virus en la familia *Bunyaviridae* son transmitidos a los humanos a través de artrópodos (fig. 29-17). Sin embargo, como los virus en el género *Hantavirus* no tienen un vector artrópodo, los humanos se contagian a través de roedores mediante la inhalación de sus excreciones secas. No hay un antiviral eficaz disponible actualmente.

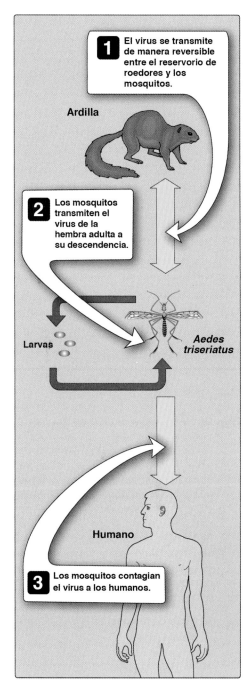

Figura 29-17
Transmisión del virus de la encefalitis de California.

VII. *ARENAVIRIDAE*

Los arenavirus son partículas esféricas con envoltura y un genoma ARN bipartito (con dos segmentos) que se encuentra en los viriones como nucleocápsides helicoidales. Ambos ARN tienen una organización ambisentido, lo que significa que la información de codificación está contenida en los ARN víricos genómicos y antigenómicos. Las partículas víricas maduran mediante gemación de la membrana plasmática. Los virus en esta familia están asociados con infecciones crónicas de roedores, y los humanos se infectan por inhalar aerosoles contaminados, ingerir alimentos que contienen partículas víricas o la exposición de heridas abiertas al suelo infectado. El virus de la coriomeningitis linfocítica es una causa de meningitis vírica, una infección benigna de baja mortalidad. En Latinoamérica, los virus Junín y Machupo se relacionan con las fiebres hemorrágicas argentina y boliviana, respectivamente. Las tasas de mortalidad de estas enfermedades son del 25-30%. En África, la infección por el virus de Lassa puede ser asintomática o causar la fiebre de Lassa, que es una infección grave asociada con choque, hemorragia y sangrado de las mucosas. Solo el 20% de los casos son multisistémicos, pero entre este grupo la mortalidad alcanza el 15%. La ribavirina parece ser beneficiosa tanto en la fiebre de Lassa como en la hemorrágica. Sin embargo, la medida más importante para la prevención es el control de los roedores.

Preguntas de estudio

Seleccione la respuesta correcta.

29.1 Una ornitóloga estaba en un viaje de 3 meses para estudiar varias especies de aves que viven en una selva tropical de Sudamérica. En el décimo día de viaje, fue mordida en la mano por un murciélago inusualmente agresivo. La científica se aplicó un ungüento antibiótico tópico y continuó su investigación. Cuatro semanas después, perdió la sensibilidad en su mano. Poco después comenzó a padecer fiebre alta, períodos de rigidez, dificultad para tragar líquidos, sialorrea y desorientación. Rápidamente falleció. Una biopsia *post mortem* de su cerebro mostró la presencia de cuerpos de Negri. Estos síntomas son característicos de:

A. Virus de la encefalitis de California

B. Virus Hanta

C. Virus del Ébola

D. Virus de la rabia

E. Virus de la coriomeningitis linfocítica

Respuesta correcta = D. En general, el virus de la rabia se contagia a través de la mordedura de un animal infectado, y los síntomas de la ornitóloga son congruentes con los de la rabia. El virus de la encefalitis de California, transmitido por artrópodos, causa meningitis y encefalitis. El hantavirus se contagia a través de aerosoles formados por las excreciones secas de roedores. Este virus produce fiebre hemorrágica e infecciones pulmonares graves. El virus del Ébola puede ser transmitido por un animal, pero la infección provoca una fiebre hemorrágica grave. El virus de la coriomeningitis linfocítica es una causa de meningitis vírica y una infección relativamente benigna de baja mortalidad. Los humanos se infectan al inhalar los aerosoles contaminados, al comer alimentos que contienen partículas víricas o al exponer heridas abiertas al suelo infectado.

29.2 Desde 1918 hasta 1956, el único subtipo de virus de la influenza observado en humanos fue el H1N1. En 1957, el H1N1 fue reemplazado por el H2N2. Este es un ejemplo de:

A. Interferencia vírica

B. Mezcla fenotípica

C. Desplazamiento antigénico o cambio antigénico mayor

D. Variación antigénica del virus o deriva antigénica

E. Transformación vírica

Respuesta correcta = C. Un cambio antigénico marcado en la proteína N (neuraminidasa), la proteína H (hemaglutinina) o en ambas se denomina *desplazamiento antigénico o cambio antigénico mayor*. En la deriva antigénica, también hay un cambio antigénico en una o en ambas proteínas, pero este es mucho menos significativo. Con la deriva antigénica, aunque la proteína H cambia antigénicamente, H1 sigue siendo H1, por ejemplo.

Virus ARN bicatenarios: *Reoviridae*

30

I. PERSPECTIVA GENERAL

El único género de importancia médica en esta familia es *Rotavirus*, que causa una gastroenteritis vírica grave, en especial en lactantes y niños pequeños (fig. 30-1). Los virus de la familia *Reoviridae* son partículas esféricas sin envoltura con una estructura icosaédrica. Su genoma vírico está compuesto por 10-12 segmentos de ARN bicatenario (ds, *double stranded*). Los viriones contienen todas las enzimas necesarias para hacer transcripciones de ARN de cadena positiva, las cuales tienen un capuchón y están metiladas. Los reovirus se replican completamente en el citoplasma. El nombre *reovirus* significa virus respiratorio y entérico "huérfano". Aunque en general un *virus huérfano* es aquel que no se sabe que cause ninguna enfermedad, este ya no es el caso de los reovirus. Los echovirus (p. 291) también se consideraron inicialmente virus huérfanos, pero pronto se descubrió que causaban una gran cantidad de síndromes clínicos. Por lo tanto, para los virus, ser "huérfano" puede ser solo un estado temporal.

II. ROTAVIRUS

Los rotavirus, localizados en numerosas especies de mamíferos, a menudo cuentan con un rango de hospederos bastante amplio. Poseen una morfología característica que los distingue de otros reovirus; a saber, tienen la apariencia de ruedas con radios que se irradian desde el centro y un borde exterior liso (fig. 30-2). Las partículas también tienen una gran cantidad de canales que conectan la superficie exterior del virión con el núcleo interno. Se ha postulado que estos canales están involucrados en la importación de sustratos necesarios para la transcripción del ARN y la extrusión de transcritos de ARN recién sintetizados. Estos canales son necesarios porque la replicación vírica en el citoplasma se produce sin un "desencubrimiento" completo de la partícula del virión.

A. Epidemiología

Los rotavirus se dividen en siete serogrupos (A-G), de los cuales el grupo A es la causa más importante de brotes de enfermedades en humanos. La transmisión de los rotavirus es por vía fecal-oral. La marcada incidencia estacional se asocia con infecciones por rotavirus, y los meses pico en los Estados Unidos son de enero a marzo. Como las partículas infecciosas son relativamente estables, pueden sobrevivir durante períodos

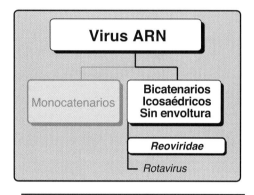

Figura 30-1
Clasificación de los virus ARN bicatenarios sin envoltura.

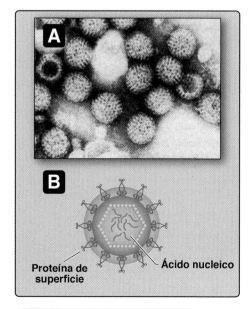

Figura 30-2
Estructura de los rotavirus. **A.** Microfotografía electrónica. **B.** Dibujo esquemático.

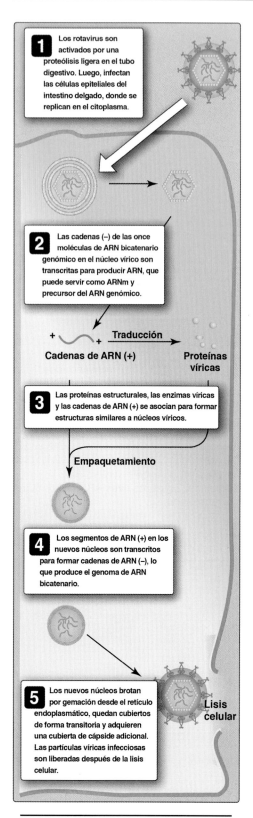

Figura 30-3
Replicación de los rotavirus.

prolongados en varias superficies. Las infecciones por rotavirus representan una proporción significativa de los casos de diarrea grave en lactantes y niños pequeños (hasta los 2 años de edad).

B. Replicación vírica

Después de la adhesión y la captación por parte de la célula hospedera, los rotavirus quedan parcialmente sin recubrimiento en un lisosoma. El genoma del rotavirus tiene 11 segmentos de ARNds lineal, cada uno de los cuales codifica una sola proteína. La redistribución de los segmentos de ARN (*véase* p. 328) puede ocurrir cuando una célula está infectada con dos rotavirus diferentes. Las partículas víricas contienen enzimas (como la ARN polimerasa dependiente de ARN) que son necesarias para sintetizar transcritos ARN de sentido positivo con un capuchón 5′. Estas cadenas positivas de ARN funcionan no solo como ARNm, sino también como plantillas para la síntesis de ARN de cadena negativa (*véase* fig. 23-14). Una vez que se sintetiza el ARN de cadena negativa, permanece asociado con su plantilla de cadena positiva, lo que genera un segmento de ARNds empaquetado en el virión. Los rotavirus son liberados después de la lisis celular en lugar de brotar por gemación a través de la membrana, lo que explica la falta de una envoltura vírica. En la figura 30-3 se muestran detalles adicionales sobre la replicación de los rotavirus.

C. Importancia clínica

Después de ingerirse, los rotavirus infectan las células epiteliales del intestino delgado, principalmente el yeyuno (fig. 30-4). Los rotavirus pueden llegar al intestino delgado porque son resistentes al pH ácido del estómago. En general, el período de incubación es de unas 48 h o menos. La infección puede ser subclínica o puede causar síntomas que van desde diarrea leve y vómitos hasta diarrea acuosa grave, no sanguinolenta, con deshidratación y pérdida de electrólitos. Si bien las infecciones por rotavirus suelen estar extendidas por todo el mundo, los resultados de la infección varían de manera significativa en diferentes regiones, y la desnutrición aumenta de forma drástica la gravedad de la infección. Por ejemplo, más del 90% de los niños en los Estados Unidos pueden tener anticuerpos contra los rotavirus a los 3 o 4 años de edad, y la mortalidad en los niños más pequeños es baja porque los pacientes que están gravemente enfermos por lo general se hospitalizan, por lo que las pérdidas de líquidos y electrólitos se corrigen con rapidez. La infección causa cierto grado de inmunidad de por vida, y los adultos reinfectados sufren una enfermedad mucho más leve. Los lactantes también presentan manifestaciones más leves de la enfermedad. Sin embargo, en los países en desarrollo y en las áreas donde faltan instalaciones o personal médico, la mortalidad es significativa: se estima que hay 1 millón de muertes por año en todo el mundo debido a infecciones por rotavirus.

D. Identificación en el laboratorio

La diarrea grave, la deshidratación y la pérdida de electrólitos pueden deberse a una variedad de causas. En consecuencia, un diagnóstico definitivo no se puede hacer solo por razones clínicas. Al igual que con muchas otras infecciones víricas, la identificación se puede realizar mediante la detección de antígenos de la cápside vírica en muestras de heces por medio de un análisis de inmunoadsorción enzimática (*véase* p. 27). Un aumento en

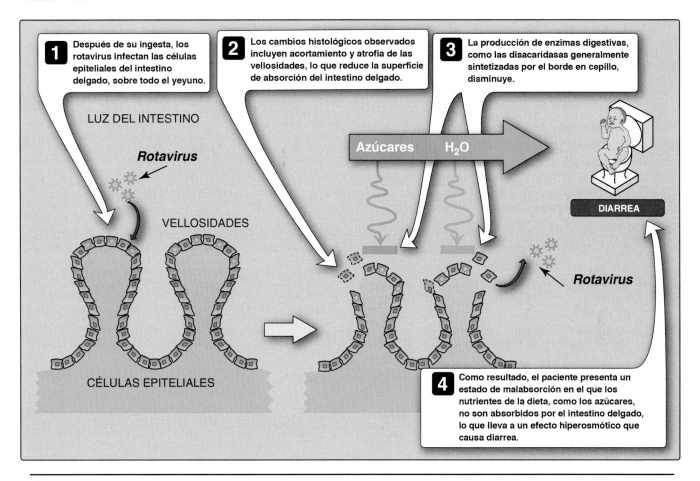

Figura 30-4
Mecanismo de la diarrea por rotavirus.

el título de anticuerpos contra el virus en el suero de un paciente también puede ser diagnóstico. Aunque no es una medida diagnóstica de rutina, la microscopía electrónica de muestras de heces puede ayudar a identificar el virus, ya que los rotavirus tienen un aspecto distintivo (*véase* fig. 30-2).

E. Tratamiento y prevención

No existe un antiviral específico adecuado para el tratamiento de las infecciones por rotavirus. La intervención clínica más importante es la reposición rápida y eficaz de líquidos y electrólitos, en general por vía intravenosa. También existen formulaciones que pueden emplearse en países en desarrollo para poder restituir líquidos y electrólitos por vía oral. Se ha demostrado que dos vacunas orales que contienen virus vivos atenuados son seguras y muy eficaces para proteger a los lactantes contra la gastroenteritis grave por rotavirus. Las vacunas actuales no se relacionan con un mayor riesgo de intususcepción (invaginación de una porción del intestino dentro de otra), el cual se asoció con una vacuna previa contra el rotavirus. La prevención de las infecciones por rotavirus implica mejorar las medidas de saneamiento.

Preguntas de estudio

Seleccione la respuesta correcta.

30.1   El síndrome clínico típico asociado con la infección por rotavirus es:

    A. Gastroenteritis aguda en adultos jóvenes

    B. Bronquiolitis aguda en lactantes

    C. Hepatitis aguda

    D. Náuseas, vómitos y diarrea en lactantes y niños pequeños

    E. Síndrome paralítico agudo

> Respuesta correcta = D. Los rotavirus infectan y se replican en el tubo digestivo y, en general, afectan a lactantes y niños muy pequeños. Aunque las infecciones por rotavirus se pueden encontrar en todo el mundo, la mayor mortalidad solo se observa en los países en desarrollo o en situaciones donde no se dispone de un buen tratamiento médico (p. ej., reposición hidroelectrolítica).

30.2   Los rotavirus difieren de los poliovirus en que los rotavirus:

    A. Infectan por vía fecal-oral

    B. Carecen de envoltura

    C. Pasan por un proceso de reordenamiento genético

    D. No contienen ninguna enzima

    E. Tienen una estructura icosaédrica

> Respuesta correcta = C. Como los rotavirus contienen un genoma segmentado, la infección de una sola célula con dos rotavirus diferentes puede ocasionar una reagrupación genética y el surgimiento de una nueva cepa vírica con algunos segmentos genómicos de uno de los virus originales y los restantes del otro. Los rotavirus contienen las enzimas necesarias para sintetizar los ARNm víricos. A, B, D, E: no existen diferencias entre poliovirus y rotavirus en cuanto a estas características.

30.3   El diagnóstico de una infección por rotavirus:

    A. Se puede realizar en la mayoría de los casos de acuerdo con la clínica

    B. Se puede llevar a cabo con base en la detección de antígenos de la cápside vírica en muestras de heces

    C. Se realiza de forma rutinaria mediante microscopía electrónica de muestras de heces tratadas de forma adecuada

    D. Solo se puede hacer por motivos epidemiológicos (p. ej., si hay una epidemia)

    E. Debe hacerse con rapidez para iniciar la terapia antiviral específica tan pronto como sea posible

> Respuesta correcta = B. El diagnóstico de la infección por rotavirus se realiza con facilidad mediante la detección de antígenos víricos en las heces por medio de un análisis de inmunoadsorción enzimática. Aunque el diagnóstico se puede hacer por microscopía electrónica, no es un procedimiento de rutina. La presentación clínica no es lo suficientemente distintiva para hacer el diagnóstico y no existe un tratamiento antiviral específico para las infecciones por rotavirus.

30.4   De los siguientes, ¿cuál es parte del tratamiento adecuado de la infección por rotavirus?

    A. Reposición hidroelectrolítica

    B. Antivirales dirigidos a la fusión de membranas

    C. Metronidazol

    D. Antivirales dirigidos contra la transcriptasa inversa

    E. Antivirales dirigidos al procesamiento proteolítico

> Respuesta correcta = A. No hay tratamientos antivirales específicos para la infección por rotavirus. El tratamiento más eficaz implica simplemente la reposición hidroelectrolítica. Es un virus sin envoltura y, por lo tanto, no se produce la fusión de la membrana. El metronidazol se emplea para tratar infecciones con bacterias anaeróbicas y algunas infecciones parasitarias. A diferencia del VIH, los rotavirus no tienen la transcriptasa inversa o las proteasas que se requieren para la maduración del virus.

Agentes infecciosos no convencionales

31

I. PERSPECTIVA GENERAL

La designación *agente infeccioso no convencional* se refiere a un agente infeccioso, transmisible y distintivo que, aunque tiene algunas propiedades en común con los virus, no se ajusta a la definición clásica de estos últimos (fig. 31-1). Uno de estos agentes infecciosos extremadamente no convencionales, el prion, ha sido implicado como el agente causal de las encefalopatías espongiformes transmisibles (EET). Estas infecciones son contagiosas para animales y humanos no infectados. La manifestación primaria de la enfermedad, la encefalopatía, debe diferenciarse de la encefalitis. Las EET se caracterizan por la ausencia distintiva de signos inflamatorios, mientras que la encefalitis se distingue por la inflamación y la infiltración de leucocitos. Las EET humanas se conocen como *Kuru, enfermedad de Creutzfeldt-Jakob* (ECJ), *síndrome de Gerstmann-Sträussler* (SGS) e *insomnio familiar letal* (IFL). Las EET más importantes para los animales incluyen la encefalopatía espongiforme ovina (tembladera), la encefalopatía espongiforme bovina (EEB; también conocida como *enfermedad de las vacas locas*) y la enfermedad consuntiva crónica (hallada en ciervos y alces). Histológicamente, estas enfermedades se caracterizan por la vacuolización espongiforme de los procesos neuronales y la sustancia gris, la acumulación de una proteína singular (la proteína priónica o PrP, como se muestra en la fig. 31-2) y, en ciertos casos, depósitos de placas amiloides extracelulares compuestas por PrP en el cerebro. Estas enfermedades también se conocen como *amiloidosis transmisibles*.

II. PRIONES

Después de una extensa serie de procedimientos de purificación, los investigadores se sorprendieron al descubrir que la infectividad del agente que causaba la tembladera en las ovejas se relacionaba con una única especie de proteína, sin ácido nucleico asociado detectable. Esta proteína infecciosa se denominó *PrP*. Es relativamente resistente a la degradación proteolítica y, cuando se contagia, tiende a formar agregados insolubles de fibrillas, similares al amiloide encontrado en otras enfermedades del cerebro.

A. Presencia de la proteína priónica en un cerebro de mamífero

Una forma no contagiosa de PrP, que tiene los mismos aminoácidos y secuencias de genes que el agente infeccioso, se encuentra en los cerebros de mamíferos normales sobre la superficie de neuronas y células

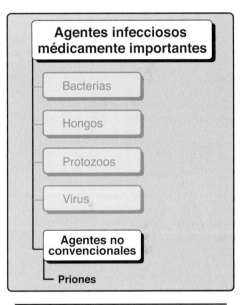

Agentes infecciosos médicamente importantes

- Bacterias
- Hongos
- Protozoos
- Virus

Agentes no convencionales

- Priones

Figura 31-1
Clasificación de los agentes infecciosos no convencionales.

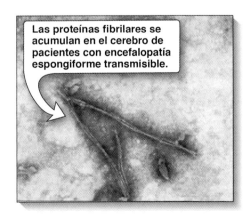

Las proteínas fibrilares se acumulan en el cerebro de pacientes con encefalopatía espongiforme transmisible.

Figura 31-2
Microfotografía electrónica de las proteínas fibrilares de los priones.

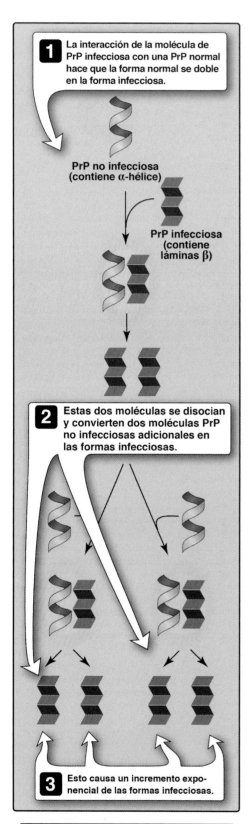

Figura 31-3
Mecanismo propuesto para la
"reproducción" de la proteína priónica
infecciosa (PrP).

gliales. A esta se le conoce como *proteína priónica celular* (*PrP^C*). Aunque se desconoce la función de la PrP^C no infecciosa, se encuentra extremadamente conservada en la naturaleza, y sus aminoácidos y genes difieren poco entre las diferentes especies de mamíferos. La evidencia reciente sugiere que las proteínas de tipo silvestre participan en la transducción de la señal o la homeostasis de los metales. La estructura primaria y las modificaciones postraduccionales de las formas normales e infecciosas de la proteína están estrechamente relacionadas o son idénticas. Sin embargo, ciertos cambios mutacionales específicos de aminoácidos individuales en algunos sitios parecen ser determinantes para la susceptibilidad a la infección exógena y la probabilidad de conversión espontánea de una PrP^C normal a la forma infecciosa (PrP^Sc). La clave para volverse infecciosa aparentemente reside en la conformación tridimensional de la PrP. Se ha observado que varias α-hélices presentes en la PrP^C no infecciosa son reemplazadas por láminas β en la forma infecciosa. Presumiblemente, esta diferencia conformacional confiere una resistencia relativa a la degradación proteolítica en priones infecciosos, distinguiéndolos así de las PrP^C normales en los tejidos infectados. En la figura 31-3 se muestra un modelo de la "reproducción" de este agente.

B. Epidemiología

El modo normal de transmisión entre animales (p. ej., entre ovejas en un rebaño infectado por tembladera) no se ha dilucidado. Sin embargo, queda claro que varias enfermedades de los animales domésticos se han transmitido a través de alimentos preparados a partir de otros animales enfermos.

1. **Encefalopatía espongiforme bovina.** La EEB, llamada *enfermedad de las vacas locas*, apareció en el ganado británico debido a su proceso de alimentación con partes de ovejas y ganado enfermo. La pregunta obvia, debido a las consecuencias, fue si la EEB del ganado infectado podía transmitirse a los humanos. Aunque este riesgo originalmente se consideró insignificante, un estudio de material infeccioso de un grupo de casos de ECJ histológicamente distintivos en pacientes británicos muy jóvenes (también conocido como *variante* o *ECJv*) indicó que era muy probable la transmisión del animal al humano. Como el tiempo de incubación hasta el inicio de los síntomas varía entre 4 y 40 años, se desconoce la probabilidad de una posible epidemia por EEB.

2. **Kuru.** Un ejemplo de transmisión de persona a persona de una EET es el kuru, una enfermedad en la que el agente infeccioso se contagia por la exposición de un individuo al tejido cerebral enfermo en el curso del canibalismo ritual entre los miembros de una tribu en Nueva Guinea. La infección se produce al consumir tejido cerebral contaminado o mediante la inoculación a través de roturas en la piel después de manipular el tejido enfermo. Con el cese del canibalismo a fines de la década de 1950, la enfermedad está desapareciendo.

3. **Enfermedad de Creutzfeldt-Jakob.** De mayor importancia son los casos documentados de transmisión iatrógena (ocasionada no intencionalmente por procedimientos médicos) de la ECJ, por ejemplo, mediante el empleo de hormona del crecimiento derivada de una hipófisis humana contaminada con priones y preparada a partir de individuos que murieron de ECJ. Además, los trasplantes de córnea, la implantación de electrodos cerebrales contaminados y las transfusiones de sangre han ocasionado casos documentados de contagio de la enfermedad. Hasta el momento, no ha habido evidencia de transmisión transplacentaria o por contacto de persona a persona. En alrededor del 15% de los casos de ECJ, la alteración es hereditaria como una mutación en el gen de la PrP. Sin embargo, la mayoría de los

casos de ECJ son esporádicos y tienen una etiología desconocida (se producen sin exposición conocida o cambio mutacional). La incidencia de la ECJ esporádica es baja (alrededor de 1-2 por millón de habitantes), pero en aquellas familias con una mutación de PrP, se observa una tasa de lesiones del 50-100% en las personas que llevan la mutación. A diferencia de la ECJ, todos los casos clasificados como SGS o IFL tienen herencia de mutaciones de PrP específicas. A pesar de la naturaleza hereditaria de la enfermedad, los tejidos cerebrales de estos pacientes son contagiosos. Los ratones con genes inactivados (o desactivados) que carecen del gen que codifica la PrP^C parecen normales; no obstante, son inmunes a la infección por priones.

C. Patogenia

La ingesta u otra exposición extracerebral a los priones conduce a una multiplicación significativa de los agentes priónicos en las células dendríticas foliculares dentro de los tejidos linfáticos y en el bazo, pero es la invasión del sistema nervioso central lo que produce los efectos clínicos típicos. El fundamento de las consecuencias patogénicas del depósito anómalo de PrP^Sc no se ha aclarado. El tejido cerebral enfermo se caracteriza por la acumulación de PrP^Sc anómalas en forma de fibrillas amiloideas en las vesículas citoplasmáticas de las neuronas (*véase* fig. 31-2) y en forma de placas amiloides extracelulares. Además, existe una extensa vacuolización dentro de las neuronas, pérdida neuronal y proliferación astroglial. Esta extensa destrucción da origen al aspecto espongiforme característico de la sustancia gris en los cortes histológicos. Aunque las placas amiloides de la EET son morfológicamente similares a las de la enfermedad de Alzheimer, el gen *PrP* está ubicado en un cromosoma diferente al del gen para la proteína precursora del amiloide β del Alzheimer, y no existe una homología de nucleótidos o aminoácidos entre ambos. La evidencia más reciente sugiere que estas dos proteínas pueden interactuar físicamente entre sí y participar en las mismas vías de señalización o transporte en las neuronas.

D. Importancia clínica

Las EET son un grupo de enfermedades neurodegenerativas progresivas, en última instancia mortales, que afectan a los humanos y a varias especies animales. El proceso de la enfermedad es fundamentalmente el mismo en todas las EET; sin embargo, difieren sus manifestaciones clínicas e histopatologías. Las EET también comparten algunas similitudes con las enfermedades infecciosas convencionales, pero sus diferencias son notables (fig. 31-4).

1. **Bases moleculares de las EET heredables.** En cada EET heredada se encuentran sustituciones específicas de un solo aminoácido o inserciones de secuencias de repetición de nucleótidos en el gen *PrP*. Se piensa que estos incrementan en gran medida (10^6 veces) la probabilidad de transición a la conformación infecciosa. También se ha propuesto que, en la enfermedad esporádica de aparición espontánea (es decir, sin una exposición conocida al material infeccioso y sin herencia de un gen *PrP* mutado), la alteración en el plegamiento se produce de forma aleatoria y con baja probabilidad. Lo importante es que, una vez formada, la PrP^Sc anómala adquiere la capacidad de "multiplicarse" y las propiedades de un agente infeccioso. Sin embargo, se ha reconocido que ciertas sustituciones de aminoácidos en un sitio específico aumentan la susceptibilidad a la infección.

2. **Síntomas principales.** Todas las EET presentan depósitos de la proteína PrP^Sc. En las formas heredadas, cada mutación de PrP^Sc se

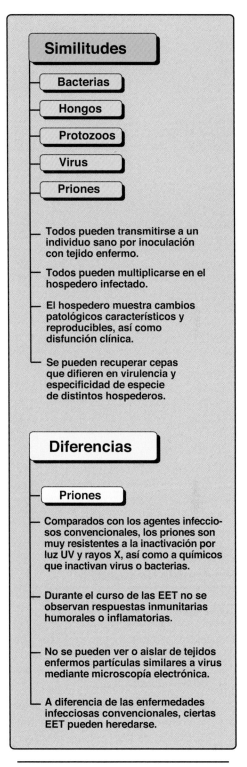

Similitudes

- Bacterias
- Hongos
- Protozoos
- Virus
- Priones

— Todos pueden transmitirse a un individuo sano por inoculación con tejido enfermo.

— Todos pueden multiplicarse en el hospedero infectado.

— El hospedero muestra cambios patológicos característicos y reproducibles, así como disfunción clínica.

— Se pueden recuperar cepas que difieren en virulencia y especificidad de especie de distintos hospederos.

Diferencias

- Priones

— Comparados con los agentes infecciosos convencionales, los priones son muy resistentes a la inactivación por luz UV y rayos X, así como a químicos que inactivan virus o bacterias.

— Durante el curso de las EET no se observan respuestas inmunitarias humorales o inflamatorias.

— No se pueden ver o aislar de tejidos enfermos partículas similares a virus mediante microscopía electrónica.

— A diferencia de las enfermedades infecciosas convencionales, ciertas EET pueden heredarse.

Figura 31-4
Similitudes y diferencias entre los agentes convencionales y los no convencionales. EET, encefalopatía espongiforme transmisible.

asocia con un fenotipo clínico característico. Por ejemplo, las características más prominentes de la ECJ son la demencia rápidamente progresiva y las alteraciones del comportamiento, que llevan a la muerte en menos de un año. En el SGS, la ataxia es el signo más importante, y lleva a la muerte en 2-6 años. El IFL, también mortal dentro del año, tiene el síntoma adicional de un insomnio incontrolable. Aunque hay ciertas diferencias etarias en el inicio, todas las EET en humanos (con la excepción de la ECJ asociada con EEB) aparecen relativamente tarde en la vida, en general entre los 40 y 60 años de edad.

E. Identificación en el laboratorio

Se puede hacer un diagnóstico clínico presuntivo, pero existe cierta superposición con otras enfermedades demenciales. Las pruebas de laboratorio en suero y líquido cefalorraquídeo de rutina en general son normales. La presencia de PrP^{Sc} infecciosa en el tejido linfático periférico proporciona muestras para análisis sin la necesidad de hacer una biopsia cerebral. Sin embargo, en la actualidad, el diagnóstico definitivo de estas enfermedades se realiza mediante un análisis histopatológico *post mortem* de cortes cerebrales. La conversión de la proteína PrP^{C} de tipo silvestre en la PrP^{Sc} anómala se relaciona con cambios en la homeostasis del hierro dentro del hospedero, lo que lleva a la hipótesis de que las proteínas que se unen al hierro podrían usarse como biomarcador para las EET.

F. Tratamiento y prevención

Las EET son invariablemente mortales, y no existe tratamiento en la actualidad que pueda alterar este resultado. La resistencia inusualmente alta de la infectividad a la mayoría de los desinfectantes hace que la prevención de la transmisión mediante los procedimientos habituales de control de infecciones sea ineficaz. Las recomendaciones actuales para la descontaminación de una muestra de cerebro con ECJ son esterilización con autoclave a 132 °C más la inmersión en hipoclorito de sodio no diluido o hidróxido de sodio 1N. Con respecto a la prevención de la posible transferencia de la EEB a los seres humanos, todos los animales que muestran signos de enfermedad deben sacrificarse, y la preparación de la alimentación animal a partir de órganos internos de animales potencialmente infectados ha cesado.

Preguntas de estudio

Seleccione la respuesta correcta.

31.1 ¿Qué síntomas es probable que presente un paciente con la enfermedad de Creutzfeldt-Jakob variante (ECJv) causada por el consumo de carne de res contaminada?

A. Anticuerpos circulantes específicos para antígenos del sistema nervioso central bovino

B. Copias de ADN del agente infeccioso bovino integradas en los cromosomas del tejido del sistema nervioso central enfermo del paciente

C. Linfocitos T citotóxicos dirigidos contra antígenos específicos del sistema nervioso central que se encuentran tanto en el ganado como en los humanos

D. Depósitos de amiloide que tienen secuencias de aminoácidos bovinos en lugar de humanos

E. Ausencia de cualquier proteína o ácido nucleico específico de bovino o una respuesta inmunitaria

Respuesta correcta = E. Histológicamente, la enfermedad de Creutzfeldt-Jakob variante se caracteriza por la vacuolización espongiforme de los procesos neuronales y la sustancia gris, así como por la acumulación de proteínas priónicas. A diferencia de las encefalitis, las EET no causan respuesta inflamatoria. A y C: una característica importante de las enfermedades por priones es que no existe una respuesta inmunitaria particular ni a los antígenos del prion ni a los del sistema nervioso central. B: una segunda característica distintiva de estos agentes es la ausencia de un genoma de ácido nucleico detectable. D: los depósitos de amiloide que se encuentran en estas enfermedades están compuestos por proteínas del hospedero enfermo, no por proteínas de la fuente de la infección.

Revisión rápida de microorganismos clínicamente importantes

32

I. PERSPECTIVA GENERAL

Aunque todos los microorganismos presentados en este texto tienen importancia clínica, algunos desempeñan un papel más crítico que otros en la patología de la enfermedad en los Estados Unidos. Este capítulo presenta un resumen de estos microorganismos y agentes infecciosos particularmente importantes, con los géneros en orden alfabético, pero continuando con el uso de íconos y códigos de colores para ayudar al lector a recordar la morfología y la clasificación de los microorganismos. En la parte superior de cada casilla en la que se introduce un nuevo microorganismo en este capítulo de resumen, una entrada con código de colores indica el grupo general de bacterias o virus a los que pertenece el patógeno, según las definiciones de la figura 32-1A y B. El nombre en letras grandes sobre la flecha en la sección de **bacterias** es el del **género** al que pertenecen los microorganismos enumerados debajo de la flecha (las excepciones se informarán en el texto). En la sección de **virus**, los nombres en letras grandes sobre la flecha se refieren a la **familia** de la que son miembros cada uno de los virus que se mencionan debajo (nota: solo las bacterias y los virus que se resumen en este capítulo se enumeran debajo de las flechas; otros microorganismos pertenecientes al mismo género o familia se describen en el cuerpo del texto). El orden de los microorganismos en este capítulo se presenta en la figura 32-2.

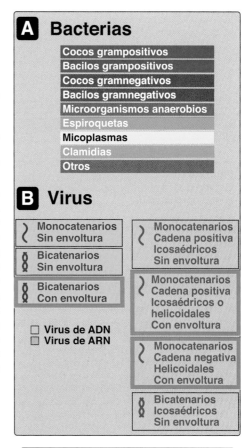

Figura 32-1
Representaciones de bacterias (**A**)
y virus (**B**) médicamente importantes.

BACTERIA

VIRUS

Figura 32-2
Listado de los microorganismos resumidos en este capítulo. Los números de página se refieren al capítulo específico para el microorganismo.

BACTERIAS

Bacilos grampositivos ←

Especies de *Bacillus*

Bacillus anthracis

Características más frecuentes

- Grampositivos

- Bacilos de extremos romos que se presentan solos, en pares o, con frecuencia, en cadenas largas

- Forman endosporas ovaladas que se ubican en su centro

- Inmóviles; tienen cápsula antifagocítica

- Se cultivan en agar sangre

(*B. anthracis* continúa en la página siguiente)

Bacillus anthracis (continuación)

Patogenia/importancia clínica	Tratamiento y prevención	Identificación en el laboratorio
B. anthracis infecta principalmente a herbívoros domésticos, como ovejas, cabras, vacas y caballos. En general, el contagio a humanos ocurre a través del contacto con productos animales infectados o polvo contaminado con esporas que se inoculan a través de abrasiones incidentales en la piel o se inhalan. Las esporas de *B. anthracis* son muy resistentes a los agentes físicos y químicos y pueden permanecer viables durante muchos años en pastos o materiales animales contaminados. *B. anthracis* produce dos exotoxinas codificadas por plásmidos: el factor de edema, que causa la elevación del monofosfato de adenosina cíclico intracelular, lo que lleva a un edema grave, y el factor letal, que interrumpe la señalización celular e induce citocinas. Ambos dominios de actividad requieren el antígeno protector (AP) como la subunidad de unión para la adherencia al receptor y la absorción de las toxinas. La cápsula de *B. anthracis* es esencial para su virulencia. La enfermedad se conoce como *carbunco* o *ántrax maligno*. • **Carbunco cutáneo** Después de la introducción del microorganismo o la germinación de sus esporas, aparece una pápula. Esta evoluciona con rapidez en una "pústula maligna" negra, indolora y muy edematizada, que finalmente forma una costra (escara). Los microorganismos pueden invadir los ganglios linfáticos regionales y, luego, la circulación general, lo que ocasiona una septicemia letal. La tasa de mortalidad global del carbunco cutáneo no tratado es de alrededor del 20%. • **Carbunco pulmonar ("enfermedad de los cardadores de lana")** Causada por la inhalación de esporas, esta enfermedad se caracteriza por una neumonía hemorrágica progresiva y linfadenitis (inflamación de los ganglios linfáticos) y tiene una tasa de mortalidad cercana al 100% si no se trata. • **Formas digestivas de carbunco** Esta forma poco frecuente de carbunco se debe a la ingesta de esporas, por ejemplo, al comer carne cruda o inadecuadamente cocida que contiene esporas de *B. anthracis*. Esta es la puerta de entrada más habitual en los animales.	• **Tratamiento:** *B. anthracis* es sensible al ciprofloxacino. Sin embargo, los antibióticos son eficaces para el carbunco cutáneo solo cuando se administran al inicio del curso de la infección. Para el carbunco pulmonar, se recomienda el tratamiento con varios fármacos. • **Prevención:** debido a la resistencia de las endosporas a los desinfectantes químicos, la esterilización en autoclave es el medio más confiable de descontaminación. Se encuentra disponible una vacuna acelular para los trabajadores en ocupaciones de alto riesgo.	• Cuando se cultiva en agar sangre, *B. anthracis* forma colonias grandes, grisáceas, no hemolíticas y con bordes irregulares. • Un análisis de inmunofluorescencia directa ayuda a la identificación del microorganismo.

Bacilos gramnegativos ←

Especies de *Bordetella*

Bordetella pertussis

Caracterísiticas más frecuentes

- Gramnegativos
- Cocobacilos pequeños que crecen solos o en pares
- Encapsulados
- Aerobios
- Se cultivan en agar de Regan-Lowe

Patogenia/importancia clínica	Tratamiento y prevención	Identificación en el laboratorio
B. pertussis se transmite principalmente por gotitas (gotículas) propagadas por la tos. El microorganismo sobrevive muy poco tiempo en el ambiente. *B. pertussis* se une al epitelio ciliado en las vías respiratorias superiores. Ahí, las bacterias producen una variedad de toxinas y otros factores de virulencia que interfieren con la actividad ciliar y, finalmente, causan la muerte de estas células. • **Pertussis, tos ferina, coqueluche o tos convulsa** El período de incubación para esta enfermedad es de 1-3 semanas. La afección puede dividirse en dos fases: 1) **fase catarral**, que comienza con síntomas relativamente inespecíficos y, luego, progresa para incluir una tos seca y no productiva, y 2) **fase paroxística**, en la cual la tos empeora, de manera que se producen espasmos y estertores que generan sonidos parecidos a rugidos (ferina = fiera) (nota: los "rugidos" no son un síntoma típico en los pacientes más allá de la edad preescolar.) En general, se producen grandes cantidades de moco. Durante el período de convalecencia de 3-4 semanas pueden aparecer complicaciones secundarias, como encefalopatía, convulsiones o neumonía.	• **Tratamiento:** la eritromicina es el fármaco de referencia para las infecciones por *B. pertussis*, tanto para la quimioterapia como para la quimioprofilaxis de los contactos domésticos. La trimetoprimasulfametoxazol resulta una opción alternativa para los fracasos terapéuticos con eritromicina. • **Prevención:** actualmente, existen dos formas de vacuna disponibles (una con células enteras muertas y una acelular, que contiene proteínas purificadas de *B. pertussis*). Ambas están formuladas en combinación con toxoides diftéricos y tetánicos.	• *B. pertussis* puede cultivarse de las muestras nasofaríngeas en agar selectivo, como el medio de Regan-Lowe, en el cual el microorganismo produce colonias hemolíticas puntiformes. • Se puede realizar un diagnóstico más rápido mediante una prueba de anticuerpos fluorescentes directos para detectar *B. pertussis* en frotis de muestras nasofaríngeas.

Espiroquetas

Especies de *Borrelia*
Borrelia burgdorferi

Características más frecuentes

- **Gramnegativos, pero se tiñen mal y necesitan visualizarse por otros medios**
- **Espirilos largos, delgados y flexibles**
- **Extremadamente móviles**
- **Difíciles y lentos para cultivar**

Patogenia/importancia clínica	Tratamiento y prevención	Identificación en el laboratorio
B. burgdorferi se contagia a los humanos mediante la picadura de una garrapata (*Ixodes*), que debe alimentarse durante al menos 24 h para administrar una dosis infecciosa. Venados, ratones, otros roedores y aves sirven como reservorios para la espiroqueta. El patógeno no se contagia de humano a humano. • **Enfermedad de Lyme** La enfermedad comienza 3-22 días después de una picadura de garrapata, con una erupción roja y circular característica con un centro claro (eritema migratorio) que aparece en el sitio de la picadura. Pueden acompañar al eritema síntomas similares a una gripe. El microorganismo se propaga a través de la linfa o la sangre a los sitios musculoesqueléticos, la piel, el sistema nervioso central (SNC), el corazón y otros órganos. Semanas o meses después de los síntomas iniciales, pueden aparecer síntomas como artritis, artralgia y complicaciones cardíacas y neurológicas, como la meningitis.	• **Tratamiento:** cefalosporinas, amoxicilina o doxiciclina son útiles para tratar las etapas tempranas de la enfermedad de Lyme. Si ya han aparecido síntomas de artritis, se emplean cursos más prolongados de antibióticos. • **Prevención:** una vacuna previamente autorizada fue retirada y ya no está disponible. La mejor prevención es emplear ropa que limite la exposición de la piel a las garrapatas y usar repelente de insectos.	• La reacción en cadena de la polimerasa utilizada para ayudar en la detección de *B. burgdorferi* en líquidos corporales proporciona la prueba más definitiva. • La infección por *B. burgdorferi* se puede diagnosticar serológicamente, pero el número de falsos positivos puede superar a los verdaderos positivos.

Bacilos gramnegativos

Especies de *Brucella*
Brucella abortus
Brucella canis
Brucella melitensis
Brucella suis

Características más frecuentes

- **Gramnegativos**
- **Cocobacilos pequeños, separados o en pares**
- **No capsulados**
- **Parásitos aerobios intracelulares**
- **Se cultivan en agar sangre**

Patogenia/importancia clínica	Tratamiento y prevención	Identificación en el laboratorio
La brucelosis es una infección crónica en los animales. Los microorganismos se localizan en los órganos reproductivos (masculinos y femeninos) y se eliminan en grandes cantidades, por ejemplo, en la leche y la orina. En general, el contagio humano se produce por contacto directo con tejidos animales infectados o por ingesta de leche o productos lácteos sin pasteurizar. El contagio de humano a humano es raro. Las brucelas generalmente ingresan en el cuerpo a través de cortes en la piel o por el tubo digestivo. Se transportan mediante el sistema linfático a los ganglios linfáticos regionales, donde sobreviven y se multiplican dentro de los fagocitos del hospedero. Luego, la sangre los lleva a los órganos involucrados en el sistema reticuloendotelial, que incluyen hígado, bazo, riñones, médula ósea y ganglios linfáticos. El lipopolisacárido es el principal factor de virulencia. • **Brucelosis (fiebre ondulante)** Los síntomas de la brucelosis son inespecíficos y similares a los de una gripe (malestar general, fiebre, sudoración, anorexia y síntomas digestivos, cefaleas y dolor de espalda), y también pueden incluir depresión. Si el paciente no se trata, puede aparecer el patrón ondulante de fiebre. La brucelosis puede implicar cualquiera de una variedad de aparatos y sistemas, incluidos los sistemas digestivo, cardiovascular, respiratorio, esquelético y nervioso.	• **Tratamiento:** en general, para la brucelosis se recomienda el tratamiento combinado de doxiciclina más estreptomicina. Es frecuente que se requiera un tratamiento prolongado (p. ej., 6 semanas) para evitar una recaída y reducir la incidencia de complicaciones.	• A menudo, una anamnesis detallada es crucial, porque los síntomas son inespecíficos. • El microorganismo se puede cultivar a partir de sangre y otros líquidos corporales, o de muestras de tejido, pero el aislamiento es difícil y requiere mucho tiempo. • Las pruebas serológicas de aglutinación de anticuerpos son útiles para el diagnóstico. Los títulos > 1:160 y en ascenso se consideran indicativos de infección por *Brucella*.

← ## Especies de *Campylobacter*
Campylobacter jejuni

Características más frecuentes

- Gramnegativos
- Bacilos curvos, espiralados o en forma de "S"
- Flagelo polar único que genera un movimiento característico rápido
- Microaerófilos
- No fermentan los hidratos de carbono
- Se cultivan en medios selectivos (agar sangre que contiene antibióticos para inhibir el crecimiento de otra flora fecal)

Patogenia/importancia clínica	Tratamiento y prevención	Identificación en el laboratorio
C. jejuni tiene una amplia distribución en la naturaleza y existe como parte de la flora normal de numerosas especies de vertebrados, incluidos los mamíferos y las aves, silvestres y domésticos. La transmisión es por vía fecal-oral a través del contacto directo o la exposición a carne (en especial, aves de corral) o agua contaminadas. *C. jejuni* infecta el intestino, donde puede causar lesiones ulcerativas e inflamatorias en el yeyuno, el íleon o el colon. Una enterotoxina relacionada con la del cólera y una citotoxina son factores importantes de virulencia. - **Enteritis aguda** *C. jejuni* es una de las principales causas de enfermedades transmitidas por los alimentos en los Estados Unidos. Los síntomas pueden ser sistémicos (fiebre, cefaleas, mialgias) o intestinales (cólicos abdominales y diarrea, que pueden o no ser sanguinolentos). *C. jejuni* es causa de diarrea y seudoapendicitis del viajero. Las complicaciones incluyen aborto séptico, artritis reactiva y síndrome de Guillain-Barré.	- **Tratamiento:** la diarrea se debe tratar sintomáticamente (reemplazo de líquidos y electrólitos). Si la enfermedad es grave, el ciprofloxacino es el fármaco de elección. - **Prevención:** no existe vacuna o fármaco preventivo disponible. Una buena higiene, evitar el agua contaminada, pasteurizar la leche y los productos lácteos, y cocinar bien los alimentos potencialmente contaminados (p. ej., aves de corral) son importantes para evitar infecciones.	- El diagnóstico presuntivo se puede realizar hallando microorganismos curvos con una motilidad rápida y precipitada en una base húmeda de heces.

← ## Especies de *Chlamydia*
Chlamydia pneumoniae
Chlamydia psittaci
Chlamydia trachomatis

Características más frecuentes

- En general, no se tiñen con Gram
- Pequeños, redondos a ovoides
- Parásitos intracelulares estrictos; se replican en vacuolas endocíticas, de manera que se forman cuerpos de inclusión citoplasmáticos característicos

Chlamydia pneumoniae

Patogenia/importancia clínica	Tratamiento y prevención	Identificación en el laboratorio
C. pneumoniae en general se contagia a través de las gotículas respiratorias. Las clamidias son parásitos de alto consumo de energía y requieren ATP y NAD$^+$ exógenos para el crecimiento. Adquieren estos compuestos al replicarse dentro de las células hospederas. - **Infecciones respiratorias extrahospitalarias** *C. pneumoniae* es una causa importante de infecciones respiratorias en todo el mundo, como faringitis, laringitis, bronquitis y neumonías intersticiales. Se han informado brotes epidémicos.	- **Tratamiento:** doxiciclina y eritromicina son los fármacos de elección. - **Prevención:** no existe vacuna o fármaco preventivo disponible.	- No se dispone de pruebas serológicas ni de recuperación mediante cultivo.

Chlamydia psittaci

Patogenia/importancia clínica	Tratamiento y prevención	Identificación en el laboratorio
- **Psitacosis (ornitosis)** Enfermedad zoonótica transmitida a los humanos por la inhalación de polvo contaminado con secreciones respiratorias o heces de aves infectadas (como los loros). La infección por *C. psittaci* en humanos afecta las vías respiratorias, causando tos seca, síntomas similares a la gripe e infiltrados pulmonares. A menudo, hay hepatomegalia y esplenomegalia.	- **Tratamiento:** tetraciclinas y doxiciclina son los fármacos de elección.	- La demostración de un aumento en el título de anticuerpos, mediante fijación del complemento o pruebas de inmunofluorescencia indirecta, puede ayudar al diagnóstico.

Chlamydia trachomatis

Patogenia/importancia clínica	Tratamiento y prevención	Identificación en el laboratorio
• **Uretritis y cervicitis no gonocócicas** *C. trachomatis* es el principal responsable de la uretritis no gonocócica en hombres y de cervicitis en mujeres. La clamidia es la infección bacteriana de transmisión sexual más frecuente en los Estados Unidos. Se contagia por contacto íntimo y afecta a ambos sexos. La exposición repetida o crónica a *C. trachomatis* puede producir esterilidad y embarazos ectópicos. Las mujeres pueden presentar **enfermedad pélvica inflamatoria (EPI)**. • **Tracoma** *C. trachomatis* produce infecciones oculares (**queratoconjuntivitis crónica**) con síntomas que van desde la simple irritación del ojo hasta ceguera. Esta enfermedad es muy prevalente en los países en desarrollo. Se contagia por contacto íntimo con personas infectadas o superficies contaminadas y por moscas. • **Conjuntivitis de inclusión del lactante (CIL)** Los lactantes de madres infectadas por *C. trachomatis* pueden adquirir la enfermedad durante el paso por el canal del parto. Causa una conjuntivitis aguda y purulenta. • **Linfogranuloma venéreo (LGV)** *C. trachomatis* causa LGV, una enfermedad de transmisión sexual invasora poco frecuente en los Estados Unidos, pero endémica en Asia, África y Sudamérica. El LGV se caracteriza por pápulas transitorias en los genitales externos, seguidas en 1-2 meses por una inflamación dolorosa de los ganglios linfáticos inguinales y perirrectales. El drenaje linfático regional puede obstruirse.	• **Tratamiento:** azitromicina, eritromicina y tetraciclinas como la doxiciclina son útiles para tratar las infecciones por clamidia (nota: la eritromicina se usa en niños pequeños y mujeres embarazadas). • **Prevención:** no existe vacuna disponible. La eritromicina o el nitrato de plata en ungüento o gotas oftálmicas se aplican de manera profiláctica a los ojos de los recién nacidos, especialmente a los que tienen riesgo. Para evitar el contagio de una uretritis no gonocócica se deben adoptar las precauciones adecuadas durante el contacto sexual.	• El análisis microscópico de las células infectadas teñidas con anticuerpos fluorescentes directos revela inclusiones citoplasmáticas celulares características. • Las pruebas de amplificación de ácidos nucleicos pueden detectar *C. trachomatis* con un alto grado de sensibilidad.

Anaerobios ← **Especies de *Clostridium***
Clostridium botulinum
Clostridium difficile
Clostridium perfringens
Clostridium tetani

Características más frecuentes

• **Grampositivos**

• **Bacilos grandes y romos que producen endosporas**

• **La mayoría de las especies son móviles**

• **Anaerobios estrictos**

• **Cultivo anaerobio en agar sangre**

Clostridium botulinum

Patogenia/importancia clínica	Tratamiento y prevención	Identificación en el laboratorio
C. botulinum se encuentra en el suelo y los sedimentos acuáticos. Sus esporas contaminan vegetales, carnes y peces. La exotoxina de *C. botulinum* inhibe la liberación de acetilcolina en las uniones neuromusculares, con lo que evita la contracción y causa parálisis flácida. • **Botulismo (intoxicación alimentaria) y síndrome del lactante flácido (hipotónico)** El botulismo en adultos es causado por la ingesta de la exotoxina, lo que lleva a parálisis flácida, vómitos y diarrea. La muerte se produce por parálisis respiratoria. En los lactantes, las esporas de *C. botulinum* germinan en el intestino grueso, por lo que producen la exotoxina que se absorbe lentamente. Hay letargia, reducción del tono muscular y estreñimiento.	• **Tratamiento:** la antitoxina (desarrollada en caballos) que neutraliza la toxina botulínica no unida debe administrarse tan pronto como sea posible en caso de sospecha de intoxicación botulínica. • **Prevención:** las técnicas adecuadas de conservación de los alimentos impiden la producción de exotoxina botulínica.	• La toxina de *C. botulinum* puede detectarse en alimentos, contenidos intestinales y plasma. • El microorganismo puede cultivarse e identificarse mediante métodos anaerobios estándar (*véase* p. 22).

(Las especies de *Clostridium* continúan en la siguiente página)

Clostridium difficile

Patogenia/importancia clínica	Tratamiento y prevención	Identificación en el laboratorio
C. difficile es un componente normal, pero menor, de la flora del intestino grueso. Sus esporas pueden contaminar todo el medio ambiente. *C. difficile* puede crecer en exceso en el colon de un individuo que recibe antibióticos que destruyen la flora normal. Las exotoxinas A y B de *C. difficile* catalizan la glucosilación de las proteínas de unión al trifosfato de guanosina del hospedero, lo que lleva a un reordenamiento del citoesqueleto, la interferencia con las cascadas de señalización y la muerte celular. • **Colitis seudomembranosa** Causada por las toxinas A y B, esta alteración se caracteriza por diarrea acuosa y explosiva y formación de seudomembranas en el colon.	• **Tratamiento:** suspender el factor predisponente y restablecer el equilibrio hidroelectrolítico. *C. difficile* es resistente a numerosos antibióticos. En casos graves se puede comenzar la administración oral de vancomicina o metronidazol. • **Prevención:** no existe vacuna o fármaco preventivo disponible. Los antibióticos de amplio espectro preparan el escenario para la infección por *C. difficile*; por lo tanto, evitar estos fármacos cuando sea posible es importante para la prevención.	• Las enterotoxinas se pueden detectar en muestras de heces con el análisis de inmunoadsorción enzimática (ELISA, *enzyme-linked immunosorbent assay*) para las exotoxinas A y B. • La presencia de una seudomembrana en el colon puede observarse mediante endoscopia.

Clostridium perfringens

Patogenia/importancia clínica	Tratamiento y prevención	Identificación en el laboratorio
C. perfringens es parte de la flora normal de la vagina y el tubo digestivo. Sus esporas se pueden encontrar en el suelo. La α-toxina de *C. perfringens* es una fosfolipasa C (lecitinasa) que provoca la lisis de las células endoteliales y sanguíneas. La bacteria produce al menos 11 exotoxinas adicionales que tienen efectos hemolíticos u otros efectos citotóxicos y necróticos. • **Mionecrosis (gangrena gaseosa)** Las esporas germinan en heridas abiertas, como las causadas por cirugía digestiva, quemaduras, heridas punzantes y de guerra, y producen factores citotóxicos. La fermentación de compuestos orgánicos en los tejidos del hospedero causa la formación de burbujas de gas. A medida que la enfermedad progresa, el aumento de la permeabilidad capilar hace que las exotoxinas sean transportadas por la circulación desde los tejidos dañados a otros órganos, lo que produce efectos sistémicos, como choque, insuficiencia renal y hemólisis intravascular. Si no se trata, la mionecrosis es mortal. • **Intoxicación alimentaria aguda** Esta alteración es ocasionada por la germinación de las esporas en los alimentos cocidos de forma incorrecta. Las bacterias vegetativas resultantes ingeridas en los alimentos producen una enterotoxina que interrumpe el transporte de iones en la porción inferior del intestino delgado. Esto causa pérdida de líquidos y proteínas intracelulares. • **Celulitis anaerobia** Esta es una infección por clostridios del tejido conjuntivo en la que el crecimiento bacteriano se propaga con rapidez a lo largo de los planos fasciales o aponeuróticos.	• **Tratamiento de la gangrena gaseosa:** el tratamiento inmediato con desbridamiento de la herida o amputación y exposición de la herida a oxígeno hiperbárico son mecanismos importantes para tratar la infección. Se deben administrar altas dosis de penicilina G y doxiciclina. • **Tratamiento de la intoxicación alimentaria:** la intoxicación alimentaria por clostridios suele ser autolimitada y solo requiere atención sintomática. • **Prevención:** no existe vacuna o fármaco preventivo disponible. La prevención de la intoxicación alimentaria es una cuestión de prácticas apropiadas de manipulación de alimentos.	• Cuando las muestras de tejido enfermo se tiñen con Gram, se observan bacilos grampositivos grandes. • Cuando se cultiva anaeróbicamente en agar sangre, *C. perfringens* produce una particular doble zona de β-hemólisis. • Existen otras pruebas bioquímicas de diagnóstico que miden características como la fermentación del azúcar y la producción de ácidos orgánicos.

Clostridium tetani

Patogenia/importancia clínica	Tratamiento y prevención	Identificación en el laboratorio
Las esporas de *C. tetani* son habituales en el suelo. La exotoxina de *C. tetani*, la tetanospasmina, se une de forma irreversible a las neuronas y bloquea la liberación de neurotransmisores en las sinapsis inhibitorias. Esto provoca espasmos musculares prolongados e intensos. • **Tétanos** Es causado por las esporas de *C. tetani* que infectan una herida punzante, una quemadura grave o una incisión postoperatoria. En las primeras etapas, se afectan los músculos de la mandíbula, por lo que la boca no puede abrirse (**trismo**). De forma gradual, se comprometen otros músculos voluntarios. La muerte suele producirse por la parálisis de los músculos del tórax, lo que lleva a insuficiencia respiratoria.	• **Tratamiento:** el tratamiento preferido es con anticuerpos humanos hiperinmunes para la toxina tetánica. Se administran sedantes y relajantes musculares, y se debe mantener una ventilación adecuada. *C. tetani* es sensible a la penicilina y el metronidazol. • **Prevención:** el toxoide tetánico inactivado (toxina inactivada con formol) se administra como parte de la vacuna DPT (D = toxoide diftérico; P = antígenos de tos ferina).	• El diagnóstico se basa en los hallazgos clínicos porque la identificación de laboratorio es difícil (*C. tetani* es difícil de cultivar y, con frecuencia, pocos microorganismos pueden aislarse en el tejido infectado).

◄—— **Especies de**
Corynebacterium
Corynebacterium diphtheriae

Características más frecuentes

- Grampositivos; se tiñen de forma desigual
- Bacilos pequeños, finos, pleomorfos que forman grupos característicos que parecen caracteres chinos o una cerca de estacas (disposición en empalizada)
- Inmóviles y no encapsulados
- La mayoría de las especies son anaerobios facultativos
- Cultivo aerobio en medio selectivo como el agar de Tinsdale

Patogenia/importancia clínica	Tratamiento y prevención	Identificación en el laboratorio
C. diphtheriae se encuentra en la piel y la nariz, la garganta y la nasofaringe de portadores y pacientes con difteria. El microorganismo se disemina sobre todo a través de las gotículas respiratorias. La difteria es ocasionada por los efectos locales y sistémicos de una exotoxina distintiva que inhibe la síntesis de proteínas en células eucariotas. Esta toxina inactiva el factor de alargamiento de la cadena del polipéptido eucariota EF-2 por ADP-ribosilación, y de esta manera evita la síntesis de proteínas (nota: el gen estructural para la toxina está codificado en un bacteriófago; solo aquellas cepas de *C. diphtheriae* que son lisogénicas por este fago pueden producir toxinas y, por lo tanto, son virulentas). • **Difteria** Esta enfermedad potencialmente mortal inicia como una infección local, en general en la garganta. La infección produce un exudado adherente espeso y grisáceo distintivo (llamado *seudomembrana*), que se compone de restos celulares de la mucosa, bacterias y productos inflamatorios. El exudado recubre la garganta y puede extenderse a los conductos nasales o las vías respiratorias, donde a veces provoca una obstrucción, por lo que causa asfixia. Los síntomas generalizados se deben a la diseminación de la toxina. Aunque todas las células humanas son sensibles a la toxina diftérica, los principales efectos clínicos comprometen el corazón (la miocarditis puede provocar insuficiencia cardíaca congestiva y daño cardíaco permanente) y los nervios periféricos (neuritis de los nervios craneales y parálisis de grupos musculares, como los que controlan el movimiento del paladar y los ojos).	• **Tratamiento:** una sola dosis de antitoxina sérica de caballo desactiva cualquier toxina circulante, aunque no afecta a la toxina ya unida a un receptor de la superficie celular (nota: la enfermedad del suero debida a una reacción a la proteína del caballo puede provocar complicaciones). La erradicación del microorganismo se logra con cualquiera de varios antibióticos, como eritromicina o penicilina. • **Prevención:** la inmunización con toxoide, en general administrado en la vacuna triple DPT (junto con los antígenos toxoide tetánico y tos ferina), debe iniciarse en la infancia. Las inyecciones de refuerzo de toxoide diftérico (con toxoide tetánico) deben administrarse a intervalos de ~10 años durante toda la vida.	• El diagnóstico inicial y la decisión de tratar la difteria se deben tomar con base en la clínica, ya que no se dispone de una prueba de laboratorio confiable y rápida. • *C. diphtheriae* se puede cultivar en medios selectivos como el agar de Tinsdale, que contiene telurito de potasio, un inhibidor de la flora respiratoria. Entonces, se puede analizar el microorganismo para determinar la producción de toxina mediante una reacción de precipitina inmunitaria.

◄—— **Especies de *Enterococcus***
Enterococcus faecalis
Enterococcus faecium

Características más frecuentes

- Grampositivos
- De forma redonda a ovoide, en pares o en cadenas
- α-hemolíticos o no hemolíticos
- Catalasa negativos
- Crecen en NaCl al 6.5%; cultivo en agar bilis esculina

Patogenia/importancia clínica	Tratamiento y prevención	Identificación en el laboratorio
Enterococcus faecalis y Enterococcus faecium son parte de la flora fecal normal. • **Infecciones intrahospitalarias** Los enterococos suelen causar infecciones intrahospitalarias, sobre todo en unidades de cuidados intensivos. Cuando la resistencia del hospedero disminuye o se altera la integridad del tubo digestivo o el aparato urogenital, los enterococos pueden propagarse a sitios generalmente estériles, por lo que causan infecciones urinarias, bacteriemias/sepsis, endocarditis bacteriana subaguda, infección biliar y abscesos intraabdominales.	• **Tratamiento:** las infecciones enterocócicas se tratan con una combinación de penicilina y un aminoglucósido o el glucopéptido vancomicina. Los antibióticos más nuevos, como la combinación de quinupristina y dalfopristina, se emplean para tratar infecciones resistentes a la vancomicina. • **Prevención:** no existe una vacuna disponible contra el enterococo. La atención cuidadosa al lavado de manos y otras medidas de limpieza entre el personal del hospital puede disminuir de forma significativa la incidencia de infecciones intrahospitalarias.	• Los enterococos se distinguen de los estreptococos no pertenecientes al grupo D por su capacidad para sobrevivir en cloruro de sodio al 6.5%. También pueden hidrolizar el polisacárido esculina en presencia de bilis.

◄— ## Especies de *Escherichia*
Escherichia coli

Características más frecuentes

- Gramnegativos
- Bacilos cortos
- Anaerobios facultativos
- Fermentan la glucosa y una amplia gama de hidratos de carbono
- Catalasa positivos, oxidasa negativos
- Cultivo en agar de MacConkey

Patogenia/importancia clínica	Tratamiento y prevención	Identificación en el laboratorio
E. coli es parte de la flora normal en el colon de los humanos y otros animales, pero puede ser patógeno dentro y fuera del tubo digestivo. Las especies de *E. coli* tienen tres tipos de antígeno: O, K y H. Los pili facilitan la adhesión de la bacteria a las superficies epiteliales humanas. Los "virotipos" patógenos de *E. coli* difieren de la flora normal *E. coli* por la adquisición de genes que codifican nuevos factores de virulencia que permiten la producción de toxinas y la adhesión o invasión de las células hospederas. **• Infecciones de vías urinarias (IVU)** *E. coli* es una causa habitual de IVU, en especial en mujeres. Los síntomas incluyen disuria, polaquiuria, hematuria y piuria. **• Diarrea** Varias categorías de diarrea son causadas por diferentes virotipos de *E. coli*. Entre los más prevalentes están: *E. coli* **enterotoxigénica (ECET).** Este microorganismo es una causa frecuente de la "diarrea del viajero" en los países en desarrollo. Solo infecta a los seres humanos y el contagio se produce a través de alimentos y agua contaminados con desechos humanos o por contacto de persona a persona. La ECET coloniza el intestino delgado y, en un proceso mediado por una enterotoxina que estimula el aumento de la producción de AMPc, provoca una hipersecreción prolongada de iones de cloro y agua al tiempo que inhibe la reabsorción de sodio. Las cepas de ECET producen una toxina lábil al calor que es muy similar a la toxina del cólera, además de una toxina estable al calor que también causa diarrea. *E. coli* **enteropatogénica (ECEP).** Este microorganismo es una causa importante de diarrea en lactantes, en especial en los países en desarrollo. Los recién nacidos se contagian durante el nacimiento o *in utero*. La ECEP se adhiere a las células de la mucosa en el intestino delgado, causando la destrucción de las microvellosidades y el desarrollo de lesiones características. Se produce una diarrea acuosa, que puede volverse crónica. *E. coli* **enterohemorrágica (ECEH).** La ECEH se une a las células en el intestino grueso y produce una de dos toxinas similares a Shiga que destruyen las microvellosidades, por lo que causa una forma grave de diarrea sanguinolenta copiosa (**colitis hemorrágica**) e insuficiencia renal aguda (**síndrome urémico hemolítico**). El serotipo O157:H7 es la cepa más frecuente de *E. coli* que produce toxinas similares a Shiga. El reservorio principal de ECEH es el ganado. Por lo tanto, la posibilidad de infección puede reducirse enormemente cociendo bien la carne molida y tomando leche pasteurizada. Las cepas ECEH en general son sorbitol negativas. **• Meningitis en lactantes** *E. coli* y los estreptococos del grupo B son las principales causas de la meningitis neonatal. Los neonatos no tienen IgM y, por lo tanto, son particularmente susceptibles a la sepsis por *E. coli*, lo que puede hacer que el microorganismo llegue al cerebro. Las cepas de *E. coli* que causan la meningitis expresan la cápsula K1, que es químicamente idéntica a la cápsula producida por los meningococos del serogrupo B.	**• Tratamiento de las IVU:** los medicamentos de elección son trimetoprima-sulfametoxazol y una fluoroquinolona, como el ciprofloxacino (nota: los microorganismos aislados deben ser sometidos a antibiogramas, porque la resistencia múltiple a estos transmitida por plásmidos es habitual). **• Tratamiento de la meningitis:** en general, se recomienda una combinación de una cefalosporina, como la cefotaxima, más gentamicina. **• Tratamiento de la diarrea:** los antibióticos antes citados acortan la duración de la enfermedad. Los pacientes con diarrea deben recibir reposición hidroelectrolítica. No se recomienda el tratamiento antibacteriano del síndrome urémico hemolítico causado por ECEH, porque la muerte de las células bacterianas puede provocar un aumento de la circulación de toxinas y peores resultados. **• Prevención:** no existe vacuna o fármaco preventivo disponible. La diarrea se puede prevenir tomando precauciones con el consumo de alimentos y agua. La propagación de la infección entre las personas se puede controlar mediante el lavado de manos y la desinfección.	• *E. coli* se puede cultivar en un medio diferencial como el agar de MacConkey. • Se observan patrones de fermentación de hidratos de carbono. Por ejemplo, la mayoría de las cepas de *E. coli* fermentan la lactosa, producen gas durante la fermentación de glucosa y muestran positividad para la fermentación de manitol.

`Bacilos gramnegativos` ←

Especies de *Francisella*
Francisella tularensis

Características más frecuentes

- Gramnegativos
- Cocobacilos pleomórficos pequeños con cápsula
- Parásitos intracelulares facultativos
- Aerobios estrictos
- Principalmente patógeno de los animales
- Rara vez se cultivan

Patogenia/importancia clínica	Tratamiento y prevención	Identificación en el laboratorio
El rango de hospederos de *F. tularensis* es amplio e incluye mamíferos silvestres y domésticos, aves y mascotas. Varios artrópodos hematófagos sirven como vectores. Así, el contagio se produce por contacto con tejidos de animales, aguas contaminadas o la picadura de un artrópodo. La tularemia es un riesgo profesional para veterinarios, cazadores y tramperos, ganaderos y manipuladores de carne. *F. tularensis* es un parásito intracelular que puede sobrevivir y multiplicarse dentro de los macrófagos del hospedero, así como en otras células. Tras la inoculación cutánea, se multiplica localmente, produciendo una pápula que se ulcera después de varios días. Los patógenos se diseminan desde la lesión local hasta los ganglios linfáticos regionales, donde causan linfadenopatías dolorosas que pueden supurar. Desde los ganglios linfáticos, los microorganismos se propagan a través del sistema linfático a varios órganos y tejidos, incluidos pulmones, hígado, bazo, riñones y sistema nervioso central. • **Tularemia** La tularemia varía en gravedad de leve a fulminante y letal. El inicio de los síntomas suele ser abrupto. Los síntomas más frecuentes son similares a los de la gripe (escalofríos, fiebre, cefaleas, malestar general, anorexia y cansancio), aunque también pueden aparecer síntomas respiratorios y digestivos. Las úlceras pueden resultar del contacto con productos animales o de picaduras de insectos (tularemia ulceroglandular). Las linfadenopatías son características.	• **Tratamiento:** los fármacos de elección para tratar la tularemia son la estreptomicina o la gentamicina más una tetraciclina, como la doxiciclina. • **Prevención:** evitar los insectos vectores y tomar precauciones al manipular animales silvestres o sus productos es el mejor medio de prevención de la infección por *F. tularensis*. Las infecciones por *F. tularensis* a menudo se conocen como "fiebre del conejo", debido a la frecuencia con la que el patógeno se transmite a los humanos desde los conejos.	• La presentación clínica y la historia compatible con una posible exposición son de gran importancia en el diagnóstico de la tularemia. En general, la confirmación del diagnóstico clínico se realiza serológicamente. • El microorganismo rara vez puede cultivarse. Es extremadamente contagioso, por lo que, si el médico sospecha una infección por *F. tularensis*, debe informarlo a los laboratorios clínicos.

`Bacilos gramnegativos` ←

Especies de *Haemophilus*
Haemophilus influenzae

Características más frecuentes

- Gramnegativos
- De forma pleomórfica, desde pequeños cocobacilos hasta filamentos largos y delgados
- Parásito obligatorio, requieren hemina y NAD$^+$ para el crecimiento
- Se cultivan en agar chocolate con hemina y NAD$^+$

Patogenia/importancia clínica	Tratamiento y prevención	Identificación en el laboratorio
H. influenzae es un residente normal de las vías respiratorias superiores del humano y también puede colonizar la conjuntiva y las vías del aparato genital. La transmisión es mediante las gotículas respiratorias. *H. influenzae* puede no estar encapsulado o producir una cápsula (el tipo capsular b se asocia con una enfermedad más grave e invasora). Después de la adherencia y colonización de la mucosa respiratoria, la infección puede volverse sistémica, y las bacterias se propagan a través del torrente sanguíneo hacia el sistema nervioso central. • **Meningitis bacteriana** *H. influenzae* puede producir meningitis bacteriana, en especial en lactantes y niños muy pequeños.	• **Tratamiento:** se debe realizar un antibiograma para determinar el antibiótico adecuado. En general, una cefalosporina de tercera generación, como la cefotaxima o la ceftriaxona, es eficaz en el tratamiento de la meningitis. La sinusitis, la otitis media y otras infecciones de las vías respiratorias superiores se tratan con trimetoprima-sulfametoxazol o ampicilina más clavulanato.	• *H. influenzae* se puede cultivar en agar chocolate que contiene hemina (factor X) y NAD$^+$ (factor V). • Se puede observar hinchamiento capsular (reacción de Quellung) e identificar la cápsula mediante tinción inmunofluorescente. • El antígeno capsular también se puede detectar en el LCR u otros líquidos corporales mediante técnicas inmunológicas.

(*H. influenzae* continúa en la siguiente página)

Haemophilus influenzae (continúa)

Patogenia/importancia clínica	Tratamiento y prevención	Identificación en el laboratorio
• **Infecciones de las vías respiratorias superiores** *H. influenzae* es una causa importante de otitis media, sinusitis y epiglotitis, principalmente en niños. • **Neumonía** Este microorganismo causa neumonía, en especial en adultos mayores o individuos inmunocomprometidos.	• **Prevención:** los niños reciben una vacuna conjugada contra el polisacárido capsular de tipo b de *H. influenzae*. Se puede administrar rifampicina como profilaxis.	

Bacilos gramnegativos ◄—

Especies de *Helicobacter*
Helicobacter pylori

Características más frecuentes

- Gramnegativos
- Bacilos curvos
- Múltiples flagelos polares dan al microorganismo una motilidad rápida en sacacorchos
- Ureasa positivos
- Cultivo en medio selectivo que contiene antibióticos para inhibir el crecimiento de otra flora fecal

Patogenia/importancia clínica	Tratamiento y prevención	Identificación en el laboratorio
H. pylori es un germen inusual debido a su capacidad para colonizar el estómago, donde un pH bajo en general protege frente a las infecciones bacterianas. Se piensa que la transmisión es de persona a persona (el microorganismo no ha sido aislado de los alimentos o el agua). Si no se trata, las infecciones tienden a ser crónicas. *H. pylori* coloniza las células de la mucosa gástrica y sobrevive la capa mucosa que recubre el epitelio. El microorganismo no es invasor, sino que recluta células inflamatorias activas, con lo que provoca una inflamación crónica de la mucosa. *H. pylori* secreta una ureasa, la cual produce iones amonio que neutralizan el ácido gástrico en las proximidades del microorganismo, lo que favorece su multiplicación. El amoníaco puede dañar la mucosa gástrica y también potenciar los efectos de una citotoxina producida por *H. pylori*. • **Gastritis aguda** La infección inicial por *H. pylori* da lugar a una disminución de la producción de moco y conduce a una gastritis aguda. Tanto las **úlceras duodenales** como las **gástricas** están estrechamente relacionadas con la infección por *H. pylori*. El microorganismo parece ser un factor de riesgo para el desarrollo de **carcinoma gástrico y linfoma gástrico de linfocitos B.**	• **Tratamiento:** la erradicación de *H. pylori* requiere tratamiento combinado con dos o más antibióticos debido a la rápida aparición de cepas resistentes. Un régimen típico incluye amoxicilina más claritromicina más un inhibidor de la bomba de protones, como el omeprazol (*véase* fig. 12-18). • **Prevención:** no existe vacuna o fármaco preventivo disponible.	• El característico movimiento en tirabuzón se puede observar en el frotis de mucosa gástrica sometida a biopsia. • La positividad a la ureasa puede medirse mediante la prueba del aliento (la enzima bacteriana escinde la urea marcada radioactivamente, liberando CO_2 radioactivo en el aliento espirado). • Hay pruebas serológicas disponibles, que incluyen ELISA para anticuerpos séricos contra *H. pylori*.

Bacilos gramnegativos ◄—

Especies de *Legionella*
Legionella pneumophila

Características más frecuentes

- **Gramnegativos (tinción leve)**
- **Bacilos finos en la naturaleza; cocobacilos en el material clínico**
- **Parásitos facultativos intracelulares**
- **Microorganismos no capsulados y con flagelos monotricos**
- **Cultivo especializado**

Patogenia/importancia clínica	Tratamiento y prevención	Identificación en el laboratorio
El hábitat normal de *L. pneumophila* son las amebas libres halladas en el agua y el suelo, y el organismo dentro de su ameba hospedera se localiza en torres de enfriamiento, humidificadores, aires acondicionados y sistemas de distribución de agua. El microorganismo soporta el cloro y, por lo tanto, sobrevive a los procedimientos de tratamiento del agua. En general, las infecciones se producen por inhalación de microorganismos en aerosol. Por lo tanto, la patología se limita inicialmente a las vías respiratorias. Los macrófagos fagocitan *L. pneumophila*, pero el fagosoma no se fusiona con un lisosoma. En cambio, los microorganismos se multiplican dentro de este ambiente protegido hasta que la célula se rompe, con lo que libera un mayor número de bacterias infecciosas. • **Enfermedad del legionario** La enfermedad del legionario es una neumonía lobular aguda con síntomas multisistémicos. Los factores predisponentes incluyen inmunocompromiso, compromiso pulmonar (p. ej., debido al tabaquismo o una enfermedad pulmonar crónica) y debilitamiento causado por el consumo excesivo de alcohol, la edad o una cirugía. El rasgo predominante es la neumonía (asociada con una tos que es levemente productiva). Una diarrea acuosa y no sanguinolenta aparece en el 25-50% de los casos. También puede haber náuseas, vómitos y síntomas neurológicos. • **Fiebre de Pontiac** La fiebre de Pontiac es una enfermedad similar a la gripe que infecta de manera característica a personas sanas. La recuperación generalmente se completa dentro de 1 semana.	• **Tratamiento:** los macrólidos, como la eritromicina o la azitromicina, son los fármacos de elección para la enfermedad del legionario. Las fluoroquinolonas también son activas. No se requiere terapia específica para la fiebre de Pontiac. • **Prevención:** no existe vacuna o fármaco preventivo disponible. Las medidas como la limpieza del suministro de agua con agua extremadamente caliente disminuyen las posibilidades de contaminación.	• *L. pneumophila* se cultiva de las secreciones respiratorias mediante agar de extracto de levadura y carbón tamponado enriquecido con L-cisteína, hierro y α-cetoglutamato. • Los estudios serológicos incluyen una prueba de anticuerpos fluorescentes directos y un radioinmunoanálisis para el antígeno de *L. pneumophila* en la orina. • También se puede realizar la hibridización con una prueba de ADN específica para *L. pneumophila*.

Espiroquetas ◄——

Especies de *Leptospira*
Leptospira interrogans

Características más frecuentes

- **Gramnegativos, pero se tiñen mal, por lo que es necesario visualizarlos por otros medios**
- **Espirilos largos, muy finos y flexibles**
- **Extremadamente móviles**
- **Cultivo especializado**

Patogenia/importancia clínica	Tratamiento y prevención	Identificación en el laboratorio
Varios animales silvestres y domésticos sirven como reservorios para *L. interrogans*. El contagio a los humanos ocurre después de la ingesta de alimentos o agua contaminada, por ejemplo, por la orina de un animal que contiene la espiroqueta. Estos microorganismos pueden sobrevivir varias semanas en aguas estancadas, pero son sensibles a la desecación. • **Leptospirosis** Existen diferentes cepas de *L. interrogans* en todo el mundo y causan leptospirosis, conocida bajo varios nombres locales como *ictericia infecciosa, fiebre de los pantanos, enfermedad de Weil* y *enfermedad de los porqueros*. La fiebre aparece 1-2 semanas después de la infección, y se encuentra *L. interrogans* en la sangre. A continuación, los microorganismos infectan varios órganos, en especial el hígado y los riñones, lo que produce ictericia, hemorragia y necrosis tisular. Los riñones enfermos diseminan gran cantidad de leptospira en la orina. La segunda fase de la enfermedad implica un aumento en el título de anticuerpos IgM acompañado de meningitis aséptica. La hepatitis es frecuente.	• **Tratamiento:** la penicilina G o una tetraciclina como la doxiciclina se emplean durante las primeras etapas de la infección. • **Prevención:** no existe vacuna disponible. La doxiciclina es eficaz para la profilaxis. La prevención de la exposición a aguas contaminadas y el control de los roedores pueden ayudar a reducir la posibilidad de infección.	• *L. interrogans* no se tiñe bien. Sin embargo, los microorganismos en ciertas ocasiones se pueden observar en un frotis de sangre fresca mediante microscopía de campo oscuro. • *L. interrogans* puede detectarse mediante pruebas serológicas de aglutinación.

Bacilos grampositivos

Especies de *Listeria*
Listeria monocytogenes

Características más frecuentes

- Grampositivos
- Bacilos delgados y cortos, que a veces aparecen como diplobacilos o en cadenas cortas
- Parásitos intracelulares facultativos
- Catalasa positivos
- Motilidad distintiva en medio líquido
- Crecen facultativamente en una variedad de medios enriquecidos

Patogenia/importancia clínica	Tratamiento y prevención	Identificación en el laboratorio
Las especies de *Listeria* están muy diseminadas entre los animales en la naturaleza. Las infecciones por el patógeno *L. monocytogenes* pueden aparecer como casos esporádicos o en pequeñas epidemias, que en general son transmitidas por los alimentos (productos lácteos, carnes molidas y aves de corral). *L. monocytogenes* es un parásito intracelular facultativo. Se adhiere e ingresa en una variedad de células de mamíferos a través de la fagocitosis. Una vez dentro de la célula, sale de la vacuola fagocítica produciendo una toxina que daña la membrana, la listeriolisina. *Listeria* crece en el citosol y utiliza la motilidad basada en actina y la proteína ActA para facilitar su paso directo de célula a célula. • Listeriosis La septicemia y la meningitis son las formas más frecuentes de infección por listeria. El organismo puede transmitirse de una madre infectada a su recién nacido (*Listeria* es una causa relativamente habitual de meningitis del recién nacido), o al feto, lo que inicia el aborto. Los individuos inmunocomprometidos, en especial aquellos con defectos en la inmunidad celular, son susceptibles a infecciones generalizadas graves.	• **Tratamiento:** se han utilizado con éxito varios antibióticos para tratar las infecciones por *L. monocytogenes*, incluyendo ampicilina o trimetoprima/sulfametoxazol. • **Prevención:** no hay una vacuna disponible contra *L. monocytogenes*. La prevención de las infecciones por *Listeria* puede lograrse mediante la preparación y el tratamiento adecuados de los alimentos. *L. monocytogenes* crece bien a 4 °C y, por lo tanto, el patógeno puede seguir creciendo en productos alimenticios contaminados y refrigerados.	• *L. monocytogenes* se puede aislar de sangre, líquido cefalorraquídeo y otras muestras clínicas. • En el agar sangre, el microorganismo produce una pequeña colonia rodeada por una zona estrecha de β-hemólisis. • Las especies de *Listeria* se pueden distinguir por la morfología, la motilidad y la producción de catalasa.

Otros

Especies de *Mycobacterium*
Mycobacterium leprae
Mycobacterium tuberculosis

Características más frecuentes

- No se tiñen con Gram debido a las paredes celulares ricas en lípidos
- Bacilos largos, finos, inmóviles
- Aerobios
- Resistentes a la desecación
  - *M. tuberculosis* se cultiva en un medio especializado como el agar de Lowenstein-Jensen; *M. leprae* no crece en cultivos

Mycobacterium leprae

Patogenia/importancia clínica	Tratamiento y prevención	Identificación en el laboratorio
M. leprae presenta baja infectividad. Se contagia de persona a persona a través del contacto prolongado, por ejemplo, de los exudados de las lesiones de la piel de un paciente con lepra a la piel lesionada de otro individuo. Docenas de casos en los Estados Unidos se han asociado con el contacto o la ingesta de armadillos, un reservorio conocido del patógeno. No se conocen toxinas o factor de virulencia para *M. leprae*. • Lepra (enfermedad de Hansen) La *lepra* es una granulomatosis crónica de los nervios periféricos y la piel. Hay dos formas clínicas: la **lepra tuberculoide**, en la que se producen lesiones destructivas debido a la respuesta inmunitaria mediada por células del hospedero como grandes placas maculares en los tejidos más fríos como la piel (en especial la nariz y las orejas), los testículos y las terminaciones nerviosas superficiales; y la **lepra lepromatosa**, en la que la respuesta inmunitaria mediada por células está muy deprimida y la enfermedad se vuelve lenta pero progresiva, con un gran número de microorganismos en las lesiones y la sangre.	• **Tratamiento para la forma tuberculoide:** el tratamiento de la lepra consiste en una combinación con dapsona, rifampicina y, para la enfermedad lepromatosa, clofazimina. Tanto la forma tuberculoide como la lepromatosa requieren tratamiento antibiótico prolongado. • **Prevención:** no existe un fármaco disponible. La vacunación con bacilo Calmette-Guérin muestra algunos efectos protectores contra la lepra.	• **Lepra tuberculosa:** rara vez se observan microorganismos en las muestras de tejidos, y el diagnóstico se basa en la clínica y la histología del material de biopsia. • **Lepra lepromatosa:** la tinción de Ziehl-Neelsen de los raspados en la piel y la mucosa nasal u otras áreas infectadas pueden mostrar la presencia de *M. leprae*.

(Las especies de *Mycobacterium* continúan en la página siguiente)

Mycobacterium tuberculosis

Patogenia/importancia clínica	Tratamiento y prevención	Identificación en el laboratorio
M. tuberculosis sobrevive y crece en los macrófagos del hospedero, donde puede permanecer viable, pero inactivo, durante décadas. La inmunosupresión puede llevar a la reactivación. *M. tuberculosis* no produce endotoxinas ni exotoxinas demostrables. La tuberculosis es la principal enfermedad bacteriana crónica en los seres humanos y la principal causa de muerte por infección en todo el mundo. La transmisión ocurre por gotitas de Flügge (gotículas respiratorias) producidas por la tos y depende de las condiciones de hacinamiento y una ventilación deficiente. • **Tuberculosis** Los tubérculos (lesiones granulomatosas productivas) se forman en el pulmón después de la infección por *M. tuberculosis*. Su formación es mediada por la respuesta inmunitaria del hospedero. La lesión puede detenerse y volverse fibrótica y calcificada, o puede romperse, lo que da lugar a la propagación de la infección a través de la linfa y el torrente sanguíneo. *M. tuberculosis* puede sembrar diferentes tejidos, causando, por ejemplo, neumonitis crónica, osteomielitis tuberculosa o meningitis tuberculosa. Si se desarrollan tubérculos activos en todo el cuerpo, esta afección grave se conoce como *tuberculosis miliar* (diseminada).	• **Tratamiento:** la curación requiere un tratamiento antibiótico combinado prolongado (6 meses o más) con isoniazida, rifampicina, pirazinamida y etambutol. • **Prevención:** está disponible la vacuna de Calmette-Guérin, la cual se emplea para individuos negativos a la tuberculina con alto riesgo sostenido de infección. La isoniazida se utiliza de manera profiláctica, por ejemplo, en personas con síntomas positivos a la tuberculina, quienes necesitan terapia inmunosupresora para otras enfermedades.	• Las bacterias acidorresistentes se pueden observar en muestras clínicas tratadas con tinción de Ziehl-Neelsen. • Se pueden emplear sondas de ácido nucleico para detectar el ADN de *M. tuberculosis* amplificado por la reacción en cadena de la polimerasa. • El microorganismo puede cultivarse en medios especializados, como el agar de Löwenstein-Jensen.

Micoplasmas ←
Especies de *Mycoplasma*
Mycoplasma pneumoniae

Características más frecuentes

- **No se detectan con la tinción de Gram porque no tienen paredes celulares con peptidoglucanos**
- **Plásticos, pleomorfos (ni bacilos ni cocos)**
- **Membrana celular de tres capas (trilaminar) con esteroles**
- **Rara vez se cultivan para fines diagnósticos**

Patogenia/importancia clínica	Tratamiento y prevención	Identificación en el laboratorio
M. pneumoniae se encuentra como parte de la flora normal de la cavidad bucal humana y las vías urogenitales. Se contagia de persona a persona a través de gotículas respiratorias. *M. pneumoniae* tiene una citoadhesina asociada con la membrana (P1) que se une a las células epiteliales bronquiales ciliadas e inhibe la acción ciliar. Esto produce una respuesta inflamatoria en los tejidos bronquiales. *M. pneumoniae* produce una exotoxina que es similar a la toxina pertussis. • **Neumonía atípica primaria** Esta enfermedad de las vías respiratorias inferiores es la infección más conocida de *M. pneumoniae*. También se conoce como *neumonía ambulatoria* porque los signos y síntomas pueden ser mínimos y el paciente en general permanece ambulatorio durante toda la enfermedad. La infección por *M. pneumoniae* también provoca bronquitis, faringitis y otitis media no purulenta. La mayor incidencia aparece en niños mayores y adultos jóvenes (5-20 años de edad). La incidencia entre los adultos mayores ha ido aumentando.	• **Tratamiento:** doxiciclina, azitromicina, eritromicina y levofloxacino son los fármacos de elección.	• Las pruebas serológicas más utilizadas para identificar una neumonía atípica primaria son los anticuerpos fijadores de complemento a *M. pneumoniae*. • *M. pneumoniae* es difícil y costoso de cultivar. • Se pueden utilizar sondas de ADN disponibles comercialmente para detectar *M. pneumoniae* en muestras de esputo. • Las aglutininas frías son detectables después de una infección por *M. pneumoniae*. Estos anticuerpos específicos de eritrocitos aglutinan estas células en el frío.

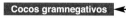

Cocos gramnegativos

Especies de Neisseria
Neisseria gonorrhoeae
Neisseria meningitidis

Características más frecuentes

- Gramnegativos
- Diplococos en forma de haba
- Con pili
- Oxidasa positivos
- Aerobios

Neisseria gonorrhoeae

Patogenia/importancia clínica	Tratamiento y prevención	Identificación en el laboratorio
El hábitat normal de *N. gonorrhoeae* es el aparato genital humano. En general, se contagia durante el contacto sexual, pero también puede transmitirse durante el paso de un bebé a través de un canal del parto infectado. *N. gonorrhoeae* es muy sensible a la desecación y no tiene cápsula. Las proteínas bacterianas (pili y proteínas de la membrana externa) mejoran la adhesión de la bacteria a las superficies de las células epiteliales y mucosas, como las de la uretra, el recto, el cuello uterino, la faringe y la conjuntiva, lo que potencia la colonización. La variación antigénica de los pili contribuye a la evasión inmunitaria, y una proteasa IgA permite a los gonococos evadir la IgA de la mucosa. • **Gonorrea** La gonorrea es la segunda enfermedad infecciosa informada con mayor frecuencia en los Estados Unidos. En los hombres, los síntomas incluyen uretritis, secreción purulenta y dolor al orinar. En las mujeres, la infección en general se localiza en el endocérvix, a veces causando un flujo vaginal purulento. Si la enfermedad de la mujer progresa a las trompas uterinas, puede producirse **salpingitis gonocócica** (que puede provocar cicatrización de las trompas e infertilidad), **enfermedad pélvica inflamatoria y fibrosis**. A veces, la infección es asintomática. • **Oftalmía neonatal** Se refiere a una conjuntivitis purulenta que se contagia a un recién nacido durante el paso a través del canal del parto de una madre infectada por gonococos. Si no se trata, la conjuntivitis aguda puede producir ceguera. • **Artritis séptica** La infección por *N. gonorrhoeae* transmitida por la sangre (diseminada) es la causa más frecuente de artritis séptica en los adultos sexualmente activos.	• **Tratamiento para la gonorrea no complicada:** hoy en día, la combinación de ceftriaxona más azitromicina es la recomendación de los CDC para el tratamiento de la gonorrea. • **Tratamiento para la oftalmía neonatal:** se administra una sola dosis sistémica de ceftriaxona. Profilaxis neonatal: se instila eritromicina en los ojos de los recién nacidos para erradicar tanto *N. gonorrhoeae* como *Chlamydia trachomatis*. • **Prevención:** no existe vacuna o fármaco preventivo disponible. Los recién nacidos cuyos ojos están en riesgo de infección por *N. gonorrhoeae* se tratan profilácticamente con eritromicina. Las precauciones para tener sexo seguro (usar preservativo) pueden evitar el contagio.	• Los diplococos gramnegativos son visibles dentro de los neutrófilos en los exudados uretrales. • Los cultivos positivos a la oxidasa crecen en agar de Thayer-Martin con agregado de CO_2. • *N. gonorrhoeae* utiliza la glucosa, pero no la maltosa.

Neisseria meningitidis

Patogenia/importancia clínica	Tratamiento y prevención	Identificación en el laboratorio
N. meningitidis es una causa frecuente de meningitis. El contagio se produce a través de gotículas respiratorias y los pili permiten la adhesión de *N. meningitidis* a la mucosa nasofaríngea. La cápsula de polisacárido meningocócico es antifagocítica y, por lo tanto, es el factor de virulencia más importante que ayuda a mantener la infección. *N. meningitidis* también produce una proteasa contra IgA (*véase N. gonorrhoeae*). Una endotoxina truncada llamada LOS es responsable de la mayor parte del daño tisular en la enfermedad meningocócica.	• **Tratamiento:** los fármacos de elección son penicilina G, cefotaxima y ceftriaxona.	• Observado bajo el microscopio óptico, *N. meningitidis* obtenido a partir de líquido cefalorraquídeo aparece como diplococos gramnegativos, a menudo dentro y en asociación con leucocitos polimorfonucleares.

(*N. meningitidis* continúa en la página siguiente)

Neisseria meningitidis (continuación)

Patogenia/importancia clínica	Tratamiento y prevención	Identificación en el laboratorio
• **Meningitis** En general, el recubrimiento epitelial de la nasofaringe sirve como barrera para las bacterias. Si los meningococos penetran esa barrera y entran en el torrente sanguíneo, se multiplican con rapidez, causando una **meningococcemia**. Esta septicemia puede provocar coagulación intravascular, colapso circulatorio y choque potencialmente mortal (de los cuales la endotoxina bacteriana es en gran medida responsable). Si *N. meningitidis* cruza la barrera hematoencefálica, se puede replicar en el líquido cefalorraquídeo y provocar una respuesta inflamatoria aguda que produce una **meningitis** purulenta. La fiebre inicial y el malestar general pueden evolucionar rápidamente con cefaleas intensas, rigidez del nuca, vómitos y fotofobia. A las pocas horas puede producirse un coma. • **Síndrome de Waterhouse-Friderichsen** Este síndrome es una septicemia meningocócica aguda y mortal que se observa sobre todo en niños pequeños. Se asocia con una hemorragia suprarrenal bilateral.	• **Prevención:** hoy en día, se recomienda una vacuna conjugada compuesta por material capsular de los serogrupos A, C, Y y W-135 para adolescentes y adultos jóvenes. Se han autorizado dos nuevas vacunas que protegen contra las cepas del serogrupo B. Estas vacunas contienen proteínas de la membrana externa, no de la cápsula del polisacárido, porque la cápsula del serogrupo B es un autoantígeno y no es inmunogénica. • **Profilaxis:** se puede emplear la rifampicina para tratar a los miembros de la familia y otras personas allegadas del individuo infectado.	• *N. meningitidis* puede cultivarse en agar chocolate. • El microorganismo es oxidasa positivo y utiliza glucosa y maltosa como fuentes de carbono en una atmósfera suplementada con CO_2.

Bacilos gramnegativos ← **Especies de *Pseudomonas***
Pseudomonas aeruginosa

Características más frecuentes

- Gramnegativos
- Bacilos móviles (flagelos polares) con cápsula de alginato
- Aerobios o facultativos
- Oxidasa positivos
- Producen pigmentos azul-verdosos difusibles
- Oxidan pero no fermentan hidratos de carbono como la lactosa
- Cultivo en agar de MacConkey

Patogenia/importancia clínica	Tratamiento y prevención	Identificación en el laboratorio
P. aeruginosa está ampliamente distribuida en la naturaleza (suelo, agua, plantas y animales). Puede colonizar humanos sanos sin causar enfermedad, pero también es un patógeno oportunista importante y una causa significativa de infecciones intrahospitalarias. *P. aeruginosa* ocasiona neumonía intrahospitalaria, infecciones urinarias, del sitio quirúrgico o de quemaduras graves intrahospitalarias, así como infecciones de pacientes con fibrosis quística y de aquellos que reciben quimioterapia para enfermedades neoplásicas o terapia con antibióticos para otras infecciones. *P. aeruginosa* puede crecer en agua destilada, baños de agua caliente de laboratorio, hidromasajes, sondas intravenosas y otros recipientes que contienen agua. Esto explica por qué el organismo es responsable de tantas infecciones intrahospitalarias. La enfermedad por *P. aeruginosa* comienza con la adherencia y la colonización del tejido hospedero. Casi cualquier órgano/tejido puede infectarse. La adherencia mediada por pili, así como por las proteasas extracelulares, la citotoxina, las hemolisinas y la piocianina promueve el daño tisular, la invasión local y la diseminación del microorganismo. La enfermedad sistémica es promovida por una cápsula antifagocítica, exotoxinas y endotoxinas. • **Infecciones localizadas** Las infecciones localizadas por *P. aeruginosa* pueden producirse en ojos, oídos, piel, vías urinarias y respiratorias, tubo digestivo y sistema nervioso central (SNC). En la mayoría de los casos, las infecciones localizadas pueden diseminarse. • **Infecciones sistémicas** El tubo digestivo es un sitio habitual de presentación. Las infecciones sistémicas resultantes pueden incluir bacteriemias, neumonías secundarias, infecciones óseas y articulares, endocarditis e infecciones de la piel/tejidos blandos y del SNC.	• **Tratamiento:** como la resistencia a una variedad de antibióticos es frecuente en esta especie, la terapia con estos medicamentos a menudo requiere una combinación de bactericidas, como un aminoglucósido y un β-lactámico antiseudomónico. • **Prevención:** no existe vacuna o fármaco preventivo disponible. La prevención de la infección de las quemaduras requiere el empleo de sulfadiazina de plata tópica.	• *P. aeruginosa* no fermenta la lactosa y es oxidasa positiva. • *P. aeruginosa* produce colonias incoloras sobre el agar de MacConkey. Los microorganismos cultivados producen pigmentos azules (piocianina) y fluorescentes verdes (pioverdina).

Otros ← ## Especies de *Rickettsia*

Rickettsia rickettsii

Características más frecuentes

- Gramnegativos, pero se tiñen poco
- De forma pequeña, parecida a bacilos o cocobacilos
- Solo crecen dentro de las células hospederas vivas
- Se contagian a través de garrapatas infectadas
- No se cultivan rutinariamente debido a la intracelularidad obligatoria

Patogenia/importancia clínica	Tratamiento y prevención	Identificación en el laboratorio
R. rickettsii es trasmitida a los humanos por la picadura de una garrapata de la madera o del perro. Parasita las células endoteliales que recubren los capilares a lo largo del sistema circulatorio, matando finalmente a la célula hospedera. Esto da lugar a la formación de trombos localizados en varios órganos, incluida la piel. Varias hemorragias y alteraciones hemodinámicas pequeñas generan los síntomas de la enfermedad. • **Fiebre maculosa de las Montañas Rocosas** Esta enfermedad se caracteriza por fiebre alta, malestar general y erupción grave que comienza en las palmas de las manos y las plantas de los pies y luego se propaga para cubrir el cuerpo. La erupción progresa de macular a petequial o francamente hemorrágica. Si no se trata, la infección puede producir insuficiencia miocárdica o renal. La enfermedad aparece con mayor frecuencia en niños y adolescentes, pero las tasas de mortalidad son más altas (5-30%) entre las personas mayores de 40 años de edad.	• **Tratamiento:** la doxiciclina es el fármaco de elección para infecciones por *R. rickettsii*, siempre que se administre temprano en la enfermedad. Debido a que los principales métodos de diagnóstico requieren la confirmación de la seroconversión, la decisión terapéutica debe tomarse por motivos clínicos, junto con la anamnesis o la sospecha de contacto con garrapatas. • **Prevención:** no se ha autorizado alguna vacuna contra las rickettsias en los Estados Unidos, y no existe un fármaco preventivo disponible. La prevención depende del control de los vectores, el empleo de prendas apropiadas que reduzcan la exposición de la piel y la extracción inmediata de la garrapata adherida.	• Los procedimientos serológicos se basan en la demostración de una respuesta de anticuerpos específica contra rickettsia durante el curso de la infección. • Existen pruebas de anticuerpos fluorescentes indirectos que utilizan anticuerpos específicos contra rickettsia, principalmente en laboratorios de referencia.

Bacilos gramnegativos ← ## Especies de *Salmonella*

Salmonella enterica serovar Typhi
Salmonella enterica serovar Typhimurium

Características más frecuentes

- Bacilos gramnegativos
- Anaerobios facultativos
- Fermentan la glucosa y una amplia gama de hidratos de carbono; sin embargo, la mayoría de las especies de *Salmonella* no fermentan la lactosa
- Catalasa positivos, oxidasa negativos
- Cultivo en agar de MacConkey

Salmonella enterica serovar Typhi

Patogenia/importancia clínica	Tratamiento y prevención	Identificación en el laboratorio
S. enterica serovar Typhi se contagia entre humanos, sin reservorios animales o aves. La infección es por vía oral-fecal, en general a través de alimentos o aguas contaminados por heces humanas. Los niños pequeños y los adultos mayores son particularmente susceptibles a las infecciones por *Salmonella*, al igual que las personas en sitios o condiciones de hacinamiento. *S. enterica* serovar Typhi causa enfermedad al adherirse e invadir los macrófagos del tejido linfático intestinal (placas de Peyer). Las bacterias se replican con rapidez dentro de estas células y, finalmente, se diseminan al sistema reticuloendotelial (incluido el hígado y el bazo, que se agrandan) y la vesícula biliar. • **Fiebre tifoidea (fiebre entérica)** Esta es una enfermedad sistémica grave y potencialmente mortal caracterizada por fiebre y síntomas abdominales. Casi el 30% de los pacientes tienen una erupción maculopapular débil en el tórax (llamada *manchas rosadas*). Después de 1-3 semanas de incubación, *S. enterica* serovar Typhi puede ingresar en la sangre, causando una bacteriemia que provoca fiebre, cefaleas, malestar general y diarrea sanguinolenta. La endotoxina bacteriana puede causar encefalopatía, miocarditis y coagulación intravascular. Las perforaciones del intestino pueden causar hemorragia. Algunas personas infectadas pueden convertirse en portadoras crónicas durante períodos de hasta años debido a la infección residual persistente de la vesícula biliar. Los manipuladores de alimentos públicos y los proveedores de servicios de la salud que son portadores pueden presentar un grave problema de salud pública.	• **Tratamiento:** la ceftriaxona y las fluoroquinolonas, como el ciprofloxacino, son los fármacos de referencia. • **Prevención:** hay dos vacunas disponibles. Una se produce mediante una cepa atenuada viva de *S. enterica* serovar Typhi y se administra por vía oral. La otra contiene material de la cápsula y se administra por vía parenteral. La prevención requiere una higiene adecuada y cocer completamente los alimentos.	• El serovar Typhi puede aislarse de sangre, heces, médula ósea, orina y tejidos de las manchas rosadas. • Este serovar puede cultivarse en agar de MacConkey, donde produce colonias incoloras que no fermentan la lactosa. • Las pruebas serológicas para anticuerpos contra el antígeno O en el suero del paciente también ayudan al diagnóstico.

(Las especies de *Salmonella* continúan en la página siguiente)

Salmonella enterica serovar Typhimurium

Patogenia/importancia clínica	Tratamiento y prevención	Identificación en el laboratorio
S. enterica serovar Typhimurium (y otras especies de *Salmonella* que causan enterocolitis) se localiza en el tubo digestivo de humanos, otros animales y aves. Es transmitida a través de alimentos contaminados o por vía fecal-oral. • **Enterocolitis (gastroenteritis, infección alimentaria)** Los productos avícolas contaminados, incluyendo huevos, son los principales vehículos para la infección en humanos por serovar Typhimurium, aunque la leche cruda y las mascotas como las tortugas también transmiten la enfermedad. *Salmonella* se adhiere e invade los enterocitos tanto del intestino delgado como del grueso, causando una respuesta inflamatoria profunda. Dentro de las 10-48 h posteriores a la ingesta, se producen náuseas, vómitos, cólicos y diarrea. La diarrea en general termina espontáneamente en una semana.	• **Tratamiento:** la reposición hidroelectrolítica es importante si la diarrea es grave. En general, no se utilizan antibióticos, excepto en individuos inmunocomprometidos para prevenir la propagación sistémica de la infección. • **Prevención:** no existe vacuna o fármaco preventivo disponible. La prevención se logra mediante el tratamiento adecuado de las aguas residuales, la manipulación correcta de los alimentos y una buena higiene personal.	• Los microorganismos aislados de muestras de heces producen colonias incoloras en el agar de MacConkey.

Especies de *Shigella*

Bacilos gramnegativos ←

Shigella sonnei
Shigella dysenteriae
Shigella flexneri
Shigella boydii

Características más frecuentes

• **Bacilos gramnegativos**

• **Anaerobios facultativos**

• **La mayoría de las especies de *Shigella* no pueden fermentar lactosa, excepto *S. sonnei*, que lo hace débilmente**

• **Catalasa positivos, oxidasa negativos**

• **Cultivo en agar de Hektoen**

Patogenia/importancia clínica	Tratamiento y prevención	Identificación en el laboratorio
Las especies de *Shigella* se propagan de persona a persona, y las heces contaminadas son una fuente importante de microorganismos. Las moscas, así como los alimentos y el agua contaminados, también pueden transmitir la enfermedad. El microorganismo tiene una dosis infecciosa baja (< 100 microorganismos viables son suficientes para causar la enfermedad). Por lo tanto, los casos secundarios dentro de un hogar son habituales, en especial en condiciones de hacinamiento o higiene deficiente. *S. sonnei*, que es una causa frecuente de shigelosis en los Estados Unidos, invade y destruye la mucosa del intestino grueso, pero rara vez penetra en las capas intestinales más profundas. *S. dysenteriae* también invade la mucosa colónica, pero, además, produce una exotoxina (toxina Shiga) con propiedades enterotóxicas y citotóxicas. • **Disentería bacilar (shigelosis)** Esta enfermedad se caracteriza por diarrea con sangre, moco y cólicos abdominales dolorosos. La enfermedad suele ser más grave en los niños en edad escolar y los adultos mayores, así como entre las personas desnutridas, en quienes puede provocar una deshidratación grave e incluso la muerte.	• **Tratamiento:** los antibióticos como el ciprofloxacino o la azitromicina pueden reducir la duración de la enfermedad y el período de diseminación de microorganismos, pero su empleo depende del antibiograma. • **Prevención:** la protección de los suministros de agua y los alimentos, así como la higiene personal, son cruciales para prevenir infecciones por *Shigella*. Las vacunas aún se encuentran en desarrollo.	• Durante una enfermedad aguda, los microorganismos pueden cultivarse a partir de heces utilizando agar de Hektoen u otros medios específicos para patógenos intestinales.

Cocos grampositivos ◄─────────────

Especies de *Staphylococcus*

Staphylococcus aureus

Staphylococcus epidermidis

Staphylococcus saprophyticus

Características más frecuentes

- **Grampositivos**
- **Los cocos tienden a aparecer en racimos**
- **Microorganismos anaerobios facultativos**
- **Cultivados en medios enriquecidos que contienen caldo o sangre**

Staphylococcus aureus

Patogenia/importancia clínica	Tratamiento y prevención	Identificación en el laboratorio
S. aureus forma parte de la flora normal de ciertas mucosas (p. ej., las narinas anteriores y la vagina) y de la piel. Sin embargo, también es el más virulento de los estafilococos. La infección se produce durante la penetración de la piel (p. ej., debido a una herida o durante una cirugía), lo que en general da lugar a un absceso. La enfermedad posterior puede ser causada por la infección, por toxinas en ausencia de infección (toxinosis, toxicopatía o intoxicación) o por una combinación de infección e intoxicación. Los factores de virulencia importantes de *S. aureus* son: 1) factores de virulencia de la pared celular, que pueden promover la adhesión a las células de la mucosa y ejercer efectos antiopsónicos (y, en consecuencia, antifagocíticos); 2) exotoxinas citolíticas (incluidas las hemolisinas); 3) exotoxinas superantigénicas, incluidas las enterotoxinas (que causan intoxicación alimentaria), la toxina del síndrome del choque tóxico y la toxina exfoliativa (que causa el síndrome de la piel escaldada en los niños y también el impétigo ampolloso). Las enfermedades más frecuentes causadas por *S. aureus* son las siguientes. • **Infecciones cutáneas localizadas** Estas infecciones incluyen 1) pequeños abscesos superficiales que comprometen las glándulas sudoríparas y sebáceas, o folículos pilosos (p. ej., el orzuelo común); 2) abscesos subcutáneos (furúnculos o diviesos) que se forman alrededor de cuerpos extraños, como astillas; y 3) infecciones más grandes y profundas (ántrax) que pueden causar bacteriemia. • **Infección cutánea difusa: impétigo (pioderma)** Esta es una lesión cutánea superficial, diseminada y costrosa que en general se observa en niños. • **Infecciones localizadas profundas** *S. aureus* es la causa más frecuente de infección aguda y crónica del hueso (osteomielitis), así como de artritis por una infección aguda del espacio articular ("artritis séptica"). • **Otras infecciones** *S. aureus* puede causar endocarditis aguda, septicemia y neumonía necrosante grave (nota: *S. aureus* es una de las causas más frecuentes de infecciones intrahospitalarias; a menudo, la progresión a septicemia es un acontecimiento terminal). • **Toxinosis, toxicopatía o intoxicación** El síndrome del choque séptico es ocasionado por cepas de *S. aureus* que producen una toxina específica absorbible. Produce fiebre alta, erupción cutánea, vómitos, diarrea, hipotensión y compromiso multiorgánico (en especial, daño gastrointestinal, renal y hepático). La gastroenteritis estafilocócica se debe a la ingesta de alimentos contaminados con toxinas producidas por *S. aureus*. El síndrome de la piel escaldada (los casos leves a veces se conocen como *impétigo ampolloso*) implica la aparición de ampollas superficiales causadas por la acción de una toxina exfoliativa que ataca el adhesivo intercelular del estrato granuloso, generando una descamación epitelial marcada.	• **Tratamiento:** las infecciones graves por *S. aureus* requieren un tratamiento intensivo, que incluye incisión y drenaje de lesiones localizadas, así como antibióticos sistémicos. Suele haber determinantes de resistencia a los antibióticos adquiridos, lo que complica la elección del fármaco. Por ejemplo, casi todos los aislados de *S. aureus* son resistentes a la penicilina G, y *S. aureus* resistente a la meticilina (SARM) se está volviendo prevalente. La nafcilina y la oxacilina han reemplazado a la penicilina G porque son resistentes a la β-lactamasa. La vancomicina también se emplea para tratar el SARM, pero han surgido cepas resistentes a este medicamento. • **Prevención:** no existe vacuna o fármaco preventivo disponible. Los procedimientos de control de infecciones, como las precauciones de barrera y la desinfección de manos y fómites, son importantes para el control de las epidemias intrahospitalarias por *S. aureus*.	• Las cepas de *S. aureus* se tiñen de forma positiva e intensa con Gram, y las células aparecen en racimos similares a uvas. • *S. aureus* es catalasa y coagulasa positivo. • *S. aureus* forma colonias de color amarillo oscuro, las cuales son hemolíticas en medios enriquecidos.

(Las especies de *Staphylococcus* continúan en la página siguiente)

Staphylococcus epidermidis

Patogenia/importancia clínica	Tratamiento y prevención	Identificación en el laboratorio
S. epidermidis es parte de la flora normal de la piel y las fosas nasales. • **Es una causa importante de infecciones en implantes protésicos.** Los implantes quirúrgicos, como las válvulas cardíacas y los catéteres, se infectan fácilmente con S. epidermidis. Los polisacáridos de envoltura celular permiten la formación de biopelículas, lo que facilita la fijación a superficies plásticas. La capacidad para formar una biopelícula es un importante factor de virulencia.	• **Tratamiento:** la resistencia a fármacos adquirida por S. epidermidis es más frecuente que con S. aureus. La sensibilidad a la vancomicina sigue siendo la regla, pero se han informado cepas resistentes a este fármaco. • **Prevención:** no existe vacuna o fármaco preventivo disponible.	• S. epidermidis se tiñe de forma positiva e intensa con Gram. Los cocos aparecen en racimos similares a uvas. • El microorganismo produce colonias blancas, no hemolíticas, en agar enriquecido. Es coagulasa negativo y sensible a la novobiocina.

Staphylococcus saprophyticus

Patogenia/importancia clínica	Tratamiento y prevención	Identificación en el laboratorio
S. saprophyticus es parte de la flora vaginal normal. • **Cistitis en las mujeres** S. saprophyticus es una causa frecuente de cistitis en las mujeres (nota: a menudo, se presume que un estafilococo coagulasa negativo en la orina es S. saprophyticus, y la resistencia a la novobiocina se puede utilizar para confirmarlo).	• **Tratamiento:** S. saprophyticus tiende a ser sensible a la mayoría de los antibióticos, incluso a la penicilina G. • **Prevención:** no existe vacuna o fármaco preventivo disponible.	• S. saprophyticus se tiñe de forma intensa con Gram. Los cocos aparecen en racimos similares a uvas. • El microorganismo produce colonias blancas, no hemolíticas, en agar enriquecido. Es coagulasa negativo y resistente a la novobiocina.

Cocos grampositivos ◄———

Especies de Streptococcus

Streptococcus
Streptococcus agalactiae
Streptococcus pneumoniae
Streptococcus pyogenes

Características más frecuentes

• **Grampositivos**

• **De forma ovoide a esférica, en pares o cadenas**

• **Inmóviles, catalasa negativos**

• **Anaerobios aerotolerantes**

• **Cultivo en agar sangre**

Streptococcus agalactiae

Patogenia/importancia clínica	Tratamiento y prevención	Identificación en el laboratorio
S. agalactiae es un estreptococo del grupo B. Se encuentra de forma normal en las vías del aparato genital de portadoras femeninas y en las mucosas uretrales de portadores masculinos, así como en el tubo digestivo (en especial en el recto). La transmisión ocurre de una madre infectada a su bebé al nacer y por transmisión sexual entre adultos. La cápsula de polisacáridos de S. agalactiae es antifagocítica, lo que permite a la bacteria infectar tejidos e inducir una respuesta inflamatoria. • **Meningitis y septicemia en los neonatos** La infección se produce cuando el recién nacido atraviesa el canal del parto. S. agalactiae es una de las principales causas de estos síndromes en los neonatos, con una alta tasa de mortalidad. • **Infecciones en los adultos** S. agalactiae es una causa ocasional de endometritis en mujeres después del parto y de septicemia o neumonía en individuos con sistemas inmunitarios deteriorados.	• **Tratamiento:** todos los aislados son sensibles a la penicilina G y la ampicilina, que aún son los antibióticos de elección. En infecciones potencialmente mortales, se puede agregar un aminoglucósido al régimen. • **Prevención:** no existe vacuna o fármaco preventivo disponible. A todas las mujeres embarazadas se les realizan pruebas al final del embarazo para detectar estreptococos del grupo B y se tratan con antibióticos durante el parto si dan positivo.	• Se pueden cultivar muestras de sangre, hisopos cervicales, esputo o líquido cefalorraquídeo en agar sangre. Los estreptococos del grupo B son β-hemolíticos, con colonias más grandes y menos hemolíticas que los estreptococos del grupo A. • S. agalactiae puede hidrolizar el hipurato de sodio y es catalasa negativo.

(Las especies de Streptococcus continúan en la página siguiente)

Streptococcus pneumoniae

Patogenia/importancia clínica	Tratamiento y prevención	Identificación en el laboratorio
S. pneumoniae (antes *Diplococcus pneumoniae*; llamado frecuentemente *neumococo*) es la causa más habitual de neumonía y otitis media, y una causa importante de meningitis y bacteriemia/septicemia. *S. pneumoniae* es transportado en la nasofaringe de muchos individuos sanos. La infección puede ser endógena (en un portador que desarrolla resistencia deteriorada al microorganismo) o exógena (por gotículas de la nariz de un portador). Los factores de virulencia incluyen la cápsula de polisacáridos, que es antifagocítica, y enzimas asociadas con las células: neumolisina y autolisina.	• **Tratamiento:** la penicilina G ha sido el fármaco de referencia, pero aparecen regularmente cepas resistentes. Las más resistentes siguen siendo sensibles a la vancomicina y la ceftriaxona. Por lo tanto, estos antibióticos son los fármacos de elección para las infecciones invasoras por cepas de *S. pneumoniae* resistentes a la penicilina.	• Vistas bajo el microscopio óptico, las bacterias grampositivas de *S. pneumoniae* se observan como microorganismos pares encapsulados con forma de lanceta (de ahí el nombre de "diplococo").
• **Neumonía aguda bacteriana** La neumonía, a menudo ocasionada por *S. pneumoniae*, es una de las principales causas de muerte en los adultos mayores y personas cuya resistencia está afectada. A menudo, la neumonía viene precedida por una infección vírica respiratoria superior o media, que predispone a la infección del parénquima pulmonar por *S. pneumoniae*. Los mecanismos incluyen un aumento del volumen y la viscosidad de las secreciones, que son más difíciles de eliminar, y una inhibición secundaria de la acción de los cilios bronquiales por infección vírica.	• **Prevención:** una vacuna antineumocócica de polisacáridos capsulares que inmuniza contra 23 serotipos de *S. pneumoniae* está indicada para la protección de personas de alto riesgo mayores de 2 años de edad. Una vacuna conjugada 13-valente está aprobada para su empleo en lactantes mayores de 6 semanas.	• Las muestras obtenidas de hisopado nasofaríngeo, sangre, pus, esputo o líquido cefalorraquídeo se pueden cultivar en agar sangre. Las colonias son α-hemolíticas. • La hinchazón capsular (reacción de Quellung) se observa cuando los neumococos se tratan con antisuero específico de tipo cápsula.
• **Otitis media** Caracterizada por dolor de oído, es la infección bacteriana más frecuente en niños, y *S. pneumoniae* es la causa más habitual.		
• **Meningitis** *S. pneumoniae* es una causa frecuente de meningitis. Esta enfermedad tiene una elevada tasa de mortalidad, incluso cuando se trata de forma adecuada.		

Streptococcus pyogenes

Patogenia/importancia clínica	Tratamiento y prevención	Identificación en el laboratorio
Los estreptococos del grupo A (SGA) residen en pacientes infectados y en portadores sanos adheridos a la piel y las mucosas (en especial la nasofaringe), como su hábitat. Los medios de transmisión más frecuentes son a través de gotículas respiratorias de un portador o alguien con faringitis estreptocócica o por contacto directo con un portador cutáneo o un paciente con impétigo.	• **Tratamiento:** el drenaje y el desbridamiento son muy importantes para el tratamiento de la fascitis/miositis necrosante. En todas las infecciones por los SGA se deben emplear antibióticos. *S. pyogenes* no ha adquirido resistencia a la penicilina G, que sigue siendo el antibiótico de referencia para la enfermedad estreptocócica aguda. Para el paciente alérgico a la penicilina, un macrólido, como la claritromicina o la azitromicina, es el fármaco preferido.	• Las muestras obtenidas de frotis de garganta, pus y lesiones, esputo, sangre o líquido cefalorraquídeo pueden cultivarse en agar sangre de carnero. *S. pyogenes* forma colonias pequeñas y opalescentes características rodeadas por una gran zona de β-hemólisis.
S. pyogenes causa algunas de las infecciones más rápidamente progresivas conocidas, incluida la celulitis (inflamación difusa diseminada) en cualquier lugar del cuerpo. También causa secuelas postinfecciosas, como fiebre reumática y glomerulonefritis aguda. Al igual que *Staphylococcus aureus*, *S. pyogenes* segrega un amplio rango de toxinas.	• **Prevención:** no hay vacuna contra *S. pyogenes*. La fiebre reumática se previene mediante la erradicación rápida del microorganismo con un tratamiento con antibióticos al inicio de la infección.	• Las pruebas serológicas se utilizan para detectar el título de anticuerpos de un paciente a la estreptolisina O (prueba ASO). • *S. pyogenes* es extremadamente sensible a la bacitracina, y los discos de diagnóstico con una concentración muy baja de antibióticos inhiben su crecimiento en el cultivo.
• **Faringitis o faringoamigdalitis agudas** *S. pyogenes* es la causa bacteriana más frecuente de dolor de garganta, especialmente en pacientes de 2-20 años de edad, y la faringitis (**faringitis por estreptococo**) es el tipo más habitual de infección por *S. pyogenes*. Las cepas toxigénicas liberan una exotoxina piógena que conduce a una erupción extensa en el síndrome designado como *escarlatina*.		
• **Fiebre reumática aguda** Esta enfermedad autoinmunitaria puede aparecer 2-3 semanas luego de una faringitis. Es causada por reacciones cruzadas entre los antígenos del corazón y las articulaciones y los antígenos estreptocócicos.		
• **Impétigo** Esta es una infección contagiosa de la piel que forma pus, en la cual se produce una costra gruesa y amarillenta, en general en la cara. Suele afectar a niños y causa lesiones extensas graves en el rostro y las extremidades.		

(*Streptococcus pyogenes* continúa en la página siguiente)

Streptococcus pyogenes (continuación)

Patogenia/importancia clínica	Tratamiento y prevención	Identificación en el laboratorio
• **Erisipela** La erisipela afecta a todos los grupos etarios. Los pacientes con erisipela presentan un eritema rojo intenso que avanza sobre todo en la cara y los miembros inferiores. • **Septicemia puerperal** Esta infección comienza durante o inmediatamente después del parto. Es una enfermedad del endometrio uterino; las pacientes presentan un flujo vaginal purulento y a menudo están muy graves, con fiebre alta. • **Enfermedad invasora por *Streptococcus* del grupo A (EISGA)** Los pacientes presentan invasión local con o sin necrosis (la aparición de **fascitis/miositis necrosante** le dio el término de "bacteria comecarne"). La enfermedad por SGA suele propagarse rápidamente, incluso en individuos sanos, lo que lleva a bacteriemia y septicemia.		

Espiroquetas ◄—

Especies de *Treponema*
Treponema pallidum

Características más frecuentes

- Gramnegativos, pero se tiñen mal y necesitan ser visualizados por otros medios
- Espirilos largos, finos y flexibles
- Extremadamente móviles
- No crecen en medios de cultivo libres de células

Patogenia/importancia clínica	Tratamiento y prevención	Identificación en el laboratorio
T. pallidum es un parásito humano, transmitido principalmente por contacto sexual, cuya lesión infecciosa por lo general se encuentra en la piel o en las mucosas de los genitales. *T. pallidum* secreta la enzima hialuronidasa, que altera la sustancia fundamental, lo que facilita la propagación de la infección. Tienen endoflagelos (filamentos axiales) que se encuentran debajo de la vaina externa del microorganismo, lo que le proporciona motilidad. • **Sífilis** *T. pallidum* se multiplica en el sitio de la infección inicial y se propaga a través de la linfa a la sangre. En 2-10 semanas, se forma una úlcera dura e indolora (**chancro**). Hasta 10 semanas después aparecen lesiones secundarias. Consisten en una erupción **maculopapular** roja, que se observa principalmente en las palmas de las manos y las plantas de los pies, y pápulas húmedas y pálidas, que se observan sobre todo en la región anogenital (donde se denominan *condilomas*), las axilas y la cavidad bucal. Las lesiones primarias y secundarias son ricas en microorganismos y son bastante infecciosas; sin embargo, ambas se curan de forma espontánea. Las lesiones secundarias pueden ir acompañadas de afectación sistémica, como **hepatitis sifilítica, meningitis, nefritis** y **coriorretinitis**. En los individuos no tratados, la enfermedad progresa a una etapa terciaria, caracterizada por cambios degenerativos en el sistema nervioso, lesiones cardiovasculares o desarrollo de lesiones granulomatosas (**gomas**) en el hígado, la piel y los huesos. • **Sífilis congénita** Una mujer embarazada con sífilis puede transmitir *T. pallidum* a su feto a través de la placenta después de las primeras 10-15 semanas de embarazo. La infección puede causar la muerte y el aborto espontáneo del feto o que nazca muerto. Si sobrevive, desarrolla los síntomas de la sífilis congénita, incluida una variedad de anomalías del SNC y estructurales.	• **Tratamiento:** la penicilina G sigue siendo el fármaco de referencia. La eritromicina y las tetraciclinas pueden utilizarse en pacientes alérgicos a la penicilina. • **Prevención:** no se dispone de ninguna vacuna o medicamento preventivo, y la protección contra la sífilis depende de una práctica sexual segura. El tratamiento de una mujer con antibióticos apropiados durante el embarazo previene la sífilis congénita.	• *T. pallidum* no se puede ver con tinción de Gram. Un análisis de campo oscuro de una muestra clínica puede presentar espiroquetas móviles. • *T. pallidum* no se ha cultivado en un medio de cultivo libre de células. • La serología incluye las pruebas de antígenos no treponémicos (pruebas VDRL y RPR) y las pruebas de anticuerpos treponémicos (FTA-ABS, TPI y TPHA).

Bacilos gramnegativos ←

Especies de *Vibrio*
Vibrio cholerae

Características más frecuentes

- Gramnegativos
- Bacilos cortos y curvos
- Rápidamente móviles debido a un solo flagelo polar
- Anaerobios facultativos
- El crecimiento de muchas especies de *Vibrio* requiere o es estimulado por el NaCl
- Cultivo en agar sangre o de MacConkey

Patogenia/importancia clínica	Tratamiento y prevención	Identificación en el laboratorio
V. cholerae se transmite a través de alimentos y agua contaminados. En el entorno acuático, se han identificado varios reservorios, incluidos crustáceos, fitoplancton y protozoos. Las epidemias de infecciones por *V. cholerae* se han asociado con mariscos crudos o poco cocidos que se pescaron en aguas contaminadas. Después de su ingesta, *V. cholerae* infecta el intestino delgado. Los factores de adhesión son importantes para la colonización y la virulencia. El microorganismo no es invasor y causa enfermedad a través de la acción de una enterotoxina (toxina del cólera) que produce la activación de la adenilato-ciclasa por ADP-ribosilación. Esto inicia la eliminación excesiva de líquido por el intestino. Solo las cepas de *V. cholerae* que contienen un fago lisogénico, que codifica la toxina colérica, son patógenas. • Cólera El cólera clásico se caracteriza por la pérdida masiva de líquidos y electrólitos del cuerpo. Después de un período de incubación que varía de horas a unos pocos días, comienza una diarrea acuosa profusa (**heces semejantes a agua de arroz**). Si no se trata, la muerte por choque puede producirse en horas o días, con una tasa de mortalidad que excede el 50%.	• **Tratamiento:** la reposición hidroelectrolítica es crucial para prevenir el choque y no requiere un diagnóstico bacteriológico. Los antibióticos, como la doxiciclina, pueden acortar la duración de la diarrea y la excreción del microorganismo. • **Prevención:** las medidas de salud pública que reducen la contaminación fecal de los suministros de agua y alimentos, así como la cocción adecuada de los alimentos, pueden disminuir la transmisión.	• *V. cholerae* de una muestra de heces crece en medios estándar, como los agares sangre y de MacConkey. El medio de tiosulfato-citrato-sales biliares-sacarosa puede potenciar el aislamiento. • *V. cholerae* es oxidasa positivo.

Bacilos gramnegativos ←

Especies de *Yersinia*
Yersinia pestis

Características más frecuentes

- Gramnegativos
- Bacilos pequeños que se tiñen bipolarmente
- Inmóviles, encapsulados
- Cultivo en agar de MacConkey o CIN (selectivo)

Patogenia/importancia clínica	Tratamiento y prevención	Identificación en el laboratorio
Y. pestis es endémica en una variedad de mamíferos, tanto urbanos como silvestres, y se distribuye en todo el mundo. La infección es transmitida por pulgas, las cuales mantienen la infección dentro del reservorio animal. En general, los humanos son hospederos accidentales y terminales. El patógeno también puede transmitirse por ingesta o manipulación de tejidos animales contaminados y por vía respiratoria. Los microorganismos son transportados por el sistema linfático desde el sitio de inoculación hasta los ganglios linfáticos regionales, donde son ingeridos por los fagocitos. *Y. pestis* se multiplica en estas células. La propagación hematógena de las bacterias a otros órganos y tejidos puede producir lesiones hemorrágicas en estos sitios. • Peste bubónica (septicémica) El período de incubación (desde la picadura de la pulga hasta la aparición de los síntomas) es de 2-8 días. La presencia de síntomas inespecíficos repentinos, como fiebre alta, escalofríos, cefaleas, mialgias y debilidad que proceden a la postración, es característica. En poco tiempo, se desarrollan los **bubones** típicos y dolorosos, casi siempre en la ingle, pero también en las axilas o el cuello. La presión arterial desciende, lo que puede producir choque séptico y muerte. • Peste neumónica Si los bacilos de la peste alcanzan los pulmones, causan neumonía purulenta en extremo contagiosa, y si no se trata, es rápidamente mortal.	• **Tratamiento:** la estreptomicina es el fármaco de referencia, y la gentamicina y las tetraciclinas son alternativas aceptables. Debido a la posibilidad de una septicemia grave, la institución rápida de la antibioticoterapia es crucial. El tratamiento sintomático es esencial para los pacientes con signos de choque. • **Prevención:** existe una vacuna inactivada con formol disponible para quienes tienen un alto riesgo de contraer peste. Para las personas en áreas enzoóticas, los esfuerzos para reducir la exposición a roedores y pulgas son importantes.	• La identificación en el laboratorio se puede realizar mediante un frotis teñido con Gram y el cultivo de un aspirado de un bubón (o esputo en el caso de la peste neumónica). • El microorganismo crece tanto en agar de MacConkey como en agar sangre, aunque las colonias crecen algo más lentamente que las de otras *Enterobacteriaceae*.

VIRUS

| Ö Bicatenarios |
| Ö Sin envoltura |

Adenoviridae

Adenovirus

Características más frecuentes

- ADN bicatenario lineal
- Sin envoltura, icosaédricos
- Replicación en el núcleo, matando a la célula hospedera

Patogenia/importancia clínica	Tratamiento y prevención	Identificación en el laboratorio
El sitio del síndrome clínico causado por una infección debido a un adenovirus por lo general se relaciona con el modo de transmisión del virus. Los adenovirus principalmente causan enfermedades respiratorias y se transmiten por vía respiratoria. Aquellos asociados específicamente con las enfermedades digestivas se transmiten por vía fecal-oral, mientras que las infecciones oculares se transmiten a través de manos, instrumentos oftalmológicos o piscinas contaminadas con virus.	• **Tratamiento:** en la actualidad no hay antivirales disponibles para tratar las infecciones por adenovirus. • **Prevención:** en 2011 se autorizó una nueva vacuna para su empleo entre el personal militar de los Estados Unidos. Esta vacuna contiene adenovirus vivos de tipos 4 y 7, y está formulada para administración oral.	• El aislamiento del virus para su identificación no se realiza de forma rutinaria, pero puede ser conveniente en casos de enfermedad epidémica o brotes hospitalarios, en especial en las salas de recién nacidos. • La identificación del serotipo de adenovirus se puede realizar mediante neutralización o inhibición de la hemaglutinación utilizando antisueros específicos del tipo. • Los adenovirus entéricos se detectan por medio de la prueba directa de muestras de heces mediante un análisis de inmunoadsorción enzimática (ELISA).

• **Enfermedades de las vías respiratorias**

La manifestación más frecuente de la infección por adenovirus en lactantes y niños pequeños es la **faringitis febril aguda**, caracterizada por tos, dolor de garganta, congestión nasal y fiebre. La enfermedad respiratoria aguda se produce sobre todo en epidemias entre reclutas militares recientes y es facilitada por el cansancio y el hacinamiento. Estos síndromes pueden progresar a una verdadera neumonía vírica, que en los lactantes tiene una tasa de mortalidad de alrededor del 10%.

• **Enfermedades oculares**

Si tanto las vías respiratorias como los ojos están involucrados, el síndrome se denomina *fiebre faringoconjuntival*. Una conjuntivitis folicular similar puede ocurrir como una enfermedad separada y autolimitada. Una infección más grave es la **queratoconjuntivitis epidémica**, en la que también interviene el epitelio de la córnea y puede venir seguida de opacidad que dura varios años. La naturaleza epidémica de esta enfermedad se debe en parte a la transmisión por instrumental oftalmológico esterilizado de manera inadecuada.

• **Enfermedades digestivas**

La mayoría de los adenovirus humanos se multiplican en el tubo digestivo y se pueden encontrar en las heces. Sin embargo, estas infecciones generalmente son asintomáticas. Dos serotipos se han asociado específicamente con la **gastroenteritis infantil** y se estima que representan el 5-15% de todas las enfermedades diarreicas víricas en niños.

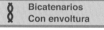

Monocatenarios
Cadena positiva
Icosaédricos o
helicoidales
Con envoltura

Flaviviridae
Virus de la hepatitis C

Características más frecuentes

- Genoma ARN de cadena positiva, monocatenario, no segmentado
- Nucleocápside icosaédrica envuelta
- Los ARN genómicos sirven como ARN mensajeros y son infecciosos

Patogenia/importancia clínica	Tratamiento y prevención	Identificación en el laboratorio
Los virus de la hepatitis C (VHC) han sido, en el pasado, la principal causa de hepatitis no asociada con transfusión no A-no B. Las pruebas para detectar la presencia de VHC en la sangre han estado disponibles durante varios años, por lo que hoy en día es raro el VHC como causa de hepatitis asociada con transfusiones. Este grupo de virus es heterogéneo y puede dividirse en varios tipos. La transmisión se realiza a través de la sangre (mediante transfusión, consumo de drogas intravenosas y diálisis renal). Además, hay evidencia de transmisión sexual, así como vertical. • **Hepatitis C** La replicación del VHC se produce en el hepatocito y probablemente también en las células mononucleares (linfocitos y macrófagos). La destrucción de las células hepáticas puede deberse tanto a un efecto directo de la replicación vírica como a la respuesta inmunitaria del hospedero. La mayoría de las infecciones por VHC son subclínicas, pero casi el 25% de los individuos infectados presentan hepatitis aguda, que incluye ictericia. Más importante aún, una proporción importante de infecciones avanza a hepatitis crónica y cirrosis. Algunos de estos individuos desarrollan carcinoma hepatocelular muchos años después de la infección primaria. La infección crónica concomitante con el VHB produce una enfermedad más grave.	• **Tratamiento:** se han desarrollado varios fármacos llamados *antivirales de acción directa* que curan las infecciones por VHC. Estos han reemplazado regímenes de tratamiento anteriores, incluyendo el interferón α y la ribavirina. La hepatitis crónica causada por el VHC que ocasiona daño hepático grave puede ser indicación para un trasplante de hígado. • **Prevención:** no hay vacunas ni fármacos preventivos disponibles por el momento.	• Se puede hacer un diagnóstico específico mediante la demostración de anticuerpos que reaccionan con una combinación de proteínas víricas recombinantes. • También hay pruebas sensibles para la detección del ARN vírico, por ejemplo, mediante la amplificación de la reacción en cadena de la polimerasa del ARN del VHC de transcripción inversa.

Bicatenarios
Con envoltura

Hepadnaviridae
Virus de la hepatitis B

Características más frecuentes

- ADN circular, parcialmente monocatenario/bicatenario, genoma no covalentemente cerrado, con cuatro genes superpuestos
- Nucleocápside icosaédrica envuelta
- Transcriptasa inversa multifuncional/ADN polimerasa en el virión
- Antígenos víricos: la proteína de la cápside (antígeno de la cápside de la hepatitis B [HBcAg]), la proteína de la envoltura (antígeno de superficie de la hepatitis B [HBsAg]) y un segundo antígeno capsular (HBeAg) que es secretado por las células infectadas

Patogenia/importancia clínica	Tratamiento y prevención	Identificación en el laboratorio
El virus de la hepatitis B (VHB) activo se encuentra en todos los líquidos corporales de un individuo infectado. Por lo tanto, la sangre, el semen, la saliva, la leche materna, entre otros, son fuentes de infección. En los Estados Unidos, el VHB se contagia con mayor frecuencia por las relaciones sexuales y el consumo de drogas por vía intravenosa. En áreas de alta endemicidad en los países en desarrollo, la mayor parte de la población se infecta en el momento o poco después del nacimiento de una madre con una infección crónica o de hermanos infectados. La causa principal de la destrucción de las células hepáticas es la respuesta inmunitaria mediada por los linfocitos T citotóxicos (CD8), que reaccionan específicamente contra fragmentos de las proteínas de las nucleocápsides (HBcAg y HBeAg) presentadas en la membrana del hepatocito infectado.	• **Tratamiento:** el fármaco de referencia depende de múltiples factores, incluidos los anticuerpos y el estado de los antígenos en el paciente. El interferón e interferón pegilado, lamivudina, adefovir, entecavir, telbivudina y tenofovir son opciones terapéuticas.	• La hepatitis se establece mediante pruebas de función hepática. • Los antígenos víricos y los anticuerpos contra el virus se detectan mediante técnicas serológicas como ELISA y radioinmunoanálisis. • La presencia de IgM anti-HBc acompañada de HBsAg es un indicador específico de la infección por HBV.

(VHB continúa en la página siguiente)

Virus de la hepatitis B *(continuación)*

Patogenia/importancia clínica	Tratamiento y prevención	Identificación en el laboratorio
• **Hepatitis aguda** En casi dos tercios de los individuos infectados por el VHB, la infección primaria es asintomática, aunque estos pacientes pueden desarrollar más adelante una enfermedad hepática crónica sintomática. En las infecciones agudas por VHB, hay un período de incubación de entre 45 y 120 días, seguido de un período preictérico que dura de varios días a una semana. Esta se caracteriza por fiebre leve, malestar general, anorexia, mialgias y náuseas. Sigue la fase aguda (ictérica) que dura 1 o 2 meses. Durante esta fase aparecen la orina oscura, debido a la bilirrubinuria, y la ictericia. También aparece un hígado agrandado y doloroso. Durante la fase aguda hay grandes cantidades de antígenos víricos, ácidos nucleicos y anticuerpos contra el virus en la sangre. En el 80-90% de los adultos, un período de convalecencia de varios meses más viene seguido por una recuperación completa. Tras la resolución de la enfermedad aguda (o infección asintomática), alrededor del 2-10% de los adultos y más del 80% de los lactantes, siguen infectados crónicamente. • **Hepatitis fulminante** En el 1-2% de los casos sintomáticos agudos se produce una necrosis hepática mucho más extensa durante la enfermedad aguda inicial. Esta se acompaña de fiebre alta, dolor abdominal, disfunción renal eventual, coma, convulsiones y, en aproximadamente el 8% de los casos, muerte. • **Carcinomas hepatocelulares (CHC, hepatomas) primarios** Los CHC son una causa importante de muerte por neoplasias en el mundo. Casi el 80% de los CHC ocurren en individuos con infección crónica por VHB. Sin embargo, los mecanismos relacionados con la infección por VHB y el CHC no se comprenden bien. Clínicamente, un paciente con CHC muestra pérdida de peso, dolor en el cuadrante superior derecho, fiebre y hemorragia digestiva.	• **Prevención:** existe una vacuna compuesta por HBsAg. Se recomienda como una de las vacunas infantiles de rutina, así como para adultos en profesiones de atención médica y para aquellos con estilos de vida que presentan un alto riesgo de infección. La inmunoglobulina contra la hepatitis B se prepara a partir de la sangre de donantes que tienen un alto título de anticuerpos anti-HB. Proporciona inmunización pasiva para las personas expuestas accidentalmente al VHB y para los lactantes nacidos de mujeres que son positivas al VHB.	

| Bicatenarios
Con envoltura | ← | *Herpesviridae*
Virus de Epstein-Barr
Virus del herpes simple de tipo 1
Virus del herpes simple de tipo 2
Citomegalovirus humano
Herpesvirus humano de tipo 8
Virus varicela zóster |

Características más frecuentes

- Genoma ADN bicatenario lineal

- Replicación en el núcleo

- La envoltura contiene glucoproteínas antigénicas específicas de la especie

- En el tegumento entre la envoltura y la cápside hay una serie de enzimas codificadas por virus y factores de transcripción esenciales para el inicio del ciclo infeccioso

- Todos los herpesvirus pueden entrar en un estado de latencia después de la infección primaria, para ser reactivados en un momento posterior

Virus de Epstein-Barr

Patogenia/importancia clínica	Tratamiento y prevención	Identificación en el laboratorio
Gran parte del contagio del virus de Epstein-Barr (VEB) se produce por contacto íntimo con saliva que contiene el virus. El VEB se replica en la mucosa del epitelio. Luego, el virus se propaga a los ganglios linfáticos, donde infecta los linfocitos B. A continuación, el VEB viaja por la sangre a otros órganos, especialmente al hígado y el bazo. La infección de los linfocitos B conduce a la proliferación de estos linfocitos, acompañada de aumentos inespecíficos en IgM, IgG e IgA totales. • **Mononucleosis infecciosa (MI)** La "linfocitosis atípica" característica de la MI se debe a la respuesta de los linfocitos T citotóxicos activos contra los antígenos del VEB expresados por los linfocitos B infectados. El síndrome de MI típico aparece después de un período de incubación de 4-7 semanas e incluye faringitis, linfadenopatías y fiebre. A menudo, cefaleas y malestar general preceden y acompañan a la enfermedad, que puede durar varias semanas. A lo largo de la vida, los portadores de VEB sanos siguen teniendo episodios de diseminación vírica asintomática. • **Asociación con el linfoma de Burkitt y otras enfermedades neoplásicas humanas** Se ha observado que la infección por VEB está asociada con el linfoma de Burkitt, el carcinoma nasofaríngeo y el linfoma de Hodgkin. El papel exacto del VEB en estas enfermedades no está claro.	• **Tratamiento:** aunque el aciclovir inhibe la replicación del VEB, ninguno de los antiherpéticos ha sido eficaz para modificar el curso o la gravedad de la MI por VEB, o para prevenir el desarrollo de tumores malignos de linfocitos B relacionados con el VEB. • **Prevención:** no existe vacuna o fármaco preventivo disponible.	• La prueba diagnóstica clásica para la mononucleosis asociada con el VEB es la detección de anticuerpos heterófilos que aglutinan los eritrocitos de las ovejas y los caballos. • Las pruebas serológicas, como las reacciones de inmunofluorescencia y el ELISA para la detección de anticuerpos específicos contra las proteínas víricas, se utilizan para evaluar el estadio de la enfermedad.

Virus del herpes simple de tipo 1

Patogenia/importancia clínica	Tratamiento y prevención	Identificación en el laboratorio
El virus del herpes simple de tipo 1 (VHS-1) tiene un ciclo de crecimiento citocida relativamente rápido. El VHS-1 establece latencia en los ganglios del trigémino después de la infección bucofaríngea. La transmisión del VHS-1 se realiza por contacto directo con las secreciones que contienen virus (en general, saliva) o con lesiones en las mucosas. • **Infecciones primarias por VHS-1** El virus se multiplica en los núcleos de las células epiteliales en la superficie de la mucosa en la que se ha inoculado, con mayor frecuencia la de la región bucofaríngea. Aparecen vesículas o úlceras superficiales que contienen VHS-1 infeccioso, principalmente en la bucofaringe. Estas causan dolor de garganta, fiebre, gingivitis y anorexia. Las infecciones sintomáticas más frecuentes por VHS-1 en la parte superior del cuerpo son **gingivoestomatitis** en niños pequeños y **amigdalitis y faringitis** en adultos. La infección ocular por VHS-1 puede causar una **queratoconjuntivitis** grave (nota: las infecciones oculares por VHS-1 son la segunda causa más habitual de ceguera de córnea en los Estados Unidos [después de los traumatismos]). Si la infección por VHS-1 se propaga al sistema nervioso central, puede producirse una **encefalitis**, a menudo letal. En individuos inmunocompetentes, la infección por VHS-1 permanece localizada debido a los linfocitos T citotóxicos que reconocen antígenos específicos de VHS en la superficie de las células infectadas y las mata antes de que se produzca la progenie vírica. • **Infecciones latentes por VHS-1** En general, se establece una infección latente de por vida en los ganglios del trigémino debido a la entrada de viriones infecciosos en las neuronas sensitivas que terminan en el sitio de la infección. Las infecciones recurrentes por VHS-1 pueden ser asintomáticas, pero dan lugar a la diseminación vírica por las secreciones. Si aparecen síntomas, en general incluyen **herpes labial** (formación de "queilitis herpética" o "fuegos/fogones") alrededor de los labios.	• **Tratamiento:** los herpesvirus codifican de forma considerable más actividades enzimáticas y funciones reguladoras que los virus con genomas más pequeños. Varias de estas actividades duplican las funciones de las enzimas de la célula hospedera, pero debido a que son específicas del virus, proporcionan excelentes dianas para los antivirales que son relativamente no tóxicos para la célula. La acicloguanosina (aciclovir) es selectivamente eficaz contra el VHS porque se convierte en un inhibidor activo solo después de ser fosforilada inicialmente por la timidina cinasa codificada por el VHS. El agente no puede curar una infección latente, pero disminuye o previene las recidivas. Otros inhibidores activos contra la síntesis de ADN del VHS son famciclovir, foscarnet y penciclovir de aplicación tópica. • **Prevención:** no existe vacuna o fármaco preventivo disponible.	• El cultivo de tejido celular inoculado con una muestra de raspado de vesículas, líquido o frotis genital muestra cambios citopáticos en varios días; se pueden detectar células infectadas dentro de las 24 h mediante el uso de inmunofluorescencia o tinción con inmunoperoxidasa con anticuerpos contra proteínas víricas tempranas. • El ADN vírico (amplificado por la reacción en cadena de la polimerasa) se puede detectar en muestras clínicas, incluido el líquido cefalorraquídeo en los pacientes con encefalitis por VHS.

Virus del herpes simple de tipo 2

Patogenia/importancia clínica	Tratamiento y prevención	Identificación en el laboratorio
El virus del herpes simple de tipo 2 (VHS-2) tiene un ciclo de crecimiento citocida relativamente rápido. El VHS-2 establece latencia en los ganglios sacros o lumbares. La transmisión de VHS-2 en general ocurre por contacto sexual o por infección de un recién nacido durante el parto. • **Infecciones primarias por VHS-2** Las lesiones primarias del aparato genital son similares a las de la bucofaringe causadas por el VHS-1, pero la mayoría de estas infecciones son asintomáticas. Cuando los hay, los síntomas locales, como dolor y picazón, o sistémicos, como fiebre, malestar general y mialgias, pueden ser más graves que los que acompañan a las infecciones primarias de la cavidad bucal. Las lesiones vesiculoulcerativas en la vulva, el cuello uterino y la vagina de la mujer o en el pene del hombre pueden ser muy dolorosas. El herpes neonatal se contagia durante el nacimiento. Si no se trata, produce una infección diseminada que a menudo involucra al SNC, lo que lleva a una alta tasa de mortalidad (nota: la infección *in utero* es muy rara). • **Infecciones latentes por VHS-2** El VHS-2 permanece latente en los ganglios sacros. La reactivación de la infección genital por VHS-2 ocurre con frecuencia y puede ser asintomática. Sin embargo, el individuo infectado disemina el virus durante el período de reactivación de forma independiente de los síntomas y puede contagiar el virus a una pareja sexual durante ese período.	• **Tratamiento:** igual que para el VHS-1. • **Prevención:** no existe vacuna o fármaco preventivo disponible. La prevención de la transmisión del VHS mejora evitando el contacto con posibles lesiones causadas por la diseminación de virus y mediante las prácticas sexuales seguras. El VHS neonatal puede evitarse mediante una cesárea.	• Igual que para el VHS-1.

Citomegalovirus humano

Patogenia/importancia clínica	Tratamiento y prevención	Identificación en el laboratorio
El citomegalovirus humano (CMV) es transmitido por individuos infectados a través de sus lágrimas, orina, saliva, semen o secreciones vaginales y leche materna. El CMV también puede cruzar la placenta. El CMV se replica inicialmente en las células epiteliales de los aparatos respiratorio y digestivo, seguido de viremia e infección de todos los órganos del cuerpo. En los casos sintomáticos, el epitelio de los túbulos renales, el hígado y el sistema nervioso central, además de las vías respiratorias y el aparato digestivo, son los más afectados. El CMV tiene un ciclo de replicación relativamente lento, con la formación de células gigantes multinucleadas características, de ahí el nombre de "citomegalo-". La latencia se establece en tejidos no neurales, principalmente células linforreticulares y tejidos glandulares. • **Mononucleosis infecciosa por CMV** Mientras que la mayoría de las infecciones por CMV ocurren en la infancia, la infección primaria en un adulto puede dar origen a un síndrome de mononucleosis que es clínicamente idéntico al causado por el virus de Epstein-Barr. Se estima que alrededor del 8% de los casos de mononucleosis infecciosa se deben a CMV. La principal característica para distinguir entre estas es la ausencia de anticuerpos heterófilos que caracterizan a la causada por el VEB. • **Enfermedad por inclusión citomegálica** El CMV es la infección por virus intrauterino más frecuente. De los lactantes nacidos de mujeres que presentan su primera infección por CMV durante el embarazo, se infectarán el 35-50%, de los cuales el 10% serán sintomáticos. La gravedad de esta última, denominada *enfermedad por inclusión citomegálica*, va desde la muerte fetal hasta diversos grados de daño a hígado, bazo, órganos que forman la sangre y componentes del sistema nervioso (una causa habitual de pérdida de audición y retraso mental).	• **Tratamiento:** el tratamiento de las infecciones por CMV está indicado principalmente en pacientes inmunocomprometidos. El aciclovir no es eficaz porque el CMV no tiene timidina cinasa. El ganciclovir se utiliza para infecciones invasoras de receptores de trasplantes y pacientes con síndrome de inmunodeficiencia adquirida (sida). El cidofovir se emplea para las mutaciones resistentes al ganciclovir. El foscarnet puede usarse en combinación con ganciclovir o como un tratamiento alternativo cuando aparecen mutantes resistentes. • **Prevención:** no existe vacuna o fármaco preventivo disponible.	• El diagnóstico serológico con técnicas como el ELISA puede distinguir la infección primaria de la recurrente por la seroconversión de IgG o la presencia de IgM específica de CMV. • La determinación de la presencia y la cantidad de ADN o proteínas víricas en los leucocitos se utiliza para evaluar la enfermedad invasora. • La presencia extracelular de virus en la orina o la saliva puede deberse simplemente a una recidiva asintomática.

(El citomegalovirus humano continúa en la página siguiente)

Citomegalovirus humano (continuación)

Patogenia/importancia clínica	Tratamiento y prevención	Identificación en el laboratorio
• **Infección por CMV en receptores de trasplantes inmunodeprimidos** Estos individuos tienen un riesgo múltiple de: 1) CMV presente en el tejido que se está trasplantando, 2) virus transportados por leucocitos en las transfusiones de sangre asociadas y 3) reactivación del virus endógeno latente. La infección en estos casos puede causar destrucción de los tejidos del tubo digestivo, hepatitis y neumonía; esta última es una de las principales causas de muerte en los receptores de trasplante de médula ósea. • Las infecciones oportunistas invasoras por CMV son frecuentes en pacientes con sida. Estas se vuelven cada vez más importantes a medida que disminuyen los recuentos de linfocitos CD4$^+$ y la competencia inmunitaria. Cualquier aparato o sistema puede verse afectado, pero la neumonía y la ceguera debidas a la retinitis por CMV son especialmente habituales. La encefalitis, la demencia, la esofagitis, la enterocolitis y la gastritis son otros problemas importantes.		

Virus varicela zóster

Patogenia/importancia clínica	Tratamiento y prevención	Identificación en el laboratorio
El virus varicela zóster (VVZ) tiene un ciclo de crecimiento citocida relativamente rápido y establece la latencia en los ganglios nerviosos sensitivos. En general, la transmisión del VVZ se realiza a través de gotículas respiratorias, lo que ocasiona una infección inicial de la mucosa respiratoria, seguida de diseminación a los ganglios linfáticos regionales. A partir de ahí, los virus de la progenie ingresan en el torrente sanguíneo, pasan por una segunda ronda de multiplicación en las células del hígado y el bazo, y se diseminan por todo el cuerpo a través de los leucocitos mononucleares infectados. • **Varicela** Después de la infección de un niño normal y sano, los primeros síntomas incluyen fiebre, malestar, cefaleas y dolor abdominal. A continuación, aparecen las vesículas características de la enfermedad que contienen al virus. Estas comienzan en el cuero cabelludo, la cara o el tórax entre 10 y 23 días después de la exposición, por lo que causan una picazón intensa, y luego pueden observarse en las extremidades y las mucosas, como la bucofaringe, la conjuntiva y la vagina. El individuo infectado es contagioso durante 1-2 días antes de la aparición de las vesículas. La varicela es más grave en adultos y en pacientes inmunocomprometidos, en quienes puede causar neumonía, insuficiencia hepática fulminante y encefalitis por varicela. La infección fetal durante el embarazo es poco frecuente, pero puede dar lugar a múltiples anomalías del desarrollo. • **Zóster ("culebrilla")** Debido a la naturaleza diseminada de la infección primaria, la latencia se establece en múltiples ganglios sensitivos, y los más frecuentes son los ganglios de la raíz del trigémino y los dorsales. En la reactivación, hay una multiplicación sustancial y la propagación horizontal del virus entre las células en el ganglio. La destrucción vírica de los ganglios sensitivos produce el dolor asociado con el zóster agudo. La neuralgia postherpética debilitante y los fenómenos sensitivos anómalos pueden durar varios meses. La probabilidad de reactivación aumenta con la edad y con la competencia de la inmunidad celular deprimida.	• **Tratamiento para la varicela:** la varicela en niños normales no requiere tratamiento. El tratamiento de la varicela primaria en los pacientes inmunocomprometidos, adultos y neonatos está justificado por la gravedad de la enfermedad. El aciclovir ha sido el fármaco de referencia. Los medicamentos más nuevos, como el famciclovir y el valaciclovir, tienen mayor actividad contra el VVZ. • **Tratamiento para el zóster:** el aciclovir oral reduce el curso temporal y el dolor agudo del zóster, pero tiene poco o ningún efecto sobre la neuralgia postherpética posterior. El famciclovir, administrado en una fase temprana de la fase aguda del zóster, disminuye el dolor agudo y el tiempo de resolución de las lesiones y también acorta la duración del dolor postherpético. • **Prevención:** se recomienda una vacuna con virus vivos atenuados como parte de las vacunas de rutina en la niñez. También está indicada para adultos no inmunes que están en riesgo de contagio. Hay dos vacunas aprobadas para la prevención del zóster: Zostavax® y Shingrix®. La primera en ser aprobada, Zostavax, es una versión de alta potencia de la vacuna contra la varicela y contiene virus vivos atenuados. Shingrix es una vacuna recombinante que contiene una glucoproteína vírica. Los CDC actualmente recomiendan Shingrix sobre Zostavax para los adultos mayores de 50 años de edad.	• El cultivo de tejido celular inoculado con una muestra de líquido de las vesículas muestra grandes cambios citopáticos en varios días, y las células individuales infectadas pueden detectarse dentro de las 24 h mediante inmunofluorescencia o tinción con inmunoperoxidasa con anticuerpos contra proteínas víricas tempranas. • Se puede realizar un diagnóstico más rápido haciendo reaccionar las células epiteliales raspadas de la base de las vesículas con las tinciones antes descritas o llevando a cabo una *hibridación in situ* con sondas de ADN específicas para VVZ.

Monocatenarios Hebra negativa Helicoidales Con envoltura

Orthomyxoviridae
Virus de la influenza

Características más frecuentes

- Genoma de ARN de cadena negativa
- Virus pleomorfo esférico encapsulado
- El ARN está segmentado en ocho piezas
- El virión tiene dos tipos de espigas de proteína de membrana: proteína H (hemaglutinina) y proteína N (neuraminidasa)

Patogenia/importancia clínica	Tratamiento y prevención	Identificación en el laboratorio
La gripe se disemina por las gotículas respiratorias y es una infección de las vías respiratorias. Rara vez hay viremia o diseminación a otros órganos. Los virus de la influenza se clasifican como A, B y C, según la antigenicidad de sus proteínas internas (solo A y B son de importancia médica). Los virus de tipo A se subdividen en subtipos basados en antígenos asociados con las proteínas víricas externas H y N. Los virus de la influenza han mostrado una marcada variación a lo largo de los años en sus propiedades antigénicas, específicamente de las proteínas H y N. Esta variación se debe principalmente al cambio antigénico mayor (desplazamiento antigénico). • **Gripe (virus influenza)** Después de la inhalación de las partículas del virus de la influenza, las células epiteliales respiratorias son destruidas por la respuesta inmunitaria del hospedero, en específico, los linfocitos T citotóxicos. En general, la gripe tiene un inicio agudo caracterizado por escalofríos, seguido por fiebre alta, dolores musculares y somnolencia extrema. La enfermedad sigue su curso en 4-5 días, después de lo cual hay una recuperación gradual. Los problemas más graves, como la neumonía, se presentan en personas jóvenes, adultos mayores e individuos con enfermedades cardíacas o pulmonares crónicas o inmunodeficientes. • **Síndrome de Reye** Esta es una complicación rara y grave de las infecciones víricas en los niños, en especial en aquellos que han tenido varicela o gripe. El ácido acetilsalicílico que se usa para disminuir la fiebre inducida por el virus puede contribuir a la aparición de este síndrome. Por lo tanto, se recomienda paracetamol para las fiebres de origen desconocido en los niños.	• **Tratamiento:** las amantadinas impiden que el virus de la influenza se desencapsule. Reducen tanto la duración como la gravedad de los síntomas de la gripe en las infecciones por influenza A, pero solo si se administran temprano en la infección. El virus de la influenza desarrolla resistencia rápidamente contra estos compuestos. Los inhibidores de la neuraminidasa son fármacos más nuevos que inhiben la liberación de virus de las células infectadas. • **Prevención:** existe una vacuna de virus de la influenza inactivados. Es de vital importancia que la vacuna contenga los subtipos específicos del virus influenza presentes en la población ese año. Administradas antes del inicio de los síntomas, la amantadina y la rimantadina también pueden prevenir la enfermedad y son útiles para tratar grupos de alto riesgo. También se ha aprobado una vacuna de virus de la influenza vivos atenuados, administrada por vía intranasal.	• La cuantificación de los anticuerpos que inhiben la hemaglutinación se puede realizar con fines de vigilancia. • La demostración de antígenos víricos en las secreciones de las vías respiratorias es un método más rápido para el diagnóstico de la infección por influenza. • La detección de ARN vírico mediante la reacción en cadena de la polimerasa de transcripción inversa es sensible y específica.

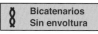

Bicatenarios Sin envoltura

Papovaviridae
Papilomavirus

Características más frecuentes

- ADN circular bicatenario superenrollado
- No envuelto, icosaédrico
- Hay más de 100 tipos de virus del papiloma humano actualmente reconocidos

Patogenia/importancia clínica	Tratamiento y prevención	Identificación en el laboratorio
La transmisión de la infección del virus del papiloma humano (VPH) requiere el contacto directo con personas infectadas o superficies contaminadas. Todos los VPH provocan **lesiones epiteliales hiperplásicas**, que infectan el epitelio cutáneo (queratinizante) o mucoso (plano). Los VPH dentro de cada uno de estos grupos específicos de tejido tienen potenciales variables para causar tumores malignos. Hay 1) un pequeño número de tipos de virus que producen lesiones que tienen un alto riesgo de malignización, como en el caso del **cáncer cervicouterino**; 2) otros tipos de virus producen lesiones en la mucosa que se malignizan con menor frecuencia, que causan, por ejemplo, verrugas anogenitales (condiloma acuminado, una enfermedad frecuente de transmisión sexual) y papilomas laríngeos (los tumores epiteliales benignos más habituales de la laringe); 3) en individuos con una predisposición genética a la incapacidad de controlar la propagación de las verrugas, algunos tipos de virus causan múltiples verrugas cutáneas que no desaparecen, sino que se propagan a muchos sitios del cuerpo (epidermodisplasia verruciforme), que producen con alta frecuencia carcinomas espinocelulares varios años después de la aparición inicial de las verrugas originales; y 4) otros tipos de virus que se asocian solo con lesiones benignas, por ejemplo, las verrugas comunes, las planas y las plantares.	• **Tratamiento:** las verrugas cutáneas en general requieren la extirpación quirúrgica o la destrucción del tejido de la verruga con nitrógeno líquido, vaporización con láser o sustancias químicas citotóxicas. El interferón oral es eficaz para causar la regresión de los papilomas laríngeos. Cuando se inyecta directamente en las verrugas genitales, el interferón es eficaz en casi la mitad de los pacientes. El cidofovir también es eficaz como aplicación tópica. • **Prevención:** hay tres vacunas para evitar la infección por los tipos de alto riesgo del VPH. Una vacuna contiene proteínas de la cápside de los tipos 16 y 18 del VPH (alto riesgo). La segunda vacuna contiene proteínas de la cápside de los tipos 6, 11, 16 y 18 de VPH. La vacuna más reciente contiene proteínas de 9 tipos de VPH que causan cáncer. Las vacunas se recomiendan hoy en día para mujeres y hombres jóvenes a fin de prevenir los cánceres asociados con el VPH.	• En general, el diagnóstico de las verrugas cutáneas no requiere más que una inspección visual. • La tipificación del virus del papiloma humano se realiza mediante inmunoanálisis para antígenos víricos o amplificación de la reacción en cadena de la polimerasa. • El VPH no puede cultivarse en el laboratorio.

Monocatenarios
Cadena negativa
Helicoidales
Con envoltura

Paramyxoviridae

Virus del sarampión
Virus de las paperas
Virus parainfluenza
Virus sincitial respiratorio

Características más frecuentes

- ARN de cadena negativa no segmentada
- Virus esféricos, con envoltura
- Contienen ARN polimerasa en sus viriones
- La envoltura contiene proteína F, que permite que el virus ingrese en las células a través de un proceso de fusión, en lugar de hacerlo por endocitosis mediada por receptores

Virus del sarampión

Patogenia/importancia clínica	Tratamiento y prevención	Identificación en el laboratorio
El virus del sarampión se transmite por las gotículas respiratorias producidas por la tos o los estornudos. Es extremadamente contagioso, y casi todos los individuos infectados presentan una enfermedad clínica. • **Sarampión** El virus del sarampión se replica inicialmente en el epitelio respiratorio y, luego, en varios órganos linfáticos. El sarampión clásico comienza con un período prodrómico de fiebre, síntomas de las vías respiratorias superiores (tos y coriza) y conjuntivitis. Dos o tres días después, aparecen las manchas de Koplik en la boca y la garganta, y una erupción macular generalizada, que comienza en la cabeza y se desplaza lentamente hacia los miembros inferiores. Poco después de que aparece la erupción, el paciente ya no es contagioso. Una complicación rara que ocurre dentro de las 2 semanas posteriores a la aparición de la erupción es la **encefalomielitis postinfecciosa**, una enfermedad autoinmunitaria. Los niños son especialmente susceptibles, sobre todo aquellos debilitados por otras enfermedades o la desnutrición.	• **Tratamiento:** no existe ningún antiviral disponible para el sarampión. • **Prevención:** hay una vacuna viva contra el sarampión de virus atenuado, que en general se administra como vacuna contra el sarampión, las paperas y la rubéola (triple viral).	• La demostración de un aumento en el título de anticuerpos contra el virus puede usarse en el diagnóstico del sarampión.

Virus de las paperas

Patogenia/importancia clínica	Tratamiento y prevención	Identificación en el laboratorio
El virus de las paperas se contagia por las gotículas respiratorias. • **Paperas** Aunque alrededor de un tercio de las infecciones son subclínicas, la presentación clínica clásica y el diagnóstico se centran en la infección y la inflamación de las glándulas salivales, principalmente las parótidas. Sin embargo, el virus de las paperas puede entrar en el torrente sanguíneo y causar una infección generalizada. Esto puede implicar no solo a las glándulas salivales, sino también el páncreas, el sistema nervioso central y los testículos. A veces, se produce esterilidad masculina a causa de una infección bilateral de los testículos (orquitis).	• **Tratamiento:** no existe ningún antiviral disponible para las paperas. • **Prevención:** hay una vacuna contra el sarampión de virus vivos atenuados, que en general se administra como vacuna contra el sarampión, las paperas y la rubéola (triple viral).	• El virus se puede recuperar de la saliva, la sangre, el líquido cefalorraquídeo o la orina, y se puede cultivar. • Las pruebas serológicas detectan anticuerpos contra el virus en la sangre.

Virus paragripal (parainfluenza)

Patogenia/importancia clínica	Tratamiento y prevención	Identificación en el laboratorio
Existen cuatro virus de la parainfluenza humana (VPIh) clínicamente importantes, denominados VPIh 1 a 4. Se les llama *parainfluenza* (o *paragripales*) porque los individuos pueden presentar síntomas similares a los de la gripe y, al igual que en la influenza, los virus tienen actividad tanto de hemaglutinina como de neuraminidasa (nota: a diferencia de la influenza, estas enzimas no están sujetas a un desplazamiento antigénico). La infección por estos virus se propaga por gotículas respiratorias y se limita a las vías respiratorias. • **Infecciones de las vías respiratorias** Los virus de la parainfluenza causan **crup**, **neumonía** y **bronquiolitis**, principalmente en lactantes y niños. También son una causa del "resfriado común" en individuos de todas las edades.	• **Tratamiento:** ningún antiviral está recomendado para estas infecciones. Los síntomas pueden tratarse según la necesidad. • **Prevención:** no existe vacuna o fármaco preventivo disponible.	• Las pruebas serológicas para detectar anticuerpos contra el virus pueden ayudar al diagnóstico de la infección por el virus de la parainfluenza.

Virus sincitial respiratorio

Patogenia/importancia clínica	Tratamiento y prevención	Identificación en el laboratorio
El virus sincitial respiratorio (VSR) se contagia a través de las gotículas respiratorias o las manos contaminadas que llevan el virus a la nariz o la boca. Las recidivas de las infecciones son frecuentes. • **Infecciones de las vías respiratorias** El VSR es el principal patógeno vírico de las vías respiratorias en la población pediátrica y la causa más importante de **bronquiolitis** en lactantes. También puede causar **neumonía** en niños pequeños, un **síndrome similar a la gripe** en adultos y una **bronquitis grave con neumonía** en los adultos mayores. El VSR no se disemina sistémicamente.	• **Tratamiento:** el único tratamiento específico para la infección por VSR es la ribavirina, administrada como aerosol, que solo tiene un beneficio moderado. • **Prevención:** no existe vacuna o fármaco preventivo disponible. La propagación de la infección entre personas puede controlarse lavándose las manos y evitando a otras personas infectadas.	• El diagnóstico definitivo de VRS se puede realizar mediante el cultivo de virus a partir de las secreciones nasofaríngeas, la detección de ARN vírico por medio de la reacción en cadena de la polimerasa con transcriptasa inversa o la detección de antígenos víricos mediante técnicas de análisis de inmunoadsorción enzimática.

Monocatenarios
Cadena positiva
Icosaédricos
Sin envoltura ◄——

Picornaviridae
Virus coxsackie
Virus de la hepatitis A
Virus de la poliomielitis

Características más frecuentes

• Genoma de ARN de cadena positiva, monocatenario, no segmentado

• Sin envoltura, icosaédricos

• Los ARN genómicos sirven como ARN mensajeros y son infecciosos

• Los viriones no contienen enzimas

Coxsackievirus

Patogenia/importancia clínica	Tratamiento y prevención	Identificación en el laboratorio
Los virus de coxsackie son miembros del género *Enterovirus*. Las personas se contagian con el virus coxsackie por ingesta de alimentos o agua contaminados o por inhalación de aerosoles que contienen el virus. Estos virus son estables en el bajo pH del estómago, se replican en el tubo digestivo y se excretan en las heces (vía fecal-oral). Los virus coxsackie también se replican en la bucofaringe. Son transportados por la sangre a los tejidos periféricos, incluyendo el corazón y el sistema nervioso central. • **Infecciones por coxsackievirus** Estos virus dan lugar a una gran variedad de síndromes clínicos que incluyen infecciones respiratorias superiores, meningitis, gastroenteritis, herpangina (hinchazón intensa de la garganta), pleuritis, pericarditis, miocarditis y miositis.	• **Tratamiento:** no hay antivirales o vacunas disponibles contra las infecciones por virus coxsackie.	• Los virus se pueden aislar y cultivar de las heces o desde diversos órganos diana. • También se pueden obtener pruebas de la infección demostrando un aumento en el título de anticuerpos.

Virus de la hepatitis A

Patogenia/importancia clínica	Tratamiento y prevención	Identificación en el laboratorio
El virus de la hepatitis A (VHA) es un miembro del género *Hepatovirus*. La transmisión se realiza por vía fecal-oral y el virus se elimina en las heces. Por ejemplo, un modo habitual de transmisión del virus es a través del consumo de mariscos crudos obtenidos de aguas contaminadas con aguas residuales. Quienes manipulan alimentos infectados también pueden transmitir el VHA a través de la contaminación de los alimentos que preparan. La transmisión a través de la sangre (similar a la transmisión de la hepatitis B) es rara. • **Hepatitis A ("hepatitis infecciosa")** Las infecciones por VHA son más frecuentes entre los niños, en especial aquellos que viven hacinados, como en los campamentos de verano. El sitio principal de replicación es el hepatocito, donde la infección produce una citopatología grave y la función hepática está gravemente dañada. El pronóstico para los pacientes con VHA es en general favorable, ya que no se presentan infecciones persistentes ni hepatitis crónica.	• **Tratamiento:** la inmunoglobulina se usa en la profilaxis postexposición. No hay antivirales disponibles para las infecciones por VHA. • **Prevención:** hay vacunas preparadas a partir de virus completos inactivados con formol. La prevención de la infección por VHA requiere tomar medidas para evitar la contaminación fecal de los alimentos y el agua.	• Se puede obtener evidencia de infección mediante la demostración de un aumento en el título de anticuerpos.

Poliovirus

Patogenia/importancia clínica	Tratamiento y prevención	Identificación en el laboratorio
Los poliovirus son miembros del género *Enterovirus*. Las personas se contagian con poliovirus por la ingesta de alimentos o agua contaminados. Los *Enterovirus* son estables en el bajo pH del estómago, se replican en el tubo digestivo y se excretan en las heces (vía fecal-oral). Tras replicarse en la bucofaringe y en el tejido linfático del tubo digestivo, el poliovirus puede ingresar en el torrente sanguíneo y propagarse al sistema nervioso central. • **Poliomielitis** La gran mayoría de las infecciones por poliovirus son asintomáticas. La presentación clásica en los individuos infectados por poliovirus que se enferman es la de **parálisis flácida**, que afecta con mayor frecuencia a los miembros inferiores. Esto se debe a la replicación vírica y la destrucción de las motoneuronas inferiores en las astas anteriores de la médula espinal. También puede producirse la **parálisis respiratoria** después de la infección del tronco encefálico.	• **Tratamiento:** no hay antivirales disponibles para tratar las infecciones por poliovirus. • **Prevención:** hay una vacuna por poliovirus muertos inyectable (Salk) y una vacuna de virus vivos atenuados oral (Sabin), y están disponibles para la erradicación de la polio de tipo silvestre en gran parte del mundo. Los pocos casos que ocurren en los Estados Unidos son traídos de otros países o son causados por cepas de virus de la vacuna que han regresado a una forma virulenta.	• El poliovirus se puede aislar y cultivar de las heces o del líquido cefalorraquídeo. • También se puede obtener evidencia de infección mediante al demostrar el aumento en la concentración de anticuerpos.

> Monocatenarios
> Cadena positiva
> Icosaédricos o
> helicoidales
> Con envoltura

← *Retroviridae*
Virus de la inmunodeficiencia humana

Características más frecuentes

- ARN monocatenario, de sentido positivo, lineal; dos copias por virión (diploide)
- La envoltura vírica contiene glucoproteínas que son necesarias para la adherencia y entrada del virus
- El virión contiene transcriptasa inversa

Patogenia/importancia clínica	Tratamiento y prevención	Identificación en el laboratorio
El virus de la inmunodeficiencia humana (VIH) es un retrovirus no oncogénico. El contagio se produce principalmente por tres vías: 1) sexual (está presente tanto en el semen como en las secreciones vaginales); 2) a través de la sangre o hemoderivados (sangre, plasma, factores de coagulación y fracciones celulares de sangre mediante transfusión o mediante inoculación con agujas contaminadas con VIH); y 3) perinatal (ya sea de forma transplacentaria, durante el paso a través del canal del parto o durante la lactancia). El receptor específico de la superficie celular del VIH es la molécula CD4$^+$, que se encuentra principalmente en los linfocitos T cooperadores. El VIH ingresa en la célula mediante la fusión de la envoltura del virus con la membrana plasmática. La transcripción inversa tiene lugar en el citoplasma, y la transcriptasa inversa dependiente de ARN vírico primero sintetiza una molécula híbrida de ADN-ARN y luego degrada el ARN parental mientras lo reemplaza con una segunda cadena de ADN. La molécula lineal resultante de ADN bicatenario es el provirus. Se transporta al núcleo y se inserta de forma aleatoria en el cromosoma del hospedero mediante enzimas víricas. El ADN integrado se traduce en ARNm víricos que codifican proteínas víricas y que también se empaquetarán en la progenie vírica. Los viriones ensamblados brotan por gemación a través de la membrana plasmática. La producción de virus es un proceso continuo, que finalmente mata a la célula hospedera. • **Infección por VIH** Varias semanas después de la infección inicial, entre un tercio y dos tercios de los individuos presentan síntomas similares a los de la mononucleosis infecciosa, durante los cuales existe un nivel muy alto de replicación del virus en las células CD4$^+$. Los ganglios linfáticos se infectan, que son los sitios de persistencia del virus durante el período asintomático. La viremia de fase aguda se resuelve en un período clínicamente asintomático o "latente" que dura de meses a muchos años. Este período se caracteriza por linfadenopatías generalizadas persistentes, diarrea y pérdida de peso. • **Síndrome de inmunodeficiencia adquirida (sida)** La progresión de la infección asintomática al sida ocurre como un continuo de estados clínicos progresivos. El número de células CD4$^+$ infectadas disminuye, y los precursores de linfocitos T en los órganos linfáticos se infectan y mueren, por lo que la capacidad para generar nuevos linfocitos CD4$^+$ se pierde gradualmente. Las células del linaje monocito/macrófago también se infectan y transportan el virus a otros órganos, incluido el cerebro. Cuando el recuento de CD4$^+$ cae por debajo de 200/μL, y aparecen infecciones oportunistas cada vez más frecuentes y graves, el síndrome se define como *sida*.	• **Tratamiento:** los inhibidores de la transcriptasa inversa vírica incluyen tanto los inhibidores de la transcriptasa inversa análogos de los nucleósidos como los no nucleósidos. Evitan el establecimiento de la infección por VIH. Los inhibidores de la proteasa vírica retrasan la producción de la progenie vírica. También se han desarrollado fármacos que impiden la interacción con el correceptor y, por lo tanto, evitan la entrada, así como fármacos que impiden la fusión y la integración del ADN. Como la administración de combinaciones de estos fármacos retrasa la aparición de mutantes resistentes, se administran tres o cuatro medicamentos al mismo tiempo. Esto se conoce como *tratamiento antirretroviral de gran actividad* (HAART, *highly active antiretroviral therapy*). • **Prevención:** no existe vacuna disponible. La transmisión perinatal puede reducirse mediante el tratamiento de la mujer embarazada con un régimen antiviral, como se describe para adultos fuera del embarazo. Esto viene seguido por varias semanas de tratamiento del recién nacido. El régimen específico elegido depende de factores maternos e infantiles. La prevención también se puede lograr al examinar la sangre y los tejidos antes de la transfusión o el trasplante, el empleo de preservativos durante las relaciones sexuales y el estricto cumplimiento de las precauciones universales por parte de los profesionales de atención a la salud.	• La amplificación del ARN vírico o provirus ADN por la técnica de reacción en cadena de la polimerasa es el método más sensible para la detección de virus en muestras de sangre o tejidos. • Para establecer contaminaciones en los bancos de sangre, las pruebas ELISA para el antígeno p24 (CA) en el suero pueden detectar una infección aproximadamente una semana antes que las pruebas para detectar anticuerpos. • Para el cribado individual, el procedimiento de ELISA también se utiliza para la detección de anticuerpos en el suero. Cualquier resultado positivo debe confirmarse utilizando la técnica de Western blot.

Monocatenarios
Cadena negativa
Helicoidales
Con envoltura

Rhabdoviridae

Virus de la rabia

Características más frecuentes

- Genoma de ARN de cadena negativa, monocatenario, no segmentado
- Nucleocápside helicoidal con envoltura
- El virus tiene forma de bala
- El virión contiene ARN polimerasa dependiente de ARN

Patogenia/importancia clínica	Tratamiento y prevención	Identificación en el laboratorio
El virus de la rabia es un miembro del género *Lyssavirus*. Una gran variedad de vida silvestre, como mapaches, zorrillos (mofetas), ardillas, zorros y murciélagos, son un reservorio para el virus. En los países en desarrollo, los perros y los gatos domésticos también constituyen un reservorio importante para la rabia. Los seres humanos suelen resultar infectados por la mordedura de un animal, pero en algunos casos la infección es a través de un aerosol, por ejemplo, excrementos de murciélagos infectados. • **Rabia** Después de la inoculación, el virus puede replicarse localmente, pero luego viaja a través del transporte retrógrado dentro de las neuronas periféricas al cerebro, donde se replica principalmente en la sustancia gris. Desde el cerebro, el virus de la rabia puede viajar a lo largo de los nervios autónomos, lo que lleva a la infección de los pulmones, los riñones, las médulas suprarrenales y las glándulas salivales. El período de incubación es extremadamente variable, pero en general dura 1-8 semanas. Los síntomas de la infección incluyen alucinaciones, convulsiones, debilidad, disfunción mental, parálisis, coma y, finalmente, la muerte por una encefalitis mortal con degeneración neuronal del cerebro y la médula espinal. Una vez que comienzan los síntomas, la muerte es inevitable. Muchos pacientes, pero no todos, muestran el clásico signo de la rabia, la hidrofobia, una incapacidad dolorosa para tragar líquidos, lo que lleva a su evitación.	• **Tratamiento:** una vez que una persona tiene síntomas clínicos de rabia, no existe un tratamiento eficaz. • **Prevención:** la profilaxis previa a la exposición, que está indicada para personas con alto riesgo (p. ej., veterinarios), consiste en la administración de una vacuna de virus muertos. En los Estados Unidos, dos formulaciones de vacunas están aprobadas por la Food and Drug Administration. Ambas contienen virus inactivados provenientes de cultivos celulares. La profilaxis posterior a la exposición se instituye después de la mordedura de un animal o la exposición a un animal sospechoso de tener rabia. Consiste en la inmunización pasiva con inmunoglobulina antirrábica y la inmunización activa.	• El diagnóstico se basa en una anamnesis de exposición y los signos y síntomas característicos de la rabia. Sin embargo, a menudo no se puede obtener una anamnesis confiable de exposición, y la presentación clínica inicial puede variar. Por lo tanto, el diagnóstico clínico puede ser difícil. • *Post mortem*, se pueden ver inclusiones citoplasmáticas características (cuerpos de Negri) en regiones del cerebro como el hipocampo.

> Monocatenarios
> Cadena positiva
> Icosaédricos o
> helicoidales
> Con envoltura

Togaviridae

Virus de la rubéola

Características más frecuentes

- Genoma de ARN de cadena positiva, monocatenario, no segmentado
- Nucleocápside icosaédrica con envoltura
- Los ARN genómicos sirven como ARN mensajeros y son infecciosos
- Los viriones no contienen enzimas

Patogenia/importancia clínica	Tratamiento y prevención	Identificación en el laboratorio
El virus de la rubéola es un miembro del género *Rubivirus*. Este virus se transmite a través de las secreciones respiratorias de un individuo infectado. • **Rubéola** La rubéola es un síndrome clínico leve. La infección se caracteriza por una erupción maculopapular generalizada y linfadenopatías occipitales. En la mayoría de los casos, estos síntomas pueden ser apenas perceptibles y la infección sigue siendo subclínica. • **Rubéola congénita** La mayor amenaza clínica de la rubéola es que, cuando una mujer embarazada se contagia con el virus, puede haber un daño grave en el desarrollo del feto, en especial en el primer trimestre. Este daño puede incluir cardiopatías congénitas, cataratas, hepatitis y anomalías asociadas con el sistema nervioso central, como retraso mental, disfunción motora y sordera.	• **Tratamiento:** no existen antivirales en uso. • **Prevención:** el daño fetal debido a la infección se puede evitar con la vacuna de virus vivos atenuados contra la rubéola que se incluye con las vacunas de rutina para la infancia. Esta vacuna es eficaz, tiene pocas complicaciones y garantiza que cuando las mujeres llegan a la edad de concebir son inmunes a la infección por rubéola. La vacuna no debe administrarse a mujeres que ya están embarazadas ni a pacientes inmunocomprometidos, incluidos los lactantes.	• El diagnóstico de infección por rubéola puede realizarse midiendo la elevación en el título de anticuerpos. • Se presume que las mujeres embarazadas con anticuerpos IgM antirrubeólicos han estado recientemente expuestas al virus.

Síntesis de enfermedades

33

I. PERSPECTIVA GENERAL

Este capítulo describe enfermedades causadas por microorganismos que tienen características en común, incluidas sus formas de transmisión o síndromes clínicos asociados con la enfermedad. Este resumen está guiado, en parte, por la frecuencia de la enfermedad según lo informado por los Centers for Disease Control and Prevention (CDC), que vigilan la incidencia de más de 50 enfermedades notificables, la mayoría de ellas específicas de un microorganismo (fig. 33-1) (nota: una enfermedad notificable es aquella para la que la información regular, frecuente y oportuna sobre casos individuales se considera necesaria para la prevención y el control de la enfermedad). Por ejemplo, los datos informados a los CDC muestran que las infecciones de transmisión sexual (enfermedades cuya forma de transmisión es el contacto sexual) se encuentran entre las más frecuentes en los Estados Unidos. Sin embargo, algunas enfermedades incluidas en este capítulo no son informadas por los CDC. Estas son vigiladas por instituciones como los hospitales, en las que el informe depende tanto del síndrome clínico como del microorganismo. Por ejemplo, un hospital realiza un seguimiento de sus infecciones urinarias intrahospitalarias o de las neumonías asociadas con el ventilador.

II. INFECCIONES DE TRANSMISIÓN SEXUAL

Chlamydia sigue siendo la enfermedad infecciosa notificable más frecuente en los Estados Unidos, y su incidencia está aumentando. Las mujeres, especialmente las jóvenes, son las más afectadas por *Chlamydia*. La gonorrea es la segunda enfermedad infecciosa informada con mayor frecuencia en los Estados Unidos. Es preocupante el aumento de la resistencia a los fármacos. Otros agentes de transmisión sexual se describen en la figura 33-2.

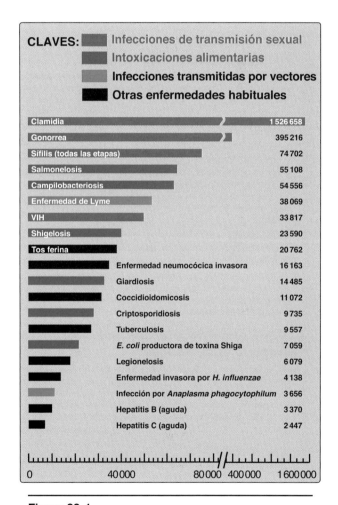

Figura 33-1
Casos informados de las infecciones notificables más frecuentes en los Estados Unidos, 2015.

ENFERMEDADES DE TRANSMISIÓN SEXUAL

A Prevalencia de patógenos bacterianos de transmisión sexual frecuentes

Clamidia

Gonorrea

Sífilis

96 98 00 02 04 06 08 10 12 15
Año

La incidencia de todas las infecciones de transmisión sexual está aumentando.

Datos del 2012
Clamidia: 1 422 976
Gonorrea: 334 826
Sífilis: 49 903

Datos del 2015
Clamidia: 1 526 658
Gonorrea: 395 216
Sífilis: 74 702

B Clasificación de bacterias

Cocos grampositivos
Neisseria gonorrhoeae

Bacilos gramnegativos
Haemophilus ducreyi

Espiroquetas
Treponema pallidum

Micoplasma
Ureaplasma urealyticum

Clamidia
Chlamydia trachomatis

Chlamydia trachomatis

- *C. trachomatis* es el principal causante de las enfermedades bacterianas de transmisión sexual en los Estados Unidos. Afecta a ambos sexos. La transmisión se lleva a cabo por contacto personal cercano (p. ej., durante el nacimiento o el contacto sexual). Los hombres desarrollan uretritis no gonocócica y otras infecciones posibles (p. ej., de la próstata o el recto). Las mujeres desarrollan una infección del cuello uterino, que puede progresar a enfermedad pélvica inflamatoria. Las exposiciones repetidas o crónicas a *C. trachomatis* pueden ocasionar infertilidad y embarazo ectópico. Una infección clínicamente distintiva que causa linfadenopatías, con lesiones destructivas en los genitales y el tejido adyacente, se llama *linfogranuloma venéreo*. Esta manifestación es causada por distintos serovares de *C. trachomatis*.

- *C. trachomatis* es un parásito intracelular estricto. La forma del cuerpo elemental utiliza adhesinas para unirse a los receptores susceptibles de la membrana de la célula hospedera en las mucosas. La forma del cuerpo reticulado se replica en las vesículas fagocíticas, matando a la célula.

- *C. trachomatis* provoca tracoma, una queratoconjuntivitis crónica que a menudo lleva a la ceguera. El tracoma se transmite por contacto personal, por superficies contaminadas que se tocan con las manos y se transportan al ojo o por las moscas.

Neisseria gonorrhoeae

- *N. gonorrhoeae* causa gonorrea. Se transmite por contacto sexual. En los hombres, los síntomas incluyen infección de la uretra (uretritis gonocócica), exudado purulento y dolor al orinar. En las mujeres, la infección se suele localizar en el endocérvix, donde en ocasiones causa un exudado vaginal purulento. Si la enfermedad progresa, puede alcanzar las trompas ováricas, causar salpingitis gonocócica (que puede ocasionar cicatrización de las trompas e infertilidad), enfermedad pélvica inflamatoria y fibrosis. En la mayoría de los casos, es asintomática en mujeres. *N. gonorrhoeae* bacteriemia, que se manifiesta con un exantema y artritis séptica (síndrome artritis-dermatitis).

- *N. gonorrhoeae* es muy sensible a las temperaturas bajas y la deshidratación. Las proteínas bacterianas (pili y proteínas de la membrana) permiten la unión de la bacteria al epitelio y la superficie de las células mucosas del hospedero, como en la uretra, el recto, el cuello uterino, la faringe y la conjuntiva, permitiendo su colonización e infección.

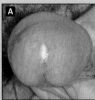
Uretritis

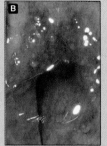
Cervicitis por clamidia

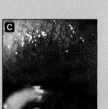
Conjuntivitis por clamidia

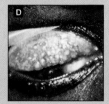
Tracoma

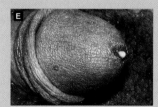
Uretritis gonocócica

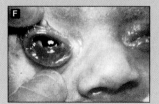
Oftalmía gonocócica neonatal

BACTERIAS

Figura 33-2
Características de las infecciones de transmisión sexual: patógenos bacterianos.

ENFERMEDADES DE TRANSMISIÓN SEXUAL *(continuación)*

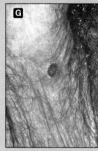
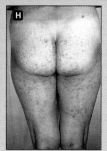

Treponema pallidum

- La infección por *T. pallidum* causa la sífilis. Se transmite sobre todo por contacto sexual, y la lesión infecciosa en general se encuentra en la piel o las mucosas genitales. Cerca de 2-10 semanas después de la infección, se forma una úlcera (chancro) indolora y dura. Tras unas 10 semanas, se genera una erupción secundaria que puede ir acompañada de una afección sistémica, como hepatitis, meningitis, nefritis o coriorretinitis sifilítica. En individuos no tratados, la etapa terciaria ocurre después de un período de latencia (asintomático). Esta etapa se caracteriza por cambios degenerativos en el sistema nervioso, lesiones cardiovasculares y lesiones granulomatosas (gomas) en el hígado, la piel y los huesos.

- *T. pallidum* puede contagiarse a través de la placenta de una mujer infectada a su feto, lo que causa muerte y aborto espontáneo. Los neonatos que viven tienen los síntomas de la sífilis congénita, que incluyen una variedad de manifestaciones del sistema nervioso central (SNC) y anomalías estructurales.

Chancros sifilíticos en el pene   Sífilis secundaria

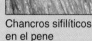

Goma de la sífilis terciaria

Mycoplasma genitalium y *Ureaplasma urealyticum*

- *M. genitalium* y *U. urealyticum* causan uretritis no gonocócica, en especial en hombres. Estas bacterias son habitantes usuales de las vías urogenitales de hombres y mujeres *sexualmente activos.*

- En las mujeres, *M. genitalium* se asocia con cervicitis y enfermedad pélvica inflamatoria (EPI). La resistencia antimicrobiana a las tetraciclinas y macrólidos está aumentando.

- En las mujeres, *U. urealyticum* causa fiebre posparto y corioamnionitis. El microorganismo se ha aislado en casos de endometritis y de secreciones vaginales de mujeres con trabajos de parto prematuros o que dan a luz a bebés con bajo peso. Estos bebés a menudo están colonizados, y se ha aislado *U. urealyticum* de sus vías respiratorias inferiores y el SNC, con y sin evidencia de respuesta inflamatoria.

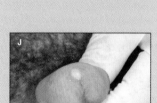

Uretritis no gonocócica

Haemophilus ducreyi

- *H. ducreyi* causa el chancroide (chancro blando), una enfermedad ulcerativa de transmisión sexual. El chancroide es un problema de salud importante en los países en desarrollo, aunque su incidencia es baja en los Estados Unidos. La infección por *H. ducreyi* genera úlceras dolorosas e irregulares en los genitales y pueden aparecer linfadenopatías. Si no se trata, progresa a la formación de un bubón (un ganglio linfático inflamado y doloroso), que después supura.

- Las llagas genitales abiertas pueden facilitar la transmisión del virus de inmunodeficiencia humana.

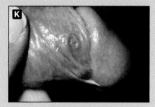

Cancroide

BACTERIAS

Figura 33-2 *(continuación)*
Características de las infecciones de transmisión sexual: patógenos bacterianos.

(continuación)

INFECCIONES DE TRANSMISIÓN SEXUAL *(continuación)*

Trichomonas vaginalis

- *T. vaginalis* causa tricomonosis, la infección por protozoarios más habitual de las vías urogenitales en humanos. La enfermedad se transmite sobre todo por vía sexual. En las mujeres, causa inflamación del tejido mucoso de la vagina, la vulva y el cuello uterino, acompañada de flujo abundante y amarillento. Con menor frecuencia, infecta la uretra masculina, la próstata y las vesículas seminales, de forma que produce una secreción blanca.

- El pH óptimo para el crecimiento de *T. vaginalis* es de 6.0; por lo tanto, el microorganismo no crece en la vagina normal y ácida, que tiene un pH de alrededor de 4.0. La alcalinidad anómala de la vagina favorece el contagio de la enfermedad.

Trichomonas vaginalis

PROTOZOARIO

A Prevalencia de los patógenos víricos de transmisión sexual

Virus del papiloma humano

Virus del herpes simple de tipo 2

Virus de la inmunodeficiencia humana

0   500 000   1 000 000   14 000 000
Nuevos casos estimados en los Estados Unidos, 2013

B Clasificación de los patógenos víricos

Bicatenario Sin envoltura	Virus del papiloma humano
Bicatenario Con envoltura	Virus del herpes simple tipo 2 Citomegalovirus humano
Monocatenario Cadena positiva Icosaédrico o helicoidal Con envoltura	Virus de la inmunodeficiencia humana

Virus del herpes simple de tipo 2 (VHS-2)

- El contagio del VHS-2 en general ocurre por contacto sexual o por infección durante el parto. La infección de transmisión sexual causa lesiones de las vías genitales, la mayoría de las cuales son asintomáticas. Cuando hay síntomas, pueden aparecer dolor y picazón locales, y síntomas sistémicos de fiebre, malestar y mialgias. Las lesiones vesiculoulcerativas en la vulva, el cuello uterino y la vagina, o el pene, pueden ser dolorosas. El herpes neonatal se contagia al bebé durante el parto. Si no se trata, se produce una infección diseminada, que compromete el SNC y tiene una tasa de mortalidad elevada.

- El VHS-2 tiene un ciclo de crecimiento citocida relativamente rápido y establece latencia en los ganglios nerviosos. A menudo, la infección genital por virus del herpes simple de tipo 2 se reactiva y con frecuencia es asintomática. La persona infectada disemina el virus durante el período de reactivación, independientemente de los síntomas, y puede transmitir el virus a una pareja sexual durante ese lapso.

Lesiones por herpes simple

VIRUS

Figura 33-2 *(continuación)*
Características de las infecciones de transmisión sexual: protozoos y virus.

INFECCIONES DE TRANSMISIÓN SEXUAL *(continuación)*

VIRUS

Virus del papiloma humano (VPH)

- La infección por ciertos tipos de VPH causa verrugas anogenitales (condilomas acuminados) o verrugas vulgares. La transmisión es a través del contacto sexual o de la madre al bebé durante el parto.

- Aparecen lesiones alrededor de los genitales externos, en el cuello uterino o dentro de la uretra o la vagina 4-6 semanas después de la infección. Las infecciones por algunos tipos de VPH son benignas, pero varios tipos han sido implicados como causas de diferentes tipos de cáncer, incluidos cánceres cervicales, rectales, peneanos y bucofaríngeos.

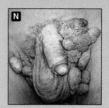
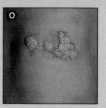

Condiloma acuminado   Verruga vulgar (en un dedo)

Un solo túbulo renal contiene grandes cuerpos de inclusión de virus intranucleares con apariencia de "ojo de búho".

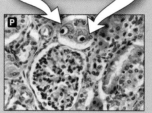

Infección por citomegalovirus: sección de riñón de autopsia de varón de 3 meses de edad

Citomegalovirus humano (CMV)

- El CMV causa la infección intrauterina más frecuente, así como la infección vírica más habitual en neonatos. Se transmite de persona a persona mediante lágrimas, orina, saliva, semen o secreciones vaginales y leche materna. Un 35-50% de los niños nacidos de madres que experimentan por primera vez una infección por CMV durante el embarazo tendrán la infección, de los cuales el 10% manifestará síntomas (citomegalovirus congénita). Las manifestaciónes de esta última incluyen daño de diferente intensidad a hígado, bazo, órganos hematopoyéticos y componentes del sistema nervioso (una causa habitual de pérdida de la audición y retraso mental) o muerte fetal. Las infecciones invasoras oportunistas por CMV son frecuentes en pacientes con sida. Estas infecciones también son un riesgo para quienes reciben trasplantes y otros individuos inmunodeprimidos.

- En un inicio, el virus se replica en células epiteliales, por lo general, en las vías respiratorias y digestivas. A esto le sigue una viremia y la infección de todos los órganos del cuerpo. La latencia ocurre en tejidos no nerviosos, sobre todo en células linforreticulares y tejidos glandulares.

Infecciones oportunistas por sida

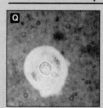
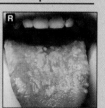

Criptococo en el líquido cefalorraquídeo   Muguet o candidosis oral

Virus de la inmunodeficiencia humana

- El VIH infecta los linfocitos T CD4$^+$, precursores de los linfocitos T y células del linaje monocito/macrófago, lo que lleva a un estado de inmunodeficiencia. La transmisión del VIH ocurre por tres vías: 1) sexual (el virus está presente tanto en el semen como en las secreciones vaginales), 2) a través de la sangre o hemoderivados, y 3) por vía perinatal (verticalmente). Varias semanas después de la infección inicial, algunos individuos presentan síntomas similares a una mononucleosis infecciosa. La viremia de fase aguda se resuelve e ingresa en un período de latencia clínicamente asintomático que dura desde meses hasta muchos años. La progresión de la infección asintomática al síndrome de inmunodeficiencia adquirida ocurre como un continuo de estados clínicos progresivos. Las células infectadas del sistema de monocitos/macrófagos transportan el virus a otros órganos, incluido el cerebro. En general, la muerte ocurre por infecciones oportunistas, como las que se muestran a la derecha.

- El VIH es un retrovirus no cancerígeno. Se une a una molécula de CD4 de superficie, ubicada principalmente en los linfocitos T cooperadores. El VIH ingresa en la célula mediante la fusión de la envoltura del virus con la membrana plasmática, seguida de la transcripción inversa. Esto da como resultado la formación de una molécula de ADN bicatenario que se integra en un cromosoma de la célula hospedera. La progenie vírica se reproduce de forma continua y el proceso finalmente destruye la célula.

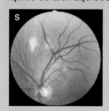
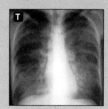

Retinitis por CMV   Neumonía por *Pneumocystis*

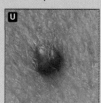
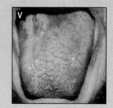

Sarcoma de Kaposi   Leucoplasia vellosa

Figura 33-2 *(continuación)*
Características de las infecciones de transmisión sexual: virus.

INTOXICACIONES ALIMENTARIAS (bacterianas)

A Causas frecuentes de intoxicación alimentaria

Especies de *Salmonella*

Clostridium perfringens

Especies de *Campylobacter*

Staphylococcus aureus

```
0      0.25      0.5      0.75      1.0
```
Millones
Cantidad estimada de enfermos
en los Estados Unidos (2016)

B Clasificación de los patógenos

Cocos grampositivos
Staphylococcus aureus

Bacilos gramnegativos
Escherichia coli
Campylobacter jejuni
Especies de *Salmonella*
Especies de *Shigella*
Vibrio cholerae

Anaerobios
Clostridium botulinum
Clostridium perfringens

C Motivos de consulta[1]

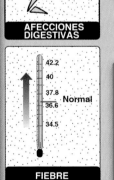

NÁUSEAS Y VÓMITOS

AFECCIONES DIGESTIVAS

FIEBRE

42.2
40
37.8
36.6 Normal
34.5

Especies de *Salmonella*

● Los serovares de *Salmonella* no tifoidea, en particular Typhimurium y Enteritidis, causan una gastroenteritis localizada en la que los síntomas se deben a bacterias que proliferan en el intestino de los individuos afectados. En general, la transmisión se produce a través de alimentos, en especial pollo, huevos y relacionados.

● Todos estos microorganismos invaden las células hospederas mediante la inyección de proteínas efectoras en el citoplasma. La resistencia generalizada a los antibióticos entre estos microorganismos exige el empleo de antibiogramas para determinar el tratamiento antibiótico apropiado, si se administra.

Especies de *Clostridium*

● *Clostridium perfringens* es una de las principales causas de intoxicación alimentaria en los Estados Unidos. La aparición de síntomas clínicos requiere un gran inóculo de 10^8 microorganismos o más. Por lo tanto, un episodio típico de intoxicación alimentaria por clostridios implica una cocción que no logra inactivar las esporas, seguido de la conservación del alimento durante varias horas en condiciones que permiten la germinación bacteriana y varios ciclos de crecimiento.

● *Clostridium perfringens* secreta varias exotoxinas, enterotoxinas y enzimas hidrolíticas que facilitan el proceso de la enfermedad. Los síntomas involucrados en la intoxicación alimentaria por clostridios en general incluyen náuseas, cólicos y diarrea, que ocurren 8-18 h después de comer alimentos contaminados. No se presenta fiebre y los vómitos son raros. El ataque suele ser autolimitado, con una recuperación en 1-2 días.

● *Clostridium botulinum* causa botulismo. Una neurotoxina producida por la bacteria produce parálisis flácida. No se requiere contacto con el microorganismo por sí solo y, en consecuencia, la enfermedad se considera una intoxicación pura.

Campylobacter jejuni

● *C. jejuni* es una de las principales causas de intoxicación alimentaria en los Estados Unidos. También ocasiona la diarrea del viajero y una seudoapendicitis. *C. jejuni* se contagia a los humanos principalmente por la vía fecal-oral, a través del contacto directo, por la exposición a alimentos (sobre todo aves de corral) o aguas contaminadas.

● *C. jejuni* infecta el intestino y puede causar lesiones ulcerativas e inflamatorias en el yeyuno, el íleon o el colon. En individuos por lo demás sanos, en general causa una enteritis aguda después de una incubación de 1-7 días. La enfermedad dura de días a varias semanas y, por lo general, es autolimitada. Los síntomas pueden ser tanto sistémicos (fiebre, cefaleas, mialgias) como intestinales (cólicos y diarrea que puede o no ser sangrienta). Puede producirse bacteriemia, con mayor frecuencia en niños y adultos mayores.

Staphylococcus aureus

● La gastroenteritis por *S. aureus* se debe a la ingesta de alimentos con la enterotoxina bacteriana. A menudo contaminados por un manipulador de alimentos, estos tienden a ser ricos en proteínas o salados (p. ej., ensalada de huevo, pastel de crema o jamón) y se refrigeran de manera inadecuada.

● La toxina estimula el centro del vómito en el cerebro al unirse a los receptores neurales en el tubo digestivo superior. Los síntomas como náuseas, vómitos y diarrea son agudos después de un corto período de incubación (> 6 h). El ataque suele ser autolimitado.

Figura 33-3
Resumen de enfermedades de algunos microorganismos importantes que causan intoxicación alimentaria bacteriana.
[1] Otras consultas pueden incluir cefaleas y mialgias.

INTOXICACIÓN ALIMENTARIA (bacteriana) *(continuación)*

Especies de *Shigella*

● Las especies de *Shigella* causan shigelosis (disentería bacilar), una enfermedad intestinal humana que ocurre en general entre niños pequeños. *Shigella* se contagia de persona a persona; los alimentos o el agua contaminados con materia fecal sirven como la principal fuente del patógeno.

● *Shigella* invade y destruye la mucosa del intestino grueso. La disentería bacilar derivada se caracteriza por diarrea con sangre, moco y cólicos abdominales dolorosos. En general, la enfermedad es más grave en las personas muy jóvenes y los adultos mayores, así como entre las personas desnutridas, en quienes la shigelosis puede provocar una deshidratación grave y, en ocasiones, la muerte.

Especies de *Vibrio*

● *Vibrio cholerae* secreta una toxina que causa el cólera, una infección en el intestino delgado. La toxina del cólera ocasiona la salida de iones y agua a la luz del intestino. Después de un período de incubación que varía de horas a unos pocos días, comienza una diarrea acuosa profusa (heces en "agua de arroz"). Sin tratamiento, la muerte por deshidratación grave que causa un choque hipovolémico puede ocurrir en horas o días, y la tasa de muerte puede exceder el 50%. El tratamiento adecuado reduce la tasa de mortalidad a menos del 1%.

● La transmisión se produce principalmente al beber agua o comer alimentos contaminados por las heces de una persona infectada, incluida una sin síntomas aparentes.

● En todo el mundo, el cólera afecta a 1.3-4 millones de personas y causa hasta 143 000 muertes por año, como en 2015. Esto ocurre principalmente en el mundo en desarrollo.

Escherichia coli

● *E. coli* es parte de la flora normal del colon, pero los virotipos patógenos han adquirido nuevos factores de virulencia que les permiten ser más patógenos dentro y fuera del tubo digestivo. La transmisión de la enfermedad intestinal en general es por vía fecal-oral, con alimentos (p. ej., carne de res y leche no pasteurizada) y agua contaminados como vehículos.

● Se han identificado varios tipos de infecciones intestinales por *E. coli*. Estos difieren en sus mecanismos patógenos. Entre los más importantes están: 1) *E. coli* enterotoxigénico (ECET), una causa habitual de diarrea del viajero en los países en desarrollo. ECET coloniza el intestino delgado y produce enterotoxinas. Estas causan hipersecreción prolongada de iones de cloro y agua por las células de la mucosa intestinal, al tiempo que inhiben la reabsorción de sodio, lo que produce una diarrea acuosa grave en un período de varios días. 2) *E. coli* enterohemorrágico (ECEH) se une a las células del intestino grueso, donde produce una exotoxina (toxina de tipo Shiga) que destruye las microvellosidades, con lo que causa una forma grave de diarrea sanguinolenta abundante (colitis hemorrágica) sin invasión o inflamación de la mucosa. El serotipo O157:H7 es la cepa más habitual de *E. coli* que produce toxina de tipo Shiga.

Figura 33-3 *(continuación)*
Resumen de enfermedades de algunos microorganismos importantes que causan intoxicación alimentaria bacteriana
(nota: la reposición hidroelectrolítica y su mantenimiento son claves para controlar las enfermedades diarreicas).

III. INTOXICACIONES ALIMENTARIAS (BACTERIANAS)

Las intoxicaciones alimentarias se producen por comer alimentos contaminados con microorganismos o toxinas (fig. 33-3). Estas alteraciones tienden a producirse en picnics, comedores escolares y grandes eventos sociales. Estas son situaciones habituales en las que los alimentos pueden dejarse sin refrigerar o las técnicas de preparación de alimentos no son lo suficientemente seguras. A menudo, las intoxicaciones alimentarias se producen debido a carnes o productos lácteos poco cocidos que se han mantenido a temperatura ambiente durante períodos prolongados. En los pacientes intoxicados, el consumo de líquidos es importante para evitar la deshidratación. Los niños con diarrea pueden recibir productos electrolíticos de venta libre. No deben consumirse alimentos sólidos hasta que la diarrea haya pasado, y deben evitarse los productos lácteos, ya que pueden empeorar la diarrea temporalmente.

Los líquidos intravenosos pueden estar indicados en pacientes con diarrea grave que no pueden tomar líquidos (p. ej., por náuseas o vómitos).

INFECCIONES URINARIAS

A Causas frecuentes de infecciones urinarias (IU)[1]

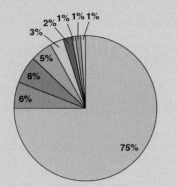

- ECUP
- *K. pneumoniae*
- *S. saprophyticus*
- Especies de *Enterococcus*
- EGB
- *P. mirabilis*
- *P. aeruginosa*
- *S. aureus*
- Especies de *Candida*

B Clasificación de los patógenos

Cocos grampositivos

Staphylococcus saprophyticus

Bacilos gramnegativos

Escherichia coli
Especies de *Klebsiella*
Especies de *Proteus*
Pseudomonas aeruginosa

Escherichia coli

- *E. coli* es la causa más frecuente de IU, incluidas la cistitis y la pielonefritis. Las mujeres tienen un mayor riesgo de infección. Con frecuencia, el contagio es de la propia flora del paciente.

- La cistitis no complicada (la infección urinaria más frecuente) es causada por cepas uropatógenas de *E. coli*, que se caracterizan por la producción de fimbrias P (un factor de adherencia). La IU compli-cada (pielonefritis) ocurre a menudo en casos de obstrucción del flujo urinario, y puede ser causada por cepas no patógenas de *E. coli*. La IU requiere tratamiento con antibióticos.

C Motivos frecuentes de consulta

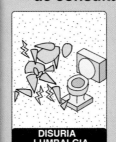

DISURIA LUMBALGIA

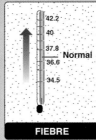

FIEBRE

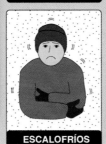

ESCALOFRÍOS

Otras enterobacterias

- Otros géneros de *Enterobacteriaceae*, como *Klebsiella*, *Enterobacter*, *Proteus* y *Serratia*, que se pueden encontrar como habitantes normales del intestino grueso, incluyen microorganismos que son principalmente patógenos oportunistas y con frecuencia intrahospitalarios. A menudo, todos ellos colonizan a pacientes hospitalizados, sobre todo en asociación con el tratamiento con antibióticos, sondas permanentes o procedimientos invasivos que causan infecciones extraintestinales como las de vías urinarias.

- La resistencia generalizada a los antibióticos entre estos microorganismos requiere antibiogramas para determinar el tratamiento antibiótico adecuado.

Staphylococcus saprophyticus

- *S. saprophyticus* es una causa frecuente de cistitis en las mujeres, probablemente porque es parte de la flora vaginal normal. También es un agente importante de las infecciones intrahospitalarias asociadas con el empleo de catéteres.

- *S. saprophyticus* es una especie estafilocócica coa-gulasa negativa. Tiende a ser sensible a la mayoría de los antibióticos, incluso a la penicilina G. Se puede distinguir de la mayoría de los otros estafilococos coagulasa negativos por su resistencia natural a la novobiocina.

Pseudomonas aeruginosa

- *P. aeruginosa* es un patógeno oportunista importante y una causa de infecciones intrahospitalarias como IU, en especial en pacientes que han sido sometidos a sondaje, instrumentación, cirugía o trasplante renal o terapia antibiótica previa.

- La enfermedad por *P. aeruginosa* comienza con la unión y colonización del tejido del hospedero. Los pili en la bacteria median la adherencia, y una cápsula de alginato reduce la eficacia de los mecanismos normales de eliminación. El daño tisular del hospedero facilita la adherencia y la colonización. Debido a que las infecciones por *Pseudomonas* ocurren típicamente en pacientes con defensas deterioradas; en general se requiere una antibioticoterapia intensiva.

Figura 33-4
Resumen de las infecciones urinarias. EGB, estreptococos del grupo B; ECUP, *E. coli* uropatógena. [1]Cistitis no complicada.

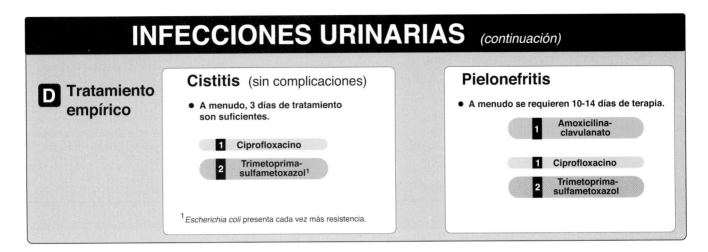

INFECCIONES URINARIAS *(continuación)*

D Tratamiento empírico

Cistitis (sin complicaciones)

- A menudo, 3 días de tratamiento son suficientes.

  1 Ciprofloxacino

  2 Trimetoprima-sulfametoxazol[1]

[1] *Escherichia coli* presenta cada vez más resistencia.

Pielonefritis

- A menudo se requieren 10-14 días de terapia.

  1 Amoxicilina-clavulanato

  1 Ciprofloxacino

  2 Trimetoprima-sulfametoxazol

Figura 33-4 *(continuación)*
Resumen de las infecciones urinarias. **1** Indica medicamentos de primera línea; **2** indica fármacos alternativos.

La mayoría de los pacientes se recuperan de forma espontánea de los tipos más frecuentes de intoxicaciones alimentarias en un par de días. En general, la antibioticoterapia no está indicada, excepto para los casos de enfermedad grave. Los lactantes y los adultos mayores presentan el riesgo más elevado de intoxicación alimentaria. Según los cálculos de los CDC, la gastroenteritis por alimentos causa anualmente 48 millones de enfermedades, 128 000 hospitalizaciones y 3 000 muertes en los Estados Unidos.

IV. INFECCIONES URINARIAS

Las infecciones urinarias (IU) afectan con mayor frecuencia las vías genitourinarias inferiores (infección de la uretra o la vejiga) o, con menor frecuencia, las superiores (pielonefritis aguda o infección del riñón). Las IU se denominan "no complicadas" cuando no hay un problema subyacente que aumente el riesgo de infección, como una obstrucción o una disfunción urinaria. La mayoría de los pacientes con IU tienen una cistitis no complicada, que es una de las infecciones más habituales en los Estados Unidos, sobre todo en las mujeres sexualmente activas.

Escherichia coli es la causa más frecuente de cistitis no complicada y pielonefritis (70-95% de las infecciones, fig. 33-4). La contaminación fecal puede ser la entrada de un microorganismo como *E. coli* (un patógeno facultativo habitual encontrado en las heces) en la uretra. Después, estas bacterias llegan a la vejiga (y algunas veces ascienden hacia el riñón), de manera que producen una infección. Las infecciones urinarias son mucho más frecuentes en las mujeres debido a la proximidad de la abertura de la uretra con el ano y la longitud más corta para llegar a la vejiga.

Staphylococcus saprophyticus, como agente de IU, es el segundo germen causal después de *E. coli*, y ocasiona el 5-20% de las infecciones. Aunque *S. saprophyticus* es menos frecuente que *E. coli*, a menudo produce una enfermedad más agresiva, y casi la mitad de los pacientes muestran afectación de las vías genitourinarias superiores. Estos pacientes también son más propensos a tener infecciones recurrentes.

Los pacientes con IU no complicadas suelen presentar disuria, polaquiuria, urgencia miccional o dolor suprapúbico. La piuria (orina con leucocitos) es frecuente en la IU. La fiebre o el dolor en el flanco o lumbar pueden indicar una pielonefritis. Si se encuentran características que sugieran vaginitis o uretritis (antes descritas), deben realizarse cultivos apropiados.

El riesgo de IU, tanto de cistitis como de pielonefritis, puede aumentar por varios factores, especialmente las relaciones sexuales, sobre todo con una nueva pareja. El uso de espermicidas, particularmente en combinación con un diafragma, también aumenta el riesgo de que una mujer desarrolle una IU.

V. MENINGITIS

La meningitis bacteriana es una urgencia médica que requiere diagnóstico y tratamiento inmediatos. La enfermedad no tratada es casi 100% mortal, e inclusive con una terapia óptima existe una tasa de mortalidad elevada.

Prácticamente todos los pacientes con meningitis bacteriana extrahospitalaria muestran al menos una de la tríada clásica de síntomas, que incluye fiebre, rigidez de cuello y alteraciones del estado mental (fig. 33-5). Estos síntomas pueden aparecer en el curso de pocas horas o pueden tardar 1-2 días. Otros síntomas pueden incluir náuseas, vómitos, fotofobia, confusión y somnolencia. *Streptococcus pneumoniae* y *Neisseria meningitidis* son responsables del 80% de todos los casos de meningitis bacteriana; sin embargo, las vacunas eficaces contra estos patógenos han disminuido la incidencia de la meningitis.

Los cultivos de sangre iniciales son positivos en el 50-75% de los adultos con meningitis bacteriana. Se debe obtener una muestra de líquido cefalorraquídeo (LCR) para el recuento celular y diferencial, la concentración de glucosa y proteínas, la tinción de Gram y el cultivo. Los hallazgos característicos en la meningitis bacteriana incluyen una disminución de la concentración de glucosa y un aumento en el recuento de leucocitos y proteínas en el LCR. Algunos pacientes pueden requerir una tomografía computarizada (TC) como precaución antes de la punción lumbar.

El tratamiento para la meningitis bacteriana requiere antibióticos bactericidas capaces de cruzar la barrera hematoencefálica hacia el LCR. No se deben utilizar antibióticos orales porque la dosis y las concentraciones tisulares tienden a ser considerablemente más bajas que con los fármacos parenterales. La terapia con antibióticos debe iniciarse inmediatamente después de la punción lumbar. Si se realiza un estudio por imagen antes de la punción lumbar, la terapia debe iniciarse antes de enviar al paciente para realizar la neuroimagen. El retraso en el inicio de la terapia antimicrobiana aumenta el riesgo de muerte o daño cerebral.

La mayoría de las autoridades recomiendan administrar un glucocorticoide, como la dexametasona, por vía intravenosa inmediatamente antes o junto con la primera dosis de antibiótico a causa del daño al sistema nervioso central (SNC) ocasionado por la respuesta inflamatoria al microorganismo infectante.

La terapia inicial puede ser empírica con cefotaxima o ceftriaxona. Sin embargo, la disponibilidad de tinción de Gram de los microorganismos en el

MENINGITIS BACTERIANA

A Revisión de las causas más frecuentes de meningitis bacterianas en los adultos[1]

Streptococcus pneumoniae

Neisseria meningitidis

Streptococcus agalactiae

Haemophilus influenzae

Listeria monocytogenes

0 10 20 30 40 50 60

Prevalencia aproximada (%)

B Clasificación de los patógenos

Cocos grampositivos

Streptococcus agalactiae
Streptococcus pneumoniae

Bacilos grampositivos

Listeria monocytogenes

Cocos gramnegativos

Neisseria meningitidis

Bacilos gramnegativos

Haemophilus influenzae

C Motivos de consulta frecuentes[2]

CEFALEAS ALTERACIONES DEL ESTADO MENTAL

42.2
40
37.8 — Normal
36.6
34.5

FIEBRE

RIGIDEZ DE NUCA

FOTOFOBIA

Streptococcus pneumoniae

- S. pneumoniae es una causa importante de meningitis y neumonía. Se encuentra en la nasofaringe de muchos individuos sanos. La infección puede ser endógena (en un portador que desarrolla un deterioro de la resistencia contra el microorganismo) o exógena (por gotículas de las vías aéreas de un portador).

- Las infecciones por S. pneumoniae pueden causar una bacteriemia que lleva a la infección de varios sitios del cuerpo humano, incluido el SNC. Esta meningitis tiene una alta tasa de mortalidad, incluso cuando se trata de manera adecuada. S. pneumoniae es la causa más frecuente de meningitis bacteriana en adultos.

Neisseria meningitidis

- N. meningitidis es una causa habitual de meningitis. La transmisión es a través de gotículas respiratorias. Los pili de N. meningitidis permiten su unión a la mucosa nasofaríngea.

- Si los meningococos penetran en el revestimiento epitelial de la nasofaringe e ingresan en el torrente sanguíneo, se multiplican rápidamente y causan meningococcemia. Si N. meningitidis cruza la barrera hematoencefálica, puede infectar las meninges y causar una respuesta inflamatoria aguda que produce una meningitis purulenta. La fiebre inicial y el malestar pueden evolucionar con rapidez hacia una cefalea intensa, rigidez de nuca, vómitos y foto-fobia. El coma puede producirse dentro de unas pocas horas. N. meningitidis es la causa más habitual de menin-gitis bacteriana en personas de 2-18 años de edad.

Haemophilus influenzae

- H. influenzae es un residente normal de las vías respira-torias superiores humanas. La transmisión se realiza por gotículas respiratorias.

- Después de adherirse y colonizar la mucosa respiratoria, la infección puede volverse sistémica, y las bacterias se propagan a través de la sangre al SNC. Durante algún tiempo, H. influenzae fue la causa principal de meningitis bacteriana, sobre todo en bebés y niños pequeños. Hoy en día, una vacuna conjugada contra el polisacárido capsular de H. influenzae de tipo b se administra a los lactantes y ha disminuido drásticamente el número de casos de meningitis atribuibles a este microorganismo.

Streptococcus agalactiae

- S. agalactiae causa meningitis y septicemia en neo-natos. Por lo general, se encuentra en el aparato genital de las portadoras femeninas y las mucosas uretrales de los portadores masculinos, así como en el tubo digestivo (en especial el recto). La trans-misión ocurre durante el parto y se transmite sexual-mente entre adultos.

- La infección de un lactante ocurre cuando atraviesa el canal del parto. La infección por S. agalactiae es una de las causas principales de meningitis neonatal y tiene una alta tasa de mortalidad.

Listeria monocytogenes

- Las infecciones por L. monocytogenes son más usuales entre adultos mayores, mujeres embarazadas, fetos o recién nacidos e individuos inmunocomprometidos. La meningitis es una presentación habitual. Las infecciones por Listeria, que pueden ocurrir como casos esporádicos o en pequeñas epidemias, en general se contagian a través de los alimentos, y el microorganismo ingresa en el cuerpo a través del sistema digestivo.

Figura 33-5

Características de los microorganismos causales de meningitis bacteriana.

[1] Escherichia coli es una de las principales causas de meningitis en el recién nacido. La meningitis vírica es más frecuente que la forma bacteriana y, en general (pero no siempre), menos grave. La meningitis vírica a menudo es causada por enterovirus y, a veces, por el virus del herpes simple.
[2] Otros síntomas incluyen escalofríos y arritmias cardíacas.

(continúa)

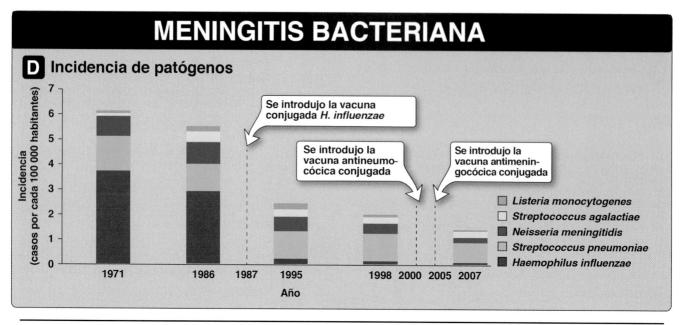

Figura 33-5 *(continuación)*
Características de los microorganismos causales de meningitis bacteriana.

LCR debería guiar la selección de antibióticos intravenosos. El tratamiento con antibióticos también debe revisarse una vez que el cultivo del LCR y los antibiogramas estén disponibles.

VI. HEPATITIS

La *hepatitis* es la inflamación del hígado. La enfermedad puede ser ocasionada por infecciones debidas a parásitos, bacterias o virus (p. ej.,los de la hepatitis A, B o C, como se muestra en la fig. 33-6). El daño hepático también puede resultar del consumo de alcohol, drogas u hongos venenosos. Clínicamente, las hepatitis A, B y C son las formas más importantes de enfermedad vírica del hígado. La hepatitis A no produce una infección crónica y proporciona inmunidad de por vida.

Las personas en riesgo de infección por hepatitis B incluyen: 1) personas con múltiples parejas sexuales, 2) hombres que tienen sexo con hombres, 3) contactos sexuales de personas infectadas, 4) consumidores de drogas inyectables y 5) contactos domésticos de personas con infecciones crónicas. La muerte por hepatitis B crónica ocurre en el 15-25% de las personas con la infección crónica.

La mayoría de las infecciones por hepatitis C se producen por el consumo i.v. de drogas ilegales. Los casos asociados con transfusiones ocurrieron antes de la selección del donante de sangre, pero ahora la incidencia es menor de 1 por cada 2 millones de unidades de sangre transfundidas. El 50% de las personas con hepatitis C tienen una enfermedad hepática crónica y, posiblemente, insuficiencia hepática (cirrosis) o cáncer de hígado. La hepatitis C es la razón número uno para recibir un trasplante de hígado en los Estados Unidos. Los nuevos tratamientos que curan la infección por VHC han disminuido el número de personas que viven con hepatitis C crónica.

HEPATITIS

A Infecciones agudas informadas

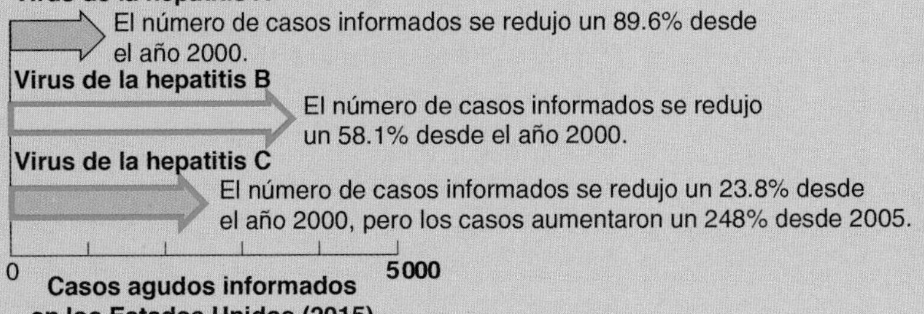

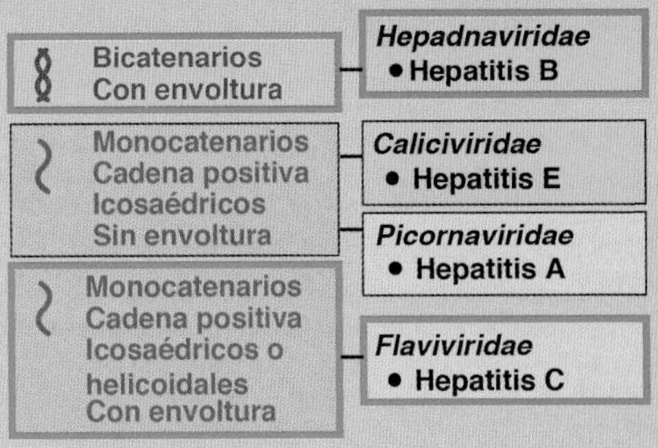

Virus de la hepatitis A

El número de casos informados se redujo un 89.6% desde el año 2000.

Virus de la hepatitis B

El número de casos informados se redujo un 58.1% desde el año 2000.

Virus de la hepatitis C

El número de casos informados se redujo un 23.8% desde el año 2000, pero los casos aumentaron un 248% desde 2005.

0   5 000

Casos agudos informados en los Estados Unidos (2015)

| Bicatenarios Con envoltura | → | *Hepadnaviridae* ● Hepatitis B |

| Monocatenarios Cadena positiva Icosaédricos Sin envoltura | → | *Caliciviridae* ● Hepatitis E |
| | → | *Picornaviridae* ● Hepatitis A |

| Monocatenarios Cadena positiva Icosaédricos o helicoidales Con envoltura | → | *Flaviviridae* ● Hepatitis C |

B Infecciones crónicas informadas

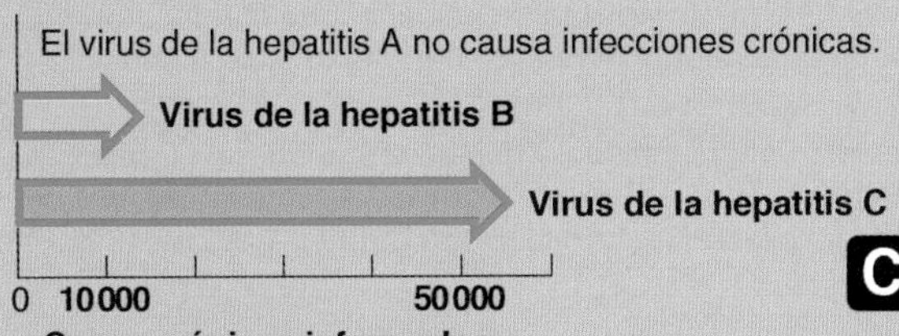

El virus de la hepatitis A no causa infecciones crónicas.

Virus de la hepatitis B

Virus de la hepatitis C

0   10 000   50 000

Casos crónicos informados en los Estados Unidos (2015)

Virus de la hepatitis A

● El virus de la hepatitis A (VHA) es un picornavirus, con un genoma de ARN lineal, monocatenario y de sentido positivo. Es un virus sin envoltura.

● El contagio es por vía fecal-oral. El sitio principal de replicación es el hepatocito, donde la infección produce una citopatología grave y la función hepática empeora. El pronóstico para los pacientes con VHA en general es favorable y no se produce el desarrollo de una infección crónica o persistente.

● La prevención de infecciones requiere tomar medidas de salud. La inmunoglobulina se ha utilizado durante muchos años, principalmente como profilaxis posterior a la exposición. Existe una vacuna de virus completo inactivado.

C Motivos de consulta frecuentes

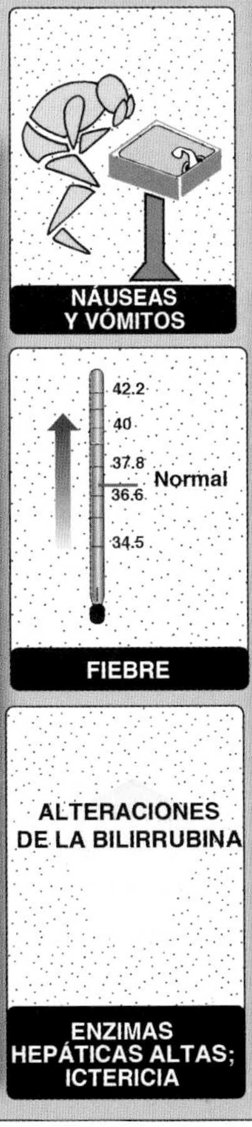

NÁUSEAS Y VÓMITOS

42.2
40
37.8
36.6   Normal
34.5

FIEBRE

ALTERACIONES DE LA BILIRRUBINA

ENZIMAS HEPÁTICAS ALTAS; ICTERICIA

Virus de la hepatitis B

● El virus de la hepatitis B (VHB) es un hepadnavirus y el único virus de la hepatitis humana que tiene un genoma de ADN. Una característica única del VHB es que el ADN vírico se replica a través de un ARN intermedio. El VHB es un virus con envoltura.

● El VHB infeccioso está presente en todos los líquidos corporales de una persona infectada, incluyendo la sangre, el semen, la saliva y la leche materna. En los Estados Unidos, en general los adultos se contagian con el VHB a través de las relaciones sexuales o mediante el consumo de drogas intravenosas (i.v.). En los países en vías de desarrollo, se transmite principalmente de madre a hijo.

● La causa principal de la destrucción de las células hepáticas por el VHB es la reacción específica de los linfocitos T citotóxicos a los antígenos víricos HBc y HBe expresados en la membrana de la célula infectada. Las infecciones por VHB pueden ser agudas (acompañadas de fiebre leve, malestar general y mialgias, seguidas de ictericia y bilirrubinuria, con un hígado agrandado y doloroso) o crónicas. Los portadores crónicos pueden ser asintomáticos, pero tienen un mayor riesgo de desarrollar hepatitis crónica grave, lo que lleva a un daño hepático progresivo que puede causar cirrosis o carcinoma hepatocelular.

● Se encuentra disponible una vacuna muy eficaz que contiene antígeno de superficie HB recombinante (HBsAg). Se incluye entre las vacunas infantiles de rutina.

Virus de la hepatitis C

● El virus de la hepatitis C (VHC) es un miembro de la familia *Flaviviridae*. Tiene un genoma de ARN lineal, monocatenario y de sentido positivo. El VHC es un virus con envoltura.

● El VHC fue una causa importante de hepatitis postransfusional ("no A-no B"). Los consumidores de drogas i.v. y los pacientes en hemodiálisis también tienen un alto riesgo de infección por VHC. El virus puede transmitirse sexualmente y de madre a hijo.

● La replicación del VHC se produce en hepatocitos y células mononucleares. Tanto la replicación vírica como la respuesta inmunitaria del hospedero contribuyen a la destrucción de las células hepáticas. La mayoría de las infecciones son subclínicas, pero aproximadamente el 25% de las personas infectadas presentan hepatitis aguda, que incluye ictericia. Una proporción significativa de las infecciones avanza a una hepatitis crónica y cirrosis, y algunas de estas personas desarrollan un carcinoma hepatocelular. La coinfección con VHB a menudo está presente en aquellos que manifiestan estas consecuencias más graves. El tratamiento con fármacos antivirales de acción directa puede curar las infecciones crónicas por el VHC.

Figura 33-6
Características de la hepatitis. ALT, alanina aminotransferasa.

(continúa)

HEPATITIS

Virus de la hepatitis D

- El virus de la hepatitis D (VHD o agente δ) se encuentra en la naturaleza solo como resultado de la coinfección con el VHB, y requiere que este sirva como un virus auxiliar para la producción infecciosa del VHD. Este virus tiene un genoma ARN de sentido negativo de una cadena circular y una envoltura con una proteína que proporciona el VHB.

- El VHD puede ser transmitido por las mismas vías que el VHB. Patológicamente, el daño hepático es en esencia el mismo que en otras hepatitis víricas, pero la presencia de VHD suele producir un daño más extenso y grave. No hay un tratamiento específico disponible para la infección por VHD.

Virus de la hepatitis E[1]

- El virus de la hepatitis E (VHE) es un calicivirus, con un genoma de ARN lineal, monocatenario y de sentido positivo. El VHE es un virus sin envoltura.

- El VHE es una causa importante de hepatitis transmitida por el agua, vía entérica, en los países en desarrollo.[1] La incidencia más alta se presenta en adultos jóvenes, y la enfermedad es especialmente grave en mujeres embarazadas, en quienes puede causar la muerte.

- No hay tratamiento antiviral o vacuna disponible.

	Fármaco	Vacuna
Hepatitis A	Ninguno	Esta vacuna de virus inactivados ofrece un 99% de inmunización eficaz contra la infección por el virus de la hepatitis A. Los anticuerpos neutralizantes persisten durante más de 3 años.
Hepatitis B	Lamivudina ⎤⎤ Interferón α⎦ Adefovir Entecavir	La vacuna contra la hepatitis B recombinante es una vacuna vírica de subunidad no infecciosa. Se deriva del antígeno de superficie de la hepatitis B (HBsAg) producido mediante técnicas de ADN recombinante. Después de una serie de tres dosis, la inmunidad dura ~5-7 años.
Hepatitis C	Antivirales de acción directa	Ninguna

Figura 33-6 *(continuación)*
Características de la hepatitis.
[1] No se han informado casos de hepatitis E en los Estados Unidos.

VII. NEUMONÍAS EXTRAHOSPITALARIAS

El término *neumonía extrahospitalaria* se refiere a una neumonía en una persona previamente sana que se contagió de la infección fuera de un hospital (o un centro de atención prolongada).

En general, la neumonía típica es ocasionada por bacterias (columna izquierda en la fig. 33-7) y tiende a ser la causa más grave y, en los adultos, la más frecuente de neumonía. Por lo general, la neumonía atípica es provocada por virus de la influenza, *Mycoplasma*, *Chlamydia*, *Legionella*, adenovirus u otros microorganismos no identificados. *S. pneumoniae* es la causa más habitual de neumonía bacteriana extrahospitalaria.

Los virus respiratorios son las causas más frecuentes de neumonía en los niños pequeños, con un pico entre los 2 y 3 años. Para la edad escolar, *Mycoplasma pneumoniae* se vuelve más frecuente.

En general, las pruebas para un diagnóstico microbiano no se realizan en pacientes ambulatorios, porque la mayoría de los individuos con neumonías intrahospitalarias se tratan de forma empírica, en función de los patógenos más habitualmente asociados con la enfermedad. Los fármacos de elección incluyen doxiciclina, azitromicina o levofloxacino.

NEUMONÍA EXTRAHOSPITALARIA[1]

A Patógenos frecuentes[2]

Streptococcus pneumoniae

Haemophilus influenzae

Staphylococcus aureus

Virus

0   10   20   30   40   50   60

Prevalencia aproximada (%)

B Clasificación de los patógenos

Cocos grampositivos
Staphylococcus aureus
Streptococcus pneumoniae

Bacilos gramnegativos
Haemophilus influenzae

Monocatenarios
Cadena negativa
Helicoidales
Sin envoltura

Paramyxoviridae
• Virus influenza de tipos A y B
• Virus sincitial respiratorio

Streptococcus pneumoniae

• S. pneumoniae es la causa más frecuente de neumonía. Es la principal causa de muerte en los adultos mayores y en aquellos con deterioro de la resistencia.

• Como se transporta en la nasofaringe de numerosos individuos sanos, la infección puede ser endógena o exógena (por gotículas de la nariz de un portador).

• Una infección vírica previa (p. ej., con el virus influenza) que aumenta el volumen y la viscosidad de las secreciones bronquiales e inhibe la acción de los cilios bronquiales predispone al paciente a una infección secundaria por S. pneumoniae.

Haemophilus influenzae

• El contagio es por gotículas respiratorias.

• H. influenzae causa neumonía, especialmente en los adultos mayores e individuos inmunocomprometidos.

• Después de adherirse y colonizar la mucosa respiratoria, la infección puede volverse sistémica, y las bacterias se propagan a través del torrente sanguíneo hacia el sistema nervioso central.

Staphylococcus aureus

• Las infecciones por S. aureus son más frecuentes en consumidores de drogas intravenosas, adultos mayores, individuos con una infección reciente por el virus de la influenza y personas con fibrosis quística.

• S. aureus se transmite por contacto directo. Si infecta los pulmones, causa una neumonía necrosante grave. Factores de virulencia de la pared celular promueven la adhesión a las células de la mucosa.

C Motivos de consulta frecuentes

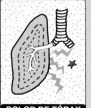

DOLOR DE TÓRAX
DISNEA

42.2
40
37.8
36.6 Normal
34.5

FIEBRE

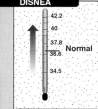

ESCALOFRÍOS

TOS

Virus de la influenza de tipos A y B

• La gripe, que se disemina mediante gotículas respiratorias, es una infección exclusiva de las vía aérea.

• Tras la inhalación de partículas del virus de la influenza, las células epiteliales respiratorias infectadas son destruidas por linfocitos T citotóxicos.

• La neumonía después de un brote de gripe ocurre en personas jóvenes, adultos mayores, individuos con enfermedades cardíacas o pulmonares crónicas, o en personas inmunodeficientes. La neumonía puede deberse al virus de la influenza o a una infección secundaria por bacterias como S. pneumoniae.

Virus parainfluenza (paragripal)

• Los virus parainfluenza humanos de los tipos 1-4 causan síntomas similares a los de la gripe.

• La infección por estos virus se propaga por gotículas respiratorias y se limita a las vías respiratorias.

• Los virus parainfluenza humanos causan neumonía, así como crup y bronquiolitis, principalmente en lactantes y niños.

Virus sincitial respiratorio

• La transmisión es por gotículas respiratorias o por las manos contaminadas que llevan el virus a la nariz o la boca.

• El VSR es el principal patógeno de las vías respiratorias en la población pediátrica. Puede causar neumonía en niños pequeños y bronquitis grave con neumonía en adultos mayores.

Figura 33-7
Características de las neumonías extrahospitalarias.
[1] La enfermedad puede ser "típica" o "atípica". La neumonía "típica" se caracteriza por escalofríos, esputo purulento y anomalías radiográficas que son proporcionales a los signos físicos. La neumonía "atípica" se caracteriza por un inicio silencioso, escaso esputo y anomalías en los rayos X mayores a las predichas por los signos físicos.
[2] Otras causas de neumonías extrahospitalarias se describen en la figura 33-8.

(continuación)

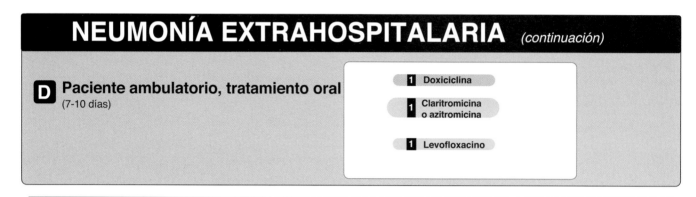

NEUMONÍA EXTRAHOSPITALARIA *(continuación)*

D **Paciente ambulatorio, tratamiento oral**
(7-10 días)

1 Doxiciclina

1 Claritromicina
o azitromicina

1 Levofloxacino

Figura 33-7 *(continuación)*
Características de las neumonías extrahospitalarias. **1** Indica el fármaco de elección.

La elección entre tratamiento ambulatorio y hospitalario es una decisión crucial a causa del posible riesgo de muerte. Gran cantidad de personas infectadas pueden tratarse como pacientes ambulatorios con antibióticos orales. En presencia de una enfermedad crónica subyacente o síntomas graves, es probable que el paciente requiera hospitalización para recibir antibióticos intravenosos y oxigenoterapia. Los lactantes y los adultos mayores son quienes más se hospitalizan para el tratamiento de la neumonía. Con tratamiento, la mayoría de los pacientes mejoran dentro de varios días a 2 semanas. Los adultos mayores o individuos debilitados que no responden al tratamiento pueden morir por insuficiencia respiratoria.

La vacuna antineumocócica previene la neumonía debida a *S. pneumoniae* causada por los serotipos incluidos en ella. La vacuna contra la gripe previene la neumonía y otras infecciones causadas por los virus influenza. Debe administrarse anualmente para proteger contra nuevas cepas víricas. La vacuna Hib evita la neumonía por *Haemophilus influenzae* de tipo b en niños.

VIII. NEUMONÍAS ATÍPICAS

La neumonía a menudo se divide en neumonía "típica", causada por bacterias piógenas como *S. pneumoniae* o *H. influenzae*, y neumonía "atípica", causada por microorganismos como *M. pneumoniae*, *Chlamydia pneumoniae* y *Legionella pneumophila* (fig. 33-8).

La neumonía atípica causada por *M. pneumoniae* y *C. pneumoniae* en general ocasiona formas más leves de la enfermedad. Se caracteriza por un curso de síntomas más prolongado, a diferencia de otras formas de neumonía, que pueden aparecer rápidamente con síntomas tempranos más graves. En contraste, la neumonía causada por *L. pneumophila* ocurre particularmente entre los adultos mayores y aquellos con enfermedades crónicas y sistema inmunitario debilitado. Se asocia con una mayor tasa de mortalidad. Las neumonías atípicas 1) muestran un infiltrado no lobular, en parches y mal definido en la radiografía de tórax, y 2) no presentan un microorganismo causal en la tinción de Gram o en el cultivo de esputo cuando se realiza de forma rutinaria.

A pesar de la identificación de múltiples microorganismos causales, *M. pneumoniae* es responsable de más casos de este síndrome que cualquier otro microorganismo individual.

NEUMONÍA ATÍPICA[1]

A Patógenos frecuentes[2]

Mycoplasma pneumoniae

Chlamydia pneumoniae

Legionella pneumophila

Virus

0   10   20   30   40   50   60
Prevalencia aproximada (%)

B Clasificación de patógenos

Bacilos gramnegativos
Legionella pneumophila

Micoplasma
Mycoplasma pneumoniae

Clamidia
Chlamydia pneumoniae

Bicatenarios
Sin envoltura

Monocatenarios
Cadena negativa
Helicoidales
Con envoltura

• **Adenovirus**

Paramyxoviridae
• **Virus de la influenza**
• **Virus sincitial respiratorio**

Mycoplasma pneumoniae

● *M. pneumoniae* es la causa más frecuente de la neumonía atípica primaria (también llamada *neumonía ambulatoria* porque el paciente en general permanece activo durante toda la enfermedad). La mayor incidencia de la enfermedad ocurre en niños mayores y adultos jóvenes (con edades de 5-20 años). La incidencia entre adultos mayores de 65 años de edad también ha aumentado. La infección por *M. pneumoniae* de las vías respiratorias inferiores se transmite por gotículas respiratorias.

● La proteína P1 (una citoadhesina) permite que *M. pneumoniae* se adhiera firmemente a la superficie celular de las células epiteliales bronquiales ciliadas del hospedero, lo que inhibe la acción ciliar. Los parches de la mucosa afectada se descaman, lo que causa una respuesta inflamatoria en los tejidos bronquiales.

Chlamydia pneumoniae

● *C. pneumoniae* es una causa importante de neumonía atípica en todo el mundo, así como de infecciones respiratorias extrahospitalarias, como faringitis, laringitis y bronquitis. El contagio de humano a humano ocurre sobre todo por la vía de los aerosoles.

● *C. pneumoniae* es un parásito intracelular estricto. Utiliza adhesinas para adherirse a los receptores de la membrana de la célula hospedera susceptible, en general en columnas o epitelios de transición. Se replica en vesículas fagocíticas y, eventualmente, destruye la célula hospedera.

Legionella pneumophila

● *L. pneumophila* causa la enfermedad del legionario, una neumonía atípica con síntomas multisistémicos. Las infecciones en general resultan de la inhalación de aerosoles contaminados de sistemas comerciales que contienen agua, como los acondicionadores de aire. No ocurre transmisión de humano a humano.

● *L. pneumophila* se replica en las células del sistema monocito-macrófago en los alvéolos, por lo que causa una neumonía necrosante y multifocal. En el medio ambiente, *L. pneumophila* se replica en amebas.

C Motivos de consulta frecuentes

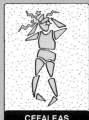
CEFALEAS

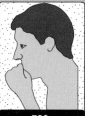
FIEBRE

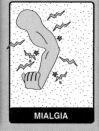
TOS

MIALGIA

Virus de la influenza

● Las epidemias de gripe ocurren regularmente en todo el mundo. Las infecciones por influenza son las causas más importantes de neumonía vírica en los adultos. La influenza, diseminada por gotículas respiratorias, es una infección exclusiva de las vías respiratorias. Rara vez hay viremia o diseminación a otros aparatos y sistemas.

● Después de la inhalación de las partículas del virus de la influenza, las células epiteliales respiratorias ciliares infectadas se descaman y pierden su capacidad para limpiar mecánicamente las vías respiratorias. Esto puede causar neumonía bacteriana secundaria.

Virus sincitial respiratorio (VSR)

● El VSR es el principal patógeno de las vías respiratorias en la población pediátrica y la causa más importante de bronquiolitis y neumonía en lactantes menores de 1 año. También causa neumonía atípica en niños pequeños, un síndrome similar a la gripe en adultos y bronquitis grave con neumonía en adultos mayores. El VSR se transmite por las gotículas respiratorias o por manos contaminadas que llevan el virus a la nariz o la boca. Las infecciones repetidas son habituales.

● La infección por VSR causa necrosis de células epiteliales en los alvéolos, bronquiolos y bronquios. El moco, las células muertas y la fibrina obstruyen la vía área.

Adenovirus

● Los adenovirus causan brotes de infecciones de las vías respiratorias inferiores, en especial en entornos con mucha gente, como las bases militares. Los adenovirus se diseminan por las gotículas respiratorias. Los lactantes infectados sufren con frecuencia faringitis febril. La enfermedad respiratoria aguda ocurre sobre todo en epidemias entre los nuevos reclutas militares. Estos síndromes pueden progresar a una verdadera neumonía.

● Los adenovirus se replican bien en las células epiteliales, y la infección replicativa ocasiona la muerte celular. Las infecciones sistémicas son raras.

Figura 33-8
Características de una neumonía atípica.
[1] La neumonía atípica se caracteriza por un inicio silencioso, escaso esputo y anomalías en los rayos X mayores a las predecibles por los signos físicos.
[2] Otros patógenos incluyen *Chlamydia psittaci*, *Pneumocystis jiroveci*, virus varicela zóster y virus parainfluenza.

(continúa)

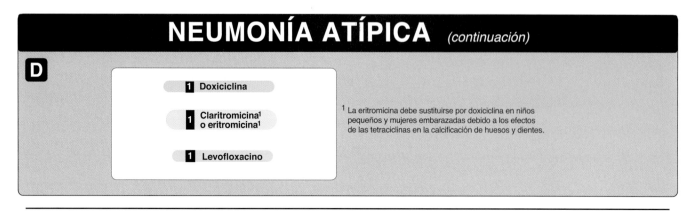

Figura 33-8 *(continuación)*
Características de una neumonía atípica. ▉ Indica fármaco de elección.

La neumonía por micoplasma afecta con frecuencia a personas jóvenes, y puede estar asociada con anemia, erupciones y síndromes neurológicos.

La neumonía por clamidias suele ser leve con una tasa de mortalidad baja. En contraste, la neumonía atípica causada por *Legionella* representa el 2-6% de las neumonías y tiene una tasa de mortalidad más elevada.

Los adultos mayores, los fumadores y las personas con enfermedades crónicas y sistemas inmunitarios debilitados corren mayor riesgo de contraer neumonías atípicas. El contacto con sistemas de aerosoles contaminados (como sistemas de aire acondicionado infectados) también se ha asociado con neumonía causada por *Legionella*.

Los pacientes con neumonías atípicas en general pueden tratarse con antibióticos empíricos como pacientes ambulatorios. Los fármacos de elección son doxiciclina y eritromicina (o azitromicina). Los casos graves, en especial la neumonía ocasionada por *Legionella*, pueden requerir antibióticos intravenosos y suplementos de oxígeno. El tratamiento empírico de la neumonía extrahospitalaria siempre debe incluir una terapia contra microorganismos atípicos.

No hay métodos comprobados para evitar la neumonía atípica. Se administra una vacuna para prevenir infecciones por adenovirus al personal de las fuerzas armadas.

IX. ENFERMEDADES DE LOS OJOS

El tracoma es la infección ocular más prevalente en el mundo (fig. 33-9). Sin embargo, los médicos en los países desarrollados tienen mayores probabilidades de encontrar pacientes con 1) conjuntivitis con pus o secreción acuosa y costras en las pestañas; 2) orzuelos, un absceso en el folículo de una pestaña, y 3) blefaritis, o inflamación de los párpados. La conjuntivitis es una afección que a menudo se trata con antibióticos, aunque una minoría de los casos es causada por una infección bacteriana. Aunque tiene signos característicos, la queratitis por herpes simple se puede diagnosticar erróneamente como conjuntivitis.

Las infecciones oculares gonocócicas no se tratan tópicamente, sino que siempre se tratan por vía parenteral. Las recomendaciones de los CDC se limitan a la ceftriaxona más azitromicina por vía oral, ya sea que se emplee

ENFERMEDADES DE LOS OJOS

Virus del herpes simple (VHS)

- Los tipos 1 y 2 de VHS son las causas más frecuentes de queratitis infecciosa (infección de la córnea que causa úlceras corneales) en los países desarrollados. Los síntomas incluyen ojo rojo con dolor moderadamente intenso, lagrimeo, disminución de la agudeza visual y fotofobia. La infección en general afecta a un solo ojo. La queratitis por VHS puede ser primaria (síntomas que van desde subclínicos hasta conjuntivitis con erupción vesicular del párpado y úlceras corneales potenciales) o recurrente (más frecuente que la queratitis primaria, en especial en pacientes inmunocomprometidos, en quienes los síntomas en general incluyen irritación leve y fotofobia) (nota: la conjuntiva es una mucosa fina y translúcida que recubre el párpado y cubre la parte blanca del globo ocular; la conjuntivitis vírica es más habitual que la conjuntivitis bacteriana en los países desarrollados). El tratamiento consiste en la aplicación de fármacos tópicos antiherpéticos, como la trifluridina.
- Otros herpesvirus también causan infecciones oculares. Por ejemplo, la infección por citomegalovirus es particularmente peligrosa en los pacientes con síndrome de inmunodeficiencia adquirida (sida), en quienes causa una variedad de enfermedades. Uno de estos síndromes puede ocasionar ceguera si no se trata (p. ej., con ganciclovir o foscarnet). El virus varicela zóster (VVZ) también es peligroso para los pacientes con sida, ya que causa necrosis retiniana aguda que se trata con aciclovir. La reactivación del VVZ puede provocar zóster, que puede afectar el párpado o la córnea.

Adenovirus

- La infección por adenovirus es una causa habitual de conjuntivitis aguda, en especial en niños. Esta infección puede ocurrir mientras el niño presenta una faringitis febril aguda, en cuyo caso el síndrome se conoce como *fiebre faringoconjuntival*. Los adenovirus pueden transmitirse a través de las manos, gotas para los ojos contaminadas o piscinas con insuficiente cloro. La conjuntivitis adenovírica en general se resuelve después de 7-10 días sin tratamiento.
- Una infección más grave es la queratoconjuntivitis epidémica, que implica la formación de una úlcera dolorosa del epitelio corneal. La úlcera puede generar una opacidad corneal que dura varios años. La naturaleza epidémica de esta enfermedad se debe en parte a la transmisión por instrumental oftalmológico mal esterilizado. Actualmente, no hay fármacos antivirales disponibles para las infecciones por adenovirus.

Staphylococcus aureus

- *S. aureus*, un miembro de la flora normal del cuerpo, es una causa importante de infecciones del párpado y la córnea. Por ejemplo, *S. aureus* puede infectar las glándulas del párpado, lo que lleva a la producción de un orzuelo (una hinchazón roja dolorosa en el margen del párpado). El tratamiento consiste en compresas tibias aplicadas regularmente y ungüentos antibióticas tópicas (p. ej., ungüentos con bacitracina).

Staphylococcus aureus (continuación)

- *S. aureus* es una causa importante de conjuntivitis bacteriana crónica, que conduce a queratitis. El microorganismo invade la córnea después de un traumatismo que causa una rotura en el epitelio corneal. Las úlceras resultantes son dolorosas y deben tratarse con colirios antibióticos.

Neisseria gonorrhoeae

- *N. gonorrhoeae* es la causa más habitual de conjuntivitis bacteriana hiperaguda, la forma más grave de esta enfermedad. Si no se trata, puede conducir a queratitis y perforación corneal. La ceftriaxona se puede utilizar para tratar la conjuntivitis gonocócica.
- Se llama *oftalmía neonatal* (ON) a cualquier inflamación conjuntival del recién nacido. El neonato se contagia durante su paso a través del canal de parto de una madre infectada por gonococos (nota: los gonococos son la causa infecciosa más grave de ON, aunque la clamidia es la más frecuente). Si no se trata, la conjuntivitis aguda puede provocar ceguera o una alteración grave del ojo. El tratamiento consiste en ceftriaxona i.v. o i.m.

Chlamydia trachomatis

- *C. trachomatis*, serotipos A, B, Ba y C, causa queratoconjuntivitis crónica (tracoma) que a menudo produce ceguera. El tracoma es una de las principales causas de ceguera en áreas endémicas del norte de India, Medio Oriente y el norte de África. El tracoma se contagia por contacto personal, por ejemplo, ojo a ojo a través de gotículas, por superficies contaminadas que se tocan con las manos y se transportan al ojo, o por las moscas. A causa de una infección persistente o repetida durante varios años, la respuesta inflamatoria con cicatrices concomitantes conduce a opacidades permanentes de la córnea y distorsión de los párpados.
- Más del 50% de los lactantes nacidos de mujeres infectadas por *C. trachomatis* serotipos D-K contraerán oftalmía neonatal (*véase* antes *N. gonorrhoeae*) al pasar por el canal de parto. La presentación más frecuente es la conjuntivitis de inclusión del recién nacido. Esta conjuntivitis aguda y purulenta (llamada así por los cuerpos de inclusión observados en las células epiteliales conjuntivales infectadas) en general se cura sin daño permanente en el ojo del lactante. El tratamiento consiste en eritromicina oral. Individuos de cualquier edad pueden desarrollar una conjuntivitis purulenta transitoria de inclusión debida a los serotipos D-K de *C. trachomatis*. Estas personas a menudo también se encuentran infectadas en los genitales. El tratamiento incluye cualquiera de una serie de fármacos antibacterianos de amplio espectro, como azitromicina, eritromicina o tetraciclina (en pacientes mayores de 8 años de edad).

Figura 33-9
Ejemplos de bacterias y virus que causan enfermedades de los ojos. Otros virus que causan enfermedades oculares incluyen el virus de la influenza y el virus de la rubéola. Otras bacterias que ocasionan enfermedades oculares incluyen *Streptococcus pneumoniae*, *S. pyogenes*, especies de *Haemophilus*, *P. aeruginosa*, *Treponema pallidum* y *Mycobacterium tuberculosis*.

INFECCIONES OPORTUNISTAS DEL VIH

A Bacterias

Complejo *Mycobacterium avium*

- El complejo *Mycobacterium avium-intracellulare* (MAC) es un complejo de bacilos acidorresistentes, cuyos serotipos infectan aves y varios mamíferos. El MAC es ubicuo, y las personas pueden contagiarse fácilmente una infección por MAC.

- En los Estados Unidos, la enfermedad diseminada (miliar) causada por MAC es la infección bacteriana sistémica más frecuente en pacientes con síndrome de inmunodeficiencia adquirida (sida) y es responsable de una morbilidad significativa. Las enfermedades pulmonares graves incluyen bronquitis crónica y neumonía. Pueden presentarse linfadenitis cervical, osteomielitis crónica e infecciones renales o cutáneas. La presentación clínica en general incluye fiebre, sudoración nocturna, escalofríos y pérdida de peso. En los pacientes con sida sometidos a HAART, los casos de enfermedad causada por MAC han disminuido de manera considerable.

- Las enfermedades causadas por MAC son particularmente refractarias a la quimioterapia. Debido al gran número de variantes resistentes, el tratamiento de la enfermedad y la prevención de las reinfecciones requieren de dos a cuatro medicamentos administrados simultáneamente. Las recaídas son frecuentes.

Infección cutánea (A)

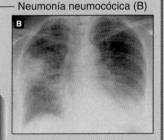

Streptococcus pneumoniae

- *S. pneumoniae* (neumococos) son cocos grampositivos, inmóviles, encapsulados que tienden a aparecer en pares (diplococos). Se pueden encontrar en la nasofaringe de muchos individuos sanos. *S. pneumoniae* se puede propagar de forma endógena (si el portador desarrolla un deterioro de la resistencia contra el microorganismo) o exógena (por gotículas de la nariz de un portador).

- *S. pneumoniae* es el patógeno respiratorio bacteriano más habitual en pacientes VIH positivos. La autolisina y la neumolisina, factores de virulencia asociados con las células de *S. pneumoniae*, contribuyen a su patogenicidad. El microorganismo causa neumonía bacteriana aguda y es una de las principales causas de muerte. *S. pneumoniae* también causa bacteriemia/septicemia y meningitis.

- Las cepas de *S. pneumoniae* que son resistentes a la penicilina G siguen siendo sensibles a las cefalosporinas de tercera generación y a la vancomicina.

Neumonía neumocócica (B)

Tuberculosis (C)

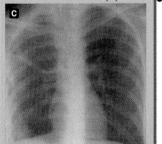

Mycobacterium tuberculosis

- Antes considerada como una enfermedad de adultos mayores, la tuberculosis clínica se ha vuelto más frecuente entre los individuos más jóvenes (edades entre 25 y 44 años) y entre los niños. En los Estados Unidos, el aumento se atribuye a la alta prevalencia de la enfermedad micobacteriana en pacientes con sida (para quienes es una amenaza importante para la salud) y al aumento de inmigrantes, sobre todo del sureste de Asia.

- El contagio ocurre cuando los pacientes con tuberculosis pulmonar activa eliminan una gran cantidad de microorganismos al toser. Los patógenos son resistentes a la desecación y pueden permanecer viables en el ambiente durante mucho tiempo. Las personas con un sistema inmunitario deprimido, en especial aquellos VIH positivos, son particularmente susceptibles a la infección.

- En la enfermedad primaria, *M. tuberculosis* sobrevive y crece dentro de las células hospederas, como los macrófagos, que pueden llevar a los organismos a otros sitios. Las lesiones productivas (granulomatosas), conocidas como *tubérculos*, pueden desarrollarse en esos sitios. En los pacientes con sida, a medida que su inmunidad disminuye, la infección primaria generalmente es progresiva, y uno o más de los tubérculos pueden expandirse, lo que lleva a la destrucción de los tejidos y enfermedades clínicas como neumonitis crónica, osteomielitis tuberculosa o meningitis tuberculosa. Si se desarrollan tubérculos activos en todo el cuerpo, la afección se conoce como *tuberculosis miliar* (diseminada). La reactivación de los tubérculos preexistentes es causada por un deterioro en el estado inmunitario, como el que se observa en el sida.

- Debido a la gran cantidad de cepas de *M. tuberculosis* resistentes a medicamentos, el tratamiento incluye dos o más fármacos para prevenir el crecimiento de cepas resistentes. Los principales fármacos utilizados incluyen isoniazida, etambutol, pirazinamida y rifampicina. La vacuna antituberculosa con el bacilo de Calmette-Guérin no debe administrarse a pacientes con sida o a otros individuos inmunosuprimidos porque contiene microorganismos vivos y, en ocasiones, se ha vuelto virulento.

Figura 33-10
Microorganismos causales de infecciones oportunistas en pacientes con infección por el virus de inmunodeficiencia humana (VIH) (nota: otras especies bacterianas importantes que causan infección en pacientes con VIH incluyen *Haemophilus influenzae* [neumonía], especies de *Campylobacter* [diarrea] y especies de *Shigella* [diarrea y bacteriemia]). HAART, tratamiento antirretroviral de gran actividad (*highly active antiretroviral therapy*).

INFECCIONES OPORTUNISTAS DEL VIH *(continuación)*

A Bacterias *(continuación)*

Especies de *Salmonella*

- *Salmonella* son bacilos gramnegativos, móviles y flagelados que se encuentran habitualmente en el sistema digestivo de los humanos y otros animales. Se contagia con mayor frecuencia por la vía fecal-oral (a menudo, con alimentos como intermediarios), pero también puede transmitirse a los seres humanos a través de mascotas como las tortugas. El serovar Typhimurium es preocupante porque es cada vez más resistente a los medicamentos.
- *Salmonella* invade las células epiteliales del intestino delgado. En hospederos inmunocomprometidos, la infección puede volverse sistémica con focos diseminados. En individuos infectados por el VIH, puede producirse una bacteriemia extrema, en la cual *Salmonella* siembra órganos distantes, y en adultos mayores tiende a sembrar las placas ateroescleróticas preexistentes. La fiebre puede durar indefinidamente en una infección focal por *Salmonella* no tratada. Estas infecciones también causan gastroenteritis grave, caracterizada por náuseas, vómitos y diarrea.
- El tratamiento para las infecciones por *Salmonella* en un hospedero inmunocomprometido es, por lo general, el ciprofloxacino. Las terapias alternativas (según la resistencia al fármaco) incluyen ampicilina o trimetoprima-sulfametoxazol. En los pacientes con sida, las recaídas son un problema grave. Por lo tanto, se requieren meses de terapia.

← Especies de *Salmonella* (D)

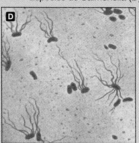

Histoplasmosis pulmonar (E) →

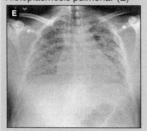

B Hongos

Especies de *Candida*

- *Candida albicans* y otras especies del género son parte de la flora corporal normal. Se encuentran en la piel, la boca, la vagina y los intestinos. La candidosis es la infección micótica más frecuente de las personas VIH positivas. La presencia de candidosis esofágica es una característica de la progresión de la infección por VIH a sida.
- La candidosis en general se limita a la mucosa bucal, esofágica o vaginal. La candidosis oral (muguet) se presenta como placas elevadas y blancas en la mucosa bucal, la lengua o las encías. Las placas pueden volverse confluentes y ulceradas y pueden extenderse al esófago (un indicador de sida). La candidosis vaginal se presenta como picazón y dolor ardiente de la vulva y la vagina, acompañada de una secreción blanca espesa o líquida. La candidosis vaginal se repite con frecuencia; la forma sistémica es rara.
- La candidosis se trata con fluconazol o itraconazol. Sin embargo, las cepas de *Candida* resistentes a los azoles requieren un tratamiento alternativo, por ejemplo, con anfotericina B.

← Candidosis bucal (F)

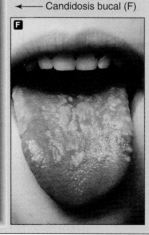

Histoplasma capsulatum

- *H. capsulatum* es un hongo del suelo que se encuentra en todo el mundo, pero es más abundante en el centro de Norteamérica. El microorganismo produce esporas que, cuando están en el aire, entran en los pulmones y germinan en células similares a las levaduras. Estas células tipo levadura son engullidas por macrófagos en los que se multiplican.
- En individuos sanos, las infecciones pulmonares por *H. capsulatum* pueden ser agudas pero autolimitadas. En las personas infectadas por el VIH, casi todos los casos se encuentran en la etapa de diseminación al momento del diagnóstico. La diseminación se debe a la invasión de células del sistema reticuloendotelial, lo que distingue al microorganismo como el único hongo que exhibe parasitismo intracelular. La histoplasmosis diseminada causa fiebre, pérdida de peso, hipertensión y dificultad respiratoria. Si no se trata, puede causar insuficiencia respiratoria y hepática.
- La infección por *H. capsulatum* se trata con itraconazol, con anfotericina B como alternativa. Es posible que se requiera una terapia de por vida para prevenir la reaparición de la enfermedad en los pacientes VIH positivos.

Cryptococcus neoformans

- *C. neoformans* es una levadura que se encuentra en todo el mundo. Es especialmente abundante en suelos que contienen excrementos de aves. Sus esporas son inhaladas.
- En personas sanas, la criptococosis en general es una infección pulmonar subclínica leve. En los pacientes con sida, la criptococosis es la segunda infección micótica más frecuente y, potencialmente, la más grave. En estas personas, la infección a menudo se disemina al cerebro y las meninges, causando meningitis, a menudo con consecuencias letales. Los síntomas de presentación incluyen fiebre, cefalea y malestar general. Los pacientes suelen perder la memoria y están aletargados.
- La meningitis criptocócica se trata con fluconazol, con anfotericina B como alternativa. Esta terapia debe continuarse durante toda la vida para evitar las recurrencias de la infección.

└ Criptococosis cutánea (G)

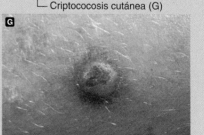

Figura 33-10 *(continuación)*
Microorganismos causales de infecciones oportunistas en pacientes con infección por el VIH (nota: otras infecciones micóticas oportunistas incluyen la aspergilosis y la coccidioidomicosis).

(continuación)

INFECCIONES OPORTUNISTAS DEL VIH *(continuación)*

C Otras

Pneumocystis jirovecii

- *P. jirovecii* es un eucariota unicelular. Es el patógeno oportunista más frecuente en los pacientes con sida.

- *P. jirovecii* causa neumonía por *P. jirovecii* (NPJ), a menudo letal. Antes del empleo de los fármacos inmunosupresores y de la epidemia del sida, la NPJ era una enfermedad rara. Es casi 100% mortal si no se trata.

- Se recomienda la profilaxis con trimetoprima-sulfametoxazol para los pacientes infectados por el VIH con menos de 200 linfocitos CD4$^+$/µL. Sin embargo, los individuos infectados por VIH que están recibiendo HAART han mostrado una disminución significativa en la incidencia de NPJ.

Especies de *Cryptosporidium*

- *Cryptosporidium* es un parásito intracelular que vive en las células epiteliales de las vellosidades del intestino delgado inferior. La fuente de infección a menudo son las heces de animales domésticos y los aliviaderos de las granjas han sido implicados como una fuente de contaminación del agua potable por *Cryptosporidium*.

- La infección en individuos sanos puede ser asintomática o causar casos leves de diarrea, en general autolimitados. Sin embargo, en los pacientes con sida, la infección puede ser grave e intratable. La criptosporidiosis causa diarrea que varía de leve a una enfermedad mortal y persistente similar al cólera. Los pacientes presentan náuseas, vómitos, dolor abdominal y pérdida de peso.

- En los pacientes con sida, ningún tratamiento para la criptosporidiosis ha demostrado ser completamente eficaz, aunque la paromomicina sí ha proporcionado alguna mejoría.

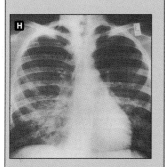
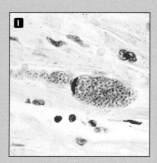
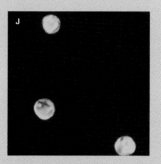
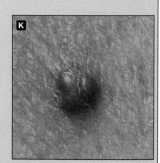

Neumonía por *Pneumocystis* ———   *Toxoplasma gondii* ——   Especies de *Cryptosporidium* ——   Sarcoma de Kaposi ——

D Parásitos

Toxoplasma gondii

- *T. gondii* es un esporozoo de distribución mundial que infecta a todas las especies de vertebrados, aunque el hospedero definitivo es el gato. La transmisión es por ingesta accidental de ooquistes presentes en las heces de los gatos, comer carne cruda o poco cocida, y hay una forma congénita de la madre infectada al feto y otra por transfusiones de sangre. Los trofozoítos de *T. gondii* de rápido crecimiento establecen infecciones tempranas y agudas. Los trofozoítos de crecimiento lento se enquistan en los tejidos muscular y cerebral, así como en el ojo.

- Las infecciones por *T. gondii* en humanos sanos son asintomáticas y habituales, pero son la causa más frecuente de encefalitis focal en pacientes con sida. La toxoplasmosis en esta población en general se debe a la reemergencia de microorganismos enquistados, en lugar de una nueva infección exógena. La presentación clínica de la encefalitis puede incluir debilidad, confusión, convulsiones y coma. La toxoplasmosis diseminada puede afectar corazón, músculos esqueléticos, pulmones, colon y otros órganos.

- La infección por *T. gondii* se trata con una combinación de sulfa- diazina y pirimetamina. La profilaxis secundaria de por vida es sulfadiazina más pirimetamina.

E Virus

Virus del herpes humano de tipo 8 (VHH-8)

- El VHH-8 (o herpesvirus asociado con el sarcoma de Kaposi) es un miembro de la familia *Herpesviridae*. Es un virus con envoltura y un genoma de ADN bicatenario.

- En los Estados Unidos, los anticuerpos contra los antígenos del VHH-8 se encuentran principalmente en las mismas poblaciones con riesgo de infección por VIH, lo que lleva a la conclusión de que el modo primario de transmisión es sexual. La frecuencia de transmisión perinatal del VHH-8 parece baja.

- Se han detectado VHH-8 en más del 90% de los pacientes con sarcoma de Kaposi (SK), pero en < 1% de los tejidos sin SK. El SK fue la neoplasia más frecuente en los pacientes con sida, pero práticamente ha desaparecido de las personas infectadas por el VIH con acceso al HAART. No existe un tratamiento farmacoló- gico independiente establecido para las personas con infección por VHH-8 .

Figura 33-10 *(continuación)*
Microorganismos causales de infecciones oportunistas en pacientes con infección por el VIH.

INFECCIONES OPORTUNISTAS DEL VIH *(continuación)*

E Virus *(continuación)*

Virus del herpes simple (VHS)

- Los tipos 1 y 2 del VHS son miembros de la familia *Herpesviridae*. Son virus con envoltura, con un genoma de ADN bicatenario. La infección inicial por el VHS es por contacto directo con las secreciones que contienen el virus o con lesiones en las superficies mucosas. El VHS también se puede transmitir durante el parto. La coinfección de VHS en pacientes con infección por VIH es frecuente, probablemente por sus modos de transmisión similares.

- La replicación inicial del virus es en células epiteliales de la superficie de la mucosa en las que se han inoculado. En individuos con sistemas inmunitarios deprimidos, el virus se reproduce y puede ser transportado a varios sitios del cuerpo. También establece infecciones latentes de por vida en los ganglios regionales.

- La reactivación del virus latente que conduce a infecciones invasoras por VHS en los pacientes se vuelve cada vez más importante a medida que disminuyen los recuentos de linfocitos CD4+. Las úlceras herpéticas aparecen en la cara, las manos o los genitales y se producen úlceras bucales. Las recidivas del herpes genital pueden ser más frecuentes y graves en las personas infectadas por el VIH.

- Si los episodios de herpes primario o recurrente son particularmente frecuentes o graves, se puede administrar aciclovir o, como alternativa, famciclovir.

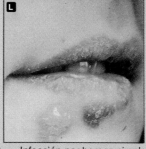
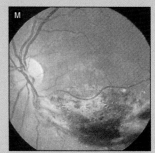

←— Infección por herpes simple   Retinitis por citomegalovirus —

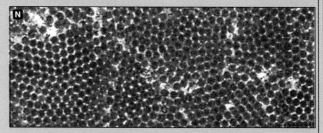

—Partículas del virus JC de un núcleo de oligodendrocito infectado

Virus JC (VJC)

- El VJC es un miembro de la familia *Papovaviridae*, subfamilia *Polyomaviridae*. Es un virus sin envoltura que contiene ADN circular bicatenario superenrollado.

- A medida que los individuos infectados por el VIH se vuelven cada vez más inmunocomprometidos, aproximadamente el 5% de ellos desarrollarán una leucoencefalopatía multifocal progresiva (LMP), llamada así porque las lesiones están restringidas a la sustancia blanca del cerebro. En la LMP, el VJC reactivado provoca una infección citocida de los oligodendrocitos del cerebro. Esto lleva a la desmielinización causada por la pérdida de capacidad de las células mielinizadas para mantener sus vainas. El desarrollo temprano de una discapacidad en el habla y la reducción de la capacidad mental vienen seguidas rápidamente por parálisis y anomalías sensitivas/sensoriales; la muerte ocurre por lo general dentro de los 3-6 meses de los síntomas iniciales.

- El VJC se transmite por las gotículas de las vías respiratorias superiores de las personas infectadas y posiblemente a través del contacto con la orina. El virus se disemina desde la vía aérea superior a los riñones, donde puede persistir en un estado inactivo en el epitelio tubular de individuos sanos.

- Un régimen HAART más cidofovir está demostrando cierta eficacia en pacientes con LMP. Como la infección por VJC es casi universal y asintomática, y la LMP representa la reactivación del virus latente en el hospedero inmunocomprometido, actualmente no hay medidas preventivas viables.

Citomegalovirus humano (CMV)

- El CMV es un miembro de la familia *Herpesviridae*. Es un virus con envoltura y con un genoma de ADN bicatenario. En general, la infección inicial ocurre durante la infancia. La transmisión se realiza a través de líquidos corporales como lágrimas, orina, saliva, leche, semen y secreciones vaginales o trasplantes de órganos, o mediante transfusiones de sangre. El CMV también puede transmitirse por vía transplacentaria. La coinfección con CMV en los pacientes con infección por VIH es frecuente, probablemente por sus modos de transmisión similares.

- La replicación inicial del virus en las células epiteliales de las vías respiratorias y gastrointestinales viene seguida por una viremia y la infección de todos los órganos del cuerpo, incluyendo el epitelio del túbulo renal, el hígado, el SNC y las vías respiratorias y digestivas. El virus establece latencia, predominantemente en los monocitos y macrófagos, entre otras células.

- La reactivación del virus latente que conduce a infecciones invasoras por CMV en pacientes con sida se hace cada vez más frecuente a medida que disminuyen los recuentos de linfocitos CD4+. Cualquier aparato o sistema puede verse afectado, pero la ceguera debida a la coriorretinitis por CMV es especialmente habitual y aparece en más del 20% de los pacientes con sida cuyo recuento de CD4+ es < 50/μL. La encefalitis, demencia, esofagitis, enterocolitis y gastritis son otros problemas importantes causados por el CMV. Además, la coinfección con CMV puede acelerar la progresión del sida. En las autopsias se observa que el 90% de los pacientes con sida están infectados con CMV. Sin embargo, la incidencia de la coriorretinitis por CMV ha disminuido significativamente en las personas infectadas por el VIH que están siendo tratadas con HAART.

- El régimen farmacológico para la profilaxis primaria (según necesidad) y la prevención de la recidiva de las infecciones por CMV en los pacientes con sida incluye ganciclovir, cidofovir o foscarnet. El valganciclovir oral también está autorizado para el tratamiento de la coriorretinitis por CMV.

Figura 33-10 *(continuación)*
Microorganismos causales de infecciones oportunistas en pacientes con infección por VIH
(nota: otras infecciones víricas oportunistas incluyen la el zóster y la leucoplasia vellosa bucal).

para la profilaxis en un lactante cuya madre tiene cervicitis gonocócica o para el tratamiento de la oftalmía neonatal gonocócica establecida. Esto es diferente del uso profiláctico de la eritromicina en los ojos de los recién nacidos, independientemente del estado de la madre, que se recomienda y en muchas jurisdicciones es requerida por la ley.

X. INFECCIONES OPORTUNISTAS POR EL VIH

Las personas con infección avanzada por el VIH son vulnerables a las infecciones y los tumores malignos que se denominan *infecciones oportunistas*, porque aprovechan la oportunidad que ofrece un sistema inmunitario debilitado (fig. 33-10). Los síntomas clínicos de la infección por el VIH son causados principalmente por la aparición de infecciones oportunistas y cánceres que el sistema inmunitario generalmente evitaría. Las infecciones que rara vez se observan en las personas con sistemas inmunitarios normales son mortales para las personas con VIH.

Diferentes infecciones oportunistas suelen ocurrir en diferentes etapas de la infección por VIH. Los pacientes con enfermedad temprana por VIH pueden desarrollar tuberculosis, paludismo, neumonía bacteriana, herpes zóster, infecciones de la piel por estafilococos y septicemia. Estas son enfermedades que pueden afectar a individuos con sistemas inmunitarios normales, pero ocurren a una tasa mucho más elevada y con mayor gravedad en los pacientes con VIH.

Cuando el sistema inmunitario está muy debilitado debido a una enfermedad avanzada por VIH, se desarrollan infecciones oportunistas como *Pneumocystis jirovecii*, toxoplasmosis y criptococosis. Muchas de las infecciones oportunistas que ocurren en esta etapa tardía pueden ser letales.

El desarrollo del tratamiento antirretroviral de gran actividad (HAART, p. 313) ha disminuido mucho la morbimortalidad por VIH. El HAART es eficaz en la prevención de infecciones oportunistas y debe tenerse en cuenta para todas las personas infectadas por este virus.

Sin embargo, algunos pacientes no pueden recibir el HAART y otros no han respondido a los regímenes de este tipo. Estos individuos se beneficiarán de la profilaxis contra infecciones oportunistas. Además, la profilaxis contra infecciones oportunistas específicas sigue proporcionando beneficios de supervivencia incluso entre las personas que reciben HAART. Con este tratamiento, la profilaxis antimicrobiana para infecciones oportunistas puede no tener que ser de por vida.

La terapia antirretroviral puede restaurar la función inmunitaria. El período de susceptibilidad a los procesos oportunistas sigue siendo indicado con precisión por el recuento de linfocitos T CD4+ para los pacientes que reciben HAART. La interrupción de los regímenes profilácticos puede simplificar el tratamiento, reducir la toxicidad y las interacciones farmacológicas, disminuir el costo de la atención y, potencialmente, facilitar el cumplimiento de los regímenes antirretrovirales.

XI. SINUSITIS BACTERIANAS

La sinusitis aguda es una infección de uno o más de los senos paranasales (junto con la nariz). Una infección vírica que acompaña al resfriado común es la causa más frecuente de la sinusitis aguda (fig. 33-11). La infección vírica

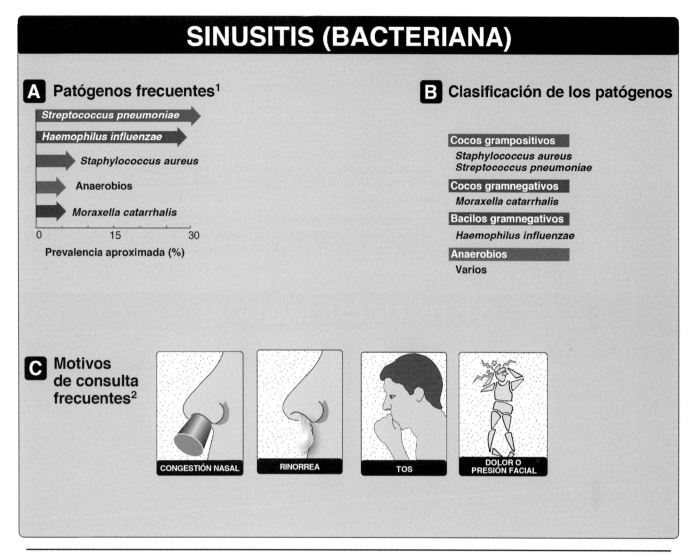

Figura 33-11
Características de la sinusitis bacteriana.
[1]Los expertos varían ampliamente en sus recomendaciones sobre los antibióticos.[2] Otros síntomas incluyen molestias en los dientes maxilares, hiposmia (disminución del sentido del olfato), cefaleas, fiebre (no aguda), halitosis, cansancio, dolor de oído y sensación de plenitud en el oído.

también es la condición predisponente más habitualmente asociada con la sinusitis bacteriana aguda. Sin embargo, solo ~2% de las sinusitis víricas se complican por la sinusitis bacteriana aguda. Parece que no hay signos y síntomas de enfermedad respiratoria aguda que sean sensibles y específicos al hacer la distinción entre infección bacteriana y vírica. La sinusitis bacteriana suele ser una enfermedad autolimitada, y el 75% de los casos se resuelven sin tratamiento en 1 mes. Sin embargo, los individuos con sinusitis bacteriana aguda no tratada corren el riesgo de presentar complicaciones intracraneales y orbitarias, así como enfermedad sinusal crónica.

La sinusitis vírica se relaciona con la presencia de rinovirus y virus de la parainfluenza e influenza en aspirados sinusales. Otros virus que causan enfermedades respiratorias agudas también pueden producir sinusitis vírica.

XII. OTITIS MEDIA

La otitis media es uno de los diagnósticos más frecuentes en niños enfermos que visitan los consultorios médicos y representa casi un tercio de todas las prescripciones de antibióticos para niños en los Estados Unidos.

La otitis media aguda se caracteriza por la presencia de líquido en el oído medio acompañada de signos agudos de enfermedad y, en general, aparece en niños pequeños. El líquido puede persistir durante semanas o meses después de la aparición de los signos de otitis media aguda, a pesar del tratamiento adecuado. Cada vez que el líquido llena el espacio del oído medio, hay cierta pérdida de audición, que puede llevar a problemas de desarrollo del habla, el lenguaje y las capacidades cognitivas en el niño.

La otitis media a menudo sigue a una infección o alergia vírica de las vías respiratorias superiores que causa congestión de la mucosa respiratoria de la nariz, la nasofaringe y el conducto auditivo. La congestión de la mucosa en el

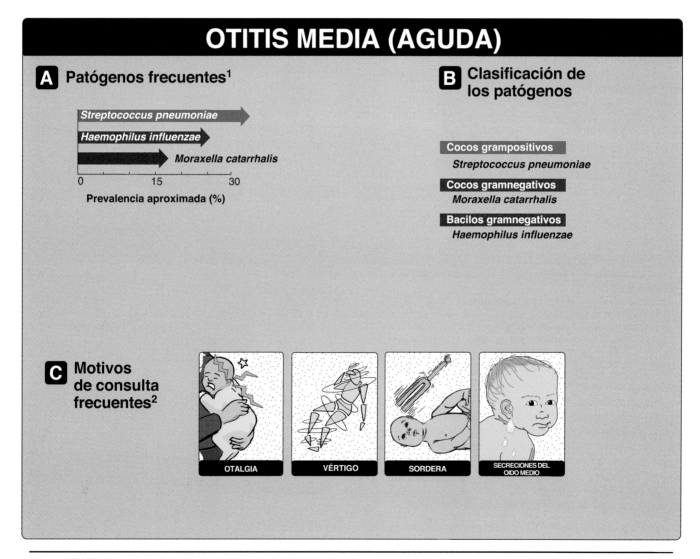

Figura 33-12
Algunas características de la otitis media bacteriana aguda.
[1] Otros patógenos incluyen *Staphylococcus aureus*, estreptococos del grupo A y *Pseudomonas aeruginosa*.
[2] Los síntomas y signos inespecíficos incluyen fiebre, irritabilidad, cefaleas, apatía, anorexia, vómitos y diarrea.

conducto auditivo provoca una obstrucción que puede llevar a la acumulación de secreciones producidas por la mucosa del oído medio. Estas secreciones no tienen forma de salir y se acumulan en el espacio del oído medio. Los virus y las bacterias que colonizan las vías respiratorias superiores pueden llegar al oído medio y ocasionar supuración (formación de pus) con signos clínicos de otitis media aguda (fig. 33-12).

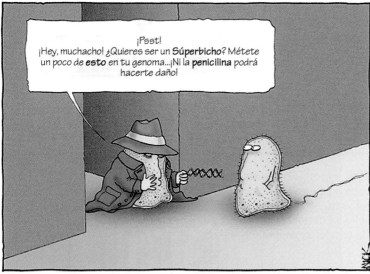

Fue en un atajo a través de las cocinas del hospital que Albert fue abordado por primera vez por un miembro de la Resistencia a los Antibióticos.

34 Estudios de caso ilustrados

I. PERSPECTIVA GENERAL

Estos estudios de caso extendidos complementan la información básica presentada en los capítulos 1 a 31. Refuerzan los principios básicos de la microbiología clínica (como el papel de la tinción de Gram y la anamnesis del paciente para instituir una terapia eficaz con antibióticos), conceptos que son útiles para responder preguntas de estudio y en la clínica. La mayoría de los casos proporcionan información clínica obtenida de un solo paciente, aunque unos pocos describen una combinación de características típicas derivadas de varios pacientes.

CASO 1: PACIENTE CON NECROSIS

Un hombre de 63 años de edad con largos antecedentes de diabetes mellitus consultó por un deterioro abrupto de su estado clínico. Fue hospitalizado para el tratamiento de una úlcera que había estado presente en el primer dedo del pie izquierdo durante varios meses. La figura 34-1 muestra el ejemplo típico de una úlcera del miembro inferior en un hombre diabético.

Dada la ineficacia del tratamiento médico (múltiples terapias con antibióticos orales) para resolver la úlcera, se le realizó una amputación de la pierna izquierda por debajo de la rodilla. En el primer día postoperatorio presentó una temperatura de 38.4 °C, y en el segundo día postoperatorio se desorientó y su temperatura alcanzó 40.5 °C. El muñón de la amputación estaba moteado con numerosas áreas de coloración violácea, y las áreas más distales eran claramente necróticas (muertas). La crepitación (la sensación de desplazamiento de gas cuando se presiona un área con los dedos) era palpable hasta su rótula. Una radiografía del miembro inferior izquierdo mostró gas en los tejidos blandos, que se extendía más allá de la rodilla hasta el área del fémur distal. En la figura 34-2 se muestra una tinción de Gram de un hisopado del tejido necrótico.

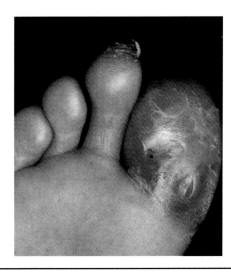

Figura 34-1
Úlcera perforante del dedo gordo.

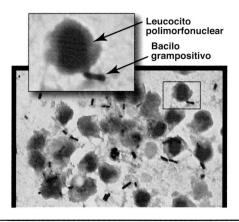

Leucocito
polimorfonuclear

Bacilo
grampositivo

Figura 34-2
Tinción de Gram del material hisopado de lo profundo de un área crepitante. Hay numerosos leucocitos polimorfonucleares y muchos bacilos grampositivos grandes, así como algunos bacilos y cocos gramnegativos.

34.1 Según la morfología de los microorganismos grampositivos, su identificación más probable es:

A. *Streptococcus pyogenes*

B. *Escherichia coli*

C. *Actinomyces israelii*

D. *Clostridium perfringens*

E. *Staphylococcus aureus*

> La respuesta correcta es D (*C. perfringens*), que es un bacilo grampositivo bastante grande. A (*S. pyogenes*) no puede ser correcta porque es un coco grampositivo, no un bacilo. B (*E. coli*) es incorrecta porque es un bacilo gramnegativo, no un microorganismo grampositivo. C (*A. israelii*) es, de hecho, un bacilo grampositivo, pero es fino hasta el punto de ser descrito como filamentoso y con una forma característica ramificada y, por lo tanto, es en esencia imposible de confundir con un clostridio. E (*S. aureus*) es un coco grampositivo, no un bacilo.

El paciente recibió terapia con dosis intravenosas masivas de penicilina G, junto con gentamicina. Además, se sometió a una amputación por arriba de la rodilla de su pierna, y después de un período muy tormentoso de fiebre elevada e hipotensión, comenzó a mejorar. Los cultivos obtenidos de la profundidad del muñón necrótico mostraron *C. perfringens* y *Pseudomonas aeruginosa*. En el curso de su enfermedad, la hemoglobina, que se evaluó repetidamente cuando estaba muy enfermo, se mantuvo estable.

Discusión: este paciente presentaba gangrena gaseosa por *C. perfringens*, una de las complicaciones más temidas de las amputaciones de los miembros inferiores en los pacientes diabéticos. A veces, los diabéticos requieren la amputación de parte o la totalidad de un miembro inferior porque la irrigación se reduce debido a que la ateroesclerosis ocluye los vasos sanguíneos con mayor rapidez. El tejido muerto o moribundo tiene una tensión de oxígeno muy baja, lo que favorece enormemente el crecimiento de los microorganismos anaerobios. *C. perfringens* coloniza el área alrededor del ano y puede extenderse a los miembros inferiores. Si la amputación es insuficiente, puede dejar un tejido cuya irrigación está comprometida hasta el punto de que la tensión de oxígeno en el muñón restante favorece el crecimiento de microorganismos anaerobios. *C. perfringens* produce grandes cantidades de gas que no son absorbidas por los tejidos, lo que permite que los microorganismos se diseminen a lo largo de los planos aponeuróticos, los cuales se separan por la presión que ejerce el gas a medida que crecen los clostridios. Por lo tanto, la producción de gas actúa como un "factor de virulencia", lo que hace que este microorganismo sea bastante agresivo.

¿Por qué la preocupación por las concentraciones de hemoglobina?

La razón por la que los médicos estaban preocupados por la estabilidad de la hemoglobina del paciente es que otro factor de virulencia de *C. perfringens* es una exotoxina (α-toxina) con actividad de lecitinasa. Como las membranas de los eritrocitos son ricas en lecitina, esta toxina, que es secretada por las bacterias directamente en el torrente sanguíneo, destruye los eritrocitos y provoca que las células se lisen. Una infección muy agresiva por *C. perfringens* puede destruir sus eritrocitos tan rápidamente que la anemia derivada es letal.

¿Cómo se explica la presencia de *Pseudomonas* en la herida?

La presencia de *Pseudomonas* probablemente se debió a una selección ocasionada por los antibióticos que el paciente recibió antes de su cirugía, durante los intentos de tratar su úlcera de forma ambulatoria. Los antibióticos ejercen una gran presión sobre la flora microbiana de la piel y el intestino. Los microorganismos menos resistentes en su piel e intestino fueron reemplazados por aquellos que podían soportar la actividad de los antibióticos, como *P. aeruginosa*. Las infecciones anaeróbicas tienden a mezclarse con bacterias aerobias y aerobias facultativas, como esta.

CASO 2: CONJUNTIVITIS

Un joven de 15 años de edad ingresó por dolor y enrojecimiento en el ojo izquierdo que duró 4 días. Antes se encontraba bien. Cuatro días antes de la evaluación médica, se despertó con dolor en el ojo izquierdo, acompañado de una secreción espesa y amarillenta en la conjuntiva. Vio a un oftalmólogo que obtuvo un cultivo de secreción amarilla y le recetó tobramicina en gotas oftálmicas, que el paciente comenzó a utilizar el mismo día.

El ojo del paciente permaneció muy inflamado tras 4 días de tratamiento con las gotas oftálmicas (fig. 34-3). La conjuntiva estaba muy inflamada e hiperémica (con los vasos sanguíneos muy dilatados o "congestionados de sangre"). En una visita de seguimiento durante el cuarto día de tratamiento, el paciente informó una mejoría mínima en sus síntomas. En el cultivo tomado en la primera visita había crecido un

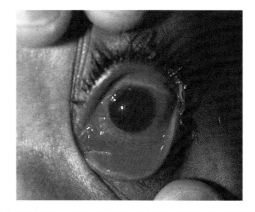

Figura 34-3
Ojo inflamado de un paciente.

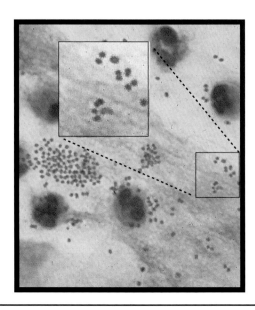

Figura 34-4
Tinción de Gram de la secreción del ojo.

diplococo gramnegativo, en cuyas pruebas bioquímicas mostró que solo usaba glucosa para producir ácido.

Una muestra de la secreción amarilla del ojo de este paciente tendría el aspecto de la figura 34-4 en la tinción de Gram, con numerosos leucocitos polimorfonucleares, varios de los cuales contienen diplococos gramnegativos en forma de haba.

34.2 Según la morfología y el perfil de utilización de la fuente de carbono del microorganismo que creció en el cultivo, la etiología más probable de esta infección ocular es:

   A. *Escherichia coli*
   B. *Neisseria gonorrhoeae* (gonococos)
   C. *Neisseria meningitidis* (meningococos)
   D. *Streptococcus pneumoniae* (neumococos)
   E. *Staphylococcus aureus*

La respuesta correcta es B (*N. gonorrhoeae*). Este es un diplococo gramnegativo que utiliza glucosa, no maltosa o lactosa, y se sabe que provoca infecciones oculares graves cuando se inocula directamente en el ojo (*véase* más adelante). A (*E. coli*) es incorrecta; *E. coli* es un bacilo gramnegativo, no un coco. C (*N. meningitidis*) no es aceptable porque, aunque es un diplococo gramnegativo, utiliza tanto maltosa como glucosa, lo que la descarta según la información disponible. D (*S. pneumoniae*) es incorrecta porque es un diplococo grampositivo, no uno gram*negativo*. E (*S. aureus*) es incorrecta porque es un coco gram*positivo* y se organiza de forma característica en grupos, no en pares.

El paciente fue tratado con ceftriaxona, y su ojo mejoró drásticamente (nota: las recomendaciones actuales son tra-

tar a los pacientes que padecen gonorrea con ceftriaxona y azitromicina de forma simultánea). En el momento de su segunda visita al oftalmólogo, se le preguntó si había tenido algún síntoma genital. Relató que había tenido una secreción purulenta en su pene durante varios días antes del inicio de sus síntomas oculares. No estaba seguro de si su pareja sexual femenina actual había tenido flujo vaginal.

34.3 La fuente más probable por la que este microorganismo entró en el ojo del paciente es:

   A. A través del contacto con sus manos sucias después de tocar el asiento del inodoro
   B. El contacto con sus manos sucias después de tocar su pene
   C. Besar a su novia en la mejilla
   D. Una piscina pública
   E. Una toalla de algodón seca que usaba para la cara

La respuesta correcta es B (sus manos sin lavar después de tocar su pene). Por lo general, *Neisseria gonorrhoeae* causa uretritis (uretra inflamada) en los hombres, y es más probable que este paciente se frotara los ojos de forma inadvertida con las manos después de haberlos contaminado con material de su pene. A (sus manos sin lavar después de tocar el asiento del inodoro) es improbable, porque los gonococos no sobreviven en objetos inanimados (fómites), y aunque a un esposo o novio infiel le gustaría que su compañera creyera que los asientos del inodoro son fuentes de contagio de gonorrea, simplemente no sucede así. C (la mejilla de su novia) es muy poco probable porque la piel del rostro rara vez se relaciona con el contagio de gonorrea, y habría tenido que frotarse el ojo directamente sobre una lesión infecciosa para contagiarse *N. gonorrhoeae* en este sitio. D (una piscina pública) es muy poco probable debido al efecto de dilución del agua en una piscina y la probable inhibición del crecimiento de gonococos, que son muy sensibles, por el cloro u otras sustancias antibacterianas en una piscina pública. E (una toalla de algodón seca que usaba para secarse la cara) es incorrecta porque *N. gonorrhoeae* es muy sensible a la desecación y porque el algodón contiene ácidos grasos que de hecho inhiben este microorganismo. En efecto, se recomienda que los hisopos que se utilicen para obtener material para cultivos gonocócicos no estén hechos de algodón. Además, la fragilidad ambiental del gonococo es tal que es importante que las muestras para el cultivo gonocócico se transfieran con rapidez del paciente a la placa de cultivo definitiva o a un medio de transferencia confiable hasta que puedan inocularse en las placas de cultivo. Esto es especialmente cierto para una muestra tomada del ojo, ya que otros microorganismos difíciles de cultivar, como las especies de *Haemophilus*, pueden causar conjuntivitis clínicamente indistinguible de la que provoca *N. gonorrhoeae*.

Discusión: este paciente tenía conjuntivitis gonocócica del adulto. En este síndrome, el gonococo se contagia desde una secreción genital hasta el ojo del paciente por medio de sus manos. En los recién nacidos que se contagian de infecciones gonocócicas en los ojos al pasar a través del cuello uterino y la vagina de madres con gonorrea activa, el síndrome se llama *oftalmía neonatal*.

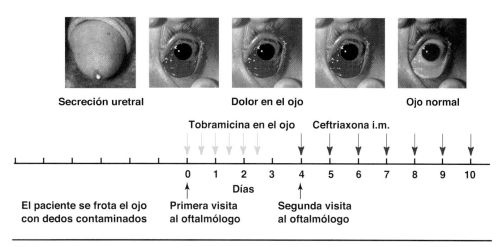

Secreción uretral   Dolor en el ojo   Ojo normal

Tobramicina en el ojo   Ceftriaxona i.m.

```
       0    1    2    3    4    5    6    7    8    9    10
                      Días
```

El paciente se frota el ojo   Primera visita   Segunda visita
con dedos contaminados   al oftalmólogo   al oftalmólogo

Figura 34-5
Resumen del caso. i.m. = intramuscular.

¿La conjuntivitis gonocócica del adulto es realmente tan grave? ¿Por qué fue incorrecto utilizar gotas oftálmicas con antibióticos para tratarla?

Debido a la resistencia a los antibióticos y el potencial de *N. gonorrhoeae* para penetrar profundamente en el globo ocular, la terapia tópica con gotas resulta inadecuada para tratar la conjuntivitis gonocócica. Es una infección que requiere terapia con un antibiótico por vía sistémica (p. ej., i.v. o i.m.). Si no se administra el tratamiento adecuado, el microorganismo puede invadir más profundamente el ojo, lo que causa su destrucción y lleva a la ceguera.

¿Hay formas en las que esta infección ocular podría haberse prevenido?

Si la uretritis de este paciente se hubiera tratado antes, su infección ocular podría haberse prevenido, pues no se habría producido la propagación del contagio con sus manos. La atención minuciosa al lavado de manos después de manipular los genitales también podría haber reducido la probabilidad de contaminación de las manos. Es frecuente poner las manos en los ojos, por lo que cualquier cosa que mejore la higiene de las manos ayuda a evitar la propagación de infecciones de manos a ojos. Finalmente, las medidas "habituales" que previenen la propagación de infecciones de transmisión sexual (barreras como los preservativos, limitar el número de contactos sexuales, por nombrar dos) podrían haber evitado de manera eficaz que este joven contrajera esta infección ocular potencialmente grave. En la figura 34-5 se resume la cronología del caso.

CASO 3: GAS DENTRO DE UNA AMPOLLA

Una mujer de 60 años de edad acudió a consulta por una lesión cutánea y fiebre que había estado presente durante 24 h. Su salud se había deteriorado los últimos años debido a una hepatitis crónica activa. Recientemente, debido a su

enfermedad hepática progresiva, inició la ingesta de prednisona oral, 60 mg diarios. El día anterior a su ingreso en el hospital presentó fiebre y escalofríos, y fue internada para administración de antibióticos i.v. Cuando llegó al hospital, se quejó de dolor en la rodilla y el muslo derechos.

La exploración física reveló estupor (no respondía a los estímulos verbales y apenas respondía a los estímulos dolorosos). Su temperatura corporal era de 37.8 °C. Los hallazgos notables, además de su estado mental, incluían edema en el muslo y la pierna derechos y áreas de eritema (enrojecimiento debido a pequeños vasos sanguíneos dilatados en la piel) de ambos muslos y piernas. En la cara medial del miembro inferior derecho, proximal y distal a la rodilla, había un área de púrpura (hemorragia en la piel), como se muestra en la figura 34-6. Dentro de esta área había ampollas, una de las cuales estaba llena de un líquido rojo. En la parte superior del líquido en esta ampolla flotaban gran cantidad de pequeñas burbujas (fig. 34-7). Presentaba una marcada asterixis en las manos (un temblor de aleteo indicativo de encefalopatía metabólica que, en un paciente

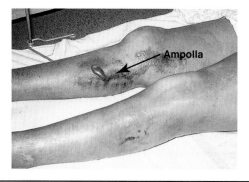

Figura 34-6
Eritema de muslos y piernas y una mancha de púrpura proximal y distal a la rodilla derecha. Dentro del área purpúrica más distal hay una ampolla.

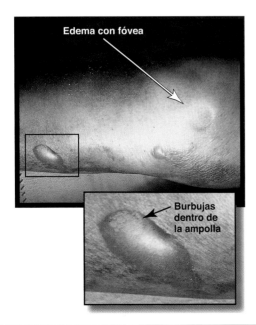

Edema con fóvea

Burbujas dentro de la ampolla

Figura 34-7
Primer plano del área en la figura 34-6, que muestra la ampolla con burbujas. A la derecha hay una depresión causada por la presión del pulgar, que ilustra el edema con fóvea.

con estupor, puede provocarse al sostener las muñecas en una ligera extensión).

Debido a la presencia de celulitis con púrpura y una ampolla con líquido rojo cereza y gas, se realizó un diagnóstico presuntivo de septicemia por *Clostridium perfringens*, y el plan fue tratar a la paciente con dosis muy altas de penicilina G. Sin embargo, la tinción de Gram del líquido aspirado de la ampolla reveló el aspecto que se observa en la figura 34-8.

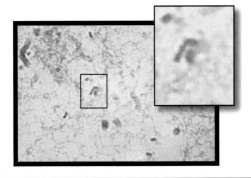

Figura 34-8
La tinción de Gram del líquido de la ampolla muestra microorganismos gramnegativos, quizá bacilos. Las formas más cortas probablemente representan bacilos vistos en ángulo, desde sus extremos.

34.4 El microorganismo que se ve en esta tinción de Gram con mayor probabilidad es:

A. *Clostridium perfringens*
B. *Streptococcus pyogenes*
C. *Escherichia coli*
D. *Neisseria meningitidis*
E. *Lactobacillus casei*

La respuesta correcta es C (*E. Coli*), que es el único bacilo gramnegativo en la lista. A (*C. perfringens*) se asocia con infecciones formadoras de gases y ampollas llenas de líquido rojo, pero es un bacilo grampositivo. Las infecciones de la piel a causa de B (*S. pyogenes*) también pueden formar ampollas, algunas incluso con líquido rojizo. Sin embargo, *S. pyogenes* es un coco grampositivo, no un bacilo gramnegativo. D (*N. meningitidis*) es un microorganismo gramnegativo asociado con lesiones cutáneas purpúricas, pero es un coco (en general visto en pares) y no un bacilo. E (*L. casei*) es un bacilo grampositivo que rara vez participa en enfermedades invasoras.

Para sorpresa del médico, esta paciente no tuvo una infección por clostridios. Solo *E. coli* creció a partir de hemocultivos y el líquido de la ampolla. Este resultó susceptible a todos los antibióticos contra los que se probó, incluidas la ampicilina y la gentamicina, pero esta información no estuvo disponible durante 48 h. La paciente recibió tratamiento empírico con ampicilina, clindamicina y gentamicina, comenzando tan pronto como estuvieron disponibles los resultados de la tinción de Gram. Sin embargo, la mañana después de la consulta inicial, a pesar del tratamiento con dos fármacos eficaces contra *E. coli*, falleció por insuficiencia hepática.

Discusión: esta paciente ejemplifica numerosos puntos clínico-microbiológicos importantes. Primero, gran cantidad de microorganismos pueden causar lesiones clínicas de apariencia similar, por lo que se deben recopilar tantos datos microbiológicos como sea posible antes de iniciar el tratamiento. Por ejemplo, los cultivos pretratamiento son extremadamente importantes. La determinación de la identidad precisa de un microorganismo y su susceptibilidad a los antibióticos permiten predecir la eficacia del régimen elegido y la selección de alternativas si, por algún motivo (como una reacción alérgica), el tratamiento debe cambiarse antes de completar el curso.

¿Por qué en general es importante la tinción de Gram, pero lo era especialmente para el tratamiento de esta paciente?

La tinción de Gram fue la pista inicial de que, a pesar del aspecto clínico de la lesión, este no era un proceso por un patógeno anaerobio grampositivo, sino uno por gramnegativos, lo que permitió una selección óptima de antibióticos a los pocos minutos de la evaluación de la paciente. En segundo lugar, esta paciente hace recordar que no todas las infecciones generadoras de gases se deben al género *Clostridium*. El gas es producido por el metabolismo de una amplia variedad de microorganismos con morfologías bastante variadas. Con *E. coli*, el gas no se acumula como lo hace con las especies de clostridios, porque el gas producido por *E. coli* es principalmente dióxido de carbono, que es absorbido por los tejidos casi tan rápido como lo produce el microorganismo. El cultivo es necesario para la identificación de la especie y para permitir antibiogramas. Por último, la paciente falleció a pesar de que fue tratada con rapidez y con los fármacos correctos. Fue tranquilizador tener cultivos que demostraron la eficacia *in vitro* de su régimen de antibióticos. Es probable que su enfermedad hepática subyacente estuviera tan avanzada que este episodio de septicemia le ocasionara un coma hepático irreversible. Además, la terapia con esteroides pudo haber interferido con su capacidad para combatir cualquier infección. Aunque los médicos estaban consternados por su muerte, podían sentirse seguros de que ella no murió debido a un tratamiento con antibióticos inapropiados o una elección incorrecta de estos. La adecuación del régimen antibiótico inicial fue el resultado de la correlación clínico-microbiológica de la lesión y la tinción de Gram. Sin embargo, es necesario tener en cuenta la rapidez con la que los microorganismos gramnegativos pueden causar la muerte debido a la endotoxemia.

CASO 4: PACIENTE CON UNA ERUPCIÓN

Un hombre de 25 años de edad fue hospitalizado por disnea de 1 día de evolución. Había estado bien hasta 3 días antes de la hospitalización, a mediados de junio, cuando desarrolló estornudos y congestión nasal. Al día siguiente, notó una tos no productiva. Se observaron manchas rojas en su cara al día siguiente, momento en el que el paciente comenzó a quejarse de cefaleas retroorbitarias y fiebre. Un día después, la erupción en su cara era más extensa y se había extendido a sus brazos y tronco. El deterioro progresivo y la disnea condujeron a su hospitalización.

No había estado expuesto a garrapatas. Cuando tenía 3 meses de edad, se le informó a la madre que el paciente tenía una enfermedad exantemática, el sarampión. Nunca recibió una dosis de vacuna contra esta afección.

34.5 La enfermedad en el diagnóstico diferencial que generó la pregunta sobre la exposición a garrapatas es:

    A. Fiebre del dengue

    B. Sarampión

    C. Rubéola

    D. Meningococcemia

    E. Fiebre maculosa de las Montañas Rocosas

En la exploración física, la temperatura del paciente fue de 37.8 °C, el pulso de 84 latidos por minuto (lpm) y respiraba con dificultad a una velocidad de 22 respiraciones por

---

La respuesta correcta es E (fiebre maculosa de las Montañas Rocosas), que es la única enfermedad transmitida por garrapatas en esta lista. La erupción de este paciente hizo que el médico de registro recordara la fiebre maculosa de las Montañas Rocosas, especialmente porque ocurrió en junio, cuando las garrapatas son muy activas en muchas áreas de los Estados Unidos (*véase* más adelante para más detalles sobre este punto). A (fiebre del dengue) es, de hecho, una enfermedad transmitida por un vector artrópodo, pero el vector es un mosquito y no una garrapata. B (sarampión), C (rubéola) y D (meningococcemia) no son transmitidos por vectores, sino que se contagian por inhalación de material infeccioso expulsado por un individuo infectado al aire del entorno, un modo de transmisión más simple y directo.

---

minuto (rpm) (nota: la frecuencia respiratoria normal es de 14-18 rpm; es muy agotador respirar a 22 rpm, y esto es a menudo bastante obvio cuando se mira a un paciente, por lo que las respiraciones se describen como "fatigosas"). La piel estaba tibia y seca. La cara estaba completamente eritematosa (enrojecida, pero que palidece con la presión) y había una erupción eritematosa maculopapular (manchas planas y protuberancias elevadas) en el tórax y las extremidades (fig. 34-9), con grandes áreas confluentes en la parte posterior. Se hallaron lesiones similares en las palmas de las manos. Había pequeños ganglios linfáticos supraclaviculares cervicales anteriores en perdigón (nota: el término "perdigón" se emplea para describir la sensación de los ganglios linfáticos pequeños cuando se palpan a través de la piel; estos son duros y redondos, como perdigones de escopeta). Las conjuntivas eran hiperémicas (inusualmente rojas, de vasos sanguíneos dilatados) a lo largo de los bordes externos de los párpados. La garganta estaba extremadamente hiperémica: la mucosa bucal contenía varias

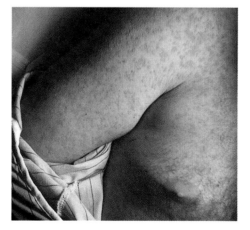

Figura 34-9
Erupción maculopapular eritematosa extensa que cubre el tórax y las extremidades. No se muestra la cara del paciente (donde las lesiones eran tan confluentes que toda su cara estaba eritematosa) ni la espalda, que tenía muchas áreas confluentes grandes de eritema.

manchas blancas sobreelevadas, cada una del tamaño de un grano de sal, frente a los molares inferiores. El tórax presentaba hipersonoridad sin otros signos. El resto de la exploración física no mostraba ninguna anomalía.

El recuento de leucocitos fue de 3 100/µL (más bajo que el límite inferior de lo normal, que en muchos laboratorios es de 4 000/µL), con un recuento diferencial del 70% de leucocitos polimorfonucleares, 22% de formas de banda, 7% de linfocitos y 1% de monocitos (nota: estos resultados sugieren en gran medida una infección vírica). La presión parcial de oxígeno en la sangre arterial, con el paciente respirando aire enriquecido para llevar su contenido de oxígeno al 24%, fue de 110 mm Hg (inusualmente bajo, para un porcentaje tan alto de oxígeno en aire inspirado a nivel del mar). La placa de tórax reveló infiltrados intersticiales (que no involucraban los espacios alveolares reales, sino principalmente los tabiques interalveolares) en ambos lóbulos inferiores.

Debido a las sospechas clínicas provocadas por la historia clínica y la exploración física, se midieron los anticuerpos contra el virus del sarampión, con los siguientes resultados:

Fijación del complemento	Inhibición de la hemaglutinación
Tercer día en el hospital	
< 1:8	1:20
10 días después	
1:64	1:80

Al utilizar sueros de la fase aguda y de convalecencia para realizar un diagnóstico inmunológico retrospectivo, la presencia de un aumento de al menos cuatro veces en estos anticuerpos se considera una prueba concluyente de que la enfermedad, que es clínicamente compatible con el sarampión, era, de hecho, sarampión, y no uno de sus imitadores de finales de la primavera/principios de verano (hemisferio norte), como la fiebre maculosa de las Montañas Rocosas, una infección por enterovirus o una meningococcemia temprana.

34.6 Las pistas clínicas que harían que el médico considerara el sarampión en el diagnóstico diferencial incluían todo, EXCEPTO lo siguiente:

    A. Patrón de propagación de la erupción

    B. Manchas blancas en la mucosa bucal

    C. Aparición de la enfermedad en junio

    D. Neumonía intersticial

    E. Recuento total de leucocitos relativamente bajo

La respuesta correcta es C (aparición de la enfermedad en junio). A diferencia de numerosas enfermedades transmitidas por vectores, el sarampión en los Estados Unidos es una enfermedad de clima más fresco, típicamente del invierno. Aunque no es imposible ver sarampión en junio (después de todo, este paciente se lo contagió en junio), no es uno de los datos que aumentaría la sospecha de que una enfermedad es sarampión. Las otras respuestas son incorrectas porque son datos que aumentan la sospecha de sarampión: A (patrón de propagación de la erupción) es muy típico de la forma en la que el sarampión evoluciona en la piel, es decir, desde la cara hasta el tronco y los miembros, en contraste con la fiebre maculosa de las Montañas Rocosas, que comienza clásicamente en la periferia (muñecas y tobillos) y se extiende de forma centrípeta; B (manchas blancas en la mucosa bucal) fueron manchas de Koplik, un enantema (erupción de la mucosa) que se considera patognomónico (característica distintiva) del sarampión; D (neumonía intersticial), aunque inespecífica, es bastante compatible con una enfermedad como el sarampión, que causa de manera característica una neumonía intersticial de "células gigantes", que interfieren con el transporte de oxígeno a través de los tabiques alveolares hacia los capilares pulmonares; E (recuento de leucocitos relativamente bajo) también es lo que se espera en muchas enfermedades víricas, incluido el sarampión.

Discusión: este paciente tenía sarampión confirmado serológicamente a los 25 años de edad. De alguna forma, había escapado a las leyes que exigían la vacuna del sarampión al ingreso escolar, quizá porque se pensó que realmente había tenido sarampión en la infancia. Nunca se sabrá si realmente tuvo sarampión a la edad de 3 meses, pero es poco probable. Debido al alto grado de inmunidad contra el sarampión en los adultos de la edad de su madre, la presencia de un anticuerpo antisarampión materno específico que atraviesa la placenta debería haberlo protegido contra el sarampión durante 3-6 meses después del nacimiento. Por otra parte, si realmente tuvo sarampión a los 3 meses, es poco probable que hubiera adquirido una inmunidad duradera contra este virus, debido a la inmadurez del sistema inmunitario en un bebé tan pequeño.

Sin embargo, este paciente tenía manchas de Koplik (fig. 34-10). En el contexto de una enfermedad febril compatible con erupción, las manchas de Koplik son una buena evidencia de sarampión. Se buscaron pruebas serológicas porque, en el momento de su enfermedad, en su estado de residencia, la situación del sarampión era inestable, y el Departamento de Salud del Estado estaba muy interesado en una prueba incuestionable de que una enfermedad sospechosa era, de hecho, sarampión. Aunque podrían haberse obtenido cultivos víricos, se empleó evidencia serológica para probar la etiología de la enfermedad de este paciente, por razones de practicidad y costos. Esta es una práctica habitual para documentar la etiología vírica de las enfermedades en el entorno clínico.

Este afortunado paciente mejoró de forma gradual y fue dado de alta del hospital. Muchas personas con sarampión, en especial adultos y niños muy pequeños, sufren

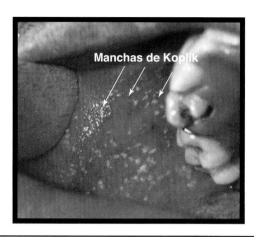

Figura 34-10
Manchas de Koplik.

enfermedades graves, a menudo con complicaciones inmediatas (como neumonía bacteriana) y secuelas a largo plazo que afectan el sistema nervioso central.

¿Por qué un médico en los Estados Unidos debe preocuparse por una enfermedad que está casi extinta?

Aunque la vacunación es una de las intervenciones de salud pública más exitosas en la historia de la medicina de los Estados Unidos, todavía hay brotes de enfermedades prevenibles por vacunación, como el sarampión. En los últimos años, además de los brotes de sarampión, también se han presentado aumentos graves en la incidencia de paperas (que han implicado un amplio espectro de edad que incluía a individuos totalmente vacunados) y tos ferina (coqueluche o tos convulsa). A veces, el caso índice (primer paciente) es alguien que ha viajado al extranjero; en ocasiones, es un adoptado internacional, y otras veces, se relaciona con la inmigración desde un país en el que aún prevalece la enfermedad. En algunos casos, la fuente es muy difícil de identificar. Todas las enfermedades prevenibles por vacunación pueden tener graves consecuencias, y es importante reconocerlas para poder prevenir su propagación en poblaciones susceptibles o, al menos, contenerlas. Además, tales brotes a veces sirven para entender que el conocimiento popular acerca de lo que constituye un curso adecuado de vacunación (número de dosis de vacuna) es incorrecta. Esto fue cierto para el sarampión, las paperas, la rubéola, la varicela y la tos ferina.

CASO 5: PACIENTE CON TOS

Una mujer de 39 años de edad fue hospitalizada por fiebre y tos que se presentaron durante varios días. Tenía tos constante con esputo verde (lo que indica la presencia de células inflamatorias, muy probablemente leucocitos polimorfonucleares) y se trataba con broncodilatadores inhala-

torios, por lo que pensaba que era asma. La paciente tenía antecedentes de larga evolución de tos productiva (tos que produce esputo), y en 1976, estudios invasivos documentaron bronquiectasias (una afección en la que la inflamación ha causado la dilatación permanente de las paredes de los bronquios). Recibió tratamiento con antibióticos y no tuvo más contacto con el médico hasta 1982, cuando presentó una neumonía. Esta se resolvió con antibióticos.

En 1991 (2 años antes de la admisión en el caso actual), volvió a presentar una neumonía. Los estudios no invasivos, incluida una tomografía computarizada (TC) del tórax, confirmaron bronquiectasias del lóbulo inferior izquierdo, incluida la língula. Los médicos de la paciente pensaban que también había bronquiectasias en otras partes de los pulmones. Con los antibióticos, esta neumonía se resolvió y, durante varios meses antes de la hospitalización, tomó cefaclor, una cefalosporina oral de segunda generación, 1 de cada 4 semanas. Esta se cambió por azitromicina (un macrólido con un espectro antimicrobiano más amplio que el de la eritromicina). Poco antes de la hospitalización, debido al aumento de la fiebre y la tos productiva, el régimen antimicrobiano se cambió nuevamente, esta vez por trimetoprima-sulfametoxazol. Sus síntomas empeoraron, y aceptó hospitalizarse. No hubo exposición a polvos, humos, caspa o toxinas. Un loro era la única mascota de la casa.

34.7 Las mascotas a veces son fuentes importantes de infección para sus dueños. El microorganismo que está más estrechamente relacionado con los loros es:

  A. *Pasteurella multocida*
  B. *Mycobacterium marinum*
  C. *Francisella tularensis*
  D. *Chlamydia psittaci*
  E. *Coxiella burnetii*

La respuesta correcta es D (*C. psittaci*). Este microorganismo, que no crece en los medios de cultivo, está estrechamente relacionado con muchos tipos de aves, no solo "loros/periquitos", de las que recibe su nombre específico. No es necesario que las aves parezcan enfermas para poder transmitir *C. psittaci* a los humanos. Todas las otras opciones están asociadas con los animales o sus ambientes, pero no con las aves. A (*P. multocida*) se encuentra en la boca de los animales, especialmente en gatos y perros, y es un bacilo gramnegativo. B (*M. marinum*) es un bacilo acidorresistente que infecta las heridas traumáticas que entran en contacto con agua salada o salobre. C (*F. tularensis*) se relaciona de forma típica con la manipulación de conejos recién muertos, aunque también se ha contagiado de otros mamíferos. E (*C. burnetii*) se clasifica con las rickettsias y causa la fiebre Q, una infección que puede ocurrir después de la exposición al ganado (p. ej., ovejas parturientas).

La temperatura de la paciente era de 39.5 °C. Estaba alerta y no tenía dificultad respiratoria. La auscultación del tórax mostró sonoridad normal en todo momento, con sibilancias

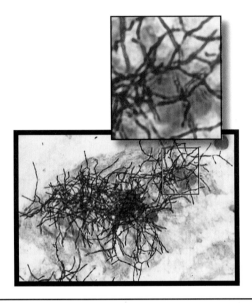

Figura 34-11
La tinción de Gram del esputo muestra muchos bacilos
grampositivos filamentosos ramificados. El fino diámetro
y la presencia prominente de ramificación son importantes
características morfológicas distintivas.

ásperas y difusas (sonidos que indican una constricción
de los bronquios y son congruentes con, pero no diagnósticos de, asma). Tenía una leve acropaquia en las manos
y los pies (dedos en baqueta de tambor; hinchazones bul-
bosas de los dedos observadas en pacientes con diversas
enfermedades crónicas, especialmente las que afectan a
los pulmones).

La radiografía de tórax mostró una neumonía en el lóbulo
inferior derecho. La tinción de Gram del esputo expectorado
reveló muchos bacilos grampositivos, filamentosos y ramificados (fig. 34-11). El esputo se cultivó en un medio aerobio.

34.8 A partir de esta tinción de Gram, el posible género del
      microorganismo incluye:

      A. *Candida*
      B. *Nocardia*
      C. *Clostridium*
      D. *Actinomyces*
      E. *Pseudomonas*

Tanto B (*Nocardia*) como D (*Actinomyces*) son respuestas
correctas, ya que ambos son bacilos grampositivos filamentosos con ramificación prominente. Su diámetro fino, similar
a un hilo (filamentoso), los distingue inmediatamente de los
géneros de hongos mucho más grandes, como A (*Candida*).
Las seudohifas superpuestas de *Candida* pueden parecer
ramas, pero su tamaño mucho mayor hace que su identidad como hongos, y no bacterias, sea bastante evidente. C
(*Clostridium*) es, de hecho, un bacilo grampositivo, pero no es
ramificado, y su ancho es mucho mayor que el de *Nocardia*
o *Actinomyces*. E (*Pseudomonas*) no puede ser correcta por
muchas razones; la más importante de ellas es que se trata
de un bacilo gramnegativo.

La paciente fue tratada con altas dosis de trimetoprima-
sulfametoxazol, por vía intravenosa al principio. Después, se
administró por vía oral, debido a la disminución de su temperatura y la marcada mejoría en su tos. Las tinciones de Gram
posteriores de su esputo mostraron la casi desaparición de
los bacilos grampositivos filamentosos (los que se habían
identificado como *Nocardia asteroides* en 1991).

Discusión: *Nocardia* probablemente nunca había sido erradicada de sus pulmones en 1991 y tal vez había crecido de
manera lenta hasta que finalmente alcanzó una cantidad
adecuada para causar síntomas y los cambios radiográficos
de una neumonía. La ausencia de tratamiento eficaz contra
Nocardia, después de la resolución de la neumonía de 1991,
hizo que esto volviera a ocurrir. Las bronquiectasias hicie-
ron ineficaces los mecanismos de eliminación mucociliar de
esta paciente, lo que permite la persistencia de bacterias
en áreas que en general son estériles. *Nocardia* puede ser
bastante persistente en estas circunstancias, por lo que es
necesario mantener a esta paciente, quizá durante años, con
un régimen que al menos suprima el microorganismo a niveles que no la enfermen.

**¿El esputo se manipula de manera diferente a otras mues-
tras en el laboratorio de microbiología?**

Por lo general, el esputo expectorado no se cultiva en
busca de microorganismos anaerobios, porque habría contaminación del esputo con la flora bucal, que tiene muchos
de estos patógenos, en su camino desde los pulmones
hasta el recipiente de recolección. La documentación de un
anaerobio como *Actinomyces* como la causa de una lesión
pulmonar requiere que la muestra se obtenga sin pasar por
la cavidad bucal. Una forma de hacer esto es introducir una
aguja a través de la pared torácica, bajo guía de tomografía computarizada, directamente en la lesión. Esto nunca
se hizo en este paciente, cuyos bacilos grampositivos filamentosos ramificados no crecieron en el esputo obtenido
durante este episodio de neumonía. Después de todo, no
se cultivó de forma anaerobia, por lo que *Actinomyces*, si
estuviera presente, no habría crecido. Sin embargo, sus
médicos se sentían seguros de que *Nocardia* era la responsable por dos razones: 1) *Nocardia* era el patógeno que
había estado en su esputo antes, y 2) hubo una respuesta
clara a la trimetoprima-sulfametoxazol, que no se espera
que tenga un efecto significativo en *Actinomyces*. Por desgracia, no todos los microorganismos que causan enfermedades, incluida *Nocardia*, se cultivarán con éxito todas
las veces. Esta (y la rápida disponibilidad de la respuesta
presuntiva) es la razón por la cual la tinción de Gram es
una herramienta tan importante en la aplicación clínica de
la microbiología.

CASO 6: MUJER CON LA MUÑECA HINCHADA

Una mujer de 25 años de edad ingresó por hinchazón y
dolor de 10 días en la muñeca izquierda. Antes se encontraba bien. Doce días antes de la hospitalización, su gato la

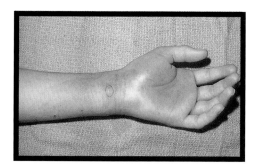

Figura 34-12
La eminencia tenar está hinchada, y la paciente solo puede flexionar y extender muy poco su muñeca y sus dedos, debido al dolor. Esta foto se tomó justo antes de extraer el líquido de la articulación de la muñeca de un punto dentro del círculo en la cara volar de la muñeca.

La respuesta correcta es A (*P. multocida*), un bacilo gramnegativo que habita en la cavidad bucal de algunos animales, especialmente los gatos, pero también en los perros. El gran filo de los dientes felinos causa una enorme presión en el sitio de punción durante la mordida, lo que permite la inoculación del microorganismo en los tejidos. B (*B. henselae*) es incorrecto, aunque es un bacilo gramnegativo asociado con la exposición a los gatos. En los hospederos inmunocompetentes, la principal alteración ocasionada por este microorganismo, que se transmite principalmente en las patas de los gatos, es la enfermedad por arañazo de gato, cuyo nombre implica la transmisión por las heridas causadas debido a los arañazos de gatos y no por mordeduras. C (*S. moniliformis*) también es un bacilo gramnegativo pleomorfo que se contagia con mayor frecuencia por la mordedura o rasguño de ratas o ratones. Aunque puede ser transportado y transmitido por los carnívoros que depredan estos roedores, se relaciona de forma menos característica con las lesiones provocadas por el gato que con la exposición a ratas o ratones. La razón más simple de que D (*S. pyogenes*) sea incorrecta es que se trata de un coco grampositivo, no de un bacilo gramnegativo. De igual forma, E (*L. casei*) no puede ser la respuesta correcta porque es un bacilo grampositivo, no uno gramnegativo.

mordió en la mano izquierda. Dos días después, desarrolló dolor, enrojecimiento e hinchazón de la mano, y su médico la trató con cloxacilina oral (un derivado de la penicilina activo contra *Staphylococcus aureus* y *Streptococcus pyogenes*, con capacidad para eliminar estafilococos β-lactamasa positivos). Después de una mejoría transitoria en sus síntomas y signos de inflamación, empeoró, y en el momento de la hospitalización no podía cerrar los dedos ni mover la muñeca. Además, presentaba fiebre nocturna de hasta 37.8 °C.

Durante la exploración física, su temperatura era de 37.6 °C. La muñeca izquierda y la eminencia tenar estaban eritematosas (rojas, pero con blanqueamiento bajo la compresión, lo que indica la dilatación de los vasos sanguíneos cutáneos, el "rubor" de los signos clásicos de inflamación). Hubo una marcada reducción en la amplitud de movimiento, tanto de extensión como de flexión, de los dedos. La extensión y la flexión de la muñeca estaban limitadas a unos pocos grados. La muñeca y la mano de la paciente se muestran en la figura 34-12.

El recuento de leucocitos fue de 13 000/μL, con un aumento marcado en el porcentaje de granulocitos inmaduros (el "desplazamiento a la izquierda" de un proceso inflamatorio agudo). La tinción de Gram del líquido de la muñeca, que estaba turbio cuando se obtuvo mediante aspiración, mostró láminas de leucocitos polimorfonucleares y gran cantidad de bacilos gramnegativos (fig. 34-13).

34.9 De las siguientes opciones, el bacilo gramnegativo que se relaciona con mayor frecuencia con las mordeduras de gato es:

A. *Pasteurella multocida*

B. *Bartonella henselae*

C. *Streptobacillus moniliformis*

D. *Streptococcus pyogenes*

E. *Lactobacillus casei*

El cultivo del líquido articular de la muñeca mostró *P. multocida* y *P. aeruginosa*. La paciente fue sometida a un desbridamiento abierto de su muñeca, que mostró un daño extenso del espacio articular y de los tendones en la vecindad del espacio articular. Con penicilina G intravenosa (contra *P. multocida*) y gentamicina (contra *P. aeruginosa*), junto con fisioterapia intensiva, tuvo una recuperación completa de la flexión y la extensión de su muñeca y sus dedos.

Discusión: *P. multocida* es una causa importante de infección inducida por mordeduras de animales, especialmente de gatos. Tiene una propensión a invadir los tejidos osteoarticulares, que suelen estar muy cerca del punto en el que el animal muerde. Se ha producido una enfermedad grave en los recién nacidos a quienes ha lamido el gato de la familia, probablemente debido a la inoculación de *P. multocida* en el bebé, e invasión del torrente sanguíneo a causa de la inmadurez del sistema inmunitario neonatal.

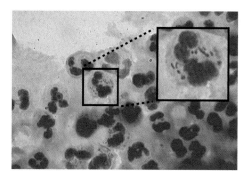

Figura 34-13
Tinción de Gram del líquido de la muñeca. Hay innumerables láminas de leucocitos polimorfonucleares y gran cantidad de bacilos gramnegativos.

¿Cuál es la parte más importante de la historia de esta paciente que ayuda a sospechar del microorganismo correcto?

La parte más importante de la historia clínica de esta paciente es el hecho de que la infección vino precedida por la mordedura de un gato. El médico de atención primaria trató a la paciente como si tuviera una erosión no complicada de la piel con ingreso de las bacterias cutáneas más frecuentes (*S. aureus* y *S. pyogenes*). Es importante pensar en la asociación clínica entre los animales y *P. multocida*, porque este microorganismo es resistente a varios antibióticos, aunque es sensible a la penicilina G, que en general no se utiliza para tratar infecciones debido a la presencia de bacilos gramnegativos y mucha flora de la piel.

CASO 7: PACIENTE CON ENCEFALITIS

Un hombre de 66 años de edad con una diabetes no insulinodependiente se había sentido bien hasta una semana antes. En ese momento, notó un inicio repentino de escalofríos que duraban unos 20 min, asociados con dolor lumbar irradiado a la cara medial de ambos muslos. Estos episodios ocurrieron varias veces en los siguientes días. Unos dos días después del inicio de los escalofríos, comenzó con dolor de espalda, edema y eritema (enrojecimiento que se blanquea con la compresión, debido a la dilatación de los vasos superficiales como parte de la respuesta inflamatoria, "rubor") en su mano izquierda. El día siguiente notó una "mancha negra" que oscurecía la visión de su ojo derecho, que progresó durante el día hasta la pérdida de la visión en ese ojo. Su oftalmólogo halló un hipopion (acumulación de pus en la cámara anterior) y lo trató con inyecciones subconjuntivales de 80 mg de gentamicina (antibiótico aminoglucósido), 40 mg de metilprednisolona (glucocorticoide antiinflamatorio), gentamicina tópica y atropina (anticolinérgico para mantener la pupila dilatada) en gotas. La diabetes del paciente estaba bien controlada con clorpropamida (una sulfonilurea oral hipoglucemiante) y dieta. No había antecedentes de traumatismo ocular.

El dolor en la espalda y la mano derecha del paciente empeoraron al día siguiente, y un día después, debido al agravamiento del hipopion, fue ingresado por el oftalmólogo. La cámara anterior estaba opaca (fig. 34-14) y la presión intraocular había aumentado.

La exploración física mostró una temperatura de 36.5 °C, pulso regular de 90 lpm y presión arterial de 160/90 mm Hg. La córnea del ojo derecho estaba opaca, con un hipopion denso en su mitad inferior.

La retina no podía visualizarse detrás del hipopion. La mano izquierda tenía eritema, edema, calor, dolor y disminución

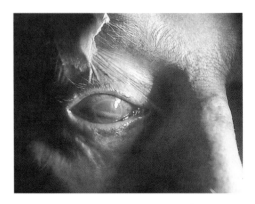

Figura 34-14
Ojo derecho del paciente al momento de la hospitalización. La córnea está turbia, y hay una acumulación de leucocitos (hipopion) detrás, en la cámara anterior.

de la amplitud de movimiento de las articulaciones metacarpofalángicas (MCF) tercera, cuarta y quinta (fig. 34-15). Había una pequeña laceración en la tibia izquierda, en curación.

El recuento de leucocitos fue de 16 500/μL (normal 5 000-10 000), con un 78% de polimorfonucleares (PMN), 20% de formas en banda y 2% de linfocitos (una "desviación a la izquierda hacia granulocitos inmaduros, consistente con un proceso inflamatorio agudo). La tinción de Gram del líquido aspirado de la cámara anterior del ojo derecho (fig. 34-16) reveló numerosos PMN y grandes cantidades de cocos grampositivos, algunos de forma irregular (un reflejo de la eficacia parcial de la gentamicina inyectada, que inhibía estos microorganismos sin matarlos). Los hemocultivos tomados al momento de la hospitalización produjeron cocos grampositivos de cadenas largas (fig. 34-17) que se identificaron como *Streptococcus agalactiae*. Este

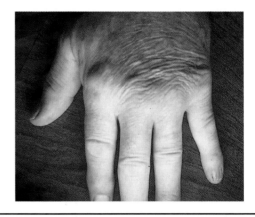

Figura 34-15
Mano izquierda del paciente al momento de su hospitalización. Las tres articulaciones MCF laterales están inflamadas, con un eritema especialmente visible en la cuarta articulación MCF.

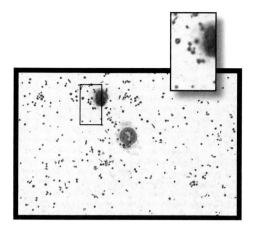

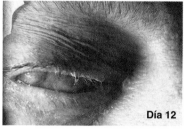

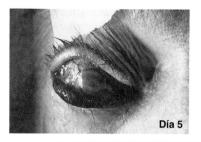

Figura 34-16
Tinción de Gram del líquido de la cámara anterior tomado al momento de la hospitalización. Hay leucocitos polimorfonucleares y cocos grampositivos, algunos distorsionados con una forma alargada.

microorganismo también creció en los cultivos del líquido de la cámara anterior.

34.10 *Streptococcus agalactiae* también es conocido por su grupo de Lancefield, que es:

A. Grupo A
B. Grupo B
C. Grupo C
D. Grupo D
E. Grupo G

La respuesta correcta es B (grupo B). Como *S. agalactiae* está en el grupo B, todas las demás opciones son incorrectas.

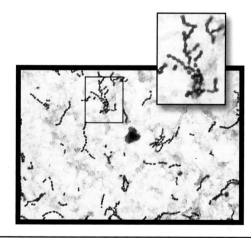

Figura 34-17
Tinción de Gram de los microorganismos que crecieron en los cultivos de sangre. Estos son cocos grampositivos en cadenas, consistentes con las especies de *Streptococcus*.

Día 5

Día 12

Figura 34-18
Arriba. Ojo derecho del paciente después de 5 días con penicilina G i.v. Se observa persistencia del hipopion y quemosis intensa (edema de la conjuntiva, que se ha inflamado hasta colgar sobre el párpado inferior).
Abajo. Ojo derecho del paciente después de 10 días con penicilina G i.v., con resolución de la quemosis pero persistencia de opacificación corneal.

Este paciente tuvo un curso tormentoso, con dolor intenso en el ojo, donde la inflamación aumentó durante varios días antes de empezar a mejorar (fig. 34-18).

En un estudio posterior, se descubrió que tenía endocarditis infecciosa (una infección de una válvula cardíaca, con crecimientos de bacterias, llamadas *vegetaciones*, que pueden romperse en la circulación arterial). Por lo tanto, presentaba una diseminación de material cargado de bacterias en su árbol arterial, lo que explicaba su dolor lumbar, la artritis aguda de su mano izquierda y la infección muy activa de su ojo. La "puerta de entrada" de esta infección bacteriana probablemente fue la laceración de su tibia.

¿Cuáles son las pistas que sugieren a *S. agalactiae* como culpable de la infección de este paciente?

La primera pista, como suele ocurrir, proviene de la tinción de Gram. Había cocos grampositivos en la cámara anterior, y estos formaban cadenas muy largas en el medio de cultivo de agar sangre. A diferencia de las personas sanas, los diabéticos son más propensos a albergar *S. agalactiae* en la piel, especialmente en los miembros inferiores. Debido a que la diabetes afectó su capacidad para contener una infección localizada, el paciente era más propenso a que las bacterias, que contaminaron la laceración, invadieran el torrente sanguíneo, algunas de las cuales colonizaron una válvula cardíaca y, a partir de ahí, otros tejidos sembrados a través de la circulación en la arteria terminal (ojo, mano, columna vertebral). Fue tratado durante un total de

6 semanas con penicilina G por vía intravenosa, 4 millones de unidades cada 4 h, y finalmente mejoró, pero la visión en su ojo derecho se perdió de forma permanente.

CASO 8: PACIENTE CON FIEBRE Y PARAPLEJÍA

Un hombre de 32 años de edad consultó por fiebre y mialgias (dolor muscular) de 1 semana de evolución. Hasta ese momento había tenido buena salud. A fines de julio, visitó un área verde de Nueva Jersey. Dos días después, desarrolló diarrea, fiebre, malestar general y una erupción. Consultó a un médico 3 días después del inicio de estos síntomas, y debido a los niveles elevados de transaminasas séricas, le mencionaron que tenía hepatitis. La diarrea se había detenido, y ahora se quejaba de cefaleas, principalmente frontal y retroorbitaria (sobre y detrás de los ojos).

No había salido de Nueva Jersey y no había antecedentes de consumo de drogas inyectables, múltiples parejas sexuales o contacto homosexual.

En la exploración, presentaba un crecimiento adecuado, estaba bien nutrido y se observaba cómodo. Su temperatura era de 39.7 °C y su pulso de 120 lpm (una frecuencia cardíaca rápida que coincide con su fiebre). Las conjuntivas estaban congestionadas con sangre y la faringe un poco más roja de lo normal. Una erupción macular eritematosa difusa y confluente cubría la espalda y el tórax (roja, pero que palidecía al presionarse, o *eritematosa*, y que no se elevaba por encima del nivel de la piel circundante, es decir, *macular*). El hígado estaba ligeramente agrandado, con un rango total de 13 cm. El borde era doloroso al tacto. Los músculos de los brazos y piernas del paciente también dolían al tacto. Había múltiples petequias en los miembros, como se muestra en la figura 34-19. Sus manos estaban edematosas, lo que le impedía cerrar el puño (*véase* fig. 34-19).

La hemoglobina era de 13.4 g/dL (ligeramente menor que el límite inferior normal de 14), el recuento de leucocitos era de 13 500/µL (normal 5 000-10 000), con un 68% de leucocitos polimorfonucleares, 20% de formas en banda, 7% de linfocitos y 5% de monocitos (nota: un recuento de leucocitos total elevado con un mayor porcentaje de granulocitos inmaduros indica un proceso inflamatorio agudo). El recuento de plaquetas fue de 91 000/µL (normal, de 140 000-400 000). La aspartato aminotransferasa (AST) sérica era de 273 (normal hasta 40) y la alanina aminotransferasa (ALT) sérica, de 198 (normal hasta 45) (nota: las transaminasas anómalas son compatibles con un proceso inflamatorio del hígado). La placa de tórax era normal. Los hemocultivos extraídos al momento del ingreso en el hospital no produjeron ningún crecimiento bacteriano.

A causa de la temporada durante la cual ocurrió esta enfermedad y el compromiso de varios aparatos y sistemas (piel, músculos, hígado, tubo digestivo), los médicos que atendieron a este hombre sospecharon que tenía fiebre de las Montañas Rocosas y comenzaron la terapia con doxiciclina (una tetraciclina de acción prolongada). Un día

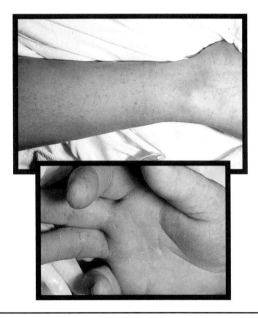

Figura 34-19
Arriba. Tobillo del paciente que muestra numerosas hemorragias cutáneas pequeñas (petequias). **Abajo.** Mano derecha del paciente con edema que no le permite flexionar los dedos más de lo que se muestra en esta foto.

después de la institución de este tratamiento, se volvió parapléjico y estuporoso. El paciente se recuperó con fisioterapia en el curso de las siguientes semanas. La doxiciclina se continuó durante un total de 10 días.

34.11 ¿Con cuál de las siguientes pruebas se confirma generalmente el diagnóstico de la fiebre maculosa de las Montañas Rocosas?

    A. Hemocultivos
    B. Aglutininas de Weil-Felix ("febriles")
    C. Anticuerpos contra *Rickettsia rickettsii*
    D. Anticuerpos contra *Rickettsia prowazekii*
    E. Anticuerpos contra *Salmonella typhi*

La respuesta correcta es C (anticuerpos contra *R. rickettsii*). *R. rickettsii* es el agente etiológico de la fiebre maculosa de las Montañas Rocosas. A (hemocultivos) es incorrecta. En la práctica clínica, debido a que las rickettsias son patógenos intracelulares estrictos, los medios de cultivo de sangre ordinarios (que están libres de células) no permiten su crecimiento. Además, los accidentes de laboratorio que han provocado la aerosolización de los cultivos rickettsiales han causado muertes, y la mayoría de los laboratorios clínicos no están dispuestos a cultivar estas bacterias. B (aglutininas "febriles" de Weil-Felix, que son anticuerpos dirigidos contra los antígenos de *Proteus* OX-19 y OX-2) no es lo suficientemente específica, ya que reacciona de forma cruzada con los antígenos de otras especies rickettsiales. Por lo tanto, B es incorrecta. D (anticuerpos contra *R. prowazekii*) no es correcta, porque *R. prowazekii* es la etiología del tifus epidémico. E (anticuerpos contra *S. typhi*) es incorrecta. *S. typhi* es una de las etiologías de la fiebre tifoidea o entérica, no de la fiebre maculosa de las Montañas Rocosas. El nombre de fiebre "tifoidea" puede hacer que uno piense acerca de una posible relación con una especie rickettsial que causa el "tifus", pero nunca deben confundirse.

Los títulos de anticuerpos fijadores de complemento contra *R. rickettsii* fueron positivos a una dilución de 1:32 en el día 10 de la enfermedad, y de 1:128 después de 3 semanas. Este aumento al cuádruple de los anticuerpos específicos confirma que la enfermedad que padecía este joven era la fiebre maculosa de las Montañas Rocosas.

Discusión: muchos de los acontecimientos que ocurrieron en la historia clínica de este paciente son típicos de la fiebre de las Montañas Rocosas y, por lo tanto, es muy instructiva. Este individuo se enfermó durante el verano, cuando las garrapatas son más activas. Pasó un tiempo en un área cubierta de hierba de un estado que está dentro del rango de *Dermacentor variabilis*, la garrapata del perro, que es un vector competente de *R. rickettsii*. Las células que *R. rickettsii* infecta pertenecen al endotelio vascular. Por lo tanto, tiene sentido que la fiebre maculosa de las Montañas Rocosas afecte muchos aparatos y sistemas diferentes (todos los cuales están irrigados) y provoque el tipo de filtración de los vasos sanguíneos que conduce a edema y hemorragias petequiales. La lesión vascular, junto con ciertos episodios inmunitarios, puede ocasionar una coagulación intravascular diseminada. Ello consume plaquetas, lo que lleva al bajo recuento plaquetario que se observó en este paciente. Cualquier tejido puede estar involucrado; sin embargo, la piel y el sistema nervioso central parecen ser los objetivos preferidos de *R. rickettsii*, lo que explica la extensión de su erupción y la complicación de la paraplejía.

Si este paciente recibió antibioticoterapia, ¿por qué se volvió parapléjico después de comenzar el tratamiento?

El inicio de la paraplejía después de comenzar la terapia apropiada merece un comentario especial. Además de causar filtraciones en los vasos sanguíneos, la vasculitis también puede producir la oclusión de los vasos sanguíneos. Es probable que antes de la administración de la doxiciclina, la infección de los vasos de la médula espinal de este paciente hubiera progresado hasta el punto en el que la isquemia medular (irrigación sanguínea deficiente) era inevitable, de manera que causara lesiones e incluso la muerte de suficientes neuronas motoras para producir la paraplejía. Una de las razones por las que la fiebre maculosa de las Montañas Rocosas es una enfermedad tan aterradora es su potencial para ocasionar un infarto tisular.

El tratamiento temprano (con base en la sospecha clínica antes de que esté disponible la prueba definitiva) es muy importante con la fiebre maculosa de las Montañas Rocosas. En una serie de observaciones que incluyeron casos letales, se descubrió que las muertes solo ocurrían cuando el tratamiento se iniciaba por lo menos 5 días después del inicio de los síntomas. Aunque los síntomas individuales son inespecíficos, pistas como la enfermedad multisistémica con fiebre en el momento del año en el que las garrapatas están activas en una región donde ocurre la fiebre maculosa de las Montañas Rocosas deberían aumentar el nivel de sospecha de la enfermedad lo suficiente como para justificar un tratamiento dirigido a esta.

CASO 9: PACIENTE CON FIEBRE

Una mujer de 28 años de edad presentó fiebre el día después del nacimiento de su segundo hijo. Siempre había gozado de buena salud, y había emigrado a los Estados Unidos desde la India 7 años antes. Su primer embarazo, 4 años después de emigrar, resultó en una niña sana, que se encontraba bien en casa durante el segundo embarazo de la paciente. La paciente fue hospitalizada con trabajo de parto activo a término (después de los 9 meses completos) de su segundo embarazo. La exploración vaginal mostró líquido amniótico teñido con meconio, por lo que la paciente fue llevada al quirófano para una cesárea de urgencia (nota: el meconio es un excremento fetal, que cuando está presente en el líquido amniótico antes del nacimiento, indica que el bebé está lo suficientemente estresado como para justificar la cesárea). Antes de aplicar la anestesia, el trabajo de parto había progresado hasta el punto en el que el parto a término por vía vaginal fue inevitable.

La madre desarrolló una temperatura de 38.9 °C durante el primer día posterior al parto. Recibió tratamiento con ampicilina oral, 500 mg cada 6 h. Continuó con temperaturas de 38.3-38.9 °C. Se quejaba de cefaleas leves y una sensación de frío cada noche, cuando su temperatura alcanzaba su máximo (nota: esto no es infrecuente en los pacientes con fiebre).

Algunas preguntas adicionales al momento de la visita del médico indicaron que la paciente era vegetariana y que, durante la semana anterior al parto, había consumido varias comidas que consistían en pizza con queso estilo mexicano adicional. Su hija de 3 años había tenido una otitis media (una infección del oído medio) 2 semanas antes del parto, pero se encontraba bien en casa cuando la madre ingresó en la unidad de obstetricia.

La exploración física realizada a primera hora de la tarde del tercer día posparto reveló a una mujer alerta y sin estrés. La temperatura corporal era de 37.2 °C. La exploración física general estaba dentro de los límites. El útero estaba agrandado lo esperable después de un parto. Los loquios (el flujo vaginal normal y sangriento que sigue al nacimiento de un bebé) eran normales en cantidad y apariencia y no tenían mal olor.

El hemograma estaba dentro de los límites normales, al igual que la radiografía de tórax. Los hemocultivos, tomados al inicio de la fiebre, mostraron un bacilo grampositivo, morfológicamente idéntico al que se muestra en la figura 34-20. El subcultivo aerobio en agar sangre formó colonias β-hemolíticas. El siguiente análisis reveló que los microorganismos eran móviles. El mismo microorganismo creció en los cultivos de los loquios.

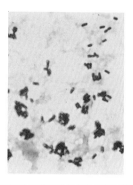

Figura 34-20
Tinción de Gram del hemocultivo que muestra bacilos
grampositivos de tipo difteroide, muchos de los cuales
están en ángulo entre sí. El material del fondo son
residuos de los eritrocitos de la sangre inoculados en
el medio líquido de cultivo de sangre.

34.12 La etiología más probable de la bacteriemia de esta
paciente es:

A. *Streptococcus pyogenes*
B. *Escherichia coli*
C. *Propionibacterium acnes*
D. *Clostridium perfringens*
E. *Listeria monocytogenes*

La respuesta correcta es E (*L. monocytogenes*), que es
un bacilo grampositivo que puede confundirse fácilmente
con un difteroide. Sin embargo, su β-hemólisis y su movili-
dad lo distinguen de los difteroides, que son mucho menos
propensos a causar hemólisis y son inmóviles. Aunque A
(*S. pyogenes*) y B (*E. coli*) pueden provocar bacteriemia posparto, ambas son respuestas incorrectas a la pregunta porque
S. pyogenes es grampositivo y no es un bacilo, y *E. coli* es un
bacilo gramnegativo. Aunque D (*C. perfringens*) es un bacilo
grampositivo, la respuesta es incorrecta porque este microorganismo es anaerobio y es muy poco probable que crezca
en cultivos aerobios. La ausencia de mal olor en los loquios,
aunque no descarta por completo la infección anaerobia, disminuye la probabilidad de que estos estén presentes.

El microorganismo que creció a partir de los cultivos
fue *L. monocytogenes*. Se continuó con ampicilina, pero
la vía se cambió de oral a i.v. y la dosis se elevó a 3 g cada
6 h (nota: se requieren concentraciones elevadas de ampicilina en sangre para erradicar una bacteriemia debido a un
microorganismo susceptible a este fármaco; no se podían
alcanzar concentraciones tan elevadas en sangre con la
administración oral de ampicilina). La fiebre se resolvió con
rapidez y el resto del curso posparto transcurrió sin inci-
dentes para la paciente. Sin embargo, su bebé se enfermó
bastante en su segundo día de vida y tuvo que ser trasla-
dada a una unidad de cuidados intensivos neonatales, y
requirió ventilación asistida durante varios días. Los hemocultivos de la bebé desarrollaron el mismo bacilo grampositivo. Después de muchos cuidados intensivos y varios
días de antibióticos, la bebé también se recuperó.

Discusión: esta paciente presentó una listeriosis perinatal.
L. monocytogenes es un patógeno especialmente importante entre individuos inmunocomprometidos, mujeres
embarazadas y recién nacidos. Los cultivos de los loquios
demostraron que la puerta de entrada a través de la que
L. monocytogenes ingresó en el torrente circulatorio de la
madre fue el aparato genital. Es probable que la bebé
haya adquirido el patógeno del mismo sitio.

**¿Hay alguna pista en la historia clínica sobre la fuente de
contagio de *L. monocytogenes* en esta paciente?**

Hoy en día, se sabe que *L. monocytogenes* es un patógeno transmitido por los alimentos. La fuente más probable para adquirir *L. monocytogenes* fue el queso en la
pizza. Aunque *L. monocytogenes* puede contaminar una
serie de alimentos diferentes, los productos lácteos se
encuentran entre las fuentes más importantes de listeriosis transmitida por los alimentos. A diferencia de muchos
otros microorganismos, *Listeria* tiene la capacidad de crecer a temperaturas de refrigeración, lo que hace posible
alcanzar altas concentraciones en alimentos contaminados, incluso refrigerados. Las carnes curadas y ciertos
productos vegetales no cocidos, como la ensalada de col
(repollo), pueden albergar este microorganismo, y la refrigeración no es suficiente para evitar que estos alimentos
causen problemas una vez que están contaminados. La
relación con ciertos productos lácteos es tan fuerte que
a las mujeres embarazadas, en especial durante el tercer
trimestre, y a las personas inmunocomprometidas se les
aconseja no comer quesos blandos. Debido a su parecido
superficial con los difteroides comensales, es fácil pasar
por alto a *L. monocytogenes* en los cultivos. La combinación de la β-hemólisis y la motilidad que exhibe en los
tubos de agar especiales cuando se cultivan a 20-25 °C
sirve para distinguir este patógeno importante de los no
patógenos parecidos, lo que permite el tratamiento adecuado de los pacientes.

CASO 10: PACIENTE EN COMA

Un hombre de 52 años de edad fue encontrado en su
casa inconsciente y fue hospitalizado. Tenía antecedentes de alcoholismo de larga duración, complicado por
un trastorno convulsivo. Durante varios días antes de la
hospitalización, había estado bebiendo mucho. Lo encon-
traron familiares en su hogar, se hallaba en estado inconsciente y realizaba movimientos epileptiformes continuos
(no recuperó la consciencia entre las convulsiones). En
la sala de urgencias, su temperatura era de 40.5 °C y su
cuello estaba rígido. La exploración del tórax sugirió una
neumonía en los lóbulos superior y medio del pulmón
derecho. Se obtuvo una radiografía de tórax (fig. 34-21).
No hubo respuesta a los estímulos verbales, y se encontraba en coma.

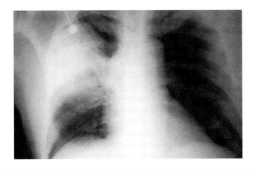

Figura 34-21
Placa de tórax. Las áreas blancas representan la "densidad del líquido" y las áreas negras, la "densidad del aire". La sombra central es el corazón del paciente. Las áreas blancas con forma de cuña en la izquierda muestran la apariencia radiográfica de una neumonía que afecta a los lóbulos medio y superior del pulmón derecho.

Debido a la fiebre y la inconsciencia, se realizó una punción lumbar para inspeccionar el líquido cefalorraquídeo (LCR). El LCR era muy turbio. Había 561 leucocitos/µL (98% polimorfonucleares). La concentración de proteínas era de 380 mg/dL y la de glucosa, de 5 mg/dL (nota: estos hallazgos son típicos de una meningitis bacteriana aguda).

34.13 La prueba que proporciona la información de la forma más rápida posible en cuanto a la presunta causa bacteriana de la infección de este paciente es:

   A. Hemocultivo
   B. Cultivo de líquido cefalorraquídeo
   C. Tinción de Gram del líquido cefalorraquídeo
   D. Cultivo de orina
   E. Tinción de Gram del esputo

La respuesta correcta es C (tinción de Gram del LCR). Aunque la tinción de Gram no indica el género y la especie exactos de un microorganismo, reduce las opciones para hacer posible una suposición sobre la posible etiología microbiana, considerando la morfología y la situación clínica general. Como la tinción de Gram tarda solo unos minutos en realizarse, se ahorra un tiempo valioso al iniciar una terapia que es lo más específica posible. A (cultivo de sangre) y B (cultivo de LCR) son respuestas incorrectas debido al tiempo requerido para que aparezca el crecimiento visible en los cultivos y el tiempo adicional que se necesita para identificar los microorganismos que crecen. Además, algunas veces los microorganismos pueden ser tan difíciles de cultivar, que aumenta aún más el tiempo que lleva identificarlos. D (cultivo de orina) es incorrecto porque el sitio de la infección clínicamente evidente no son las vías urinarias. E (tinción de Gram del esputo) es incorrecta, sobre todo porque puede ser difícil obtener un esputo confiable de un paciente inconsciente, lo que ocasiona demoras innecesarias. Además, en los pacientes cuya infección compromete las meninges, independientemente de la fuente, la definición del proceso del sistema nervioso central tiene prioridad sobre la mayoría de las otras consideraciones diagnósticas y es más probable que lleve a la posibilidad más específica debido a la ausencia de flora residente "normal" en el LCR.

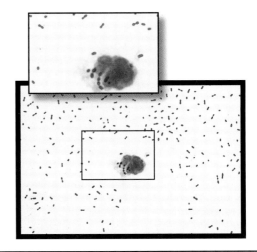

Figura 34-22
Tinción de Gram del sedimento del líquido cefalorraquídeo, que muestra un solo leucocito polimorfonuclear y un gran número de cocos grampositivos en pares.

La tinción de Gram del LCR mostró escasa presencia de leucocitos polimorfonucleares (PMN) y un gran número de cocos grampositivos en pares (fig. 34-22). La radiografía de tórax confirmó la neumonía de los lóbulos medio y superior derechos. El recuento de leucocitos periféricos fue de 4 700/mL (73% de PMN, 19% en bandas; para un paciente con este grado de enfermedad debido a una infección, este recuento de leucocitos es inusualmente bajo y refleja su incapacidad para montar las defensas adecuadas contra la infección).

34.14 En este paciente con neumonía lobular y líquido cefalorraquídeo con gran concentración de cocos grampositivos en pares (diplococos), la etiología microbiana más probable de sus infecciones es:

   A. *Neisseria meningitidis*
   B. *Staphylococcus haemolyticus*
   C. *Streptococcus pneumoniae*
   D. *Listeria monocytogenes*
   E. *Cryptococcus neoformans*

La respuesta correcta es C (*S. pneumoniae*), que es un coco grampositivo que a menudo se presenta en pares y es una causa importante de neumonía extrahospitalaria, sobre todo en personas con alcoholismo grave. Tiene propensión a invadir el sistema nervioso central (SNC) y causar meningitis. A (*N. meningitidis*) es incorrecta porque se trata de un diplococo gramnegativo, a pesar de que es una causa importante de meningitis en los adultos. B (*S. haemolyticus*) es incorrecta porque no es probable que este microorganismo, de hecho un coco grampositivo, se distribuya en pares, sino más bien lo hace en grupos. Además, no se relaciona con infecciones pulmonares ni con meningitis, a menos que haya una rotura previa en las meninges, como ocurre con la cirugía o los traumatismos. D (*L. monocytogenes*) es incorrecta porque el microorganismo es un bacilo grampositivo y no un coco, aunque es una causa bien conocida de meningitis, especialmente en personas con alcoholismo grave. E (*C. neoformans*) es incorrecta porque, a pesar de su nombre, no es un coco, sino una levadura, que es considerablemente más grande que un coco (nota: aunque *Cryptococcus* parece ser un microorganismo grampositivo en las tinciones de Gram y puede causar neumonía y meningitis, nunca se confundiría con una bacteria, tanto por su tamaño como por su propiedad morfológica de gemación).

A los pocos minutos de la punción lumbar, se administró penicilina (que, cuando se trató a este paciente, era el fármaco de referencia para las infecciones por *S. pneumoniae*). El paciente nunca recuperó la consciencia y siguió con convulsiones casi constantemente durante los siguientes 2 días, a pesar del tratamiento anticonvulsivo intensivo. Su ritmo cardíaco se desaceleró y su presión arterial descendió drásticamente. Los intentos de reanimación fracasaron, por lo que fue declarado muerto en su tercer día de hospitalización.

Un coco grampositivo α-hemolítico morfológicamente idéntico al microorganismo visto en la tinción de Gram del LCR creció a partir de cultivos de sangre y LCR. Este se identificó como *S. pneumoniae*.

Discusión: *S. pneumoniae*, con frecuencia conocido como *neumococo*, es la causa más habitual de meningitis en adultos y, en general, ingresa en el torrente sanguíneo (y desde ahí al SNC) a través de los pulmones. En ocasiones, incluso con los cuidados de apoyo más intensivos y el tratamiento antimicrobiano específico más temprano posible, los pacientes que padecen infecciones neumocócicas mueren.

¿Hubo algo en este paciente que lo pusiera en desventaja en su batalla contra *S. pneumoniae*?

Este paciente era vulnerable porque su consumo excesivo de alcohol disminuyó su potencial para combatir muchos tipos de infecciones por la menor capacidad de su médula ósea para generar una respuesta de los tipos de células necesarios para captar y destruir los neumococos, los leucocitos polimorfonucleares (PMN). La cantidad relativamente pequeña de PMN en su LCR fue incapaz de competir con la rápida proliferación de los neumococos en el espacio subaracnoideo (donde se encuentra el LCR). Por lo general, cuando el LCR es turbio en una meningitis, se debe a una gran cantidad de PMN. El LCR de este paciente estaba más turbio debido a la gran cantidad de neumococos que contenía (nota: cuando este paciente recibió atención, los neumococos resistentes a la penicilina eran muy raros; hoy en día, la terapia empírica sería la vancomicina).

CASO 11: PACIENTE CON FIEBRE RECURRENTE

Un estudiante universitario de 21 años de edad presentó fiebre intermitente durante varias semanas. El paciente había estado bien con anterioridad y era un jugador de fútbol americano en una universidad de la costa este. Poco después del final del año escolar, pasó 6 semanas en Carolina del Norte en un campamento en una base militar. Durante este tiempo, recordó haber tenido múltiples picaduras de garrapatas. Personalmente, se quitó varias garrapatas incrustadas en su piel. Pasó el resto del verano en la casa de su familia en el este de Washington y en su cabaña de verano en Idaho. Después de varias semanas en el oeste, presentó fiebre de 40.5 °C, acompañada de cefaleas, mialgias (dolores musculares), artralgias (dolores en las articulaciones), náuseas y vómitos ocasionales. Luego de 5 días, los síntomas cedieron y comenzó a sentirse bien. Diez días después de la resolución de estos síntomas, empezó nuevamente a sentirse mal, pero los síntomas eran menos graves y solo duraron unos 2 días. Diez días después de la segunda enfermedad febril, tuvo un tercer episodio similar que también se resolvió después de 2 días.

Regresó a su universidad al final del verano, y unas 2 semanas después de su último episodio febril, nuevamente desarrolló fiebre, esta vez leve y acompañada de malestar generalizado. Cuando fue examinado, su temperatura era de 36.6 °C y su pulso de 72 lpm. Su exploración física estaba dentro de los límites normales, excepto que la punta del bazo era palpable unos 4 cm por debajo de su reborde costal izquierdo en la inspiración profunda. Su concentración de hemoglobina era de 12.6 g/dL (el límite inferior de lo normal es 14), su recuento de leucocitos era normal, en 4 500/μL, y su recuento de plaquetas era de 135 000/μL (el límite inferior de lo normal es de 140 000). El técnico de laboratorio realizó una observación incidental y examinó la muestra de sangre periférica del paciente. Lo que vio se muestra en la figura 34-23.

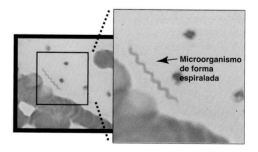

Figura 34-23
Tinción de Wright del frotis de sangre periférica de este paciente, que revela un microorganismo en forma de espiral entre (pero no dentro de) las células sanguíneas circulantes.

34.15 ¿Cuál de las siguientes infecciones transmitidas por garrapatas es compatible con la morfología microbiana que se muestra en la figura 34-23?

A. Fiebre maculosa de las Montañas Rocosas (*Rickettsia rickettsii*)

B. Fiebre por garrapatas de Colorado (*Coltivirus*)

C. Erliquiosis (especies de *Ehrlichia*)

D. Fiebre recurrente (especies de *Borrelia*)

E. Babesiosis (*Babesia microti*)

La respuesta correcta es D (fiebre recurrente), que es causada por una espiroqueta del género *Borrelia*. Las espiroquetas no aparecen en la tinción de Gram, pero las que causan fiebre recurrente pueden observarse en los frotis con tinción de Wright de sangre periférica. A (fiebre maculosa de las Montañas Rocosas) es incorrecta porque las rickettsias no son visibles con las tinciones comunes, y no tienen la morfología espiralada que se ve en la figura 34-23. B (fiebre por garrapatas de Colorado) es una respuesta incorrecta porque los virus son en general demasiado pequeños para observarse con microscopía óptica. Los cambios patológicos que causan algunos virus (p. ej., cuerpos de inclusión) son visibles con microscopía óptica, pero el virus en sí no lo es. C (erliquiosis) no es causada por una espiroqueta. La anomalía que crea se ve en los leucocitos circulantes, y debido a su parecido con una mora, se denomina *mórula*. E (babesiosis) tampoco es causada por una espiroqueta. El agente etiológico, un protozoo que se asemeja a las formas del paludismo, puede, sin embargo, verse en las preparaciones de la sangre periférica de la tinción de Wright.

El paciente recibió tratamiento de 200 mg/día doxiciclina durante 10 días. Poco después de su primera dosis de doxiciclina, tuvo fiebre intensa y escalofríos. Luego, se sintió mejor y se recuperó por completo. Cabe destacar el hecho de que seis de los miembros de su familia, que también pasaron un tiempo en la casa de Idaho, también tuvieron una enfermedad caracterizada por episodios recurrentes de fiebre y otros síntomas generales.

Discusión: este joven tenía un caso muy típico de fiebre recurrente, una enfermedad que se transmite por piojos o garrapatas. Las garrapatas son responsables de la enfermedad endémica. Las garrapatas que transmiten las especies de *Borrelia*, que causan fiebre recurrente, prefieren ambientes húmedos y altitudes de 450-1 800 m. Aunque este paciente recordó las picaduras de garrapatas en Carolina del Norte, es probable que se contagiara la fiebre recurrente en Idaho, porque varios miembros de la familia que estaban con él en Idaho, y no en Carolina del Norte, tenían una enfermedad similar. Las enfermedades transmitidas por garrapatas en general no son tan graves como las transmitidas por los piojos, probablemente debido a las diferencias en la virulencia entre las especies de *Borreliae*. Menos de la mitad de las personas con fiebre recurrente transmitida por garrapatas tienen un bazo agrandado. Los síntomas son inespecíficos, aunque el curso recurrente puede sugerir el diagnóstico. Sin embargo, otras enfermedades transmitidas por garrapatas, por ejemplo, el paludismo y la babesiosis, pueden presentar una sintomatología inespecífica similar que puede ocurrir en los episodios. Varias enfermedades transmitidas por garrapatas pueden tener manifestaciones características visibles en frotis de sangre periférica. La necesidad de prestar atención a los hallazgos observados en la sangre periférica está bien ilustrada por este paciente.

¿Por qué este paciente, que parecía estar mejorando antes de ser tratado, empeoró después de comenzar el tratamiento con doxiciclina?

Su aparente exacerbación de los síntomas con el tratamiento inicial es típica de la fiebre recurrente (y algunas otras enfermedades por espiroquetas, incluida la sífilis y la enfermedad de Lyme). La rápida lisis de las espiroquetas provoca la producción de varias citocinas y los síntomas asociados, que pueden ser graves, como fiebre, escalofríos, hipotensión y leucopenia. Con la enfermedad a causa de especies de *Borrelia* transmitidas por piojos, esta reacción de "Jarisch-Herxheimer" puede ser letal y debe anticiparse para poder vigilar a los pacientes después de la primera dosis de antibiótico. La reacción es clínicamente similar a una exageración de los episodios febriles observados con la fiebre recurrente no tratada.

CASO 12: MUJER ECUATORIANA CON TOS

Una mujer de 23 años de edad había tenido dolor en el hemitórax izquierdo anterior y posterior durante 1 mes. Nacida en Ecuador, la paciente había vivido en los Estados Unidos durante 4 años y antes había estado bien. Dos meses antes de la consulta actual, desarrolló una tos productiva de esputo blanquecino, que empeoraba temprano por la mañana. No tenía disnea, y no había notado ningún olor particular en el esputo. No presentaba hemoptisis (tos con sangre). Más o menos 1 mes después del inicio de la tos, comenzó a tener un dolor pleurítico intermitente en el hemitórax izquierdo (que empeoraba con la tos o la respiración profunda). Un mes y medio antes de la visita actual, notó cansancio y pérdida de peso de 5 kg, pero sin pérdida del apetito. No tenía antecedentes de fiebre o sudoración nocturna.

La paciente nunca se había inyectado drogas. Había tenido dos parejas sexuales, y su último contacto sexual había ocurrido 2 años antes.

La exploración física reveló a una mujer joven bien desarrollada y nutrida, sin problemas, con una temperatura de 36.6 °C, un pulso de 98 lpm, una frecuencia respiratoria

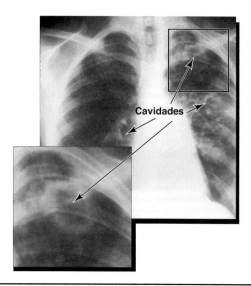

Cavidades

Figura 34-24
Radiografía de tórax que revela infiltrados en ambos pulmones, con dos cavidades en el lóbulo superior izquierdo y, probablemente, otra en el pulmón derecho.

de 18 por minuto y una presión arterial de 102/60. No presentaba linfadenopatías significativas (ganglios linfáticos inflamados). El tórax mostró estertores finos en las áreas supraescapulares en ambos lados, más en la izquierda que en la derecha (nota: probablemente había líquido en los alvéolos de los lóbulos superiores). El área del lóbulo superior izquierdo se percibía mate a la percusión (nota: quizá había suficiente líquido en al menos la mayoría de los alvéolos en esta área para hacer que los pulmones parecieran solidificados ["consolidados"] en la exploración física). El resto de la exploración fue normal. La placa de tórax del paciente (fig. 34-24) muestra infiltrados de ambos lóbulos superiores, con por lo menos dos cavidades en el lóbulo superior izquierdo y una posible cavidad en el pulmón derecho (*flechas*).

34.16 Debido a los antecedentes de tos productiva y la pérdida de peso en una mujer de Sudamérica, con infiltrados pulmonares cavitados en la placa de tórax, los médicos que atendieron a esta paciente sospecharon tuberculosis. ¿Cuál de los siguientes estudios brindará el apoyo presuntivo más rápido para el diagnóstico de una tuberculosis pulmonar activa?

A. Prueba de la tuberculina

B. Cultivo de esputo para bacilos acidorresistentes

C. Tinción de Gram del esputo

D. Tinción de Ziehl-Neelsen (para bacterias ácido alcohol resistentes)

E. Prueba de esputo para *Mycobacterium tuberculosis* mediante la reacción en cadena de la polimerasa

La respuesta correcta es D (tinción acidorresistente del esputo), que tarda solo unos minutos en hacerse, y cuando es positiva en un entorno clínico compatible (lo que ciertamente proporciona este paciente), es una evidencia presuntiva muy fuerte de tuberculosis activa. A (prueba cutánea de tuberculina) no es correcta porque una reacción positiva a la tuberculina indica infección por tuberculosis, pero no necesariamente una enfermedad activa. B (cultivo de esputo para bacilos acidorresistentes [BAR]) es incorrecta porque los cultivos pueden demorar hasta 6-8 semanas para producir el crecimiento de microorganismos. Los cultivos son importantes para confirmar el diagnóstico de tuberculosis y para proporcionar un aislamiento cuya susceptibilidad a los medicamentos antituberculosos se pueda demostrar, pero los cultivos de esputo no contribuyen a un diagnóstico presuntivo rápido. C (tinción de Gram del esputo) es incorrecta porque los bacilos tuberculosos (y otros BAR) no se visualizan con la tinción de Gram. E (prueba de esputo para *M. tuberculosis* por reacción en cadena de la polimerasa) toma varias horas y, en general, no está disponible en los laboratorios clínicos normales. Cuando es positiva (*véase* más adelante), es muy útil.

Los médicos que atendían a esta paciente obtuvieron esputo para la tinción acidorresistente y el cultivo. La tinción acidorresistente (fig. 34-25) mostró un gran número de bacilos, algunos de los cuales tenían el aspecto de cuentas típico de *M. tuberculosis*.

34.17 El medio sólido "clásico" utilizado para cultivar especies de *Mycobacterium* es:

A. Agar Sabouraud

B. Medio de Lowenstein-Jensen

C. Agar de MacConkey

D. Medio de Thayer-Martin

E. Agar sangre de carnero

La respuesta correcta es B (medio de Lowenstein-Jensen), un medio sólido a base de huevo que permite el crecimiento de las especies *Mycobacterium*, incluido *M. tuberculosis*. A (agar Sabouraud) se emplea para cultivar hongos, no para bacterias acidorresistentes. C (agar de MacConkey) es un medio selectivo para los bacilos gramnegativos, no para bacterias acidorresistentes. D (medio de Thayer-Martin) es un agar chocolate al que se han agregado ciertos antibióticos y es un medio selectivo para *Neisseria gonorrhoeae* en muestras tomadas de sitios no estériles, como las secreciones genitales. E (agar sangre de carnero) es un medio de empleo general para bacterias que no es compatible con el crecimiento de micobacterias.

El esputo de esta paciente se cultivó en un medio líquido que produjo fluorescencia por la presencia de *Mycobacterium*, lo que permitió detectar el crecimiento en 9 días. La presencia de *M. tuberculosis* en este cultivo se confirmó con una sonda de ADN. Luego, se descubrió que el microorganismo era sensible a todos los antituberculosos probados. Con base en la tinción acidorresistente positiva de su esputo, la paciente recibió tratamiento con isoniazida, rifampicina, pirazinamida y etambutol. Aumentó de peso y dejó de toser poco después del inicio del tratamiento.

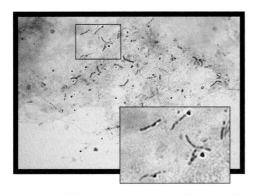

Figura 34-25
Tinción de esputo que muestra numerosos bacilos acidorresistentes. El aspecto en cuentas de varios de los BAR (*recuadro*) es característico, aunque no da un diagnóstico definitivo de *M. tuberculosis*.

Siguió respondiendo muy bien a la terapia. Los estudios de laboratorio confirmaron después que no estaba coinfectada con el virus de la inmunodeficiencia humana (VIH).

Discusión: difícilmente se podría pedir una presentación más típica de la tuberculosis pulmonar (TB). La paciente provenía de un área de alta endemicidad para TB, y la constelación de pérdida de peso, tos productiva e infiltrados pulmonares cavitados es extremadamente característica de la TB (nota: si hubiese tenido fiebre y sudores nocturnos, su presentación habría sido "clásica").

¿Dónde y cuándo se contagió con *M. tuberculosis*?

Aunque es posible que se haya contagiado después de llegar a los Estados Unidos, lo más probable es que su enfermedad activa represente un recrudecimiento (reactivación) de una infección que se contagió muchos años antes. El número total de pacientes con TB activa identificados por año y la incidencia de nuevos casos de enfermedad activa en los Estados Unidos se encuentran en un mínimo histórico. Sin embargo, desde 2001, más de la mitad de los pacientes con TB activa en los Estados Unidos son inmigrantes. Su origen geográfico convirtió a la TB en la causa más probable de su tos de larga evolución.

¿Existe alguna relación entre la tuberculosis activa y la inmunosupresión?

Se ha visto que una buena inmunidad mediada por células es muy importante para contener la infección tuberculosa. Por lo tanto, no es raro que la TB sea una de las infecciones más graves en pacientes cuya inmunidad mediada por células esté afectada debido a la infección por VIH. La relación entre la TB activa y la enfermedad del VIH es tan fuerte que se considera que la presencia de la TB activa es una razón para buscar una infección por VIH concomitante. Por ello, se realizó una prueba de VIH a esta paciente.

CASO 13: PACIENTE CON CEFALEAS

Una mujer diestra de 68 años de edad fue ingresada en el hospital debido a cefaleas que comenzaron aproximadamente un mes antes.

Su estado de salud general era bueno. Aproximadamente 1 mes antes de la hospitalización comenzó con cefaleas y vértigo progresivos e intensos (una sensación de que su entorno estaba girando a su alrededor). Poco después del inicio de estos síntomas comenzó con fotofobia (malestar por la luz; la iluminación de la habitación hacía que le dolieran los ojos). La fotofobia aumentó hasta el punto en que tenía que utilizar gafas de sol para tolerar las luces del árbol de Navidad en el interior. Su familia la notó cada vez más letárgica (somnolienta) y olvidadiza, lo que provocó su hospitalización.

La exploración física reveló una mujer letárgica que estaba orientada en persona y espacio, pero no en tiempo. Sabía su nombre y dónde estaba, pero no el mes o el año o el día de Navidad y Año Nuevo que acababa de pasar. Su temperatura era de 37.2 °C. Presentaba resistencia moderada a la flexión anterior del cuello más allá de 60°. Los pulmones presentaban crepitaciones en ambas bases (congruente, en este caso, con los hallazgos descritos a continuación en la radiografía de tórax). El examen neurológico reveló dolor cuando sus piernas estiradas se elevaban más de 45° (evidencia, con la resistencia a la flexión del cuello, de que había al menos una inflamación moderada de las meninges). Además, al buscar objetos con las manos, siempre los sobrepasó y no pudo tomarlos (signo de disfunción cerebelosa). Este último hallazgo fue peor del lado izquierdo que del derecho.

La tomografía computarizada de la cabeza reveló una atrofia cerebral leve (encogimiento, probablemente relacionado con la edad). Debido a los signos de irritación meníngea, se realizó una punción lumbar poco después del ingreso en el hospital.

El recuento de leucocitos periféricos fue de 11 800/μL (normal entre 5 000 y 10 000), con un 83% de polimorfonucleares (PMN), 9% de formas en banda, 4% de linfocitos y 4% de monocitos (un ligero aumento en granulocitos inmaduros, lo que sugiere un proceso inflamatorio agudo en algún sitio dentro de la paciente). La radiografía de tórax reveló infiltrados intersticiales difusos de ambos lóbulos inferiores (aumento de líquido en los tabiques que separan espacios aéreos muy diminutos).

El líquido cefalorraquídeo (LCR) obtenido durante la punción lumbar era claro e incoloro, con un recuento total de leucocitos de 18/μL (normal hasta 4), un 75% de PMN y un 25% de linfocitos (nota: por lo general, no hay PMN en el LCR). La glucosa del LCR era de 28 mg/dL, con una glucemia de 119 mg/dL (nota: la glucemia estaba dentro de los límites normales, pero la glucosa en el LCR considerablemente por debajo del 50% de la glucemia sugería

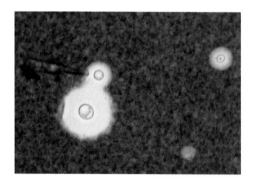

Figura 34-26
Preparación de tinta china del líquido cefalorraquídeo.
Una célula y su zona clara parecen estar separándose
de una célula más grande y similar. Este proceso, llamado
brote por gemación, es característico de las levaduras.
La zona clara que rodea a las células es en realidad una
cápsula de polisacáridos que desplaza las partículas de
tinta china.

que había un microorganismo viable en el espacio subaracnoideo). La concentración de proteína en el LCR fue de
58 mg/dL (muy por encima del límite superior normal para
la edad de esta paciente).

Al llevar a cabo el recuento de leucocitos en el LCR, un técnico de laboratorio observó estructuras que no se parecían
a los leucocitos. Se centrifugó una muestra de LCR y se
resuspendió el sedimento en tinta china. Bajo el microscopio, suspendidos entre las partículas de tinta china, se
observaron los microorganismos que se muestran en la
figura 34-26.

34.18 La etiología más probable de la meningitis de esta
paciente es:

A. *Streptococcus pneumoniae*

B. *Candida albicans*

C. *Histoplasma capsulatum*

D. *Clostridium perfringens*

E. *Cryptococcus neoformans*

La respuesta correcta es E (*C. neoformans*). Esta es una
levadura que se reproduce por gemación y se caracteriza
por una cápsula de polisacáridos. La presencia de la cápsula de polisacáridos es muy útil para el diagnóstico rápido
en el análisis microscópico de muestras clínicas, como el
de LCR. En tinciones de Gram, la cápsula puede aparecer
gramnegativa y la propia célula de levadura grampositiva.
Sin embargo, la tinta china pone la cápsula a la vista bajo
el microscopio. A (*S. pneumoniae*) es incorrecta porque, al
ser una bacteria, es mucho más pequeña que la levadura
y no presenta gemación. La progenie de *S. pneumoniae*
tiene el mismo tamaño que la célula parental. La morfología típica de *S. pneumoniae* es de diplococos encapsulados en forma de lanceta cuando se tiñe con tinta china.
B (*Candida albicans*) es una levadura que se manifiesta por
gemación, pero no está encapsulada. Por lo tanto, esta no
es la respuesta correcta. C (*H. capsulatum*) es incorrecta

por la misma razón: no tiene una cápsula de polisacáridos
en muestras clínicas. D (*C. perfringens*) es incorrecta porque, aunque es más grande que muchas bacterias, todavía es mucho más pequeña que una célula de levadura.
Además, los clostridios no están encapsulados y no son
redondos, como las células de levadura.

El microorganismo que creció a partir de cultivos de LCR
y sangre fue *C. neoformans*. A pesar de una terapia muy
agresiva con anfotericina B, tanto por vía i.v. como por infiltración directa en un ventrículo cerebral lateral, la paciente
siguió un curso cuesta abajo implacable y falleció el octavo
día de tratamiento. La autopsia confirmó una meningitis
grave por *C. neoformans*.

**¿Qué sugiere la presencia de una infección por *C. neofor-
mans* sobre el estado del sistema inmunitario adaptativo
de la paciente?**

Discusión: la enfermedad invasora a causa de este microorganismo sugiere en gran medida un defecto en la inmunidad mediada por células, y su presencia en esta paciente
provocó que los médicos que la atendían sospecharan que
tenía un linfoma maligno (nota: no tenía ninguno de los factores de riesgo conocidos que podrían conducir a un diagnóstico de infección por VIH). Además de la enfermedad
criptocócica en sí, la autopsia reveló un linfoma maligno
clínicamente irrelevante que se limitaba a la vejiga urinaria
y las trompas uterinas de la paciente.

El linfoma no causó la muerte de esta paciente como lo
hacen muchos tumores cancerosos, es decir, por insuficiencia de un órgano vital. En cambio, el defecto profundo en
la inmunidad mediada por células que acompaña a los
linfomas (así como a otras entidades clínicas) creó una predisposición a la infección con un microorganismo cuya
progresión no pudo resistir. Como suele hacerlo *C. neoformans*, atacó de forma preferencial el SNC. En el momento
en el que esta infección ocasionó los síntomas clínicos de
cefalea, fotofobia y vértigo, ya había pasado el punto
de reversibilidad y había causado su muerte.

¿Cuál es la conexión entre el linfoma y la infección?

Como suele ocurrir en las neoplasias malignas acompañadas por un defecto inmunitario, la muerte es con frecuencia el resultado de una infección que no puede combatirse.
Al correlacionar el defecto inmunitario con la enfermedad
subyacente, a menudo se puede anticipar la infección como
una complicación e intervenir a tiempo para lograr un resultado clínico favorable. O, al igual que con esta paciente,
la presencia de una infección oportunista (una que medra
sobre todo en las personas con compromiso inmunitario)
puede anunciar el inicio clínico de un inmunocompromiso.
Por lo tanto, es muy importante poder relacionar un
microorganismo con la lista de enfermedades asociadas
con el defecto inmunitario correspondiente.

CASO 14: HEMATURIA EN UN PACIENTE NACIDO EN EGIPTO

Un hombre de 34 años de edad había gozado de buena salud, pero varios meses antes de la visita al consultorio actual comenzó a notar una hematuria macroscópica (sangre en la orina). La hematuria no estaba acompañada por fiebre, dolor o ardor al orinar, ni por un aumento de la sensación de urgencia miccional. No había tenido pérdida de peso inexplicable.

Nacido en El Cairo, Egipto, pasó los veranos de su infancia en la granja de sus abuelos en el delta del Nilo. Recordaba haber nadado en el Nilo dos veces, la última vez cuando tenía unos 20 años de edad. Terminó la universidad en Egipto y estaba lo suficientemente bien como para completar el servicio militar ahí. Su única enfermedad fue la pérdida de la visión en su ojo derecho desde la infancia, por razones desconocidas para el paciente. No había regresado a Egipto desde que llegó a los Estados Unidos 10 años antes del inicio de la hematuria. Estaba trabajando como técnico informático. No tenía antecedentes de exposición a toxinas en el trabajo ni durante las actividades recreativas.

La exploración física estaba dentro de los parámetros normales, excepto por una opacidad roja en el cristalino del ojo derecho, que estaba ciego. Su hemoglobina, 13.5 g/dL, estaba justo por debajo del límite inferior al normal de 14. Los demás estudios de laboratorio fueron normales.

Dada la preocupación de que la hematuria pudiera ser el anuncio de una enfermedad maligna, se sometió al paciente a una cistoscopia con fibra óptica (un análisis que visualiza directamente el interior de la vejiga urinaria). Se observó una masa en el fondo de la vejiga, cuya biopsia se muestra en la figura 34-27.

34.19 ¿Cuál de las siguientes es la parte de la historia que está más específicamente relacionada con el diagnóstico de infección por *Schistosoma haematobium*?

A. Hematuria macroscópica
B. Paciente nacido en Egipto
C. Nadar en el Nilo
D. Ceguera actual
E. Anemia leve (hemoglobina, 13.5 g/dL)

La respuesta correcta es C (nadar en el Nilo). *S. haematobium* es una duela que requiere un caracol muy específico para completar su ciclo de vida. Este caracol solo se encuentra en ciertos cuerpos de agua en África, especialmente en el río Nilo. A (hematuria macroscópica) es un síntoma que resulta de la propensión de *S. haematobium* a invadir las venas de la vejiga, donde las duelas adultas desprenden sus huevos. Sin embargo, la hematuria macroscópica puede deberse a numerosos motivos y, por lo tanto, no está tan específicamente relacionada con la infección por *S. haematobium* como la exposición al vector (caracol) causada por nadar en el Nilo. B (el origen del paciente en Egipto) no es suficiente para sospechar esquistosomosis, porque los egipcios que no nadan en el agua infestada con el vector específico (caracol) no corren el riesgo de contagiarse con este parásito. D (ceguera

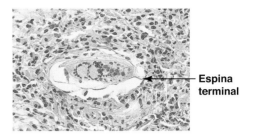

Figura 34-27
La biopsia de la vejiga urinaria muestra áreas de inflamación, algunas de las cuales contienen un huevo con una espina terminal. La presencia de esta espina al final del huevo permite identificar a *S. haematobium*.

actual) es parte de otra infección parasitaria asociada con el agua dulce: la oncocercosis ("ceguera del río"). El gusano redondo *Onchocerca volvulus* se transmite a los humanos mediante la picadura de la mosca negra, que frecuenta los rápidos de agua dulce de ciertos ríos, incluidos algunos en África. La E (anemia leve) es parte de muchos procesos patológicos y, por lo tanto, no es necesariamente una indicación para el diagnóstico de infección por *S. haematobium*.

Se debe sospechar que una persona del valle del Nilo con hematuria macroscópica tiene una infección por *S. haematobium*, independientemente de qué otros diagnósticos puedan ser necesarios para el resto de la historia. El ciclo de vida de la duela ilustra por qué esto es cierto. Los humanos infectados inevitablemente excretan huevos de *S. haematobium* en su orina, los cuales se abren camino en el agua. Una vez excretados de esta manera, estos huevos se convierten en una forma muy móvil llamada *miracidio*, que se "asienta" en el hospedero intermedio, que es un caracol. En el caracol, la duela se transforma en una forma llamada *cercaria*, que nada de manera libre en el agua, esperando penetrar en la piel intacta de una persona que puede nadar o vadear en estas aguas. Una vez en el humano, *S. haematobium* se transforma en adulto, el cual migra a las venas del plexo vesical alrededor de la vejiga. La hembra deposita los huevos, lo que crea una respuesta inflamatoria que conduce al sangrado, que el individuo infectado percibe como hematuria macroscópica. El paso de estos huevos en la orina al agua habitada por la especie correcta de caracol completa el ciclo de vida.

Este paciente recibió tratamiento con praziquantel, un fármaco potente que es eficaz contra varios helmintos, incluidas las especies de *Schistosoma*. Su hematuria se resolvió y una nueva cistoscopia mostró la resolución del proceso infeccioso. A este paciente se le advirtió que no nadara en el Nilo si regresaba a Egipto.

¿Sería posible erradicar el caracol de su hábitat para que las personas que están expuestas a estas aguas no corran riesgo de infección?

Los caracoles son tan numerosos, están tan extendidos y son tan difíciles de matar, que erradicarlos probablemente tendría un efecto devastador en la ecología general de la región endémica y en la potabilidad del agua. A veces, es necesario evitar comportamientos asociados con riesgos. La dificultad está en promover este cambio de comportamiento en las poblaciones en riesgo.

CASO 15: ENFERMEDAD MULTISISTÉMICA CON CAMBIOS EN LA PIEL

Un hombre de 35 años de edad se encontraba bien antes de ser hospitalizado para operarse por una hernia inguinal. Su evolución fue adecuada hasta el quinto día postoperatorio. Ese día comenzó con fiebre, escalofríos y diarrea que consistía en cinco o seis deposiciones acuosas por día. La diarrea estaba acompañada por náuseas y vómitos. No tenía dolor abdominal. Los síntomas digestivos duraron 4 días y el paciente informó anuria total (ausencia completa de excreción de orina por los riñones). También informó delirios, especialmente cuando trataba de dormir por las noches. Casi al mismo tiempo, apareció una eritrodermia generalizada (rubor de la piel que se blanquea con la compresión) que duró unos días. Su esposa, una enfermera, observó petequias (hemorragias intracutáneas puntiformes) en sus piernas. A pesar de estos síntomas, el paciente se negaba a consultar al médico.

Una semana después del inicio de la fiebre, la herida de su hernioplastia se abrió y comenzó a exudar un líquido serosanguinolento (mezcla de sangre y suero). Siguió sintiéndose mal. El día anterior a la hospitalización, fue examinado por el cirujano, quien comenzó con un tratamiento oral con tetraciclinas (debido a antecedentes de alergia grave a los β-lactámicos manifestada por urticaria). Sin embargo, a causa de la gravedad de los síntomas y las alteraciones en las pruebas de sangre, fue hospitalizado al día siguiente.

Su temperatura era de 38.2°C, el pulso era regular de 90 lpm y la presión era de 130/75. La herida de la hernioplastia se abrió, la cual tenía los bordes dolorosos, indurados y eritematosos. Comenzó a drenar un material serosanguinolento.

Después del desbridamiento de la herida y 1 día de tratamiento con clindamicina y tobramicina, comenzó a sentirse mejor. Su temperatura se normalizó. La clindamicina intravenosa continuó durante 7 días, seguidos de 3 días de administración oral. Durante el quinto día de hospitalización, 16 después del inicio de la fiebre, comenzó a notar descamación de la piel en las superficies palmares de sus dedos. En el curso de 3 días, empezó a tener una descamación generalizada de sus manos y rodillas y, en menor extensión, en sus pies (fig. 34-28).

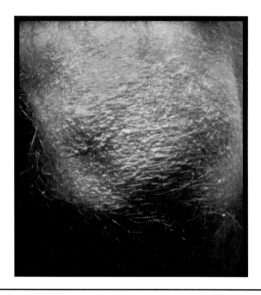

Figura 34-28
Descamación de la piel (rodilla).

34.20 Un microorganismo creció en el exudado, pero no en los cultivos de sangre. ¿Cuál es el microorganismo que con mayor probabilidad puede ocasionar esta constelación de síntomas clínicos y de laboratorio?

A. *Escherichia coli*
B. *Neisseria gonorrhoeae*
C. *Pseudomonas aeruginosa*
D. *Staphylococcus aureus*
E. *Clostridium perfringens*

La respuesta correcta es D (*S. aureus*). Este paciente tiene la presentación clásica del síndrome de choque tóxico estafilocócico (*véase* más adelante). No hay nada en particular sobre el paciente que sugiera que A (*E. coli*) haya causado su enfermedad o que un microorganismo atípico sería la razón de una infección en la herida de una persona sana. Las lesiones cutáneas de B (*N. gonorrhoeae*) son pústulas aisladas, sin descamación, y se asocian con una infección que se disemina a través del torrente sanguíneo y que a menudo se acompaña de hemocultivos positivos. C (*P. aeruginosa*) también es incorrecta, pues este microorganismo no se asocia con descamación. La lesión cutánea que puede sugerir *P. aeruginosa* es un área necrótica llamada *ectima gangrenoso*. Aunque E (*C. perfringens*) se asocia con manifestaciones cutáneas (gangrena gaseosa), esta involucra músculos y piel.

¿Cómo causa *S. aureus* esta enfermedad multisistémica?

Discusión: *S. aureus* puede producir varias exotoxinas pirógenas llamadas *superantígenos*, que incluyen la toxina del síndrome del choque tóxico 1 (TSCT-1) y enterotoxinas estafilocócicas. Estos superantígenos impiden la activación normal del sistema inmunitario, con activación de un gran porcentaje de linfocitos T y liberación masiva de citocinas.

Esto produce un choque similar al de las endotoxinas. Este paciente tenía fiebre, eritrodermia difusa y afectación del hígado (transaminasas y fosfatasa alcalina altas), sangre (anemia y recuento muy elevado de leucocitos que estaba fuera de proporción con la inflamación de su herida, que no tenía drenaje purulento), riñones (creatinina elevada que no se corrigió con la hidratación), diarrea y alteraciones del estado mental. Su recuento de plaquetas probablemente era bajo al momento en el que se observó que tenía petequias, evidencia adicional de una discrasia sanguínea transitoria. Además, de su herida se cultivó *S. aureus*, que luego se demostró que producía enterotoxinas B estafilocócicas.

El síndrome de choque tóxico (SCT) estafilocócico adquirió fama a principios de la década de 1980, debido a su asociación con el uso de tampones superabsorbentes. Sin embargo, este síndrome se describió por primera vez en niños con osteomielitis estafilocócica. Con el retiro de los tampones superabsorbentes del mercado, el SCT estafilocócico no menstrual es mucho más habitual que el asociado con estos productos. La escasa inflamación de la herida probablemente se debía a la propia TSCT-1, que interfiere con la migración de células fagocíticas. La descamación de la piel durante la convalecencia también es una característica del SCT estafilocócico y ayudó a confirmar el diagnóstico. Se obtuvo una confirmación adicional demostrando que su cepa específica de *S. aureus* producía las toxinas apropiadas.

CASO 16: DIARREA ADQUIRIDA EN SUDAMÉRICA

Una mujer de 18 años de edad ingresó al hospital 7 días después del inicio de una diarrea grave. Con antecedentes de buena salud, la paciente había emigrado a los Estados Unidos desde Ecuador varios años antes. Regresó a su país natal para ingresar a una universidad en la capital. Unos 8 días antes de la hospitalización, comió en un restaurante. Todos quienes la acompañaban comieron pescado, como ella, pero ella fue la única que comió vegetales frescos.

Dos días más tarde, desarrolló una diarrea acuosa grave, con grandes cantidades de heces varias veces al día. Dos días después comenzó a vomitar. Estos síntomas persistieron hasta su partida hacia los Estados Unidos unos días después. Describió sus heces como "agua de arroz". En ningún momento presentó fiebre o escalofríos.

Durante la exploración física, su temperatura fue de 36.8 °C, su presión arterial (baja) de 88/50 y su pulso de 72 lpm. Su piel estaba seca, con una reducción de la turgencia. Sus ojos parecían hundidos en sus órbitas, y la mucosa bucal estaba seca. El resto de la exploración física estaba dentro de los límites normales.

La hemoglobina fue de 15.8 g/dL (normal 12-18 g/dL), y el recuento de leucocitos, de 16 300/mL (normal hasta 10 000). Una muestra de sangre arterial reveló que el pH era de 7.32 (normal 7.40); la PO_2, de 103 torr (normal), y la PCO_2, de 25.4 torr (inusualmente bajo). El nitrógeno ureico en sangre fue de 36 mg/dL; la creatinina sérica, de 3.1 mg/dL (normal, 1). Concentración de bicarbonato en sangre venosa: 14 mEq/L (normal 22-28). La tinción de Wright de las heces no reveló leucocitos. Heces negativas para sangre oculta.

34.21 En el cultivo de heces, se encontró un microorganismo. El patógeno con mayor probabilidad de causar esta enfermedad, teniendo en cuenta todos los datos clínicos y de laboratorio, es:

A. *Escherichia coli* O157:H7
B. *Salmonella typhi*
C. *Clostridium difficile*
D. *Shigella sonnei*
E. *Vibrio cholerae*

La respuesta correcta es E (*V. cholerae*). Este microorganismo causa enfermedad mediante una toxina que aumenta de forma considerable la entrada de iones y agua en la luz del intestino. Como es una diarrea secretora no inflamatoria, no se caracteriza por leucocitos fecales o sangre. A (*E. coli* O157:H7) causa colitis hemorrágica, con heces copiosas como las de esta paciente, pero los sujetos con esta infección en general tienen heces muy sanguinolentas. El reservorio es el ganado vacuno, no el pescado ni las hortalizas. B (*Salmonella typhi*) causa fiebre tifoidea o entérica (este paciente nunca tuvo fiebre), y cuando hay diarrea, suele ir precedida de estreñimiento. Es un proceso inflamatorio, por lo que hay leucocitos en las heces. C (*C. difficile*), en general, aunque no siempre, causa enfermedades relacionadas con la atención médica, especialmente durante o después de la administración de antibióticos. La diarrea asociada es intensamente inflamatoria con numerosos leucocitos en las heces. D (*S. sonnei*) también produce una diarrea extremadamente inflamatoria, con tantos leucocitos en la materia fecal que se puede ver pus en las heces sin necesidad de amplificación.

Discusión: esta paciente tenía un caso moderadamente grave de cólera. No se encontró en el hemisferio occidental durante unos 70 años, hasta principios de la década de 1990, cuando ingresó en Perú mediante envíos de pescado desde Asia. Una vez que se introdujo en un área donde el agua potable no estaba ampliamente disponible, se extendió en los siguientes años a lo largo de Sudamérica y Centroamérica.

¿Esta paciente cometió un error que causara su infección por *V. cholerae*?

Esta paciente violó una regla fundamental de la seguridad alimentaria en el mundo en desarrollo al comer vegetales crudos (nota: *V. cholerae* persiste en la naturaleza en ambientes acuáticos, y cuando se consume agua contaminada sin hervir, la infección se transmite; es casi imposible evitar la infección cuando se consumen vegetales frescos que han sido irrigados o enjuagados con agua contaminada). Como el cólera es un proceso no inflamatorio mediado por toxinas, los síntomas constitucionales, como la fiebre, son poco frecuentes. El volumen de las heces puede ser tan grande que puede ser difícil reponer las pérdidas de líquidos. Para esta paciente, la deshidratación era tan grave que tuvo una insuficiencia renal leve, con un nivel de creatinina de 3.1 mg/dL.

La paciente presentaba acidosis metabólica. ¿Cómo ocurrió esto?

Su equilibrio acidobásico se vio afectado por la enfermedad diarreica, quizás en parte por la insuficiencia renal, que causa la acidosis metabólica. Sin embargo, es más probable que su acidosis metabólica no fuera causada por la acumulación de hidrogeniones, sino por pérdidas extremas de bicarbonato. Las heces son alcalinas, y cuando hay una diarrea masiva y prolongada como la que presentó esta paciente, el resultado puede ser una acidosis metabólica, como la que tenía. La función de amortiguación del bicarbonato se reduce cuando hay pérdidas tan grandes de este catión en las heces.

¿Para qué hacer una prueba tan simple como el análisis microscópico de las heces para detectar leucocitos?

Entre las diversas formas de clasificar las diarreas, una clínicamente útil es la inflamatoria frente a la no inflamatoria. Una prueba de detección simple y económica es el análisis microscópico de las heces para detectar leucocitos. Cuando están presentes, la diarrea se describe como "inflamatoria"; cuando no, es "no inflamatoria". Cuatro de las cinco respuestas que se proponen para este caso de discusión son causas de diarrea inflamatoria. La ausencia de leucocitos fecales prácticamente las descartó. El entorno epidemiológico y los grandes volúmenes de heces acuosas apoyaron aún más el diagnóstico de una diarrea no inflamatoria como la del cólera. Las conexiones con Sudamérica y las verduras frescas agregaron credibilidad a este diagnóstico. Esta paciente ilustra la importancia de la anamnesis y una sencilla prueba de laboratorio para realizar una correlación clínico-microbiológica.

La paciente recibió tratamiento con doxiciclina e hidratación intravenosa. Se recuperó con rapidez y regresó a la universidad en Ecuador, después de insistirle en que respetara las prácticas de alimentos seguros.

En la figura 34-29 se muestra un niño con cólera.

CASO 17: ERUPCIÓN DOLOROSA

Un hombre de 39 años de edad había tenido buena salud. A principios de marzo, 7 días antes de la consulta, presentó un dolor ardiente y parestesias (hormigueo y adormecimiento) en el cuero cabelludo y la frente izquierdos.

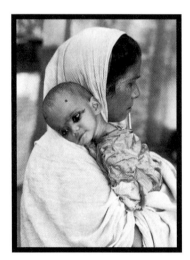

Figura 34-29
Niño con deshidratación grave característica del cólera.

Dos días después, notó varias pápulas (protuberancias elevadas) en su cuero cabelludo (fig. 34-30), seguidas al día siguiente por varias más en su frente sobre la ceja izquierda y en su párpado superior izquierdo. Estas evolucionaron a pequeñas ampollas en las cuales se formaron costras. Cuando las lesiones más antiguas se volvieron costrosas, aparecieron nuevas pápulas en la misma área general. Un médico le mencionó que era hiedra venenosa y le recomendó que utilizara una crema tópica con glucocorticoides. Dos días después (el quinto día después del inicio de la erupción), no había mejorado y consultó con un médico de enfermedades infecciosas.

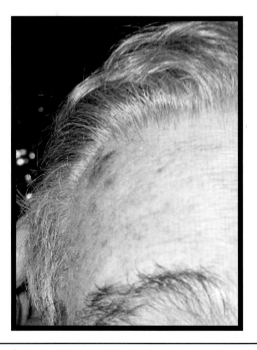

Figura 34-30
Hombre con varias pápulas (protuberancias) grandes en su cuero cabelludo.

No había tenido contacto con las plantas en los días previos al inicio de la erupción.

En la exploración física, su temperatura era de 36.6 °C y el pulso de 88 lpm y regular. Tenía varias pápulas eritematosas (rojas, pero que palidecen con la compresión), grupos de vesículas transparentes llenas de líquido con bases eritematosas y pápulas costrosas en un área que incluía el cuero cabelludo anterior izquierdo, la frente y el párpado superior. Varias de las vesículas tenían pequeñas hendiduras en sus centros ("umbilicaciones"). La punta de la nariz no estaba afectada.

Había tres niños sanos en el hogar, con edades entre los 12 meses y los 5 años. Su esposa, de 36 años de edad, y los tres niños habían estado bien durante varias semanas antes de que el paciente desarrollara la erupción. Unas 2 semanas después de que todas las lesiones se curaron, el paciente comenzó con dolor ardiente en el área donde había estado la erupción.

34.22 La etiología microbiana más probable para la enfermedad de este paciente es:

A. Virus del sarampión
B. Virus varicela zóster
C. *Clostridium perfringens*
D. *Streptococcus pyogenes*
E. *Rickettsia rickettsii*

La respuesta correcta es la B (varicela zóster). La clave es la evolución, el aspecto y la distribución de la erupción. A (sarampión) definitivamente causa una erupción, pero no es vesicular (ampolla), y es más generalizada que la erupción de este paciente. El sarampión también se caracteriza por un enantema (lesiones en el interior de la boca). C (*C. perfringens*) puede producir ampollas, pero en general son grandes y están llenas de líquido sanguinolento. Además, los pacientes con enfermedad sistémica debido a *C. perfringens* suelen estar muy enfermos y se deterioran con rapidez si la intervención no es temprana e intensiva. D (*S. pyogenes*) puede producir lesiones en la piel, incluso vesículas. Estas pueden estar llenas de líquido claro y formar una costra, pero en general no aparecen de esta manera (*véase* más adelante). E (*R. rickettsii*), de manera característica, causa lesiones en la piel, que pueden ir de la pápula a la vesícula. Por lo general, se extienden desde la periferia hacia el centro del cuerpo (de forma centrípeta) y, a menudo, evolucionan a lesiones gangrenosas porque el microorganismo infecta las paredes de los vasos sanguíneos, lo que provoca la interrupción de la irrigación a los órganos, lo que lleva a la necrosis.

Discusión: si bien se podrían realizar pruebas de laboratorio para "confirmar" el diagnóstico, como un examen microscópico del material raspado de la base de una vesícula que todavía no está cubierta (preparación de Tzanck) o incluso cultivos víricos, la enfermedad de este paciente es clásica para el zóster. El zóster es la "reaparición" del virus de la varicela que permanece latente en las células ganglionares sensitivas del tronco encefálico y la médula espinal.

¿Cómo ayuda la distribución de la erupción a apoyar el diagnóstico clínico de zóster?

La erupción se distribuye a lo largo del área del nervio cuya raíz es el sitio donde se encuentran las partículas víricas recién activadas, siguiendo el patrón llamado en *dermatomas*. En el caso de este paciente, el dermatoma es el de la primera división del quinto nervio craneal (trigémino). Cada característica de la erupción de este paciente era clásica de zóster. El virus de la varicela causa lesiones que evolucionan de pápulas a vesículas llenas de líquido claro. El techo de la vesícula a menudo está umbilicado, una característica que es frecuente en ciertos miembros de la familia del herpesvirus, como la varicela zóster y el herpes simple. El líquido se vuelve turbio y, finalmente, el techo de la vesícula se rompe, dejando una costra en su lugar. Es característica del zóster la aparición de dolor o parestesias en el área que eventualmente tendrá la erupción, en general 1 o 2 días antes de que sea evidente (nota: si el médico realiza una anamnesis cuidadosa, y si el dolor o las parestesias siguen un dermatoma, puede parecer realmente inteligente si [correctamente] menciona al paciente que espere una erupción en esa área en 1 o 2 días). Ninguna de las características de la erupción de este paciente se esperaría si se debiera a la hiedra venenosa.

¿Cuál es el pronóstico del paciente con respecto a los síntomas que experimentó?

Una de las peores características del zóster es el dolor, que puede persistir semanas después de que la erupción haya sanado. Esto se denomina *neuralgia postherpética* y puede ser extremadamente grave, en especial en adultos mayores. Se han desarrollado vacunas para individuos de 50 años de edad o mayores que pueden prevenir o disminuir la gravedad de la erupción y la neuralgia postherpética.

Como este paciente era relativamente joven cuando presentó el zóster, la probabilidad de una neuralgia postherpética prolongada era muy pequeña. De hecho, solo la tuvo 2 semanas.

Los medicamentos antivirales administrados de forma sistémica, como el aciclovir o el valaciclovir, pueden promover una curación más rápida de la erupción y reducir la gravedad de la neuralgia postherpética. Para que sean eficaces, se deben administrar dentro de las 72 h posteriores al inicio de la erupción. El diagnóstico de este paciente se realizó correctamente demasiado tarde para poder beneficiarse de la terapia antiviral.

Cuando los pacientes tienen lesiones de zóster graves o extensas, que tienen un virus vivo, pueden contagiarlo a personas que nunca han sido infectadas con el virus varicela zóster. La enfermedad que se ocasiona es la varicela, una manifestación clínica de la infección debido a este virus en personas que nunca la han tenido antes. El zóster solo aparece en individuos que han tenido varicela en el pasado. El hijo de 12 meses del paciente todavía no había recibido la vacuna contra la varicela y, por lo tanto, era susceptible a la enfermedad. Sin embargo, se mantuvo bien y recibió su primera dosis de la vacuna contra la varicela varios meses después de que su padre se recuperó, según el calendario recomendado por los Centers for Disease Control and Prevention y los National Institutes of Health.

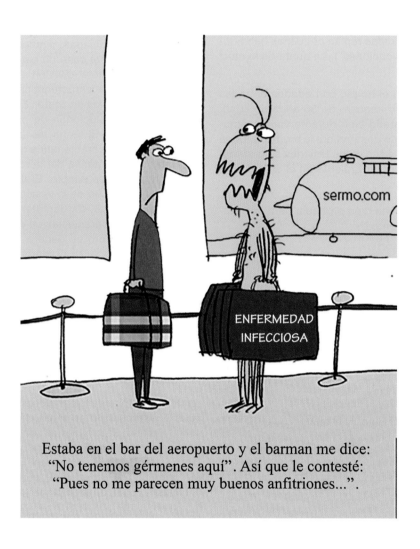

Estaba en el bar del aeropuerto y el barman me dice:
"No tenemos gérmenes aquí". Así que le contesté:
"Pues no me parecen muy buenos anfitriones...".

Índice alfabético de materias

Nota: las entradas en MAYÚSCULAS indican enfermedades y síndromes; los números de página seguidos de *f* señalan figuras.

Fuentes de las figuras

Fig. 2-1. Cortesía de Bernard A. Cohen, MD, Christoph U. Lehmann, MD, DermAtlas, Johns Hopkins University.

Fig. 4-1. Reimpreso de Forbes, B. A., Sahm, D. F., and Weissfeld, A. S. *Bailey & Scotts Diagnostic Microbiology*, Eleventh Edition. Mosby, St. Louis, 2002. Fig. 14-11, p. 200. Copyright © 2002 Elsevier, con autorización.

Fig. 4-3. Tomado de Wistreich, G. A. *Microbiology Perspectives: A Color Atlas*, First Edition. Prentice-Hall, Inc., Upper Saddle River, 1999:86. Fig. 193. Copyright © 1999 by Prentice-Hall, Inc. Reimpreso por Pearson Education, Inc., New York, con autorización.

Fig. 4-5. Tomado de Bottone, E. J., Girolami, R., and Stamm, J. M. *Schneierson's Atlas of Diagnostic Microbiology*, Ninth Edition. Abbott Laboratories, 1984:49.

Fig. 4-7. Reimpreso de Mahon, C. R. and Manuselis, G. *Textbook of Diagnostic Microbiology*, First Edition. W.B. Saunders Company, Philadelphia, 1995. Fig. 9-2A, p. 310. Copyright © 1995 Elsevier, con autorización.

Fig. 4-8 (arriba). Tomado de Alexander, S. K. and Strete, D. *Microbiology: A Photographic Atlas for the Laboratory*, First Edition. Benjamin Cummings, San Francisco, 2001:71. Fig. 5-6. Copyright © 2001 Benjamin Cummings, an imprint of Addison Wesley Longman, Inc. Reimpreso por Pearson Education, Inc., New York, con autorización.

Fig. 4-8 (arriba al centro). Tomado de MyFavoriteTime/Shutterstock.com.

Fig. 4-8 (abajo al centro). Reimpreso de De la Maza, L. M., Pezzlo, M. T., and Baron, E. J. *Color Atlas of Diagnostic Microbiology*, First Edition. Mosby, St. Louis, 1997:61. Fig. 8-16. Copyright © 1997 Elsevier, con autorización.

Fig. 4-8 (abajo). Tomado de Gillies, R. R. and Dodds, T. C. *Bacteriology Illustrated*, Third Edition. Churchill Livingstone, Edinburgh, 1973:41.

Fig. 4-12. Reimpreso de Forbes, B. A., Sahm, D. F., and Weissfeld, A. S. *Bailey & Scotts Diagnostic Microbiology*, Eleventh Edition. Mosby, St. Louis, 2002. Fig. 15-6, p. 212. Copyright © 2002 Elsevier, con autorización.

Fig. 6-10. Reimpreso de Lim, D. *Microbiology*, Third Edition. Kendall Hunt Publishing, 2002:55. Fig. 3.13, con autorización.

Fig. 8-6. Copyright © Mediscan/Visuals Unlimited, Inc.

Fig. 8-7. Cortesía del Dr. Gary E. Kaiser.

Fig. 8-8. Datos de Extending the Cure. Disponibles en http://www.extendingthecure.org/.

Fig. 8-10. Datos de Peters, G., Gray, E. D., and Johnson, G. M. En: Bisno, A. L. and Waldvogel, F. A., eds. *Infections Associated with Indwelling Medical Devices*. American Society for Microbiology, 1989. Fig. 1, p. 62.

Fig. 8-12 (fila central, centro). Cortesía del Dr. John Bezzant.

Fig. 8-12 (fila central, derecha). Cortesía del Dr. John Bezzant.

Fig. 8-12 (fila inferior, izquierda). Tomado de Ocskay Mark/Shutterstock.com.

Fig. 8-12 (fila inferior, centro). Tomado de Schenfeld, L. A. Staphylococcal scalded skin syndrome. *New England Journal of Medicine*, 342:1177 (2000). Copyright © 2000 Massachusetts Medical Society. Reimpreso por Massachusetts Medical Society, con autorización.

Fig. 8-12 (fila inferior, derecha). Cortesía del Dr. John Bezzant.

Fig. 9-5. Reimpreso de Meltzer, D. L. and Kabongo, M. Necrotizing fasciitis: a diagnostic challenge and current treatment concepts. *American Family Physician*, 56(1):145–149 (1997), con autorización. Copyright © 1997 American Academy of Family Physicians. Todos los derechos reservados.

Fig. 9-11(A). Reimpreso de MacFaddin, J. F. *Biochemical Tests for Identification of Medical Bacteria*, Third Edition. Lippincott Williams & Wilkins, Philadelphia, 2000. Fig. 3-1, p. 806, con autorización.

Fig. 9-11(B). Tomado de Gillies, R. R. and Dodds, T. C. *Bacteriology Illustrated*, Third Edition. Churchill Livingstone, Edinburgh, 1973:58.

Fig. 9-11(C). Reimpreso de Hart, T. and Shears, P. *Color Atlas of Medical Microbiology*, First Edition. Mosby-Wolfe, Londres, 1996. Fig. 123, p. 97. Copyright © 1996 Elsevier, con autorización.

Fig. 9-12. Datos de los Centers for Disease Control and Prevention.

Fig. 9-14. Cortesía del Dr. David Rayner, University of Alberta Lab Med & Pathology.

Fig. 9-15 (fila superior, izquierda). Cortesía del Dr. Donna Duckworth.

Fig. 9-15 (fila superior, derecha). Cortesía del Dr. Donna Duckworth.

Fig. 9-15 (fila inferior, izquierda). Tomado de Bisno, A. L. and Stevens, D. L. Streptococcal infections of skin and soft tissues. *New England Journal of Medicine*, 334(4):240–246 (1996). Copyright © 1996 Massachusetts Medical Society. Reimpreso por Massachusetts Medical Society, con autorización.

Fig. 9-15 (fila inferior, al centro). Reimpreso de Whalen, K. *Lippincott® Illustrated Reviews: Pharmacology*, Seventh Edition. Wolters Kluwer, Philadelphia, 2019. Fig. 43.4, con autorización.

Fig 9-15 (fila inferior, derecha). Reimpreso de Mir, M. A. *Atlas of Clinical Diagnosis*, First Edition. W.B. Saunders Company Ltd., Londres, 1995. Fig. 2.103, p. 86. Copyright © 1995 Elsevier, con autorización.

Fig. 10-3. Reimpreso de *2000 Red Book: Report of the Committee on Infectious Diseases*. American Academy of Pediatrics, Elk Grove Village, 2000, con autorización of American Academy of Pediatrics; autorización obtenida a través de Copyright Clearance Center, Inc.

Fig. 10-4 (izquierda). Tomado de Alexander, S. K. and Strete, D. *Microbiology: A Photographic Atlas for the Laboratory*, First Edition. Benjamin Cummings, San Francisco, 2001:13. Fig. 2-7. Copyright © 2001 Benjamin Cummings, an imprint of Addison Wesley Longman, Inc. Reimpreso por Pearson Education, Inc., New York, con autorización.

Fig. 10-4 (derecha). Cortesía de Harriet C. W. Thompson, MS, Departamento de Microbiología, Immunología y Parasitología, Louisiana State University Health Sciences Center, New Orleans.

Fig. 10-4 (abajo). Tomado de Farrar, W. E., Wood, M. J., Innes, J. A., and Tubbs, H. *Infectious Diseases*, Second Edition. Gower Medical Publishing, 1992. Fig. 1.35, p. 1.11.

Fig. 10-5. Public Health Image Library, Centers for Disease Control and Prevention.

Fig. 10-7 (arriba izquiera y derecha). Tomado de Bottone, E. J., Girolami, R. and Stamm, J. M. *Schneierson's Atlas of Diagnostic Microbiology*, Ninth Edition. Abbott Laboratories, 1984:5.

Fig. 10-7 (abajo izquierda y derecha). Public Health Image Library, Centers for Disease Control and Prevention.

Fig. 11-2. Tomado de Bottone, E. J., Girolami, R., and Stamm, J. M. *Schneierson's Atlas of Diagnostic Microbiology*, Ninth Edition. Abbott Laboratories, 1984:37.

Fig. 11-4. Reimpreso de Brown, T. J., Yen-Moore, A., and Tyring, S. K. An overview of sexually transmitted diseases. Part I. *Journal of the American Academy of Dermatology*, 41(4):511–532 (1999). Fig. 10. Copyright © 1999 Elsevier, con autorización.

Fig. 11-5. Reimpreso de Hoeprich, P. D., Jordan, M. C., and Ronald, A. R. *Infectious Diseases: A Treatise of Infectious Processes*, Fifth Edition. J.B. Lippincott Company, Philadelphia, 1994. Fig. 70-6, p. 681, con autorización.

Fig. 11-6. Datos de los Centers for Disease Control and Prevention.

Fig. 11-7. Tomado de Bottone, E. J., Girolami, R., and Stamm, J. M. *Schneierson's Atlas of Diagnostic Microbiology*, Ninth Edition. Abbott Laboratories, 1984:37.

Fig. 11-8. Tomado de Gomez, R. and Buescher, E. S. Images in clinical medicine. meningococcemia. *New England Journal of Medicine*, 336:707(1997):240–246 (1996). Copyright © 1997 Massachusetts Medical Society. Reimpreso por Massachusetts Medical Society, con autorización.

Fig. 11-10. Datos de los Centers for Disease Control and Prevention.

Fig. 11-11. Tomado de Beeching, N. J. and Nye, F. J. *Diagnostic Picture Tests in Clinical Infectious Disease*, First Edition. Mosby-Wolfe, Londres, 1996. Fig. 61, p. 33. Reimpreso del Dr. Nick Beeching y el Dr. Fred Nye, con autorización.

Fig. 11-15 (arriba izquierda y derecha). Tomado de Bottone, E. J., Girolami, R. and Stamm, J. M. *Schneierson's Atlas of Diagnostic Microbiology*, Ninth Edition. Abbott Laboratories, 1984:37.

Fig. 11-15 (fila central). Fotografías cortesía de Dustin L. Kigashi, Al Agellon, y Magdalene So.

Fig. 12-5 (izquierda). Reimpreso de McConnell, T. H. *The Nature of Disease: Pathology for the Health Professions*, Second Edition. Wolters Kluwer Health/Lippincott Williams & Wilkins, Philadelphia, 2014. Fig. 4.2, con autorización.

Fig. 12-7 (izquierda). Tomado de Wistreich, G. A. *Microbiology Perspectives: A Color Atlas*, First Edition. Prentice-Hall, Inc., Upper Saddle River, 1999:59. Fig. 131. Copyright © 1999 by Prentice-Hall, Inc. Reimpreso por Pearson Education, Inc., New York, con autorización.

Fig. 12-8. Reimpreso de Koneman, E. W., Allen, S. D., Janda, W. M., Schreckenberger, P. C., and Winn, W. C. *Color Atlas and Textbook of Diagnostic Microbiology*, Fifth Edition. J.B. Lippincott Company, Philadelphia, 1997. Lámina 6-1A, con autorización.

Fig. 12-10 (izquierda). Reimpreso de Koneman, E. W., Allen, S. D., Janda, W. M., Schreckenberger, P. C., and Winn, W. C. *Color Atlas and Textbook of Diagnostic*

Microbiology, Fourth Edition. J.B. Lippincott Company, Philadelphia, 1992. Lámina 5-1A, con autorización.

Fig. 12-10 (derecha). Tomado de Varnam, A. H. and Evans, M. G. *Foodborne Pathogens*. Mosby-Yearbook, Inc., 1991. Fig. 170, p. 228.

Fig. 12-12 (derecha). Microfotografía de Leboffe, M. J. and Pierce, B. E. *A Photographic Atlas for the Microbiology Laboratory*, Fourth Edition. Morton Publishing Company, Englewood, 2011. Fig. 12-55. Usado por Morton Publishing, con autorización.

Fig. 12-14. Copyright Dennis Kunkel Microscopy, Inc./Science Source.

Fig. 12-15. Public Health Image Library, Centers for Disease Control and Prevention.

Fig. 12-16. Tomado de Genta, R. M. and Graham, D. Y. Images in clinical medicine. Helicobacter pylori *in a gastric pit.* New England Journal of Medicine, 335(4):240–246 (1996). Copyright © 1996 Massachusetts Medical Society. Reimpreso por Massachusetts Medical Society, con autorización.

Fig. 12-18 (izquierda). Microfotografía de Leboffe, M. J. and Pierce, B. E. *A Photographic Atlas for the Microbiology Laboratory*, Fourth Edition. Morton Publishing Company, Englewood, 2011. Fig. 12-31. Usado por Morton Publishing, con autorización.

Fig. 12-18 (derecha). Reimpreso por Xia, H. X., Keane, C. T., and O'Morain, C. A. Culture of *Helicobacter pylori* under aerobic conditions on solid media. *European Journal of Clinical Microbiology and Infectious Disease,* 13(5):406–409 (1994). Copyright © 1994 Friedr. Vieweg & Sohn Verlagsgesellschaft mbH, con autorización.

Fig. 13-2. Tomado de Gyorkey, F., Musher, D., Gyorkey, P., et al. Nontypable *Haemophilus influenzae* are unencapsulated both *in vivo* and *in vitro*. *Journal of Infectious Disease*, 149(4):518–522 (1984). Reproducido por University of Chicago, con autorización.

Fig. 13-5 (arriba a la izquierda). Reimpreso de Quintiliani, R. and Bartlett, R. C. *Examination of the Gram-Stained Smear*. Hoffman-La Roche, Inc., 1994. Fig. 7, con autorización.

Fig. 13-5 (abajo). Tomado de Farrar, W. E., Wood, M. J., Innes, J. A., and Tubbs, H. *Infectious Diseases*, Second Edition. Gower Medical Publishing, 1992. Fig. 3.3, p. 3.4.

Fig. 13-8 (arriba a la izquierda). Tomado de Alexander, S. K. and Strete, D. *Microbiology: A Photographic Atlas for the Laboratory*, First Edition. Benjamin Cummings, San Francisco, 2001:123. Fig. 9.2: Copyright © 2001 Benjamin Cummings, an imprint of Addison Wesley Longman, Inc. Reimpreso por Pearson Education, Inc., New York, con autorización.

Fig. 13-8 (arriba a la derecha). Reimpreso de Koneman, E. W., Allen, S. D., Janda, W. M., Schreckenberger, P. C., and Winn, W. C. *Color Atlas and Textbook of Diagnostic Microbiology*, Fourth Edition. J.B. Lippincott

Company, Philadelphia, 1992. Lámina 7-2E, con autorización.

Fig. 13-8 (abajo). NIBSC/Science PhotoLibrary/Photo Researcher, Inc./Science Source.

Fig. 13-9. Datos de los Centers for Disease Control and Prevention.

Fig. 13-11 (izquierda). Microfotografía de Leboffe, M. J. and Pierce, B. E. *A Photographic Atlas for the Microbiology Laboratory*, Fourth Edition. Morton Publishing Company, Englewood, 2011. Fig. 12-34. Usado por Morton Publishing, con autorización.

Fig. 13-11 (derecha). Reimpreso de Koneman, E. W., Allen, S. D., Janda, W. M., Schreckenberger, P. C., and Winn, W. C. *Color Atlas and Textbook of Diagnostic Microbiology*, Fourth Edition. J.B. Lippincott Company, Philadelphia, 1992. Lámina 8-1E, con autorización.

Fig. 13-12. Tomado de Kassirer, J. P. *Images in Clinical Medicine: Selections from The New England Journal of Medicine*. Massachusetts Medical Society, Waltham, 1997:203. Copyright © 1997 Massachusetts Medical Society. Reproducido por Taylor and Francis Group, LLC, división de Informa plc, con autorización.

Fig. 13-15 (izquierda). Microfotografía de Leboffe, M. J. and Pierce, B. E. *A Photographic Atlas for the Microbiology Laboratory*, Fourth Edition. Morton Publishing Company, Englewood, 2011. Fig. 12-12. Usado por Morton Publishing, con autorización.

Fig. 13-15 (derecha). Reimpreso de de la Maza, L. M., Pezzlo, M. T., and Baron, E. J. *Color Atlas of Diagnostic Microbiology*, First Edition. Mosby, St. Louis, 1997. Fig. 9-18, p. 77. Copyright © 1997 Elsevier, con autorización.

Fig. 13-16. Reimpreso de Volk, W. A., Gebhardt, B. M., Hammarskjold, M., and Kadner, R. J. *Essentials of Microbiology*, Fifth Edition. Lippincott-Raven, Philadelphia, 1996. Fig. 27-5, p. 393, con autorización.

Fig. 13-17. Cortesía del Dr. Sellers, Emory University, Public Health Image Library, Centers for Disease Control and Prevention.

Fig. 13-18 (arriba a la izquierda). Reimpreso de Koneman, E. W., Allen, S. D., Janda, W. M., Schreckenberger, P. C., and Winn, W. C. *Color Atlas and Textbook of Diagnostic Microbiology*, Fifth Edition. J.B. Lippincott Company, Philadelphia, 1997. Lámina 8-3H, con autorización.

Fig. 13-18 (arriba a la derecha). Reimpreso de Koneman, E. W., Allen, S. D., Janda, W. M., Schreckenberger, P. C., and Winn, W. C. *Color Atlas and Textbook of Diagnostic Microbiology*, Fourth Edition. J.B. Lippincott Company, Philadelphia, 1992. Lámina 7-2J, con autorización.

Fig. 13-18 (abajo). Center for Disease Control, Atlanta.

Fig. 13-20. Tomado de Wistreich, G. A. *Microbiology Perspectives: A Color Atlas*, First Edition. Prentice-Hall, Inc., Upper Saddle River, 1999:63. **Fig. 140:** Copyright © 1999 by Prentice-Hall, Inc. Reimpreso por Pearson Education, Inc., New York, con autorización.

Fig. 13-21. Microfotografía de Leboffe, M. J. and Pierce, B. E. *A Photographic Atlas for the Microbiology Laboratory*, Fourth Edition. Morton Publishing Company, Englewood, 2011. Fig. 12-71. Usado por Morton Publishing, con autorización.

Fig. 13-23(A). Reimpreso de Hart, T. and Shears, P. *Color Atlas of Medical Microbiology*, First Edition. Mosby-Wolfe, Londres, 1996.
Fig. 221, p. 150. Copyright © 1996 Elsevier, con autorización.

Fig. 13-23(B). Reimpreso de Krammer, T. T. *Comparative Pathogenic Bacteriology (Filmstrip)*. W.B. Saunders Company, 1972. Slide: 34. Copyright © 1972 Elsevier, con autorización.

Fig. 14-4. Tomado de Stephens, M. B. Gas gangrene. *Postgraduate Medicine*, 99(4):217–224 (1996). Reimpreso por Taylor & Francis Ltd. http://www.tandfonline.com, con autorización.

Fig. 14-5. Tomado de Bottone, E. J., Girolami, R., and Stamm, J. M. *Schneierson's Atlas of Diagnostic Microbiology*, Ninth Edition. Abbott Laboratories, 1984:9.

Fig. 14-8. Cortesía del Dr. Gary E. Kaiser, The Community College of Baltimore County.

Fig. 14-10 (al centro a la izquierda). Tomado de Betts, R. F., Chapman, S. W., and Penn, R. L. *Reese and Betts' A Practical Approach to Infectious Diseases*, Fifth Edition. Lippincott Williams & Wilkins, 2003, lámina a color 4.21.

Fig. 14-10 (abajo a la derecha). Tomado de Finegold, S. M., Baron, E. J., and Wexler, H. M. *A Clinical Guide to Anaerobic Infections*. Star Publishing Company, 1992. Fig. 87, p. 82.

Fig. 14-10 (al centro a la derecha). Tomado de Finegold, S. M., Baron, E. J., and Wexler, H. M. *A Clinical Guide to Anaerobic Infections*. Star Publishing Company, 1992. Fig. 86, p. 82.

Fig. 14-10 (abajo a la izquierda). Tomado de Kelly, C. P., Pothoulakis, C., and LaMont, J. T. *Clostridium difficile* colitis. *New England Journal of Medicine*, 330(4):257–262 (1994). Copyright © 1994 Massachusetts Medical Society. Reimpreso por Massachusetts Medical Society, con autorización.

Fig. 15-3. Reimpreso de McMillan, A. and Scott, G. R. *Sexually Transmitted Diseases*, First Edition. Churchill Livingstone, Edinburgh, 1991:42. Fig. 63: Copyright © 1991 Elsevier, con autorización.

Fig. 15-4 (izquierda). Reimpreso de Brown, T. J., Yen-Moore, A., and Tyring, S. K. An overview of sexually transmitted diseases. Part I. *Journal of the American Academy of Dermatology*, 41(4):511–532 (1999). Fig. 1 Copyright © 1999 Elsevier, con autorización.

Fig. 15-4 (al centro a la izquierda). Reimpreso de Brown, T. J., Yen-Moore, A., and Tyring, S. K. An overview of sexually transmitted diseases. Part I. *Journal of the American Academy of Dermatology*, 41(4):511–532 (1999). Fig. 4. Copyright © 1999 Elsevier, con autorización.

Fig. 15-4 (al centro a la derecha). Reimpreso de McMillan, A. and Scott, G. R. *Sexually Transmitted Diseases*, First Edition. Churchill Livingstone, Edinburgh, 1991:42. Fig. 63. Copyright © 1991 Elsevier, con autorización.

Fig. 15-4 (derecha). Reimpreso de Brown, T. J., Yen-Moore, A., and Tyring, S. K. An overview of sexually transmitted diseases. Part I. *Journal of the American Academy of Dermatology*, 41(4):511–532 (1999). Fig. 8. Copyright © 1999 Elsevier, con autorización.

Fig. 15-5. Reimpreso de McMillan, A. and Scott, G. R. *Sexually Transmitted Diseases*, First Edition. Churchill Livingstone, Edinburgh, 1991:92. Fig. 136. Copyright © 1991 Elsevier, con autorización.

Fig. 15-6. Datos de los Centers for Disease Control and Prevention.

Fig. 15-7 (izquierda). Reimpreso de McMillan, A. and Scott, G. R. *Sexually Transmitted Diseases*, First Edition. Churchill Livingstone, Edinburgh, 1991:42. Fig. 64. Copyright © 1991 Elsevier, con autorización.

Fig. 15-7 (derecha). Reimpreso de Brown, T. J., Yen-Moore, A., and Tyring, S. K. An overview of sexually transmitted diseases. Part I. *Journal of the American Academy of Dermatology*, 41(4):511–532 (1999). Fig. 1. Copyright © 1999 Elsevier, con autorización.

Fig. 15-9 (izquierda). Tomado de Verdon, M. E. and Sigal, L. H. Recognition and management of Lyme disease. *American Family Physician*, 56(2):429 (1997). Cortesía de los Centers for Disease Control and Prevention.

Fig. 15-9 (derecha). Departamento de Dermatología, Servicios Universitarios Uniformados, Bethesda, Maryland.

Fig. 15-12 (arriba). American Society Microbiology (Microbelibrary.org). Jeffrey Nelson, Rush University.

Fig. 15-12 (abajo). Tomado de Ledbetter, L. S., Hsu, S., and Lee, J. B. Large, patchy skin eruptions after a hiking trip. Erythema chronicum migrans hallmarks Lyme disease. *Postgraduate Medicine*, 107(5):51–53 (2001). Reimpreso por Taylor & Francis Ltd. http://www.tandfonline.com, con autorización.

Fig. 15-13. Reimpreso de Volk, W. A., Benjamin, D. C., Kadner, R. J., and Parson, J. T. *Essentials of Microbiology*, Fourth Edition. JB Lippincott Company, Philadelphia, 1991. Fig. 31-5, p. 490, con autorización.

Fig. 15-14 (arriba). Tomado de Wistreich, G. A. *Microbiology Perspectives: A Color Atlas*, First Edition. Prentice-Hall, Inc., Upper Saddle River, 1999:39. Fig. 72. Copyright © 1999 by Prentice-Hall, Inc. Reimpreso por Pearson Education, Inc., New York, con autorización.

Fig. 15-14 (abajo). Tomado de Farrar, W. E., Wood, M. J., Innes, J. A., and Tubbs, H. *Infectious Diseases*, Second Edition. Gower Medical Publishing, 1992. Fig. 13.40, p. 13.15.

Fig. 16-4 (arriba). Tomado de Kassirer, J. P. *Images in Clinical Medicine: Selections from The New England Journal of Medicine*. Massachusetts Medical Society, Waltham, 1997:38. Copyright © 1997 Massachusetts Medical Society. Reproducido por Taylor and Francis Group, LLC, a division of Informa plc, con autorización.

Fig. 16-4 (abajo). Tomado de Farrar, W. E., Wood, M. J., Innes, J. A., and Tubbs, H. *Infectious Diseases*, Second Edition. Gower Medical Publishing, 1992. Fig. 2.25, p. 2.8.

Fig. 17-2. Cutlip, R. C., National Animal Disease Center. United States Department of Agriculture. Agricultural Research Service.

Fig. 17-5. Cortesía del Dr. Umberto Benelli, Online Atlas of Ophthalmology.

Fig. 17-6. Datos de los Centers for Disease Control and Prevention.

Fig. 17-7 (arriba al centro). Tomado de Wistreich, G. A. *Microbiology Perspectives: A Color Atlas*, First Edition. Prentice-Hall, Inc., Upper Saddle River, 1999:71. Fig. 158-B. Copyright © 1999 by Prentice-Hall, Inc. Reimpreso por Pearson Education, Inc., New York, con autorización.

Fig. 17-7 (fila central, centro). Cortesía del Dr. Umberto Benelli, Online Atlas of Ophthalmology.

Fig. 17-7 (fila central, derecha). Cortesía de Vanderbilt University Medical Center, Department of Emergency Medicine.

Fig. 17-7 (abajo a la izquierda). Reimpreso de McMillan, A. and Scott, G. R. *Sexually Transmitted Diseases*, First Edition. Churchill Livingstone, Edinburgh, 1991:16. Fig. 25. Copyright © 1991 Elsevier, con autorización.

Fig. 17-7 (fila inferior, al centro). Cortesía del Dr. Umberto Benelli, Online Atlas of Ophthalmology.

Fig 17-7 (fila inferior, derecha). Reimpreso de McMillan, A. and Scott, G. R. *Sexually Transmitted Diseases*, First Edition. Churchill Livingstone, Edinburgh, 1991:18. Fig. 24. Copyright © 1991 Elsevier, con autorización.

Fig. 18-2(A). Cortesía del Dr. George P. Kubica, Public Health Image Library, Centers for Disease Control and Prevention.

Fig. 18-2(B). Tomado de Alexander, S. K. and Strete, D. *Microbiology: A Photographic Atlas for the Laboratory*, First Edition. Benjamin Cummings, San Francisco, 2001:15. Fig. 2-17. Copyright © 2001 Benjamin Cummings, an imprint of Addison Wesley Longman, Inc. Reimpreso por Pearson Education, Inc., New York, con autorización.

Fig. 18-3. Datos de los Center for Disease Control, Atlanta, 1999.

Fig. 18-4. Tomado de Dannenberg, A. M., Jr. Immunopathogenesis of pulmonary tuberculosis. *Hospital Practice*, 28(1):51–58 (1993). Illustrations by Seward Hung and Laura Pardi Duprey. Reimpreso por Taylor & Francis Ltd. http://www.tandfonline.com, con autorización.

Fig. 18-5. Michael D. Iseman/National Jewish Health.

Fig. 18-7. Republicado por McGraw-Hill Education from Talaro, K. P. and Talaro, A. *Foundations in Microbiology*, Third Edition. WCB/McGraw-Hill, Boston, 1999:612. Fig. 19.19, con autorización; obtenido a través de Copyright Clearance Center, Inc.

Fig. 18-9. Cortesía del Dr. George P. Kubica, Public Health Image Library, Centers for Disease Control and Prevention.

Fig. 18-10. Datos de los Centers for Disease Control and Prevention.

Fig. 18-11. Datos de los Centers for Disease Control and Prevention.

Fig. 18-14. Tomado de Binford, C. H. and Connor D. H. *Pathology of Tropical and Extraordinary Diseases: An Atlas*. Armed Forces Institute of Pathology, Washington, DC, 1976.

Fig. 18-15 (arriba a la izquierda). Tomado de Wistreich, G. A. *Microbiology Perspectives: A Color Atlas*, First Edition. Prentice-Hall, Inc., Upper Saddle River, 1999:86. Fig. 193. Copyright © 1999 by Prentice-Hall, Inc. Reimpreso por Pearson Education, Inc., New York, con autorización.

Fig. 18-15 (arriba a la derecha). Cortesía del Dr. George P. Kubica, Public Health Image Library, Centers for Disease Control and Prevention.

Fig. 18-16. Public Health Image Library, Centers for Disease Control and Prevention.

Fig. 19-2. Reimpreso de Volk, W. A., Gebhardt, B. M., Hammarskjold, M., et al. *Essentials of Microbiology*, Fifth Edition. Lippincott-Raven, Philadelphia, 1996. Fig. 34-1, p. 459, con autorización.

Fig. 19-3. Public Health Image Library, Centers for Disease Control and Prevention.

Fig. 19-5 (arriba). Copyright © Dr. Ken Greer/Visuals Unlimited, Inc.

Fig. 20-2(A). Reimpreso de Kwon-Chung, K. J. and Bennett, J. E. *Medical Mycology*, Second Edition. Lea & Febiger, Philadelphia, 1992, con autorización.

Fig. 20-2(B). Tomado de David Scharf/Science Source.

Fig. 20-3(A). Tomado de Champe, S. P. and Simon, L. D. Cellular differentiation and tissue formation in the fungus *Aspergillus nidulans*. En: Rossomando, E. F. and Alexander, S.,

eds. *Morphogenesis*, First Edition. Marcel Dekker, Inc., New York, 1992. Fig. 2: Copyright © 1992 by Marcel Dekker, Inc. Reproducido por Taylor and Francis Group, LLC, a division of Informa plc, con autorización.

Fig. 20-3(B). Tomado de Champe, S. P. and Simon, L. D. Cellular differentiation and tissue formation in the fungus *Aspergillus nidulans*. En: Rossomando, E. F. and Alexander, S., eds. *Morphogenesis*, First Edition. Marcel Dekker, Inc., New York, 1992. Fig. 3. Copyright © 1992 by Marcel Dekker, Inc. Reproducido por Taylor and Francis Group, LLC, a division of Informa plc, con autorización.

Fig. 20-5(A). Reimpreso de Habif, T. P. *Clinical Dermatology: A Color Guide to Diagnosis and Therapy*, Third Edition. Mosby, St. Louis, 1996:367. Fig. 13-7. Copyright © 1996 Elsevier.

Fig. 20-5(B). Reimpreso de Habif, T. P. *Clinical Dermatology: A Color Guide to Diagnosis and Therapy*, Third Edition. Mosby, St. Louis, 1996:374. Fig. 13-21. Copyright © 1996 Elsevier.

Fig. 20-5(C). Reimpreso de *Stedman's Medical Dictionary for the Health Professions and Nursing*, Illustrated Sixth Edition. Wolters Kluwer Health/Lippincott Williams & Wilkins, Philadelphia, 2008:1565, con autorización.

Fig. 20-5(D). Imagen provista por Stedman.

Fig. 20-5(E). Reimpreso de Mir, M. A. *Atlas of Clinical Diagnosis*, First Edition. W.B. Saunders Company Ltd., Londres, 1995. Fig. 10-21, p. 203. Copyright © 1995 Elsevier, con autorización.

Fig. 20-6(A). Dr. Lucille K. Georg, Public Health Image Library, Centers for Disease Control and Prevention.

Fig. 20-6(C). Cortesía del Institute of Tropical Medicine Antwerp.

Fig. 20-7. Reimpreso de Rubin, E. and Farber, J. L. *Pathology*, Second Edition. J.B. Lippincott Company, Philadelphia, 1994. Fig. 9-60, p. 419, con autorización.

Fig. 20-8 (arriba a la izquierda). Reimpreso de Rubin, E. and Farber, J. L. *Pathology*, Second Edition. J.B. Lippincott Company, Philadelphia, 1994. Fig. 9-57, p. 416, con autorización.

Fig. 20-8 (arriba a la derecha). Reimpreso de Rubin, E. and Farber, J. L. *Pathology*, Second Edition. J.B. Lippincott Company, Philadelphia, 1994. Fig. 9-58, con autorización.

Fig. 20-8 (abajo a la izquierda). Dr. Libero Ajello, Public Health Image Library, Centers for Disease Control and Prevention.

Fig. 20-8 (abajo a la derecha). Reimpreso de Koneman, E. W. and Roberts, G. D. *Practical Laboratory Mycology*, Third Edition. Williams & Wilkins, Baltimore, 1985, con autorización.

Fig. 20-9. Center for Disease Control, Atlanta.

Fig. 20-10. Reimpreso de Murray, P. R., Kobayashi, G. S., Pfaller, M. A., et al. *Medical Microbiology*, Second Edition. Mosby, St. Louis, 1994. Fig. 44-3, p. 418.

Fig. 20-11. Reimpreso de Goldman, M., Johnson, P. C., and Sarosi, G. A. Fungal pneumonias: the endemic mycoses. *Clinics in Chest Medicine*, 20(3):507–519 (1999). Copyright © 1999 Elsevier, con autorización.

Fig. 20-13. Tomado de Kassirer, J. P. *Images in Clinical Medicine: Selections from The New England Journal of Medicine*. Massachusetts Medical Society, Waltham, 1997:44. Copyright © 1997 Massachusetts Medical Society. Reproducido por Taylor and Francis Group, LLC, a division of Informa plc, con autorización.

Fig. 20-14. Reimpreso de Rubin, E. and Farber, J. L. *Pathology*, Second Edition. J.B. Lippincott Company, Philadelphia, 1994. Fig. 9-51, p. 409, con autorización.

Fig. 20-15. Reimpreso de Rubin, E. and Farber, J. L. *Pathology*, Second Edition. J.B. Lippincott Company, Philadelphia, 1994. Fig. 9-55, p. 4149, con autorización.

Fig. 20-16. Tomado de McGee, J., Isaacson, P. G., Wright, N. A. *Oxford Textbook of Pathology*. Oxford University Press, New York, 1992. Fig. 6.30. Reproducido por Oxford University Press, con autorización.

Fig. 20-18. Reimpreso de Volk, W. A., Gebhardt, B. M., Hammarskjold, M., et al. *Essentials of Microbiology*, Fifth Edition. Lippincott-Raven, Philadelphia, 1996. Fig. 35-18, p. 492, con autorización.

Fig. 20-19. CDC/Dr. Edwin P. Edwin, Jr., 1984.

Fig. 20-20. Reimpreso de Emond, R. T. D., Rowland, H. A. K., and Welsby, P. D. *Color Atlas of Infectious Diseases*, Third Edition. Mosby-Wolfe, Londres, 1995. Fig. 339, p. 283. Copyright © 1995 Elsevier, con autorización.

Fig. 21-3-B. Tomado de Gillies, R. R. and Dodds, T. C. *Bacteriology Illustrated*, Third Edition. Churchill Livingstone, Edinburgh, 1973:194.

Fig. 21-4. CDC—DPDx—Laboratory Identification of Parasites of Public Health Concern.

Fig. 21-5. Public Health Image Library, Centers for Disease Control and Prevention.

Fig. 21-7. Tomado de Gillies, R. R. and Dodds, T. C. *Bacteriology Illustrated*, Third Edition. Churchill Livingstone, Edinburgh, 1973:198.

Fig. 21-12. Reimpreso de Sun, T. *Parasitic Disorders: Pathology, Diagnosis and Management*, Second Edition. Williams & Wilkins, Baltimore, 1999. Fig. 5.7, p. 23, con autorización.

Fig. 21-14. Public Health Image Library, Centers for Disease Control and Prevention.

Fig. 21-15. Tomado de Sethi, S., Alcid, D., Kesarwala, H., and Tolan, R. W. *Emerging Infectious Disease Journal*, 15(5) (2009), Centers for Disease Control and Prevention.

Fig. 22-2. Reimpreso de De la Maza, L. M., Pezzlo, M. T., and Baron, E. J. *Color Atlas of Diagnostic Microbiology*, First Edition. Mosby, St. Louis, 1997. Fig. 15-104, p. 170. Copyright © 1997 Elsevier, con autorización.

Fig. 22-4. Tomado de la colección de Herman Zaiman, 'A Presentation of Pictorial Parasites'. Diapositiva 16.

Fig. 22-6. Tomado de Kassirer, J. P. *Images in Clinical Medicine: Selections from The New England Journal of Medicine*. Massachusetts Medical Society, Waltham, 1997:295. Copyright © 1997 Massachusetts Medical Society. Reproducido por Taylor and Francis Group, LLC, a division of Informa plc, con autorización.

Fig. 22-9. Tomado de Kassirer, J. P. *Images in Clinical Medicine: Selections from The New England Journal of Medicine*. Massachusetts Medical Society, Waltham, 1997:306. Copyright © 1997 Massachusetts Medical Society. Reproducido por Taylor and Francis Group, LLC, a division of Informa plc, con autorización.

Fig. 24-4(B). Tomado de Ordoukhanian, E. and Lane, A. T. Warts and molluscum contagiosum. *Postgraduate Medicine*, 101(2):223–235 (1997). Reimpreso por Taylor & Francis Ltd. http://www.tandfonline.com, con autorización.

Fig. 24-4(C). Tomado de Ordoukhanian, E. and Lane, A. T. Warts and molluscum contagiosum. *Postgraduate Medicine*, 101(2):223–235 (1997). 223–235 (1997). Reimpreso por Taylor & Francis Ltd. http://www.tandfonline.com, con autorización.

Fig. 24-7. Reimpreso de Arthur, R. R. and Shah, K. V. Papovaviridae: the polyomaviruses. En: Lennette, E. H., Halonen, P., and Murphy, F. A., eds. *Laboratory Diagnosis of Infectious Diseases: Principles and Practices. Vol. II*, First Edition. Springer-Verlag, New York, 1988:317–323, con autorización.

Fig. 24-8(B). Reimpreso de Ginsberg, H. S. *The Adenoviruses*. Plenum Publishers, New York, 1984. Copyright © 1984 Plenum Press, con autorización.

Fig. 24-8(C). Reimpreso de Volk, W. A., Benjamin, D. C., Kadner, R. J., and Parson, J. T. *Essentials of Microbiology*, Fourth Edition. J.B. Lippincott Company, Philadelphia, 1991. Fig. 41-4, p. 563, con autorización.

Fig. 24-11. Tomado de Kassirer, J. P. *Images in Clinical Medicine: Selections from The New England Journal of Medicine*. Massachusetts Medical Society, Waltham, 1997:19. Copyright © 1997 Massachusetts Medical Society. Reproducido por Taylor and Francis Group, LLC, a division of Informa plc, con autorización.

Fig. 25-2. Reimpreso de Volk, W. A., Gebhardt, B. M., Hammarskjold, M., et al. *Essentials of Microbiology*, Fifth Edition.

Lippincott-Raven, Philadelphia, 1996. Fig. 38-4A, p. 522, con autorización.

Fig. 25-4. Cortesía de Bernard A. Cohen, MD, Christoph U. Lehmann, MD, DermAtlas, Johns Hopkins University.

Fig. 25-5 (arriba). Public Health Image Library, Centers for Disease Control and Prevention.

Fig. 25-5 (abajo). Public Health Image Library, Centers for Disease Control and Prevention.

Fig. 25-11. Reimpreso de Habif, T. P. *Clinical Dermatology: A Color Guide to Diagnosis and Therapy*, Third Edition. Mosby, St. Louis, 1996:345. Fig. 12-34: Copyright © 1996 Elsevier.

Fig. 25-12. Tomado de Tyring, S. K. Early treatment of herpes zoster. *Hospital Practice*, 31(7):137–144 (1996). Reimpreso por Taylor & Francis Ltd. http://www.tandfonline.com, con autorización.

Fig. 25-14. Cortesía de Joan Barenfanger, Laboratory Medicine, Memorial Medical Center, Springfield, IL.

Fig. 25-15. Tomado de Ball, A. P. and Gray, J. A. *Colour Guide Infectious Diseases*, Second Edition. Churchill Livingstone, Edinburgh, 1992:40. Fig. 56.

Fig. 25-18. Tomado de Phadungsak Sawasdee/Shutterstock.com.

Fig. 25-19. Datos de Hall, C. B., Long, C. E., Schnabel, K. C., et al. *New England Journal of Medicine*, 331:432(438):1994–262 (1994).

Fig. 25-23. Public Health Image Library, Centers for Disease Control and Prevention.

Fig. 25-24. WebPath, cortesía de Edward C. Klatt, MD, Florida State University College of Medicine.

Fig. 25-26. Reproducido de Henderson, D. A., Ingelsby, T. V., Bartlett, J. G., et al. Smallpox as a biological weapon: medical and public health management. *Journal of the American Medical Association*, 281(22):2127–2137 (1999). Copyright ©1999 American Medical Association. Todos los derechos reservados, con autorización.

Fig. 26-3. Reimpreso de Volk, W. A., Benjamin, D. C., Kadner, R. J., et al. *Essentials of Microbiology*, Fourth Edition. J.B. Lippincott Company, Philadelphia, 1991. Fig. 45-1, p. 601, con autorización.

Fig. 26-7. Reimpreso de Murray, P. R., Kobayashi, G. S., Pfaller, M. A., et al. *Medical Microbiology*, Second Edition. Mosby, St. Louis, 1994. Fig. 68-12, p. 714.

Fig. 27-2. Reimpreso de Volk, W. A., Benjamin, D. C., Kadner, R. J., and Parson, J. T. *Essentials of Microbiology*, Fourth Edition. J.B. Lippincott Company, Philadelphia, 1991. Fig. 46-1, p. 608, con autorización.

Fig. 27-7. Tomado de Moyer, L., Warwick, M., and Mahoney, F. J. Prevention of hepatitis. A virus infection. *American Family Physician*,

54(1):112 (1996). Fig. 2: Cortesía de los Centers for Disease Control and Prevention.

Fig. 28-3. Datos de la Organización Mundial de la Salud: Global Health Observatory (GHO) data. Disponibles en http://www.who.int/gho/hiv/en/.

Fig. 28-4. Datos de los Centers for Disease Control and Prevention. *Today's HIV/AIDS Epidemic. CDC Fact Sheet, 2018.*

Fig. 28-5. Reimpreso de Cotran, R. S. *Robbins Pathologic Basis of Disease*, Sixth Edition. W.B. Saunders Company, Philadelphia, 1996. Fig. 7-38. Copyright © 1996 Elsevier, con autorización.

Fig. 28-6. Republicado por McGraw-Hill Education de Talaro, K. P. and Talaro, A. *Foundations in Microbiology*, Third Edition. WCB/McGraw-Hill, Boston, 1999. Fig. 25-12, p. 801, con autorización; a través de Copyright Clearance Center, Inc.

Fig. 28-15. Tomado de Antman, K. and Chang, Y. Kaposi's sarcoma. *New England Journal of Medicine*, 342(14):1027–1038 (2000). Copyright © 2000 Massachusetts Medical Society. Reimpreso por Massachusetts Medical Society, con autorización.

Fig. 28-19. Reimpreso de Armstrong, D. and Cohen, J. *Infectious Diseases*, First Edition. Mosby, London, 1999. Fig. 10.5, p. 8.10.4. Copyright © 1999 Elsevier, con autorización.

Fig. 28-20. Tomado de Beilke, M. A. and Murphy, E. L. The human T-lymphotropic leukemia viruses 1 and 2. En: Volberding, P. A. and Palefsky, J., eds. *Viral and Immunological Malignancies*. BC Decker, Hamilton, 2006:332. Usado de PMPH-USA, Ltd., con autorización.

Fig. 29-2(A). Reimpreso de Fields, B. N., Knipe, D. M., and Howley, P. M. *Virology*, Third Edition. Lippincott Williams & Wilkins, Philadelphia, 1996. Fig. 1, p. 1140, con autorización.

Fig. 29-2(B). Reimpreso de Fields, B. N., Knipe, D. M., and Howley, P. M. *Virology*, Third Edition. Lippincott Williams & Wilkins, Philadelphia, 1996.

Fig. 29-4. Disponible en http://www.pathguy.com/lectures/rabies.jpg.

Fig. 29-6. Center for Disease Control, Atlanta.

Fig. 29-7. Cortesía del Dr. Heinz F. Eichenwald, Public Health Image Library, Centers for Disease Control and Prevention.

Fig. 29-8. Reimpreso de Mir, M. A. *Atlas of Clinical Diagnosis*, First Edition. W.B. Saunders Company, Ltd., London, 1995. Fig. 1.211, p. 42. Copyright © 1995 Elsevier, con autorización.

Fig. 29-10(A). Reimpreso de Fields, B. N., Knipe, D. M., and Howley, P. M. *Virology*, Third Edition. Lippincott Williams & Wilkins,

Philadelphia, 1996. Fig. 2, p. 1401, con autorización.

Fig. 29-12. Reimpreso de Fields, B. N., Knipe, D. M., and Howley, P. M. *Virology*, Third Edition. Lippincott Williams & Wilkins, Philadelphia, 1996. Fig. 2, p. 1357. Foto cortesía de George Leser, Northwestern University, Evanston, IL.

Fig. 29-15. Tomado de Jensen, M. M., Wright, D. N., and Robison, R. A. *Microbiology for the Health Sciences*. Prentice Hall, 1995. Fig. 33-2, p. 420.

Fig. 29-16. Cortesía de Cynthia Goldsmith, Public Health Image Library, Centers for Disease Control and Prevention.

Fig. 30-2(A). Tomado de Kapikian, A. Z., Kim, H. W., Wyatt, R. G., et al. Reoviruslike agent in stools: Association with infantile diarrhea and development of serologic tests. *Science*, 185(4156):1049–1053 (1974). Reimpreso por AAAS, con autorización.

Fig. 31-2. Reimpreso de Hart, T. and Shears, P. *Color Atlas of Medical Microbiology*, First Edition. Mosby-Wolfe, Londres, 1996. Fig. 16, p. 16. Copyright © 1996 Elsevier, con autorización.

Fig. 33-2(B). Connie Celum, Walter Stamm. Seattle STD/HIV Prevention Training Center.

Fig. 33-2(C). Cortesía de Diane P. Yolton, Pacific University.

Fig. 33-2(D). Tomado de Beeching, N. J. and Nye, F. J. *Diagnostic Picture Tests in Clinical Infectious Disease*, First Edition. Mosby-Wolfe, 1996. Fig. 83, p. 46. Reimpreso del Dr. Nick Beeching y el Dr. Fred Nye, con autorización.

Fig. 33-2(E). Cortesía de Diane P. Yolton, Pacific University.

Fig. 33-2(F). Reimpreso de Armstrong, D. and Cohen, J. *Infectious Diseases*, First Edition. Mosby, London, 1999. Fig. 25-9, p. 8.25.6. Copyright © 1999 Elsevier, con autorización.

Fig. 33-2(G). CDC—National Center for HIV, STD and TB Prevention, Division of Sexually Transmitted Diseases—STD Prevention—Syphilis Fact.

Fig. 33-2(H). CDC—National Center for HIV, STD and TB Prevention, Division of Sexually Transmitted Diseases—STD Prevention—Syphilis Fact.

Fig. 33-2(I). Reimpreso de McMillan, A. and Scott, G. R. *Sexually Transmitted Diseases*, First Edition. Churchill Livingstone, Edinburgh, 1991:34. Fig. 52. Copyright © 1991 Elsevier, con autorización.

Fig. 33-2(K). Tomado de Salkind, M. R. *A Slide Atlas of Common Diseases*, First Edition. Parthenon Publishing Group, New York, 1994. Fig. 175.

Fig. 33-2(L). Tomado de Gillies, R. R. and Dodds, T. C. *Bacteriology Illustrated*, Third Edition. Churchill Livingstone, Edinburgh, 1973:198.

Fig. 33-2(M). Tomado de Salkind, M. R. *A Slide Atlas of Common Diseases*, First Edition. Parthenon Publishing Group, New York, 1994. Fig. 172.

Fig. 33-2(N). Reimpreso de Brown, T. J., Yen-Moore, A., and Tyring, S. K. An overview of sexually transmitted diseases. Part II. *Journal of the American Academy of Dermatology*. 1999;41(5):661–680. Copyright © 1999 American Academy of Dermatology, Inc., con autorización.

Fig. 33-2(P). Tomado de Kassirer, J. P. *Images in Clinical Medicine: Selections from The New England Journal of Medicine*. Massachusetts Medical Society, Waltham, 1997:28. Copyright © 1997 Massachusetts Medical Society. Reproducido por Taylor and Francis Group, LLC, a division of Informa plc, con autorización.

Fig. 33-2(Q). Reimpreso de Stone, D. R. and Gorbach, S. L. *Atlas of Infectious Diseases*, First Edition. W.B. Saunders Company, Philadelphia, 2000. Fig. 6-26, p. 103.

Fig. 33-2(R). Tomado de Salkind, M. R. *A Slide Atlas of Common Diseases*, First Edition. Parthenon Publishing Group, New York, 1994. Fig. 59.

Fig. 33-2(S). Cortesía del Dr. Umberto Benelli, Online Atlas of Ophthalmology.

Fig. 33-2(T). Imagen con Copyright usada con autorización de University of Iowa Health Care.

Fig. 33-2(U). Tomado de Salkind, M. R. *A Slide Atlas of Common Diseases*, First Edition. Parthenon Publishing Group, New York, 1994. Fig. 25.

Fig. 33-2(V). Tomado de Salkind, M. R. *A Slide Atlas of Common Diseases*, First Edition. Parthenon Publishing Group, New York, 1994. Fig. 60.

Fig. 33-10(A). Tomado de Nedorost, S. T., Elewski, B., Tomford, J. W., et al. Rosacea-like lesions due to familial *Mycobacterium avium*-intracellulare infection. *International Journal of Dermatology*, 30(7):491–497 (1991). Reimpreso por John Wiley & Sons, Inc., con autorización.

Fig. 33-10(B). Reimpreso de Katz, D. S. and Leung, A. N. Radiology of pneumonia. *Clinics in Chest Medicine*, 20(3):549–562 (1999). Copyright © 1999 Elsevier, con autorización.

Fig. 33-10(C). Reimpreso de Katz, D. S. and Leung, A. N. Radiology of pneumonia. *Clinics in Chest Medicine*, 20(3):549–562 (1999). Copyright © 1999 Elsevier, con autorización.

Fig. 33-10(D). Public Health Image Library, Centers for Disease Control and Prevention.

Fig. 33-10(E). Reimpreso de Goldman, M., Johnson, P. C., and Sarosi, G. A. Fungal pneumonias: the endemic mycoses. *Clinics in Chest Medicine*, 20(3):507–519 (1999). Copyright © 1999 Elsevier, con autorización.

Fig. 33-10(F). Tomado de Salkind, M. R. *A Slide Atlas of Common Diseases*, First Edition. Parthenon Publishing Group, New York, 1994. Fig. 59.

Fig. 33-10(G). Cortesía del Dr. David Ellis, University of Adelaide.

Fig. 33-10(H). Reimpreso de Emond, R. T. D., Rowland, H. A. K., and Welsby, P. D. *Color Atlas of Infectious Diseases*, Third Edition. Mosby-Wolfe, Londres, 1995. Fig. 339, p. 283. Copyright © 1995 Elsevier, con autorización.

Fig. 33-10(J). Center for Disease Control, Atlanta.

Fig. 33-10(K). Tomado de Salkind, M. R. *A Slide Atlas of Common Diseases*, First Edition. Parthenon Publishing Group, New York, 1994. Fig. 25.

Fig. 33-10(L). Tomado de Salkind, M. R. *A Slide Atlas of Common Diseases*, First Edition. Parthenon Publishing Group, New York, 1994. Fig. 9.

Fig. 33-10(N). Reimpreso de Arthur, R. R. and Shah, K. V. Papovaviridae: the polyomaviruses. En: Lennette, E. H., Halonen, P., and Murphy, F. A., eds. *Laboratory Diagnosis of Infectious Diseases: Principles and Practices*. *Vol. II*, First Edition. Springer-Verlag, New York, 1988:317–323.

Caricatura en p. 403. Por Nick D. Kim: Science and Ink. Disponible en http://www.lab-initio.com/index.html.

Caricatura en p. 430. Copyright SERMO, a social platform for physicians and provider of real-time HCP market research. Disponible en http://blog.sermo.com/2014/02/21/cartoon-caption-contest-because-laughter-is-infectious/.